Reihe Psychosoziale Aspekte in der Medizin

W0227183

Herausgeber:	PD Dr. Jochen Jordan
	Prof. Dr. Hans-Ulrich Deppe
Wissenschaftlicher Beirat:	Prof. Dr. Dr. J. Bengel (Freiburg)
	PD Dr. M. Dornes (Frankfurt am Main)
	Prof. Dr. A. Franke (Dortmund)
	Prof. Dr. H. Kaupen-Haas (Hamburg)
	PD Dr. H. Kühn (Berlin)
	Prof. Dr. R. Müller (Bremen)
	Prof. Dr. R. Rosenbrock (Berlin)
	Prof. Dr. J. Scheer (Gießen)
	Prof. Dr. W. Schüffel (Marburg)

In dieser Reihe werden Arbeiten, die am jeweils aktuellen Forschungsstand anknüpfen und sich durch originelle theoretische und/oder empirische Herangehensweisen auszeichnen, zu den folgenden Schwerpunkten publiziert:

Psychosoziale Krankheitsfaktoren
Erleben und Bewältigung chronischer Krankheiten
Psychische Verarbeitung medizinischer Eingriffe
Evaluation psychosozialer Interventionen
Prozeßforschung in der Psychotherapie
Salutogenese
Gesundheitssystemforschung
Internationaler Vergleich von Gesundheitssystemen
Gesundheitsökonomie
Geschichte der Gesundheitspolitik
Gesundheitsförderung

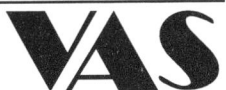

Alf Trojan und Heiner Legewie

Nachhaltige Gesundheit und Entwicklung

Leitbilder, Politik und Praxis der Gestaltung
gesundheitsförderlicher Umwelt- und
Lebensbedingungen

Geleitwort von Ilona Kickbusch

Rechtswissenschaftlicher Anhang von
Rudolf Schäfer und Petra Lau

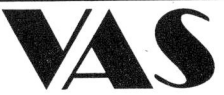

Die Deutsche Bibliothek – CIP-Einheitsaufnahme

Trojan, Alf:

Nachhaltige Gesundheit und Entwicklung: Leitbilder, Politik und Praxis
der Gestaltung gesundheitsförderlicher Umwelt- und Lebensbedingungen /
Alf Trojan; Heiner Legewie. – Frankfurt/Main: VAS, 2001

(Reihe Psychosoziale Aspekte in der Medizin)
ISBN   3-88864-299-X

Herstellung und Vertrieb: VAS, Kurfürstenstraße 18, 60486 Frankfurt
Printed in Germany • ISBN 3-88864-299-X

Inhalt

Geleitwort

Ilona Kickbusch

Was verbindet die Toxikologie mit Kegeln, Apollo, Bürgersinn und kaputten Fensterscheiben?

Dies ist ein Geleitwort der bewußt gewählten Versatzstücke. Sie sollen das vorliegende Buch ergänzen und in verschiedenen Aspekten verstärken.

Damit verbunden ist ein Plädoyer, in verschiedenen wissenschaftlichen Disziplinen und Politikbereichen die Dimensionen von „nachhaltiger Gesundheit und Entwicklung", auch unter anderen Begrifflichkeiten, aufzuspüren. Meine Beispiele sind aus der angelsächsischen/englischsprachigen Literatur, weil sich hier mein Lebens- und Arbeitsalltag abspielt. Ich hoffe sie ergänzen produktiv die umfangreiche Forschungsarbeit, die in das vorliegende Buch eingegangen ist.

Toxikologie

Toxikologie hat wenig mit der sozialen Analyse zu tun. Sie versucht Schadstoffe zu identifizieren und ihre Auswirkung auf die menschliche Gesundheit abzuschätzen. Vor einigen Jahren hat der amerikanische Wissenschaftler James Garbarino vorgeschlagen, die Denkweise und die Prinzipien der Toxikologie weiter zu fassen und sie auf die soziale und psychische Umwelt anzuwenden.[1] Er hat den Begriff der „socially toxic environments" geprägt und schlägt vor, die krankmachenden Faktoren in der sozialen Umwelt (soziale Umweltgifte sozusagen) stärker in Betracht zu ziehen, z.b. mangelnde soziale Einbindung, Gewalt, Rassismus, Armut. Die Analogie geht davon aus, daß ähnlich wie bei herkömmlichen Umweltgiften es Kinder sind, die am meisten unter den Auswirkungen zu leiden haben und daß wir wenig wissen über die kumulativen Folgen der geballten negativen Auswirkungen über längere Zeiträume hinweg. Psychiatrische Forschungen, wie die von Sameroff u.a.[2] weisen jedoch darauf hin, daß sich bei der Anhäufung von mehr als zwei sozialen Risikofaktoren die Auswirkungen vervielfachen. Garbarino entwickelt sieben Interventionsbereiche, die helfen, soziale Noxen (Schädigungen) auszugleichen und Widerstandskraft (resilience) aufzubauen. Dieser Ansatz, der einer salutogentischen Denkweise eng verbunden ist, hat leider wenig Gehör gefunden, sicherlich auch, weil er nicht wirklich in die Analysekategorien der medizinisch-epidemiologisch ausgerichteten Public Health-Forschung paßt und weil leider die psychiatrische Forschung von den Public Health Wissenschaften kaum wahrgenommen wird. Vielleicht aber auch, weil viele der Vorschläge der Sozialreform näher stehen als der traditionellen Gesundheitspolitik. In jüngster Zeit haben jedoch kanadische Politiker ähnliche Überlegungen aufgegriffen und „child development" zum vorrangigen intersektoralen Politikbereich erklärt.

1 Garberino, J (1995) Raising Children in a Socially Toxic Environment. Jossey-Bass, San Francisco
2 Sameroff, A, Seiffer, R, Barocas, R, Zax, M & Greenspan, S (1987) Intelligence Quotient Scores of 4-year-old children: social-environmental risk factors. Pediatrics 79: 343–350

Pragmatismus

Die Ottawa-Charta zur Gesundheitsförderung hatte den Bereich des New Public Health mit einem positiven Begriff umschrieben: *creating supportive environments*, also bewußt und aktiv eine Umwelt zu gestalten, die gesundheitsförderlich ist. Daraus sind eine Vielzahl von Projekten entstanden, die unter dem Begriff des *„Setting"-Ansatzes* bekannt geworden sind. Die Idee war simpel: in den alltäglichen Lebensbereichen mehr Gesundheit herzustellen, indem man einen partizipativen Prozeß zur Verbesserung des Lebens-, Lern- und Arbeitsumfeldes einleitete. Die Gesundheitsförderungslandschaft in Deutschland und anderswo ist inzwischen voll von solchen Initiativen an Arbeitsplätzen, in Schulen, Krankenhäusern und Nachbarschaften. Dieses Buch greift viele solcher Beispiele auf, beklagt aber zu Recht, daß sie meist auf zeitlich begrenzte Projekte beschränkt bleiben und nicht in die allgemein fest verankerte Gesundheits- und Sozialpolitik vordringen.

Der *„Setting-Ansatz"* verbindet das sozial-epidemiologische Wissen um die Bedeutung von sozialer Unterstützung und Einbindung mit Erkenntnissen aus der Pädagogik und der Organisationssoziologie. Nicht nur die positive Veränderung des Umfeldes ist bedeutsam, sondern der Veränderungsprozeß selbst. Diese schrittweisen Veränderungsprozesse, deren Ziel es ist, in zunehmend komplexer werdenden Gesellschaften in kleinen Schritten Verbesserungen der Lebensqualität durchzusetzen, kann man Pragmatismus nennen. Ähnlich argumentieren die Vertreter des „dritten Weges" wie Anthony Giddens, der sagt: *„Wir haben keine Formel mehr, in welche Richtung wir die Welt verändern sollen."*[3]

Kegeln

Viele kritische Stimmen gegenüber einem sozialen Ansatz behaupten, es gäbe keine empirischen Nachweise. Gerade in letzter Zeit häufen sich aber wissenschaftliche Untersuchungen, die ein solches Vorgehen unterstützen. Sicherlich am einflußreichsten sind die Ergebnisse der *Sozialkapitalforschung*, die besonders die Bedeutung von Gegenseitigkeit und Vertrauen hervorheben. In den USA macht das neue Buch von Robert Putnam[4] Furore, das unter dem symbolträchtigen Titel *„Bowling Alone"* (alleine Kegeln) den Zusammenbruch der zivilen Gesellschaft in den USA dokumentiert. Die Mitgliedschaft in Nachbarschaftsvereinen und zivilen Zusammenschlüssen – wie eben den Kegelgruppen – ist in den Vereinigten Staaten drastisch zurückgegangen und führt, so Putnam, zu einer für den Zusammenhalt der Gesellschaft und für die Lebensqualität jedes Einzelnen gefährlichen Individualisierung.

Die Verbindung des Ansatzes von Garbarino – der *negativ wirkende Einflüsse* dokumentiert, wie z.B. Reizüberflutung – mit dem von Putnam, der auf den *Mangel an Geselligkeit und Gegenseitigkeit* hinweist, deutet auf eine komplizierte Interaktion von Informationsreizen und Kommunikationsmängeln hin. Putnams Untersuchungen zeigen auch, daß der Faktor, der am meisten mit dem Niedergang von gesellschaftlichen/nachbarschaftlichen Tätigkeiten korreliert, die Zunahme des Fernsehkonsums ist. So verbinden sich auf moderne Weise Fragen der Epidemiologie und der Kultur- und Zivilisations-

3   Giddens, A & Pierson, C (1998) Conversations with Anthony Giddens. Making Sense of Modernity. Stanford University Press, Stanford, California
4   Putnam, R (2000) Bowling alone. Simon and Schuster, New York

kritik, ähnlich wie schon in der Public Health-Diskussion um die letzte Jahrhundertwende. Die Untersuchungen von Emile Durkheim zur sozialen Anomie wiederholen sich in neuem Gewand mit ähnlicher Methodologie.[5] So zeigen Kawachis Studien, daß in amerikanischen Staaten mit einem hohen „Social Capital Index" auch der Gesundheitszustand der Bevölkerung signifikant besser ist.[6]

Vita activa

Wie aber steht es um konkrete Interventionsmöglichkeiten in das soziale Umfeld? Eva Cox zum Beispiel, sieht in ihren Reflexionen über Sozialkapital eine der wichtigsten neuen Aufgaben des Staates in der bewußten Schaffung von Sozialkapital und der dafür nötigen Unterstützung von sozialer Infrastruktur, sozialen Initiativen und Netzwerken.[7] Hannah Ahrendt betont die Bedeutung der *vita activa*, also eines Lebens, in dem Bürger/Innen gemeinsam die Zivilgesellschaft schaffen und Öffentlichkeit herstellen.[8] Ihr Ansatz findet Unterstützung aus einer Reihe von Disziplinen, beispielhaft seien angeführt: die Arbeiten des Nobelpreisträgers für Ökonomie Amataya Sen, der die Bedeutung der sozialen Infrastrukturen wie auch der Demokratisierung für einen (auch ökonomisch) erfolgreichen Entwicklungsprozeß betont[9], sowie die Untersuchungen von Richard Sennet[10], der in seinen philosophischen Betrachtungen zur modernen Architektur und Stadtplanung auf die Verbindung von öffentlicher Ästhetik und sozialem Wohlbefinden eingeht:

> *„Die Griechen haben Apollo sowohl als heilende Kraft wie auch als Führer der Musen gefaßt. Diese zwei Kraftfelder, das Heilen und das Tun, waren stets miteinander verbunden."* (Seite 240, engl. Fassung, meine Übersetzung)

Und auch Robert Putnam entwickelt aufgrund seiner Ergebnisse eine *agenda for social capitalists,* die auf Bürgersinn und Partizipation aufbaut und einen völlig neuen Politikbegriff voraussetzt. Kawachi greift auf ein herkömmliches Public Health-Prinzip zurück, das Rose-Theorem, das postuliert, daß kleine Veränderungen für große Populationen einen signifikanten gesamtgesellschaftlichen Gesundheitsgewinn nach sich ziehen. Untersuchungen zu Rauchen und Gesundheit zeigen beispielsweise, daß die Mitgliedschaft in Vereinen selbst bei starken Rauchern die Frühsterblichkeit senkt. Putnam drückt es in folgender Faustregel aus: „Wenn sie keinem Verein oder keiner Gruppe angehören und nur einer beitreten, reduziert sich ihr Risiko, im nächsten Jahr zu sterben, um die Hälfte." Putnam weist auch kurz auf die Folgen für etablierte Präventionsansätze hin, die auf der individuellen Verhaltensänderung basieren. Vielleicht wird es wichtiger, Menschen sozial einzubinden, als sie zu individuellen Verhaltensveränderungen zu bewegen. Dies gälte es, durch eine neu am Heilen und am Tun ausgerichtete Public Health-Forschung zu überprüfen.

---

5   Durkheim, E (1973) Der Selbstmord. Luchterhand, Neuwied/Berlin (zuerst 1897)
6   Kawachi, I, Kennedy, BP & Glass, R (1999) Social Capital and Self Rated Health, a Contextual Analysis. American Journal of Public Health 89: 1187–1193 (sowie Putnam Seite 330).
7   Cox, E (1994) A Truly Civil Society. 1995 Boyer Lectures. ABC Books, Sydney
8   Ahrendt, H (1981) Vita activa oder vom tätigen Leben. Piper, München
9   Sen, A (1999) Development and Freedom. Alfred Knopf, New York
10 Sennett, R (1990) The Conscience of the Eye, The Design and Social Life of Cities. Alfred Knopf, New York

Public Health-Entwicklung

Könnte dies der Anfang einer neuen, dritten Public Health-Bewegung sein, die auf dem Konzept der sozialen Ressourcen aufbaut, und damit auf jener *new public health,* die die Ottawa-Charta eingefordert hat? Die erste Public Health Bewegung und die frühe „Sozial-Hygiene" waren doppelt verankert: in der Bekämpfung der Armut und im Ausmerzen des Schmutzes. Die soziale Frage vermengte sich stets mit der Reinlichkeit, dem Miasma und der Moral.[11] Die Ingenieure waren die großen Heroen dieser Phase , sie bauten den ersten Schutzwall gegen Infektionen. Der zweite Schutzwall, stets mit Ideologie behaftet, öffentlich und politisch ausgetragen, war die „Zivilisierung" der Gesellschaft selbst, unterschiedlich interpretiert in den großen Reformbestrebungen und Revolutionsideologien, politisch umgesetzt als Zuckerbrot und Peitsche: Sozialversicherung, Arbeitsrecht, Frauenfrage, Wohnungsbau, soziale Kontrolle. In der zweiten großen Public Health Bewegung verlagerte sich der Eingriff von der sozialen Frage und dem Schmutz auf die Bekämpfung von Bakterien, Viren und das Ausmerzen von Krankheiten verbunden mit einem eingeengten Blick auf das Individuum. Dieser Blick beherrscht weiterhin das Feld, erneut gestärkt durch das Wiederaufflackern schon besiegt geglaubter Pestilenzen, dem Angriff neuer Krankheitserreger.

Aber während zum einen vehement nach neuen Impfstoffen und Behandlungsmethoden gesucht wird, stellt sich die alte soziale Frage in neuem Gewand: Tuberkulose, die große Armutskrankheit des 19. Jahrhunderts ist wieder im Vormarsch; AIDS entpuppt sich in Afrika zunehmend als Krankheit der Armen, nicht der Moral, und als Teil einer großen sozialen und ökologischen Katastrophe, die droht eine ganze Region zu zerstören. Die hohe Sterblichkeitsrate russischer Männer destabilisiert die russische Gesellschaft und Ökonomie. Die hohen Gewaltraten junger schwarzer Männer in den USA und Südafrika werden zunehmend auch als Public Health-Problem aufgefaßt. Die potentielle soziale Sprengkraft von Krankheit als Ausdruck von Armut und Unterdrückung führt nicht mehr nur innerhalb von Gesellschaften, sondern auch zwischen den reichen und den armen Kontinenten zu Konflikten. Ein kürzlich publizierter Bericht des amerikanischen CIA hat auf die politisch und sozial destablisierende Wirkung von AIDS in den betroffenen Gesellschaften Afrikas hingewiesen[12], – und damit den Hintergrund geliefert für die Diskussion von AIDS als neues Sicherheitsrisiko, sowohl im Sicherheitsrat der Vereinten Nationen wie auch als erklärte Priorität der Sicherheitspolitik des amerikanischen Präsidenten. So ist die soziale Dimension von Krankheit zum Gegenstand des globalen Diskurses geworden, und wieder werden Zuckerbrot und Peitsche im Rahmen einer globalen Sozial- und Sicherheitspolitik diskutiert.

Fensterscheiben

Vor einigen Monaten ist im American Journal of Public Health eine richtungsweisende Untersuchung veröffentlicht worden: *Broken Windows and the Risk of Gonorrhea*[13]. Die Autoren untersuchten den Zusammenhang zwischen städtischen Umweltbedingungen und

---

11 Hays, J N (1998) The Burdens of Disease. Epidemics and Human Response in Western History
12 National Intelligence Council (2000) The Global Infectious Disease Threat and Its Implications for the United States.(URL: www.odci.gov/cia/publications/nie/report/nie99-17d.html)
13 Cohen, D, Spear, S, Scribner, R, Kissinger, P, Mason, K & Wildgen, J (2000) „Broken Windows" and the Risk of Gonorrhea. American Journal of Public Health 90, No.2: 230–236

der Ausbreitung von Geschlechtskrankheiten in einem Stadtteil von New Orleans. Um das Ergebnis vorweg zu nehmen: Ein von ihnen entwickelter *Fensterscheibenindex* erklärte die Varianz von Krankheitsraten genauer als ein Armutsindex, der Faktoren wie Einkommen, Arbeitslosigkeit und Einkommen einbezog.

Die Studie nimmt ihren Ausgangspunkt von der Broken Windows-Theorie, in der James Q. Wilson einen Bezug zwischen vernachläßigter Umwelt und Kriminalität herstellt: „Wenn ein zerbrochenes Fenster nicht repariert wird, werden bald alle Fenster kaputt sein. Kaputte Fenster sind ein Zeichen der Interesselosigkeit."[14] Dieser Ansatz ist von Polizeichefs wie Nachbarschaftsgruppen in den USA aufgegriffen worden, – wurde aber meines Wissens mit Wilsons Studie erstmals für Public Health angewandt. Die Studie zeigt, was kreative Epidemiologie, die sich sozialer Probleme bewußt ist, zu leisten vermag. Ich will hier nicht im Detail auf die Methodologie der Studie eingehen, die epidemiologische Daten mit geographischen Informationssystemen (GIS) und präzisen Analysen der physischen und sozialen Infrastruktur verbindet. Der untersuchte Stadtteil wurde in Gebäudegruppen aufgeteilt, jedes Gebäude wurde kategorisiert, eine visuelle Datenbank wurde eingerichtet, Abfall, Grafitti, Werbeflächen wurden analysiert, Spielplätze und Schulen untersucht, die Dichte der Verbreitung der Alkoholverkaufsstellen wurde kalkuliert. Aus diesen Informationen entstand der „Fensterscheibenindex", der die strukturelle Verwahrlosung einer Gebäudegruppe ausdrückt, meßbarer Indikator sozusagen für eine soziale Toxikologie.

In der Diskussion ihrer Ergebnisse schlagen die Autoren ein theoretisches Modell der Beziehung zwischen Gonorrhea, Armut und dem Fensterscheibenindex vor und wägen die jeweilige Erklärungskraft von Verhaltens- und Verhältnisfaktoren ab. Ihr Schluß ist dem der Ottawa-Charta ähnlich: Es handelt sich um eine dynamische Interaktion zwischen Umwelt und Verhalten, auf die Interventionsprogramme sehr viel systematischer eingehen müssen. Je heruntergekommener die physische Umgebung, um so weniger wirksam sind soziale Normen: Das individuelle (und Gang-/Gruppenverhalten) wird anarchisch; die soziale Selbstkontrolle der Gemeinschaft bricht zusammen.

Lifepolitics und Public Health-Dreisatz

Damit sind wir bei *Leitbildern, Politik und der Gestaltung gesundheitsförderlicher Umwelt- und Lebensbedingungen,* dem Thema dieses Buches. Die Grundfragen sind heute nicht viel anders als im 19. Jahrhundert: Wo suchen wir die Ursachen, wo die Lösung? Was erforschen wir und wie? Was akzeptieren wir als Beweis? Wie wollen wir leben?

Ein Hauptkriterium guter Politik muß sein, daß die Schwachen in der Gesellschaft nicht noch mehr benachteiligt und belastet werden – ein Kriterium dem viele politische Entscheidungen der letzten Jahre nicht standhalten. In den USA hat zum Beispiel nach Messungen eines „Social Health Index"[15] die Lebensqualität der Bevölkerung mit dem hohen Wirtschaftswachstum nicht Schritt gehalten.

Die soziale Nachhaltigkeit unserer Gesellschaften ist sicherlich das große Thema des beginnenden Jahrhunderts. Politik wird anders gestalten müssen, Verantwortlichkeiten

---

14 Wilson, J Q & Kelling, G L (1989) Broken Windows. In: Dunham, R G & Alpert G P (Eds.) Critical Issues in Policing: Contemporary Readings. Waveland Press, Prospect Heights, Ill.

15 Miringoff, M & Miringoff, M L (1999) The Social Health of the Nation. Oxford University Press, Oxford/New York

müssen neu verteilt werden. Gesundheitspolitik muß neu verstanden werden, Public Health muß sich reorientieren. Drei getrennte Denktraditionen müssen neu und intensiv verbunden werden zu einem *„Public Health-Dreisatz"*: die *Armuts- und Ungleichheitsforschung,* die Forschung über *Sozialkapital* und die Forschung zur *sozialen Kohärenz* – oder anders ausgedrückt: *die sozial-ökonomischen Determinanten, die interaktiven sozialen Ressourcen und die individuell-psychologischen Dimensionen müssen gleichzeitig analysiert werden.* Für den Politikbereich des Wohnens haben Fullilove und Fullilove[16] diese drei Dimensionen zusammengebracht: Zugang zu Wohnen, Teil sein einer Nachbarschaft/Gemeinschaft und schließlich die psychologisch stabilisierende Bedeutung des „Daheim".

In England hat das Finanzministerium einen neuen Forschungsschwerpunkt zur Lebensqualität eingerichtet, den *„Evidence based policy fund".* Daraus werden Untersuchungen z.B. zur Reduzierung von Armut, zum Beitrag öffentlicher Dienstleistungen zur gesellschaftlichen Produktivität und zur Verbindung von sozialen und umweltbezogenen Politiken gefördert. Der Fonds erinnert an den Vorschlag eines *„department of consequences",* eines Politikbereiches der Folgenabschätzungen. Dies bedeutet eine neue Art von vorausschauender Forschung, neue Kriterien zur Einschätzung des gesellschaftlichen Fortschrittes und eine Wiederentdeckung der Public Health-Forschung als sozialer Wissenschaft. Eine der großen methodologischen Herausforderung für die Public Health Forschung ist es – in Anlehnung an A. Sen[17] – , für die wirklich bedeutsamen Determinanten von Gesundheit und Lebensqualität meßbare Kategorien zu entwickeln und sie damit der öffentlichen Diskussion und den demokratischen Entscheidungsprozessen zugänglich zu machen. Denn, wie schon Adam Smith feststellte: „Wohlstand ist nur von Relevanz wenn er für alle Teile der Gesellschaft eine verbesserte Lebensqualität mit sich bringt!"

Princeton, New Jersey   Ilona Kickbusch
Juni 2000

---

16 Fullilove, M T & Fullilove, R E III (2000) What's Housing got to do with it? American Journal of
    Public Health 90, No 2: 183–184
17 Sen, A (1999) Development and Freedom. Alfred Knopf, New York

Zu diesem Buch

Anliegen

Welche Visionen und Leitbilder jenseits der Wachstumsraten einer globalisierten Wirtschaft können zu Beginn des 21. Jahrhunderts das Leben der Bürger und die Ziele der gesellschaftlichen Kräfte bestimmen? Anders gefragt: Wie wollen wir im neuen Jahrhundert leben? Welche Weichen wollen wir für die Lebensbedingungen unserer Kinder stellen?

Im vergangenen Jahrhundert sind die großen gesellschaftlichen Entwürfe und Utopien kläglich gescheitert: Die linke Utopie der klassenlosen Gesellschaft brachte den Archipel Gulag und erstickte am Ende an den Verkrustungen des real existierenden Sozialismus. Die rechte Gegen-Utopie des Herrenmenschen aus Blut und Boden führte zum Kulturbruch von Auschwitz. In einem Essay zur Jahrtausendwende schreibt Klaus Franke (Der Spiegel 52/1999): „Am Ende des Säkulums, das hinlänglich von Revolutionslärm und ideologischem Kampfgeschrei erfüllt war, sind die Visionen radikaler Weltverbesserer restlos verdunstet. Durchwursteln heißt die Parole zur Jahrtausendwende; wohin die Reise geht, ist ungewisser denn je."

Besteht nach dem Scheitern der „großen Entwürfe" nur die Alternative des Durchwurstelns? Oder sind bescheidenere, weniger ideologisch belastete Leitbilder für die Welt von morgen denkbar und machbar?

Ohne daß die breite Öffentlichkeit davon Kenntnis genommen hätte, wurden in den letzten 20 Jahren von den Vereinten Nationen (UN) zwei eng miteinander zusammenhängende konkrete Utopien entwickelt und in ermutigenden Beispielen umgesetzt, die weder der Vorwurf ideologischer Einengung noch mangelnder Umsetzbarkeit trifft:

- das Leitbild der Weltgesundheitsorganisation (WHO) *(nachhaltige) „Gesundheit für alle"*, verbunden mit der Gestaltung gesundheitsförderlicher Lebenswelten, Städte und Regionen, sowie
- das Leitbild der Konferenz von Rio *„nachhaltige Entwicklung"* (sustainable development), d.h. einer wirtschaftlichen, sozialen und ökologischen Entwicklung, die langfristig die Lebensqualität für alle Menschen und die Lebensgrundlagen künftiger Generationen sichert.

Beide Leitbilder sind in einem langwierigen Prozeß internationaler Konsensfindung unter Beteiligung von Regierungs- sowie Nicht-Regierungsorganisationen (NGOs) entwickelt worden. Beide Leitbilder messen einer ressortübergreifenden Gesamtpolitik und der Stärkung von Bürgerbeteiligung auf allen Ebenen eine zentrale Bedeutung bei. Beide Leitbilder setzen schließlich auf kommunaler Ebene an, d.h. dort wo die Menschen leben und arbeiten und damit aktiv ihre Lebensbedingungen mitgestalten können. Durch die Programme *„Gesunde Städte"* und *„Lokale Agenda 21"* werden diese Leitbilder seit mehr als einem Jahrzehnt in aller Welt erfolgreich erprobt, so daß inzwischen ein gesicherter Wissensfundus zur Umsetzung vorliegt.

Das vorliegende Buch soll zur Konkretisierung dieser Leitbilder, zur Darstellung des Erreichten und zum Einfordern des noch zu Leistenden beitragen. Während die WHO die menschliche Gesundheit ins Zentrum stellt, hat die Agenda 21 primär den Schutz der Lebensgrundlagen und Umweltressourcen im Blick. Unser Buch liegt im Schnittfeld dieser beiden Bereiche. Im Kern ist es der Versuch, auf der Basis einer umfassenden Bilanz vorhandener Ansätze und Erfahrungen konkrete Handlungsoptionen für nachhaltige Gesundheitsförderung und Entwicklung als Gesamtpolitik vorzulegen.

Hintergrund

Für die Schwerpunktsetzung ist unsere fachliche Orientierung als Gesundheitssoziologe bzw. Gemeindepsychologe verantwortlich (Alf Trojan am Institut für Medizin-Soziologie der Universität Hamburg, Heiner Legewie am Institut für Gesundheitswissenschaften der Technischen Universität Berlin).

In den 90er Jahren haben wir ca. zehn verschiedene Forschungsprojekte im *Norddeutschen Forschungsverbund Public Health* (A.T.) bzw. dem *Berliner Zentrum Public Health* (H.L.) durchgeführt, die größtenteils Gesundheitsförderung in Stadt und Umwelt zum Thema hatten. Hier gilt unser Dank dem fördernden Ministerium für Bildung und Wissenschaft sowie zahlreichen Kolleginnen und Kollegen, die uns in unserer Forschung unterstützt und inspiriert haben. Erfahrungen und Ergebnisse aus diesen Forschungsprojekten, die zugleich mit Praxisprojekten der Gesundheitsförderung verbunden waren, werden im Text an zahlreichen Stellen zitiert. In einzelnen Passagen stützt sich das Buch auch unmittelbar auf vorangegangene Veröffentlichungen.

Das Buch ist die überarbeitete und aktualisierte Fassung eines Gutachtens für das *Büro für Technikfolgenabschätzungen beim Deutschen Bundestag (TAB)*[*] mit dem Titel „Stärkung gesundheitsförderlicher Lebensbedingungen – Die Salutogenetische Perspektive im Politikfeld Gesundheit und Umwelt" (Trojan und Legewie 1999). Unser Gutachten bildete den Abschluß einer Serie von Gutachten im Rahmen des TAB-Projektes *Umwelt und Gesundheit*. Dieses umfangreiche Projekt wurde 1996 aufgrund der wachsenden Verunsicherung der Bevölkerung über die Risiken umweltbedingter Gesundheitsschäden vom *Ausschuß für Umwelt, Naturschutz und Reaktorsicherheit* des Deutschen Bundestages in Auftrag gegeben. Ziel des Projektes war ein gründlicher Sachstandsbericht über gesundheitsrelevante Umweltbelastungen, umweltbeeinflußte Krankheiten und mögliche Präventionsstrategien.

Für die Präventionsstrategien waren ursprünglich ein „noxenzentrierter", ein „krankheitszentrierter" und ein „verursacherzentrierter" Untersuchungsansatz ins Auge gefaßt worden. Diese umweltmedizinische Herangehensweise basierte auf einer „pathogenetischen" Sichtweise, d.h. der Suche nach Noxen und Noxenverursachern. Im späteren Verlauf wurde das Projekt jedoch erweitert in Richtung einer „salutogenetischen" Fragestellung: Statt dem „Schadstoff des Monats" hinterherzujagen, sollte das Projekt auch nach den Prozessen, Strukturen und Faktoren fragen, die zu einer „Stärkung gesundheitsförderlicher Lebensbedingungen in einem umfassenden Sinne" beitragen können. Das Interesse des TAB-Projekts richtete sich auf die bisher nicht systematisch ins Auge gefaßten Ansätze der „Prävention und Gesundheitsförderung", nämlich auf „lebensweltorientierte Prävention", verstanden als Kommunalpolitik, sowie Gesundheitsförderung, verstanden als „Gesundheits-, Sozial-, Arbeits-, Bildungs-, Umweltpolitik, etc."

In diesem Zusammenhang wird häufig der Begriff der Salutogenese oder der salutogenetischen Perspektive verwendet. In der Gesundheitsförderung ist das Konzept *Salutogenese* eng mit dem Theorie-Modell von Antonovsky verbunden. Der Begriff

---

[*]   Das Büro für Technikfolgen-Abschätzung beim Deutschen Bundestag (TAB) wurde 1990 eingerichtet und berät das Parlament und seine Ausschüsse in Fragen des gesellschaftlich-technischen Wandels.

salutogenetische Perspektive ist demgegenüber weiter gefaßt: wir verstehen darunter eine *grundlegend andere Sichtweise* als die pathogenetische Sichtweise der Medizin, eine Sichtweise, die auf ein breites Spektrum von Forschung und Theoriebildung zur Gesundheit zurückgreift.

Der Auftrag, im Rahmen des TAB-Projekts „Umwelt und Gesundheit" ein Gutachten zur „Stärkung gesundheitsförderlicher Lebensbedingungen" zu erstellen, war uns willkommener Anlaß, eine Gesamtdarstellung der Programme und Erfahrungen zur Gesundheitsförderung vorzulegen, verstanden als Verhältnisprävention und Verbesserung der Umwelt- und Lebensbedingungen aus salutogenetischer Perspektive. Für das Gutachten konnten wir uns auf eine Reihe von Vorarbeiten stützen (vgl. insbesondere Meyer & Sauter 1998; Meyer u. a. 1997) sowie einige spezifische Gutachten aus unterschiedlichen fachlichen Perspektiven (vgl. zusammenfassend den Endbericht des TAB-Projekts: Meyer & Sauter 2000, parallel veröffentlicht als Bundestagsdrucksache 14/2848 vom 2.3.2000).

Ziele und Eingrenzungen

Während der zweijährigen Arbeit am Gutachten und seiner Überarbeitung für dieses Buch ist uns klar geworden, daß ein *Gesamtprogramm nachhaltige Gesundheit und Entwicklung* in Zukunft noch weiterer Anstrengungen bedarf. Wir haben Eingrenzungen vornehmen müssen, die aus den Zielen für das Buch deutlich werden.

Unsere vorrangigen Ziele sind:

* die Entwicklung grundlegender Leitkonzepte nachzuzeichnen,
* die salutogenetische Perspektive als Forschungs- und Handlungsprogramm in Ergänzung und Abgrenzung zur pathogenetischen Perspektive zu beschreiben,
* den Stand der Forschung zusammenfassend darzustellen,
* die aktuelle Politik und Praxis der Gesundheitsförderung und in ihren Gesundheitsbezügen auch der Agenda 21 darzustellen,
* dabei Möglichkeiten und Grenzen verschiedener Gesundheitsförderungs- und Präventionsstrategien herauszuarbeiten,
* den Politikbereich „Umwelt und Gesundheit" um die salutogenetische Sichtweise zu ergänzen,
* die gemeinsamen Ziele und Synergien zwischen Programmen sozialökologischer Gesundheitsförderung und nachhaltiger Entwicklung herauszuarbeiten, und schließlich
* Vorschläge zu machen, wie durch politische Programme, öffentliche Diskurse, Praxisprojekte und Forschungsförderung nachhaltige gesundheitsfördernde und umweltschützende Ansätze gestärkt werden können.

Dank

Für die einelnen Kapitel des Buches haben wir uns neben unseren eigenen Praxis- und Forschungserfahrungen auf umfangreiche Literatur-Recherchen gestützt und auf Experten-Interviews, die anhand eines strukturierten Gesprächsleitfadens erfolgten. Zielsetzung dieser Experten-Interviews war es, zu verschiedenen für das Gutachten relevanten

Fragestellungen ein breites Erfahrungs- und Meinungsspektrum von Fachleuten unterschiedlicher beruflicher Orientierung zu erhalten. Die Ergebnisse der Experteninterviews sind in unsystematischer Weise in unsere Bestandsaufnahme und Handlungsvorschläge eingegangen. Wir möchten an dieser Stelle unseren Gesprächspartnern noch einmal für die anregenden Gespräche und Informationen danken!

Wir danken an dieser Stelle auch den für das TAB-Projekt „Umwelt und Gesundheit" zuständigen Mitarbeitern Herrn Dr. Rolf Meyer und Herrn Dr. Arnold Sauter für die anregende und fachlich kompetente Zusammenarbeit bei Erstellung des Gutachtens.

Ohne unermüdliche, zuverlässige technische Helferinnen wäre unsere Arbeit nicht zu bewältigen gewesen: Frau Kirsten Svanström (Sekretärin – Hamburg) danken wir für Schreibarbeiten, Frau Elke Paetzold-Teske (Psychologisch-technische Assistentin – Berlin) für die Manuskriptgestaltung einschließlich der Graphiken, Frau Sabine Gottwald (Diplom-Psychologin – Berlin) für das Korrekturlesen und Erstellen des Sachregisters, Frau Birgit Oleszak (Diplom-Psychologin – Berlin) für Literaturrecherchen und Manuskriptarbeiten!

Inhaltsüberblick

Im 1. Kapitel wird der Diskurs um die politischen Leitkonzepte *Gesundheitsförderung* und *nachhaltige Entwicklung* auf den unterschiedlichen politischen Ebenen nachgezeichnet. Die beiden Leitkonzepte werden in ihrem Verhältnis zueinander charakterisiert. Als politische *Visionen* konnten sie eine außerordentlich starke handlungsleitende praktische und politische Bewegungskraft entwickeln: Durch sie sind in den letzten 15 Jahren die lokalen Umsetzungs- und Reformprogramme zur Gesundheitsförderung und zur nachhaltigen Entwicklung möglich geworden.

Das 2. Kapitel behandelt Methoden, Forschungsergebnisse und Theorien zur Gesundheitsförderung. Im 3. Kapitel werden die Akteure der Gesundheitsförderung vorgestellt. Im 4. Kapitel geht es um Settings, Eingriffsbereiche und Zielgruppen. Kapitel 5 widmet sich den politischen Strategien und Strukturen, Kapitel 6 der Praxis der Gesundheitsförderung.

Im 7. Kapitel werden auf dieser Basis Vorschläge für politische Entscheidungen, praktische Programme, öffentliche Diskurse und Forschungsförderung vorgelegt, die konsequent auf nachhaltige Gesundheit und Entwicklung ausgerichtet sind.

Der Anhang enthält einen Auszug aus dem parallel zu unserem Gutachten erstellten Rechtsgutachten von Schäfer und Lau (1999), in dem die rechtlichen und verwaltungsmäßigen Voraussetzungen für die im 7. Kapitel vorgelegten Reformvorschläge diskutiert werden.

Hamburg/Berlin

Juli 2000 Alf Trojan/Heiner Legewie

1 Die Leitkonzepte Gesundheitsförderung und nachhaltige Entwicklung

1.1 Zentrale Begriffe

Gesundheit und Krankheit, Wohlbefinden und Lebensqualität sind in hohem Maße von Umweltbedingungen abhängig, von den Verhältnissen, in denen wir leben. Diese Erkenntnis ist schon sehr alt. Hier ein paar Stimmen:

- „Der Arzt, der in eine Stadt kommt, muß nicht nur die Jahreszeit, die Winde, das Wasser, das die Leute verwenden, und die geographische Lage des Ortes berücksichtigen, sondern auch die Lebensweise: ob sie Wein trinken, viel essen, lange schlafen, oder ob sie hart arbeiten, sich viel bewegen, viel essen und wenig trinken." (Hippokrates: Die Schrift von der Umwelt; vgl. Capelle 1959)
- „Denn es genügt nicht, eine Stadt für gesund zu bezeichnen, daß von 1000 Einwohnern nur 15 bis 17 sterben, sondern es muß auch verlangt werden, daß die große Masse der 983 bis 985 Überlebenden sich wohl befindet und sich ihres Daseins freuen kann." (Die Gesundheitsverhältnisse Hamburgs 1901)
- Daher stellt sich die Weltgesundheitsorganisation (WHO) schon in ihrer Satzung von 1947 die Aufgabe, „erforderlichenfalls in Zusammenarbeit mit anderen Sonderorganisationen die Verbesserung der Ernährung, der Wohnverhältnisse, der sanitären Einrichtungen, der Erholungsmöglichkeiten, der wirtschaftlichen Verhältnisse oder der Arbeitsbedingungen und anderer Aspekte der Umwelthygiene zu fördern." (WHO 1990, Seite 3)

Umweltbedingungen sind in der Medizin vor allem als Gefährdungspotential für die menschliche Gesundheit ins Blickfeld gekommen. Eine breite Öffentlichkeit kennt heute Schadstoffe wie Asbest, Formaldehyd, Ozon, das Seveso-Gift Dioxin und viele andere mehr. Die Bewertung solcher Risiken wird sowohl unter Fachleuten als auch in Laienkreisen heiß diskutiert, insbesondere beispielsweise bei Transport und Entsorgung von Atommüll, bei „Elektrosmog", Holzschutzmitteln, Gefährdungen in Nahrungsmitteln und sogar bei medizinischen Maßnahmen wie Röntgenstrahlen oder Amalgam-Füllungen.

In den Humanwissenschaften sind inzwischen neue „sozial-ökologische Modelle" entstanden, die das Zusammenwirken äußerer und innerer Einflußfaktoren auf die Gesundheit umfassender beschreiben. Zunächst waren auch diese Modelle auf die negativen Einflüsse schädigender Faktoren ausgerichtet. Erst mit Forschungen zu offenbar vorhandenen „sozialen Immunsystemen" und zur Gesundheitsförderung wurde die Umwelt als potentiell „salutogen", d.h. Gesundheit, Wohlbefinden und Lebensqualität stärkend entdeckt. Mit dieser Sichtweise wird das Schaffen und der Erhalt von Gesundheit eine Aufgabe jenseits der Medizin: Es geht um die *Gestaltung gesundheitsförderlicher Lebens- und Umweltbedingungen*.

Einleitend sollen die zentralen Begriffe *Gesundheit, Wohlbefinden, Lebensqualität, Umwelt und Umweltschutz, Nachhaltigkeit* bzw. *nachhaltige Entwicklung* kurz umschrieben werden. Diese Begriffe finden sich als Zielvorgaben in den beiden großen Leitkonzepte wieder.

Gesundheit

Gesundheit ist ein vielschichtiger normativer Begriff, dessen Definition grundsätzlich nicht „objektiv" erfolgen kann, sondern das Ergebnis sich wandelnder Gruppeninteressen und Diskurse darstellt (s. Göckenjan 1992). Versicherungsrechtlich wird Gesundheit mit Nichtvorhandensein von Krankheit gleichgesetzt, wobei Krankheit nach einem Kommentar zum Sozialgesetzbuch V (SGB V § 27) „ein regelwidriger Körper- oder Geisteszustand (ist), der die Notwendigkeit einer ärztlichen Heilbehandlung oder – zugleich oder allein – Arbeitsunfähigkeit zur Folge hat".

Demgegenüber wird Gesundheit in der Gründungsurkunde der Weltgesundheitsorganisation 1947 definiert als „Zustand des umfassenden körperlichen, geistigen und sozialen Wohlbefindens und nicht nur das Fehlen von Krankheit oder Behinderung („a state of complete physical, mental and social wellbeing").

Die Definition der WHO bietet drei Vorzüge: Sie stellt Gesundheit als eigenständigen positiven Zustand dar, sie bezieht sich auf den ganzen Menschen in seinen körperlichen, geistig-seelischen und sozialen Aspekten und sie stellt das subjektive Befinden in den Mittelpunkt.

Problematisch muß allerdings angesichts der anthropologisch unausweichlichen Bedrohung der menschlichen Existenz durch Altern, Trennung, Verlust und Tod das Leitbild „umfassenden Wohlbefindens" erscheinen. Hinter dieser Vorstellung steht ein Fortschrittsglaube, dem menschliches Leiden als letztlich besiegbar gilt, eine Ideologie, die unter den Stichworten Healthismus und Fitneßgesellschaft kritisiert wird. Leiden und Lebenskrisen sind nicht nur grundsätzlich unvermeidbar, sie bringen nicht nur eine erhöhte Anfälligkeit für körperliche und psychische Erkrankungen mit sich, sondern sie stellen auch unverzichtbare Anstöße für die persönliche Entwicklung und den Erhalt der Gesundheit dar. Die Charta von Ottawa behält die Utopie des „umfassenden Wohlbefindens" zwar stillschweigend bei, ersetzt aber die Vorstellung von Gesundheit als vorrangiges Lebensziel durch Gesundheit als Mittel zum Zweck, das es dem Menschen erlaubt, sein persönliches, soziales und ökonomisches Entwicklungspotential voll auszuschöpfen.

Wohlbefinden

Der Begriff Wohlbefinden taucht an zentraler Stelle vor allem in der Gesundheitsdefinition der WHO von 1948 auf. Er hat primär alltagssprachlichen Charakter und betont die subjektive Seite von Gesundheit. Diese Seite wird in sehr prononcierter Form in einer Äußerung Valentina Borremans deutlich (zit. nach Kickbusch 1981, Seite 24): „Ich weigere mich zu definieren, was Gesundheit, die für andere wünschenswert ist, enthalten sollte. Ich weigere mich, Gesundheit als Ziel zu definieren, das von einer dritten Person gesetzt werden kann." Hieraus wird deutlich, daß Gesundheit und Wohlbefinden als Leitziele für jeden etwas anderes bedeuten können. Diese Einsicht macht es der Wissenschaft so schwer, Gesundheit „eindeutig" zu definieren und wissenschaftlich zu operationalisieren. Die Subjektivität des Gesundheitsbegriffs, die mit dem Ausdruck Wohlbefinden angesprochen wird, ist als tieferer Grund dafür anzusehen, daß in der Gesundheitsförderung Partizipation bzw. Bürgerbeteiligung ein zentrales Prinzip darstellt: Gesundheit wird zur „Zwangsbeglückung", sofern nicht diejenigen mitreden können, für die Gesundheit geschaffen werden soll.

Wissenschaftlich hat der Begriff des Wohlbefindens keinen eigenen Ort, auch wenn zu seiner Erfassung eigene Skalen entwickelt wurden (s. 2.3). Er findet sich in theoretischen Reflexionen, normativen Überlegungen zur Gesundheitsförderung und vor allem auch in programmatischen Aussagen auf allen politischen Ebenen.

Lebensqualität

Lebensqualität hat seit den 70er Jahren eine grundlegende Bedeutung als Ziel von *Politikgestaltung* gewonnen.

Der Begriff wird zurückgeführt auf den Nationalökonomen J.K. Galbraith, der diesen Ausdruck im Zusammenhang mit Erwägungen zum sog. „qualitativen wirtschaftlichen Wachstum" 1963 erstmals gebraucht hat (Jöhr 1974, Seite 10). In der Politik dürfte der seinerzeitige westdeutsche Bundesminister Erhard Eppler maßgeblich zur Verbreitung dieses Konzepts beigetragen haben (vgl. Eppler 1972). Wissenschaftlich ist das Konzept immer als interdisziplinär bzw. disziplinenübergreifend aufgefaßt worden (vgl. z.b. Bättig & Ermertz 1976 oder Frick 1986). In beiden Büchern wird der Ursprung vor allem auf die beginnenden Diskussionen über Umweltprobleme in den 60er Jahren zurückgeführt. In vager Form steht „Lebens*qualität*" als Gegenkonzept gegen eine Orientierung, die lediglich am quantitativen Wachstum und steigendem „Lebens*standard*" ausgerichtet ist. Je nach Kontext werden mehr objektiv meßbare Lebensbedingungen und/oder die subjektive Wahrnehmung dieser Bedingungen, d.h. das Wohlbefinden in einem bestimmten Lebenszusammenhang angesprochen.

Die Operationalisierung und Messung des Konzepts ist erst später in verschiedenen Bereichen begonnen worden (vgl. z.B. die Forschung über soziale Indikatoren oder die Konzeption von Lebensqualität im Krebs-Atlas wie bei Korczak 1995). Auf nationaler und europäischer Ebene gibt es inzwischen Berichtssysteme, die regelmäßig die Bewertung verschiedener Lebensbereiche unter dem Gesichtspunkt der Lebensqualität erfassen (vgl. z.B. Zapf 1995; Kramer 1996 und Flora & Noll 1998).

Das Konzept Lebensqualität hat inzwischen auch Eingang gefunden in den engeren *Medizinbereich*. Im Rahmen der Evaluation von medizinischen Interventionen mit dem Ziel einer Qualitätsverbesserung in der Medizin wird Lebensqualität als eine wichtige Variable der Ergebnisevaluation genutzt. Wir können dies als Erweiterung des medizinischen Modells in den psychosozialen Bereich hinein ansehen. Die Lebensqualitätsforschung hat sich bei chronischen Krankheiten, insbesondere von Krebserkrankungen, als eigenes Feld etabliert (vgl. z.B. Bloomfield 1996). In dem seit einigen Jahren sprunghaft gewachsenen Feld des Qualitätsmanagements bzw. der Qualitätsverbesserung in der Medizin spielen „Patientenzufriedenheit" und Lebensqualität eine bedeutsame Rolle als ergänzende „Outcome-Variablen" (vgl. z.B. Schwartz u.a. 1998, Seite 359ff.; Stier-Jarmer 1997).

Wohlbefinden und Lebensqualität sind also übergreifende Zielvariablen neben der Gesundheit im Sinne des „Freiseins von Krankheit". Sie spielen in allen anderen Leitkonzeptionen eine wichtige Rolle als Globalziele. Überwiegend werden sie alltagssprachlich als allgemein verständliche Begriffe gebraucht. Im Rahmen der Evaluationsforschung und der Qualitätsforschung gibt es aber auch zahlreiche Versuche, diese globalen Zielvariablen gesellschaftspolitischen und medizinischen Handelns zu operationalisieren (s. 2.3.1).

Umwelt, Umweltschutz und nachhaltige Entwicklung

Umwelt ist wie Gesundheit ein auf Lebewesen bzw. den Menschen bezogener Begriff. Die Umwelt eines Lebewesens oder Menschen ist der Ausschnitt aus der physischen, gebauten und sozialen „Welt", der für das Lebewesen bzw. den Menschen relevant ist. Für die Begriffe Umwelt und Umweltschutz bestehen ähnliche Schwierigkeiten wie für die vorstehend besprochenen Zielvariablen nachhaltiger Gesundheitsförderung und Entwicklung. Sowohl in der Öffentlichkeit wie in der Wissenschaft wird der Begriff Umwelt unterschiedlich weit bzw. eng benutzt. Ein enges Verständnis berücksichtigt lediglich die stoffliche und technische Umwelt; ein weites Verständnis bezieht auch die soziale Umwelt ein. In den allgemeinen Programmatiken zu Gesundheit und Umweltschutz gilt fast ausschließlich das weite Verständnis, d.h. es werden sowohl die soziale (und ökonomische) wie auch die persönliche Umwelt den gesundheitsrelevanten Umweltbereichen zugerechnet.

Der Begriff der *Nachhaltigkeit (sustainability)* wurde im vorigen Jahrhundert in der Forstwirtschaft geprägt. Nachhaltige Forstwirtschaft bedeutet, nicht mehr Bäume abzuholzen als nachwachsen (Harborth 1993). Die 1983 von der UNO eingesetzte *Weltkommission für Umwelt und Entwicklung* stellte das Konzept des *Sustainable Development* als Zielvorgabe für einen umfassenden Umweltschutz in den Mittelpunkt. Die deutsche Übersetzung lautete zunächst dauerhafte Entwicklung, so auch in der griffigen Definition des Abschlußberichts: „Dauerhafte Entwicklung ist Entwicklung, die die Bedürfnisse der Gegenwart befriedigt, ohne zu riskieren, daß künftige Generationen ihre eigenen Bedürfnisse nicht befriedigen können."(Brundtland-Bericht 1987, Seite 46). Inzwischen hat sich in der fachlichen und politischen Diskussion allgemein die Übersetzung „nachhaltige Entwicklung" durchgesetzt. Es ist allerdings bis heute nicht gelungen, diesen Begriff in der breiten Öffentlichkeit wirklich bekannt zu machen.

Die im folgenden zu besprechenden Leitkonzepte Gesundheitsförderung und nachhaltige Entwicklung sind schon vom Begrifflichen her eindeutig als Prozeßziele anzusprechen. Im Rahmen dieser Leitkonzepte geht es stets implizit – oft auch explizit – um Maßnahmen, die zu mehr Gesundheit, Wohlbefinden und Lebensqualität führen.

1.2 Gesundheitsförderung

1.2.1 Entstehungsgeschichte und programmatischer Kontext

Zwar sind die Grundlagen für einen positiven Gesundheitsbegriff und für Gesundheitsförderung schon in der Satzung der *WHO* von 1947 gelegt worden. Über drei Jahrzehnte war jedoch die WHO eine medizinisch dominierte und orientierte Institution. Umwelthygiene spielte zwar eine nennenswerte Rolle, jedoch fast ausschließlich aus pathogenetischer Perspektive.

Die Alma Ata-Konferenz von 1978 war Grundlage für eine ausführlichere und weniger fachspezifisch als vielmehr gesellschaftspolitisch orientierte weltweite Programmentwicklung über die kommenden Jahrzehnte bis heute.

In der *Alma Ata-Erklärung* tauchen fast alle Leitmotive der späteren Programme schon auf: Die hartnäckige Bestätigung der „utopischen" Gesundheitsdefinition der WHO, die Notwendigkeit intersektoraler Politik, soziale Ungleichheit als zentrales

> Problem der Gesundheitspolitik, Bürgerbeteiligung, die kommunale – bzw. regionale Ebene als Handlungsfeld, die Notwendigkeit nationaler Politiken und Gesundheitspläne und das Ziel „sustained economic and social development" zusammen mit „better quality of life" als Resultat von „promotion and protection of the health of the people".

Unmittelbar vorausgegangen war der Alma Ata-Konferenz die 30. Weltgesundheitsversammlung im Mai 1977. Auf ihr wurde die Entschließung angenommen, daß „das soziale Hauptziel der Regierungen und der WHO in den kommenden Jahrzehnten darin bestehen sollte, daß alle Menschen der Welt bis zum Jahre 2000 ein Gesundheitsniveau erreichen, das es ihnen erlaubt, ein sozial und wirtschaftlich produktives Leben zu führen" (Resolution 30.43). Aus diesem Globalziel wurde das Grundsatzprogramm *„Gesundheit für Alle bis zum Jahr 2000"* entwickelt, das die Basis für spezifische, regionale Programmatiken bildet.

Als Rahmenprogramm für alle Regionen wurde dieses Programm auf der Sitzung der Weltgesundheitsversammlung im Mai 1998 in einer neuen, stark überarbeiteten Form als globale Strategie bestätigt. Die neue Strategie trägt den Titel *„Health for All in the 21st Century"*. (URL: www.who.dk/ sowie www.who.ch/).

Im folgenden werden wir vor allem auf die Entwicklung in Europa eingehen.

Das Grundsatzprogramm Gesundheit für Alle in Europa

1980 verabschiedeten die Mitgliedstaaten der europäischen Region ihre erste gemeinsame Gesundheitspolitik auf der Basis des globalen Programms. 1984 wurden auf der 34. Tagung des europäischen Regionalkomitees 38 spezifische Regionalziele zur Umsetzung dieser Strategie beschlossen.

In dem Dokument *„Einzelziele für Gesundheit 2000"* (WHO Euro 1985) werden sechs Schwerpunktthemen hervorgehoben: Chancengleichheit (dieses Ziel begründet auch den Titel Gesundheit für *Alle* –, d.h.: nicht nur für einige Bevölkerungsgruppen oder einige Länder), positiver Gesundheitsbegriff mit dem „Hauptakzent auf der Förderung der Gesundheit und der Verhütung von Krankheiten" (Hervorhebung im Originaltext); breite Bevölkerungsbeteiligung, multisektorale Zusammenarbeit, allgemein zugängliche primäre Gesundheitsversorgung und internationale Zusammenarbeit (vor allem wegen „Umweltverschmutzung und Handel mit gesundheitsschädlichen Produkten").

Die Ziele 13 bis 17 beziehen sich unter der Überschrift „gesundheitsfördernde Lebensweisen" auf Gesundheitsförderung im engeren Sinne. Das ebenfalls aktualisierte Kapitel befaßt sich unter der Überschrift „Umwelthygiene" mit insgesamt 8 Zielen, an erster Stelle (Nr. 18) der multisektoralen Zusammenarbeit.

1986 erschien die Ottawa-Charta zur Gesundheitsförderung (vgl. z.B. in Trojan & Stumm 1992), auf die wir im nächsten Abschnitt gesondert eingehen werden.

1991 wurde eine *aktualisierte Zusammenfassung der Ziele* für „Health for All" beschlossen (WHO Euro 1992). In diesem Dokument wird für die Ziele 13 bis 17 betont, daß sie sich auf die Prinzipien der Ottawa-Charta zur Gesundheitsförderung stützen. Es sind die Ziele: „gesundheitsfördernde Gesamtpolitik (Nr. 13), Gesundheitsförderung in Settings (Nr. 14), gesundheitliche Kompetenzen stärken (vor allem durch Aus- und Fortbildung; Nr. 15), Förderung gesunden Lebens bzw. „positiven Gesundheitsverhaltens" (Nr. 16) sowie Bekämpfung von Abhängigkeiten von Tabak, Alkohol und psychotropen Substanzen (Nr. 17)".

Das ebenfalls aktualisierte Kapitel „Eine gesunde Umwelt schaffen" bezieht sich in seiner Präambel ausdrücklich auf die europäische Charta „Umwelt und Gesundheit", auf das Konzept der „ökologisch tragfähigen Entwicklung" wie auch auf das Ziel einer „sozial und physisch stützenden Umwelt" (supportive environment).

In einem Sachstandbericht (WHO Euro 1995) wird eine Bestandsaufnahme und Evaluierung der Fortschritte vorgenommen, die die Länder im Hinblick auf „Gesundheit für Alle" gemacht haben.

Aktualisierung: „Health 21"

Das neue Programm hat den vollständigen Titel „Gesundheit 21. Gesundheit für Alle im 21. Jahrhundert. Die Gesundheitspolitik für Europa". Dieses Dokument soll die europäische Strategie grundlegend aktualisieren.

In einem „Arbeitsdokument" vor der Beschlußfassung (EUR/IPC/EXCC 01 01 01 v. 27.9.97; ca. 200 Seiten) wird eine relativ kritische Bilanz des bisher Erreichten gezogen. Zu dem *Abschnitt Gesundheitsförderung* (Seite 3/4) wird zusammenfassend konstatiert: „Insgesamt ist man also bei der Förderung des Verständnisses für den Wert der Gesundheitsförderung einen großen Schritt weitergekommen und konnte besser klären, was die Länder tun sollen, um den Menschen die Entscheidung für eine gesündere Lebensweise leichter zu machen. Bisher gibt es allerdings noch keine Anzeichen einer effektiven, die gesamte Region umfassenden Bewegung, die im Verhalten der Menschen eine spürbare Veränderung bewirken könnte. Um dieser Lage abzuhelfen, müssen die Länder eine stärkere politische Handlungsbereitschaft und den Willen erkennen lassen, umfassende, zielgerichtete Gesundheitsförderungsprogramme zu planen, während die internationalen Partner, die eine solche Entwicklung in der gesamten Region abstützen könnten, sehr viel konzertierter und innovativer handeln müssen."

Außerdem wird eingangs konstatiert, daß es erhebliche Fortschritte gegeben habe „bei der Abklärung geeigneter Konzepte, Strategien und Methoden für Gesundheitsförderung und Krankheitsprävention". Wie an vielen anderen Stellen wird auch hier zwischen beiden Strategien keine Grenze gezogen.

Für den *Bereich „Umwelt und Gesundheit"* (Seite 4) werden deutliche Fortschritte in den westeuropäischen Ländern und kleinere (durch Zusammenbruch und Stillegung großer Industriezweige) in den osteuropäischen Ländern konstatiert. Insgesamt wird die internationale Zusammenarbeit (insbesondere der Europäische Ausschuß für Umwelt und Gesundheit, EEHC) gelobt und als Grund genannt, „weshalb im Umwelt- und Gesundheitsbereich erhebliche Erfolge erzielt wurden und die künftige Entwicklung in der Region eine sichere Grundlage erhalten hat".

Die vormals 38 Ziele wurden auf *21 Ziele* reduziert.

> Die getrennten Bereiche gesundheitsfördernde Lebensweisen und Umwelt sind in einem gemeinsamen Kapitel eng zusammengefügt worden. Das Kapitel 5 hat die Überschrift „Multisektorale Strategien für nachhaltige Gesundheit" und formuliert als Grundsatzziel „durch Förderung einer gesunden Umwelt und durch Erleichterung gesundheitsbewußter Entscheidungen, die Möglichkeiten für *nachhaltige Gesundheit* zu schaffen."

Die fünf Einzelziele dieses vereinigten Abschnitts zu Umwelt und Gesundheit lauten „Eine gesunde und sichere natürliche Umwelt" (Ziel 10), „gesünder leben" (Ziel 11), „Verringerung der durch Alkohol, Drogen und Tabak verursachten Schäden" (Ziel 12), „Settings zur Förderung der Gesundheit" (Ziel 13), sowie „multisektorale Verantwortung für Gesundheit" (Ziel 14).

Hier wurde ganz offensichtlich der Versuch gemacht, ein Programm der Gesundheitsförderung zu schaffen, das sowohl die Verhaltensweisen wie auch die sozialen und stofflichen Lebensbedingungen zu Interventionsbereichen macht.

Zwar werden auch die „biologischen Grundlagen für eine verbesserte Gesundheit" als „völlig neue Perspektiven", die sowohl Chancen als auch Risiken in sich bergen und für das 21. Jahrhundert eine große Herausforderung darstellen, angesprochen; es wird jedoch kein explizites Ziel hierzu formuliert. Offenbar wegen der massiven ethischen Probleme ist die Verunsicherung in diesem Bereich so groß, daß es nicht zur Formulierung eines eigenen Ziels im bisherigen Programm gekommen ist.

Im Kontext der inzwischen 20-jährigen Entwicklungsgeschichte des WHO-Programms „Gesundheit für Alle" ist „Gesundheitsförderung" als eigenes Programm parallel entstanden. Dabei sind einerseits Einflüsse des Rahmenprogramms auf die „Gesundheitsförderung" deutlich erkennbar. Ohne daß dies im Detail nachgewiesen werden kann, erscheint umgekehrt auch der Einfluß des Gesundheitsförderungsdiskurses auf die Weiterentwicklung des Rahmenprogramms außerordentlich groß.

Für das Rahmenprogramm ist weiterhin hervorzuheben, daß die vormals getrennten Bereiche der Lebensweisen und der Umwelt immer enger miteinander verknüpft wurden, kulminierend in dem Leitkonzept der „nachhaltigen Gesundheit". Im gesamteuropäischen Programm mit dem Obertitel „Gesundheit 21" wird die enge Verwandtschaft mit der „Agenda 21" demonstrativ herausgestellt.

Exkurs: Voraussetzungen für einen guten Gesundheitszustand

Unter diesem Titel werden in der ursprünglichen Fassung der Einzelziele für „Gesundheit 2000" notwendige Rahmenbedingungen angesprochen (WHO 1985, Seite 17 ff.). Diese Grundvoraussetzungen stellen die Bemühungen der WHO einerseits in den größeren organisatorischen Kontext und Zielrahmen der Vereinten Nationen und machen andererseits noch einmal deutlich, daß das Programm „Gesundheit für Alle" ein gesamtgesellschaftliches Querschnittsprogramm darstellt.

Als erster Punkt wird *„Abwendung der Kriegsgefahr"* genannt. Die Rolle des Gesundheitssektors wird darin gesehen, daß er durch Kooperation im Gesundheitsbereich zum Abbau internationaler Spannungen beitragen kann. Insbesondere könne durch eine „objektive Analyse des Ausmaßes von Zerstörung, Leiden und Behinderungen infolge eines Krieges" die Bemühung um Frieden gestärkt werden.

Als zweites wird *„Chancengleichheit für alle"* genannt. Damit ist gemeint, daß „alle Menschen gleichermaßen Anspruch auf Gesundheit" haben. In dem entsprechenden Abschnitt geht es um soziale Benachteiligungen innerhalb und zwischen unterschiedlichen Ländern. Es wird z.B. ein europäischer Sonderfonds für Gesundheitsentwicklung in den wenig entwickelten Ländern der Region angeregt. Weiterhin wird für jedes einzelstaatliche Programm gefordert, „konsequente langfristige Konzepte für einen nachhaltigen Abbau der sozialen Benachteiligungen im Einkommens-, Wohnbereich, usw. vorzulegen". (Seite 20–23).

Im dritten Abschnitt geht es um die *„Befriedigung der grundlegenden Bedürfnisse, d. h. ausreichende Nahrung, elementare Bildungsmöglichkeiten, hygienisch einwandfreies Trinkwasser, zumutbare Wohnverhältnisse und sinnvolle Beschäftigungsmöglichkeiten* *mit angemessenem Einkommen"*. Gerade bei diesem Ziel wird deutlich, wie fließend die Übergänge zwischen den Grundvoraussetzungen für Gesundheit und einzelnen politischen Interventionsbereichen sind.

Als letzte Voraussetzung wird *„politisches Engagement und Unterstützung seitens der Öffentlichkeit"* genannt. In diesem Abschnitt wurde sogar eine „regionale *Gesundheitscharta* aller Mitgliedsstaaten" vorgeschlagen, um das „Gefühl der Mitverantwortung in dem Versuch der Verwirklichung einiger grundlegender Aspirationen der Menschheit verstärkt unter Beweis zu stellen ..." (Seite 30; Hervorhebung von uns).

Die Formulierung dieser Grundvoraussetzungen macht deutlich, daß das Programm „Health for All" sich als *politischer Beitrag zu einem globalen Programm der Sicherung des Friedens und eines Mindeststandards von Lebensqualität* versteht. Auf diesem Hintergrund erklärt sich teilweise, weshalb häufig über die mangelnde Greifbarkeit des Programms der Gesundheitsförderung geklagt wird.

Der *Sachstandsbericht* „Gesundheit in Europa" (WHO Euro 1995, Seite 1 ff.) nimmt unter der Überschrift „Die Grundvoraussetzungen für Gesundheit" viele dieser Probleme nochmals auf, insbesondere Kriege in 8 Ländern der Region, soziale Spannungen aufgrund wirtschaftlicher Rezession und Arbeitslosigkeit, zunehmende soziale Ausgrenzung, Armut und Obdachlosigkeit, offensichtliche Zunahme von Gewalt. Der Eingangssatz „Gesundheit und Wohlergehen sind untrennbar mit den allgemeinen Lebensbedingungen verwoben", gilt auch für die Grundannahmen dieses Buches.

In dem *Strategieentwurf für das 21. Jahrhundert* werden die Voraussetzungen für Gesundheit nicht mehr in expliziten Kapiteln angesprochen, tauchen jedoch vielfach unter verschiedenen Einzelzielen auf. Man kann dies so interpretieren, daß erfüllte Grundvoraussetzungen für das heutige Europa immer weniger gegeben sind. Dies hat zur Folge, daß die Voraussetzungen für Gesundheit, d.h. die Herstellung von Sicherheit und Frieden und die Befriedigung basaler Bedürfnisse der Menschen in ihren alltäglichen Lebensbedingungen, unmittelbar Gegenstand der Programmatik und des politischen Handelns werden müssen.

Gleichzeitig bestätigt diese Entwicklung das einfache, aber schwierig zu praktizierende Kernelement der WHO-Programmatik, daß Gesundheit keine primäre Aufgabe des Medizin- bzw. „Gesundheitssystems" ist, sondern nur mit Hilfe anderer Sektoren, insbesondere der Sozial-, Umwelt- und Wirtschaftspolitik erreicht werden kann.

1.2.2 Die Ottawa-Charta zur Gesundheitsförderung und ihre Folgekonferenzen

Wer die Entstehung der Ottawa-Charta zurückverfolgt bis zum Beginn der 80er Jahre, also in die Zeit des Beschlußes der Regionalstrategie „Gesundheit für Alle", kann leicht erkennen, daß Gesundheitsförderung aus dem engeren Bereich der Gesundheitserziehung entstand. Gesundheitserziehung wurde aus dem medizinischen *Risikofaktoren-Modell* entwickelt, das die Analyse der Herz-Kreislauf-Erkrankungen ermöglicht hat. Von medizinisch definierten Risikofaktoren wie dem erhöhten Cholesterin-Spiegel führte ein direkter Weg zur Erkenntnis, daß das Verhalten ein wichtiger Eingriffsbereich zur Senkung von Risikofaktoren ist. Gesundheitsförderung entstand in einem weiteren Schritt aus der Kritik an diesem Risikofaktoren-Modell und aus der Einsicht, daß das individuelle Verhalten nicht völlig frei gewählt, sondern vielfach durch die Lebensbedingungen beeinflusst ist.

„*Lifestyle*" *(Lebensweise)* hieß ein kompliziertes Konzept, das sowohl das Verhalten des Einzelnen als auch die dieses Verhalten bedingenden äußeren Lebensverhältnisse umfassen sollte (s. 2.4.4). Dieses Konzept erwies sich als außerordentlich vieldeutig. Vor allem war es schwierig zu vermitteln, daß damit nicht nur das individuelle Verhalten, sondern gleichzeitig die dieses Verhalten bedingenden äußeren Faktoren gemeint sind. (Dieses Mißverständnis bzw. diese Doppeldeutigkeit des Begriffs spielt auch heute noch eine Rolle.)

Die Entstehung des zentralen Konzeptes Health Promotion wurde maßgeblich stimuliert und entwickelt vom „Regional Officer for Health Education" des Regionalbüros Europa der WHO, Dr. Ilona Kickbusch (zu einer ausführlichen Dokumentation der Entwicklungsgeschichte und der ersten zentralen Grundlagenpapiere vgl. Anderson 1984, Badura 1983).

Die Vorarbeiten führten 1986 zur ersten internationalen Konferenz zur Gesundheitsförderung in Ottawa. Auf dieser Konferenz wurde die Charta als Konsenspapier von ca. 240 geladenen Teilnehmern aus 35 verschiedenen Ländern verabschiedet. Sie verstand sich als eine der Aktivitäten für das größere Rahmenprogramm Gesundheit für Alle.

Abb. 1.2-1: Titel und Grundprinzipien der Ottawa-Charta
(Quelle: WHO, zit. n. Hildebrandt & Trojan 1992, Seite 10)

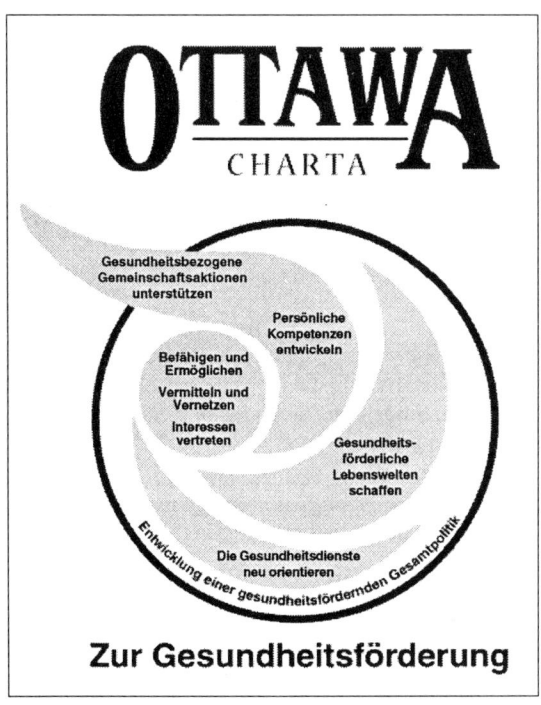

Das Dokument beginnt mit einer Zieldefinition von Gesundheitsförderung, wobei eine explizite Definition des Begriffs Gesundheit vermieden wird: „Gesundheitsförderung zielt auf einen Prozeß, allen Menschen ein höheres Maß an Selbstbestimmung über ihre Gesundheit zu ermöglichen und sie damit zur Stärkung ihrer Gesundheit zu befähigen." Als Grundvoraussetzungen werden auch in diesem Dokument die schon genannten gesamtgesellschaftlichen Aufgaben genannt. Kern des Dokuments sind *drei grundlegende Handlungsstrategien* und *fünf vorrangige Handlungsfelder* der Gesundheitsförderung.

Die 3 Handlungsstrategien der Ottawa-Charta:

- Anwaltschaft für Gesundheit *(advocacy)*. Damit ist das aktive Eintreten für Gesundheit im Sinne der Beeinflussung politischer, ökonomischer, sozialer, kultureller, biologischer sowie von Umwelt- und Verhaltensfaktoren gemeint.
- Befähigen und ermöglichen *(enable)*, womit vor allem Konzepte angesprochen werden wie Kompetenzförderung und Empowerment mit dem Ziel, bestehende Unterschiede des Gesundheitszustandes zu verringern und selbständig das größtmögliche Gesundheitspotential zu verwirklichen.
- Vermitteln und vernetzen *(mediate)*, worunter die aktive und dauerhafte Kooperation mit allen Akteuren innerhalb und außerhalb des Gesundheitswesens gemeint ist.

Die vorrangigen Handlungsfelder:

- Entwicklung einer gesundheitsfördernden Gesamtpolitik *(building healthy public policy)*. – Dies erfordert die Berücksichtigung der fördernden oder möglicherweise hindernden Faktoren für Gesundheit in allen anderen Politik- und Verwaltungssektoren.
- Gesundheitsfördernde Lebenswelten schaffen *(creating supportive environments)*. – Das Schaffen unterstützender Umweltbedingungen wird als Grundlage für eine sozial-ökologische Gesamtstrategie für Gesundheit angesehen. Dabei sind sowohl die Arbeits- und Lebens-Umwelt als soziale Gebilde gemeint, wie auch der Schutz der materiellen Umwelt und die Erhaltung der natürlichen Ressourcen.
- Gesundheitsbezogene Gemeinschaftsaktionen *(strengthening community action)*. – Hierbei geht es um die Stärkung lokaler Aktivitäten, insbesondere auch von Bürgern und Patienten im Sinne der Selbsthilfe und autonomen Gestaltung der eigenen Gesundheitsbelange.
- Persönliche Kompetenzen entwickeln *(developing personal skills)*. – In diesem Punkt ist die alte Strategie der Gesundheitserziehung enthalten, allerdings mit einem völlig neuen Geist, nämlich der Entwicklung von persönlichen und sozialen Fähigkeiten, die für eine gesunde Lebensweise nötig sind.
- Die Gesundheitsdienste neu orientieren *(re-orienting health services)*. – Von den traditionellen Gesundheitsdiensten wird erwartet, daß sie die Elemente der Gesundheitsförderung in ein neues Selbstverständnis integrieren, also z.B. die psychosoziale Dimension von Krankheiten stärker berücksichtigen und sich an den Bedürfnissen von Menschen als ganzheitlichen Persönlichkeiten orientieren.

Im abschließenden Teil der Charta rufen die Konferenz-Teilnehmerinnen und -Teilnehmer dazu auf, eine starke *Allianz zur Förderung der öffentlichen Gesundheit (Public Health)* zu bilden und sich hierzu lokal zu engagieren und international zu vernetzen.

Das Dokument basiert vollständig auf einer salutogenetischen Perspektive: Es orientiert sich an Gesundheit statt Krankheit, die Kompetenzen des Einzelnen zur Lebensgestaltung werden herausgestellt; ein sozial-ökologisches Verständnis der Entstehung von Gesundheit und Krankheit führt zu einer starken Orientierung auf die sektorenübergreifende politische Gestaltbarkeit gesundheitsrelevanter Faktoren.

Als Ort für die Gesundheitsförderung wird die „*alltägliche Umwelt*" herausgestellt, „dort, wo die Menschen spielen, lernen und leben". Damit sind vor allem die lokale Ebene und ihre „Settings" angesprochen.

Parallel zur Entstehung der Ottawa-Charta hatte sich das *Healthy Cities-Projekt* entwickelt. Das Gemeinwesen als soziales System (Setting) wird in seiner Gesamtheit als Akteur der Gesundheitsförderung angesprochen. Dieses Umsetzungsprojekt für Gesundheitsförderung war insofern „revolutionär", als es die nationale Ebene der Mitgliedstaaten, auf der bisherige WHO-Kooperationen angesiedelt waren, weitgehend ausließ. Durch die unmittelbare Kooperation mit Städten und Gemeinden wurde vermieden, daß die Leitideen der Gesundheitsförderung im Sumpf der nationalen Gesundheitsbürokratien versickerten.

Die schwierigsten, innovativsten und politisch brisantesten Handlungsfelder der Gesundheitsförderung wurden in internationalen Konferenzen spezifiziert und weiterentwickelt: 1988 in *Adelaide/Australien* „Healthy Public Policy", 1991 in *Sundsvall/ Schweden* „Supportive Environments". Empfehlungen bzw. Erklärungen dieser Konferenz konnten sich jedoch nicht im selben Umfang wie die Ottawa-Charta als Orientierungsdokumente durchsetzen.

Die vierte internationale Konferenz zur Gesundheitsförderung fand 1997 in *Jakarta/ Indonesien* statt. Sie verfolgt nicht die vorangegangene Linie der Spezifizierung von Handlungsfeldern, sondern widmete sich der Überarbeitung der Ottawa-Charta. Analog zur Reform des Rahmenprogramms trägt die Jakarta-Erklärung den Untertitel „Zur Gesundheitsförderung für das 21. Jahrhundert". Allerdings stellte die Konferenz in ihrem Titel auch die Bedeutung neuer Akteure in den Vordergrund: „*New Players for a New Era*". Sie versteht sich als Bilanzierung der Lernerfahrungen über Gesundheitsförderung und als „Handlungsrahmen". Gesundheitsförderung wird als „Schlüsselinvestition" bezeichnet. Sie soll u. a. „die Menschenrechte stärken und soziale Ressourcen aufbauen" (Social Capital). Grundvoraussetzungen für Gesundheit werden wiederholt. Armut wird als mit Abstand größte Bedrohung für die Gesundheit hervorgehoben. Gesamtgesellschaftliche Veränderungsprozesse wie die Verstädterung, die steigende Zahl älterer Menschen, Gewalt im öffentlichen und privaten Raum, neue und wieder auftretende Infektionskrankheiten, Globalisierung der Wirtschaft, der Finanzmärkte und des Handels, die neuen Medien und Informationstechnologien, die Umweltzerstörung werden als Ausgangspunkt für die Neuformulierung des Leitkonzepts Gesundheitsförderung genannt.

Die Gesundheitsförderung in den fünf Handlungsfeldern wird als wirksam und erfolgreich angesehen. Dabei werden als besonders wichtig „umfassende Ansätze zur Gesundheitsentwicklung" (d.h. komplexe Kombinationen der fünf „Strategien", wie die Handlungsfelder in diesem Zusammenhang genannt werden) hervorgehoben:

1. der Setting-Ansatz,
2. die Einbeziehung der Bevölkerung sowie
3. Gesundheitslernen, d.h. der Zugang zu „Bildung und Information".

Neben den alten Kernelementen der Gesundheitsförderung werden *neue Handlungsansätze,* insbesondere im Bereich der intersektoralen Kooperation, für notwendig erachtet.

Als Prioritäten der Gesundheitsförderung für das 21. Jahrhundert werden formuliert:

• Förderung sozialer Verantwortung für Gesundheit. – Hierbei geht es vor allem um den Gesundheitsschutz des Einzelnen sowie „auf gesundheitliche Chancengleichheit ausgerichtete *Gesundheitsverträglichkeitsprüfungen*" als fester Bestandteil von Politikentwicklung.

- Ausbau der Investitionen in die Gesundheitsentwicklung. – In diesem Bereich wird betont, daß auch die größeren *Investitionen multisektoral*, d. h. z. B. auch in den Bereichen Bildung und Wohnen erfolgen sollen. Weiterhin sind „die besonderen Bedürfnisse bestimmter vor allem benachteiligter Bevölkerungsgruppen zu berücksichtigen".
- Festigung und Ausbau von Partnerschaften für Gesundheit. – Dabei geht es um *Partnerschaften zwischen verschiedenen gesellschaftlichen Bereichen*, vor allem mit dem Wirtschaftssektor, und auf allen Ebenen der Politik und Verwaltung.
- Stärkung der gesundheitsfördernden Potentiale von Gemeinschaften und der Handlungskompetenz des Einzelnen. – In diesem Abschnitt steht wiederum die Kompetenzförderung von Einzelnen und Gruppen im Vordergrund. *Kompetenzen* sind nötig, um die *„Determinanten für Gesundheit"* zu beeinflussen.
- Sicherstellung einer *Infrastruktur für die Gesundheitsförderung*. – Diese Forderung bezieht sich auf die lokale, nationale und globale Ebene. Sie schließt die Forderung nach neuen *Finanzierungsformen* durch die verschiedenen gesellschaftlichen Bereiche ein.

„Settings for Health" werden als Infrastrukturbasis hervorgehoben. Soziale Netzwerke sollen aber u. a. auch zur intersektoralen Kooperation gebildet werden. Zur Infrastruktur werden auch „angemessene Rahmenbedingungen in den Bereichen Politik, Recht und Verwaltung, Bildung, Soziales und Wirtschaft" gezählt.

Abschließend wird zur Umsetzung der Prioritätenliste aufgerufen (Call for Action) und die Bildung einer globalen Gesundheitsförderungsallianz gefordert. Hinsichtlich der Determinanten, die als gefährlich für Gesundheit angesehen werden, läßt sich ein stärkerer Akzent auf der sozialen als auf der stofflichen Umwelt erkennen (zu den Begriffen vgl. a. Glossar Gesundheitsförderung: www.who.ch/hpr/hep/doc).

Zum Charakter der Ottawa-Charta

In den frühen WHO-Dokumenten läßt sich ein Trend identifizieren, der sich erst in dem später entstandenen Dokument von Ottawa in voller Ausprägung wiederfindet: Die Ottawa-Charta ist ein *Aufklärungs- und Emanzipationsprogramm*, fast könnte man sagen ein Programm für mehr Selbstbestimmung. Wie ein roter Faden ziehen sich durch den Text Forderungen, „allen Menschen ein höheres Maß an Selbstbestimmung über ihre Gesundheit zu ermöglichen"; „... auf die Faktoren, die ihre Gesundheit beeinflussen, auch Einfluß nehmen zu können"; „die Unterstützung von Nachbarschaften und Gemeinden im Sinne einer vermehrten Selbstbestimmung" sowie als „zentraler Angelpunkt der Gesundheitsförderung": Stärkung der „Autonomie und Kontrolle über die eigenen Gesundheitsbelange"; „Möglichkeiten der größeren öffentlichen Teilnahme und Mitbestimmung ..."; „... den Menschen helfen, mehr Einfluß auf ihre eigene Gesundheit und ihre Lebenswelt auszuüben ..." und ähnliches mehr.

Wer die Ottawa-Charta als „realpolitisch" umzusetzendes technokratisches Instrument für Gesundheitsförderung liest, wird zwangsläufig enttäuscht werden und entsprechend herbe Kritik daran üben. Die Ottawa-Charta ist einerseits ein „Aufruf zum Handeln", wie es eingangs heißt, d. h. ein *Motivations- und Aktivierungsprogramm* und zum anderen ein „Leitbild", wie es zu jedem modernen Management von Institutionen und Unternehmen gehört. Entsprechend heißt es auch im Schlußabsatz, daß dies eine *Charta „moralischer und sozialer Werte"* sei. Im Zentrum dieses „Grundwertepapiers", wie man die Charta auch bezeichnen könnte, steht der Bürger. Leitbild ist ein aufgeklärter und befähigter Bürger, der in der Lage ist, sein Gesundheitspotential durch Selbstbestimmung zu entfalten und auf die Verhältnisse einzuwirken, die seine Gesundheit beeinflussen.

Als kardinales Dilemma sehen wir allerdings an, daß im Rahmen der WHO-Politik, aber auch auf anderen Ebenen fälschlicherweise oft angenommen wird, dieser Bürger sei schon die Realität, wobei Leitbild und Realität verwechselt werden.

1.2.3 Entwicklung der Gesundheitsförderung in Deutschland und Europa

An dieser Stelle sollen anhand der Abbildung 1.2-2 kurz die wichtigsten Triebkräfte für die Gesundheitsförderung angesprochen werden, die es vor der Ottawa-Charta gegeben hat und die danach die Umsetzung der Ottawa-Charta insbesondere auf der lokalen Ebene begleitet haben. Diese Einbettung in *Deutschland* zu benennen, erscheint uns auch deswegen von Bedeutung, weil die Hauptverantwortliche für Gesundheitsförderung (seinerzeit beim WHO-Regionalbüro Europa, danach bis 1998 in der Zentrale in Genf), Ilona Kickbusch, in ständigem Austausch mit diesen Triebkräften gestanden hat, wodurch eine wechselseitige Beeinflussung der Entwicklungen in der Bundesrepublik und im Regionalbüro Europa der WHO erfolgte.

Die beiden wesentlichen Entwicklungsimpulse gingen von den neuen sozialen Bewegungen und von verschiedenen großangelegten Forschungsverbünden aus. Frauenbewegung, Konsumentenbewegung (vor allem in den USA) sowie die Umweltbewegung haben stets als zentrale Motive Selbstbestimmung bzw. Autonomie, ein Programm der Politik von unten und den Schutz der Gesundheit sowie den Umgang mit dem Medizinsystem thematisiert.

In der „Gesundheitsbewegung" von 1980 bis 1985 mit insgesamt vier Gesundheitstagen, die jeweils mehrere tausend Anhänger besuchten, finden sich diese Entwicklungen ebenso wieder, wie die Kritik an einer einseitig naturwissenschaftlich-technisch ausgerichteten Medizin. Dem gegenüber wurden als ergänzende oder bessere Alternativen Selbsthilfe und soziale Netzwerke sowie die Gemeinde als Handlungsrahmen favorisiert.

Gerade die letztgenannten Aspekte lassen sich auch in Modell- und Interventionsprogrammen erkennen (zur Deutschen Herz-Kreislauf-Präventionsstudie vgl. v. Troschke u. a. 1991; zum Forschungsprogramm „Wohnortnahe Versorgung von Rheuma-Kranken" vgl. Grunow u. a. 1993); außerdem sei auf das Psychiatrie-Modellprogramm verwiesen.

Selbsthilfe, soziale Netzwerke und die Gemeinde als Rahmen für Präventions- und Gesundheitsförderungsansätze sind Thema eines Forschungsverbundes von 1979 bis 1987, der ursprünglich den Titel „Konsumentenorientierte Gesundheitspolitik" trug und an dessen Konzeption unter der Leitung von Bernhard Badura auch Ilona Kickbusch maßgeblich beteiligt war (vgl. v. Ferber & Badura 1983, v. Ferber u. a. 1987). Diese Entwicklungen wurden ergänzt durch Begleitdiskurse in Medizin, Psychologie, Sozialarbeit, aber auch in der Stadtsoziologie und Sozialpolitikforschung, in der Themen wie Selbsthilfe und Gemeindenähe ebenfalls Konjunktur hatten.

Abb. 1.2-2: Entwicklung der Gesundheitsförderung in Deutschland
(Quelle: Trojan 1996c)

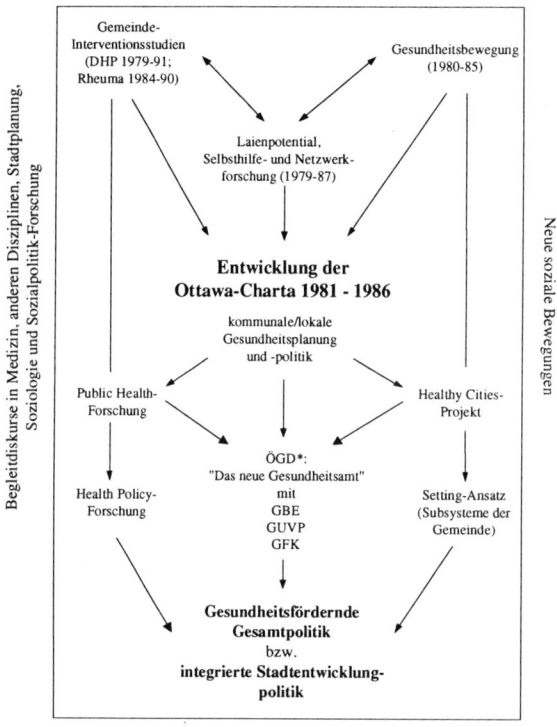

Abkürzungen:
ÖGD = Öffentlicher Gesundheitsdienst
GBE   = Gesundheitsberichterstattung
GUVP = Gesundheits- u. Umweltverträglichkeitsprüfung
GFK   = Gesundheitsförderungskonferenz

Auch im Öffentlichen Gesundheitsdienst entwickelte sich in diesen Jahren allmählich eine Reformdiskussion, die jedoch erst im Jahre 1986 an Intensität und Fokussierung gewann. In diesem Jahr erschien nicht nur die Ottawa-Charta, sondern auch das auf einer Modellstudie beruhende Buch „Kommunale Gesundheitsplanung" (Schräder u. a. 1986). Der Beginn des Gesunde Städte-Projekts (vgl. Hildebrandt & Trojan 1987) als Umsetzung des Programms der Ottawa-Charta und als neue Herausforderung für den öffentlichen Gesundheitsdienst, seine Aufgabenbestimmung zu überdenken und neu zu präzisieren, lag ebenfalls im Jahr 1986.

Auf die späteren Entwicklungen soll weiter unten Bezug genommen werden. An dieser Stelle reicht es, festzustellen, daß das Konzept der Gesundheitsförderung und die Ottawa-Charta nicht als Beglückung „von oben" den Entwicklungen in der Bundesrepublik übergestülpt wurden, sondern daß dieses Programm in enger Kooperation mit den genannten Strömungen entwickelt wurde (vgl. ausführlicher Trojan 1997; Geiger & Kreuter 1997). Weniger ausgeprägt, terminologisch aber verblüffend präzise spätere Formulierungen der Ottawa-Charta vorwegnehmend, läßt sich auch für die DDR eine Vorläuferdiskussion feststellen (vgl. zusammenfassend Trojan 1998). Für die reformfreudig

und innovativ orientierten Personen und Gruppen in allen Bereichen des Gesundheitswesens kam die Ottawa-Charta also nicht als „neue Idee", sondern als Legitimation auf
hoher internationaler Ebene für ohnehin vorhandene Leitideen und reformerische Aktivitäten „wie gerufen".

Für die *Europäische Gemeinschaft* ist eine Angleichung der Gesundheitssysteme (ausdrücklich und immer wieder betont!) kein Ziel und kein politisches Thema. Artikel 3.0
und vor allem Artikel 129 des Maastrichter Vertrages schrieben erstmals den Auftrag
fest, „einen Beitrag zur Sicherstellung eines hohen Gesundheitsschutz-Niveaus" zu leisten. In dem Amsterdamer Vertrag wird der politische Auftrag zur Verbesserung der
Bevölkerungsgesundheit noch erweitert (§ 152). Da jedoch in späteren Abschnitten ausführlicher auf die europäische Ebene als Akteur (vgl. Kap. 3) und die strategische Rolle
internationaler Organisationen, darunter auch die EU (vgl. 5.1) eingegangen wird, be-
gnügen wir uns an dieser Stelle mit diesem vorläufigen Hinweis. Daß eine unmittelbare
Resonanz der WHO-Programme in der EU kaum erkennbar wird, liegt an der bisher
schlechten (eher konkurrenzbetonten) Zusammenarbeit, die „dringend einer Verbesserung und Konkretisierung" bedarf, – wie gerade vor kurzem offiziell festgestellt wurde
(Fischer 1999b, Seite 5).

1.2.4 Bewertung des Leitkonzepts Gesundheitsförderung

In diesem Abschnitt sollen zentrale Aspekte der Gesundheitsförderung zusammenfassend diskutiert werden. Dabei beziehen wir uns auf den Text der Ottawa Charta.

Welches ist das zugrunde liegende Modell der Entstehung von Gesundheit/Krankheit?

Die Zielvariablen der Charta sind eindeutig und immer wieder Gesundheit, umfassendes
Wohlbefinden, Chancengleichheit, ein guter Gesundheitszustand, Verwirklichung des
Gesundheitspotentials und ähnliche Formulierungen. Der Begriff Krankheit kommt in
der Ottawa Charta nur ein einziges Mal vor. Es heißt dort „die Arbeit, die Arbeitsbedingungen und die Freizeit" sollten eine „Quelle der Gesundheit und nicht der Krankheit
sein". An dieser Stelle wie auch an anderen („gesundheitsgefährdende Produkte", „öffentlicher Gesundheitsschutz") wird implizit angedeutet, daß dieselben Faktorengruppen,
die zu mehr Gesundheit beitragen können, auch Krankheit verursachen könnten. Die
salutogenetische Perspektive wird aber konsequent durchgehalten. Die Zielvariable Gesundheit wird nicht näher definiert; implizit wird anscheinend von einem Kontinuum
mit den Polen Gesundheit und Krankheit ausgegangen.

Welche Einflußfaktoren werden genannt und welche Rolle spielen Umweltbedingun-gen und Lebensverhältnisse?

An Einflußfaktoren wird in der Charta eine nicht zu überbietende Bandbreite angeboten:
„Politische, ökonomische, soziale, kulturelle, biologische sowie Umwelt- und Verhaltens-
faktoren". An einigen Stellen werden nur geringfügig spezifischere Konzepte genannt,
wie z.B. Geborgenheit und Verwurzelung in einer unterstützenden, sozialen Umwelt, die
Bedeutung sozialer und individueller Ressourcen, gegenseitige Unterstützung, soziale
Kompetenzen und Lernmöglichkeiten, die Bedürfnisse des Menschen als ganzheitliche
Persönlichkeit u.a.m.

Als konstitutiv für Gesundheitsförderung wird angesehen, daß Menschen ihre „Umwelt meistern bzw. sie verändern können". Unter den Voraussetzungen für Gesundheit
werden sowohl *soziale Gerechtigkeit* wie auch eine sorgfältige Verwendung der Natur-
ressourcen genannt. Die *Erhaltung der natürlichen Ressourcen* wird als globale Aufgabe
bezeichnet. Es ist allen Bestrebungen entgegenzuwirken, die „auf ungesunde Umwelt-
und Lebensbedingungen ... gerichtet sind".

Die relativ gleichrangige Berücksichtigung der sozialen und ökologischen Lebensbedingungen kommt am besten in dem Satz zum Ausdruck: „Jede Strategie zur Gesundheitsförderung hat den Schutz der natürlichen und sozialen Umwelt zur Erhaltung der vorhandenen, natürlichen Ressourcen mit zu ihrem Thema zu machen."

Auffällig ist, daß Fehlverhalten im Sinne des Risikoverhaltens und als Ursache von
Krankheiten ebensowenig vorkommen wie die Nennung spezifischer Krankheitsrisiken.
Vielmehr wird auf die Entwicklung von persönlichen Kompetenzen und „gesundheits-
förderlichen Lebenswelten" abgehoben.

Welche Ansätze und Methoden werden in den Vordergrund gestellt?

Die strategischen Aussagen sind in der inhaltlichen Beschreibung der Ottawa-Charta schon
genannt worden. Während diese ein zwar komplexes jedoch auch rundes, vollständiges
Bild der Strategien für die Gesundheitsförderung vermitteln, sind einzelne Ansätze und
Methoden nur kursorisch und unsystematisch angesprochen.

Die genannten Ansätze und Methoden sind: Informationen und die Befähigung zu
lebenslangem Lernen, Gesetzesinitiativen, steuerliche Maßnahmen, organisatorisch-
strukturelle Veränderungen, gesundheitsgerechte Gestaltung politischer Entscheidungen, die Unterstützung von Nachbarschaften und Gemeinden, Selbsthilfe und soziale Unterstützung, finanzielle Unterstützung gemeinschaftlicher Initiativen, gesundheitsbezogene Bildung sowie die Verbesserung sozialer Kompetenzen, bessere Koordination zwischen dem Gesundheitssektor und anderen sozialen, politischen, ökonomischen Kräften, öffentlicher Gesundheitsschutz und die Entwicklung von Programmen für die Gesundheitsförderung in den Mitgliedstaaten.

Alle diese Ansätze sollen sich ergänzen. Vermieden wird offensichtlich, die traditionellen Methoden wie Gesundheitserziehung, Gesundheitsberatung und weitere auf den Einzelnen gerichtete Aktivitäten der professionellen Helfer zu akzentuieren. Deutlich wird
die emanzipatorische und politische Seite der Gesundheitsförderung in den Vordergrund
gestellt.

Welches sind die Akteure der Gesundheitsförderung?

Explizit wird in der Ottawa-Charta ausgesprochen, daß der Gesundheitssektor allein
nicht in der Lage sei, „für die Gesundheit zu garantieren". Die Ärzte und anderen Mitarbeiter des Gesundheitswesens werden nur insofern als Akteure angesprochen, als sie
darauf hinarbeiten sollen, ein Versorgungssystem zu entwickeln, das auf die stärkere
Förderung von Gesundheit ausgerichtet ist und über die medizinisch-kurativen Be-
treuungsleistungen hinausgeht. Statt dessen werden vorrangig die „Menschen", die
Bürger genannt, die selber aktiv werden sollen für die Stärkung ihrer Gesundheit. Ähnlich wird die Gemeinde, die Nachbarschaft, die Selbsthilfe angesprochen. Außerdem
werden genannt: Erziehungsverbände, die öffentlichen Körperschaften, Wirtschafts-

gremien und gemeinnützige Organisationen sowie Bildungs- und Gesundheitsinstitutionen.

Auch in diesem Punkt verändert sich durch die salutogenetische Perspektive des gesamten Dokuments das traditionelle Verständnis der „Zuständigkeit" für Gesundheit: Von einer Aufgabe des Medizinsystems wird Gesundheitsförderung zu einer gesamtpolitischen Aufgabe.

„Nachhaltige Gesundheit"?

Im Programm „Gesundheit 21" taucht mehrfach der Begriff „nachhaltige Gesundheit" auf. Er wird allerdings unseres Wissens nirgendwo näher erläutert oder beschrieben. Wir gehen daher davon aus, daß der Begriff vor allem assoziativ die Nähe zum Konzept „nachhaltige Entwicklung" herstellen soll (und verwenden ihn in derselben Absicht).

Sicher ist es kein Zufall, daß die Agenda 21 nicht von „nachhaltiger Umwelt" spricht, sondern von nachhaltiger *Entwicklung* (u. a. der Umwelt). Gleichsinnig würde man besser von „nachhaltiger *Förderung* der Gesundheit" sprechen.

Die Realisierung des Leitbildes „nachhaltige Gesundheitsförderung" ließe sich vor allem an folgenden Prüfkriterien messen:

- ob in allen Politikfeldern Routinen etabliert sind, die die Gesundheitsverträglichkeit von Maßnahmen und Programmen einschätzen und zu einem Maßstab des Handelns machen,
- ob es dauerhafte Maßnahmen und Programme gibt, die auf die Senkung von Gesundheitsbedrohungen und die Steigerung von Ressourcen der Gesundheit ausgerichtet sind,
- ob es Strukturen für Gesundheitsförderung gibt (im Gegensatz zu zeitlich befristeten Projekten und Maßnahmen) und
- ob es institutionalisierte Instrumente der Planung, Umsetzung und Qualitätssicherung einer „gesundheitsfördernden Gesamtpolitik" gibt (wie vor allem Gesundheitsberichterstattung und -folgenabschätzung).

Bevor wir uns dem Leitbild der *nachhaltigen Entwicklung* zuwenden, soll im folgenden Exkurs das Verhältnis der beiden zentralen Strategien „Prävention" und „Gesundheitsförderung" näher beleuchtet werden.

1.2.5 Exkurs: Prävention und Gesundheitsförderung

In diesem Abschnitt behandeln wir das in Wissenschaft, Praxis und Politik immer wieder unklare Verhältnis von Gesundheitsförderung und Prävention.

In den Begriffen „Prävention" und „Gesundheitsförderung" kommt primär eine unterschiedliche Orientierung zum Ausdruck. Prävention ist geprägt von dem Ziel, Krankheit zu vermeiden bzw. zu verhüten. Ausgangspunkt sind Theorien darüber, welche Faktoren *Krankheit* hervorrufen: Diese Faktoren oder Noxen gilt es zu beseitigen oder zu „bekämpfen". Bei der Gesundheitsförderung hingegen steht die Frage im Vordergrund, welche Faktoren *Gesundheit* im Sinne des körperlichen, psychischen und sozialen Wohlbefindens herstellen können. Diese gilt es zu verstärken und zu unterstützen. Da auch krankheitsorientierte Präventionsansätze zu diesem pauschalen Ziel beitragen, ist

Gesundheitsförderung ein extrem weiter Begriff, der die Maßnahmen krankheitsorientierter Prävention einschließt. Eine klare Unterscheidung bzw. eindeutige Grenzziehung zwischen Prävention und Gesundheitsförderung ist im konkreten Einzelfall also nicht möglich: Wenn ich Verkehrsberuhigung als gesundheitsfördernde Maßnahme durchsetzen will, tue ich gleichzeitig etwas gegen das Auftreten bestimmter (z.B. lärm- oder abgasbedingter) Krankheiten und unfallbedingter Todesfälle oder Verletzungen. Viele Aktivitäten, die als Prävention der Herz-Kreislaufkrankheiten begründet werden, können gleichzeitig als unspezifische Maßnahmen zur Steigerung der Lebensqualität und des Wohlbefindens charakterisiert werden: Beste Beispiele sind Ernährung und Sport.

Gibt es eindeutige Definitionen, die Prävention und Gesundheitsförderung voneinander abgrenzen?

Nach unserer Auffassung helfen Definitionen hier nicht weiter. Einige Beispiele mögen dies zeigen:

• „Gesundheitsförderung zielt auf einen Prozeß, allen Menschen ein höheres Maß an Selbstbestimmung über ihre Gesundheit zu ermöglichen und sie damit zur Stärkung ihrer Gesundheit zu befähigen. Um ein umfassendes körperliches, seelisches und soziales Wohlbefinden zu erlangen, ist es notwendig, daß sowohl einzelne als auch Gruppen ihre Bedürfnisse befriedigen, ihre Wünsche und Hoffnungen wahrnehmen und verwirklichen sowie ihre Umwelt meistern bzw. sie verändern können ..." (Ottawa-Charta).

• „Public Health is the science and art of preventing disease, prolonging life and promoting health through the organized efforts of society." (WHO).

• „Gesundheit kann verstanden werden als somatische, psychische und soziale Fähigkeit zur Lebensgestaltung und -bewältigung." (v. Troschke 1995).

Diese Definitionen geben uns keine Hinweise darauf, nach welchen Kriterien eine Maßnahme, ein Programm oder eine Aktion entweder als „präventiv" oder als „gesundheitsfördernd" gekennzeichnet werden könnte. Praktisch wird dieses Dilemma an vielen Stellen gelöst, indem von „Prävention und Gesundheitsförderung" in einem Atemzug gesprochen wird, so z.B. in der zitierten WHO-Definition von „Public Health".

Sind Prävention und Gesundheitsförderung also letztendlich das gleiche?

Das zu behaupten, wäre völlig verfehlt! Die Entwicklung der Prävention, insbesondere ihrer vergleichsweise jungen Erscheinungsform „Gesundheitserziehung", zur Gesundheitsförderung wird u.E. zu Recht als „Paradigmenwechsel" (v. Troschke 1995) bezeichnet, der in einer Vielfalt von internationalen Dokumenten seinen Niederschlag gefunden hat (vgl. Franzkowiak & Sabo 1993). In diesen Dokumenten wird deutlich, daß Gesundheitsförderung primär ein *politisches Handlungsprogramm* ist, das zwar auf neuen wissenschaftlichen (vor allem sozialepidemiologischen) Erkenntnissen beruht, primär jedoch auf neuen Werthaltungen und neuen Handlungsorientierungen. Eine frühe zusammenfassende Gegenüberstellung der verschiedenen Orientierungen in der Gesundheitsförderung und der Krankheitsprävention haben Stachtchenko & Jenicek 1990 im Canadian Journal of Public Health vorgelegt (vgl. Tab. 1.2-1).

Tab. 1.2-1: Konzeptuelle Unterschiede zwischen Prävention und Gesundheitsförderung
(nach Stachtchenko & Jenicek 1990)

Gesundheitsförderung	*Prävention*
• Gesundheit = positives multidimensionales Konzept	• Gesundheit = Abwesenheit von Krankheit
• Partizipatorisches Gesundheitsmodell	• medizinisches Modell
• zielt auf die Bevölkerung mit ihrem gesamten Umfeld	• zielt hauptsächlich auf Risiko-Gruppen
• betrifft vielfältig miteinander vernetzte Gesundheitsprobleme	• betrifft eine spezifische Krankheitsentstehung
• verschiedenartige einander ergänzende Strategien	• eindimensionale Strategie
• Ansätze der Befähigung und Unterstützung	• Ansätze direktiven und überzeugenden Charakters
• Anreize als Maßnahmen	• direktive Maßnahmen werden bei Zielgruppen durchgesetzt
• Versuch, Status- und Umweltveränderungen zu erreichen	• individuen- oder gruppenorientiert
• Notwendigkeit, „Laien"-Organisationen, Bürgerinitiativen, politische Instanzen von der lokalen bis zur nationalen Ebene einzubeziehen, um das Ziel „Gesundheitsförderung" zu erreichen	• präventive Programme als Angelegenheit von Professionellen aus den verschiedenen Gesundheitsberufen

Ohne die Begriffe Prävention und Gesundheitsförderung überhaupt zu verwenden, zeigt die folgende Übersicht nach Noack (1990), in sehr prägnanter Weise den Unterschied zwischen pathogenetischer (auf *Risiken* gerichteter) und salutogenetischer (auf *Ressourcen* gerichteter) Perspektive (Tab. 1.2.-2).

Tab. 1.2-2: Gesundheitspotentiale ausschöpfen
(Quelle: sinngemäß zitiert nach Noack 1990)

Zielebene	*Risiken reduzieren*	*Ressourcen aufbauen*
Verhalten	• Vermeidung gesundheitsriskanter Lebensweisen • Verzicht auf risikoreiches Bewältigungsverhalten	• Wahl gesundheitsfördernder Lebensweisen • Erlernen gesundheitsgerechter Bewältigungsformen
Verhältnisse	• Verringerung gesundheitsschädigender Umwelteinflüsse • Abbau sozialer Konflikte und Belastungen	• Schaffung einer gesunden Lebens- und Arbeitsumwelt • Aufbau gesundheitsfördernder Institutionen und sozialer Netzwerke

Am einfachsten und schlüssigsten sind die zentralen Begriffe von Waller (1995) zusammengefaßt und in ihrem Verhältnis zueinander dargestellt worden (vgl. Abb. 1.2-3).

Abb. 1.2-3: Gesundheitsförderung und Prävention: Strategien und Methoden (Quelle: Waller 1995, S. 136)

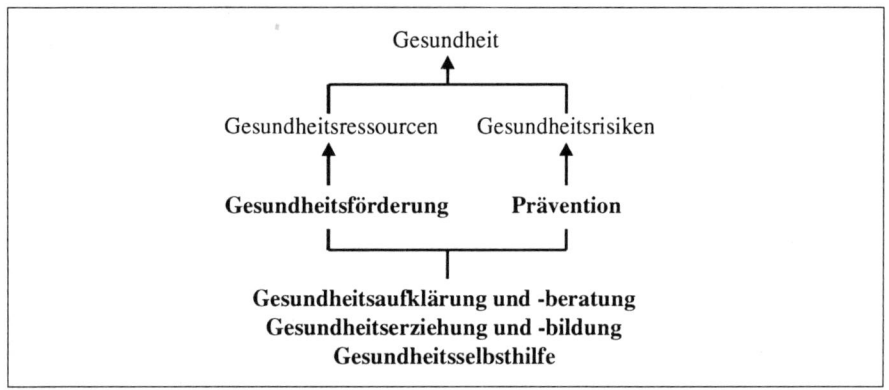

Aus dieser einfachen Systematik lassen sich praktisch alle Maßnahmen, Programme und Strategien sowohl der Prävention als auch der Gesundheitsförderung begründen.

Diese Aussage muß allerdings eingeschränkt werden: Maßnahmen der Präventivmedizin sind nur insoweit berücksichtigt, als es um die ärztliche Gesundheitsberatung bzgl. der Risikofaktoren geht. Die neue molekularbiologische Variante der Präventivmedizin in Form der „prädiktiven Medizin" würde in dieser Systematik keinen Platz finden.

Während zwischen Prävention und Gesundheitsförderung also keine eindeutige Trennungslinie zu ziehen ist, läßt sich doch zwischen krankheitsverhütenden und gesundheitsfördernden Maßnahmen einerseits und der Präventiv*medizin* andererseits relativ klar unterscheiden: Kriterium ist die tragende Profession; mit „Präventivmedizin" sind diejenigen Maßnahmen gemeint, die durch die ärztliche Profession (und vereinzelt auch neue biomedizinische „Techniker") durchgeführt werden.

1.3   Leitkonzept: Nachhaltige Entwicklung

1.3.1   Entstehungsgeschichte und programmatischer Kontext

Das zweite in unserem Zusammenhang wichtige Leitkonzept, *nachhaltige Entwicklung,* bestimmt spätestens seit der Konferenz der Vereinten Nationen in Rio de Janeiro 1992 den politischen, wissenschaftlichen und öffentlichen Diskurs zur Umwelt- und Entwicklungsproblematik.

Bevor wir auf die politischen und wissenschaftlichen Aspekte des Leitkonzepts nachhaltige Entwicklung eingehen, seien einige Aspekte der Entstehungsgeschichte und die in diesem Zusammenhang entstandenen politischen Kontroversen umrissen.

Zur Ambivalenz der gesellschaftlich-technischen Entwicklung

Angesichts der vielfältigen Kontroversen zur Gefährdung der menschlichen Gesundheit durch anthropogene Umweltveränderungen ist eine begriffliche Abgrenzung erforderlich zwischen

a) den tatsächlichen Gefährdungen, wie sie durch eine große Zahl von Befunden und Experteneinschätzungen dokumentiert sind bzw. wahrscheinlich gemacht werden,

b) den gesellschaftlichen Diskursen, Verarbeitungsformen und Bewältigungsversuchen angesichts dieser Gefährdungen, wie sie sich in Medien, Kunst, Literatur, Wissenschaft und Politik, entwickelt haben und sich auf das Lebensgefühl und die Gesundheit der Menschen auswirken (s. dazu Beck 1986).

C.F. von Weizsäcker stellt die Umweltproblematik in einen menschheitsgeschichtlichen Zusammenhang: „Die Menschheit befindet sich heute in einer Krise, deren katastrophaler Höhepunkt wahrscheinlich noch vor uns liegt" (Weizsäcker 1988, Seite 25). Er nennt drei Menschheitsprobleme, die *nicht getrennt* betrachtet werden dürfen:

- Armut und soziale Ungerechtigkeit
- Kriegsgefahr
- Naturzerstörung.

Die geschichtlichen Wurzeln dieser Probleme reichen nach Weizsäcker zurück bis zum Übergang der Menschheit zu Seßhaftigkeit und Ackerbau vor ca. 10 000 Jahren und zur Entstehung städtischer Hochkulturen vor ca. 6000 Jahren. Die seinerzeit beginnende Konzentration von Macht, Staatenbildung und Städtebau ging einher mit dem Entstehen der großen Religionen und philosophischen Systeme. Irreversible menschliche Eingriffe in natürliche Ökosysteme wie das Abholzen der Wälder im Mittelmeerraum für den Schiffsbau sind seit der Antike bekannt. Die rationalistische Philosophie als Hauptströmung des abendländischen Denkens ermöglichte zu Beginn der Neuzeit den Siegeszug von Wissenschaft und Technik und führte zu immer weiter fortschreitender Naturbeherrschung, zur industriellen Revolution des 19. Jahrhunderts und zu einer niemals zuvor erreichten Steigerung von Gesundheit und Lebensqualität für große Teile der Menschheit. Die gesellschaftlich-technische Entwicklungsdynamik und das mit ihr einhergehende exponentielle Wachstum der Weltbevölkerung sind jedoch mit unbeabsichtigten Nebenfolgen wie dem Verbrauch nicht erneuerbarer Ressourcen, dem Eintrag toxischer Substanzen und der Zerstörung ganzer Ökosysteme verbunden. Diese Dynamik stellt inzwischen ein selbstzerstörerisches Potential dar für eben diese Entwicklung.

Die Grenzen des Wachstums

Seit den 50er und verstärkt in den 60er Jahren wurden Naturzerstörung – oder „Umweltverschmutzung" wie es damals verharmlosend hieß – zu einem öffentlichen, wissenschaftlichen und politischen Thema. Eine breite Öffentlichkeit wurde durch die 1972 erschienene Studie „Die Grenzen des Wachstums" (Meadows u.a. 1972) für die drohende ökologische Krise sensibilisiert. Die Autoren kommen aufgrund eines computergestützten „Weltmodells" zu drei Schlußfolgerungen (Meadows u.a. 1972, Seite 17):

„1. Wenn die gegenwärtige Zunahme der Weltbevölkerung, der Industrialisierung, der Umweltverschmutzung, der Nahrungsmittelproduktion und der Ausbeutung von natürlichen Rohstoffen unverändert anhält, werden die absoluten Wachstumsgrenzen auf der Erde im Laufe der nächsten hundert Jahre erreicht. Mit großer Wahrscheinlichkeit führt dies zu einem ziemlich raschen und nicht aufhaltbaren Absinken der Bevölkerungszahl und der industriellen Kapazität.

2. Es erscheint möglich, die Wachstumstendenzen zu ändern und einen ökologischen und wirtschaftlichen Gleichgewichtszustand herbeizuführen, der auch in weiterer Zukunft aufrechterhalten werden kann. Er könnte so erreicht werden, daß die materiellen Lebensgrundlagen für jeden Menschen auf der Erde sichergestellt und noch immer Spielraum bleibt, individuelle menschliche Fähigkeiten zu nutzen und persönliche Ziele zu erreichen.

3. Je eher die Menschheit sich entschließt, diesen Gleichgewichtszustand herzustellen, und je rascher sie damit beginnt, um so größer sind die Chancen, daß sie ihn auch erreicht."

Ein zentrales Konfliktthema der Studie ist ihre Kritik der ökonomischen Wachstumsideologie, an deren Stelle ein anzustrebender „ökologischer und wirtschaftlicher Gleichgewichtszustand" vorgeschlagen wird. Als potentielle Voraussetzung wird die Sicherstellung der „materiellen Lebensgrundlage für jeden Menschen auf der Erde", d. h. ein Mindestmaß an sozialer Gerechtigkeit hervorgehoben.

Ecodevelopment

Zeitgleich mit dem Erscheinen der „Grenzen des Wachstums" fand 1972 die erste große UNO-Konferenz über „Human Environment" in Stockholm statt und es wurde das *„United Nations Environmental Programme" (UNEP)* gegründet, der eine Reihe weiterer Konferenzen und Programme folgten (s. Tabelle 1.3-1).

Schon auf der ersten Konferenz artikulierte sich die von Vertretern der Entwicklungsländer vorgebrachte Kritik an der Forderung nach Begrenzung des industriellen Wachstums angesichts der Tatsache, daß für den Großteil der Weltbevölkerung nicht einmal die Befriedigung minimaler Grundbedürfnisse (basic needs) gegeben ist. Das UNEP erarbeitete zunächst ein *Konzept des „Ecodevelopment"*, das für unterentwickelte ländliche Regionen eine sozial- und umweltverträgliche wirtschaftliche Entwicklung ermöglichen sollte. Das Konzept wird von Harborth (1989, Seite 20) wie folgt zusammengefaßt:

- „Befriedigung der Grundbedürfnisse, weitgehend mit Hilfe der eigenen Ressourcenbasis; keine Kopie des Konsumstils der Industrieländer;
- Entwicklung eines ‚satisfactory social ecosystem', das Beschäftigung, soziale Sicherheit, Qualität menschlicher Beziehungen und Respekt vor verschiedenartigen Kulturen einschließt;
- Vorausschauende Solidarität mit den zukünftigen Generationen;
- Maßnahmen zur Ressourcen- und Umweltschonung, insbesondere zur intelligenten Nutzung lokal verfügbarer, erneuerbarer Ressourcen, z.B. durch Entwicklung und Anwendung lokaler Öko-Techniken, wobei die Energieeinsparung – z.B. durch Kleinhalten des privaten Autoverkehrs und die Entwicklung und Anwendung alternativer, nämlich unerschöpfbarer Energiequellen (Sonnenenergie) – eine besondere Rolle zu spielen hätte;
- Partizipation der Betroffenen, sowohl bei der Zielbestimmung als auch bei der Durchführung der Maßnahmen, bei relativer Unabhängigkeit von Auslandshilfe;
- Begleitende und unterstützende Erziehungsprogramme."

Hier werden – neben der Forderung nach Befriedigung der Grundbedürfnisse – besonders die bis heute kontrovers diskutierte Forderung nach lokaler wirtschaftliche Unabhängigkeit unterentwickelter Regionen und der ebenfalls umstrittene Wandel des Konsumstils der Industrieländer hervorgehoben.

Tab. 1.3-1: Chronologie ausgewählter internationaler Programme und Konferenzen
(Quelle: Fehr 1998, Seite 20)

1972	**Stockholm**: UN Conference on the Human Environment (UNEP)
1973	1. Umweltprogramm der EG (1973-76)
1983	Gründung der Weltkommission für Umwelt und Entwicklung
1984	Worldwatch Institute: „State of the World" (seither jährlicher Bericht)
1986	WHO, Health & Welfare Canada, Canadian Public Health Association in **Ottawa**, Ontario, Canada: „An International Conference for Health Promotion" ⇨ „Ottawa-Charter for Health Promotion"
1987	UN/Weltkommission für Umwelt und Entwicklung: Report „Our Common Future" („Brundtland Report")
1989	**Frankfurt/M.**: „ Erste Europäische Konferenz Umwelt und Gesundheit" ⇨ „Europäische Charta Umwelt und Gesundheit"
1991	WHO, Nordic Council of Minister, United Nations Environment Programme (UNEP); in **Sundsvall**, Schweden: „3rd International Conference on Health Promotion: Action for Public Health. Supportive Environments for Health"
1991	First Pan-European Conference of Environment Ministers, **Dobrí-Castle**, Czechoslovakia
1992	WHO Commission on Health and Environment: „Our planet, our health"
1992	United Nations Conference on Environment and Development, **Rio de Janeiro** ⇨ „Rio Declaration", Agenda 21
1993	46th World Health Assembly: „WHO Global Strategy for Health and Environment"
1994	Konferenz von **Aalborg**, Dänemark ⇨ „Charta der Europäischen Städte und Gemeinden auf dem Weg zur Zukunftsbeständigkeit"
1994	**Helsinki**: Zweite Europäische Konferenz Umwelt und Gesundheit ⇨ „Helsinki-Deklaration: Aktionsplan Umwelt und Gesundheit für Europa"
1995	WHO-ECEH: „Concern for Europe`s Tomorrow"
1995	Environment in the European Union. Report for the review of the 5th Environmental Action Programme
1995	EEA: „Europe`s environment – The Dobrí-Assessment"
1997	**New York**: UN-Sondergeneralversammlung über Umwelt und Entwicklung („Earth Summit+5")
1997	WHO in **Jakarta**: 4th International Conference on Health Promotion
1999	**London**: Dritte Europäische Ministerkonferenz Umwelt und Gesundheit

Politische Ursachen

Bei der Weiterverfolgung des Ecodevelopment-Ansatzes wurde deutlich, daß „Unterent-wicklung" der armen Entwicklungsländer eng mit „Überentwicklung" der reichen Industrieländer zusammenhängt und daß beide Pole – Armut und Reichtum – das ökologische Gleichgewicht beeinträchtigen. Erforderlich wären danach sowohl Mindeststandards zur Befriedigung der Grundbedürfnisse in den armen Ländern („Floors") wie Obergrenzen („Ceilings") für den Ressourcenverbrauch in den reichen Industrieländern.

Die 1962 gegründete Dag-Hammarskjöld-Foundation widmete sich in einem groß angelegten Projekt unter Beteiligung von 14-UN-Organisationen und 24 Forschungsinstituten aus allen Regionen der Welt der zentralen Frage: „Können die Grundbedürfnisse aller Menschen befriedigt werden ohne daß die äußeren Grenzen für Ressourcenverbrauch und Umweltbelastung überschritten werden?" Ausgangspunkte waren die folgenden Hypothesen:

1. Nicht befriedigte Grundbedürfnisse führen zu einem armutsbedingten weiteren Bevölkerungswachstum in den Entwicklungsländern.
2. Der gleiche Zusammenhang gilt für armutsbedingte Umweltzerstörung in den Entwicklungsländern.
3. Der weit über die Befriedigung von Grundbedürfnissen hinausgehende Konsum-
   standard der reichen Industrieländer gefährdet nicht nur unmittelbar das ökologische
   Gleichgewicht, sondern auch durch die weltweite Vorbildfunktion dieses Lebensstils.

Die Ergebnisse dieser Forschung sind in dem 1975 veröffentlichten Dag-Hammarsjöld-
Bericht niedergelegt. Hier werden erstmals in einem offiziellen Bericht die politischen
Ursachen der ökologischen Krise benannt: die weltweite militärische Hochrüstung, die
ungerechte Landverteilung und das ökonomisch und ökologisch verhängnisvolle Wirken
von Machteliten und reichen Minderheiten in den Industrieländer ebenso wie den Entwicklungsländern. Aus dieser Ursachenanalyse werden politische Strukturveränderungen in Richtung einer „Demokratisierung und Dezentralisierung" von Macht gefordert:
Die Produzenten müssen Kontrolle über Land, Wasser, Bodenschätze, Infrastruktur und
Fabriken erhalten, Handels- und Finanzstrukturen müssen dahingehend kontrolliert werden, daß die Aneignung des volkswirtschaftlichen Reichtums durch eine Minderheit verhindert wird. Die Autoren des Berichts setzen hierbei auf eine Strategie der anzustreben-
den wirtschaftlichen Eigenständigkeit (Self-Reliance) der Entwicklungsländer.

Nach Einschätzung von Harborth (1989) hat nicht nur die Radikalität der politischen
Forderungen dazu geführt, daß der Dag-Hammarskjöld-Bericht im politischen Diskurs
der 80er Jahre nicht den ihm gebührenden Einfluß erlangte. Aufgrund der Entwicklung
in Ländern wie China, Tansania und – in extremer Pervertierung Kambodscha mit seinem „Steinzeit-Kommunismus" – gilt die Strategie des Self-Reliance von Entwicklungsländern inzwischen als gescheitert.

Die angesprochenen politischen Ursachen und die daraus abgeleiteten politischen Forderungen verweisen auf ein grundlegendes Dilemma: Strukturelle politische Veränderungen sind gegen die jeweils herrschenden und von den Strukturen profitierenden Machteliten nur gewaltsam durchsetzbar.

Bericht der Weltkommission für Umwelt und Entwicklung

Die 1983 von den Vereinten Nationen (UN) unter der Leitung der Norwegerin Gro Harlem
Brundtland einberufene unabhängige *Weltkommission für Umwelt und Entwicklung* hatte das Ziel, „langfristige Umweltstrategien vorzuschlagen, um bis zum Jahr 2000 und
darüber hinaus dauerhafte Entwicklung zu erreichen" (Brundtland-Bericht 1987, Seite
XIX). Die aus 22 Mitgliedern westlicher und östlicher Industrieländer sowie Entwicklungsländern bestehende Kommission führte von 1984 bis 1987 in allen Teilen der Welt
Hearings zum Zustand der Umwelt durch, wobei nicht nur Experten, sondern auch unmittelbar von Umweltschäden Betroffene zu Wort kamen.

1987 legte die Kommission ihren einstimmig beschlossenen Abschlußbericht „Our
Common Future" vor (deutsch „Unsere gemeinsame Zukunft"). Es besteht Konsens der
Kommission, daß umweltbelastende Technologien nur die eine Seite der ökologischen
Krise darstellen. Weitaus wichtiger sind die sozialen, wirtschaftlichen und politischen
Bedingungen, die dem zerstörerischen Wachstum zugrunde liegen. Die Industrieländer
verbrauchen mit ihrem ungebremsten industriellen Wachstum und ihrem Konsum den
Löwenanteil an Energie und Ressourcen und sind mit ihrem zerstörerischen Lebensstil
ein verhängnisvolles Vorbild für die armen Länder im Süden und Osten. Die Mehrzahl

der Menschheit leidet an Armut und Hunger und ist auf wirtschaftliches Wachstum und Raubbau an der Natur angewiesen, um die grundlegenden Bedürfnisse befriedigen zu können. Durch das Bevölkerungswachstum wird jeder ökonomische Fortschritt buchstäblich aufgezehrt, es bleibt kein Spielraum für die erforderlichen sozialpolitischen Reformen.

Als Ausweg aus der Krise empfiehlt die Kommission das Rahmenkonzept des *Sustainable Development* (*nachhaltige bzw. dauerhafte Entwicklung*). Die schon zitierte Definition für Nachhaltigkeit der Weltkommission lautet: „Dauerhafte Entwicklung ist Entwicklung, die die Bedürfnisse der Gegenwart befriedigt, ohne zu riskieren, daß künftige Generationen ihre eigenen Bedürfnisse nicht befriedigen können."(Brundtland-Bericht 1987, Seite 46; vgl. a. Schäfer & Schön 2000). Es wird betont, daß es nicht um einen „Zustand starrer Ausgewogenheit, sondern eher um einen Prozeß ständigen Wandels" gehe (Seite 10).

Zum Erreichen nachhaltiger Entwicklung werden folgende *Empfehlungen* formuliert (zusammenfassend Seite 13 ff.):

- Sicherung konstanter Bevölkerungszahlen und Erschließung brachliegender menschlicher Ressourcen
- Befriedigung der Grundbedürfnisse in bezug auf Nahrung, Energie, Wasser, Hygiene, Arbeit und Bildung
- Entwicklung von umweltschonenden Alternativen der Energieversorgung
- Steigerung der Industrieproduktion bei geringerem Einsatz von Ressourcen
- Eindämmen des unkontrollierten Städtewachstums und Förderung dezentralisiert verwalteter „kleinerer Städte, die in engerem Kontakt mit dem umliegenden Agrarland stehen".

Das Programm der Weltkommission stellt einen Minimalkonsens von regierungsnahen Umweltpolitikern dar. Seine Bedeutung liegt vor allem in der Sensibilisierung von Politik und Öffentlichkeit für die komplexen Zusammenhänge zwischen Umwelt und Entwicklung, der ersten umfassenden Konzeption der nachhaltigen Entwicklung und dem Anstoßen weiterer internationaler Programme.

Kritisch ist anzumerken, daß die Handlungsempfehlungen des Berichts allgemein und unverbindlich sind und sich teilweise auch widersprechen. Der Konsens zwischen Industrieländern und Entwicklungsländern wurde erreicht auf der Grundlage der „*Engine-of-Growth*"-*Theorie*, wonach weiteres wirtschaftliches Wachstum der Industrieländer als Voraussetzung für nachholendes Wachstum der Entwicklungsländer gilt. Der Bericht spricht sich dementsprechend für eine *ökologische Modernisierung* aus, eine Notwendigkeit qualitativer Strukturänderungen wird nicht gesehen.

Ein weiterer, für den Zusammenhang von Umwelt und Gesundheit wichtiger Schwachpunkt ist die einseitig technische Orientierung des Berichts. Während beispielsweise dem Aussterben der Arten ein eigenes Kapitel gewidmet ist, werden die in ihren Konsequenzen vielleicht ebenso verheerende weltweite Zerstörung kultureller Vielfalt und Identität und ihr Ersatz durch die westliche „Industriekultur" nur am Rande erwähnt. Die Voraussetzungen der ökologischen Krise in Politik, Bildung, Kultur, Religion und nicht zuletzt in der subjektiven Verfassung der Menschen kommen kaum zur Sprache, die gesellschaftlichen Interessen- und Wertkonflikte, die Bedeutung von Nationalismus, Macht, Unterdrückung, Kriminalität und Menschenrechtsverletzungen werden nicht mit der gleichen Gründlichkeit wie die harten Fakten des Bevölkerungswachstums, der Weltwirtschaftskrise, Landflucht und Umweltzerstörung analysiert.

Zusammenfassung der wichtigsten Kontroversen im Diskurs um nachhaltige Entwicklung:

1. Nord-Süd-Konflikt: Hauptverursacher und Handlungsbedarf bei den Industrieländern *versus* bei den Entwicklungsländern
2. Notwendigkeit wirtschaftlichen Wachstums in Industrieländern wie Entwicklungsländern (Engine-of-Growth-Theorie) *versus* Begrenzung des Wachstums in den Industrieländern
3. Nachhaltige Entwicklung durch ökologische Modernisierung, d.h. technische Innovation und Effizienzsteigerung *versus* struktureller umwelt- und sozialverträglicher Wandel
4. Eingrenzung des Nachhaltigkeitskonzepts auf Ökologie *versus* intersektorales Konzept
5. Weitere Wachstumsanreize durch Konsum in den Industrieländern und Nachholen des Konsums in den Entwicklungsländern *versus* Änderung des Konsum- und Lebensstils
6. Förderung der Integration aller Regionen in einen Weltbinnenmarkt *versus* Förderung regionaler Eigenständigkeit
7. Berücksichtigung der politischen Ursachen für Unterentwicklung und ökologische Krise wie Ausbeutung, Menschenrechtsverletzungen, kriegerische Auseinandersetzungen *versus* Beschränkung auf ökonomische, soziale und technische Probleme
8. Betonen der Regierungszuständigkeit *versus* der Rolle nichtstaatlicher Organisationen (NGOs)
9. Lokale Umsetzung *versus* Programme auf höheren Ebenen (nationale und internationale Programme)
10. Aufklärung, Freiwilligkeit und ökonomische Anreize zu nachhaltigem Wirtschaften und Verhalten *versus* gesetzliche Eingriffe

1.3.2 Die Agenda 21 für nachhaltige Entwicklung

Auf der Grundlage des Nachhaltigkeitskonzepts, wie es insbesondere im Brundtland-Bericht (1987) formuliert wurde, verabschiedeten 178 Staaten einschließlich der Bundesrepublik auf der „Konferenz der Vereinten Nationen für Umwelt und Entwicklung" in Rio de Janeiro 1992 nach äußerst zähen Verhandlungen um die weiter bestehenden Kontroversen die „*Agenda 21* als *Aktionsprogramm für nachhaltige Entwicklung für das 21. Jahrhundert*" (BMU o.J. Bonn).

Die Agenda 21 bezieht sich sowohl auf Industrieländer wie auf Entwicklungsländer. Es werden alle für nachhaltige Entwicklung wesentlichen Politikbereiche behandelt, wobei die Integration von Umweltaspekten in alle anderen Politikbereiche (sektorübergreifende Politik) ein übergeordnetes Ziel darstellt. In jedem der insgesamt 40 Kapitel werden – im Gegensatz zu den allgemein gehaltenen Handlungsempfehlungen des Brundtland-Berichts – *Handlungsgrundlagen, Ziele, Maßnahmen* und *Umsetzungsinstrumente* einschließlich einer pauschalen *Kostenabschätzung* vorgelegt. Tab. 1.3-2 bietet eine Übersicht über die Themen der einzelnen Kapitel.

Tab. 1.3-2: Grundstruktur der Agenda 21
(Verteilung der Themen auf Kapitel 1-40; Kapitel 1 und 23 = Präambeln;
Quelle: Fehr 1998, Seite 21)

I. Soziale & wirtschaftliche Dimensionen	II. Erhaltung und Bewirtschaftung der Ressourcen für die Entwicklung	III. Stärkung der Rolle wichtiger Gruppen	IV. Möglichkeiten der Umsetzung
2. Internationale Zusammenarbeit	9.-14. Erdatmosphäre, Bodenressourcen, Entwaldung Wüstenbildung, Berggebiete, Landwirtschaft	24.-26. Frauen, Kinder, Jugendliche, eingeborene Bevölkerungsgruppen	33.-34. Finanzielle Ressourcen, Transfer, Kooperation, Kapazitäten
3. Armutsbekämpfung	15.-16. Biologische Vielfalt, Nutzung der Biotechnologie	27.-28. Nichtstaatliche Organisationen, Kommunen	35.-36. Wissenschaft, Schul-, Aus-, Fortbildung, öffentliches Bewußtsein
4. Veränderung der Konsumgewohnheiten	17.-18. Ozeane, Küstengebiete, Süßwasserressourcen	29.-30. Arbeitnehmer, Gewerkschaften, Privatwirtschaft	37.-39. Entwicklungsländer, internationale institutionelle Rahmenbedingungen, internationale Rechtsinstrumente
5. Bevölkerungsdynamik	19.-22. Toxische Chemikalien, Entsorgung gefährlicher (auch radioaktiver) Abfälle	31. Wissenschaft und Technik	40. Informationen für Entscheidungsfindung
6. Schutz und Förderung der menschlichen Gesundheit		32. Rolle der Bauern	
7. Nachhaltige Siedlungsentwicklung			
8. Integration von Umwelt- und Entwicklungszielen in der Entscheidungsfindung			

Gesamteinschätzung auf dem Hintergrund bestehender politischer Kontroversen:

1. Die Agenda stellt die Hauptverantwortung der Industrieländer für die ökologische Krise heraus.
2. Eine eindeutige Stellungnahme zur „Engine-of-Growth"-Theorie wird vermieden. Es sollen „sowohl die herkömmlichen Wachstumskonzepte (Berücksichtigung) finden, als auch die Notwendigkeit, neue Konzepte zur Schaffung von Wohlstand und Wohlergehen zu entwickeln, die einen höheren Lebensstandard durch eine veränderte Lebensweise ermöglichen, in geringerem Maße auf die erschöpfbaren Ressourcen der Erde zurückgreifen und mit der Tragfähigkeit der Erde besser im Einklang stehen" (4.11).

3. Die Agenda 21 setzt wie der Brundtland-Bericht vorrangig auf ökologische Moder-
    nisierung, es finden sich aber auch Vorschläge für einen strukturellen umwelt- und
    sozialverträglichen Wandel.
4. Nachhaltige Entwicklung soll durch sektorübergreifende Politik erreicht werden.
5. Alle Länder sollen nachhaltige Konsumgewohnheiten anstreben. Bei deren Einfüh-
    rung sollen die Industrieländer die Führung übernehmen.
6. Die Agenda fordert die Aufhebung von Handelsschranken und einen „fairen" Welt-
    markt für die armen Länder und deren Produkte.
7. Die Agenda klammert politische Ursachen weitgehend aus.
8. Die Verantwortung und Initiative liegt bei den Regierungen, die ergänzende Rolle
    der NGOs wird herausgestellt.
9. Es wird ein Zusammenwirken lokaler, nationaler und internationaler Programme ge-
    fordert. Die Bedeutung kommunaler Initiativen unter Beteiligung von Bürgern und
    örtlichen Organisationen wird besonders hervorgehoben (Kapitel 28).
10. Die Agenda setzt wo möglich auf Aufklärung und Selbstbestimmung. So wird für
    Programme zur Familienplanung gefordert, daß sie „im Einklang stehen mit der Frei-
    heit, der Würde und den persönlichen Wertvorstellungen des einzelnen" (5.31). Dane-
    ben setzt die Agenda auf die Einführung geeigneter Rechtsvorschriften zur Absiche-
    rung sozialer Gerechtigkeit, der Gleichberechtigung von Frauen und Minderheiten
    und einer nachhaltigen Stadt- und Regionalentwicklung.

Gesundheitsbezug

In der Agenda 21 werden Gesundheitsförderung und nachhaltige Entwicklung nicht als
grundlegend aufeinander bezogene Konzepte thematisiert. In der Präambel (Seite 9) heißt
es unter 1.1:

„Die Menschheit steht an einem entscheidenden Punkt ihrer Geschichte. Wir erleben
eine zunehmende Ungleichheit zwischen Völkern und innerhalb von Völkern, eine immer größere Armut, immer mehr Hunger, Krankheit und Analphabetentum sowie eine
fortschreitende Schädigung der Ökosysteme, von denen unser Wohlergehen abhängt."

Einen expliziten Gesundheitsbezug hat Kapitel 6 (*Schutz und Förderung der menschlichen Gesundheit*), implizit stehen aber auch die anderen Kapitel in mehr oder weniger
direkter Beziehung zu Gesundheitsaspekten.

Die Ausführungen zur Gesundheit in Kapitel 6 sind *durch fehlende Trennung der saluto-
und der pathogenetischen Perspektive* gekennzeichnet. Die Agenda verweist ausgiebig
auf Gesundheitsförderungs-Strategien, diese stehen aber im Dienst der Krankheitsverhütung. Ein positiver Gesundheitsbegriff und positive Gesundheitsziele werden nicht
explizit formuliert, wohl aber implizit in Form von Wohlergehen und Lebensqualität.

In der Einführung (6.1) wird auf die enge Wechselwirkung von Gesundheit und Entwicklung sowohl in Entwicklungsländern (durch Armut), als auch in Industrieländern
(durch „verschwenderischen Verbrauch") hingewiesen. Die allgemeinen Ausführungen
überschneiden sich mit Forderungen der Ottawa-Charta zur Gesundheitsförderung (s. 1.4.1
und Tab. 1.4-1).

Im weiteren Text wird ausdrücklich auf die Abstimmung der Maßnahmen mit der WHO
und ihrer Strategie „Gesundheit für alle bis zum Jahr 2000" hingewiesen. Im einzelnen
werden Ziele und Maßnahmen der Krankheitsverhütung aufgeführt, wie Ausbau der primären Gesundheitsversorgung, Bekämpfung übertragbarer Krankheiten und Schutz besonders anfälliger Gruppen. Als besonders anfällige Gruppen gelten Säuglinge und Kin-

Initiativen der Kommunen

Entsprechend dem Healthy Cities-Programm der WHO wendet sich auch die Agenda 21 in Kapitel 28 unmittelbar an die lokale Ebene: „Kommunen errichten, verwalten und unterhalten die wirtschaftliche, soziale und ökologische Infrastruktur, überwachen den Planungsablauf, entscheiden über die kommunale Umweltpolitik und kommunale Umweltvorschriften und wirken außerdem an der Umsetzung der nationalen und regionalen Umweltpolitik mit. Als Politik- und Verwaltungsebene, die den Bürgern am nächsten ist, spielen sie eine entscheidende Rolle bei der Informierung und Mobilisierung der Öffentlichkeit und ihrer Sensibilisierung für eine nachhaltige umweltverträgliche Entwicklung" (BMU o. J. Bonn).

Als wichtigste Zielsetzung soll sich „die Mehrzahl der Kommunalverwaltungen der einzelnen Länder gemeinsam mit ihren Bürgern bis 1996 einem Konsultationsprozeß unterzogen haben und einen Konsens hinsichtlich einer ‚kommunalen Agenda 21‘ für die Gemeinschaft erzielt haben".

Im einzelnen wird vorgeschlagen, daß die Kommunalverwaltungen „in einen Dialog mit ihren Bürgern, örtlichen Organisationen und der Privatwirtschaft eintreten und eine „kommunale Agenda 21" beschließen."

Wie beim Healthy-Cities-Programm erwies sich die Strategie, nationale Regierungsbürokratien zu umgehen, als außerordentlich erfolgreich: Kapitel 28 legte die Grundlage für die weltweite Entwicklung von „Lokale Agenda 21-Prozessen" (s. dazu 4.1.3).

Zum Charakter des Konzepts nachhaltige Entwicklung

Brundtland-Bericht und Agenda 21 betonen die Verflechtung ökonomischer, sozialer und ökologischer Dimensionen nachhaltiger Entwicklung.

Das Konzept beruht nicht auf einem wissenschaftlichen Theoriegebäude, es handelt sich vielmehr um eine ethische Handlungsmaxime. Intra- und intergenerationelle Gerechtigkeit und Schutz der natürlichen Lebensgrundlagen sind nicht allein zweckrational ableitbar, sondern bedürfen eines ethischen Rückgriffs. In der Terminologie Emanuel Kants handelt es sich hier nicht um einen hypothetischen Imperativ (der zweckrationales Handeln betrifft) sondern einen *kategorischen Imperativ*, der ein „allgemeingültiges, objektives Gebot des praktischen Handelns" bezeichnet. Philosophisch ausgearbeitet wurde dieser Gedanke von Hans Jonas (1979) in *Das Prinzip Verantwortung*. Sein „kategorischer Imperativ der technischen Zivilisation" lautet:

„Handle so, daß die Wirkungen deiner Handlung verträglich sind mit der Permanenz (dauernden Existenz) echten menschlichen Lebens auf Erden". Ein kategorischer Imperativ hat kontrafaktische Gültigkeit, d. h. er ist gültig unabhängig davon, ob er im einzelnen immer oder überhaupt jemals befolgt wird.

Ein Dilemma des individualethischen Imperativs in der Konzeption von Jonas ist allerdings verbunden mit der überkomplexen Struktur moderner soziotechnischer Systeme, in der die ökologisch verhängnisvollen Wirkungen menschlichen Handelns kaum noch in der Verantwortung individueller Akteure liegen. Es ist deshalb notwendig, den Jonas'schen Imperativ der nachhaltigen Entwicklung auf die Verantwortung kollektiver Akteure und Institutionen und deren wirtschaftliches und gesetzgeberisches Handeln auszuweiten – wobei die demokratische Organisation und die Verpflichtung auf das Prinzip der Nachhaltigkeit dieser kollektiven Akteure in der Mitverantwortung jedes einzelnen liegt (Hubig 1991).

Ein weiterer wichtiger Aspekt bezieht sich auf die Letztbegründung des Imperativs der nachhaltige Entwicklung. Die Berufung auf ein unhinterfragbares Sittengesetz der praktischen Vernunft bei Kant wird heute ersetzt durch eine diskursethische Begründung (Habermas 1981). Hier liegt auch der theoretische Wert des mühsamen, mehr oder weniger demokratisch legitimierten Aushandlungsprozesses zur Konsensfindung in globalem Maßstab (Brundtland-Bericht, Rio-Konferenz).

Die Medizin ist ein Beispiel für eine (Natur-)Wissenschaft, der in Form des Gesundheits- und Krankheitsbegriffs ein normatives Leitkonzept zugrunde liegt, dessen Definition nur im Rückgriff auf soziale Kriterien gelingt – z.b. das Kriterium der Arbeitsfähigkeit oder die allgemeine Fähigkeit zur Übernahme sozialer Verpflichtungen. Angesichts der ökologischen Krise (als „Krankheit der Natur") wird in Analogie zur Medizin eine „soziale Naturwissenschaft" gefordert, die Naturphänomene nicht länger wertfrei, sondern z.b. unter dem Aspekt von nachhaltiger Entwicklung analysiert (Böhme 1980).

Nachhaltige Entwicklung läßt sich ebenso wenig rein wissenschaftlich begründen, wie das analoge Konzept der Gesundheit. Wenn wir den Menschen nicht als geschlossenes System begreifen, sondern als Mensch-Umwelt-System (was in der Heilkunde unerläßlich ist), wird noch einmal deutlich, daß Gesundheit und nachhaltige Entwicklung nicht nur als normative Begriffe den gleichen kategorialen Status besitzen, sondern auch eine inhaltliche Komplementarität aufweisen, d.h. als „zwei Seiten einer Medaille" anzusehen sind.

Nachhaltige Entwicklung ist zwar nicht wissenschaftlich begründbar, wohl aber läßt sich dieses ethische Prinzip als Zielgröße eines – wie für die „Gesundheit" interdisziplinären – wissenschaftlichen Programms verstehen. Wichtig ist hier allerdings die Frage, wieweit ein solches Programm allgemein verbindlich oder eher von den praktischen Gegebenheiten und Diskursen vor Ort geprägt ist. So schreibt die Wirtschaftswissenschaftlerin Busch-Lüty (zit. nach Weiland 1996, Seite 11): „Weil Nachhaltigkeit nur als gesellschaftlich diskursives Leitbild bestimmbar ist, setzt nachhaltiges Wirtschaften keine allgemeinen Rezepte, sondern jeweils vor Ort in bestmöglicher ‚Lebensnähe' partizipativ und selbstorganisierend gestaltete Prozesse der Konsens- und Entscheidungsfindung voraus."

1.3.3 Entwicklung des Konzepts in Deutschland und Europa

In der offiziellen Politik der EU wurde das Leitkonzept „nachhaltige Entwicklung" zunächst nur zögerlich aufgegriffen. Zeitgleich mit der Verabschiedung der Agenda 21 auf der Rio-Konferenz nennt der Maastrichter Vertrag von 1992 in Artikel 2 als Ziel der Union „ein beständiges, nichtinflationäres und umweltverträgliches Wachstum zu fördern" (zit. nach Solera & Lorenzen 1996, Seite 23). Im Gegensatz zu dieser widersprüchlichen Formulierung (nichtinflationäres Wirtschaftswachstum kann bei begrenzten Umweltressourcen nicht auf Dauer umweltverträglich sein) stellt das 5. Umweltaktionsprogramm der Europäischen Kommission den Begriff der nachhaltigen Entwicklung in den Mittelpunkt (ICLEI 1996). Das Programm zielt darauf ab, einen Wandel gegenwärtiger Trends und langfristig eine Veränderung menschlicher Konsummuster und Lebensweisen zu erreichen. Besondere Beachtung finden die Zielsektoren Energieversorgung, Verkehrswesen, Landwirtschaft und Fremdenverkehr, wobei den Kommunen eine zentrale Rolle zuerkannt wird.

Ein wichtiger Ansatzpunkt für nachhaltige Entwicklung ist die Strukturpolitik der EU mit ihrem finanziellen Förderinstrument der Strukturfonds. Die Strukturfonds stießen auf massive Kritik, da bisher überwiegend umweltzerstörende und die lokalen und regionalen Akteure zu wenig berücksichtigende Infrastrukurmaßnahmen gefördert wurden. 1993 wurde eine Reform der Strukturfonds mit verbesserten Durchführungsbestimmungen erreicht: Zukünftig sollen die Mitgliedstaaten Entwicklungspläne mit Entwicklungszielen festlegen, wobei Umweltauswirkungen nach den Grundsätzen von nachhaltiger Entwicklung beurteilt werden müssen. Außerdem werden drei Prüfungsphasen (vorherige, begleitende und nachträgliche Bewertung) und Begleitausschüsse unter Beteiligung lokaler und regionaler Akteure vorgeschrieben.

In einer Mitteilung der Kommission über Umwelt und Kohäsionspolitik werden Strategien zur „Operationalisierung" von nachhaltiger Entwicklung genannt (nach Solera & Lorenzen 1996):

- Stärkere Investition in direkte Umweltprojekte und Projekte mit positiven Auswirkungen auf die Umwelt,
- Intensivierung von Umweltmonitoring und -bewertung,
- Berücksichtigung von Umweltbelangen bei der Projektauswahl und -implementierung.

Besonders wichtig sind ressortübergreifende Fördermaßnahmen für Pilot-Vorhaben in den Programmen URBAN für Stadtentwicklung und LEADER für ländliche und Dorfentwicklung. Das Europäische Parlament hat in seinem Beschluß über Prioritäten bei diesen Pilot-Vorhaben bis 1999 u. a. gefordert, Bemühungen zur Umsetzung der lokalen Agenda 21 und Projekte zur Stärkung lokaler demokratischer Entscheidungsstrukturen zu fördern.

Der Internationale Rat für Kommunale Umweltinitiativen (ICLEI) setzt sich für die Initiierung und Koordination der Lokalen Agenda auf europäischer Ebene ein. ICLEI richtete 1994 im Auftrag der Europäischen Kommission in Aalborg eine „Europäische Konferenz über zukunftsbeständige Städte und Gemeinden" aus, auf der die *Charta von Aalborg* („Charta der Europäischen Städte und Gemeinden auf dem Weg zur Zukunftsbeständigkeit" s. ICLEI 1996) verabschiedet und von 80 europäischen Kommunen unterzeichnet wurde. Zu den deutschen Unterzeichnerstädten zählten (bis März 1996, s. ICLEI 1996) Aachen, Berlin, Hannover, Hamburg, Heidelberg, Kiel, Lübeck, Nürnberg und Saarbrücken. Die Charta besteht aus drei Teilen: einer gemeinsamen *Erklärung* „Europäische Städte und Gemeinden auf dem Weg zur Zukunftsbeständigkeit", dem *Beschluß* zu einer „Europäischen Kampagne zukunftsbeständiger Städte und Gemeinden" und einer *Selbstverpflichtung* „In Lokale Agenda 21-Prozesse eintreten".

Bemerkenswert in diesem Dokument sind der Hinweis auf die Notwendigkeit neuer Konsummuster und Lebensstile, die Verpflichtung zu sozialer Gerechtigkeit und die Betonung einer integrierten partizipativen Planung. Wie in anderen vergleichbaren Papieren wird der Zusammenhang zwischen Gesundheit und Umwelt nur beiläufig erwähnt.

Für die *Bundesrepublik Deutschland* muß unterschieden werden zwischen der theoretisch-politischen Diskussion des Konzepts „nachhaltige Entwicklung" und konkreten Planungen zur Umsetzung der Agenda 21, insbesondere der Aufstellung von Plänen zur Lokalen Agenda durch die Kommunen. Die wissenschaftliche Auseinandersetzung mit dem Konzept „nachhaltigen Entwicklung" setzte frühzeitig ein (s. Harborth 1989). Der Sachverständigenrat für Umweltfragen (1990 vom Bundesminister für Umwelt, Naturschutz und Reaktorsicherheit eingerichtet) konstatiert nach der Konferenz für Umwelt und Entwicklung 1992 in Rio „eine regelrechte Aufbruchstimmung", der „eine Ernüchterung gefolgt (ist), seit immer deutlicher geworden ist, welche Anstrengungen erforderlich sind, um das Leitbild einer dauerhaft umweltgerechten Entwicklung umzusetzen" (SRU 1998, Seite 4). Der Sachverständigenrat hat seine Umweltgutachten 1994, 1996 und 1998 der „dauerhaft-umweltgerechten Entwicklung" gewidmet und Verfahren zur Entwicklung von Umweltqualitäts- und Umwelthandlungszielen vorgelegt (SRU 1998).

Das Bundesumweltministerium sowie alle Umweltminister der Länder haben sich 1997 in der sogenannten *Jenaer-10-Punkte-Erklärung* zu den Leitlinien der nachhaltigen Entwicklung, zur Agenda 21 und zu den Forderungen des 5. Umweltaktionsprogramms der Europäischen Union bekannt.

Für die theoretische Diskussion bedeutsam war weiterhin die 1995 vom Deutschen Bundestag eingesetzte Enquete-Kommission „Schutz des Menschen und der Umwelt – Ziele und Rahmenbedingungen einer nachhaltig zukunftsverträglichen Entwicklung", die 1997 ihren Zwischenbericht („Konzept Nachhaltigkeit – Fundamente für die Gesellschaft von morgen") und 1998 ihren Abschlußbericht („Konzept Nachhaltigkeit – Vom Leitbild zur Umsetzung) vorgelegt hat. Bemerkenswert an diesen Berichten ist die Herausstellung der Gleichrangigkeit ökologischer, ökonomischer und sozialer Ziele der nachhaltigen Entwicklung. Unverständlich bleibt, daß in beiden Berichten die Aspekte Gesundheit und Gesundheitsförderung nur beiläufig erwähnt werden und im Sachregister nicht zu finden sind.

Im Gegensatz zu Ländern wie den Niederlanden, Großbritannien und Schweden wurde in Deutschland die Umsetzung der Lokalen Agenda 21 zunächst nur zögernd aufgegriffen. Die Ursachen für das geringe Interesse werden in der Verkürzung nachhaltiger Entwicklung auf ökologische Aspekte gesehen, wobei die Kommunen schon auf beachtliche Erfolge ihrer Umweltpolitik verweisen konnten. Hinzu kamen eine Krise der kommunalen Haushalte und widersprüchliche Erfahrungen mit integrierter Stadtentwicklung und breit angelegter Bürgerbeteiligung in den 70er Jahren, die teilweise aufgrund methodischer Mängel zu Frustration bei den kommunalen Planungsinstanzen geführt hatten (s. Kuhn & Kurte 1997).

Seit Mitte der 90er Jahre hat sich die Situation in der Bundesrepublik geändert: Inzwischen haben 10% der Kommunen Beschlüsse zur Lokalen Agenda 21 gefaßt (s. 4.1.3, Tab. 4.1-1). Dazu trugen die Infomations- und Koordinierungsaktivitäten folgender Organisationen bei: Das ICLEI-Europasekretariat in Freiburg, das Forum Umwelt & Entwicklung, ein 1992 gegründeter Zusammenschluß von 35 deutschen Umweltverbänden und -initiativen, ein Projekt des Umweltbundesamts mit 26 beteiligten Städten und das Deutsche Institut für Urbanistik (URL: www.difu.de).

Obwohl sie durch die Agenda 21 (1992) nicht unmittelbar angesprochen werden, haben fast alle Bundesländer als Antwort auf die eher schleppende Umsetzung der Forderungen der Konferenz von Rio Initiativen für eine „Länder-Agenda" eingeleitet. Die eingeleiteten Maßnahmen reichen von Fördermitteln und der Einrichtung von Leitstellen zur Unterstützung lokaler Agenda-Projekte über die Einrichtung runder Tische zu Agenda-Themen bis zur Erstellung einer regionalen Agenda (Mayer-Ries 1998).

1.3.4 Bewertung des Leitkonzepts nachhaltige Entwicklung

Dieser Abschnitt folgt weitgehend dem Schema der Bewertungsfragen aus Abschnitt 1.2.4.

Welches ist das zugrundeliegende Modell nachhaltiger Entwicklung?

Nachhaltige Entwicklung ist ein normatives Konzept, dessen Umsetzung interdisziplinäre wissenschaftliche und sektorübergreifende politische Anstrengung erfordert. Die Zielvariablen des Konzepts beziehen sich nicht nur auf den Erhalt von Umweltressourcen, sondern auf eine integrierte ökologische, ökonomische und soziale Entwicklung. Für jede dieser Dimensionen werden konsensfähige allgemeine Zielvorstellungen formuliert, die als Grundlage des politischen Handelns auf kommunaler, regionaler, nationaler und supranationaler Ebene gedacht sind und in partizipativen, demokratisch legitimierten Planungsprozessen umgesetzt werden sollen. Zentrale Begriffe sind

- die Tragfähigkeit ökologischer Kreisläufe zum Erhalt der menschlichen Gesundheit und Biodiversität,
- ökonomische Leistungsfähigkeit zur Befriedigung der Bedürfnisse der derzeitigen und künftigen Bevölkerung,
- soziale Gerechtigkeit für heutige und künftige Generationen innerhalb und zwischen den Nationen.

In den Zielen und mehr noch den Umsetzungsstrategien besteht große Übereinstimmung mit dem Leitkonzept Gesundheitsförderung.

Welche Einflußfaktoren werden genannt und welche Rolle spielen Umweltbedingungen und Lebensverhältnisse?

Die Einflußfaktoren reichen ebenso wie beim Leitkonzept Gesundheitsförderung über politische, ökonomische, soziale, kulturelle, biologische, Umwelt- und Verhaltensfaktoren. Als mit nachhaltiger Entwicklung unverträgliche Einflußfaktoren werden insbesondere die vorherrschenden Konsummuster und Lebensstile der Industrienationen und die Armut in den unterentwickelten Ländern genannt. Als weiterer Einflußfaktor wird die wirtschaftliche und gesellschaftlich-technische Entwicklungsdynamik gesehen, wobei von einer notwendigen Abkehr vom bisherigen Modell unbegrenzten wirtschaftlichen Wachstums und technischen Fortschritts zugunsten nachhaltiger Entwicklung ausgegangen wird.

Welche Ansätze und Methoden werden in den Vordergrund gestellt?

Die Strategien zum Erreichen nachhaltiger Entwicklung beziehen sich zum einen auf naturwissenschaftliche, biologische und medizinische Erkenntnisse über ökologische Kreisläufe und gesundheitliche Zusammenhänge, zum anderen auf sozial- und politikwissenschaftliche Erkenntnisse zur Steuerung der anthropogenen Umwelteinwirkungen und des Wirtschafts- und Sozialsystems. Die Umsetzungsstrategien entsprechen in ihrem gesellschaftspolitischen Aspekt weitgehend den von der Gesundheitsförderung bekannten Ansätzen: Sektorübergreifende Politik, Betonung der kommunalen Ebene, partizipative Planungsansätze, Stärkung von Eigenverantwortung und persönlichen Kompetenzen, Aufbau von Informations- und Berichterstattungssystemen.

Welches sind die Akteure nachhaltiger Entwicklung?

Auch hier ergeben sich weitgehende Überschneidungen zur Gesundheitsförderung: Staatliche und nichtstaatliche Organisationen auf internationaler, europäischer, nationaler, regionaler und kommunaler Ebene, Industrie und Wirtschaft, Interessenverbände, Bildungseinrichtungen und der „einzelne Bürger" sind gleichermaßen als Akteure angesprochen. Das Leitkonzept nachhaltige Entwicklung läuft weniger Gefahr als die Gesundheitsförderung, durch die Interessen eines einzelnen einflußreichen Berufsstandes (Ärzteschaft) und eines eingefahrenen „Gesundheitssystems" dominiert zu werden. Auf der anderen Seite schränken Interessenkonflikte und Bewertungskontroversen zwischen unterschiedlichen Local und Global Players in hohem Maße die politischen Umsetzungsmöglichkeiten ein.

Welche Rolle spielen „Bewertungskontroversen" für die Strategien nachhaltiger Entwicklung?

Die wichtigste ungelöste Bewertungskontroverse bezieht sich auf die Möglichkeit nachhaltiger Entwicklung durch ökologische Modernisierung, technische Innovationen und Effizienzsteigerung gegenüber der Notwendigkeit strukturellen ökologischen und sozialen Wandels. Diese Kontroverse hängt eng zusammen mit der Forderung nach weiterem wirtschaftlichem Wachstum durch Konsumsteigerung gegenüber der Änderung von Konsummustern und Lebensstilen.

Logische Argumente und empirische Befunde sprechen aus unserer Sicht eindeutig für die Notwendigkeit eines grundlegenden strukturellen Wandels. In der gegenwärtigen und mittelfristigen Politik scheint aber ein solcher Wandel politisch nicht durchsetzbar zu sein. Das Leitbild nachhaltige Entwicklung appelliert – im Gegensatz zur im konkreten Eigeninteresse liegenden Gesundheitsförderung – im Kern an die abstrakte Verantwortung für künftige Generationen. Hier liegt eine wichtige motivationspsychologische Begründung für das notwendige Ergänzungsverhältnis beider Leitkonzepte.

1.4   Zusammenführung der Gesundheits- und Nachhaltigkeitsprogramme

Die beiden in den vorangegangenen Abschnitten behandelten zentralen Programmatiken für Umwelt und Gesundheit haben es trotz ihrer Ähnlichkeit offenbar nicht leicht, auf der politischen Ebene zusammengeführt zu werden. Auch fehlt der wechselseitige Bezug aufeinander, weil die Themen Gesundheit und Umwelt primär verschiedenen politischen Arenen zuzuordnen sind. Bezeichnend hierfür mag eine Äußerung der Kommissionsvorsitzenden der Weltkommission für Umwelt und Entwicklung, Gro Harlem Brundtland, sein, die auf die Frage, warum der nach ihr benannte „Brundtland-Bericht" kein Kapitel „Gesundheit" enthalte, antwortete: „Letztlich, weil der ganze Bericht von Gesundheit handelt." (zitiert nach Opielka 1990, Seite 10). Heute ist Frau Brundtland Generaldirektorin der Weltgesundheitsorganisation und somit *explizit* für Gesundheit zuständig.

Ein erster Ansatz zum Zusammenführen von Gesundheit und Nachhaltigkeit stammt von Ilona Kickbusch. Auf der dritten, weltweiten Gesundheitsförderungskonferenz in Schweden zu dem Thema Supportive Environments, einem der fünf Grundprinzipien der

Ottawa-Charta, bringt Ilona Kickbusch im Titel ihrer Eröffnungsrede das Prinzip Supportive Environments auf die kurze Formel „Action for an Ecological Public Health". In diesem Grundsatzreferat wird gefordert, die Entwicklungsstrategie des Brundtland-Reports und das WHO-Programm Health for All zusammenzubringen und damit eine Synthese zwischen den sozialen und physischen Dimensionen unserer Umwelt herzustellen. Sie konstatiert weiterhin, daß in der gegenwärtigen Praxis von Public Health beide Aspekte bisher nicht genügend berücksichtigt sind und fordert angesichts dieser Realität „a paradigm shift to ecological public health" (Kickbusch 1991).

Lange Zeit war dieser mehr implizite als explizite Zusammenhang zwischen Gesundheit und nachhaltiger Entwicklung auf allen politischen Ebenen verbreitet. Wendepunkt in dieser Entwicklung ist u. E. der *„International Healthy and Ecological Cities Congress"* in Madrid 1995 (WHO Euro 1996). Aus diesem Kongreß ging ein Tagungsband hervor mit dem Titel: „Our Cities, our Future: Policies and Action Plans for Health and Sustainable Development" (Price & Tsouros 1996). Dabei ist es zu einer beachtlichen internationalen Zusammenarbeit gekommen; beteiligte Gremien waren: Commission on Sustainable Development, WHO, OECD sowie die European Foundation for the Improvement of Living and Working Conditions. Die Erfahrungsberichte der Tagung und des Buches kommen sowohl aus dem Healthy Cities Project der WHO wie auch aus dem Ecological Cities Programme der OECD.

In einem Dokumentationspapier der WHO (vgl. WHO 1996) wird der Kongreß dem Ziel 14 „Rahmen zur Förderung der Gesundheit" zugeordnet. Dieses Ziel lautet: „Bis zum Jahr 2000 sollten alle Lebens- und Tätigkeitsbereiche wie Stadt, Schule, Arbeitsplatz, Nachbarschaften und eigenes Zuhause bessere Möglichkeiten zur Förderung der Gesundheit bieten." In dem WHO-Bericht der über den Kongreß wird auch die Frage der Vernetzung angesprochen: „Netzwerke erleichtern den Wissenstransfer und die Übernahme vorbildlicher Praxismodelle, sind darüber hinaus aber auch Katalysatoren der Zusammenarbeit zwischen Städten und Ressourcenlobbyisten. Die vernetzte Zusammenarbeit für eine zukunftsfähige Entwicklung wird in der Agenda 21 ausdrücklich erwähnt und auf dem Kongreß war eindeutig zu sehen, daß es bereits relevante Beispiele für eine internationale Zusammenarbeit zwischen Städten gibt. In Europa sind die Städte für den Klimaschutz, die autofreien Städte und die Kampagne Zukunftsfähige Stadt alle gute Beispiele für neuere Netzwerke mit aktiven Mitgliedern, die z. B. parallel zum Netzwerk Gesunde Städte existieren." (Seite 9).

Tatsächlich hat der Kongreß zu einer erweiterten Zusammenarbeit für das zitierte WHO-Ziel 14 (engl. Originaltitel „Settings for Health Promotion") geführt. Koordiniert und herausgegeben von der WHO Euro sind 1997 die ersten beiden Bände der *„European Sustainable Development and Health Series"* erschienen: Im ersten Band geht es um die Grundlagen von „Sustainable Development and Health: Concepts, Principles and Framework for Action for European Cities and Towns" (WHO Euro 1999a). Der zweite Band gibt Hilfen und Anregungen zur „Stadtplanung für Gesundheit und nachhaltige Entwicklung" (WHO 1997a). Band 3 heißt „Towards a new planning process. A guide to reorienting urban planning towards Local Agenda 21" und Band 4 (WHO Euro 1999b) befaßt sich mit „Community Participation" (alle Bände als PDF Dokumente unter URL: www.who.dk/healthy-cities/docu.htm). Daneben wurde eine neue Reihe von Fallstudien im Bereich „Sustainable Development and Health" gestartet, die gemeinsam von dem Gesunde Städte Projekt und der European Sustainable Cities and Towns Campaign, also dem analogen Agenda 21-Programm, getragen wird.

Die Fortsetzung dieses Diskurses war der erste *„Weltkongreß für Gesundheit und städtische Umwelt"*, der wiederum in Madrid vom 06.-10.07.1998 stattfand. Dieser Kongreß endete mit der Gründung einer internationalen Gesellschaft, die die Organisation weiterer Kongresse zu Gesundheit und städtischer Umwelt übernehmen will.

Das Bemerkenswerte an diesen Aktivitäten und den entsprechenden Dokumenten ist, daß das Rahmenprogramm der WHO, Gesundheit für Alle, und das Lokale Agenda 21-Programm zusammengeführt und zusammen implementiert werden sollen. Dabei werden bekannte Prinzipien nochmals als „fundamental" herausgestellt: Aktionen aller Sektoren der Gesellschaft, Einbeziehung der Bevölkerung, Schlüsselrolle für lokale bzw. kommunale Parlamente, Zusammenarbeit vor allem für ökonomische, Umwelt-, Gesundheits- und soziale Belange.

Insgesamt ergibt sich eine weitgehende *Übereinstimmung der Leitbilder Gesundheitsförderung und nachhaltige Entwicklung,* die sich sowohl auf Prinzipien als normative Prozesse als auch auf Zielsetzung und Strategien bezieht. Die WHO-Broschüre „City Planning for Health and Sustainable Development" (WHO Euro 1997b, Seite 54) bringt diese Übereinstimmung in folgender Übersicht zum Ausdruck:

Tab 1.4-1: *Vergleich von Prinzipien und Prozessen für die Planung von Gesundheit und nachhaltiger Entwicklung*
(Quelle: WHO-Euro (1997b): Sustainable Development and Health: Concepts and Principles and Framework for Action)

Prinzipien	*Gesundheit für Alle*	*Agenda 21*
Chancengleichheit	Ja	ja
Nachhaltigkeit	Implizit	ja
Gesundheitsförderung	ja	(Gesundheit)
Intersektorale Aktion/sektorübergreifende Maßnahmen	ja	ja
Bürgerbeteiligung	ja	ja
Unterstützende Umwelten	ja	ja
Internationale Aktionen/Maßnahmen	ja	ja
Prozesse	*Gesundheit für Alle*	*Agenda 21*
Berücksichtigung bestehender Rahmenbedingungen für die Planung	ja	ja
Analyse von Gesundheit, Umwelt u. sozialen Bedingungen	ja	ja
Öffentliche Debatten über Prioritäten	ja	ja
Strukturen für intersektorale Zusammenarbeit	ja	implizit
Zukunfts-Vision/Langzeitperspektive	ja	ja
Langzeitplan mit Aktionszielen	ja	ja
Fortlaufende Beobachtung und Evaluation	ja	ja

Interessantes Ergebnis des Vergleichs ist, daß alle Prinzipien und Prozesse sich in beiden Programmen finden. Lediglich das Prinzip Gesundheitsförderung ist im Programm der lokalen Agenda 21 eingeklammert als „Gesundheit" vermerkt. Dies weist nochmals darauf hin, daß die beiden Programme hinsichtlich ihrer Bedeutung für Umwelt und Gesundheit als weitgehend deckungsgleich einzuschätzen sind, obwohl Gesundheitsförderung kein explizites Thema der Agenda 21 ist.

Die zunehmende internationale Zusammenarbeit läßt sich aber auch anhand der zwei Jahre nach dem Brundtland-Report gestalteten *Serie von Konferenzen* zu *„Umwelt und Gesundheit"* aufzeigen (s. Tab. 1.3-1). Die erste fand in Frankfurt (1989) statt, die zweite in Helsinki (1994), die dritte 1999 in London. Ein Meilenstein dieser Veranstaltungen war sicher die Konferenz in Helsinki, in der von den europäischen Gesundheits- und Umweltministern der „Europäische Aktionsplan Umwelt und Gesundheit" verabschiedet wurde, der ausdrücklich an die Agenda 21 anknüpft. Dieser Plan stellt auch eine Verbindung zur WHO-Strategie Gesundheit für Alle her, insbesondere zu dem Abschnitt 5 mit den Einzelzielen 18–25 („eine gesunde Umwelt schaffen"). Unter anderem wurde vereinbart, nationale Aktionspläne mit Integration von Gesundheits- und Umweltaspekten bis 1997 aufzustellen. Während dies in vielen Ländern sehr rasch geschehen ist, wurde der Nationale Aktionsplan für Deutschland erst Mitte 1999 veröffentlicht, wenige Tage vor der Londoner Konferenz zu „Umwelt und Gesundheit" (vgl. Bastian 1998 a u. b, BMG u. BMU, Juni 1999, auch URL: www.bmu.de).

Neben den Gemeinsamkeiten der Programme Gesundheit für Alle und Agenda 21 werden in der Broschüre (WHO Euro 1997b, Seite 41–42) folgende *Unterschiede* herausgestellt: Das *Gesundheitsförderungsprogramm* existiert länger, hat mehr Erfahrung in kooperativer Gemeinde- und Organisationsarbeit, hat mehr gemeindebasierte Ansätze entwickelt und eine gewisse Erfahrung mit neuen Wegen der Politikentwicklung und von Politikstrategien angesammelt. *Agenda 21* ist breiter in der Philosophie, hat eine größere organisatorische Basis und scheint mehr Unterstützung durch die Regierungen und vor allem durch die Kommunen zu bekommen (WHO Euro 1997b, Seite 41–42). Diese Unterschiede legen nahe, daß sich die beiden Programme und ihre Befürworter wechselseitig etwas zu geben haben. Tatsächlich ist es jedoch schwierig, praktische Beispiele der Zusammenarbeit auf der lokalen Ebene zu finden. Eine wichtige Ursache liegt in den unterschiedlichen Finanzierungsquellen für Umweltprojekte und Gesundheitsprojekte. Lediglich im Rahmen des europäischen Healthy City-Projektes gibt es eine Initiative für konkrete Kooperation: In einer thematischen Arbeitsgruppe („Multi City Action Plan") haben sich diejenigen „gesunden Städte" zusammengeschlossen, die sich ausdrücklich mit lokalen Agenda 21 Plänen befassen (vgl. URL: www.who.dk/healthy-cities/sustmcap.htm).

Wichtig für die weitere konzeptionelle Entwicklung auf lokaler Ebene war auch die *Athener Tagung* anläßlich des *10jährigen Jubiläums des internationalen Gesunde Städte-Projekts*. Die Tagung schloß ab mit einer „Athener Erklärung für gesunde Städte". Sie wurde verabschiedet von den Bürgermeistern und anderen politischen Vertretern beteiligter Städte. Eingangs werden die Schlüsselprinzipien einer *„gesundheitlichen und nachhaltigen Entwicklung"* aufgeführt:

- Chancengleichheit,
- Nachhaltigkeit,
- sektorübergreifende Zusammenarbeit,
- Solidarität.

In der Erklärung geht es stets gemeinsam um „Gesundheit und nachhaltige Entwicklung". Sie schließt ab mit einem Appell zur Unterstützung „Auch andere müssen handeln": „Städte können nicht auf sich allein gestellt handeln. In der europäischen Region kommt den nationalen und regionalen Regierungen der Mitgliedstaaten eine Schlüsselrolle zu. Sie beeinflussen Tempo und Nachhaltigkeit von Modernisierung, Industrialisierung und Gestaltung der städtischen Entwicklung. Sie stellen auch den gesetzlichen und fiskalischen Rahmen, in dem wir für Gesundheit arbeiten können." Daran anschließend wird vor allem an die nationalen Regierungen appelliert, die Bedeutung der Gesundheitspolitik anzuerkennen und Beiträge zur Unterstützung der nationalen Netze gesunder Städte zu leisten. Außerdem wird die Schaffung eines europäischen WHO-Zentrums „für Gesundheit in Städten" begrüßt und dessen Rolle für Phase III (1998–2002) des WHO-Projekts Gesunde Städte betont (Centre for Urban Health; URL: www.who.dk). Phase III hat 1999 begonnen (vgl. 3.2.2).

Parallel hierzu beginnt auch in Deutschland die Integration von Gesundheitsförderung und nachhaltiger Entwicklung: Die Deutsche Gesellschaft für gesundheitsfördernde Schulen (DGGS) veranstaltete 1998 eine Tagung zu „Schule und lokale Agenda 21"; das deutsche Gesunde Städte-Netzwerk vergibt ihren Jahrespreis 2000 an das beste Beispiel einer Verknüpfung der beiden Kommunalprogramme „Gesundheitsförderung" und „Agenda 21" und die allgemeine Diskussion des Themas verbreitet sich (s. Schwerpunktthema von „Impulse". Newsletter zur Gesundheitsförderung der Landesvereinigung für Gesundheit Niedersachsen Nr. 26 v. März 2000).

Zusammenfassend läßt sich sagen, daß die großen Leitbilder bisher vor allem im Rahmen *internationaler Kongresse und Programmentwicklungen* zunehmend stärker aufeinander bezogen werden, daß diese Verknüpfung in der Praxis auf *lokaler* Ebene aber nur sehr langsam und zurückhaltend vollzogen wird.

Bilanz: Gleichsinnige Leitkonzepte, getrennte Arenen

In der *internationalen Diskussion* läßt sich feststellen, daß nach einer Weile der kommunikationslosen Koexistenz der Programme Gesundheit für Alle und Agenda 21 eine Vernetzung dieser beiden Programmatiken stattfindet.

Von der Agenda 21 wie auch in den internationalen Tagungen der WHO zu „Umwelt und Gesundheit" wurde das Thema *„Gesundheit"* vor allem aus *pathogenetischer* Perspektive aufgegriffen. Die Bedeutung von Gesundheit aus salutogenetischer Perspektive blieb außer im „Gesunde Städte-Projekt" gering.

Dies gilt auch für die *Bundesebene*: Exemplarisch hierfür ist der Abschlußbericht der Enquete-Kommission „Schutz des Menschen und der Umwelt – Ziele und Rahmenbedingungen einer nachhaltig zukunftsverträglichen Entwicklung". Titel des Berichts: „Konzept Nachhaltigkeit. Vom Leitbild zur Umsetzung". Obwohl es um den Schutz des Menschen geht, taucht weder das Thema Gesundheit (noch Krankheit oder Krankenversorgung) an irgendeiner Stelle des 250 Seiten umfassenden Berichts auf (vgl. Deutscher Bundestag Drucksache 13/11200 v. 26.06.98). Ein ebenso deutliches symbolisches Indiz für programmatische und Handlungs-Abstinenz dieser Ebene ist die lange Verschleppung des „Nationalen Aktionsplans Umwelt und Gesundheit". Der lange vorliegende Entwurf wurde der Öffentlichkeit bis Juni 1999 vorenthalten. Er ist ein erstes Beispiel für die Zusammenführung der Arenen Umwelt und Gesundheit auf Bundesebene (vgl. BMG u. BMU 1999).

Als wichtigste allgemeine Befunde und Schlußfolgerungen sollen an dieser Stelle festgehalten werden:

• Je höher die politische Ebene, desto stärkere Bemühungen, die Leitbilder und Programmatiken der Bereiche Umwelt/Agenda 21 und Gesundheit/Gesundheit 21 zusammenzuführen.

• Auf der Bundesebene gibt es zwar Lippenbekenntnisse, ein schlüssiges Handlungskonzept für „Umwelt und Gesundheit" oder konkrete Maßnahmen im Sinne eines vorsorgenden umweltbezogenen Gesundheitsschutzes haben sich aber trotz relativ häufiger Bundestagsvorlagen zu dieser Thematik bisher nicht herausgebildet.

- Zukunftsfähige, nachhaltige Politik für gesundheitsbezogenen Umweltschutz bzw. umweltbezogenen Gesundheitsschutz ist offenbar im Prinzip konsensfähig; von diesem Konsens führt aber anscheinend nur ein steiler und steiniger Weg zu praktischem und politischem Handeln.
- Die durchaus problemgerechten und wegweisenden auf internationaler Ebene beobachtbaren programmatischen Verknüpfungen von Umwelt und Gesundheit scheitern auf lokaler Ebene meistens daran, daß die Verwaltungs- und Politikstrukturen auf monosektorale Aufgabenbearbeitung zugeschnitten sind. Strukturen und Instrumente für intersektorale Problemlagen müssen erst noch entwickelt und erprobt werden.

Abschließend sei auf die verwandten städtischen Leitbilder der ökologischen und sozialen Stadtentwicklung hingewiesen (s. 4.1.3, 5.3.4 und 5.3.5). Trotz starker gemeinsamer Schnittmengen dieser Leitbilder mit dem Ansatz der Gesundheitsförderung wird Gesundheit weder in Programmatik und Planung noch in der Umsetzung systematisch integriert.

1.5 Zusammenfassung und Bilanz

Zielvariablen von Gesundheitsförderungs-Strategien sind *Gesundheit, Wohlbefinden und Lebensqualität* in einem weit verstandenen Sinne. Obwohl es primär um die Stärkung von Potentialen und Ressourcen für mehr Gesundheit unter salutogenetischer Perspektive geht, werden zumeist implizit auch die Verringerung von Belastungen und Risiken, also Zielvariablen der pathogenetischen Perspektive angesprochen.

In Kapitel 1 werden die globalen *Leitkonzepte „Gesundheitsförderung"* und *„nachhaltige Entwicklung"* dargestellt. Beide Leitkonzepte haben wichtige Gemeinsamkeiten:

- Sie sind Ergebnis internationaler *Konsensbildungsprozesse* im Weltmaßstab.
- Sie stellen eine Verständigung nicht nur über pragmatische Ziele, sondern auch über global gültige *Werte* dar.
- In beiden Fällen geht es nicht nur um Fachpolitik für „Gesundheit" bzw. „Umwelt", sondern um *gesellschaftspolitische Querschnittsprogramme*.
- Als Adressat und Akteur für die Umsetzung bei den Programmen wird primär das politisch-administrative System von der internationalen bis zur lokalen Ebene angesprochen.
- In beiden Programmen spielt *Chancengleichheit und soziale Gerechtigkeit* als *inter*nationaler und *intra*nationaler Programmpunkt eine herausgehobene Rolle.
- Gleichzeitig gehen beide Programme davon aus, daß es der *Mitwirkung der Bürger vor Ort* in ihren Gemeinwesen bedarf, um die Programme umzusetzen und die erwünschten Wirkungen zu erzielen.
- Ausgangspunkt für beide Programme sind zwar alarmierende Mißstände und Probleme; der Akzent liegt aber trotzdem nicht bei der Gefahrenabwehr, sondern einer *„zukunftsgestaltenden", „nachhaltigen" Politik*, die längere Planungs- und Umsetzungszeiten als die üblichen Wahlperioden in den Blick nimmt.

Das Programm der *Agenda 21* enthält ein Kapitel zur Gesundheit. In den Programmen der WHO „Gesundheit für Alle" bzw. „Gesundheitsförderung" spielt die Gestaltung gesundheitsrelevanter Umweltbedingungen eine große Rolle. Trotz dieser frühen wechselseitigen Berücksichtigung und Durchdringung der beiden Programme sind intensivere *Kooperationsbemühungen* auf der internationalen Ebene *erst seit wenigen Jahren* zu verzeichnen. Die programmatische Verknüpfung ist in dem 1998 verabschiedeten neu formulierten WHO-Programm *„Gesundheit 21"* am ausgeprägtesten. Das entsprechende Kapitel führt als Leitkonzept „nachhaltige Gesundheit" im Titel. Ein systematischer Vergleich zwischen Agenda 21 und „Gesundheit für Alle" (s. 1.4) zeigt die *fast vollständige Übereinstimmung beider Programme* hinsichtlich ihrer Prinzipien und Arbeitsprozesse.

Beide globalen Programme haben *erhebliche Wirkungen auf die nationalen und lokalen Politiken* gehabt. Gleichwohl ist eine große Diskrepanz zwischen den weitreichenden programmatischen Forderungen und dem Stand der Umsetzung festzustellen. Nach seiner Verbreitung in Städten und Gemeinden ist die Agenda 21 als das erfolgreichere Programm anzusehen. Auffällig ist, daß Gesundheit als explizites Ziel oder konkreter Maßnahmenbereich bei der Umsetzung der Agenda 21 bisher kaum eine Rolle gespielt hat.

Zusammenfassend ist festzuhalten: Zunehmender Problemdruck hat in Politik und Praxis zu oft mühsamen, letztlich aber erfolgreichen Bemühungen geführt, Leitkonzepte und -programme für die Zukunft (für das „21. Jahrhundert") zu formulieren. Auf der internationalen Ebene sind dies vor allem die Konzepte „Gesundheitsförderung" und „nachhaltige Entwicklung"; ihre Umsetzungen auf der lokalen Ebene führten zum Healthy Cities-Programm und zur Lokalen Agenda 21.

Für beide Leitkonzepte gilt, daß sie nicht nur pragmatische, sondern auch normative Elemente enthalten. Der Weg vom Konsens über die Inhalte und Ziele zukunftsfähiger Entwicklung zu entsprechendem politischen und praktischen Handeln ist jedoch offenbar steil und steinig: Trotz umfassender Akzeptanz und großer Resonanz im politisch-administrativen System gibt es bisher nur bescheidene Anfänge einer Politik, die Erhalt und Stärkung gesundheitsförderlicher Lebens- und Umweltbedingungen in den Mittelpunkt stellt.

2 Theorie und Forschung zur Gesundheitsförderung

Im ersten Abschnitt dieses Kapitels (2.1) geht es um die Entwicklung von Public Health als Wissenschaft und Praxis, die eng mit dem Leitkonzept Gesundheitsförderung verbunden ist.

Dem Doppelcharakter von Public Health entsprechend erfordert Gesundheitsförderung unterschiedliche Paradigmen und davon abgeleitete methodische Zugänge, die im nächsten Abschnitt (2.2) übersichtsartig charakterisiert werden: Gesundheitsförderung ist einerseits auf die Erforschung von Kausalzusammenhängen angewiesen, erfolgt andererseits aber in sozialen Handlungszusammenhängen.

In den folgenden Abschnitten werden die Theorie- und Forschungsansätze in drei Schritten aufgearbeitet, wobei Überschneidungen und willkürliche Abgrenzungen nicht vermeidbar sind. Die Operationalisierung der Leitkonzepte Gesundheit, Wohlbefinden und Lebensqualität (2.3) erweist sich als ein theoretisch ungelöstes Problem. Die vorliegenden Lösungsansätze bewegen sich auf einer pragmatischen Ebene. Im folgenden Abschnitt (2.4) werden Ansätze und Forschungsergebnisse zu Gesundheitsressourcen auf verschiedenen Ebenen aufsteigender Komplexität erörtert. Diese Ergebnisse stellen die theoretische Grundlage für die in späteren Kapiteln dargestellten Maßnahmen zur Gesundheitsförderung dar. Der letzte Abschnitt (2.5) behandelt unterschiedliche Versuche, die Wirkzusammenhänge zwischen Gesundheitsdeterminanten und Gesundheit in Form von Theorien zu fassen. Die sich ergebenden Zusammenhangsmodelle sind großenteils eher als didaktische oder konzeptionelle Schemata zu bezeichnen, da sie kaum Aussagen über zugrundeliegende Wirkmechanismen erlauben. Jenseits der gängigen Gesundheitstheorien im engeren Wortsinn erweisen sich komplexe Entwicklungs- und Handlungstheorien, die einen Bezug zwischen der persönlichen Entwicklung und gesellschaftlichen Prozessen herzustellen erlauben, als lohnend für die Weiterentwicklung (2.5.6). Weitere theoretische Ansätze beziehen sich auf Gesundheitsverhalten und -handeln (2.5.7). In 2.5.8 wird der Gesundheitsdiskurs in die Modernisierungstheorie eingeordnet. Der Abschluß des Kapitels (2.6) enthält eine systematische Zusammenschau der Theorien.

2.1 Public Health und Gesundheitswissenschaften

In England wurde vor gut 150 Jahren unter der Bezeichnung Public Health die Umwelt des Menschen als Verursachungsbereich für Krankheiten ins Visier genommen. In Deutschland entstand etwas später unter dem Namen „Sozialmedizin" und „Sozialhygiene" ein vergleichbares Handlungsprogramm. Seit knapp 30 Jahren wird dieses Thema in Wissenschaft, Praxis und Politik wiederentdeckt und erweitert um eine salutogenetische Perspektive. Hiervon zeugen die engen Wechselwirkungen zwischen wissenschaftlicher und praktischer Entwicklung von Public Health und Gesundheitsförderung weltweit, und auch in Deutschland.

Public Health heißt wörtlich übersetzt „öffentliche Gesundheit". Die lehrbuchmäßige Definition bezieht sich sowohl auf praktische und politische als auch auf wissenschaftliche Aspekte:

„Public Health umfaßt alle analytischen und organisatorischen Anstrengungen, die sich mit der Erkennung von Gesundheitsproblemen, ihrer Beseitigung oder ihrer Verhinderung befassen. Public Health bezieht sich auf Populationen und organisierte Systeme der Gesundheitsförderung, der Krankheitsverhütung (Prävention), der Krankheitsbekämpfung, der Rehabilitation und der Pflege. Die gewählten Mittel sollen dabei angemessen, wirksam und ökonomisch vertretbar sein. Public Health hat sich dem Ziel verpflichtet, die Gesundheitsverbesserung durch bedarfs-, bedürfnis-, ressourcen- und sozialadäquate Anstrengungen im jeweiligen kulturellen und gesellschaftlichen Kontext zu erreichen." (Schwarz & Walter 1996, Seite 2-3). Diese Definition geht zurück auf Winslow (1920): „Public Health is the art and science of promoting health, preventing disease and prolonging life ... through organized community efforts." Sie macht zugleich deutlich, daß Public Health – wie der Gesundheitsbegriff – nicht nur ein Praxisfeld und ein multidisziplinäres wissenschaftliches Projekt (= Gesundheitswissenschaften) darstellt, sondern auch als Leitkonzept bestimmte Werte im Rahmen eines umfassenden Erkenntnis- und Handlungsprogramms transportiert. Diese Seite wird manchmal auch als ideologische Komponente von Public Health bezeichnet.

Als weiteren wichtigen Aspekt betont die Definition, daß zwischen Lebensverlängerung, Krankheitsverhütung und Gesundheitsförderung keine enge Grenze gezogen wird, sondern daß alle drei Aspekte gleichrangige, sich überlappende Leitziele sind. Schließlich weist die Definition Public Health als gesellschaftliche Aufgabe aus, die nicht auf das Gesundheitssystem oder die Gesundheitspolitik im engeren Sinne beschränkt ist.

2.1.1 Die Entwicklung von Public Health

Ashton & Seymour (1988, Seite 15 ff.) unterscheiden vier verschiedene Phasen der Entwicklung von Public Health. Die *erste Phase* beginnt etwa in den Jahren um 1830 bis 1850. In England richtete sich *Public Health* auf die katastrophalen Lebensbedingungen der Arbeiter in den entstehenden und rasch wachsenden Industriestädten. Sanitäre Reform hieß die Devise zur Bekämpfung von Infektions- und Armutskrankheiten. Zu dieser ersten Phase gehört auch die Entwicklung der *Sozialmedizin* und *Sozialhygiene* in Deutschland (Virchow, Grotjahn), die sich im Gefolge der Cholera-Epidemie in Schlesien entwickelte und bis in die Jahre der Weimarer Republik erstreckte.

Die *zweite Phase* der Public Health Bewegung begann schon um 1870 und entwickelte sich auf der Basis neuer Theorien der Entstehung von Infektionskrankheiten und neu entdeckter Möglichkeiten der Immunisierung. Kurz nach der Jahrhundertwende kamen Maßnahmen der Familienplanung hinzu. Diese zweite Phase ist charakterisiert durch die Entwicklung eines mehr individuenzentrierten Ansatzes im Gegensatz zu den in der ersten Phase vorherrschenden umweltbezogenen Maßnahmen in den Bereichen Wohnen, Wasserversorgung und Ernährung.

Die *dritte Phase* wird als „therapeutische Ära" bezeichnet, woraus schon hervorgeht, daß medizinische Behandlungsmaßnahmen gegenüber den vorangegangenen Phasen stark in den Vordergrund traten. Der Beginn dieser Phase wird etwa um 1930 gesehen, als Insulin und Sulfonamide als wichtige Medikamente entdeckt wurden. Die Phase erstreckt sich bis etwa Ende der 60er Jahre. In der Bundesrepublik war Gesundheitspolitik in den 60er Jahren weitgehend identisch mit Krankenversorgungspolitik, die zudem meist auf

Krankenhauspolitik verkürzt wurde. Ansehen und Bedeutung des öffentlichen Gesundheitsdienstes waren in dieser Zeit minimal.

Für die *vierte Phase*, die häufig als „New Public Health" tituliert wird, gibt es eine Reihe von bedeutsamen Entwicklungen und Vorläufern. An erster Stelle ist die zunehmende Kritik am medizinischen System und seinem Versagen gegenüber chronischen Krankheiten zu nennen. Die systemkritischen Analysen von McKeown (1982) und Illich (1995) hatten eine große öffentliche Wirkung. In den Fachgesellschaften für „Medizin-Soziologie" begann seinerzeit die Erforschung von sozialen Faktoren als Risiko- bzw. Streß-Faktoren. Zugleich wurde die Bedeutung von Bewältigungsstrategien und Bewältigungsressourcen, sozialer Unterstützung und sozialen Netzwerken entdeckt. Diese Erweiterungen des Blicks, der vorher auf das Medizin-System fixiert war, war so gründlich, daß die entsprechenden Fachgesellschaften ihren Namen änderten (International Society for Sociology of *Health* and Illness; European Society for *Health* and Medical Sociology).

Parallel zur Entwicklung von Public Health führten die Mißstände in der Psychiatrie zu Reformbemühungen in der psychosozialen Versorgung (s. dazu Legewie & Wiedemann 1986). In den USA entstand schon Anfang des vorigen Jahrhunderts die *Mental Health Bewegung,* eine Protestbewegung von Bürgern der liberalen Mittelklasse gegen die krassen Mißstände in den psychiatrischen Verwahranstalten. Nicht zuletzt diese Bürgerbewegung gab in den 50er Jahren Impulse für die Entstehung der *Gemeindepsychiatrie* und *Gemeindepsychologie.* Gleichzeitig entstanden auch die klassischen sozialepidemiologischen Studien zum Zusammenhang zwischen sozialer Schicht, Lebensbedingungen und psychischen Erkrankungen (New Haven Study 1958, Stirling County Study 1959, Midtown Manhattan Study 1962), die die wissenschaftlichen Grundlagen für Reformprogramme zur Bekämpfung von Armut und psychosozialem Leiden unter den Präsidenten Kennedy und Johnson bildeten (z. B. das Community Mental Health Centers Act 1963). Die Reformbemühungen in den USA wurden in europäischen Ländern wie England, Frankreich, Skandinavien, den Niederlanden und Italien aufgegriffen und mit unterschiedlichen Schwerpunkten weiterentwickelt – in der Bundesrepublik erst relativ spät mit Erarbeiten der Enquete zur Lage der Psychiatrie (1975). Diese Reformen hatten eine gemeinwesen- und präventionsorientierte psychosoziale Versorgung zum Ziel und besaßen teilweise eine Vorreiterrolle für Public Health.

Als bahnbrechendes politisches Dokument zu Public Health muß der Gesundheitsbericht des kanadischen Gesundheitsministers Marc Lalonde von 1974 bezeichnet werden. Er trägt den *Titel „A new Perspective on the Health of Canadians".* Gesundheitsberichterstattung war in diesem Dokument das erste Mal nicht mehr Medizin-Statistik und Bilanz des medizinischen Versorgungsangebots, sondern eine Art Diagnose der Möglichkeiten, vorzeitigem Tod und Behinderung in Kanada vorzubeugen.

Auf diesen Bericht wird heute noch vielfältig Bezug genommen und ihm bzw. der Vorreiterrolle Kanadas ist es wohl auch zu verdanken, daß die Ottawa-Konferenz zur Gesundheitsförderung gerade in diesem Land stattfand. Die Einflüsse Kanadas und der USA können in einer frühen Veröffentlichung von Kickbusch & Anderson (1984) ziemlich präzise nachvollzogen werden.

Die Verdienste des Lalonde-Reports wurden 20 Jahre später in einer kritischen aber insgesamt positiven Rede bilanziert (Pinder 1995).

Eine andere aktuelle Analyse zeigt, in welchem Maße sich die kanadische und die internationale Entwicklung wechselseitig verstärkt haben, betont jedoch besonders die

ideologischen und theoretischen Unterschiede zwischen dem Gesundheitsförderungs-
diskurs und einem neuen, nur vordergründig ähnlichen Diskurs über „Population Health"
(Robertson 1998).

Die Entwicklungen, die zur Etablierung von Gesundheitsförderung und der salutogenetischen Perspektive führten, werden im englischen Sprachraum vor allem unter der Überschrift „(New) Public Health" zusammengefaßt, so z.b. „The New Public Health" (Ashton
& Seymour 1988), „Changing the Public Health" (Research Unit in Health and Behavioural
Change 1989) oder „Readings for a New Public Health" (Martin & McQueen 1989).

Als Hauptthemen der „Agenda for a New Public Health" werden identifiziert: Ungleichheit und Benachteiligung bzgl. Gesundheit, persönliches Verhalten und Public
Health, Information und Aufklärung der Bevölkerung; neue Rollen und Strukturen für
die Professionellen und schließlich Gemeinde-Gesundheitsinitiativen (Community Health
Initiatives). In diesem Zusammenhang wird explizit auf die Alma Ata-Konferenz und
die Ottawa-Charta für Gesundheitsförderung Bezug genommen (vgl. Ashton & Seymour
1988, Seite 5–8).

New Public Health als Erkenntnis- und Handlungsprogramm ist die Grundlage für
das Konzept der Gesundheitsförderung. In der Ankündigung der Ottawa-Konferenz (Titel: „An International Conference on Health Promotion. The move towards a New Public Health") heißt es programmatisch: „The forthcoming conference will look at Health
Promotion as a common concern for health which moves beyond health care. It opens
up a debate on a *vision of public health*, which is based on advocacy, empowerment
approaches and enabling strategies. It reflects a growing awareness of the complexity of
how the health of communities and individuals is generated. It underlines the public's
interest in participating in health." (Ankündigungsflugblatt der Ottawa Konferenz).

2.1.2 Gesundheitswissenschaften

„Gesundheitswissenschaften und öffentliche Gesundheitsförderung" ist der Titel eines
ersten Sammelbandes, der „aktuelle Modelle für eine Public Health Ausbildung in der
Bundesrepublik Deutschland" zusammenfaßt (Laaser u.a. 1990). Ein weiterer Sammelband mit dem programmatischen Titel „Die Bedeutung der Ottawa-Charta für die Entwicklung einer New Public Health in Deutschland" bilanziert die Entwicklungen bis 1996
(v. Troschke u.a. 1996).

Einer der Beiträge analysiert die inhaltliche Orientierung der Projekte im 1992 vom
Bundesministerium für Bildung und Forschung (BMBF) aufgelegten Forschungsförderungs-
programm Public Health. Von den 129 Projekten der ersten Förderphase in fünf Forschungsverbünden Public Health machten die Bereiche Gesundheitsförderung und Prävention jeweils zwischen etwa der Hälfte bis zwei Drittel aller Projekte aus (47 % bis 68 %), während die restlichen Projekte sich auf Gesundheitsökonomie oder aber auf konventionelle
medizinische Ansätze bezogen. Die Zahl der Projekte, deren Fragestellung tatsächlich im
Sinne der Ottawa-Charta ausgerichtet war, betrug allerdings nur etwa ein Achtel aller Projekte (5 % bis 19 %). Auch wird zu Recht bemängelt, daß Forschungsprojekte zur Evaluation oder Prozeßbegleitung der Umsetzung von Gesundheitsförderprogrammen bisher völlig fehlten. Gleichwohl zeigen diese Zahlen, wie eng die Entwicklung von Prävention und
Gesundheitsförderung und die Entwicklung der Public Health Forschung in Deutschland
miteinander verknüpft sind (vgl. ausführlicher Walter & Schwartz 1996).

Die Diskussion, welche Aspekte Public Health und „New Public Health" umfaßt, ist inzwischen weitergegangen. In dem bisher umfassendsten Lehrbuch („Das Public Health Buch", Schwartz 1998) erhalten neben den klassischen Disziplinen Medizin, Hygiene, Epidemiologie, Soziologie und Psychologie auch Gesundheitssystemforschung, Ökonomie, Politikwissenschaft und Management-Wissenschaften erstmals den Platz, der ihrer Bedeutung in der Gesundheitsförderung und der aktuellen Gesundheitspolitik entspricht (zur aktuellen Situation vgl. Informationsstelle für Public Health, URL: www.sozialwesen.fh-magdeburg.de/ivs-gesundheit/ und www.med.uni-muenchen.de/mfv).

Abb. 2.1-1 zeigt einen Vergleich der Disziplinen nach der traditionellen und der neuen Auffassung („New Public Health").

Abb.2.1-1: Vergleich der Disziplinen in der alten und neuen Konzeption von Public Health (Quelle: Walter & Schwartz 1996)

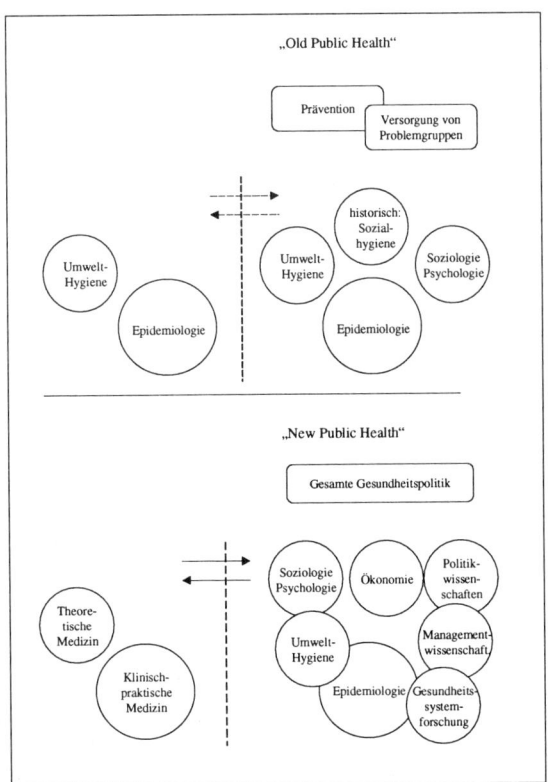

Bilanz

Public Health, Gesundheit für die Bevölkerung bzw. „des gesamten Volkes" (§ 1 der Bundesärzteordnung), ist gleichzeitig ein Leitkonzept, ein interdisziplinäres wissenschaftliches Erkenntnisprogramm sowie ein Handlungsfeld für Praxis und Politik. In England wurde vor ca. 150 Jahren unter dieser Überschrift, in Deutschland eher unter der Überschrift „Sozialmedizin" bzw. „Sozialhygiene", die Umwelt des Menschen als Verursachungsbereich für Krankheiten ins Visier genommen. Seit knapp 30 Jahren wird dieses Thema in Wissenschaft, Praxis und Politik wiederentdeckt und erweitert um die salutogenetische Perspektive. Hiervon zeugen die engen Wechselwirkungen zwischen wissenschaftlicher und praktischer Entwicklung von Public Health und Gesundheitsförderung weltweit, und auch in Deutschland.

Public Health bzw. Gesundheitswissenschaften waren und sind mit ihren Themen Lieferant der Grundlagen von Gesundheitsförderung und Motor für den Diskurs im internationalen politischen Raum. Viele innovative Impulse und Grundlagenkonzepte der Gesundheitsförderung wurden zuerst in der Wissenschaft thematisiert.

> Für die Weiterentwicklung und Stärkung gesundheitsförderlicher Lebensbedingungen stellt dieser Bereich in den Universitäten und außerhalb eine zentrale Ressource dar, die selber der Stärkung bedarf. Aufgaben für Public Health werden dabei sein: Grundlagenforschung, Verbesserung der rationalen Grundlagen einer Gesundheitsförderungspolitik sowie kritische Begleitung der Implementation und Evaluation von gesundheitsfördernden Maßnahmen bzw. gesundheitsfördernder Politik.

2.2   Forschungsansätze in den Gesundheitswissenschaften

2.2.1 Naturwissenschaftliches und dialogisches Theorieverständnis

Das naturwissenschaftliche Gesundheits- und Krankheitsverständnis der modernen Medizin wurde zu Beginn der Neuzeit wesentlich von Descartes geprägt. Für ihn war Gesundheit „ohne Zweifel das erste Gut und der Grund aller übrigen Güter dieses Lebens", wobei er in seiner Gesundheitsauffassung zwar noch dem Vorbild der Antike folgte, jedoch mit der Einführung der naturwissenschaftlichen Methode in die Heilkunde die größten Hoffnungen für das Wohl der Menschheit verband (zit. nach Sichler 1996).

Descartes lieferte auch die prägnanteste Fassung des naturwissenschaftlichen Paradigmas der Erkenntnisgewinnung, das mit seiner strikten Trennung von res cogitans und res extensa – Erkenntnisobjekt (biochemische „Körpermaschine") und erkennendes Subjekt („körperloser" Wissenschaftler bzw. Arzt) – die epochemachenden medizinischen Fortschritte des 19. Jahrhunderts ermöglichte (s. Tab. 2.2-1 links).

Dieses Paradigma ist trotz aller Kritik – nicht zuletzt von Seiten der modernen Physik und Biologie – bis heute nicht nur die Grundlage klassischer Naturwissenschaft und Technik, sondern es hat auch die Medizin und die Sozialwissenschaften erobert und sich in Planung und Bürokratie als äußerst erfolgreich erwiesen. Seine Anziehungskraft und seine Erfolge verdankt das Cartesianische Paradigma dem Anspruch, Natur, Mensch und Gesellschaft berechenbar, vorhersagbar und damit auch beherrschbar zu machen. Der Tatsache, daß offensichtlich weder die Natur, noch Mensch und Gesellschaft wie eine deterministische Maschine funktionieren – Vorbild für Descartes war das Uhrwerk –, wird im modernen Rationalismus durch Einführung der Wahrscheinlichkeitsrechnung, der System- und Chaostheorie sowie der Computer- anstelle der Uhrwerkmetapher Rechnung getragen. Im Verein mit dem biblischen Auftrag „Macht Euch die Erde untertan" hat dieses Paradigma zum Siegeszug der abendländischen Zivilisation einschließlich der modernen Medizin beigetragen.

Heute stößt dies Paradigma allerdings zunehmend an seine Grenzen, die am deutlichsten in der globalen ökologischen Krise sichtbar werden. Diese Krise ist in ihrer tiefsten Schicht auf die cartesianische Trennung von Subjekt und Objekt – res cogitans und res extensa – zurückzuführen, sie ist eine Krise des menschlichen Naturverhältnisses (s. Seel u. a. 1993).

Tab. 2.2-1: Zwei Paradigmen der Theoriebildung
(modifiziert nach Legewie 1999, Seite 18)

Cartesianisches Paradigma	Dialogisches Paradigma
Naturwissenschaftliche Methode	Dialogisch-hermeneutische Methode
Erkenntnis ist raum- und zeitlos	Erkenntnis ist kontextabhängig
Mensch als Erkenntnisobjekt (Organismus)	Mensch als Dialogpartner (Subjekt)
Strikte Trennung zwischen Subjekt und Objekt der Erkenntnis	Gemeinsamer Erkenntnisprozess zwischen Forscher und Beforschtem
Methodisches Prinzip: Zerlegen in meßbare Variablen	Methodisches Prinzip: Verstehen von Sinnzusammenhängen
Zugang zum Gegenstand: Messen	Zugang zum Gegenstand: Kommunikation
Ableiten des Zusammenhangs der Variablen aus allgemeinen Gesetzen	Erschließen von Sinnzusammenhängen aus dem Kontext
Maschinen- und Reparaturmetapher	Diskurs- und Aufklärungsmetapher
Gesundheit durch externe Kontrolle und Reparatur gestörter Funktionen	Gesundheitsförderung durch Selbstbestimmung und Selbststeuerung
Evaluation durch Vergleich mit „objektiven" Normen	Evaluation als Diskurs bzw. Aushandlungsprozeß

Das Maschinen-Modell des menschlichen Organismus hat in der Medizin – trotz all seiner Erfolge – nie allein funktioniert. Am Anfang jeden Krankseins stehen bekanntlich subjektive und soziale Phänomene, nämlich der Schmerz als subjektive Erfahrung par Excellence und/oder das Nichterfüllen sozialer Rollen, z. B. durch Arbeitsunfähigkeit. Krankheit und Gesundheit sind also immer psychosomatisch bzw. biopsychosozial, d. h. körperlich, seelisch und sozial bestimmt und dementsprechend an *Subjektivität* gebunden. Theorien zu Gesundheit und Krankheit haben es demzufolge nicht allein mit biologischen Organismen zu tun, sondern mit denkenden und handelnden Menschen, die ihre Gesundheit selber aktiv mitgestalten und sich ihre eigenen „subjektiven" Theorien von Gesundheit und Krankheit bilden (s. dazu 2.5.3).

Ohne auf die grundsätzliche Kritik am klassischen Theorie- und Forschungsverständnis auch von Seiten der modernen Naturwissenschaften eingehen zu können (s. dazu Legewie 1979), wollen wir für die Zwecke der folgenden Sichtung von Theorien und Forschungsergebnissen das klassische (natur-)wissenschaftliche Theorieverständnis durch ein *dialogisches Theorieverständnis* erweitern (s. Tab. 2.2-1 rechts).

Nach dem dialogischen Verständnis sind sozialwissenschaftliche Theorien oder Modelle (diese Begriffe werden hier synonym benutzt) nicht einfach „wahre" Abbilder der untersuchten Wirklichkeit, sondern pragmatische, d. h. zweckbestimmte Konstruktionen.

Der sozialwissenschaftliche Forscher (Modellkonstrukteur) sammelt seine Informationen im Dialog mit dem Forschungsfeld unter einem wie auch immer gearteten *Anwendungsaspekt*, wobei er sich die Kompetenz und das Kontextwissen der Menschen im jeweiligen Feld gezielt zu Nutze macht. Die gesammelten Informationen werden schrittweise in einem konstruktiven Akt zu einem Modell oder einer Theorie integriert. Bei der *Modellanwendung* werden umgekehrt dem Modell Informationen entnommen, um damit „plan-voll" auf die Wirklichkeit einwirken zu können.

Das naturwissenschaftliche und das dialogische Modell schließen sich in den Gesundheitswissenschaften nicht aus, sondern ergänzen einander, wobei in der Praxis der Gesundheitsförderung die Umsetzung naturwissenschaftlicher Erkenntnisse grundsätzlich in ein dialogisches Vorgehen eingebettet sein muß.

2.2.2 Forschungsstrategien

Klassische Ursache-Wirkungs-Forschung

Eine wissenschaftliche Theorie der Gesundheit sollte nach klassischem Verständnis Ursache-Wirkungs-Beziehungen zwischen Gesundheitsmaßen als „abhängige Variablen" und Einflußfaktoren auf Gesundheit als „unabhängigen Variablen" erklären und vorhersagen. Als bevorzugte Methode zum Nachweis solcher Kausalzusammenhänge gilt das naturwissenschaftliche *Experiment*. Der angenommene Kausalzusammenhang wird *vorab* in Form einer Hypothese formuliert, die durch das Experiment bestätigt oder widerlegt werden soll. Zu diesem Zweck

- wird vom Experimentator eine Klasse von Versuchsobjekten ausgewählt (Definition des Gegenstandsbereichs),
- werden die Versuchsobjekte – unter Kontrolle möglicher Störfaktoren – einer systematischen Variation der Ausgangsbedingungen unterworfen (experimentelle Variation der unabhängigen Variablen, z.b. unterschiedliche Belastungssituationen),
- werden die Auswirkungen dieser Variation auf die abhängige Variable an den Versuchsobjekten beobachtet (z.b. Messung des Wohlbefindens auf einer geeigneten Skala, s. 2.3),
- wird anhand der Meßdaten mit Hilfe eines statistischen Tests geprüft, ob die vorab formulierte Hypothese durch das Experiment bestätigt werden kann.

In der *epidemiologischen Forschung* und Theoriebildung wird die laborexperimentelle Suche nach Kausalbeziehungen ersetzt durch die Ermittlung statistisch nachweisbarer Zusammenhänge zwischen Todes- und Erkrankungshäufigkeiten bzw. Gesundheitsindikatoren und ursächlichen Faktoren wie krankheits- oder gesundheitsfördernden Umweltbedingungen. Dabei lassen sich folgende Grundtypen von Versuchsplänen unterscheiden:

1. In *ökologischen Studien* werden Populationen in natürlichen räumlich-sozialen Einheiten bezüglich eines Merkmals (z.b. Mortalitätsrate, Krankheitshäufigkeit, Gesundheitsindikator) miteinander verglichen. Das erhobene Merkmal kann dann als abhängige Variable in Beziehung gesetzt werden zu soziodemographischen Daten oder anderen Indikatoren (z.b. Unterschiede in der Schadstoff- oder Lärmbelastung) mit hypothetischer Auswirkung auf die abhängige Variable. Kausalbeziehungen lassen sich durch solche Studien jedoch nicht beweisen sondern bestenfalls vermuten, weil die

verschiedenen Einflußfaktoren auf die abhängige Variable nicht kontrolliert werden können.

2. In *retrospektiven Fall-Kontroll-Studien* werden erkrankte und nicht erkrankte Personen, die in möglichst vielen demographischen Daten übereinstimmen, bezüglich einer zu untersuchenden Variablen (z.b. Schadstoff-Exposition) vor Erkrankung verglichen. Fehlerquellen bei der Interpretation von Ergebnissen können durch Selektionseffekte entstehen.

3. In *prospektiven Längsschnittstudien* werden zunächst gesunde Personen, die sich z.b. bezüglich einer zu untersuchenden Schadstoffexposition unterscheiden, über einen längeren Zeitraum hinweg bezüglich der Erkrankungshäufigkeit oder eines Gesundheitsindikators untersucht. Hier lassen sich die zeitlichen Expositionsbedingungen erfassen und Selektionseffekte vermindern.

4. In *quasi-experimentellen Feldstudien* werden unterschiedliche Einflußgrößen auf Gesundheitsindikatoren systematisch variiert, so daß die Auswirkungen von Interventionsmaßnahmen erfaßt werden können. Diese Vorgehensweise ist besonders in der Evaluationsforschung bedeutsam (s.u.).

Qualitative Forschung

Zwischen quantitativen und qualitativen Forschungsansätzen besteht kein grundsätzlicher Gegensatz, es handelt sich vielmehr um eine pragmatische Unterscheidung zweier methodischer Zugänge, die sich sinnvoll ergänzen. Im Gegensatz zur quantitativen Forschung wird in der qualitativen Forschung nicht oder nicht vorrangig mit numerischen Daten, sondern schwerpunktmäßig mit sprachlich vermittelten Daten gearbeitet. Grundformen qualitativer Methoden sind die teilnehmende Beobachtung und das Gespräch. Typische qualitative Erhebungsmethoden sind die ethnographische Feldforschung, diverse Befragungs- und Interviewformen, Methoden der Gruppendiskussion und Methoden der Analyse sprachlicher und bildhafter Dokumente. Qualitative Methoden eignen sich besonders für die detaillierte Beschreibung und Analyse subjektiver Phänomene und komplexer psychischer sowie sozialer Prozesse, Handlungszusammenhänge und Gruppenprozesse, einschließlich organisatorischer und politischer Entscheidungsprozesse.

Die Ergebnisse qualitativer Erhebungsmethoden können quantifiziert werden und damit als Input für quantitative statistische Analysen dienen. Einfache Beispiele sind die in der Gesundheitsforschung verbreiteten Selbstbeurteilungsskalen. Komplexer sind der Einsatz qualitativer Interviews zur Erstellung von Gesundheitsskalen (s. Quality of Well-Being Skala, vgl. Tab. 2.3-1) oder die quantitative Inhaltsanalyse.

Die Stärken qualitativer Methoden lassen sich aber nur voll ausschöpfen, wenn die sich in ihnen niederschlagende Komplexität nicht nachträglich durch Quantifizierung aufgegeben wird. Der Vielfalt der Erhebungsmethoden entspricht eine Vielfalt an Auswertungsmethoden, wobei Auswertungsmethoden mit deskriptiver Zielsetzung von Ansätzen zu unterscheiden sind, die der Theoriebildung dienen.

Eine der verbreitetsten Strategien qualitativer Sozialforschung, die sowohl die Datenerhebung wie -auswertung umfaßt, ist die Grounded Theory. Diese Strategie wurde in den 60er Jahren vor allem in medizinsoziologischen Untersuchungen entwickelt (s. Strauss & Corbin 1996). Die Grounded Theory ist keine Einzelmethode, sondern ein dem dialogischen Modell entsprechender heuristischer Forschungsstil, der es erlaubt, mit einem abgestimmten Arsenal von Einzeltechniken aus gezielt erhobenen Daten schrittweise eine Theorie bzw. ein Modell der untersuchten sozialen Welt zu entwickeln.

Die Grounded Theory hat in der Grundlagen- und Praxisforschung in Soziologie, Psychologie, Pädagogik, Gesundheits- und Pflegewissenschaften, aber auch in Anwendungsfeldern wie Policyforschung oder Informatik ihre Bewährungsprobe als praktikable und ökonomische Forschungsstrategie vielfach bestanden. Routinemäßiger Einsatz, Lernbarkeit und Nachvollziehbarkeit der Einzelschritte werden durch Softwaresysteme zur computerunterstützten Textinterpretation und Theoriebildung wesentlich erleichtert (Muhr 1994).

Das Problem der Güte- bzw. Qualitätskriterien ist in der qualitativen Forschung bisher eher vernachläßigt worden. Inzwischen legte Steinke (1999) wissenschaftstheoretisch begründete und praktikable Qualitätskriterien vor, die sich speziell für den Einsatz bei Studien der Grounded Theory eignen.

Aktionsforschung

Zur Umsetzung sozialer Reformen entwickelte der Sozialpsychologe Kurt Lewin Ende der 40er Jahre in den USA die *Handlungs-* oder *Aktionsforschung,* die sich als eine Alternative zur sozialwissenschaftlichen Grundlagenforschung versteht: „Die für die soziale Praxis erforderliche Forschung läßt sich am besten als Forschung im Dienste sozialer Unternehmungen oder sozialer Techniken kennzeichnen. Sie ist eine Art Tat-Forschung („action research"), eine vergleichende Erforschung der Bedingungen und Wirkungen verschiedener Formen des sozialen Handelns und eine zu sozialem Handeln führende Forschung." (zit. nach Legewie & Ehlers 1994, Seite 26).

Die Aktionsforschung läßt sich durch folgende Besonderheiten kennzeichnen:

- Die Problemstellung erfolgt nicht primär aus wissenschaftlichem Erkenntnisinteresse, sondern entsteht aus konkreten Mißständen in einer sozialen Gruppe.
- Das Forschungsziel besteht nicht vorrangig im Überprüfen theoretischer Aussagen, sondern in der praktischen Veränderung der untersuchten Problemlage.
- Die Problemlage wird als sozialer Prozeß aufgefaßt, aus dem nicht einzelne Variablen isoliert und als „objektive Daten" erhoben werden können, sondern die Datenerhebung wird als Teil des sozialen Prozesses interpretiert.
- Der Forscher gibt seine Distanz zum Forschungsobjekt auf, er ist selbst in den untersuchten Prozeß einbezogen, von der teilnehmenden Beobachtung bis zur gezielten Einflußnahme auf die soziale Gruppe. Ebenso geben die anderen Gruppenmitglieder die Rollen von Befragten und Beobachteten auf, indem sie sich aktiv an der Zieldiskussion, Datenerhebung und Auswertung beteiligen.

Aktionsforschungsprojekte entstanden in der Bundesrepublik in den 70er Jahren vorwiegend im universitären Bereich sowie in der Randgruppen- und Stadtteilarbeit. Aktuelle Beispiele finden sich u.a. in Gemeinwesenprojekten in Lateinamerika, die unter der Anleitung von Sozialpsychologen stattfanden.

Das (fast ausschließlich) vom Forscher kontrollierte Laborexperiment und die (weitestgehend) von den Beforschten bestimmte Aktionsforschung bilden Extrembeispiele sozialwissenschaftlicher Methoden. In der sozialwissenschaftlichen *Praxisforschung* muß im Einzelfall entsprechend der Zielsetzung und sozialen Situation entschieden werden, inwieweit eine distanzierende Trennung zwischen Forschern und Beforschten sinnvoll und notwendig ist. Elemente des Aktionsforschungsansatzes sind oft auch hilfreich und erforderlich, weil sie dem von außen kommenden Forscher den Zugang zu vielen sozialen Settings ermöglichen oder erleichtern (Böhm et al. 1999a,b).

Aktionsforschungselemente sollten zukünftig zum Standard von Projekten der Gesundheitsförderung in kommunalen oder anderen Settings gehören und damit entsprechend zum professionellen Qualifikationsprofil aller in diesem Bereich tätigen Berufsgruppen beitragen. Aktionsforschungsansätze sind nicht zuletzt durch ihr partizipatives Element hochaktuell und in besonderer Weise kompatibel mit der salutogenetischen Perspektive.

Organisationsentwicklung, Wissens- und Qualitätsmanagement

Zwei eng zusammenhängende Bereiche, in denen Elemente der Aktionsforschung einen breiten Raum einnehmen, sind partizipative Forschungsansätze innerhalb der Organisationsentwicklung und des Qualitätsmanagements.

Unter *Organisationsentwicklung (OE)* werden längerfristig angelegte Maßnahmen verstanden, die zum Ziel haben, nicht einzelne Arbeitsplätze, sondern gesamte Organisationen (Industrie- und Wirtschaftsunternehmen, Schulen, Behörden, gesamte Kommunalverwaltungen etc.) vom Istzustand in Richtung auf einen Sollzustand zu verändern. Typischerweise handelt es sich um Reformprozesse, in denen die Betroffenen in hohem Maße beteiligt werden und die sowohl Veränderungen der Umwelt als auch der Einstellungen und des Handelns der Betroffenen erfordern (s. Hoefert 1989).

Ein neuer Trend innerhalb der Organisationsentwicklung bezieht sich auf das Leitbild lernender Organisationen. Das explizite ebenso wie das implizite Wissen der Organisation wird zunehmend als wichtiger Produktions- und Innovationsfaktor aufgefaßt, der einer systematischen Förderung durch *Wissensmanagement* bedarf (Willke 1998). Unter Wissensmanagement wird der gesamte Produktionszyklus des Wissens verstanden: Definition, Erwerb, Strukturierung, Speicherung, Verteilung, Anwendung und Bewertung von Wissen. Wissensmanagement wird gegenwärtig nicht zuletzt befördert durch die wachsenden Möglichkeiten der Informations- und Kommunikationstechnologien, wobei eine zentrale Aufgabe in der Bereitstellung relevanter Informationen bei gleichzeitigem Schutz vor Informationsüberflutung besteht. Synergieeffekte zwischen betrieblichem Wissensmanagement und angewandter Sozialforschung besitzen ein hohes innovatives Potential (Bär et al. 2000), das auch in der Gesundheitsförderung an Bedeutung gewinnen wird.

Qualitätsmanagement kann als besondere Akzentsetzung in der Organisationsentwicklung angesehen werden, die zunächst in der industriellen Produktion und Wirtschaft eingeführt wurde (s. 6.1.2). In letzter Zeit werden Aspekte der Qualitätssicherung und des Qualitätsmanagements zunehmend auch im Gesundheitswesen und in der (kommunalen) Verwaltung diskutiert und erprobt. Von besonderer Bedeutung ist die in den USA und Japan entwickelte Strategie des Total Quality Management (TQM), „(eine) auf der Mitwirkung aller ihrer Mitglieder basierende Führungsmethode einer Organisation, die Qualität in den Mittelpunkt stellt und durch Zufriedenheit der Kunden auf langfristigen Geschäftserfolg sowie auf Nutzen für die Mitglieder der Organisation und für die Gesellschaft zielt" (DIN ISO 8402, zit. nach Kamiske & Brauer 1995, Seite 244).

Organisationsentwicklung, Qualitäts- und Wissensmanagement sind Beispiele für Ansätze, in denen Forschung und Praxis eine sehr enge Verbindung eingehen. Beim Setting-Ansatz der Gesundheitsförderung haben wir es generell mit Organisationen im weiteren Sinn des Wortes zu tun, d.h. Gesundheitsförderung ist grundsätzlich auf Organisationsentwicklung angewiesen (s. dazu Pelikan et al. 1993). Durch Verbindung mit Qualitätsmanagement erhalten hierbei Aspekte des Erfolgs und der Wirtschaftlichkeit besonderes

Gewicht. Wir sehen in einer konsequenten Weiterentwicklung dieser Ansätze unter salutogenetischer Perspektive große Chancen für die Gesundheitsförderung. Gefahren liegen allerdings in der umstandslosen Übertragung von Konzepten aus dem Wirtschaftsleben auf den öffentlichen Sektor und im Einsatz von Organisationsentwicklung mit dem einseitigen Ziel der Kostensenkung. (s. ausführlich unter 6.1.2).

Evaluationsforschung

Ziel der Evaluationsforschung ist es, Qualität und Erfolg von Maßnahmen der Gesundheitsförderung oder von Reformen zu ermitteln. In der Evaluationsforschung wird zwischen Struktur-, Prozeß- und Ergebnis-Evaluation unterschieden. Die Ergebnis-Evaluation von Maßnahmen zur umweltbezogenen Gesundheitsförderung ist sowohl aus wissenschaftlicher Perspektive als auch zur Legitimation ihrer Finanzierung dringend erforderlich, stößt aber auf methodische und organisatorische Probleme, die ungleich größer sind als etwa bei der Evaluation des Behandlungserfolgs in der Medizin.

In der medizinischen Evaluationsforschung gelten kontrollierte und randomisierte Therapiestudien als sogenannter „Goldstandard". In diesen Studien werden eine nicht behandelte Kontrollgruppe und eine Plazebo-Gruppe mit einer Behandlungsgruppe verglichen. Die Aufteilung der Patienten auf die Gruppen erfolgt per Zufall. Bei Orientierung an solchen Methodenstandards ist die Evaluation in der Gesundheitsförderung mit einem grundlegenden Dilemma konfrontiert: Der Erfolg einer Maßnahme wäre um so eindeutiger nachweisbar, je einfacher die Ursache-Wirkungsbeziehung zwischen Maßnahme und Erfolg und je standardisierter die Anwendungsbedingungen und homogener die Personengruppe, auf die sich die Maßnahme bezieht. Gesundheitsförderung ist demgegenüber in ihren Auswirkungen äußerst komplex. Sie sollte in Abhängigkeit vom jeweiligen Kontext sowie dem Setting eingesetzt und von der jeweiligen Zielgruppe aktiv mitgestaltet werden. Kontrollierte und randomisierte Evaluationstudien zur Gesundheitsförderung wurden zwar gelegentlich durchgeführt und werden auch immer wieder eingefordert. Die genannten methodischen Kriterien sind aber dem Gegenstand völlig unangemessen und führen zu Interventionsprogrammen, die als eine Karikatur der Gesundheitsförderung erscheinen und keinerlei praktische Relevanz besitzen (s. dazu die ausführliche Diskussion am Beispiel Psychotherapieforschung in Legewie 2000).

Evaluation und Qualitätssicherung der Gesundheitsförderung sind untrennbar miteinander verknüpft: Ohne Evaluation ist kaum eine empirisch begründete Qualitätsverbesserung möglich. Daher werden Fragen der Evaluation heute in den Zusammenhang des Qualitätsmanagements gestellt (vgl. z.B. Bauch 1995; Walter & Schwartz 1997; Ruckstuhl et al. 1998; Iuhpe 1999; Trojan 2000). Relevante Überblicksbände zur Evaluation in der Gesundheitsförderung liefern Koch & Wittmann (1991) sowie Tudiver et al. (1992). Für die politische Dimension der Gesundheitsförderung sind ergänzend politikwissenschaftliche Methoden nötig (vgl. Alemann 1995).

Zur Evaluation von komplexeren gemeindeweiten Gesundheitsförderungsprogrammen gibt es ebenfalls gründliche methodologische Überlegungen (vgl. Sanson-Fisher et al. 1996; Dixon & Sindall 1994). Dies ist jedoch ein komplexes und schwieriges Feld, in dem es noch gründlicher Entwicklungsarbeit bedarf (vgl. z.B. de Leeuw 1998 zu den Erfahrungen bei der Evaluation des Gesunde Städte-Projekts der WHO, s. 4.1.1).

Die Entwicklung und allgemeine Durchsetzung von gegenstandsangemessenen Methoden der Evaluationsforschung im Bereich der Gesundheitsförderung ist eine vordringliche Forschungsaufgabe. Im Gegensatz zu den ungeeigneten Standards für kontrollierte und randomisierte Studien sollten dabei die folgenden Prinzipien Berücksichtigung finden:

- Evaluation der jeweils für optimal angesehenen Maßnahmenkombination an Stelle der Evaluation von Einzelmaßnahmen
- Bedingungsvariation durch Vergleich unterschiedlicher realer Settings an Stelle von quasi-experimenteller Bedingungsvariation, d.h. epidemiologische Evaluation in natürlichen Settings
- Kombination von Prozeß- und Erfolgsevaluation
- Kombination quantitativer und qualitativer Prozeß- und Erfolgsindikatoren
- Prozeßevaluation kombiniert mit Qualitätsmanagement
- Partizipative Evaluation: Beteiligung der Zielgruppen (z.B. Bevölkerung) auch an der Evaluation
- Mehrstufige Erfolgsevaluation:
  - Evaluation der Prozeßqualität (z.B. partizipative Planung?)
  - Evaluation intermediärer Ziele (z.B. Erreichen der Zielgruppe?)
  - Evaluation der angestrebten Wirkungen (z.B. Verbesserung des Gesundheitszustands?).

Ansätze für solche innovativen Herangehensweisen finden sich neben Guba & Lincoln (1989) auch bei Fettermann et al. (1998). Auf die Evaluation und Qualitätssicherung von Gesundheitsförderung beziehen sich Sammelbände von Weston & Scott (1998), Davies (1998) und Dierks u.a. (2000).

Wichtige deutschsprachige Quellen und Literaturhinweise zur Evaluation im pädagogischen und sozialen Bereich, wie z.B. das *Handbuch der Evaluationsstandards* (Joint Committee on Standards for Educational Evaluation 2000) bietet die Arbeitsstelle für Evaluation pädagogischer Dienstleistungen an der Universität Köln (URL: www.uni-koeln.de/ew-fak/Wiso/skassel.htm). In der Deutschen Gesellschaft für Evaluation wird z.Zt. ein *Arbeitskreis Soziale Arbeit/Gesundheit* gegründet (Jahrestagung November 2000).

Evidenzbasierte Gesundheitsförderung

Eine neue Entwicklung der Evaluationsforschung und des Wissensmanagements stellt die sogenannte Evidence-based Medicine (EbM) dar. Zielsetzung ist es, durch den Einsatz elektronischer Datenbanken eine systematische Berücksichtigung kontrollierter Evaluationsstudien in der ärztlichen Praxis zu erreichen. Voraussetzung ist ein System des Wissensmanagements, durch das alle empirischen Forschungsergebnisse zu einem Praxisproblem nach geeigneten Qualitätskriterien in der entsprechenden Datenbank auf dem jeweils aktuellen Stand dokumentiert werden. Unter *(externer) Evidenz* wird der Stand des Wissens aufgrund kontrollierter empirischer Therapiestudien verstanden. „Evidenz-basierte" Informationssysteme haben den Anspruch, Praktikern das verfügbare empirische Wissen zu unterschiedlichen Problemfeldern und Maßnahmen in Form kurzer Übersichtsartikel zugänglich zu machen, in denen die einschlägigen empirischen Studien nach einheitlichen Kriterien ausgewertet sind. Evidenz-basierte Medizin versteht sich keineswegs als Kochbuchmedizin, sie räumt vielmehr der individuellen klinischen Erfahrung, d.h. der *internen Evidenz* des Therapeuten weiterhin die letzte Entscheidung über eine konkrete Behandlungsmaßnahme ein, allerdings unter Berücksichtigung des aktuell am besten gesicherten Wissens. Die Vorzüge der EbM leuchten z.B. für die Auswahl der schonendsten Operationsmethoden bei Krebserkrankungen oder für die Behandlung des Herzinfarkts unmittelbar ein.

Auch in der Gesundheitsförderung werden gegenwärtig die Weichen zur Einführung Evidenz-basierter Informationssysteme gestellt: Expertenkommissionen entwickeln Kriterien zur Bewertung von Evidence-based Health Promotion (EbHP) und im Internet stehen die ersten evaluierten Studien zur Gesundheitsförderung zur Verfügung (URL: www.cochrane.de). Für kommunale Projekte zur lokalen Agenda 21 und zur ökologischen Stadtentwicklung findet sich eine verwandte Entwicklung durch den Aufbau von Datenbanken mit „Modellen guter Praxis", die z.T. nach einheitlichen Kriterien evaluiert und zusammenfassend dargestellt werden (s. dazu 4.1.3 mit Hinweis auf entsprechende Internet-Links).

Voraussetzung für den sinnvollen Einsatz forschungsbasierter Praxisberatung durch ein Informationssystem ist nach den obigen Ausführungen, für „Evidenz-basierte Gesundheitsförderung" nicht den „Goldstandard" kontrollierter Therapiestudien heranzuziehen. Es ist vielmehr erforderlich, daß die Fachkommissionen eigene Standards für Gesundheitsförderung entwickeln und in der Scientific Community durchsetzen. Angemessene Standards wären nicht nur eine Voraussetzung für den Einsatz „Evidenz-basierter Gesundheitsförderung", sie würden auch die herrschende Praxis der Evaluationsforschung positiv beeinflussen können.

Technikfolgenabschätzung

Unter Technikfolgenabschätzung (TA) werden sehr unterschiedliche wissenschaftliche Methoden und diskursive Vorgehensweisen zusammengefaßt, die es erlauben sollen, potentielle Auswirkungen der Entwicklung, Einführung und Verbreitung neuer Technologien vorherzusagen, wobei es nicht zuletzt auch um indirekte, nicht intendierte und langfristige Auswirkungsketten auf Umwelt und Gesellschaft geht. Auf die umfangreiche Spezialliteratur zur Technikfolgenabschätzung kann hier nicht eingegangen werden.

Die bisherige TA ist in hohem Maße am Prinzip der Schadensverhütung orientiert. Eine konsequente zusätzliche Berücksichtigung der salutogenetischen Perspektive könnte für die TA neue Aspekte, vielleicht sogar ein neues Leitbild erschließen. Wir erachten in diesem Zusammenhang zwei Gesichtspunkte für besonders wichtig:

1. Unter salutogenetischer Perspektive ist zu fordern, daß TA nicht bei den Technikfolgen, sondern schon bei der Zielsetzung, Ideenfindung und Technikentwicklung anzusetzen hat: schadensverhütende Technik-*Folgenabschätzung* sollte konsequent zur gesundheitsfördernden Technik-*Entwicklungsplanung* erweitert werden (eine keineswegs neue, aber unter salutogenetischer Perspektive zwingende Forderung!).
2. Die Erfahrungen im Bereich der TA mit der praxisorientierten Kombination sehr unterschiedlicher Forschungsmethoden und Diskursformen (wie systematische Auswertung von Sekundärmaterial, Expertenbefragungen, Hearings, Delphi-Methoden und Szenariotechniken) können umgekehrt wichtige Anregungen für die Forschungspraxis in der Gesundheitsförderung liefern.

Policyforschung

Strategien der öffentlichen Politik (Public Policies) werden als Teil der Politikwissenschaften untersucht. Windhoff-Heritier (1987) betrachtet die Policy-Analyse als eine Forschungsperspektive, die mit ihrer Betonung der *Inhalte und Strategien* politischen Handelns die Fragestellungen der „traditionell" orientierten Politikwissenschaft in wesentlicher Form ergänzt. Policy-Forschung ist ein inter- bzw. multidisziplinäres Untersuchungsprogramm. Sie hat ihre Wurzeln in der Analyse von sozialem Wandel und Innovationen.

Zentrales heuristisches Gerüst für die Policy-Forschung ist der Policy-Zyklus. Mit diesem wird versucht, den Prozeß von der Problemdiagnose bis zur Evaluation der durchgeführten Maßnahmen bzw. Programme abzubilden: Systematische oder unsystematische Informationen sind die Grundlage einer Situationsanalyse (meistens als *Problem*diagnose, weniger als Ausgangspunkt für *positive* Gestaltungsaufgaben). Auf dieser Basis erfolgt die Politikformulierung, d.h. von Politikinhalten (policy outputs) bzw. Programmen (wie z.B. Gesetzen, Verordnungen, Erlassen oder zeitlich begrenzten Aktionsprogrammen).

Die Resultate des Umsetzungshandelns werden als Policy-Ergebnisse (policy outcomes) bezeichnet. Sie bestehen z.B. in der Allokation von Finanzmitteln oder der Einstellung von Personal. Die eingesetzten Ressourcen oder Strukturen schlagen sich mittel- bis langfristig in Policy-Wirkungen (policy impacts) nieder. Im Idealfall wird diese Policy-Wirkung im Anschluß an eine Programmimplementation evaluiert und mündet in eine neue Situationsanalyse ein.

Der Zyklus ist also eigentlich als Spirale konzipiert, die zu einer kontinuierlichen Qualitätsverbesserung eines Eingriffsbereiches bzw. einer sektoralen Fachpolitik oder auch von sektorübergreifenden politischen Maßnahmen führt (vgl. ausführlicher z.B. Heritier 1993; Windhoff-Heritier 1987; Walt 1994a, Seite 17 ff.).

Diese Spirale ist auch als Planungs-Zyklus, als Qualitätsverbesserungs-Zyklus oder als Abfolge der „Stadien der Handlungsorganisation" (Dörner 1989) bekannt. Rosenbrock (1995) hat im Anschluß an das US-amerikanische Institute of Medicine dieses Ablaufmodell als „Health Policy Action Cycle" bzw. gesundheitspolitischen Aktionszyklus bekannt gemacht (s. Abb. 2.2-1). Er betrachtet dabei Public Health als eine „soziale Innovation des gesellschaftlichen Managements von Gesundheitsrisiken". Das Verdienst dieses heuristischen Modells liegt darin, daß die ökonomischen und politischen Umsetzungsbedingungen der Gesundheitsförderungspolitik aus dem „toten Winkel" von nicht weiter hinterfragbaren vorgegebenen Rahmenbedingungen herausgeholt und auf die „Forschungs-Agenda" gesetzt werden (vgl. Rosenbrock 1995, Seite 143).

Aus der sehr groben Beschreibung der Policy-Forschung wird schon deutlich, daß es enge Bezüge und deutliche Überlappungen mit vorher genannten Forschungsansätzen gibt, wie Wirkungs- und Evaluationsforschung, Aktionsforschung, Organisationsentwicklung, Wissens- und Qualitätsmanagement und Technikfolgenabschätzung im Sinne einer prospektiven Wirkungsforschung. Die Implementationsforschung ist Teil der Policy-Forschung, wenn auch mit einer besonderen Akzentuierung.

Für die Gesundheitsförderung sind als „Scientific Communities" innerhalb der Sozial- und Politikwissenschaften insbesondere die Sozialpolitik-Forschung und die Lokalpolitik-Forschung Kooperationspartner, deren Erfahrungsschatz für Public Health von erheblichem Nutzen sein könnte.

Abb. 2.2-1: Gesundheitspolitischer Aktionszyklus
(nach Rosenbrock 1995)

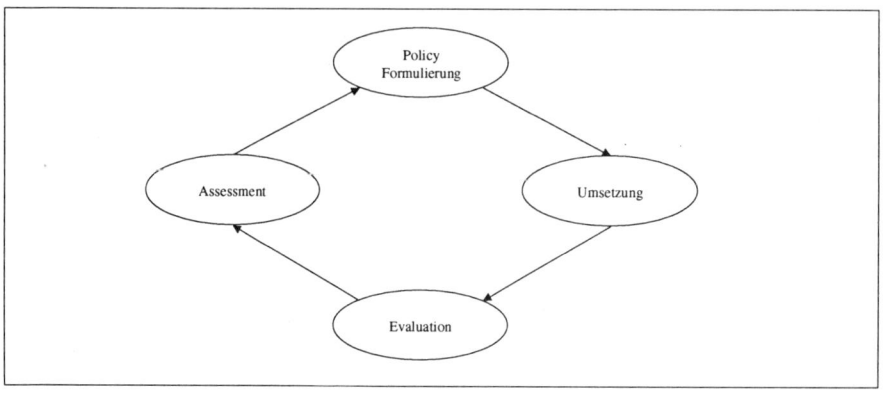

2.3   Operationalisierung der Leitkonzepte

2.3.1   Gesundheit, Wohlbefinden und Lebensqualität

Ein Dilemma der Theorieentwicklung und empirischen Forschung zur Gesundheitsförderung ist das Fehlen einer eindeutigen Definition von Gesundheit. Historisch läßt
sich zeigen, daß der Wandel des Gesundheitsbegriffs von gesellschaftlichen Werten und
Interessen abhängig ist. Gesundheit ist ein vielschichtiger normativer Begriff, der nicht
ein für alle Male festgelegt werden kann und für den auch Gesundheitsexperten keine
verbindliche Definition bieten können (s. Göckenjan 1992). Um so wichtiger ist es,

1. den theoretischen Rahmen des jeweils verwendeten Konzepts zu explizieren und
2. die Relativität des verwendeten Konzepts zu berücksichtigen.

Klassische Indikatoren in der Epidemiologie und Evaluationsforschung sind Mortalitäts-
und Morbiditätsraten (z.B. Todes- oder Erkrankungsfälle in einer Region pro Zeitintervall,
bezogen auf 1000 Einwohner). Die Mortalitätsziffern sind nicht nur ein Indikator des
pathogenetischen Modells, sondern sie gelten auch für das salutogenetische Modell. In
diese Kennziffern geht die Gesamtheit der allgemeinen Lebensbedingungen bzw. Determinanten von Gesundheit und Krankheit ein.

Die WHO-Definition von Gesundheit und die Charta von Ottawa haben zusätzlich
zur Entwicklung positiver Indikatoren von Gesundheit beigetragen. Das Interesse an
operationalisierten Indikatoren für Gesundheit, Lebensqualität und Wohlbefinden resultiert aus mehreren unterschiedlichen Entwicklungslinien:

1. Im Zusammenhang mit Programmen zur Armutsbekämpfung entstanden in den 60er
   Jahren in den USA Forschungen zur Messung von Sozialindikatoren (social indicators
   movement) und zur Sozialberichterstattung. Lebensqualität wurde als ein breites so-
   zialwissenschaftliches Konzept definiert, das sowohl die objektiven Lebensbedingungen der Menschen als auch deren Bewertung nach dem Ausmaß ihrer Zufriedenheit
   mit Lebensbereichen wie Partnerschaft und Familie, Gesundheitszustand, Einkommen,

Wohn- und Arbeitssituation, Nachbarschaft und politische Partizipation umfaßt (Glatzer & Zapf 1984).

2. Die große Zunahme chronischer Erkrankungen führte seit den 70er Jahren zur Entwicklung von Indikatoren, mit deren Hilfe die Auswirkung unterschiedlicher medizinischer und rehabilitativer Maßnahmen auf die *gesundheitsbezogene Lebensqualität* unterschiedlicher Patientengruppen erfaßt werden sollte (Carley 1983).

3. Das WHO-Programm zur Gesundheitsförderung führte zur Entwicklung von Meßinstrumenten für Gesundheit, Wohlbefinden und Lebenszufriedenheit, nicht zuletzt mit der Zielsetzung einer Evaluation von Maßnahmen und Programmen der Gesundheitsförderung.

Beim Vergleich der Literatur zur Operationalisierung der Leitkonzepte erweist sich gesundheitsbezogene Lebensqualität (health-related quality of life) als international und im deutschen Sprachraum verbreitetstes und methodisch am weitesten entwickeltes Konzept (URL: www.qlmed.org). In Anlehnung an die WHO-Definition von Gesundheit als „Zustand vollkommenen physischen, psychischen und sozialen Wohlbefindens" wird gesundheitsbezogene Lebensqualität in der überwiegenden Mehrheit der Untersuchungen verstanden als komplexer Zustand, der sich zusammensetzt aus den folgenden Komponenten:

1. körperliche und psychische Funktionstüchtigkeit
2. soziale Integration
3. körperliches und psychisches Wohlbefinden.

Bullinger (1995) stellt im Zusammenhang mit der Definition von Lebensqualität die Frage nach deren kultureller Universalität: „Unabhängig von nationalen Ursprüngen und aktuellen Lebensbedingungen könnte es für die Menschen wichtig sein, sich psychisch wohl zu fühlen, körperlich fit, sozial integriert und funktional kompetent zu sein." (Bullinger 1995).

In der Literatur wird unterschieden zwischen *krankheitsspezifischen Instrumenten* zur Erfassung der Lebensqualität (z.B. bei Krebs-, Herz-Kreislauf-, oder psychischen Erkrankungen), in denen die krankheitsspezifischen Beeinträchtigungen besonders berücksichtigt werden, und *krankheitsübergreifenden Instrumenten,* auf die wir uns im folgenden überwiegend beziehen. Im Unterschied zum Begriff der Lebensqualität in der Sozialberichterstattung werden bei der Erfassung der gesundheitsbezogenen Lebensqualität die objektiven Lebensbedingungen nur im Bezug auf die physische, psychische und soziale Funktionstüchtigkeit und soziale Integration erfaßt. Zur Erhebung werden vereinzelt qualitative Methoden wie offene bzw. halbstrukturierte Interviews eingesetzt (Mayring 1991), sehr viel verbreiteter sind allerdings Fragebogenmethoden. In beiden Fällen dienen die Befragten sowohl als bewertende Individuen (Wohlbefinden, Zufriedenheit), als auch als Informanten für ihre objektiven Lebensbedingungen (Funktionstüchtigkeit und soziale Integration).

Funktionstüchtigkeit

Unter körperlicher und psychischer Funktionstüchtigkeit werden zum einen grundlegende körperliche und psychische Funktionen der Sinnesorgane, der Mobilität, und des Gedächtnisses verstanden. Hier sind insbesondere krankheitsspezifische Beeinträchtigungen bedeutsam. Ein weiterer Bereich sind einfache Aktivitäten des täglichen Lebens wie Ankleiden, Körperpflege, selbständiges Essen, Verrichten der Hausarbeit, Arbeitsfähigkeit. Skalen zur Beurteilung der Aktivitäten des täglichen Lebens (ADL-Skalen, von

Activities of Daily Living) wurden vor allem im Zusammenhang mit der Beurteilung des Ausmaßes von Pflegebedürftigkeit entwickelt.

Sehr viel komplexer ist die Beurteilung der Funktionstüchtigkeit in bezug auf wichtige soziale Rollen eines Menschen, wie der Partner-, Eltern-, Freundes- sowie Kollegenrolle oder der Rolle eines Gemeindemitgliedes. Hier finden sich fließende Übergänge zur Beurteilung der sozialen Integration.

Soziale Integration

Unter sozialer Integration wird die Anzahl und Qualität sozialer Beziehungen, insbesondere das tatsächliche und potentielle Ausmaß an sozialer Unterstützung verstanden. Soziale Integration ist einerseits eine wichtige Voraussetzung für Wohlbefinden und Lebenszufriedenheit, andererseits beeinflußt sie in hohem Maße die Fähigkeiten eines Menschen, Belastungen und Krankheiten zu bewältigen und stellt damit eine wichtige Gesundheitsressource dar (s. 2.4.5).

Die Beurteilung der Funktionstüchtigkeit und der sozialen Integration eines Menschen sind ableitbar aus beobachtbarem Verhalten und damit grundsätzlich nachprüfbar. Methodisch bietet sich deshalb ein Zugang sowohl über *Fremdeinschätzungen* einschließlich standardisierter Beobachtungssituationen an als auch über *Selbsteinschätzungen*. In Interviews und Fragebögen zur Lebensqualität erfolgt gewöhnlich eine Selbsteinschätzung, d.h. es wird die Sicht einer Person bezüglich der eigenen Funktionstüchtigkeit und sozialen Integration erfragt, wobei in jedem Fall mit dem Einfluß subjektiver Wertungen und Verzerrungen gerechnet werden muß.

Wohlbefinden

Wohlbefinden ist zunächst ein alltagssprachlicher Begriff zur Bezeichnung eines komplexen subjektiven Bewußtseinszustands, der grundsätzlich nicht unmittelbar der Beobachtung von außen zugänglich ist. Durch das Ausdrucksverhalten und Handeln eines Menschen kann zwar bisweilen indirekt auf das Ausmaß seines Wohlbefindens geschlossen werden, letzte Instanz sind aber sprachliche Äußerungen des jeweiligen Individuums. Fragt man Menschen nach ihrem Wohlbefinden, so stellt sich heraus, daß ihre Antworten sich auf eine Vielfalt unterschiedlicher Aspekte beziehen können und daß von Person zu Person sehr unterschiedliche umgangssprachliche Begriffe benutzt werden.

Die Erfassung des Wohlbefindens im Sinne eines operationalisierbaren Konzepts steht damit vor allem vor einer terminologischen Aufgabe.

Nach einer Übersicht von Becker (1991) wird zwischen aktuellem und habituellem Wohlbefinden unterschieden. Aktuelles Wohlbefinden setzt sich zusammen aus positiv getönten Gefühlen, Stimmungen und körperlichen Empfindungen sowie dem Fehlen von Beschwerden. Habituelles Wohlbefinden bezieht sich auf die Selbstbeurteilung des für eine Person zeitlich überdauernden typischen Wohlbefindens. In verschiedenen Untersuchungen wurde gezeigt, daß die subjektive Beurteilung des Wohlbefindens über einen längeren Zeitraum eine hohe Stabilität aufweist, so daß beim habituellen Wohlbefinden von einer relativ stabilen Eigenschaft ausgegangen werden kann. Weiterhin ist wichtig, daß physisches, psychisches und soziales Wohlbefinden eng miteinander verbunden sind bzw. in Wechselwirkung stehen, zugleich aber als unterschiedliche Aspekte des Wohlbefindens aufzufassen sind.

Nach Mayring (1991) lassen sich die Ergebnisse faktorenanalytischer Untersuchungen in den folgenden vier Faktoren subjektiven Wohlbefindens zusammenfassen:

- *Freiheit von subjektiven Beschwerden* tritt als eigenständiger Wohlbefindensfaktor auf.
- *Freude* umfaßt kurzfristige situationsspezifische positive Gefühle.
- *Zufriedenheit* wird als kognitiver Faktor interpretiert, der als Ergebnis der Einschätzung des eigenen Lebens, des Abwägens positiver und negativer Aspekte, des Vergleichs der eigenen Lebensziele und sozialen Erwartungen mit dem Erreichten aufgefaßt wird.
- *Glück* wird als emotionale Komponente intensiven Erlebens von Wohlbefinden interpretiert, wobei das aktuelle Glückserleben vom langfristigem Lebensglück unterscheidbar ist.

In seinem Übersichtsartikel referiert Mayring (1991) insgesamt 52 Instrumente zur Erfassung des subjektiven Wohlbefindens. Als unzureichend erweisen sich nach dieser Übersicht die verbreiteten Meinungsumfragen, in denen lediglich eine Skala zur Gesamtbeurteilung des Wohlbefindens vorgelegt wird. In verschiedenen Untersuchungen wurde sichtbar, daß die Ergebnisse in hohem Maße von der Befragungssituation, der konkreten Formulierung und der Stellung der Frage im Interview abhängen. Bei faktorenanalytisch konstruierten Skalen zeigte sich immer wieder eine mangelhafte theoretische Begründung der Itemauswahl. Eine weitere Schwierigkeit ist der mehrfach nachgewiesene Einfluß sozialer Erwünschtheit auf die Ergebnisse, was teilweise auf die Ähnlichkeit der Items in Skalen für Wohlbefinden und soziale Erwünschtheit zurückgeführt werden kann.

Als Alternative zu den Fragebogeninstrumenten entwickelte Mayring (1991) ein halbstrukturiertes Interview zur Erfassung der oben genannten Faktoren *Belastungsfreiheit, Freude, Zufriedenheit, Glück*. Zunächst werden bereichsspezifisch positive und negative Lebensereignisse und -bedingungen der letzten 2 Jahre erfragt. Anschließend wird theoriegeleitet nach bereichsspezifischer und globaler Lebenszufriedenheit, nach Alltagsfreuden, Alltagsbelastungen, aktuellen Glückserlebnissen und überdauerndem Lebensglück gefragt. Das ca. halbstündige Interview wird nach der Transkription mit Hilfe einer Kodieranleitung inhaltsanalytisch ausgewertet.

2.3.2 Messung der Lebensqualität

Die epidemiologische Erhebung der subjektiven Einschätzung von Wohlbefinden, Gesundheit und Lebensqualität ist mit grundsätzlichen Problemen belastet, weil den subjektiven Urteilen von Person zu Person und von Gruppe zu Gruppe unterschiedliche Beurteilungsmaßstäbe zugrunde liegen und weil sich nicht nur Gesundheit, sondern auch der Beurteilungsmaßstab in einem dynamischen Prozeß verändert. Das eindrucksvollste Beispiel sind die nicht seltenen Fälle, in denen unheilbar an Krebs oder AIDS Erkrankte ihre Lebensqualität deutlich höher einschätzen als vor der Erkrankung.

Eine Alternative für die Beurteilung der Lebensqualität anhand subjektiver Urteile ist die Erfassung von objektiven, sozialraumbezogenen Indikatoren der Lebensqualität. Der in den USA nach dem Vorbild von Sozialindikatoren entwickelte *Index of Social Health* ist ein solches Maß (Kickbusch 1998). Er besteht aus 16 Einzelindikatoren, wobei unter anderem Säuglingssterblichkeit, Suizidrate von Jugendlichen, Zahl der Drogenabhängigen, Tötungsdelikte, Arbeitslosigkeit, Altersarmut erfaßt werden. Der Index variiert von minimaler bis maximaler Lebensqualität (Werte von 0 bis 100). In den USA wurde von

1970 bis 1992 ein Abfall des Index von 74 auf 41 festgestellt. Kickbusch (1998) spricht in diesem Zusammenhang von der Möglichkeit, „sozial toxische" Umweltbedingungen zu identifizieren (s. Geleitwort und Garberino 1995).

Fragebogeninstrumente zur Erfassung der gesundheitsbezogenen Lebensqualität gehören in der klinischen Evaluationsforschung und Epidemiologie inzwischen zum unverzichtbaren methodischen Rüstzeug. Die bekanntesten Instrumente weisen hohe bis sehr hohe testtheoretische Gütekriterien auf (Reliabilität, Validität und als zusätzliches wichtiges Gütekriterium Sensibilität für Veränderungen), sind international erprobt und unter sorgfältigen Äquivalenzprüfungen in verschiedene Sprachen übersetzt. (Zum Stand der internationalen Lebensqualitätsforschung s. Bullinger 1995).

Tab. 2.3-1: Instrumente zur Erfassung der gesundheitsbezogenen Lebensqualität

	SF-36 Health Survey	*WHOQOL Fragebogen*	*EuroQOL Fragebogen*	*Quality of Well-Being Scale*
Dimensionen der Lebensqualität	- körperliche Funkt. - Rollenerfüllung körperlich/ emotional - soz. Funktionen - Wohlbefinden - Schmerz - Vitalität - Gesundheits- wahrnehmung	- phys. Gesundheit - psych. Befinden - Unabhängigkeit - soz. Beziehungen - Umwelt - Spiritualität - (Gesamtscore)	- Mobilität - Körperpflege - allg. Tätigkeiten - Schmerz - Ängstlichkeit u. Niedergeschlagen- heit	- Mobilität - körperl. Aktivität - soziale Aktivität - Symptome und Probleme
Itemzahl	36	100 (BBREF: 26)	5	27 (+ 12-13)
Zeitbezug	letzte 4 Wochen	momentan	momentan	letzte 6 Tage
Dauer	10 Minuten	ca. 40 (bzw. 10) Minuten	2-3 Minuten	ca. 20 Minuten

Im folgenden seien einige Fragebögen bzw. Skalen exemplarisch vorgestellt (Übersicht s. Tab. 2.3-1):

• Das *SF-36 Health Survey* ist ein 36 Items umfassender Fragebogen, der in den 70er Jahren in den USA zur Messung der Gesundheitseffekte einer Medical Outcome Studie entwickelt wurde und sich seitdem in zahlreichen Studien bewährt hat. Der Fragebogen erfaßt 8 Dimensionen der Lebensqualität mit jeweils mehreren Items, wobei sehr gute psychometrische Gütekriterien erreicht werden. Eine internationale Arbeitsgruppe (International Quality of Life Assessment Group) mit Mitgliedern aus inzwischen über 20 Ländern koordiniert die Übersetzung, psychometrische Prüfung und Normierung der Skalen. Bisher wurden Versionen in 10 Sprachen adaptiert, unter anderem in deutscher Sprache.

• Der *WHOQOL-Lebensqualitätsfragebogen*, eine Entwicklung der Lebensqualitäts-Arbeitsgruppe der WHO, stellt den Versuch dar, kulturübergreifende Dimensionen der Lebensqualität gemeinsam zu definieren und in einem kulturunabhängigen Meßinstrument zu erfassen (Bullinger 1995). Nachdem von Experten aus 15 Ländern (unter Einschluß mehrerer Länder der Dritten Welt) Einigkeit über wesentliche Domänen der Lebensqualität erreicht wurde, konnte jedes der Teilnehmerländer eigene Items zur Erfassung dieser Dimensionen formulieren. Eine Vorab-Version mit 300 Items wurde bisher an 5000 Personen getestet. Die Endform liegt als WHOQUOL 100 (100 Items) und in einer Kurzfassung (WHOQUOL BREF – 26 Items) vor und wurde inzwischen auch ins Deutsche übersetzt. Die Vollversion erlaubt die Ermittlung von 6 Domänen (s. Tab. 2.3-1), in denen insgesamt 24 Facetten der Lebensqualität unterscheidbar sind. Mit der Kurzversion werden die vier Domänen physische, psychische Gesundheit, soziale Beziehungen und Umwelt erfaßt (URL: www.who.int/msa/mnh/mhp/ql.htm).

- Der *EuroQOL-Fragebogen* wurde von einer europäischen Forschergruppe als einfaches Instrument für Evaluationsstudien entwickelt. Der Fragebogen besteht aus nur 5 Items mit jeweils 3 Antwortkategorien. Der Fragebogen wurde in verschiedene Sprachen übersetzt und in einer großen Zahl von Evaluationsstudien eingesetzt.

- Die *Quality-of-Well-Being-Skala* wurde in den 70er Jahren in den USA entwickelt. Das Instrument besteht aus einem variabel gestaltbaren halbstrukturierten Interview, das sich auf das Befinden und Symptome der letzten 6 Tage bezieht. Nach der Durchführung beurteilt der Untersucher die Lebensqualität nach vier Bereichen, wobei den Symptomen und Problemen eine besondere Bedeutung zukommt.

2.3.3 Perspektiven

Zur Erfassung von Gesundheit, Wohlbefinden und Lebensqualität stehen eine Reihe unterschiedlicher Erhebungsstrategien und Methoden zur Verfügung, wobei zwischen der Untersuchung von Einzelpersonen und kleineren Gruppen einerseits und epidemiologischen Evaluationsstudien mit psychometrisch konstruierten Fragebögen andererseits unterschieden werden muß. Für Einzel- und Kleingruppenuntersuchungen sind qualitative und dialogische Methoden geeignet, die der Spezifität und Komplexität subjektiver Wohlbefindensurteile und dem Prozeßcharakter der Gesundheit Rechnung tragen. Hier besteht ein hoher Forschungsbedarf, sowohl zu methodischen wie inhaltlich-theoretischen Fragen. Der internationale methodische Standard für bevölkerungsbezogene Surveys und epidemiologische Evaluationsstudien ist beachtlich, kann aber die grundsätzlichen Probleme der Erfassung von prozeßhaften und subjektiven Aspekten der Gesundheit nicht ausräumen. Problematisch ist zudem die Vielfalt und Unübersichtlichkeit der ständig neu entwickelten Instrumente. Ein bedeutsamer Schritt wäre deshalb die Einrichtung einer mit hinreichender Autorität ausgestatteten *Zertifizierungsinstanz* zur Auswahl der jeweils geeignetsten Instrumente für die verschiedenen Anwendungsbereiche, wobei nicht nur auf psychometrische Gütekriterien, sondern auch auf Einfachheit der Anwendung, Auswertung und Interpretation, Transparenz, Sensiblität und Robustheit der Instrumente Wert gelegt werden müßte. Nur unter diesen Voraussetzungen ist zu erwarten, daß Erhebungsergebnisse zur Lebensqualität auch als „weiche" Kriterien Eingang in politische und rechtliche Entscheidungen finden können.

In der Forschung zu Gesundheit, Wohlbefinden und Lebensqualität sollten drei Stränge weiter ausgebaut werden:

- Detaillierte Einzelfall- und Kleingruppenstudien, schwerpunktmäßig mit qualitativen Methoden, in denen die kontext- und settingspezifischen Einflußfaktoren auf das Wohlbefinden im Mittelpunkt stehen, wobei insbesondere auch die Wechselwirkungen mit neuen Lebensformen und Medien berücksichtigt werden.

- Epidemiologische Evaluationsstudien zur Entwicklung von einfach zu handhabenden und gesellschaftlich akzeptierten Standards bei der Bewertung von gesellschaftlich-technischen Veränderungen, Reformen und Maßnahmen zur Gesundheitsförderung.

- Die Erfassung objektivierbarer Determinanten der Gesundheit und Lebensqualität nach dem Vorbild des Index of Social Health (Kickbusch 1998) erscheint als ein wissenschaftlich fundierterer Weg, weil er ohne die Skalierung subjektiver Urteile auskommt.

2.4 Gesundheitsressourcen

2.4.1 Risikofaktoren und Gesundheitsressourcen

Unter *Risikofaktoren* werden in der Epidemiologie und Präventivmedizin alle Einflußfaktoren auf die menschliche Gesundheit verstanden, deren Vorhandensein zu einem erhöhten Erkrankungsrisiko führt. Epidemiologisch belegte Risikofaktoren beziehen sich gewöhnlich auf spezifische Krankheitsgruppen. Daneben werden auch unspezifische Risikofaktoren diskutiert, die zu erhöhtem Erkrankungsrisiko unabhängig von der Art der Erkrankung führen.

Tab. 2.4-1 enthält beispielhaft eine Zusammenstellung der wichtigsten Risikofaktoren für kardiovaskuläre, zerebrovaskuläre und Krebserkrankungen. Die vorgenommene Einteilung in 5 Bereiche ist nicht frei von Willkür: Körperliche, personale, verhaltensgebundene, soziostrukturelle und ökologische Risikofaktoren stehen in vielfältiger Wechselwirkung.

Tab. 2.4-1: Risikofaktoren für kardiovaskuläre, zerebrovaskuläre und Krebserkrankungen (modifiziert nach BzgA 1996)

1. Körperliche Risikofaktoren:
- Übergewicht
- Bluthochdruck
- Erhöhter Cholesterinspiegel
2. Personale Risikofaktoren:
- Typ-A-Persönlichkeit   (Kontrollambitionen, übersteigerter Ehrgeiz, Gehetztheit, latente Feindseligkeit)
3. Verhaltensgebundene Risikofaktoren:
- Fehlernährung
- Bewegungsmangel
- Nikotinkonsum
4. Soziostrukturelle Risikofaktoren:
- Beruflicher Dauerstress
- Soziale Isolation
5. Ökologische Risikofaktoren:
- Schadstoffexposition (z.B. Strahlen, Asbest, Teer)
- Verkehrslärmexposition

Die Wirksamkeit von *Gesundheitsressourcen* bzw. *salutogenetischen Faktoren* besteht demgegenüber nicht nur in einer Verminderung der Erkrankungswahrscheinlichkeit. Antonovsky (1997) faßt die Logik des salutogenetischen Ansatzes folgendermaßen zusammen:

1. An Stelle der wissenschaftlich nicht haltbaren Dichotomie „gesund – krank" wird bei jedem Menschen davon ausgegangen, daß er einen Platz auf einem *Kontinuum zwischen Gesundheit und Krankheit* einnimmt. An jedem Punkt des Kontinuums können gesunde und kranke Anteile des Wohlbefindens nebeneinander existieren.
2. Gesundheitsressourcen bzw. salutogenetische Faktoren sind alle diejenigen Einflußfaktoren, die eine Bewegung in Richtung auf mehr Gesundheit auf diesem Kontinuum bewirken. Die Wirksamkeit von *Gesundheitsressourcen* wird grundsätzlich als unabhängig von *Risikofaktoren* und Krankheitsdiagnosen angenommen, d.h. Gesundheitsressourcen kommen Kerngesunden, akut Erkrankten, chronisch Kranken und Sterbenskranken im Prinzip gleichermaßen zugute.
3. Daraus folgt, daß Maßnahmen der Gesundheitsförderung unspezifisch, d.h. unabhängig von Risikofaktoren und Krankheitsdiagnosen wirksam sind. Mit anderen Worten: Gesundheitsförderung wirkt zugleich gesundheitssteigernd auf Gesunde wie auch präventiv auf Risikogruppen und Therapie- bzw. Rehabilitation-unterstützend auf Kranke.

Das von Antonovsky angenommene Kontinuum zwischen Gesundheit und Krankheit stellt allerdings eine grobe Vereinfachung dar, die zu vielfachen Mißverständnissen geführt hat. Wie wir gesehen haben, ist Gesundheit ein komplexes Phänomen, das sich aus verschiedenen Dimensionen zusammensetzt. Das gleiche gilt für subjektives Wohlbefinden als Teilkomponente von Gesundheit, aber auch für Krankheit. Die verschiedenen Dimensionen von Gesundheit und Krankheit (z.B. psychisches Wohlbefinden und physische Gesundheit/Krankheit) variieren zumindest teilweise unabhängig voneinander. So geben unheilbar Kranke im Wissen um ihren nahen Tod nicht selten an, daß ihre Lebensqualität zugenommen hat. Anstelle eines Kontinuums mit den Polen krank – gesund müssen demzufolge teilweise unabhängige Dimensionen sowohl für Gesundheit als auch für Krankheit angenommen werden (s. Abb. 2.4-1).

Abb. 2.4-1: Gesundheits- und Krankheitsdimensionen und ihre Beeinflussung durch Gesundheitsressourcen und Risikofaktoren

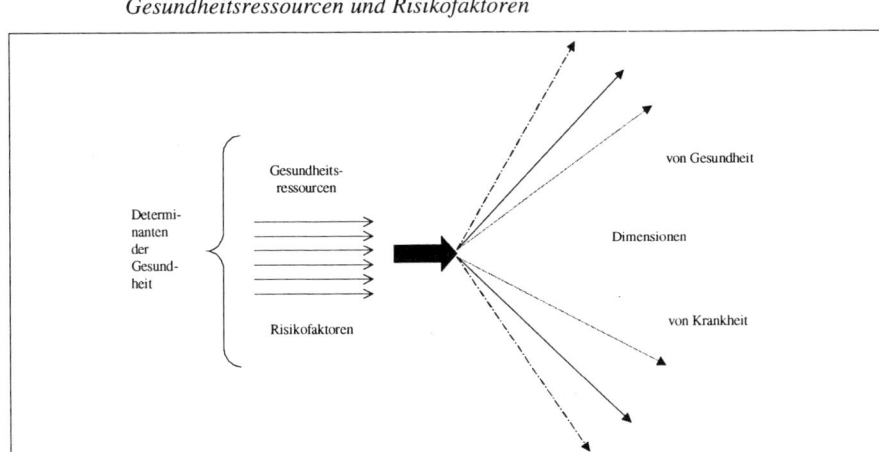

Die unterschiedlichen Dimensionen von Gesundheit und Krankheit werden demnach bestimmt bzw. beeinflußt durch eine große Zahl von

- *Risikofaktoren*, d.h. pathogenetischen Faktoren, die biopsychosoziale Dysregulation, Abbau und Krankheitsprozesse unterstützen und
- *Gesundheitsressourcen*, d.h. salutogenetischen Faktoren, die biopsychosoziale Regulation, Wachstum und Gesundheitsprozesse unterstützen.

Gesundheitsressourcen und Risikofaktoren stellen oft unterschiedliche Pole der gleichen Dimensionen dar: z.B. niedriges Sozial- und Bildungsniveau als Risikofaktor versus hohes Sozial- und Bildungsniveau als Gesundheitsressource, ebenso Bewegungsarmut versus regelmäßige Körperbewegung; depressive Grundstimmung versus Kohärenzsinn und Optimismus; soziale Isolation versus soziale Unterstützung. Zusammenfassend spricht man deshalb auch von *Determinanten der Gesundheit*.

Aus der Perspektive der Präventivmedizin werden Gesundheitsressourcen auch als protektive Faktoren bezeichnet, weil sie teilweise die negativen Auswirkungen der Risikofaktoren zu kompensieren in der Lage sind. Unter salutogenetischer Perspektive erschöpft sich die Wirkung von Gesundheitsressourcen jedoch nicht in ihrer protektiven Wirkung.

In den folgenden Abschnitten wird das Schwergewicht der Darstellung auf den bisher hypothetisch abgeleiteten und empirisch belegten positiven Gesundheitsressourcen liegen. Eine strenge Abgrenzung von den Risikofaktoren ist aber nicht möglich. Wie die Risikofaktoren werden die Gesundheitsressourcen unterteilt in körperliche Ressourcen, personale Ressourcen, gesundheitsförderliche Verhaltens- und Lebensweisen, soziostrukturelle und ökologische Lebensbedingungen, wobei auch hier die Einteilung nicht frei von Willkür ist.

2.4.2 Körperliche Ressourcen

Unter körperlichen Gesundheitsressourcen verstehen wir anlagebedingte und erworbene körperliche Eigenschaften eines Menschen, die sich auf das Erscheinungsbild, die Funktions- und Leistungsfähigkeit, die allgemeine körperliche Widerstandskraft und den Alterungsprozeß beziehen.

Während die Untersuchung körperlicher Risikofaktoren, seien es genetisch bedingte oder erworbene Erkrankungsrisiken, in der Prävention einen breiten Raum einnimmt, haben die zweifellos bedeutsamen körperlichen Gesundheitsressourcen in der Literatur zur Salutogenese bisher einen relativ geringen Stellenwert. Dieses Forschungsdefizit ist um so bemerkenswerter, als in der öffentlichen Diskussion und den Medien ein ausgesprochener Körperkult herrscht. Körperliche Attraktivität, Jugendlichkeit, Fitneß, sexuelle Potenz und Erlebnisfähigkeit sind die bevorzugten Themen der boomenden Health- und Lifestyle-Magazine und -Fernsehsendungen. Die Diskussion um die Kostenübernahme neuer Generationen sogenannter Lifestyle-Drogen (z.B. gegen Impotenz, Haarausfall und Übergewicht) durch die Krankenkassen macht deutlich, wie zentral hier der gesellschaftliche Diskurs zum Gesundheitsbegriff berührt wird.

Biologische Gesundheitsressourcen im engeren Sinne werden insbesondere im Zusammenhang mit Untersuchungen zum *Alternsprozeß* und zur Langlebigkeit diskutiert. Die maximale Lebensdauer – beim Menschen nach gegenwärtigem Kenntnisstand etwa 110–115 Jahre – zeigt eine artspezifische, offenbar genetisch gesteuerte Variation. Die genetische Hypothese geht davon aus, daß die Alterung der Stoffwechselprozesse und Zell- und Organsysteme vom dynamischen Gleichgewicht zwischen verschiedenen „Alterungs-" und „Langlebigkeits-Genen" bestimmt werden. Diese Annahme entspricht der Hypothese eines Gleichgewichts zwischen Risikofaktoren und spezifischen Gesundheitsressourcen auf der molekularbiologischen Ebene. Ausmaß, Beeinflußbarkeit und Mechanismen eines solchen „genetischen Alterungsprogramms" sind allerdings umstritten.

Untersuchungen zum körperlichen Wohlbefinden befassen sich mit der subjektiven Wahrnehmung und Bewertung des eigenen Körpers. Ein wichtiges Ergebnis dieser Untersuchungen ist die enge Verbindung von körperlichem und seelischem Wohlbefinden (Frank 1991).

Die *Einstellungen zum eigenen Körper* beziehen sich (a) auf unterschiedliche Bewertungsdimensionen (Attraktivität, Leistungsfähigkeit/Fitneß, körperliche Gesundheit) und (b) auf die Unterscheidung zwischen interner und externer *Kontrollüberzeugung* in bezug auf diese Dimensionen, d.h. auf die Frage, wieweit Aspekte der eigenen Körperlichkeit von der Person beeinflußt werden können.

Umfangreiches Erfahrungswissen über die gesundheitsfördernde Wirkung ausgewogener Ernährung, Hygiene, Gymnastik, den Wechsel von Anspannung und Entspannung und maßvollen sexuellen Genusses bildete seit der Antike eine wichtige Grundlage der Diätethik als Lebenskunst zur Entwicklung und zum Erhalt der körperlich-seelischen Gesundheit (s. Sichler 1996).

Daß gesunde *Ernährung* eine wichtige Voraussetzung für den Erhalt körperlicher Gesundheit darstellt, ist eine Binsenweisheit. Wissenschaftlich wird der Zusammenhang zwischen Ernährung, Gesundheit und Wohlbefinden insbesondere in der Ernährungspsychologie thematisiert, allerdings fast ausschließlich im Zusammenhang mit Übergewicht und den zunehmenden Eßstörungen. (s. Pudel & Maus 1990). Auch eine Übersichtsarbeit über Ernährung und Wohlbefinden kommt zu dem Ergebnis, daß die Ernährung (Wahl der Lebensmittel, Nahrungsaufnahme und Verdauung) zwar ganz offensichtlich das Wohlbefinden beeinflußt, daß aber wissenschaftliche Nachweise über die Auswirkungen und ihr Zustandekommen fehlen (Diebschlag 1991).

Entwicklung und Erhalt der körperlichen Gesundheit werden unter anderem in Sportbiologie und Sportpsychologie untersucht (Übersicht s. Abele et al. 1991). Die mit Gesundheit verbundenen körperlichen Fähigkeiten wie Ausdauer, Kraft und Beweglichkeit passen sich der *körperlichen Beanspruchung* an. Bei zu geringer körperlicher Beanspruchung kommt es zum Abbau der körperlichen Funktionstüchtigkeit. Der moderne Lebensstil ist gekennzeichnet durch weitgehende Entlastung von körperlicher Beanspruchung durch sitzende Arbeitstätigkeit, motorisierten Verkehr, Aufzüge, Haushaltsgeräte, fortschreitende Automatisierung. Sitzen und Liegen sind die häufigsten Körperhaltungen im Alltag geworden. Zum Ausgleich kommt dem Schaffen von Bewegungsanreizen am Arbeitsplatz, in der gebauten Umwelt und im Verkehr eine besondere Bedeutung zu.

Als wichtige Gesundheitsressource ist auch der Breitensport bedeutsam. Eine längerfristige körperliche Gesundheitswirkung wird erst durch regelmäßiges zwei- bis dreimaliges wöchentliches Training mittlerer Anstrengung von etwa 45–60 Minuten Dauer erreicht. Ziel des Breitensports als Förderung der körperlichen Gesundheitsressourcen muß deshalb der Aufbau einer „überdauernden Sportbindung" sein. Freude an der sportlichen Betätigung und das begleitende körperliche Wohlbefinden sind hierfür die besten Voraussetzungen (s. Abele et al. 1991).

Kritiker eines verbissen betriebenen Fitneßtrainings und des Hochleistungssports weisen auf die gesundheitlichen Gefahren der instrumentellen und leistungsorientierten Einstellung zum Körper in der modernen Zivilisation hin. Demgegenüber wird von westlichen Körperpädagogen und -therapeuten (z. B. Milz 1992) ebenso wie von östlichen Schulen des Körpertrainings (z. B. Yoga, Tai Chi, meditative Techniken) ein Zugang zu körperlichen Gesundheitsressourcen empfohlen, der mit Entspannung und Körpererfahrung jenseits willentlicher Kontrolle verbunden ist. Körpertechniken wie Yoga, Meditation und Feldenkrais-Methode haben inzwischen in der Gesundheitsförderung, z. b. zum Ausgleich gegen zivilisatorisch bedingten Alltagsstreß und Haltungsschäden neben dem traditionellen Fitneßtraining eine große Verbreitung gefunden (Milz 1992).

Die unterschiedlichen Einstellungen zum Körper führen zur Thematisierung der körperlichen Aspekte menschlicher Existenz in der neueren Philosophie. Das abendländische Denken ist seit der Antike und im Christentum bestimmt durch die Trennung von Körper und Geist (bzw. Seele), wobei der Körper als Träger der Triebe und Leidenschaften dem Geist untergeordnet ist und tendenziell abgewertet wird.

Der Phänomenologe Merleau-Ponty (1974) hat demgegenüber herausgearbeitet, daß im alltäglichen Lebensvollzug Umwelt, Körper und Bewußtsein als Einheit erlebt werden, wobei Wahrnehmen, Fühlen und Denken untrennbar mit „leibhaftigen" Erfahrungen verbunden sind. Merleau-Ponty stellt dem „Körper, den wir haben" (Betrachtung von außen) den „Leib, der wir sind" (Selbstwahrnehmung) gegenüber. In gleicher Weise unterscheidet Böhme (1985, 1993) zwischen *Körper als Gegenstand der modernen Medizin* und *Leib als Natur, die wir selber sind.* Der moderne Mensch hat ein instrumentelles Verhältnis zu seinem Körper entwickelt, der wie ein Gebrauchsgegenstand zu funktionieren hat und bei Versagen der medizinischen Reparatur überantwortet wird. Verloren gegangen ist das Spüren leiblicher Erfahrungen, die in ihrer Mannigfaltigkeit ein integraler Bestandteil menschlichen Fühlens, Denkens und Handelns sind, ebenso wie der eigenverantwortliche Umgang mit dem eigenen Leib.

Die philosophischen Überlegungen zur Leibgebundenheit menschlicher Erfahrung sind auch angesichts der neuen Kommunikationstechnologien (Multimedia, Computer, virtuelle Realität) bedeutsam: Sinnlich-leibhafte Erfahrungen und körperliches „Begreifen" werden zunehmend ersetzt durch medienvermittelte Erfahrungen. Körperliche und raumzeitliche Gegenwart sind nicht länger die Voraussetzung für Wahrnehmen und Handeln einer Person. Über die Auswirkungen des Schwindens sinnlicher Erfahrung auf die körperlich-seelische Entwicklung und Gesundheit gibt es bisher nur Spekulationen. In reformpädagogischen Programmen (Montessori-Pädagogik, projektbezogene Lernformen) wird seit langem eine Abkehr von einseitig kognitiven Formen der Wissensvermittlung praktiziert.

Die Bedeutung der sinnlichen Wahrnehmung für die Gesundheitsförderung wird auch in den Schriften des Bundesministeriums für Bildung, Wissenschaft, Forschung und Technologie (BMBF 1994, 1997) hervorgehoben. Die Praxis in den Grund-, Haupt- und weiterführenden Schulen weist allerdings in die gegenteilige Richtung. Bei der Einführung von Multimedia-Lehrmaterial im Ausbildungsbereich besteht zudem die Gefahr, daß sich der Trend zur Entsinnlichung des Lernens noch verstärkt, wenn diese Methoden als *Ersatz* für personen-, projekt- und materialbezogene Lernformen verstanden werden.

Der instrumentellen Sicht auf den Körper entspricht die weit fortgeschrittene Lösung der ursprünglich körperbezogenen Erfahrungskategorien Raum und Zeit von ihrer biologischen und psychologischen Basis. Die technische Überwindung von Raum- und Zeitdistanzen und die damit einhergehende Beschleunigung aller Lebensvollzüge stellt eine der größten Herausforderungen für die Gesundheitswissenschaften dar. Die Rückbesinnung auf Ortsgebundenheit und lokale Identität in der Stadtplanung (Proshansky & Fabian 1986; Alexander 1995) und die Wiederentdeckung der „Eigenzeit" für menschliche Erfahrung und Handeln (Zoll 1988; Nowotny 1989) stellen hier Ansätze eines neuen Denkens dar.

Im gegenwärtigen Diskussionszusammenhang weisen diese Überlegungen und empirischen Befunde auf die große Bedeutung von Körpererfahrungen für die Entfaltung von Wohlbefinden und Handlungskompetenz. In der gesellschaftlichen Diskussion und in der Praxis der Gesundheitsförderung spielt die „Wiederentdeckung des Körpers" (Milz 1992) als Ausgleich gegen den zivilisationsbedingten Alltagsstreß, das Schwinden sinnlicher Erfahrung und die Beschleunigung des Lebensrhythmus seit einigen Jahren eine bedeutende Rolle. Zu fordern ist eine konsequente Umsetzung der Erkenntnisse zur Bedeutung der Körperlichkeit im gesamten Bildungssystem und im Arbeitsleben. Künftige Forschungsprogramme zu körperlichen Gesundheitsressourcen sollten neben der Bedeutung von Ernährung, Breitensport und Fitneßtraining vermehrt die Potentiale ganzheitlicher Körpererfahrung und den philosophischen Körperdiskurs einbeziehen.

2.4.3 Personale Ressourcen

Unter personalen Gesundheitsressourcen fassen wir persönliche Einstellungen, Persönlichkeitseigenschaften und Kompetenzen zusammen, die den einzelnen widerstandsfähig gegen gesundheitliche Belastungen und Risikofaktoren machen und/oder ihn zu gesundheitsfördernden Verhaltensweisen befähigen. Die Überschneidungen mit körperlichen Ressourcen einerseits und Verhalten und Lebensweisen andererseits sind beträchtlich.

Im Gegensatz zu den spärlichen empirischen Untersuchungen körperlicher Gesundheitsressourcen zählen die Studien zu personalen Ressourcen in die Tausende, was mit der Beliebtheit korrelativer Fragebogenuntersuchungen in den Sozialwissenschaften zusammenhängen dürfte. Beutel (1989) ermittelte in einer umfangreichen Literaturrecherche zu protektiven Faktoren bei Gesundheitsbelastungen (Studien zur Bewältigung von Alltagsbelastungen und Gesundheit, Längsschnittstudien zu lebensgeschichtlichen protektiven Faktoren und retrospektive Studien an Gesunden) die folgende Liste personaler Bewältigungs- bzw. Gesundheitsressourcen:

- *Zuversicht und Optimismus* im Sinne einer auch angesichts von Mißerfolgen überdauernden hoffnungsvollen Lebenseinstellung
- *Internale Kontrollüberzeugung* als subjektive Überzeugung, wichtige Ereignisse im eigenen Leben selber kontrollieren zu können
- *Selbstvertrauen* (self-efficacy) als Überzeugung, selber die Kompetenzen zur Lösung der anstehenden Lebensprobleme zu besitzen
- *Selbstwertgefühl* als globale positive Bewertung der eigenen Person mit weitreichenden Auswirkungen auf das Selbsterleben und die sozialen Beziehungen
- *Stabiles Selbstsystem und emotionale Stabilität* als Charakteristikum eines bei Belastungen nicht von Dekompensation bedrohten Selbsterlebens
- *Unbekümmerte ruhige Selbsteinschätzung* als Tendenz, mit einschneidenden Veränderungen ohne tiefgreifende psychische Reaktionen umzugehen
- *Interpersonales Vertrauen* als Tendenz, auf die Verläßlichkeit und Glaubwürdigkeit anderer Menschen zu vertrauen

- *Commitment* (Zielbindung, Engagement) als Tendenz, sich mit Aufgaben, Dingen und Personen der Umwelt zu identifizieren und sich für sie einzusetzen
- *Herausforderung* als Tendenz, Veränderungen im Leben eher als interessante Wachstumsanreize statt Bedrohung anzusehen
- *Selbstaufmerksamkeit* als Fähigkeit, die eigenen inneren Emotionen und Motive wahrzunehmen und im eigenen Handeln zu berücksichtigen
- *aktives Bewältigungsverhalten* (versus vermeidendes Verhalten)
- *Tendenz zur abschwächenden Bewertung von Problemen* (gegenüber dem „Schwernehmen")
- *Bevorzugung „reifer" gegenüber „unreifen" Abwehrformen* (Rationalisierung, Humor).

Diesen in empirischen Studien untersuchten „Bewältigungsressourcen ... kommt ein ... quantitativ nicht sehr ausgeprägter, statistisch jedoch signifikanter und konsistenter protektiver Einfluß zu". (Beutel 1989, Seite 453).

Bei Durchmustern der Liste fällt auf, daß es sich durchweg im weitesten Sinn um optimistische Einstellungen oder Vertrauen gegenüber der eigenen Person, den Lebensbedingungen und anderen Menschen handelt, wobei diese Einstellungen auch bei widersprechenden Erfahrungen aufrecht erhalten werden. Unklar bleiben a) der Status der Ressourcen als persönliche Überzeugungen, Persönlichkeitseigenschaften oder Kompetenzen, b) die Veränderbarkeit, c) die Situationsabhängigkeit, d) die Unabhängigkeit der verschiedenen Komponenten, e) die Wechselwirkungen zwischen personalen Ressourcen und Gesundheit, wobei abhängige und unabhängige Variablen häufig nicht eindeutig unterscheidbar sind, f) die theoretische Einordnung der als Gesundheitsressourcen identifizierten personalen Eigenschaften.

Im folgenden sei auf drei theoretisch wichtige Konzepte näher eingegangen.

Kohärenzsinn

Die Beobachtung, daß in einer Gruppe weiblicher Überlebender von Konzentrationslagern bei einer Nachuntersuchung im Jahre 1970 in Israel fast ein Drittel der Frauen eine gute psychische Gesundheit aufwiesen, war für Antonovsky ein Wendepunkt in der Betrachtung von Krankheit und Gesundheit. „Den absolut unvorstellbaren Horror des Lagers durchgestanden zu haben, anschließend jahrelang eine ,deplazierte' Person gewesen zu sein und sich dann ein neues Leben in einem Land neu aufgebaut zu haben, das drei Kriege erlebte, ... und dennoch in einem angemessenen Gesundheitszustand zu sein" (Antonovsky 1997, Seite 15), diese Beobachtung führte ihn zur salutogenetischen Perspektive: Wie ist es möglich, daß Menschen trotz ständig wirksamer Streßbelastungen und Gesundheitsrisiken gesund bleiben? Die Antwort glaubte er nach verschiedenen Studien mit Hilfe klinischer Interviews und Fragebögen in einer *allgemeinen Lebensorientierung* gefunden zu haben, die er *Kohärenzsinn* (bzw. Kohärenzgefühl) nannte (Sense of Coherence SOC). Zentrale Komponenten dieser Orientierung sind die Überzeugung der *Verstehbarkeit, Handhabbarkeit und Bedeutsamkeit* der persönlichen Lebenssituation. Antonovsky gibt die folgende Definition:

„Das SOC (Kohärenzgefühl) ist eine globale Orientierung, die ausdrückt, in welchem Ausmaß man ein durchdringendes, andauerndes und dennoch dynamisches Gefühl des Vertrauens hat, daß

1. die Stimuli, die sich im Verlauf des Lebens aus der inneren und äußeren Umgebung ergeben, strukturiert, vorhersehbar und erklärbar sind;

2. einem die Ressourcen zur Verfügung stehen, um den Anforderungen, die diese Stimuli stellen, zu begegnen;
3. diese Anforderungen Herausforderungen sind, die Anstrengungen und Engagement lohnen." (Antonovsky 1987/1997, Seite 36).

Zur Erfassung des Kohärenzsinns konstruierte Antonovsky einen aus 29 Items bestehenden *Fragebogen zur Lebensorientierung* (Kurzform: 13 Items), der in mindestens 14 Sprachen übersetzt wurde (Übersicht s. Franke 1997 in Antonovsky 1997 – dort findet sich auch die autorisierte deutsche Fassung). Bis 1993 wurden über 14.000 Personen in 20 Ländern mit dem Fragebogen untersucht (Antonovsky 1993). Die testtheoretischen Gütekriterien des Fragebogens sind gut. Die einzelnen Skalen stellen nach verschiedenen Faktorenanalysen keine eigenständigen Dimensionen dar, sondern weisen auf einen allgemeinen Faktor hin, der als kognitiv-motivationales Konstrukt interpretiert wird.

Antonovsky (1993) hält den Kohärenzsinn für „ein Konstrukt mit universeller Bedeutung, das die Grenzen von Geschlecht, sozialer Klasse, Religion und Kultur überschreitet" (zit. nach Franke 1997, Seite 178).

Nach Antonovsky (1990) unterscheidet sich der Kohärenzsinn von klassischen stabilen Persönlichkeitseigenschaften dadurch, daß er erst in Belastungssituationen zur Geltung kommt. Je höher ihr Kohärenzsinn, desto eher wird eine Person eine Belastung als Herausforderung wahrnehmen, die Situation und die eigenen Ressourcen untersuchen, situationsangepaßt einsetzen und für Rückmeldungen und Neuorientierungen offen sein. Durch die Erfolgserlebnisse bei der Bewältigung stellt sich nicht nur ein angenehmes Entspannungsgefühl ein, sondern die positive Lebensorientierung verstärkt sich immer wieder selber.

Antonovsky nimmt an, daß sich der Kohärenzsinn im Laufe der Kindheit und des Jugendalters entwickelt, wobei er auf Ergebnisse der Säuglingsforschung (u.a. Bowlby 1969; Boyce 1985) und entwicklungspsychologische Theorien (Erikson 1966) zurückgreift (s. 2.5.6). Erst im frühen Erwachsenenalter soll es zu einem gefestigten Kohärenzsinn kommen, der im Regelfall bis ins hohe Alter stabil bleibt. Antonovsky schließt zwar Veränderungen des Kohärenzsinns durch einschneidende Änderungen der Lebenssituation nicht aus, hält sie aber für eher unwahrscheinliche Ausnahmen. Psychotherapeutische oder milieutherapeutische Maßnahmen sollen kaum eine solche grundlegende Wirkung haben.

Der Kohärenzsinn korreliert hoch positiv mit Maßen für seelische Gesundheit. Es besteht eine große inhaltliche Ähnlichkeit mit Konzepten wie Selbstwirksamkeit (Self-efficacy, Bandura 1977), Optimismus (Scheier & Carver 1985), Widerstandsfähigkeit (Hardiness, Resilienz) (Kobasa 1979) und interne Kontrollüberzeugung (Rotter 1966). Nach einer Reihe von Untersuchungen weisen alle diese Begriffe auf einen gemeinsamen Persönlichkeitsfaktor hin, der nicht spezifische Reaktionsweisen auf Belastungssituationen, sondern einen *übergreifenden Stil der Lebensbewältigung* oder nach neuerer Auffassung (s. Hornung & Gutscher 1994) übergreifende *Metakognitionen als Handlungsressourcen* eines Individuums umschreibt. Der Kohärenzsinn ist nach der Mehrheit der Untersuchungen besonders gut geeignet, diesen Faktor zu erfassen.

Am unteren Ende der SOC-Skala finden sich Zustände, die den Phänomenen *erlernte Hilflosigkeit* (Seligman 1979) und *Demoralisierung* entsprechen. Dohrenwend et al. (1980) beschreiben Demoralisierung als weitverbreitetes Syndrom in epidemiologischen Gemeinwesenstudien, das sich zusammensetzt aus geringem Selbstwertgefühl, Perspektivlosigkeit, gedrückter Grundstimmung und Zukunftsängsten. In den USA wurde das Demoralisierungssyndrom bei etwa einem Viertel der Bevölkerung gefunden und zwar überzufällig häufig in der Unterschicht, bei Frauen und in Verbindung mit psychischen und psychosomatischen Störungen. Nach der Interpretation von Keupp (1982, Sei-te 30) ist Demoralisierung typischerweise mit Erfahrungen des Kontrollverlusts verbunden: Demoralisierung „drückt aus, daß viele Menschen für sich keinen Sinn mehr darin sehen, sich für oder gegen etwas einzusetzen. Sie lassen Ereignisse fatalistisch auf sich zukommen und über sich hereinstürzen, weil sie nicht mehr daran glauben, wirksam etwas dagegen unternehmen zu können."

Der Kohärenzsinn hat eine umfangreiche Forschungstätigkeit zu Persönlichkeitsressourcen der Gesundheit und Belastungsresistenz angeregt (vgl. z.B. Bengel u.a. 1998). Der Status des Konzepts konnte durch die überwiegend gruppenstatistischen und faktorenanalytischen Studien bisher nicht eindeutig geklärt werden. Kritisch ist zweierlei anzumerken:

1. Kohärenzsinn, Optimismus und Widerstandsfähigkeit lassen sich nicht eindeutig als *Ressourcen* von Wohlbefinden und Gesundheit abgrenzen. Es handelt sich vielmehr um Aspekte von Gesundheit, die zugleich als Ressourcen, Indikatoren und Folgeerscheinungen des Wohlbefindens anzusehen sind.
2. Die Annahme und methodische Erfassung stabiler Persönlichkeitseigenschaften ist theoretisch problematisch und praktisch wenig hilfreich, weil sie wenige oder keine Ansatzpunkte für Veränderungen im Sinne von Förderung und Lernen bietet.

Soziale Kompetenzen

Im Gegensatz zu persönlichkeitspsychologischen Eigenschaftsmodellen und Konzepten bietet das Kompetenzmodell unmittelbare Ansatzpunkte für die grundlegende Handlungsstrategie „Befähigen und Ermöglichen" (enable) der Ottawa-Charta (s. 1.2.2).

Befähigen und Kompetenzentwicklung bezieht sich weniger auf Faktwissen (Know that) sondern auf Handlungswissen (Know how). Kompetentes Handeln setzt zwar in vielen Bereichen fundiertes Faktenwissen voraus, ist aber mehr als die Anwendung von Faktenwissen.

Zurhorst (1998) analysiert das Konzept der Kompetenzentwicklung im Zusammenhang mit den gesellschaftlichen Modernisierungsprozessen der letzten Jahrzehnte und unterscheidet zwischen Sachkompetenz und übergreifenden sozialen Kompetenzen, die sowohl zur selbstgestalteten Lebensführung angesichts der fortschreitenden Freisetzung aus tradierten Mustern der Lebensführung (Individualisierung) als auch als berufliche Schlüsselqualifikationen zunehmend an Bedeutung gewinnen. In der Gesundheitserziehung lag bisher der Schwerpunkt auf der Vermittlung von Sachkompetenz. Gegenwärtig gewinnen jedoch die übergreifenden sozialen Kompetenzen sowohl theoretisch als auch praktisch in Form von Qualifizierungsprogrammen zunehmend an Bedeutung.

In der einschlägigen Literatur werden drei Anforderungen an die bereichsübergreifende gesundheitsfördernde Kompetenzentwicklung herausgestellt:

* Befähigung zu selbstorganisiertem und selbstverantwortetem Lernen
* Befähigung zu Kreativität, Spontaneität und Emotionalität
* Befähigung zu Kommunikation, Konfliktaustragung und Konsensfindung.

Zurhorst (1998) benennt als zentrale Dimensionen der sozialen Kompetenz *biographische Kompetenz* als Fähigkeit der (reflexiven) Lebensgestaltung, *Gruppenkompetenz* als Fähigkeit zur Herstellung von Gruppenzugehörigkeit und zum Ausgleich zwischen persönlichen Bedürfnissen und Handlungszielen von Gruppen und *politische Kompetenz* als politisches Urteilsvermögen, Handlungsmotivation und Handlungsfähigkeit bezüglich der eigenen Lebensbedingungen.

Empowerment

Im Zusammenhang mit Gesundheitsförderung ist das aus der Gemeindepsychologie stammende *Empowerment* ein zentrales Konzept sozialer Kompetenzentwicklung, das sowohl auf Individuen, als auch auf Gruppen und Organisationen anwendbar ist. Verschiedene Vorschläge zur Übersetzung ins Deutsche – Bemächtigung, Selbstbemächtigung, Selbstorganisation – haben sich nicht durchsetzen können.

Empowerment ist ein komplexer und in der Literatur uneinheitlich benutzter Begriff. Herriger (1997) unterscheidet zwei Bedeutungsaspekte: Politisches Empowerment (von Power als politische Macht) und lebensweltliches oder psychologisches Empowerment (von Power als persönliche Stärke). In der Ottawa-Charta nimmt die Idee des politischen ebenso wie des persönlichen Empowerment als Selbstbestimmung und als Strategie des „Befähigens und Ermöglichens" eine zentrale Stellung ein (s. 1.2.2). Das Konzept geht zurück auf den amerikanischen Gemeindepsychologen Julian Rappaport (1985), der Empowerment ausdrücklich der traditionellen Prävention gegenüberstellt:

„Prävention braucht professionelle Experten, Empowerment Mitstreiter sozialer Veränderungen. Empowerment geht davon aus, daß viele Fähigkeiten beim Menschen bereits vorhanden oder zumindest möglich sind, vorausgesetzt, man schafft Handlungsmöglichkeiten. Das Konzept des Empowerment unterstellt, daß das, was als Defizit wahrgenommen wird, das Ergebnis sozialer Strukturen und mangelnder Ressourcen darstellt, in denen sich vorhandene Fähigkeiten nicht entfalten können. Müssen neue Fähigkeiten gelernt werden, so sind sie am besten in der natürlichen Welt, statt in künstlichen Programmen zu lernen, in denen jeder Beteiligte weiß, daß in Wirklichkeit der Experte die Zügel in der Hand hält." (Rappaport 1985, Seite 270 f.).

Der südamerikanische Pädagoge und Politiker Paulo Freire (1973) entdeckte in seinen Alphabetisierungskampagnen in Gruppen brasilianischer Landarbeiter ein analoges Prinzip, das er *Bewußtwerden* (conscientizacion) nannte. Durch den Prozeß des Bewußtwerdens der eigenen Lage entwickelten die Alphabetisierungsgruppen Identität und Unterstützung und lernten, ihre Lebensprobleme zu reflektieren und selber aktiv zu werden.

Zur psychologischen Dynamik von Empowerment-Prozessen liegen inzwischen zahlreiche Untersuchungen vor. In einer vielzitierten qualitativen Studie hat Kieffer (1984) 15 Personen, die sich in lokalen Initiativgruppen (grassroot movements) engagierten, in Langzeitbeobachtungen und biographischen Interviews untersucht. Nach Kieffer entsteht persönliches Empowerment in einem dreidimensionalen Prozeß: (a) der Entwicklung eines stärkeren Selbstgefühls in Bezug auf die Welt, (b) einem kritischeren Verständnis der politischen und sozialen Kräfte, die das eigene Alltagsleben bestimmen und (c) der Entwicklung von wirksamen Strategien zur Nutzung von Ressourcen und zum Erreichen persönlicher und sozialpolitischer Ziele. Den Prozeß des Empowerment beschreibt der Autor idealtypisch anhand von vier Phasen:

1. Mobilisierung:
Am Anfang steht häufig eine schwere Krisenerfahrung (z.B. schwere Krankheit, Verlust des Arbeitsplatzes, Bedrohung oder Zerstörung der gewohnten Umgebung). In einer oft mehrere Monate bis über ein Jahr dauernden Unsicherheit und Hilflosigkeit

werden gewohnte Routinen und Selbstverständlichkeiten in Frage gestellt und zunehmend eigene Stärken und Ressourcen entdeckt.

2. *Engagement und Förderung*:
Nach der ersten Mobilisierung muß die anfängliche Empörung in ein dauerhaftes Engagement übergehen, wenn sie nicht verebben soll. Wichtige Bedingungen sind in diesem Stadium die Rolle eines Mentors oder einer Mentorin in Form einer unterstützenden Person oder Gruppe und die gemeinsame Erfahrung in einer Gruppe von Gleichgesinnten.

3. *Integration und Routine*:
Die ersten vorsichtigen Erfahrungen, neue Stärken und Handlungskompetenzen zu entwickeln, erfahren mit der Zeit eine Stabilisierung, aktives Einmischen wird als neue Stärke erlebt.

4. *Überzeugung und „brennende Geduld"*:
Diese Phase läßt sich als Organisations- und Konfliktfähigkeit beschreiben. Die neuen Kompetenzen werden in die eigene Identität integriert und führen zu einem neuen Selbstverständnis und Selbstbewußtsein.

Diese Ergebnisse stimmen überein mit Erfahrungen aus der Gruppendynamik, Organisationsentwicklung und Geschichte, wonach Gruppen, Organisationen, Parteien, soziale Bewegungen bis hin zu ganzen Völkern *durch Krisen- und Hilflosigkeitserfahrungen* angestoßen werden können, sich auf die eigenen Kräfte zu besinnen.

Zimmerman et al. (1988, 1992) haben mit biographischen Methoden und standardisierten Befragungsinstrumenten die folgenden Dimensionen der Kompetenzentwicklung durch Empowerment herausgearbeitet:

1. Selbstbezogene Kognitionen (Selbstakzeptanz, Selbstvertrauen, interne Kontrollüberzeugung)
2. Kompetenzbezogene Kognitionen (Überzeugung von der Selbstwirksamkeit der eigenen Person und biographisch gefestigtes Vertrauen in die eigene Kompetenz)
3. Handlungsmotivationen (Wunsch nach Kontrolle der eigenen Umwelt und Lebensumstände und Wunsch nach Einsatz der eigenen Fähigkeiten für persönliche und soziale Ziele).

Zu Recht kritisiert Herriger (1997) die Tendenz der Mehrzahl der Untersuchungen, Empowerment auf ein persönlichkeitspsychologisches Eigenschaftskonzept zu verkürzen, das seiner politischen Komponente beraubt wird und bei expertengeleiteten Trainingskursen zur Entwicklung persönlicher Kompetenzen stehenbleibt.

Das Empowermentkonzept vereint in sich unterschiedliche sozialwissenschaftliche und politische Ansätze, deren gemeinsamer Nenner in einer Orientierung an den Stärken und Selbstorganisationskräften von Individuen, Gruppen und Institutionen besteht. Es stellt sich die Frage, inwieweit Empowerment als eigenständige personale Gesundheitsressource oder als ein allgemeines Prinzip der Gesundheitsförderung – oder als beides – anzusehen ist.

Für die *Praxis der Gesundheitsförderung* (s. 6.1.1) sind die vielfach bestätigten Erkenntnisse bedeutsam, wonach Empowermentprozesse

• aktiv gefördert werden können,
• zu außergewöhnlichen Problemlösungen führen,
• und gleichzeitig die Demoralisierung und Resignation von Individuen, Gruppen und Organisationen überwinden helfen.

Auf allen Ebenen sollten Empowermentprozesse gefördert und organisatorische Barrieren abgebaut werden. Gleichzeitig sind sozial- und politikwissenschaftliche Forschungen erforderlich, die zu einer Präzisierung des Konzepts und zu einem besseren Verständnis der beteiligten Prozesse betragen.

2.4.4 Verhalten und Lebensweisen

Gesundheitsverhalten und Gesundheitshandeln

Kasl & Cobb (1966) definieren Gesundheitsverhalten als „jegliche Aktivität, die von einer sich gesund fühlenden Person unternommen wird, um Krankheiten zu verhüten oder sie in einem beschwerdefreien Stadium zu entdecken" (zit. nach Waller 1996, Seite 29). Becker (1992, Seite 104) versteht unter habituellem Gesundheitsverhalten alle mehr oder weniger regelmäßig ergriffenen Maßnahmen einer Person zum Erhalt und zur Förderung ihrer Gesundheit, „u.a. ein vorsichtiges, normangepaßtes, präventives Verhalten, gesunde Ernährung und Bewegung sowie Entspannung und Erholung".

Die genannten Definitionen gehen implizit von einem Präventionskonzept aus, demzufolge Gesundheitsverhalten der Vermeidung von Gesundheitsrisiken dient. Unter dieser Annahme wurden auch in der Bundesrepublik verschiedene Umfragen über die Verbreitung präventiver Verhaltensweisen durchgeführt, in denen am häufigsten Maßnahmen zur gesunden Ernährung, Erholung und Schlaf, körperliche Betätigung und Gymnastik, aber auch Selbstuntersuchung und Selbstbehandlung bei Unpäßlichkeiten und leichten Erkrankungen genannt werden (Übersicht bei Waller 1996, Seite 32–34).

Anderson (1984, Seite 41) betont demgegenüber unter der Perspektive der Gesundheitsförderung ein weiter gefaßtes Konzept positiven Gesundheitsverhaltens: „Bei dem gesundheitsschützenden Verhalten geht es primär um die Krankheitsverhütung. Für die Einordnung von Verhaltensweisen, die der positiven Gesundheit, dem persönlichen Wachstum und der Entwicklung förderlich sind, können die Kriterien völlig anderer Art sein. Sie betonen z.B. Freude, Abwechslung und Interesse, Herausforderung, Konsequenzen für die Ich-Vorstellung und soziale Beziehungen, Anteilnahme am Mitmenschen, positive Beiträge zur unmittelbaren Umwelt oder Gemeinschaft."

Das Konzept des Gesundheitsverhaltens und die damit verbundenen Theorien (s. 2.5) sind in der verhaltensorientierten Gesundheitspsychologie ausführlich ausgearbeitet worden (s. Schwarzer 1992). Hierzu ist kritisch anzumerken, daß die zugrunde liegenden lerntheoretischen Konzepte und die mit ihnen verbundene Praxis der Verhaltensmodifikation der Komplexität von Gesundheit und Gesundheitsförderung wenig angemessen erscheinen. So kritisiert etwa Abel (1992) die Konzentration auf einzelne Verhaltensweisen und die stark auf das Individuum beschränkte Sichtweise des Verhaltensansatzes, die den soziostrukturellen und gruppenspezifischen Einflüssen auf die Gesundheit nicht gerecht wird.

Faltermaier (1994a, Seite 179) hat demgegenüber ein Konzept des Gesundheitshandelns formuliert, das durch Rückgriff auf den sozialwissenschaftlichen Handlungsbegriff die genannte Kritik teilweise zu überwinden erlaubt:

„Das Gesundheitshandeln kann sich darin ausdrücken, welche Ressourcen ein Mensch zum Erhalt seiner Gesundheit erkennt und in der Folge versucht, für sich zu erschließen. Derartige Aktivitäten bedürfen aber vielleicht noch stärker als andere Komponenten eines langfristigen und vorsorgenden Denkens, das aber positiv orientiert ist, weil es Kräfte und Kompetenzen zu entwickeln trachtet, anstatt überall Gefahren zu sehen und zu bekämpfen.

Hier kann es um die Erschließung körperlicher Ressourcen gehen, etwa das Erkennen körperlicher Stärken, die Förderung seiner Fitneß und seiner Abwehrkräfte gegen Infektionen, die Sensibilisierung für die Wahrnehmung des Körpers. Aber auch die psychisch-personalen Ressourcen können entwickelt und aktiviert werden: etwa die Kompetenzen zur Bewältigung von Problemen und Belastungen, die Stärkung des Selbstvertrauens, die Erweiterung seines Wissens über gesundheitliche Fragen. Schließlich liegt ein großer Bereich von Ressourcen im sozialen Umfeld. Intensive und befriedigende Beziehungen und ein anregendes soziales Netzwerk können nicht nur als solche die Gesundheit im Sinne eines Wohlbefindens fördern; sie sind auch wesentliche Ressourcen für den Umgang mit gesundheitlichen Problemen: Die Menschen im sozialen Umfeld stellen wichtige Informationen bereit, helfen bei der Abklärung körperlicher oder psychischer Empfindungen, sind Gesprächspartner in der Entwicklung des Gesundheitsbewußtseins, Ratgeber bei Beschwerden und helfen ganz konkret und praktisch bei der Behandlung und Pflege im Falle von Krankheiten. Vermutlich muß man sich den Aufbau von Ressourcen in der Regel nicht als strategisches Unternehmen zur Sicherung der Gesundheit vorstellen; aber ganz unbewußt werden diese Funktionen von sozialen Bezügen für die eigene Gesundheit und für die Krankheitsbewältigung auch nicht sein. Insofern läßt sich die Frage stellen, wieweit sich Menschen im Alltag mehr oder weniger bewußt darum bemühen, gesundheitliche Ressourcen in ihrer sozialen Welt zu erhalten, herzustellen und zu aktivieren."

Lebensstile/Lebensweisen

Im Gegensatz zum Verhaltenskonzept geht das Lebensweisen- oder Lebenstilkonzept von einer engen Verzahnung der persönlicher Lebensführung mit soziostrukturellen und soziokulturellen Bedingungen aus. Die Determiniertheit des Gesundheitsverhaltens durch gesellschaftliche bzw. milieuspezifische Lebensstile schlägt sich alltagssprachlich in Begriffen wie Lifestyl-Medien und Lifestyle-Drogen nieder, wobei gesundheitliche Themen wie Fitneß, Ernährung, Sexualität, Genußfähigkeit und Beziehungsprobleme im Vordergrund stehen. Das sozialwissenschaftliche Konzept der Lebensweisen geht zurück auf den Soziologen Max Weber. Lebensweisen umfassen allerdings mehr und anderes als der modische Lifestyle des Healthismus (s. Kühn 1993).

Anfang der 80er Jahre wurde der Lebensweisenansatz von der WHO als ein Schlüsselkonzept für die Gesundheitsförderung und als Alternative zum Konzept des Risikoverhaltens aufgegriffen, wobei sich im Englischen der Begriff Lifestyles eingebürgert hat. Wenzel (1983, Seite 8) beschreibt das Lebensweisen-/Lebensstilkonzept als soziologische Kategorie:

„Die Lebensweise eines Individuums kennzeichnet die Gesamtheit normativer Orientierungen und Handlungsstrukturen, die im Verlauf seiner Biographie in der kontinuierlichen Auseinandersetzung zwischen Subjekt und gesellschaftlicher bzw. natürlicher Umwelt entwickelt wird. In der Lebensweise kommen subjektive Motivationen sowie Handlungspotentiale zum Ausdruck, die individuell, je nach sozialer Situation genutzt werden. Die sozialstrukturellen Lebensbedingungen und ihre subjektiven Bewältigungs- und Deutungsmuster werden in Form von sozialen Handlungsorientierungen aufgelöst. In der individuellen Lebensweise sind persönlichkeitsspezifische Variationen, Anreicherungen bzw. Auslassungen der kollektiven Lebensweisen enthalten; gleichwohl bleibt das Individuum seiner jeweiligen sozialen Bezugsgruppe verbunden, d. h. eine Veränderung seiner Lebensweise ist an den kollektiven Rahmen gebunden – es sei denn, mit der Veränderung geht auch ein Wechsel der sozialen Bezugsgruppen einher bzw. die Gruppe selbst strebt eine solche Veränderung an."

Lebensweisen sind also als Ganzheiten sozialen Welten oder Sozialmilieus (Schulze 1993) zugeordnet, die durch gemeinsam geteilte Werte, Symbole, Rituale und emotionale Bindungen zusammengehalten werden und in hohem Maße zur sozialen und persönlichen Identität der Menschen beitragen. Sie umfassen alle Bereiche der täglichen Lebensführung: Ernährung, Konsumgewohnheiten, Wohnen, Arbeits- und Freizeitverhalten, Kleidung und Medienkonsum, Kommunikationsstil, Erziehungspraktiken, politisches Handeln, Gesundheits- und Altersvorsorge, Umgang mit Emotionen, Lebenskrisen, Krankheit und Tod.

Empirisch lassen sich unterschiedliche Lebensstile durch die Analyse des Zusammenhangs zwischen soziodemographischen Daten, Konsumgewohnheiten, Formen der Selbstdarstellung, Symbolen und Wertorientierungen ermitteln. Eine umfangreiche empirischen Studie stammt von Schulze (1993), der in der Bundesrepublik der 80er Jahre fünf lebensstilprägende Sozialmilieus identifizierte:

1. *Niveaumilieu*: Ältere Personen (jenseits der 40) mit höherer Bildung. Orientierung am Hochkulturschema (Bildungsbürger – Streben nach Rang)
2. *Harmoniemilieu*: Ältere Personen mit niedriger Schulbildung. Orientierung am Trivialschema (Lebensstil des traditionellen Arbeitermilieus – Streben nach Geborgenheit)
3. *Integrationsmilieu*: Ältere Personen mittlerer Schulbildung. Mischung zwischen Trivial- und Hochkulturschema (Lebenstil des traditionellen Angestelltenmilieus – Streben nach Konformität)
4. *Selbstverwirklichungsmilieu*: Jüngere Personen mit mittlerer bis höherer Bildung. Antityp zum Harmoniemilieu (Lebensstilelemente der Studentenbewegung – Streben nach Selbstverwirklichung)
5. *Unterhaltungsmilieu*: Jüngere Personen mit niedrigem Schulabschluß. Distanz zum Hochkultur- und Trivialschema (Lebensstil der Disko und des Sportplatzes – Streben nach Stimulation).

Zur Bestimmung der fünf Sozialmilieus genügen nach Schulze (1993) nur zwei demographische Dimensionen: Lebensalter und Bildungsniveau bzw. Schulabschluß. Die Typisierungen der Sozialmilieus erscheinen sehr schematisch und wirken auf Einzelindividuen angewendet fast wie Karikaturen, sie erreichen jedoch in der Charakterisierung des Lebensstils von *Bevölkerungsgruppen* eine erstaunliche Treffsicherheit.

Für die Gesundheitsförderung ist das Wissen um unterschiedliche Lebensstile in mehrfacher Hinsicht bedeutsam:

• Die verschiedenen Lebensstile sind mit ganz unterschiedlichen Ressourcen und Risiken für die Gesundheit verbunden.
• Die Kenntnis unterschiedlicher Lebensstile schützt vor der Uniformitätsannahme in der Gesundheitsförderung. In der Produktwerbung gehört die zielgruppenspezifische Berücksichtigung der Sozialmilieus heute zu den Selbstverständlichkeiten. Das gleiche Vorgehen ist für die Planung und Umsetzung von Gesundheitsförderungsmaßnahmen erforderlich.
• Die treibenden Kräften für einen mittel- bis langfristigen Wandel von Lebensstilen sind bisher wenig erforscht. Bestehende Erklärungsansätze gehen einerseits von tech-

nologischen Innovationen und deren ökonomischen Auswirkungen als treibenden Kräften aus, zum anderen wird der Lebensstil-prägende Einfluß von Eliten betont (Bourdieu 1982; Wagner 1999).

• Eine besondere gesellschaftliche, politische und wissenschaftliche Aktualität erhält das Lebensstil-Konzept durch die Erkenntnis, daß die vorherrschenden Konsummuster und Lebensstile der entwickelten Industrieländer das größtes Hindernis auf dem Wege zur nachhaltigen Entwicklung sind.

Der letzte Punkt ist für nachhaltige Gesundheit von besonderem Interesse. Empirische Untersuchungen zum Wertewandel hatten ergeben, daß seit den 70er Jahren insbesondere jüngere Menschen mit gehobenem Bildungsniveau (Selbstverwirklichungsmilieu) postmateriellen Werten und Konsummustern zuneigten, d.h. Selbstverwirklichung, Lebensfreude und soziales Engagement höher als Pflichterfüllung, materiellen Wohlstand und Konsum einschätzten.

Die Entwicklung der letzten Jahre hat demgegenüber eine Pluralisierung und Durchmischung der Wertpräferenzen ergeben. In der Studie „Zukunftsfähiges Deutschland" (B.U.N.D./Misereor 1997, Seite 207f.) findet sich dazu die folgende Abschätzung:

„Versteht man unter ‚postmateriell' eine relativ wenig gütergebunde Einstellung, die Natur- und Sozialverträglichkeit vor weiterer Wohlstand stellt, dann kann man annehmen, daß diese Personengruppe in den alten Bundesländern knapp 20 Prozent ausmacht, während sich die Größe der klar pro-materiellen Gruppe mit etwa 25 Prozent angeben läßt. Auf etwas über 30 Prozent kommen hingegen die ‚teilsensibilisierten Wohlstandsbürger', die sowohl auf Güter als auch auf Umwelt- und Sozialverträglichkeit Wert legen, während den 25 Prozent der ‚Resignativen' Güterfixierung und immaterielle Ansprüche gleichermaßen fremd sind."

Die Studie widmet dem für eine nachhaltige Entwicklung unabdingbaren Wandel der Lebensstile mehrere Kapitel. Unter der Überschrift „Gut leben statt viel haben" geht es unter anderem um *Zeitwohlstand statt Güterreichtum* und *Eleganz der Einfachheit,* in einem anderen Kapitel finden sich Leitbilder und Szenarios für zukunftsfähige städtische Lebensweisen.

Wir halten die Frage der Lebensstile unter salutogenetischer Perspektive von zentral für Gesundheitsförderung und nachhaltige Entwicklung und sehen in diesem Bereich dringenden Bedarf an Modell- und Forschungsprojekten.

2.4.5 Lebensbedingungen

Die objektiven Lebensbedingungen unterschiedlicher Bevölkerungsgruppen gehören zu den am besten belegten Determinanten von Krankheit und Gesundheit, aber auch des Verbrauchs von Umweltressourcen und des Ausmaßes an Schadstoffeinträgen in die Umwelt. Insbesondere die soziale Lage, sprich Armut, erweist sich in allen Morbiditäts- und Mortalitätsstatistiken als einer der durchschlagendsten Risikofaktoren sowohl im internationalen Vergleich als auch innerhalb eines Landes wie der Bundesrepublik.

Der im folgenden im Vordergrund stehende Aspekt gesundheitsförderlicher Lebensbedingungen macht eine differenzierte Betrachtung erforderlich. Als Ordnungsgesichtspunkte dienen dabei das Konzept der Lebenslagen, die sozialen Beziehungen und die natürliche und gebaute bzw. technisch gestaltete Umwelt.

Lebenslagen

In Erweiterung des Begriffs der sozialen Schicht oder Lage wird mit dem Konzept der Lebenslagen „eine umfassende und differenzierte Beschreibung ermöglicht, mit der die sozial ungleich verteilten Zugangschancen zu zentralen, für Lebensgestaltung, soziale Anerkennung, Status und Gesundheit bedeutsamen, Ressourcen abgedeckt werden können: hierzu zählen Geld, Wohnung, Vermögen (,finanzielles Kapital'), soziale Verbindungen, Unterstützungsnetze und soziale Kompetenzen (,soziales Kapital'), sowie Bildung und Wissen (,kulturelles Kapital')" (von Kardorff 1996, Seite 67). Personale Ressourcen wie soziale Kompetenzen, Bildung und Wissen werden beim Konzept der Lebenslagen nicht in ihrer jeweils individuellen Ausprägung sondern unter dem Gesichtspunkt objektiv gegebener bzw. vorenthaltener Chancen betrachtet.

Gesundheitsrelevante Lebenslagen unterscheiden sich nicht nur durch Merkmale vertikaler sozialer Ungleichheit wie Einkommen, Bildung und Berufsposition. Hinzu kommen Geschlecht und geschlechtliche Orientierung, Familien-, Arbeits- und Wohnsituation, schließlich besondere Lebenslagen durch soziale Isolation, Arbeitslosigkeit, Krankheit, Behinderung, Pflegebedürftigkeit, Leben in einer Institution, finanzielle Abhängigkeit, und die Lebenslagen stigmatisierter Minderheiten, z.B. Asylbewerber. Die verschiedenen *Lebensphasen* Kindheit, Jugendalter, frühes, mittleres und spätes Erwachsenenalter sind ebenfalls mit unterschiedlichen Lebenslagen gekoppelt, werden aber auch als eigener Einteilungsgesichtspunkt benutzt.

Die enge Wechselbeziehung zwischen den Lebenslagen, Lebensweisen und personalen Ressourcen zeigt sich besonders deutlich bei den durchschlagenden Auswirkungen *sozialer Ungleichheit* auf Gesundheit und Krankheit (s. Abb. 2.4-2).

Abb. 2.4-2: Sozialepidemiologische Modellbildung zu Gesundheit/Krankheit und sozialer Ungleichheit
(nach Waltz 1981, Seite 89)

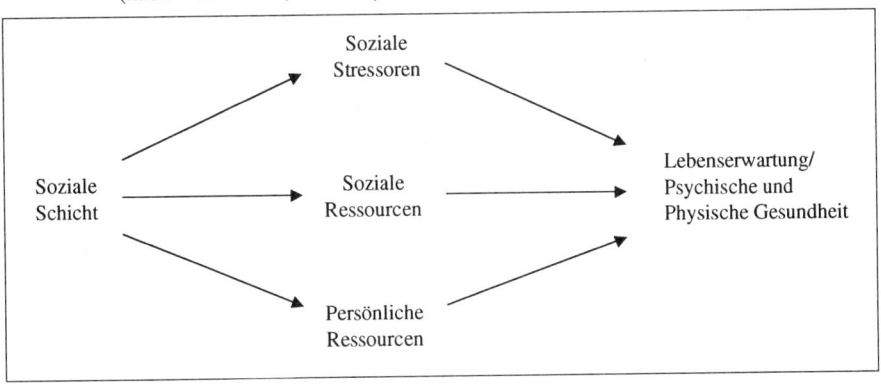

Die in fast allen Bereichen anzutreffende erhöhte Krankheitsanfälligkeit untere sozialer Schichten läßt sich zurückführen auf eine Häufung von vielfachen Belastungssituationen, dem Mangel an sozialen und persönlichen Ressourcen und eine durch diesen Mangel geprägte Lebensweise. Dieser Zusammenhang ist auch für umweltbedingte Erkrankungen gut belegt, wobei allerdings interessante Ausnahmen mit erhöhter Erkrankungsanfälligkeit in höheren Schichten, z.B. bei Allergien und Asthma, auftreten (s. Heinrich et al. 1998).

Umgekehrt findet sich in Lebenslagen, die durch finanzielles, soziales und kulturelles Kapital ausgezeichnet sind, eine Häufung von Gesundheitsressourcen, auf die auch bei schwersten Belastungen zurückgegriffen werden kann.

Langzeitarbeitslosigkeit, Armut, Obdachlosigkeit und die Lebensbedingungen in sozialen Brennpunkten zeichnen sich dadurch aus, daß die unterschiedlichen Risikofaktoren einander potenzieren: hohe Belastungen, fehlende materielle, personale und soziale Ressourcen, riskante Lebensweisen, erschwerter Zugang zu institutionellen Hilfsangeboten (s. dazu 4.4.5). Im Extremfall, z.B. in Slums, Ghettos und „totalen Institutionen" wie Lagern, Gefängnissen, psychiatrischen Verwahranstalten (Goffman 1973) und kriminellen Milieus fallen Lebensweisen ins Auge, die durch Gewalt und Unterdrückung, Anomie oder die sogenannte „Kultur der Armut" (Lewis 1982) charakterisiert sind.

Ein wichtiges Problem von großer gesellschaftlicher Brisanz ist die Gesundheitssituation von Migranten und speziell von Asylbewerbern (s. Morten 1988 und 4.4.6). Auf der einen Seite ist die Migration für die Betroffenen mit einer Vielzahl von Belastungssituationen verbunden, das ihnen hohe Bewältigungsleistungen abverlangt. Auf der anderen Seite sind Migranten oftmals von ihren personalen Ressourcen (soziale und kulturelle Ressourcen) abgeschnitten. Bei Asylbewerbern kommen die rechtliche Situation, Arbeitsverbot und z.T. Diskriminierung hinzu.

Lebensphasen

Epidemiologische Befunde belegen eindrucksvoll die Abhängigkeit der Erkrankungsrisiken von den unterschiedlichen *Lebensphasen* (Übersicht s. Seiffge-Krenke 1994). Insbesondere in der sensiblen Phase der Kindheit haben physische, psychische und soziale Risikofaktoren massive Auswirkungen auf die physische und psychische Entwicklung und Gesundheit (s. dazu auch das Geleitwort von Ilona Kickbusch). Hier werden die Grundlagen für die personalen Gesundheitsressourcen gelegt. Verantwortlich sind neben biologischen Veränderungen die lebensphasenspezifischen Lebensweisen und damit zusammenhängende Belastungen, aber auch Ressourcen. Die phasenspezifischen Gesundheitsressourcen sind sehr viel weniger gut untersucht als die Risiken.

Maßnahmen der Gesundheitsförderung, die auf diese Lebensphasen abgestimmt sind, haben mit Sicherheit die größten langfristigen Auswirkungen. Kindheit, Adoleszenz, frühes, mittleres und hohes Erwachsenenalter sind mit jeweils spezifischen *Entwicklungsaufgaben* und davon abhängigen Chancen und Risiken verbunden (s. Tab. 2.5-2), aus denen sich phasenspezifische Maßnahmen der Gesundheitsförderung ableiten lassen (s. dazu 4.4.1–4.4.3).

Soziale Unterstützung

Das Vorhandensein von sozialen Bindungen bzw. „sozialen Netzen" und die damit in der Regel einher gehende soziale Unterstützung gehören zu den in zahlreichen Untersuchungen nachgewiesenen Gesundheitsressourcen und Protektivfaktoren gegen Erkrankungsrisiken, die aber auch zur Gesundung und Bewältigung chronischer Krankheiten beitragen (Übersichten s. Badura 1981; Röhrle 1994; Röhrle et al. 1998).

Nach einem Vorschlag von House (1981) lassen sich die folgenden Formen von Unterstützung unterscheiden:

- *emotionale Unterstützung* als Wertschätzung und zur Bewältigung emotionaler Belastungen

- *praktische Unterstützung* als „Dienstleistungen" im Alltag, finanzielle und andere materielle Hilfen
- *informationelle Unterstützung* durch Weitergabe von Informationen und lebenspraktische Beratung
- *Einschätzungsunterstützung* als Hilfe bei der Bewertung z.b. bei anstehenden Entscheidungen

Epidemiologische Ergebnisse weisen zwar darauf hin, daß die Tatsache sozialer Isolation einen Belastungs- und Risikofaktor darstellt. Das bloße Vorhandensein sozialer Kontakte und auch enger Bindungen ist jedoch für sich genommen noch nicht mit sozialer Unterstützung verbunden. Badura (1981) unterscheidet die folgenden Typen sozialer Beziehungen:

1. Konfidentbeziehung: Vertrauensbeziehung zu einem engen Freund oder Partner, mit dem auch persönliche Probleme besprochen und dessen Hilfe jederzeit in Anspruch genommen werden kann. Häufig handelt es sich hier um die engsten Familienangehörigen oder „beste" Freunde oder Freundinnen.
2. Enge Beziehung: Beziehung mit großer Interaktionshäufigkeit und/oder großer gegenseitiger Wertschätzung. Diese Beziehungen sind langdauernd, im Bedarfsfall wird auch mit größerem Einsatz verbundene Unterstützung geleistet. Kandidaten sind Familienmitglieder, Freunde, Arbeitskollegen, zu denen auch informelle Beziehungen bestehen.
3. Eher oberflächliche Bekanntschaften: Hier besteht nur ein geringes Maß an gegenseitiger Verpflichtung, Hilfe wird geleistet und erwartet, wenn sie ohne großen Aufwand leistbar ist oder kompensiert wird.
4. Keine informellen Beziehungen: Im Grenzfall sozialer Marginalität oder völliger sozialer Isolation bestehen entweder keinerlei Beziehungen oder lediglich formelle Beziehungen helfenden bzw. kontrollierenden Charakters im Rahmen des Versorgungssystems.

Der wichtigste Ort sozialer Unterstützung ist ohne Zweifel die Familie. Eine Übersicht über Familienunterstützung und Gesundheit und epidemiologische Ergebnisse zu Familienstand und Mortalitätsraten findet sich bei Waltz (1981). Der Autor faßt die Ergebnisse folgendermaßen zusammen:

„Ehe und Familie nehmen eine zentrale Rolle bei der Erhaltung psychischer und physischer Gesundheit ein. Eine Reihe empirischer Arbeiten haben nachgewiesen, daß nicht verheiratete Individuen, die gleichzeitig häufig alleinstehend und sozial isoliert sind, eine gesundheitsgefährdete soziale Gruppe bilden. Der Familienstand (verheiratet oder nicht) beeinflußt das psychologische Wohlbefinden (well-being), die psychische und physische Gesundheit und die Lebenserwartung. Geschiedene, Verwitwete, nie verheiratete und verheiratete Personen (in dieser Reihenfolge) weisen unterschiedlich hohe Morbiditäts- und Mortalitätsraten bei einer großen Anzahl von Störungen und Erkrankungen auf." (Waltz 1981, Seite 58 f.).

Diese Befunde weisen durch die besonders belasteten Geschiedenen bei hohen und steigenden Scheidungsraten darauf hin, daß Ehe und Partnerschaft bei gestörter Beziehung zugleich die Quelle für massive emotionale Belastungen sein können.

Die Stärke enger sozialer Netzwerke liegt in der emotionalen und praktischen Unterstützung. Konfidentbeziehungen und positive enge Beziehungen, insbesondere zu Lebensgefährten, erweisen sich als die wichtigsten Gesundheitsressourcen. Wenn es jedoch um neue Informationen und Anregungen geht, ist oftmals der weitere Bekanntenkreis eine größere Hilfe, weshalb auch von der „Stärke schwacher Bindungen" gesprochen

wird (s. Badura 1981). Die „Grußbekanntschaften" im eigenen Wohnviertel leisten besonders für alleinlebende alte Menschen als Quelle emotionaler Sicherheit und sozialer
Wertschätzung einen wichtigen Beitrag zum Wohlbefinden (Legewie 1986).

2.4.6 Sozialräumliche Umwelt

Natur als Gesundheitsressource

Die äußere Natur als vielfache Gesundheitsressource ist seit der Antike bekannt (s. 1.1),
wobei unterschieden werden kann zwischen den Wirkungen von Nahrung, Heilmitteln,
Licht, Luft und Klima auf die menschliche Gesundheit einerseits und der ästhetischen
Wirkung der Natur auf Wohlbefinden, Entspannung und Erholung andererseits.

Böhme (1993) weist auf das Paradox hin, daß im Zuge der Industrialisierung mit dem
Verschwinden der „natürlichen" Natur und der Zunahme der technisch gestalteten Umwelt eine zunehmende Sehnsucht nach scheinbar unberührter Natur entstanden ist. Die
Forderung nach „Naturschutz" muß nach Böhme angesichts des gegenwärtigen Ausmaßes menschlicher Manipulation der Natur erweitert werden um gesellschaftliche Normen über die Art und Qualität der vom Menschen gestalteten Natur.

Seinen stärksten Ausdruck findet diese historische Entwicklung im modernen Mas-
sentourismus, der weltweit zur größten Erwerbsquelle mit 10% aller Arbeitsplätze und
10% des gesamten Bruttosozialprodukts geworden ist (Kickbusch 1998). Die massenhafte Sehnsucht nach „unberührter" Natur führt zum fortschreitenden Verschwinden eben
dieser Natur und stellt ein großes ökologisches Problem dar, dem mit Konzepten eines
„Sanften Tourismus" begegnet wird. Eine weitere wichtige Perspektive sind die allenthal-
ben zu beobachtenden Wanderbewegungen besser verdienender und gesundheitsbewußter
Familien in die „naturnahe" Peripherie der Großstädte. Hier wird versucht, Lebensentwürfe
eines „streßfreien Lebens im Einklang mit der Natur" zu realisieren, allerdings mit zwei-
felhaften ökologischen Folgen (Kraus et al. 1999). Aber auch in der Alltagsästhetik und im
städtischen Wohn- und Lebensstil signalisieren Zimmerpflanzen, Haustiere, Tamagotchis,
grüner Anstrich, Kunstrasen, Kunstblumen, Imitate natürlicher Materialoberflächen und
die „unberührte Natur" in den Werbespots ein ästhetisches Bedürfnis nach Naturerleben.

Unseres Wissens hat die Ästhetik des Naturerlebens trotz ihrer kaum zu unterschät-
zenden Bedeutung für Wohlbefinden und Gesundheit bis auf wenige Vorarbeiten (z.B.
Sichler 1995) bisher kaum Eingang in die Gesundheitswissenschaften gefunden. Hier
sind interdisziplinäre Projekte und Programme von Ökologen, Landschafts- und Stadtplanern, Sozial- und Gesundheitswissenschaftlern dringend geboten.

Gebaute Umwelt

Zum Zusammenhang von Wohlbefinden, Lebensqualität und Gesundheit mit der gebauten Umwelt besteht insbesondere in der Literatur zur Stadtplanung und Ökologischen
Psychologie ein umfangreiches theoretisches und praktisches Wissen (Übersichten s. Frick
1986; Fischer 1995; Keul 1995). Eine Nutzung dieser Erkenntnisse für die Gesundheitsförderung bahnt sich allerdings erst in neuester Zeit an, u.a. durch die interdisziplinären
Forschungsverbünde Public Health (s. Lau et al. 1996).

Ein bedeutsamer Ansatz zur salutogenetischen Umweltgestaltung geht aus vom Konzept lebensraumbezogener Fundamentalbedürfnisse, die nach Fischer (1995) den Rang

von Planungsoberzielen erhalten müßten. So schlägt Zeisel (1981) die Bedürfnisse nach *Sicherheit, Klarheit, Privatheit, sozialer Interaktion, Komfort und lokaler Identität* als Grundlage für die Umweltgestaltung vor. Maderthaner (1995) unterscheidet in seiner Konzeption sozialräumliche Nutzungsbereiche oder Habitate und Nutzungsbedürfnisse. Aus seinem Modell (s. 2.5.4) ergeben sich beispielhaft die Zusammenhänge zwischen Bedürfnissen einerseits und Wohlbefinden bzw. Lebensqualität im Wohnviertel andererseits (s. Tab. 2.4-3).

Tab. 2.4-3: Lebensraumbezogene Bedürfnisse, deren konkrete Manifestationsaspekte und mögliche Konsequenzen einer Bedürfnisfrustration (nach Maderthaner 1995)

Bedürfnisse	Einzelaspekte	Mögliche Konsequenzen der Nichtbefriedigung
1. Regeneration	Besonnung, Tageslicht, Belüftung, Lärmschutz, Räume für körperliche Aktivität, Spiel- und Sportanlagen, keine Emissions- und Geruchsbelästigung, soziale Belästigungen	Physische und psychische Erschöpfung, Krankheitsanfälligkeit, Schlafstörungen, Migräne, Bluthochdruck, Haltungsschäden, Reizbarkeit, Streß, Depression, Kommunikationsverweigerung
2. Privatheit 3. Sicherheit	Wahrung der Intimsphäre, Schutz vor Einsehbarkeit und Mithören, Sicherheit von Wegen, geringe Gefahr von Einbrüchen und Überfällen	Ärger, Streß, Angst, Aggression, Depression, Sozialer Rückzug (z.B. „TV-Vielseher"), Streitigkeiten mit Mitbewohnern, geringe Ortsverbundenheit
4. Funktionalität 5. Ordnung	Raumbedarf, Praktikabilität, Bequemlichkeit, Orientierung im Siedlungsgebiet	Ärger, Freizeitverlust, finanzieller Mehraufwand, geringe Ortsverbundenheit, Desorientierung, Wohn- und Lebensunzufriedenheit
6. Kommunikation 7. Aneignung 8. Partizipation	Gespräche, Nachbarschaftshilfe, Mitbestimmung, Mitverantwortung, Mitarbeit in Wohnhaus- und Siedlungsgremien, Treffpunkte, Gemeinschaftsräume	Soziale Vorurteile und Konflikte, geringe Wohnzufriedenheit, Trend zu Zweitwohnsitzen (Wochenendhäuser, Schrebergärten), Wochenendmobilität, Vandalismus, Cliquenbildungen, Segregation
9. Ästhetik 10. Kreativität	Gebäude- und Fassadengestaltung, Straßenensembles, Siedlungscharakter, Grün- und Freiflächenanordnung	Geringe Ortsverbundenheit und Wohnzufriedenheit, negative Gestimmtheit, subjektiver Prestigeverlust, Abwanderung, Vandalismus, Delinquenz

Die unseres Wissens konsequenteste Ausformulierung eines Ansatzes zur bedürfnisgerechten Umweltgestaltung stammt von dem Architekturtheoretiker Christopher Alexander und Mitarbeitern (1995).

Die Autoren leiten ihre Gestaltungsvorschläge sowohl aus historischen Beispielen gelungener Umweltgestaltung und eigenen Bau- und Planungserfahrungen als auch aus sozialwissenschaftlichen und umweltpsychologischen Forschungsergebnissen ab. Zur Lösung eines Gestaltungsproblems dient ein Satz von über- und untergeordneten *Mustern*. Die Muster erstrecken sich auf

- sozialräumliche Makrostrukturen – ganze Regionen mit ihrer Gliederung, Ökonomie und Verkehrserschließung (z.b. Regionen, Verteilung der Städte, Verkehrswege)
- mittlere Strukturen wie Städte, Wohnviertel, Nachbarschaften, Plätze, Straßen (z.b. Mosaik aus Subkulturen, lokale Verkehrszonen, Netz der Nahversorgung, identifizierbare Nachbarschaft, Netz von Fuß- und Fahrwegen)
- Mikrostrukturen wie Häuser, Anordnung und Gestaltung von Räumen, Arbeits-, Schlaf-, Kommunikations- und Erholungsbereiche (z.b. Zone vor dem Eingang, Aktivitätsnischen, Stufen der Intimität, Gemeinschaftsbereich, flexible Büroflächen)
- Konstruktionselemente wie Beleuchtung, Fenster, Sitzbänke etc. (Gebäudekante, Licht von zwei Seiten in jedem Raum, warme Farben, Lichtinseln).

Das Konzept von Alexander erscheint als Idee einer vernetzten Gestaltung von Settings hochaktuell für die Stärkung gesundheitsförderlicher Lebensbedingungen.

Eine wichtige Quelle des Wohlbefindens in der gebauten Umwelt ist die *Ortsidentität* (Proshansky 1978). Nach Fischer (1995) sollte das Zuhause eines Menschen als Zentrum seines alltäglichen Lebens den Charakter eines „primären Territoriums" besitzen, das Gefühle personaler Kontinuität vermittelt und von dem aus er seine Identität in den umgebenden Sozialraum ausdehnen kann. Optimale Bedingungen für diesen Prozeß der Ausbildung einer lokalen Identität als Teilkomponente der personalen Identität ist eine Nachbarschaft mit hoher sozialer Kohäsion. Ebenfalls wichtig ist eine unverwechselbare räumliche Gestaltung mit überschaubaren optischen Einheiten („Lesbarkeit"), mit klarer Abgrenzung des Wohnviertels und mit einem ästhetisch ansprechenden, den Nutzungsbedürfnissen der Bewohner angepaßten Außenraum.

In der gemeindepsychologischen Forschung spielt ein der Ortsidentität verwandtes Konzept eine bedeutsame Rolle: der Sense of Community (eine deutsche Übersetzung hat sich nicht eingebürgert). Das Konzept geht zurück auf das einflußreiche Buch „The Psychological Sense of Community: Prospects for a Community Psychology (Sarason 1974). Als Komponenten des Konstrukts sieht Sarason (1974, Seite 157) „die Wahrnehmung der Ähnlichkeit zu anderen, eine positiv bewertete wechselseitige Abhängigkeit, indem man für andere gibt oder tut, was man auch von ihnen erwartet und das Gefühl, Teil einer größeren verläßlichen und stabilen Struktur zu sein". Nach einer späteren Definition von McMillan & Chavis (1986) werden vier Komponenten des Psychological Sense of Community (PSOC) unterschieden, die auch verschiedenen PSOC-Skalen zugrunde liegen: *Mitgliedschaft* oder persönliche Verbundenheit, *Einfluß* oder das Gefühl wichtig zu sein, *Bedürfnisbefriedigung und Austausch* sowie *geteilte emotionale Verbundenheit*.

Kritik an den Untersuchungen zum PSOC bezieht sich auf deren individualistische Orientierung, die fehlende Unterscheidung zwischen der Wahrnehmung der Charakteristika eines Gemeinwesens und der persönlichen Einstellung zum Gemeinwesen und auf die Vermischung sozialer und räumlicher Aspekte.

Identifikation mit der eigenen Gemeinde
Eine umfangreiche qualitative Studie von Hedges & Kelly (1992) in Großbritannien erbrachte ein differenziertes Bild der Identifikation mit der eigenen Gemeinde. Die Untersuchung erfolgte im Auftrag der „Local Government Commission" im Rahmen einer Reform der Kommunalverwaltungen. In 10 nach unterschiedlichen Kriterien ausgewählten Orten (Region, Größe, Stadt-Land, neue und historische Städte) wurden insgesamt 20 nach einem Quotensystem zusammengesetzte „Focus-Gruppen" mit je 10–15 Teilnehmern gebildet und einem umfangreichen Gruppeninterview unterzogen.

Es stellte sich heraus, daß die Teilnehmer mehrere einander überlappende „Stadtpläne" ihrer Gemeinde besaßen: einen „konzeptuellen Stadtplan", durch den eine Gemeinde für die Bewohner und andere identifizierbar wurde, einen „sozialen Stadtplan", der durch Beziehungsmuster bestimmt war und einen „biographischen Stadtplan", der in einigen Fällen mit einer engen Bindung an die eigenen Wurzeln verbunden war. Das öffentliche Image ihrer Gemeinde war ihnen wohlvertraut, sie fühlten sich durch kulturelle und sprachliche Gemeinsamkeiten verbunden, wobei auch lokale Traditionen und Ortsrivalitäten eine Rolle spielten. Sowohl innerhalb einer Gemeinde als auch zwischen den Gemeinden wurden große Unterschiede gefunden, wobei mit kleineren Orten überwiegend eine größere Identifikation bestand. Einzelne Gemeinden wurden entweder durch hervorstechende physische Besonderheiten oder aufgrund einer lokalen Tradition als einzigartig erlebt.

Puddifoot (1996) unterscheidet in einer umfangreichen Literaturübersicht drei Forschungsstränge in der Wahrnehmung und Beurteilung von Gemeinden durch ihre Bewohner: Umweltpsychologische Untersuchungen zur Ortsidentität, gemeindepsychologische Untersuchungen zum Sense of Community und Bewohnerbefragungen zur Gemeindezufriedenheit.

Die Übersicht ergab ein differenziertes Bild von insgesamt 14 für derartige Gemeindebefragungen relevanten Dimensionen:

- Wahrnehmung der Gemeinde durch die Bewohner:
  1. Grenzen und örtliche bzw. bauliche Besonderheiten
  2. soziokulturelle Besonderheiten
  3. Ausmaß physischer Einzigartigkeit
  4. Ausmaß soziokultureller Einzigartigkeit
  5. besonderer Charakter der Gemeinde
- Beziehung zum Ort
  6. Eigener Bezug/Zugehörigkeitsgefühl/emotionale Verbindung zum Ort
  7. Eigener Bezug/Zugehörigkeitsgefühl/emotionale Verbindung zu soziokulturellen Gruppen/Formen
  8. Wahrnehmung des Ortsbezugs anderer Bewohner
  9. Wahrnehmung des Bezugs anderer zu soziokulturellen Gruppen/Formen
- Identifikation und Bewertung
  10. Gründe für die eigene vorhandene oder fehlende Identifikation mit der Gemeinde
  11. Art der eigenen Orientierung zur Gemeinde
  12. Bewertung der Qualität des Gemeindelebens
  13. Wahrnehmung der Bewertung der Qualität des Gemeindelebens durch andere
  14. Bewertung der Funktion der Dienstleistungsangebote in der Gemeinde.

Gesundheitsfördernde Technikgestaltung

Der Verein Deutscher Ingenieure (VDI) definiert als Ziel der Technik, „die menschlichen Lebensmöglichkeiten durch Entwicklung und sinnvolle Anwendung technischer Mittel zu sichern und zu verbessern" (VDI-Richtlinie 3780: „Technikbewertung – Begriffe und Grundlagen") – eine Definition, die durchaus als Auftrag zur Gesundheitsförderung verstanden werden kann.

Eine Theorie und Praxis salutogenetischer Technikgestaltung muß noch ausgearbeitet werden, obwohl es dazu zum einen in der *Ergonomie* und Arbeitspsychologie Ansatzpunkte gibt und zum anderen viel Erfahrungswissen und hervorragende Modelle im Gestaltungsbereich bestehen (z.b. die Bauhauswerkstätten in Weimar und Dessau und die Hochschule für Gestaltung in Ulm).

Unter salutogenetischer Perspektive sind hier drei Aspekte bedeutsam:

- Der sozialökologische Gesundheitsbegriff umfaßt mehr und andere Dimensionen als die ergonomische Funktionalität von Technik
- Über die ergonomische Gestaltung von Gebrauchsgegenständen und Arbeitsmitteln hinaus sind Settingansätze erforderlich
- Als Strategie sollte schon in der Entwurfsphase und im gesamten Entwicklungszyklus ein nutzerorientierter partizipativer Ansatz der Technikentwicklung praktiziert werden.

Ein Beispiel für seniorengerechte Technikgestaltung findet sich unter 4.4.3.

2.4.7 Bilanz

Ein Wirksamkeitsnachweis für die behandelten Gesundheitsressourcen ist aus theoretischen und methodischen Gründen – u.a. wegen der Komplexität der beteiligten salutogenetischen Prozesse und der Subjektivität des Wohlbefindens – mit den klassischen Methoden der Epidemiologie noch ungleich schwieriger zu erbringen als bei Schadstoffen und Risikofaktoren. Die Wirksamkeitsbelege entstammen unter anderem einer Fülle von Einzelbeobachtungen und Einzelfallanalysen, die der Kontextabhängigkeit der salutogenetischen Prozesse eher gerecht werden als statistische Mittelwertbildungen. Gesundheitsressourcen besitzen aus den genannten Gründen zwar nicht die gleiche gesellschaftliche und rechtliche Durchschlagkraft wie meßbare Risikofaktoren, trotzdem handelt es sich um wissenschaftlich fundierte Wirkfaktoren, die ein großes und bisher kaum ausgeschöpftes Potential für die Gestaltung gesundheitsförderlicher Lebensbedingungen darstellen.

Zu den einzelnen Bereichen ergibt sich aus unserer Sicht folgende Bewertung:

- Die körperlichen Gesundheitsressourcen werden durch die Popularität des Leistungssports und die milieupezifische Attraktivität des Fitneßtrainings im gesellschaftlichen Bewußtsein einseitig im Zusammenhang mit Leistung gesehen. Der moderne Lebensstil und die Dominanz technischer Medien führt aber zu einem zunehmenden Verlust an sinnlich-leibgebundener Erfahrung. Die „leibhaftige Erfahrung" als unverzichtbare Gesundheitsressource erfordert deshalb in allen Lebensbereichen eine gezielte Förderung.
- Die personalen Gesundheitsressourcen beanspruchen im Zuge der „Psychologisierung" gesellschaftlicher Probleme eine breite öffentliche Aufmerksamkeit. Wir halten die darin zum Ausdruck kommende Sicht auf das Individuum insofern für gefährlich, als

diese Sicht die strukturellen Bedingungen der Gesundheit unterschlägt. Die Fragebogenforschung zu einzelnen als stabil angesehenen „Persönlichkeitseigenschaften" ist nach unserer Auffassung unter salutogenetischer Perspektive von sehr beschränktem Wert. Unverzichtbar sind dagegen dynamische Entwicklungskonzepte sozialer Kompetenzen wie das Empowerment-Konzept, das in unterschiedlichen Kontexten handlungsanleitend sein kann.

• Gesundheitsressourcen in Verhalten und Lebensweisen werden unterschiedlich bewertet: Verhalten und Verhaltensmodifikation besitzen in der Gesundheitsförderung ihren festen Platz in individuumszentrierten Präventionsprogrammen, sind aber für an den Lebensbedingungen ansetzende Strategien von untergeordneter Bedeutung. Das Konzept der Lebensweisen oder Lebensstile umfaßt die Nahtstelle zwischen strukturellen und personalen Aspekten menschlichen Handelns. Darüber hinaus werden nicht ein Einzelverhalten, sondern ganze Ensembles von Verhaltensweisen angesprochen. Insbesondere im Zusammenhang mit dem Ziel nachhaltiger Entwicklung liegt hier ein Schlüsselproblem der Zukunftsgestaltung.

• Lebensbedingungen und Lebensphasen sind zentrale Konzepte für die salutogenetische Perspektive und zugleich Eingriffsbereiche für Gesundheitsförderung.

• Die Gestaltung der natürlichen, baulichen und technischen Umwelt ist bisher noch wenig unter explizit salutogenetischer Perspektive erfolgt. Hier sehen wir ein großes Innovationspotential.

2.5 Theorien der Gesundheit und Gesundheitsförderung

2.5.1 Übersicht

Die im folgenden Abschnitt behandelten Theorieansätze enthalten aus unterschiedlicher Perspektive Hypothesen zur zentralen Fragestellung der salutogenetischen Perspektive: *Wie entsteht Gesundheit?* (Antonovsky 1997). In 2.4 wurden Gesundheitsressourcen, d.h. fördernde Einflußfaktoren auf den Gesundheitsprozeß, auf verschiedenen Ebenen behandelt. Im vorliegenden Abschnitt 2.5 stellt sich die Frage nach dem Zusammenwirken dieser Faktoren und nach Theorien über mögliche Wirkmechanismen.

Abgesehen von der Betonung salutogenetischer Einflußfaktoren sind die bekannten Theorieansätze zu Gesundheit und Gesundheitsförderung nach ihren Inhalten, Modellannahmen, ihrer formalen Stringenz, Reichweite und empirischen Evidenz äußerst vielfältig.

Eine wichtige Unterscheidung bezieht sich auf die Eingriffsebene der Theorie. Hier lassen sich drei Ebenen unterscheiden:

• Gesundheitstheorien beziehen sich auf die Entwicklungsbedingungen von Gesundheit
• Theorien des Gesundheitsverhaltens bzw. -handelns beziehen sich auf bewußte Handlungsweisen, die den Erhalt von Gesundheit zum Ziel haben.
• Theorien der Gesundheitsförderung beziehen sich auf die Wirkung von Interventionen und Programmen zur Gesundheitsförderung.

2.5.2 Das Muster der Pathogenese-Modelle

Modelle der Krankheitsentstehung folgen einem gleichbleibendem Muster. Am deutlichsten ist dies schon in der klassischen Theorie der Infektionskrankheiten enthalten: Ein krankmachendes Agens trifft auf einen Wirt mit einer bestimmten ererbten oder erworbenen Disposition und verursacht dort eine Infektion. Noxen sind hier insbesondere Bakterien und Viren. Schon hier wird ein Mangel der Krankheitstheorie deutlich: Nicht jede Infektion führt auch zu manifesten Erkrankungen. Individuelle und soziale Schutzfaktoren spielen eine erhebliche Rolle für die Erkrankungswahrscheinlichkeit. Die sozialen Ressourcen „Wohlstand und Bildung", die Virchow anläßlich der Choleraepidemie vor über 150 Jahren als Schutzfaktoren identifizierte, können als einer der markanten Meilensteine in der Entdeckung der salutogenetischen Perspektive bezeichnet werden.

Das Noxenmodell der „umweltbedingten Krankheiten" stellt eine spezifische Variante dieses Musters dar: Im Idealmodell der Umweltkrankheiten wird angenommen, daß ein spezifischer (anthropogener) Umweltfaktor zu einer spezifischen Erkrankung führt. Für toxische Substanzen wird eine Dosis-Wirkungs-Beziehung angenommen, auf der die Festlegung von Grenzwerten beruht.

Dieses Modell erfährt bei einer differenzierteren Betrachtung einige Variationen (vgl. TAB-Tätigkeitsbericht 1998, Seite 25 ff.):

- Multi-Noxenmodell: Viele Faktoren führen zu einem relativ spezifischen Krankheitsbild.
- Multi-Mini-Noxenmodell: Viele niedrig dosierte toxische Schadstoffe verursachen ein multiples Krankheitsgeschehen („Syndrom"), wobei allerdings somatische, psychosomatische und psychische Wirkungen und Bewertungsaspekte (Attributionen) oft nicht auseinandergehalten werden können.
- Immunologisches Modell: Ein Antigen wirkt als Schadstoff und erzeugt eine Allergie im Sinne einer Immunantwort des Körpers, wobei Dosis-Wirkungs-Beziehungen – anders als im toxischen Modell – nicht berechenbar sind.

Auch Risikofaktoren- und Streßmodelle sind eine Erweiterung des Krankheitsmodells: Eine oder mehrere auslösende Ursachen bzw. Risiken führen zu einer erhöhten Wahrscheinlichkeit von Krankheit. Allerdings werden moderierende Bedingungen wie interne und externe Bewältigungsstrategien in das Modell integriert.

Als Kritik läßt sich konstatieren, daß diese Annahmen in der Realität vielfach gebrochen sind: Toxizität ist zumeist äußerst schwierig wissenschaftlich nachzuweisen; psychische Faktoren der Interpretation und Bewertung überformen häufig somatische Erscheinungen; Umwelteinflüsse wirken zumeist nicht krankheitsspezifisch, sondern können viele Organsysteme betreffen (einschließlich des Nervensystems) und vielfältige Erscheinungen („Syndrome") verursachen.

Die großen Unsicherheiten bei der theoretisch klaren Erfassung umweltbedingter somatischer und psychischer Störungen (vgl. TAB-Tätigkeitsbericht 1998, Seite 25 ff. und Preuss 1997) sprechen dafür, daß Interventionen nicht nur bei nachweisbarer „Gesundheitsgefahr" erfolgen sollten, sondern daß als Zielvorgaben für vorsorgende Maßnahmen auch „weichere" Indikatoren des salutogenetischen Modells wie Beeinträchtigungen, Belästigungen, Belastungen, Minderungen des Wohlbefindens und der Lebensqualität als legitime Interventionsgründe anerkannt werden. Eine rechtliche Legitimation fehlt aber bisher im Regelfall. Anders als das Recht auf körperliche Unversehrtheit ist ein Recht auf Lebensqualität kaum „justitiabel".

Die Mehrzahl der Theorieansätze zur Salutogenese bedient sich nicht nur bezüglich der Grundlagen und Einflußgrößen sondern auch in der Theoriebildung eines in der Struktur identischen Modells. Die vereinfachte Annahme lautet: Wie es Noxen (unterschiedlich nach Art, Stärke und Mischungsverhältnis) gibt, die Krankheit bewirken, gibt es auch Faktoren bzw. Faktorenkombinationen, die „Gesundheit" bewirken.

Hier tun sich allerdings Fragen auf: Sind dies andere Faktoren, als die für Krankheit verantwortlichen? Enthalten nicht die differenzierten Pathogenese-Modelle seit den klassischen Theorien der Infektionskrankheiten auch die Annahme schützender, „salutogener" Lebens- und Umweltbedingungen? Läßt sich dementsprechend überhaupt eine Grenze ziehen zwischen pathogenetischen und salutogenetischen Modellen?

2.5.3 Subjektive Theorien und soziale Repräsentationen von Gesundheit

Der Übergang von Alltagsvorstellungen über Gesundheit und Krankheit zu wissenschaftlichen Theorien ist fließend, wobei wissenschaftliche Theorien und Alltagskonzepte sich wechselseitig beeinflussen. Die Erforschung subjektiver Gesundheitskonzepte und -theorien ist inzwischen zu einem eigenständigen Forschungsfeld geworden.

Unter subjektiven Gesundheitskonzepten werden die persönlichen Auffassungen und Definitionen von Gesundheit verstanden. Von subjektiven Theorien wird gesprochen, wenn auch die persönlichen Sichtweisen über Ursachen und Kontextbedingungen erfaßt werden. Untersuchungen zu *subjektiven Theorien* stehen im deutschen Sprachraum in einer auf Scheele & Groeben (1984) zurückgehenden Forschungstradition, in der vom „reflexiven Subjekt" als Gegenstand psychologischer Forschung ausgegangen wird.

Eine alternative Forschungstradition, die sich bis auf Emile Durkheim zurückverfolgen läßt, spricht im gleichen Zusammenhang von *sozialen Repräsentationen*. Soziale Repräsentationen beschreiben die symbolischen Strukturen oder kognitiv-emotionalen „Landkarten", in denen soziale Gruppen (soziale Milieus, Berufsgruppen, Gesellschaftssegmente) Ausschnitte aus der Realität oder Phänomene wie Gesundheit und Krankheit konzeptualisieren, wobei auch die Unterschiede dieser Repräsentationen bei Einzelpersonen und Gruppen bedeutsam sind (s. Moskovici 1998).

Seit der klassischen Studie von Herzlich (1973) hat sich die empirische Ermittlung subjektiver Konzepte bzw. sozialer Repräsentationen von Gesundheit und Krankheit zu einem eigenen Forschungsfeld entwickelt (s. Faltermaier 1994b, Flick 1998a, 1998b), wobei sowohl quantitative Erhebungen an großen Stichproben als auch intensive qualitative Erhebungen kleiner Gruppen durchgeführt wurden. Die Ergebnisse sind in Tab. 2.5-1 zusammengefaßt.

Nach der Übersicht von Faltermaier (1994b) sind die Gesundheitskonzepte von Erwachsenen verschiedener Altersgruppen sehr differenziert, wobei sich in verschiedenen Untersuchungen immer wieder vier Typen oder Dimensionen von Gesundheit ergaben:

1. Gesundheit als *Abwesenheit von Krankheit* (geschätzte Verbreitung aufgrund verschiedener Erhebungen ca. 13%): Hier wird Gesundheit nicht als eigene Qualität erlebt. Erst das Auftreten von Beschwerden oder Krankheit schafft ein Bewußtsein für den vorher für selbstverständlich angenommenen Gesundheitszustand.

2. Gesundheit als *Energiereserve* (Verbreitung ca. 28 %): Die gesundheitliche Energie oder Widerstandskraft wird als angeborenes oder erworbenes Potential angesehen, das im Laufe des Lebens zu- oder abnehmen kann.
3. Gesundheit als *Gleichgewicht oder Wohlbefinden* (Verbreitung ca. 40 %): Körperliches und seelisches Wohlbefinden gehören ebenso wie Ausgeglichenheit und Lebensfreude zu dieser Form der Gesundheit.
4. Gesundheit als *funktionale Leistungsfähigkeit* (Verbreitung ca. 30 %): Hier ist vor allem die Arbeitsfähigkeit gemeint, aber auch die Erfüllung alltäglicher Rollenverpflichtungen.

Diese Gesundheitskonzepte schließen einander nicht aus, d. h. eine Person kann gleichzeitig mehrere Gesundheitskonzepte für sich als zutreffend angeben. Gesundheit als Abwesenheit von Krankheit und als funktionale Leistungsfähigkeit finden sich tendenziell häufiger in den unteren sozialen Schichten, Gesundheit als Gleichgewicht oder Wohlbefinden wird eher von Frauen und von Menschen mittleren Alters angegeben, während Männer, aber auch alte Menschen bevorzugt Gesundheit als Leistungsfähigkeit angeben.

Tab. 2.5-1: Laienvorstellungen von Gesundheit – drei Dimensionen
(nach Herzlich 1973, Übersetzung von Faltermaier 1994a, Seite 105)

	Gesundheit als Vakuum	*Reservoir an Gesundheit*	*Gesundheit als Gleichgewicht*
Inhalt	Sein ein positiv bestimmter Inhalt fehlt	Haben Robustheit und Stärke Widerstandspotential gegenüber äußeren Einflüssen	Tun - körperliches Wohlbefinden - gute Stimmung - Aktivität - gute Beziehung zu anderen
Beziehung zur Person	unpersönliche Tatsache alles oder nichts	- persönliches Merkmal - meßbar, stabil, veränderbar - sekundär bewußt	- persönliche Norm - alles oder nichts - unmittelbar bewußt
Beziehung zu anderen Formen		Grundlage von Gesundheit als Gleichgewicht	basiert auf Reservoir an Gesundheit
Beziehung zur Krankheit	wird durch Krankheit zerstört	Widerstand gegen Krankheit	Störungen werden assimiliert

Die Erforschung subjektiver Gesundheitskonzepte in der Bevölkerung ist für sich genommen eine wichtige Aufgabe zur theoretischen Fundierung der Gesundheitsförderung, weil diesen Konzepten eine handlungsleitende Funktion für eine gesundheitsförderliche Lebensweise zugesprochen wird und weil sie Ansatzpunkte für gezielte Gesundheitsfördermaßnahmen liefern können. Darüber hinaus ist es für die folgenden Darstellungen wichtig, die Übereinstimmungen und Unterschiede zwischen subjektiven Theorien und den gesundheitswissenschaftlichen Theorieansätzen zu beachten.

2.5.4 Bedürfnis-Ressourcen-Theorien

Die Ottawa-Charta bezeichnet Frieden, angemessene Wohnbedingungen, Bildung, Ernährung, Einkommen, eine intakte Umwelt, soziale Gerechtigkeit und Chancengleichheit als „grundlegende Bedingungen und konstituierende Momente von Gesundheit". Die diesen Bedingungen (Ressourcen) entsprechenden *grundlegenden Bedürfnisse* (basic needs) haben im Diskurs um nachhaltige Entwicklung auch politisch eine zentrale Bedeutung (s. 1.3.1).

Wenn wir unter ökopsychologischer Perspektive Gesundheit allgemein gesprochen als Ergebnis eines *Austauschs zwischen Mensch und Umwelt* betrachten, wird deutlich, daß

- aufseiten des Individuums grundlegende *Bedürfnisse* bestehen, deren Befriedigung Gesundheit erst ermöglicht und
- aufseiten der Umwelt grundlegende *Ressourcen* bereitgestellt werden müssen, damit die Befriedigung der grundlegenden Bedürfnisse gewährleistet ist.

Die volle Befriedigung aller Bedürfnisse ist grundsätzlich nicht möglich, weil die Ressourcen begrenzt sind und weil verschiedene Bedürfnisse (z.B. die Bedürfnisse nach Abhängigkeit und Autonomie) einander widersprechen. Jedes länger dauernde Fehlen von Befriedigungsmöglichkeiten für einzelne Grundbedürfnisse führt jedoch zu schweren Störungen der körperlich-seelischen Gesundheit bzw. zum Tode. Auf der anderen Seite kann excessive und einseitige Befriedigung eines Bedürfnisses auf Kosten anderer Bedürfnisse gehen und gesundheitsschädliche Auswirkungen haben.

Bedürfnis-Ressourcen-Theorien der Gesundheit setzen schwerpunktmäßig entweder bei den Bedürfnissen oder bei den Ressourcen an. Theoretisch ist es jedoch bedeutsam, den Austausch-Charakter, d.h. die Komplementarität von Bedürfnissen und Ressourcen zu beachten.

Theorie der menschlichen Bedürfnisse

Von großem Einfluß auf die Theorie der Gesundheit war die Motivationstheorie von Abraham Maslow (1981). Als Anhänger der Humanistischen Psychologie kritisierte Maslow die traditionellen Motivationstheorien, weil sie menschliche Bedürfnisse reduktionistisch mit biologischen Konzepten verknüpfen. Zur Korrektur dieser Sichtweise formulierte er eine Theorie der Motivation, die menschliches Handeln aus einer Stufenfolge oder Hierarchie von Grundbedürfnissen ableitet. Maslow unterscheidet insgesamt fünf grundlegende Stufen von Bedürfnissen:

1. *Physiologische Bedürfnisse:* Bedürfnis nach Luft, Wärme, Nahrung, Bewegung und Entspannung, sexueller Befriedigung, Raum, Schlaf, Schutz vor Lärm, Schmerz, körperlicher Unversehrtheit.
2. *Sicherheitsbedürfnisse:* Bedürfnis nach Sicherheit, Stabilität, Geborgenheit, Schutz, Angstfreiheit, Struktur, Ordnung, Gesetz, Grenzen.
3. *Bedürfnisse nach Zugehörigkeit und Liebe:* Bedürfnis nach Partnerschaft, engen familiären und außerfamiliären Bindungen, Liebe, Freundschaft, sozialer Eingebundenheit.
4. *Bedürfnis nach Achtung:* Bedürfnis nach Selbstachtung und Achtung durch andere in bezug auf die eigene Person, eigenen Leistungen und Kompetenzen, Aufmerksamkeit, Respekt, Würde, Prestige, Status, Dominanz, Macht, Ruhm.
5. *Bedürfnisse nach Selbstverwirklichung:* Bedürfnisse nach Entwicklung der eigenen Möglichkeiten, Entfaltung der Persönlichkeit, Kreativität, Hingabe an ein höheres Lebensziel, Verwirklichung von Idealen, Sinnfindung, Spiritualität.

Als weitere Bedürfnisse erwähnt Maslow – ohne auf ihre Zuordnung zur Bedürfnishierarchie einzugehen – das *Verlangen nach Wissen und Verstehen*, das sich in Neugier, Wissensdrang und Erklärungsbedürfnis äußert, und *ästhetische Bedürfnisse*, die sich äußern in dem Verlangen nach Schönheit, Symmetrie, Schmuck, Kunst- und Naturerleben.

Maslow verbindet mit seiner Motivationstheorie zwei Thesen:

- Die Motive stellen eine hierarchische Stufenleiter dar: Die Bedürfnisse höherer Stufen können erst aktualisiert werden, wenn die Bedürfnisse der vorausgehenden Stufen nicht mehr nach Befriedigung drängen. (Brecht formuliert diese These in der Dreigroschenoper drastischer: „Erst kommt das Fressen, dann kommt die Moral.")
- Gesundheit entsteht durch „höherstehende" Bedürfnisbefriedigung: Die fünf Stufen der Bedürfnishierarchie stellen damit zugleich eine „Skala zunehmender psychologischer Gesundheit" dar.

Maslow nahm den Ansatz der Salutogenese voraus, indem er forderte, die Forschung solle sich nicht auf Persönlichkeitsstörungen und abweichendes Verhalten sondern auf „selbstverwirklichende Menschen" konzentrieren. Seine Forschungen mit bedeutenden historischen Persönlichkeiten und Probanden auf der Stufe der „Selbstverwirklichung" verstand er ausdrücklich als „Untersuchung psychologischer Gesundheit".

Maslows Motivationstheorie wurde vielfach kritisiert wegen der willkürlich erscheinenden Festlegung auf 5 Bedürfnisstufen, der umstrittenen Generalisierbarkeit einer Hierarchie der Bedürfnisse und vor allem wegen der Vernachlässigung objektiver Lebensbedingungen. Auf der anderen Seite hat seine Theorie gemeinsam mit anderen Ansätzen der Humanistischen Psychologie einen zeitgeschichtlichen Trend des Wertewandels und modernen Lebensstils vorweggenommen (s. „Selbstverwirklichungsmilieu" unter 2.4.4). In der Psychologie hat sie wichtige Impulse gegeben zur Überwindung biologistischer Motivationstheorien und übt bis heute einen starken Einfluß auf Konzepte der Lebens- und Arbeitszufriedenheit aus, der vielleicht am deutlichsten in der Organisationsentwicklung und in organisationspsychologischen Programmen zur *Humanisierung der Arbeit* nachweisbar ist.

Eine theoretische Synthese der gesamten – auch philosophischen – Literatur über menschliche Bedürfnisse wurde von Gasiet (1981) vorgelegt. Im Gegensatz zu Maslow geht Gasiet nicht von einer hierarchischen Ordnung der Bedürfnisse aus. Inhaltlich unterscheidet er vier Gruppen von Bedürfnissen, die weitgehend mit der Einteilung von Maslow übereinstimmen:

1. physiologische Bedürfnisse (einschließlich der Sicherheitsbedürfnisse)
2. Bedürfnisse nach zwischenmenschlichen Beziehungen
3. Bedürfnisse nach sozialer Anerkennung
4. Bedürfnisse nach Sinngebung.

Diese Grundbedürfnisse kommen bei den meisten menschlichen Tätigkeiten in unterschiedlicher Kombination ins Spiel, etwa wenn ein gemeinsames Essen gleichzeitig der Nahrungsaufnahme, der Vertiefung zwischenmenschlicher Beziehungen, der Selbstdarstellung des Gastgebers und der Gäste und möglicherweise auch der Sinngebung dient.

Für Gasiet ist die Unterscheidung zwischen den für ein menschenwürdiges Leben objektiv notwendigen und den vom einzelnen bewußt wahrgenommenen Bedürfnissen besonders wichtig:

„Menschliche Bedürfnisse werden ... als *objektive Notwendigkeiten für* ein menschlich erträgliches und menschenwürdiges Leben betrachtet, die unabhängig davon bestimmt werden können, ob oder wieweit sich die Menschen ihrer bewußt sind. Da die Bedürfnisse verdrängt und unterdrückt werden und unter Umständen einfach unbeachtet bleiben können, sind sich die Menschen ihrer objektiv bestehenden Bedürfnisse stets nur teilweise und lückenhaft bewußt. Sie können aber gegebenenfalls stets ins Bewußtsein gelangen, wenn auch oft auf verzerrte und unklare Weise. Es geschieht vor allem in individuellen und sozio-historischen 'Krisensituationen', daß normalerweise verdrängte, unterdrückte oder unbeachtete Bedürfnisse bewußt erkannt werden." (Gasiet 1981, Seite 10f.)

Die Rolle von Krisensituationen bei der Aktualisierung zuvor vernachläßigter Bedürfnisse ist von Bedeutung für die später behandelten Entwicklungstheorien (s. 2.5.6).

Basisressourcen der Gesundheit

Für Modelle der Gesundheitsförderung ist der Bedürfnissatz bedeutsam, weil den Grundbedürfnissen des Individuums Möglichkeiten oder Ressourcen zu ihrer Befriedigung auf seiten der Umwelt entsprechen müssen. Der Präventionstheoretiker G. Caplan hat auf der Grundlage dieser Überlegungen ein Konzept zur langfristigen Prävention seelischer Krankheiten entwickelt, das gleichermaßen als Konzept der Gesundheitsförderung angesehen werden kann. Für den Erhalt seelischer Gesundheit sind drei Ebenen von *Basisressourcen* erforderlich, die ein Gemeinwesen jedem einzelnen Bürger garantieren muß (s. Caplan & Grunebaum 1977):

1. Die *physikalisch-biologischen Ressourcen* beziehen sich auf ausreichende Nahrung, Wohn- und Lebensraum, angemessene sensorische Stimulation, Schutz vor körperlichen Schäden durch Umwelteinflüsse und medizinische Versorgung. Hier setzen die Maßnahmen des Umweltschutzes und der Gesundheitsvorsorge im Wohn- und Arbeitsbereich an.
2. Die *psychosozialen Ressourcen* umfassen die Voraussetzungen für eine gute emotionale und kognitive Entwicklung, wozu insbesondere eine möglichst stabile Interaktion mit den im Lebenszyklus wichtigen Bezugspersonen gehört. Hierzu zählen die gesellschaftlichen Voraussetzungen für die Entwicklung stabiler Vater-Mutter-Kind-Beziehungen, aber auch Nachbarschafts-, Altersgenossen- und Partnerbeziehungen, ebenso alle Vorkehrungen, die der sozialen Isolation einzelner oder ganzer Gruppen, etwa der Alten, Kranken, Behinderten, entgegenwirken.
3. Die *sozioökonomischen und soziokulturellen Ressourcen* umfassen einerseits die gesellschaftlich zur Verfügung gestellten Chancen zur „Entfaltung der Persönlichkeit", wie Bildungssystem, System der sozialen Sicherheit, Gesundheitssystem, Arbeitsplatz und Wohnung einschließlich der Möglichkeit zur politischen Mitbestimmung über die eigenen Lebensbedingungen. Andererseits gehören hierzu auch die in einem Gemeinwesen bzw. Gesellschaftssystem geteilten Werte und Normen, z.B. bezüglich Sinngebung, Glück, Gesundheit und Krankheit, Definition von Benachteiligungen und Ausgrenzungen.

Abschließend sei darauf hingewiesen, daß Ressourcenmangel und die damit verbundenen Grenzen der Bedürfnisbefriedigung abhängig sind von der historischen Entwicklung einer Gesellschaft, d.h. vom verfügbaren „natürlichen Reichtum", dem Stand der gesellschaftlich-technischen Entwicklung, der sozialen Gerechtigkeit bei der Macht- und Güterverteilung und den sie absichernden sozialen Normen. Da die Ressourcen in jedem Fall begrenzt sind, steht die Bedürfnisbefriedigung des einzelnen in Konkurrenz mit anderen Individuen. Während unsere Verfassung von der Wertvorstellung einer Chancengleichheit bezüglich der Basisressourcen ausgeht, ist die gesellschaftliche Realität von Ungleich-verteilung an Macht und Ressourcen geprägt, die sich u.a. in den stärkeren gesundheitli-chen Belastungen sozial Benachteiligter niederschlägt.

Der Behavior-Settings-Ansatz

In der Architektur und Stadtplanung findet sich eine lange Tradition von Erfahrungswis-sen, aber auch von theoretischen Ansätzen zur Gestaltung einer gesundheitsförderlichen Umwelt (Übersicht s. Rodenstein 1988). Durch die Entstehung einer eigenständigen Um-welt- bzw. Ökopsychologie werden diese Ansätze zunehmend auch mit sozialwissenschaft-lichen Theorien und Methoden verbunden. Die Gestaltung der gebauten Umwelt unter Be-rücksichtigung lebensraumbezogener Bedürfnisse wird unter 2.4.6 behandelt. In diesem Abschnitt wird beispielhaft der *Behavior-Setting-Ansatz* dargestellt wegen seiner theoreti-schen Bedeutung für die – weiter gefaßten – Setting-Ansätze in der Gesundheitsförderung.

Die von Caplan & Grunebaum (1977) herausgestellten Basisressourcen sind in Be-zug auf Orte, Zeiten und Gegebenheiten nicht näher spezifiziert und bieten damit wenig Ansatzpunkte für konkrete Maßnahmen der Gesundheitsförderung. Demgegenüber geht das Gesundheitsförderungsprogramm der WHO von einem sozialräumlichen Setting-Ansatz aus (healty cities, gesundheitsförderliche Betriebe, Krankenhäuser, Schulen, s. 4.1–4.2). Ziel des Setting-Ansatzes ist es, unterstützende Umwelten (supportive environ-ments) zu gestalten, so daß sie durch ausreichende Ressourcen für die Bedürfnis-befriedigung zur Gesundheitsförderung beitragen.

Angesichts des vielfach benutzten, aber nur vage definierten Setting-Begriffs der WHO ist es nützlich, auf seine ursprüngliche theoretische Ausformulierung durch Roger Barker, einen der Begründer der Ökologischen Psychologie, und auf die lange Forschungstradition des Behavior-Settings-Ansatzes zurückzugreifen (Übersicht s. Kaminski 1986).

Behavior-Settings als grundlegende Untersuchungseinheiten der ökologischen Psy-chologie (nach Barker vergleichbar mit den Zellen in der Biologie) wurden in einer Gemeindestudie als „psychologische Habitats" von Kindern untersucht. Behavior Settings stellen nach Barker (1968) Miniatur-Sozialsysteme (miniature social systems) dar, in de-nen personunabhängige Verhaltensmuster untrennbar mit zeitlichen, dinglichen und sozial-räumlichen Kontextbedingungen verbunden sind. Er postuliert eine „synomorphe" Be-ziehung zwischen den konstanten Verhaltensmustern und dem zeitlich-örtlich-sozialen Milieu eines Behavior-Setttings: Ort und Zeit, materielle Objekte, Teilnehmer, Akteure (operators), und deren wiederkehrende Verhaltensmuster bilden eine funktionale Einheit.

Beispiel für ein Behavior-Setting
„Ein in irgendeinem Ort stattfindendes Skatturnier wäre – im Sinne von Barker – ein ‚Behavior Setting', oder das Jahresfest einer bestimmten Grundschule, aber auch das Alltagsgeschehen an einem bestimmten Zeitungskiosk, oder eine Protestkundgebung gegen das Schließen eines bestimmten Industriebetriebs. – Gemeinsam ist allen Beispie-len – denen hundert andere hinzugefügt werden könnten –, daß sich ‚Alltagsgeschehen' jeweils innerhalb eines bestimmten räumlich-materiellen ‚Milieus', und zwar im Prin-zip öffentlich, abspielt, zudem innerhalb ausgrenzbarer Zeiträume. In jedem dieser Behavior Settings herrschen bestimmte charakteristische Verhaltensmuster vor, die von den Teilnehmern gleichsam wie nach einem Programm erfüllt werden, wobei es weit-gehend gleichgültig ist, welche Individuen im einzelnen die auf das jeweilige Milieu abgestimmten Verhaltensmuster produzieren." (Kaminski 1986, Seite 10)

In frühen Arbeiten der Barker-Schule wurde zunächst ein aufwendiges methodisches Inventar entwickelt, um Behavior-Settings zu identifizieren, von einander abzugrenzen und bezüglich verschiedener Attribute zu beschreiben (*Behavior Setting Survey*). Später wurden Behavior-Settings als homöostatische Systeme beschrieben, deren „quasi-stationäres Gleichgewicht" durch zielbezogene, programmbezogene und stabilitätsbezogene Regulationsprozesse erreicht wird. (Barker 1968)

Das *Behavior Setting Survey* besteht aus folgenden Schritten:

1. Zunächst wird die räumliche Einheit oder das Habitat bestimmt, auf das sich die Setting-Analyse beziehen soll, z.B. Stadt, Stadtteil, Krankenhaus, Schule. (Die Settings der Gesundheitsförderprogramme sind in dieser Terminologie Habitats bzw. Metasettings, die sich aus einer jeweils zu ermittelnden Vielzahl von Behavior-Settings zusammensetzen.)

2. Anschließend werden die im Habitat vorkommenden Behavior-Settings durch „sensible Beobachtungsmethoden" ermittelt. Das geschieht durch Dokumentation aller Synomorphe aus konstanten Verhaltensmustern und zeitlich-räumlich-sozialen Milieus, Testen auf Überschneidungen und Zusammenfassung gleichartiger Synomorphe. Ein iterativer Analyseprozeß soll zu einer erschöpfenden, nicht redundanten Liste aller Behavior-Settings des untersuchten Habitat führen.

3. Schließlich werden die einzelnen Behavior-Settings bezüglich ihrer Auftretenshäufigkeit, Dauer, Art, Anzahl und Rollen der beteiligten Personen und Art der auftretenden Verhaltensmuster beschrieben, wobei die jeweilige Fragestellung von Bedeutung ist.

Die methodischen Anweisungen und der Aufwand der ursprünglichen Setting-Analyse sind so umfangreich, daß eine Reihe von Vereinfachungsvorschlägen gemacht wurden, die sich einerseits auf eine Vorauswahl bekannter Settings beziehen und zum anderen die große Anzahl von Beschreibungsdimensionen auf neun faktorenanalytisch ermittelte Dimensionen reduzieren.

Ausgedehnte vergleichende Behavior-Setting-Analysen liegen vor allem für eine amerikanische und eine englische Kleinstadt vor, wobei auch Veränderungen bei einer Erhebungswiederholung nach ca. zehn Jahren erfaßt wurden. Es konnte u.a. nachgewiesen werden, daß die Vielfalt der Settings im genannten Zeitraum mehr als doppelt so stark zugenommen hatte als die Bevölkerung. Das Ergebnis wurde als Zuwachs an urbaner Lebensqualität im Sinne von mehr Wahlmöglichkeiten für die Bewohner interpretiert. Darüber hinaus liegen Analysen von Wohngebieten, öffentlich geförderten Wohnprojekten, Kasernen, einer Rehabilitationsklinik und Dienstleistungsbetrieben wie Supermärkten, Einkaufsläden, Arzt- und Rechtsanwaltspraxen vor.

Zur Bewertung des Ansatzes für Zielsetzungen der Gesundheitsförderung muß zunächst berücksichtigt werden, daß die Arbeiten der Barker-Schule vordringlich der ökologisch-psychologischen Grundlagenforschung dienten. Die für die Gesundheitsförderung zentrale Frage nach unterschiedlichen Unterstützungsqualitäten einzelner Settings wird in diesem Zusammenhang nicht gestellt. Die bisherigen Versuche, aus den Untersuchungen eine Behavior-Setting-Methode zur verbesserten Umweltgestaltung zu entwickeln, sind wenig überzeugend.

Von Interesse sind hier unterschiedliche Weiterentwicklungen des Behavior-Setting-Ansatzes. So wendet Rapoport (1986) den Grundgedanken des Konzepts auf die Gestaltung des öffentlichen Raums an, ohne den theoretischen Gesamtrahmen und die aufwendigen Methoden zu übernehmen. Wichtig ist die Verbindung zwischen sozialräumlichem

Milieu und überdauernden Verhaltensmustern bei wechselnden Akteuren, wobei unterschiedliche Setting-Systeme einander wechselseitig beeinflussen. Als wichtige Beurteilungskriterien betrachtet Rapoport die *Unterstützungsfunktion* (supportiveness) eines Setting für die vorgesehene Nutzung und seine von kulturellen Regeln und Normen abhängige *Angemessenheit* (appropriateness) für eben diese Nutzung. Eine gestaltungsrelevante Setting-Analyse mit der Zielsetzung einer unterstützenden Umwelt (supportive environment) sollte Antwort auf die folgenden Fragen geben: *„Welche Charakteristiken welcher Settings beeinflussen das Verhalten welcher Personengruppen in welcher Weise unter welche Bedingungen und warum?"* (Rapoport 1986, Seite 166). Der Autor demonstriert seinen Ansatz anhand einer Untersuchung zum Nachbarschafts-Nahraum als Setting-System in seiner Unterstützungsfunktion für unterschiedliche Typen von Fußgänger-Aktivitäten.

Ein weiter ausformuliertes *Habitat-Modell* lebensraumbezogener Bedürfnisse und Ressourcen wurde von Maderthaner (1995) vorgelegt (s. Abb. 2.5-1 und die Diskussion unter 2.4.6, bes. Tab. 2.4-3).

Abb. 2.5-1: Nutzungsbereiche der Umwelt und Nutzungsbedürfnisse des Menschen
(Quelle: Maderthaner 1995, Seite 174)

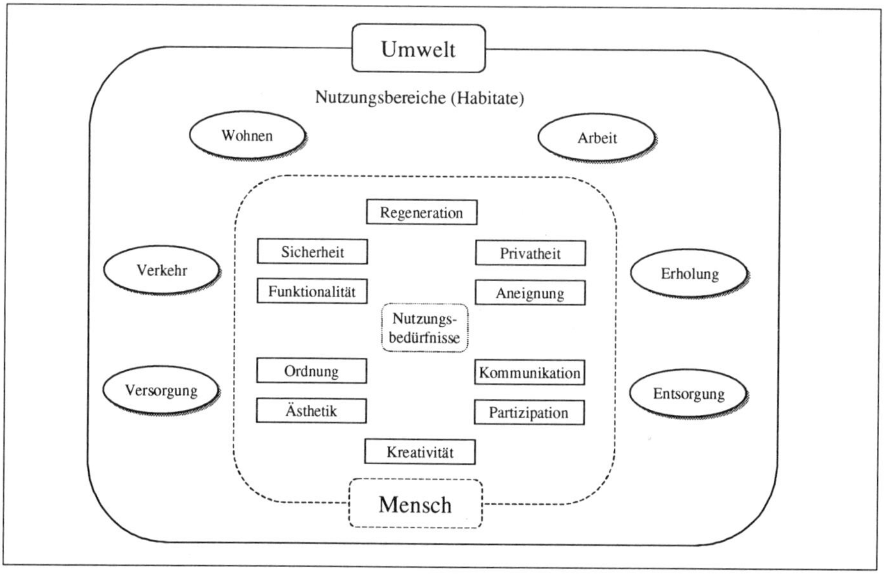

2.5.5 Streßbewältigungs-Ressourcen-Theorien

Das Streß-Konzept

In der modernen Leistungsgesellschaft sind Streß und Streßbewältigung zu Schlüsselbegriffen im öffentlichen ebenso wie im wissenschaftlichen Gesundheitsdiskurs geworden (Legewie & Ehlers 1994). In den 30er Jahren führten die bahnbrechenden tierexperimentellen Untersuchungen physiologischer Streßreaktionen durch die Physiologen Walter Cannon und Hans Selye zu einer biologischen Streßtheorie psychosomatischer Erkrankungen. Danach werden durch physische und psychische Belastungen, vermittelt durch das neuroendokrine System (nach neuerem Erkenntnisstand in Zusammenwirken mit dem Immunsystem) charakteristische, objektiv meßbare somatische Veränderungen im Organismus ausgelöst.

Der Prozeß der Anpassung des Körpers an den Streßreiz wurde von Selye in drei Phasen unterteilt: Das erste Stadium wird als *Alarmreaktion* bezeichnet und besteht aus der „Schockphase" sowie einer gegen diese gerichtete Regulationsphase. Die durch den Schock ausgelösten Funktionsstörungen von Körpertemperatur, Blutdruck und intestinalem Gewebe von Magen und Darm können aber oft nur teilweise vom Organismus ausgeglichen werden. Bei anhaltendem Streß kommt es in der *Widerstandsphase* zu einer Aufbietung aller Kräfte, um der Gegenregulation zum Erfolg zu verhelfen, was auch oft gelingt. Wenn der Streß jedoch weiter anhält, ist eine dauerhafte Schädigung des Körpergewebes nicht mehr zu vermeiden. Das hormonelle System gerät in einen *Zustand der Erschöpfung*. In diesem Stadium gibt der Organismus die Abwehr auf, was vielfach zu schwerer Krankheit oder zum Tod führt.

Die biologische Einseitigkeit dieser frühen Streßtheorie wurde unter anderem durch die bis heute äußerst einflußreiche psychologische Streßtheorie von Lazarus (1966, 1991) überwunden. Lazarus faßt Streß als ein relationales Konzept auf, das auf Transaktionen zwischen belastenden Reizgegebenheiten und psychischen bzw. psychophysiologischen Reaktionsweisen beruht. Ausgangspunkt des psychologischen Streßkonzepts ist die – heute umstrittene – kognitive Emotionstheorie, die besagt, daß physiologische Reaktionen erst durch einen Prozeß der kognitiven Bewertung ihre positive oder negative emotionale Tönung erhalten. Wie eine potentiell belastende Situation – sei es ein einschneidendes „kritisches Lebensereignis" oder auch wiederholt auftretender „Alltagsstreß" (daily hassles) – verarbeitet wird, hängt nach Lazarus von der kognitiven Bewertung der Situation und der daran anschließenden Bewältigung (Coping) der Situation ab:

- In einer *primären Bewertung (primary appraisal)* wird die „kritische Situation" daraufhin eingeschätzt, ob damit eine *Bedrohung,* ein *Verlust* oder eine *Herausforderung* verbunden ist. Nur wenn einer dieser Faktoren gegeben ist. kann von Streß gesprochen werden.
- Die *sekundäre Bewertung (secondary appraisal)* ist nicht etwa der primären zeitlich nachgeordnet, sondern beinhaltet die Selbsteinschätzung in bezug auf die Bewältigungsmöglichkeiten (Coping).
- Aufgrund dieser Bewertungen werden vom Individuum *Bewältigungsstrategien (Coping-Strategien)* ausgewählt und eingesetzt. Lazarus unterscheidet zwischen *emotionsbezogenen* Strategien (z.B. Distanzierung, Ablenkung. Leugnen, Vermeiden – hier zeigen sich Ähnlichkeiten zu den von Freud beschriebenen *Abwehrmechanismen*) und *problembezogenen Strategien,* die eine aktive Veränderung der Situation im Sinne einer Problembewältigung anstreben.

Primäre und sekundäre Bewertung und Bewältigung sind jedoch nicht streng voneinander abzugrenzen. So stellt primäre Bewertung, z.B. wenn eine bedrohliche Situation bagatellisiert wird, bereits eine emotionale Bewältigungsstrategie dar. Lazarus' Modell stellt also lediglich einen vereinfachenden Strukturierungsrahmen für den komplexen kognitiv-emotionalen Prozeß der Streßbewältigung dar.

Die Theorie steht nicht im Widerspruch zu den von Selye entdeckten neurohumoralen Anpassungsreaktionen sondern beschreibt die diesen Reaktionen vorgeschalteten psychischen Verarbeitungsprozesse.

Die psychologische Streßbewältigungstheorie wurde von Lazarus theoretisch abgeleitet und anschließend an einer Vielzahl experimenteller und alltäglicher Belastungssituationen überprüft. Die Theorie bezieht sich nicht unmittelbar auf Gesundheit, Streßbewältigung wurde aber in verschiedene ansonsten deskriptive Gesundheitstheorien als zentraler Wirkmechanismus integriert. Die Attraktivität des psychologischen Streßkonzepts für Gesundheitstheorien ist in seiner Plausibilität und seinem Anregungswert zu suchen.

Streßbewältigungs-Ressourcen-Theorien

Streßbewältigungs-Ressourcen-Theorien der Gesundheit stellen die Streßbewältigung als „gemeinsame psychophysiologische Endstrecke" in den Mittelpunkt, wobei die vorhandenen Ressourcen zur Streßbewältigung über das Ausmaß an Gesundheit und Wohlbefinden (Gesundheit oder Krankheit als Outcome) entscheiden.

Beispielhaft seien drei Modelle erwähnt:

• Das *sozialökologische Modell gesundheitsbeeinflussender Faktoren* (Trojan & Hildebrand 1989) bringt die bekannten sozialökologischen Einflußfaktoren auf die Gesundheit in einen systematischen Zusammenhang. Im Mittelpunkt stehen die sozialen Aktionen und ihre Auswirkungen auf unterschiedliche Prozesse, die mit Gesundheit und Krankheit verbunden sind (u.a. Belastungen, Streßreaktionen, Krankheitszustand). Diese Prozesse stehen in Wechselwirkung mit den konkreten Lebensbedingungen (Wohnen, Umwelt, materielle Ressourcen, Arbeitsbedingungen) und mit kulturellen Einflußfaktoren (Werte, „Körperkultur", geschlechtliche Rollenzuschreibungen).

• Das *interaktionistische Anforderungs-Ressourcen-Modell* von Becker (1992) benennt in allgemeiner Form unterschiedliche *belastende Situationstypen* und *Ressourcen*, die auf das *aktuelle Verhalten und Erleben* einwirken, welches seinerseits den *aktuellen körperlichen und seelischen Gesundheitszustand* bestimmt. Die Stärke und Schwäche dieses Modells ist seine Allgemeinheit: Im Bestreben, sämtliche empirischen Befunde zu integrieren, werden die Einflußfaktoren nicht weiter spezifiziert. Die Monographien von Becker (1982) und Becker & Minsel (1986) enthalten eine Fülle persönlichkeitspsychologischer Einzelbefunde, für die das Modell einen Ordnungsrahmen liefern soll.

• Das äußerst komplexe „salutogenetische Gesundheitsmodell" Antonovskys (1997) wird hier vereinfacht wiedergegeben (s. Abb. 2.5-2 nach Becker 1982). Antonovsky benennt insgesamt zehn generalisierte Widerstandsressourcen (von materiellen Ressourcen über soziale Unterstützung bis zur Ich-Identität und präventiven Gesundheitsorientierung) die – vermittelt über die spezifischen Lebenserfahrungen – in Wechselwirkung zum Kohärenzsinn stehen. Auf der Belastungsseite unterscheidet er psychosoziale (insgesamt 10) und physikalisch-biochemische Stressoren, die auf den Spannungszustand einwirken. Das Vorhandensein der generalisierten Widerstandsressourcen entscheidet über erfolgreiche bzw. erfolglose Spannungsbewältigung und damit über die Bewegungsrichtung auf dem Gesundheits-Krankheits-Kontinuum.

Abb. 2.5-2: Schematische, verkürzte Darstellung der Gesundheitstheorie von Antonovsky
(Quelle: Becker 1982, Seite 11)

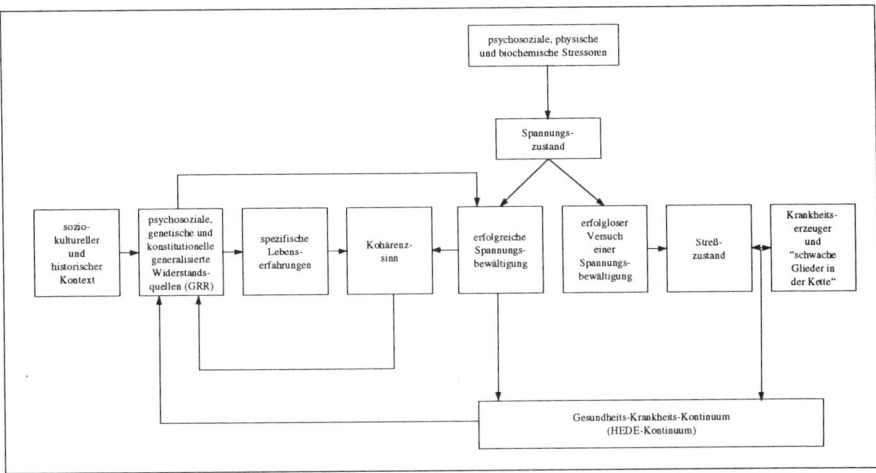

Zusammenfassend läßt sich sagen, daß es sich bei den Streßbewältigungs-Ressourcen-Theorien nicht um Theorien handelt, die einer empirischen Überprüfung im engeren Sinne zugeführt werden können oder die über ihren Kern – den *Prozeß der Streßbewältigung* – hinausweisende Wirkmechanismen erklären. Die Funktion dieser Theorien ist eher heuristischer und didaktischer Natur: Sie stellen Versuche dar, die unterschiedlichen epidemiologsch-statistisch ermittelten Einflußfaktoren auf den Gesundheitsprozeß in ein mehr oder weniger plausibles Ordnungsschema zu stellen.

2.5.6 Entwicklungstheorien

Im Gegensatz zu den eher statischen Streßbewältigungs-Ressourcen-Theorien leiten sich die verschiedenen Entwicklungstheorien schwerpunktmäßig aus Verlaufsbeobachtungen ab, die entweder im Rahmen von psychotherapeutischen Behandlungen oder bei entwicklungspsychologischen Längsschnittuntersuchungen gewonnen wurden. Entsprechend ihrem methodischen Hintergrund sind die Entwicklungstheorien prozeßorientiert. Die hier referierten Entwicklungstheorien sind jedoch nur in einem weiteren Sinn als Gesundheitstheorien zu bezeichnen, weil sie sich auf die Entwicklung der gesamten Persönlichkeit bzw. auf kognitive, emotionale und soziale Kompetenzen beziehen, die sowohl als personale Ressourcen als auch als Indikatoren für (seelische) Gesundheit aufgefaßt werden können.

Psychoanalytische Entwicklungstheorien

Die älteste und bis heute einflußreichste Entwicklungstheorie der Persönlichkeit geht zurück auf Freud, der unter Gesundheit in einer immer noch aktuellen Kurzformel „Liebes- und Arbeitsfähigkeit" verstand (s. Legewie & Ehlers 1994). Wie sehr Freuds Gesundheitskonzept auf Prozesse und nicht auf Zustände gerichtet war, wird aus seiner Skepsis gegenüber dem menschlichen Glück (als „Zustand vollkommenen Wohlbefindens") deutlich:

„Das Ziel, daß der Mensch ‚glücklich' sein soll, war im Plan der Schöpfung nicht vorgesehen. Was man im engeren Sinne als Glück bezeichnet, ist eher etwas, das sich dann einstellt, wenn aufgestaute Bedürfnisse plötzlich befriedigt werden. Daher ist es seiner Natur nach ein immer wieder vorübergehendes Phänomen. Jeder Fortbestand einer – vom Lustprinzip erstrebten – Situation resultiert lediglich in einem Gefühl dumpfer Behaglichkeit; wir sind so konstruiert, daß wir nur den Kontrast intensiv genießen können, während der Zustand als solcher uns ziemlich wenig Genuß verschafft." (Freud 1974, Seite 208).

Nach psychoanalytischer Auffassung sind die menschlichen Grundbedürfnisse in biologischen Triebimpulsen verankert, wobei Freud von dem Gegensatzpaar Liebe und Haß als den elementaren Trieben ausging, aber auch die „narzistischen", auf die eigene Person bezogenen Bedürfnisse oder Selbstwertmotive beschrieb. Freud geht aus von einer phasenhaft verlaufenden psychosexuellen Triebentwicklung in der Kindheit (orale, anale, ödipale Phase, Latenzphase), deren Verlauf von entscheidender Bedeutung für die Gesundheit im Erwachsenenalter ist. Durch die Unvereinbarkeit der freien Triebbefriedigung (Es) mit den Erfordernissen der Realität (Ich) und den verinnerlichten sozialen Normen (Über-Ich) erfahren die Bedürfnisse in der Persönlichkeitsentwicklung bis zum Erwachsenenalter vielfache Wandlungen, wobei die *Abwehr* vormals bewußter Bedürfnisse durch Verdrängung, Verschiebung, Projektion etc. eine bedeutende Rolle spielt. So erklärt sich das Nebeneinander widersprüchlicher bewußter und unbewußter Bedürfnisse und Empfindungen beim Erwachsenen, neben der Liebe auch Haß, neben dem Bedürfnis nach Abhängigkeit und Versorgtwerden das Bedürfnis nach Autonomie. Es besteht keine Dichotomie zwischen seelischer Gesundheit und Krankheit, sondern ein fließender Übergang. Die Psychoanalyse geht davon aus, daß die unbewußten Tendenzen zur Entstellung oder Verzerrung der äußeren Realität, wie der eigenen Gefühle und Wünsche, zu Neurosen und Kranksein führen können und daß „Aufklärung" über diese unbewußten Verzerrungen die Gesundheit fördert: „Wo Es (Verdrängung) war, soll Ich (Akzeptanz der Realität) werden."

Die psychoanalytische Säuglings- und Kleinkindforschung hat mit großer Eindringlichkeit belegt, wie essentiell wichtig Geborgenheit und eine befriedigende Eltern-Kind-Beziehung für die Gesundheitsentwicklung sind. Das bekannteste Beispiel sind die bahnbrechenden Arbeiten von René Spitz zum frühkindlichen Hospitalismus, die den Anstoß zur gesundheitsförderlichen Gestaltung des Aufenthalts von Kleinkindern in Heimen und Krankenhäusern lieferten.

Die frühkindliche Entwicklungstheorie der Psychoanalyse wurde von Erikson (1966) zu einer Theorie lebenslanger Entwicklung erweitert. In „Wachstum und Krisen der gesunden Persönlichkeit" verbindet er die Persönlichkeitsentwicklung mit dem Problem der seelischen Gesundheit. Der Motor der Entwicklung ist eine für jede Lebensphase typische *Krise*, die durch einen phasenspezifischen Konflikt zwischen Triebimpulsen und sozialen Anforderungen entsteht. Für die Kindheitsentwicklung bezieht sich Erikson auf die Phasen der psychosexuellen Entwicklung, wie sie Freud beschrieben hat, ordnet diesen jedoch psychosoziale *Entwicklungsaufgaben* zu.

- In der oralen Phase hat das Kind die „Aufgabe", *Urvertrauen* in seine Existenz zu entwickeln, wofür das liebevolle Angenommenwerden von seiten der Eltern eine unabdingbare Voraussetzung ist.

- In der analen Phase besteht die dominierende Entwicklungsaufgabe im Erwerb von *Autonomie* (Trotzalter).
- In der phallischen Phase entwickeln sich *Initiative* und die *Identifikation mit der Geschlechtsrolle.*
- Die Latenzphase (Grundschulalter) dient der Entwicklung einer *leistungsbezogenen Arbeitshaltung.*

Nach Abschluß der Kindheit nimmt Erikson vier weitere Entwicklungsphasen an.

In der Pubertät und während der Adoleszenz steht der Heranwachsende vor der Aufgabe, seinen Platz in der Erwachsenenwelt zu finden, d. h. eine Antwort zu finden auf die Fragen „Wer bin ich?" und „Wer will ich sein?" Die aus diesem Suchen resultierende Persönlichkeitsstruktur ist die *Ich-Identität:* „Das Gefühl der Ich-Identität ist also das angesammelte Vertrauen darauf, daß der Einheitlichkeit und Kontinuität, die man in den Augen anderer hat, eine Fähigkeit entspricht, eine innere Einheitlichkeit und Kontinuität (also das Ich im Sinne der Psychologie) aufrechtzuerhalten." (Erikson 1966, Seite 107). Aus dem Scheitern an dieser Aufgabe resultiert *Identitätsdiffusion,* die bis zu psychotischen Persönlichkeitsstörungen führen kann.

Im frühen Erwachsenenalter kommt es wesentlich darauf an, *persönliche Bindungen* (Partnerschaft und Freundschaften) eingehen zu können. Gelingt dies nicht, sind Selbstbezogenheit und Isolation die Folge.

Im mittleren Erwachsenenalter stellt sich die Aufgabe, Verantwortung für die eigenen Kinder oder für ein „Lebenswerk" zu übernehmen *(Generativität).* Schlägt dies fehl, so entsteht ein Gefühl innerer Leere (heute: Midlife Crisis).

An der Schwelle des Alters muß sich das Individuum mit körperlichem Abbau, sozialem Funktionsverlust und mit der Endlichkeit des eigenen Lebens auseinandersetzen. Der alternde Mensch steht vor der Aufgabe, eine reife Identität bzw. *Integrität* zu entwickeln. Dazu gehört die „Annahme seines einen und einzigen Lebenszyklus und der Menschen, die in ihm notwendig da sein mußten und durch keine anderen ersetzt werden können". Andernfalls besteht die Gefahr, in Verzweiflung und Lebensüberdruß zu verfallen.

Eriksons Entwicklungstheorie des Erwachsenenalters orientiert sich am Familienzyklus und an einer idealisierten Durchschnittsbiographie. Die Bedeutung anderer Lebensbereiche, z.B. der beruflichen Arbeit, oder auch einschneidende Ereignisse wie der Verlust des Partners, eine schwere Krankheit oder Abhängigkeit im Alter sind darin nicht berücksichtigt. Entwicklungsaufgaben werden deshalb heute konkreter gefaßt, wobei nicht mehr angenommen wird, daß sie an eine strenge Phasenabfolge gebunden sind. Bekannt geworden ist die folgende auf Havighurst zurückgehende Zusammenstellung, die sich am Lebenszyklus der amerikanischen Mittelschicht der 50er und 60er Jahre orientiert (Tabelle 2.5-2; s. auch Abb. 2.5-3).

Tab. 2.5-2: Entwicklungsaufgaben in verschiedenen Perioden einer Durchschnittsbiographie
         (nach Oerter & Montada 1995, Seite 124)

Entwicklungsperiode	*Entwicklungsaufgaben*
Frühe Kindheit (0-2 Jahre)	1. Anhänglichkeit (social attachment) 2. Objektpermanenz 3. Sensumotorische Intelligenz und schlichte Kausalität 4. Motorische Funktionen
Kindheit (2-4 Jahre)	1. Sprachkontrolle (vor allem motorisch) 2. Sprachentwicklung 3. Phantasie und Spiel 4. Verfeinerung motorischer Funktionen
Schulübergang und **frühes Schulalter** (5-7 Jahre)	1. Geschlechtsrollenidentifikation 2. Einfache moralische Unterscheidungen treffen 3. Konkrete Operationen 4. Spiel in Gruppen
Mittleres Schulalter (6-12 Jahre)	1. Soziale Kooperation 2. Selbstbewußtsein (fleißig, tüchtig) 3.Erwerb der Kulturtechniken (Lesen, Schreiben etc.) 4. Spielen und Arbeiten im Team
Adoleszenz (13-17 Jahre)	1. Körperliche Reifung 2. Formale Operationen 3. Gemeinschaft mit Gleichaltrigen 4. Heterosexuelle Beziehungen
Jugend (18-22 Jahre)	1. Autonomie von den Eltern 2. Identität in der Geschlechtsrolle 3. Internalisiertes moralisches Bewußtsein 4. Berufswahl
Frühes Erwachsenenalter (23-30 Jahre)	1. Heirat 2. Geburt von Kindern 3. Arbeit/Beruf 4. Lebensstil finden
Mittleres Erwachsenenalter (31-50 Jahre)	1. Heim/Haushalt führen 2.Kinder aufziehen 3. berufliche Karriere
Spätes Erwachsenenalter (51 und älter)	1. Energien auf neue Rolle lenken 2.Akzeptieren des eigenen Lebens 3. Eine Haltung zum Sterben entwickeln

Geburt, Erwachsenwerden, Liebe und Haß, Freundschaft, Partnerschaft und Elternschaft, Trennung, Verlust und Trauer, Altwerden und der Tod sind seit Jahrtausenden die großen Themen der Menschheit. In den Entwicklungsaufgaben drücken sich also einerseits Grundprobleme menschlicher Existenz in der Gesellschaft aus, andererseits stellen sich diese Grundprobleme in jeder Kultur, Epoche und gesellschaftlichen Schicht in je eigener Form. Unter salutogenetischer Perspektive ist zu fragen, welche gesellschaftlichen Normen und Lebensbedingungen zur Erfüllung dieser Aufgaben beitragen können.

Abb. 2.5-3: Die volkstümliche „Lebenstreppe" in der Version des Karikaturisten Saul Steinberg
(Quelle: Legewie & Ehlers 1994, Seite 353)

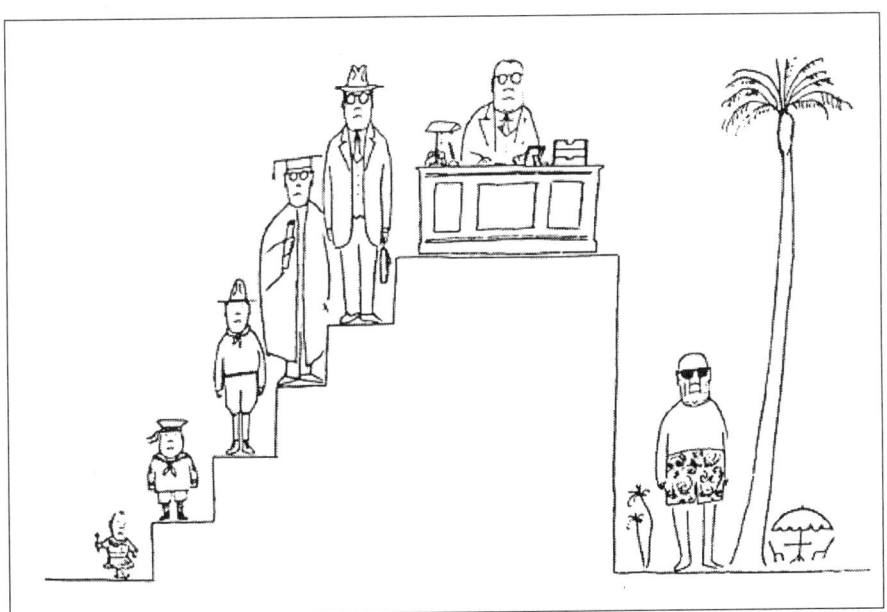

Entwicklung der sozialen Handlungskompetenz

Eine umfassende Entwicklungstheorie der menschlichen Handlungskompetenz, in die sowohl individualpsychologische als auch gesellschaftliche Aspekte integriert sind, wurde von Habermas (1981, 1984) als Teil seiner *Theorie des kommunikativen Handelns* vorgelegt. Habermas geht aus von der sozialphilosophischen Grundfrage, wie soziales Zusammenleben von Menschen möglich ist. Im Mittelpunkt der Theorie steht die Möglichkeit der „zwanglosen" Verständigung im alltäglichen sozialen Handeln. Habermas unterscheidet *strategisches* (erfolgsorientiertes oder zweckrationales) und *verständigungsorientiertes soziales Handeln*. Der strategisch Handelnde versucht, seine Ziele unabhängig vom Einverständnis der Mithandelnden zu erreichen, z.B. durch Zwang oder Belohnung (offenes strategisches Handeln) oder indem er scheinbar verständigungsorientiert handelt (verdeckt bzw. unbewußt strategisches Handeln). Verständigungsorientiertes Handeln hat demgegenüber die freie Zustimmung der beteiligten Partner zum Ziel.

Verständigungsbedarf entsteht in sozialen Situationen im Bezug auf vier „Welten": Welt der Sprache, Welt der Tatsachen, Welt der sozialen Beziehungen, „innere" Welt der Wünsche, Absichten und Gefühle. Die *Bedingung der Möglichkeit von Verständigung* sieht Habermas in der wechselseitigen Beachtung von *Geltungsansprüchen*, die den vier „Welten" zugeordnet sind:

1. Verständlichkeit in Bezug auf die Welt der Sprache
2. Wahrheit in bezug auf die Welt der Tatsachen
3. Angemessenheit in bezug auf die Welt der sozialen Beziehungen und Normen
4. Aufrichtigkeit in bezug auf die innere Welt der Wünsche, Absichten, Gefühle.

Die Geltungsansprüche sind faktisch nicht in reiner Form erfüllbar, sie haben vielmehr die Funktion eines kontrafaktischen Regulativs, an dem wir uns orientieren, wenn unser soziales Handeln den Anspruch erhebt, nicht strategisch-manipulativ sondern verständigungsorientiert sein zu wollen.

Habermas steht in der Tradition des „skeptischen Aufklärers" Freud, wenn er auf die *Grenzen der Verständigung* hinweist. Die biologischen, psychischen und gesellschaftlichen Bedingungen des Handelns sind den Handelnden immer nur zum Teil durchschaubar. Die Menschen sind „in Geschichten verstrickt", d.h. sie sind nicht nur Handelnde, sondern auch Erleidende, die ihren Lebenssituationen mehr oder weniger hilflos ausgeliefert sind. In der Lebensbewältigung stellen sich Probleme der „äußeren Not" ebenso wie der „inneren Not". Die Menschen beherrschen und durchschauen ihre objektiv gegebene Lebenssituation, ihre inneren Konflikte und ihre Verständigungsmöglichkeiten nur zu einem kleinen Teil. Eine Sichtweise, die von der Fiktion autonom handelnder Subjekte ausgeht, greift zu kurz, weil sie die kulturellen Selbstverständlichkeiten als letzten Verstehenshorizont nicht in Frage stellen kann und weil sie annehmen muß, daß die Gesellschaftsmitglieder sich über alles verständigen können.

Welches sind nun die Bildungsprozesse innerhalb der Sozialisation, die zur Entwicklung der sozialen Handlungskompetenz führen?

Habermas (1984) integriert verschiedene einzelwissenschaftliche Theorieansätze zu einer Rahmentheorie: die Theorie der kognitiven Entwicklung (Jean Piaget), psychoanalytische Ich-Theorien (Freud und Erikson), die Theorie der moralischen Urteilsbildung (Lawrence Kohlberg), den symbolischen Interaktionismus (George Herbert Mead) und Sprechakt- und Spracherwerbstheorien.

Die Entwicklung des Ich durchläuft nach Habermas (1984) „eine irreversible Folge diskreter und zunehmend komplexer Entwicklungsstufen, wobei keine Stufe übersprungen werden kann und jede höhere Stufe im Sinne eines rational nachkonstruierbaren Entwicklungsmusters die vorangehende ‚impliziert'".

Nach dieser Rahmentheorie bildet sich das sozial handlungsfähige Ich des Erwachsenen aus einem undifferenzierten Zustand durch einen Prozeß zunehmender *Ich-Abgrenzungen*, der in folgenden Entwicklungsstufen verläuft.

1. Auf der primär narzistischen Stufe besitzt der Säugling noch keine Abgrenzung zwischen Innen und Außen und zwischen Ich, Bezugspersonen und der Welt der Dinge.
2. Auf der prädipalen Stufe gelangt das Kleinkind zu einer Differenzierung zwischen Ich und Umwelt und lernt, permanente Objekte in seiner Umgebung wahrzunehmen, denkt und handelt aber noch aus leibgebundener „egoistischer" Perspektive.
3. Auf der konventionellen Stufe lernt das Kind, zwischen wahrnehmbaren Dingen, Ereignissen und verstehbaren Handlungssubjekten (materielle und soziale Welt) einerseits und sprachlichen Symbolen der Referenten andererseits zu unterscheiden.
4. Auf postkonventioneller Stufe, d.h. in der Adoleszenz, wird das System der Ich-Abgrenzungen reflexiv durch die Fähigkeit, hypothetisch zu denken und Diskurse zu füh-

ren, d.h. aus konkreten Handlungszusammenhängen herauszutreten und virtuelle Geltungsansprüche zu thematisieren.

Ort des sozialen Handelns und auch der Entwicklung sozialer Handlungskompetenz ist die alltägliche *Lebenswelt*. Der Zugang zur Lebenswelt erschließt sich dem Individuum nur über die gelebte Teilnahme an sozialen Interaktionen. Habermas unterscheidet zwischen (a) der materiellen Grundlage der Lebenswelt (unbelebte und belebte Natur, gebaute bzw. technisch gestaltete Umwelt) und (b) den symbolischen Komponenten der Lebenswelt, die durch die Teilnahme der Menschen am „Netz kommunikativer Alltagspraxis" lebendig erhalten und von Generation zu Generation weitergegeben werden. Diese symbolischen Komponenten oder auch Ressourcen sind

- *Kultur*: unser gesellschaftlicher Wissensvorrat an Deutungsmustern als kulturelle Ressource und
- *Gesellschaft*: als das „soziale Band", d.h. die konkreten sozialen Beziehungen, Solidaritäten und Einbindungen des einzelnen als soziale Ressource sowie
- *Persönlichkeit*: die durch Sozialisation entwickelte kommunikative Kompetenz des einzelnen als Persönlichkeitsressource.

Der Erhalt der symbolischen Komponenten der Lebenswelt – Kultur, Gesellschaft, Persönlichkeit – muß durch ständige Reproduktionsprozesse abgesichert werden. Der unmittelbare Bezug zur Gesundheit ergibt sich durch *Krisenerscheinungen* aufgrund von gesellschaftlich bedingten Reproduktionsstörungen:

- Störungen der kulturellen Reproduktion führen zu Sinnverlust, Legitimations- und Orientierungskrisen, d.h. die Ressource „Sinn" verknappt.
- Störungen der sozialen Integration führen zu massiven gesellschaftlichen Konflikten und schließlich zur Anomie, d.h. die Ressource „gesellschaftliche Solidarität" verknappt.
- Störungen des individuellen Sozialisationsvorganges führen zu Entfremdungserscheinungen und psychischen Störungen, d.h. die Ressource „Ich-Stärke" verknappt.

Habermas hat insbesondere die mit dem gesellschaftlichen Modernisierungsprozeß einhergehende *Entkoppelung von System und Lebenswelt* analysiert. Als gesellschaftliche Systeme, die tendenziell dem erfolgsorientierten Handeln unterliegen faßt er Staat und Markt (politisch-administratives System und Wirtschaftssystem) zusammen. Gefahren für die Reproduktion der symbolischen Lebenswelt-Komponenten (und damit von elementaren Gesundheitsressourcen) sieht er in der *Kolonisierung der Lebenswelt*, d.h. der zunehmenden Rationalisierung, Institutionalisierung und Verrechtlichung alltagsweltlicher Lebensvollzüge.

Diese Rahmentheorie der Entwicklung sozialer Handlungskompetenz ist auf einem hohen Abstraktionsniveau formuliert. Im wissenschaftlichen Diskurs um eine angemessene Gesundheitstheorie kommt ihr eine dreifache wichtige Funktion zu:

1. Die Theorie integriert das vorhandene Wissen unterschiedlicher Theoriestränge in ein Gesamtkonzept und verknüpft insbesondere entwicklungspsychologische mit gesellschaftstheoretischen Aspekten.
2. Die Theorie lenkt die Aufmerksamkeit von Einzelaspekten des gesellschaftlich-technischen Wandels auf die diesen Einzelaspekten zugrundeliegenden strukturellen Ressourcen der Lebenswelt.
3. Die Theorie liefert auch einen Rahmen zur Integration unterschiedlicher methodischer Zugänge zum Gegenstand der Gesundheitswissenschaften: „objektiver Methoden" zur Analyse der Systemaspekte aus der Beobachterperspektive und „verstehender Methoden" aus der Teilnehmerperspektive.

2.5.7 Theorien des Gesundheitsverhaltens und der Gesundheitsförderung

Die bisher dargestellten Theorien suchen eine Antwort auf die Frage „Wie entsteht Gesundheit?" Eine weitere Gruppe von Theorien bezieht sich auf Verhaltens- oder Handlungsweisen, die ausdrücklich der individuellen Prävention von Gesundheitsrisiken bzw. der Gesundheitsförderung dienen sollen. Die Theorien wurden teilweise im Rahmen von Präventionsprogrammen mit der Zielsetzung entwickelt, die Ansatzpunkte für Präventions- und Gesundheitsförderungsprogramme auf der Verhaltensebene zu spezifizieren. Ausführliche Übersichten finden sich bei Schwarzer (1992), Dlugosch (1994) und Faltermaier (1994a).

Die Mehrzahl der Gesundheitsverhaltenstheorien geht von einem kognitiven oder lerntheoretischen Verhaltensmodell aus: Das Individuum trifft in Abhängigkeit von wahrgenommenen Gesundheitsrisiken und Handlungsmöglichkeiten aufgrund einer Kosten-Nutzen-Analyse des mutmaßlich gesundheitsfördernden Verhaltens eine rational begründete Entscheidung für die Durchführung von Gesundheitsfördermaßnahmen.

Die bekanntesten Modelle seien kurz skizziert (s. Dlugosch & Schmidt 1992):

- Die *Theorie gesundheitlicher Überzeugungen* (Health Belief Theory) entstand im Rahmen von medizinischen Präventionsprogrammen in den USA. Die Wahrscheinlichkeit für das Befolgen präventiver Maßnahmen wird als Folge der wahrgenommenen Anfälligkeit für eine Krankheit, der empfundenen Bedrohlichkeit und der wahrgenommenen Vorteile der Vorbeugemaßnahmen gesehen, wobei soziodemographische und sozialpsychologische Faktoren als Moderatorvariablen wirksam sind. Als aktivierende Momente für den Ansatz von Präventionsprogrammen werden Kampagnen in den Medien, Ratschläge aus dem sozialen Netzwerk, Erinnerungsschreiben von Ärzten angesehen.
- Die *Theorie der Gesunderhaltungsmotivation* (Protection Motivation Theory) unterscheidet als Einflußfaktoren auf die Gesundheitsschutzmotivation zwischen a) externalen und intrapersonalen Informationsquellen, b) vermittelnden kognitiven Prozessen, die zur Einschätzung der Bedrohung und der eigenen Möglichkeiten zur Abwendung der Bedrohung führen und c) unterschiedlichen Copingarten.
- Die *Selbstregulationstheorie der Gesundheitsförderung* (Self-Regulation of Health Promotion Theory) geht davon aus, daß die Motivation für gesundheitsförderliches Verhalten bestimmt wird durch ein Zusammenwirken von kulturellen Gesundheitsstandards und der individuellen Zielsetzung, den Gesundheitszustand zu verbessern. Das gesundheitsförderliche Verhalten verstärkt diese Motivation durch positive körperliche und emotionale Empfindungen, ebenso können bei nicht ausgeführtem Verhalten negative Konsequenzen verstärkend auf die Motivation wirken.

Im Gegensatz zu den skizzierten Verhaltensmodellen der Gesundheitsförderung formuliert Faltermaier (1994a) seine Theorie des Gesundheitshandelns unter Bezugnahme auf den sozialwissenschaftlichen Handlungsbegriff. Als Gesundheitshandeln bezeichnet er die komplexen, bewußten und absichtsvollen Alltagsaktivitäten zum Erhalt und zur Förderung der Gesundheit im Zusammenhang mit der Lebensweise und Biographie eines Menschen, wobei er die folgenden Komponenten unterscheidet (Faltermaier 1994a, Seite 174):

- Bewußtes Handeln für die eigene Gesundheit
- Umgang mit dem eigenen Körper und seinen Beschwerden

- Umgang mit Krankheiten
- Umgang mit Risiken und Belastungen, die in der Lebensumwelt entstehen
- Herstellung und Aktivierung von gesundheitlichen Ressourcen (s. Kasten unter 2.4.4)
- Soziales Handeln für die Gesundheit oder die soziale Gesundheitsselbsthilfe
- Veränderung in der gesundheitlichen Lebensweise.

Diese Komponenten sind in Abb. 2.5-4 als Modell des Gesundheitshandelns zusammengefaßt:

Abb. 2.5-4: Das Konstrukt „Gesundheitshandeln" und seine Komponenten
         (Quelle: Faltermaier 1994a, Seite 175)

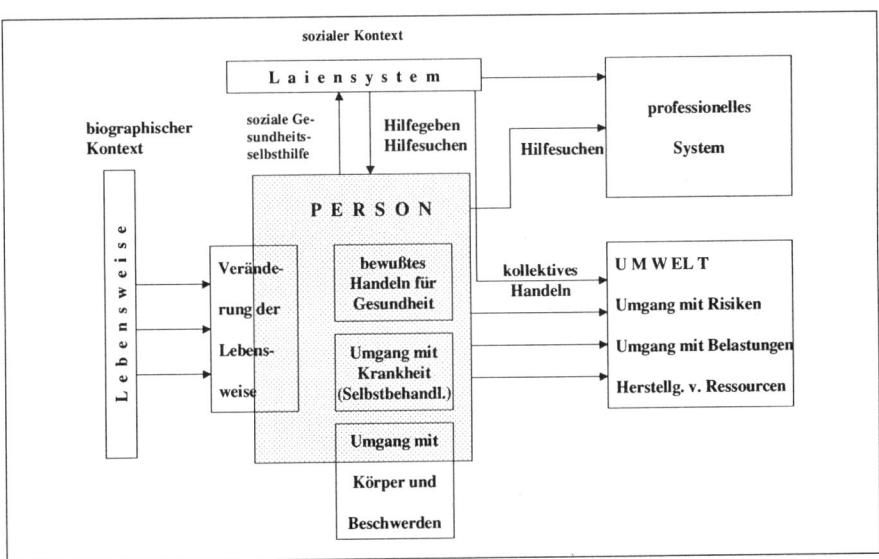

Die skizzierten Modelle des Gesundheitsverhaltens gehen insgesamt von vereinfachenden Annahmen zur Steuerung der gesundheitsrelevanten Lebensvollzüge aus. Im Vordergrund steht die rationale bzw. kognitive Steuerung von einzelnen Verhaltensweisen. Die emotionalen Verhaltenskomponenten und inneren Konflikte bezüglich gesundheitsbezogener Lebensweisen bleiben ebenso unberücksichtigt wie die Einbettung in den Lebensstil. Eine sinnvolle Erweiterung stellt das Modell des Gesundheitshandelns dar, allerdings geht auch dieses Modell von einem kognitiven Handlungskonzept aus.

Gesundheitsförderungsmodelle

Aus dem Modell des Gesundheitshandelns lassen sich die folgenden Ansatzpunkte für die gezielte Gesundheitsförderung ableiten (Abb. 2.5-5):

- Vermindern von Risiken und Belastungen
- Stärkung personaler, sozialer und materieller Ressourcen
- Einwirkung auf das Gesundheitsbewußtsein und -handeln
- Einwirkung auf das Laiengesundheitssystem
- Einwirkung auf das professionelle Gesundheitssystem.

Abb. 2.5-5: Ansatzpunkte für die Gesundheitsförderung im Modell des Gesundheitshandelns (Quelle: Faltermaier 1994a, Seite 183)

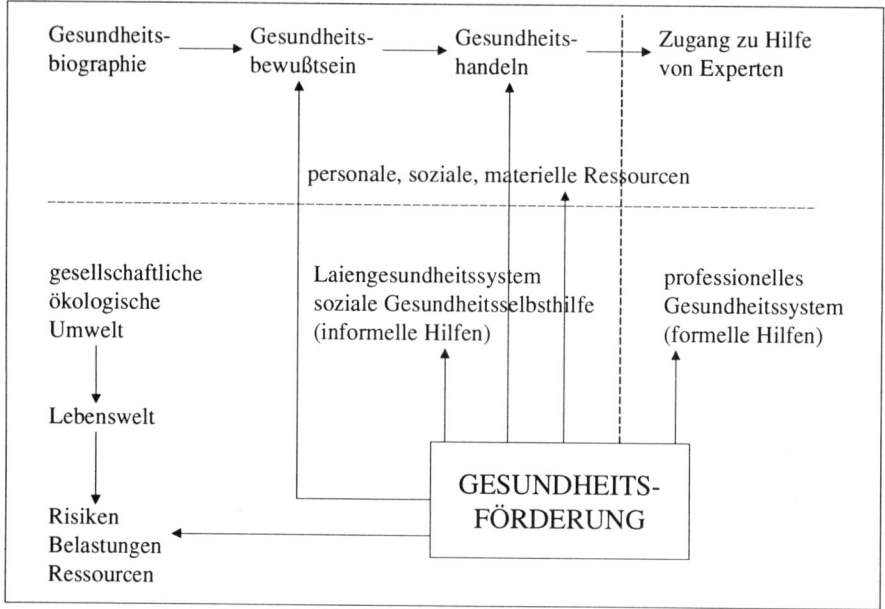

Ein Beispiel für ein Planungsmodell zur Gesundheitserziehung bzw. -förderung entwikkelten Green et al. (1980) unter dem Namen PRECEDE (*P*redisposing, *R*einforcing and *E*nabling *C*auses in *E*ducational *D*iagnosis and *E*valuation). In diesem Modell umfaßt der Planungsprozeß die folgenden Diagnoseschritte:

1. Epidemiologische und soziale Diagnose der gesundheitlichen und sonstigen Einflußfaktoren auf die Lebensqualität
2. Diagnose der Verhaltenseinflüsse auf Lebensqualität und Gesundheit
3. Lern-Diagnose der prädisponierenden, unterstützenden und verstärkenden Faktoren
4. Administrative Diagnose zur Gestaltung und Vermarktung des Gesundheitsprogramms.

Ebenso wie die Theorien des Gesundheitsverhaltens erweisen sich die aus ihnen abgeleiteten Vorschläge und Modelle für Gesundheitsförderung als zu eng und teilweise als trivial. Komplexe Modelle der Gesundheitsförderung – die sich mehr oder weniger am Health Policy Action Cycle (s. Abb. 2.2-1) orientieren– sollten neben Aussagen zu Zielen und Ansatzpunkten für Gesundheitsförderung auch Aussagen über fördernde und hindernde Bedingungen für die *Umsetzung der Gesundheitsförderungsstrategien* erlauben.

2.5.8 Einordnung des Gesundheitsdiskurses in die Modernisierungstheorie

Die gegenwärtigen Theorien der Gesundheit sind in ihrer historischen Dimension eng verknüpft mit dem gesellschaftlich-technischen Wandel, der seit Beginn der Neuzeit als sich zunehmend beschleunigender Modernisierungsprozeß beschreibbar ist.

In der Theorie des kommunikativen Handelns (Habermas 1981) wird der Zusammenhang zwischen Modernisierung und sozialer Kompetenzentwicklung ausdrücklich thematisiert. Abschließend soll hier der theoretische Gesundheitsdiskurs explizit unter dem Aspekt des gesellschaftlichen Wandels betrachtet werden (s. Legewie 1999). Dazu eignet sich ein Schema der holländischen Soziologen van der Loo & van Reijen (1992), wonach sich bei der Modernisierung vier gemeinsam wirksame Teilprozesse abgrenzen lassen, die sich auf unterschiedliche Aspekte der alltäglichen Lebensführung auswirken (s. Abb. 2.5-6).

Abb. 2.5-6: Vier Teilprozesse der Modernisierung
(modifiziert nach van der Loo & van Reijen 1992)

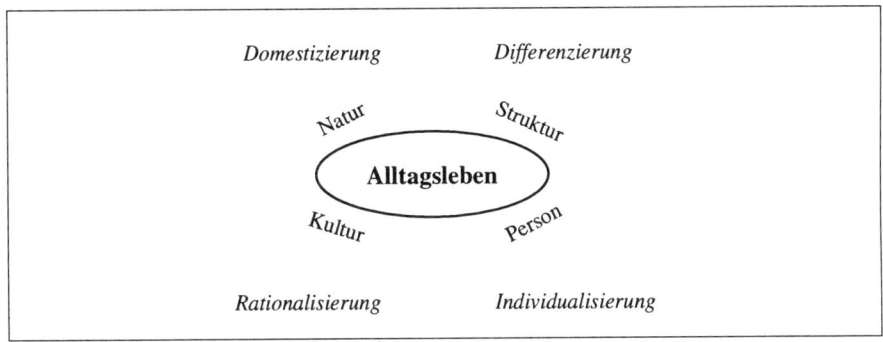

Die Teilprozesse verlaufen jedoch nicht einsinnig, sie lösen vielmehr immer auch Gegen- oder Protestbewegungen aus. So ergeben sich folgende Entwicklungslinien der Modernisierung:

- Die *Natur*, die uns umgibt und an der wir durch unseren Leib teilhaben, ist seit Menschheitsbeginn einem Prozeß der *Domestizierung* unterworfen, der uns zunehmend unabhängiger von den natürlichen und biologischen Begrenzungen, aber auch von unserer inneren Natur der Triebe und Leidenschaften gemacht hat. Für die Gesundheit bedeutet dieser Prozeß vor allem eine fortschreitende Medikalisierung der „natürlichen" Körperprozesse, z.B. der Zeugung, Schwangerschaft und Geburt, aber auch des Altwerdens und Sterbens. Doch die Domestizierung der Natur stößt heute an ihre Grenzen und führt angesichts der ökologischen Krise zu neuen Abhängigkeiten und gleichzeitig zu einer romantisch verklärenden Sehnsucht nach „unberührter Natur".
- Die *Kultur*, d.h. unser Vorrat an Deutungsmustern und Handlungstechniken, mit deren Hilfe wir die Welt erklären und uns in ihr zurechtfinden, unterliegt einem ständig wachsenden Prozeß der *Rationalisierung*, der sich insbesondere in der Verrechtlichung, Bürokratisierung und Verwissenschaftlichung von Arbeit und Alltagsleben ausdrückt. Doch die Entzauberung der Welt durch Rationalisierung beschert uns auch neue Irrationalitäten, sei es in Form des religiösen und politischen Fundamentalismus einschließlich des Faschismus, sei es in der New-Age-Bewegung.
- Die soziale *Struktur* der gesellschaftlichen Institutionen ist einer ständig wachsenden *Differenzierung* ausgesetzt, wofür beispielhaft die Professionalisierung und Spezialisierung im Arbeitsleben genannt sei. Die Differenzierung der sozialen Strukturen löst

einerseits eine Gegenbewegung der Integration und Konzentration in Richtung immer größerer Einheiten in Wirtschaft, Medien und Politik aus. Eine andere im Zusammenhang mit der Gesundheitsförderung wichtige Gegenbewegung gegen die Professionalisierung führt zur Besinnung auf Selbsthilfe und Selbstorganisation.
*   Die *Person*, d. h. Identität und Persönlichkeit der Menschen erfährt einen inneren Wandel, der unter dem Stichwort *Individualisierung* die Freisetzung des einzelnen aus traditionellen kollektiven Bindungen von Familie, Nachbarschaft, Berufsgruppe, Landsmannschaft, Religionsgemeinschaft zusammenfaßt. Die Individualisierung läßt die Menschen keineswegs als isolierte Wesen zurück, sondern führt zu neuen Formen der Gruppenbildung, Gruppenidentität und Vergemeinschaftung und der Wiederentdeckung sozialer Netze, aber auch neuen Formen einer medienvermittelten emotionalen Weltgemeinschaft, wie wir sie bei großen Sportereignissen oder bei Lady Dis Tod erlebt haben.

In den Auswirkungen auf die Gesundheit ist der Prozeß der Modernisierung mit seinen Teilkomponenten ambivalent: Auf der einen Seite hat er einen großen Zuwachs an Lebensqualität und Autonomie für die Mehrzahl der Menschen gebracht, auf der anderen Seite ist dieser Zuwachs mit einer zunehmenden Entfremdung des Menschen verbunden.

Theorien der Salutogenese und Gesundheitsförderung sollten nicht zuletzt Antworten auf Gefahren und Auswirkungen der Entfremdung durch Modernisierung liefern, wobei drei Aspekte im Vordergrund stehen:
*   Entfremdung des Menschen von sich selbst
    Im Zeitalter der Medien und der virtuellen Realität sind wir konfrontiert mit einem hohen Ausmaß von Entsinnlichung und einem Rückgang unmittelbarer, selbst erlebter Erfahrung. Wie wirken sich die zu erwartenden, immer stärker medienvermittelten Sozialisationsformen auf die Gesundheit aus? Wie können unter diesen Sozialisationsbedingungen Identität, Kohärenzsinn und persönliche Sinnfindung gefördert werden? Welche Rolle spielen neue Heilslehren und Irrationalitäten?
*   Entfremdung vom Mitmenschen
    Hier stellt sich die Frage nach den Wurzeln von Gewalt, Fundamentalismus und Fremdenhaß. Wie lassen sich demgegenüber Bindungsfähigkeit, Solidarität, Konfliktfähigkeit und Frieden gesellschaftlich fördern? Welche Formen der Vergesellschaftung und Partizipation sind dafür förderlich?
*   Entfremdung von der Natur und vom eigenen Leibe
    Wie wirken sich die psychischen Belastungen und – meist verdrängten – Ängste angesichts der ökologischen Krise auf die Menschen aus? Wie sind der für die Menschheit überlebensnotwendige Bewußtseinswandel und Wandel des Lebensstils zu fördern? Welche Bedeutung haben Bodyismus und Healthyismus angesichts des zunehmenden Verlusts leibhaftiger Erfahrung? Welche Auswirkungen werden Gentechnologie und Genmedizin auf unsere Identität haben?

2.6   Zusammenfassung und Einordnung der theoretischen Konzepte

Theorie und Forschung zur Gesundheitsförderung sind untrennbar verbunden mit dem gesellschaftlichen Projekt *Public Health*, das gleichzeitig ein Leitkonzept, interdisziplinäres wissenschaftliches Programm, Praxis- und Politikfeld darstellt (2.1). Aus dieser

Aufgabenstellung ergibt sich zugleich die Notwendigkeit einer Vielfalt theoretischer und methodischer Ansätze (2.2). Für die Zielsetzungen von Theorie und Praxis ist das Ergänzungsverhältnis klassischer Forschungsansätze (insbesondere der Epidemiologie) und dialogischer Ansätze (wie qualitative Sozialforschung, Aktionsforschung, Organisationsentwicklung, Policyforschung) von besonderer Bedeutung. Die folgende Tab. 2.6-1 gibt eine zusammenfassende Orientierung über gesundheitsrelevante Theorien und Forschungsansätze.

Tab. 2.6-1: Gesundheitsrelevante Theorien und Forschungsansätze im Überblick

Gesellschaftliche Rahmentheorien	
• Modernisierung, Sozialer Wandel, kollektives Handeln	
• Bürgergesellschaft, Zivilgesellschaft, „aktivierender Sozialstaat"	
• Theorie des kommunikativen Handelns (Habermas), Theorie sozialer Systeme (Luhmann 1984)	
Gesundheitsrelevante Theorien (Grundlagen: Gesundheitsindikatoren und Gesundheitsdeterminanten)	
Individuelle Ebene	
Genesetheorien:	*Veränderungtheorien*
• Bedürfnis-Ressourcen-Theorien	• Theorien des Gesundheitsverhaltens
• Stressbewältigungs-Ressourcen-Theorien	• Theorie des Gesundheitshandelns
• Entwicklungstheorien der Persönlichkeit	• Theorie der Gesundheitsförderung
Institutionelle Ebene	
• Organisationsentwicklung	
• Qualitätsmanagement	
• Evaluations- und Implementationforschung	
Politische Ebene	
• Gemeinwesenentwicklung	
• Kommunalpolitik	
• System-Intervention	
• Politische Steuerung	
• Planungstheorien	
• Policy-Theorien	

Die Darstellung der Ansätze zur Operationalisierung des Leitkonzepts Gesundheit (2.3) ergab grundsätzliche Schwierigkeiten im Zusammenhang mit der Subjektivität und dem Prozeßcharakter von Gesundheit und Wohlbefinden. Die vorliegenden Gesundheitsindikatoren liefern zwar eine pragmatische Basis für epidemiologische Studien, sie sind aber theoretisch unbefriedigend. Hier wird empfohlen, daß sich die künftige Forschung auf die Entwicklung und den Einsatz möglichst einfacher, robuster und durch Konventionen vereinheitlichter Indikatoren konzentriert.

Die Darstellung der Gesundheitsressourcen (2.4) ergab eine weitgehende Überlappung mit den bekannten Risikofaktoren, was eine Zusammenfassung beider Faktorengruppen unter der Bezeichnung Determinanten der Gesundheit nahelegt. Das Beharren auf positiven Ressourcen der Gesundheit unter salutogenetischer Perspektive wird allerdings als „psychologisch" bedeutsame Fokussierung bzw. als sensibilisierendes Konzept angesehen, wodurch Forschung und Interventionspraxis vom Blick auf die Defizite zur Betonung von Stärken gelenkt werden.

Die Diskussion der Theorien zur Gesundheit und Gesundheitsförderung (2.5) ergab eine Zweiteilung: Bedürfnis-Ressourcen-Theorien und Streßbewältigungs-Theorien erwiesen sich als Erweiterungen des Pathogenese-Modells. Dies entspricht dem Ergebnis unserer Sichtung sowohl der gesundheitspolitischen Programme (Kap. 1) als auch der in den folgenden Kapiteln behandelten Programme, wonach unspezifische Prävention und Gesundheitsförderung in der Praxis nicht voneinander abgegrenzt werden können. Im Gegensatz dazu gehen die dargestellten Entwicklungstheorien in ihren Konzepten insofern über das Muster der Pathogenese-Modelle hinaus, als sie sich auf den gesamten Prozeß der Persönlichkeits- und Kompetenzentwicklung beziehen. (Der Behavior-Setting-Ansatz stellt einen Sonderfall dar, insofern er Vorarbeiten zu einer Theorie der Umweltgestaltung liefert.)

Die bisherigen Theorien zum Gesundheitsverhalten und zur Gesundheitsförderung (2.5.7) verbleiben zu sehr auf der individuellen Ebene, als daß sie für die Gestaltung gesundheitsförderlicher Lebensbedingungen ausreichen könnten.

Abb. 2.6-1: Theoriebereiche im Zusammenhang mit der Stärkung gesundheitsförderlicher Lebensbedingungen

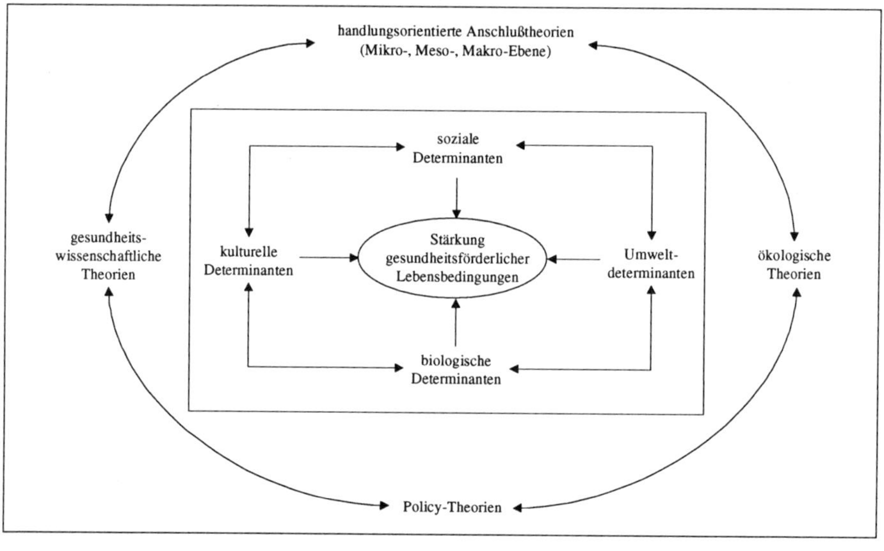

Die theoretische Weiterentwicklung des gesellschaftlichen Handlungsprogramms *Stärkung gesundheitsförderlicher Lebensbedingungen* erweist sich entsprechend der zusammenfassenden Übersicht in Abb. 2.6-1 als multidisziplinäre Forschungsaufgabe: Das komplexe Zusammenwirken kultureller, sozialer, biologischer und umweltlicher Determinanten ist wissenschaftlich gut belegt. Die vorliegenden gesundheitswissenschaftlichen und ökologischen Theorieansätze im Problem- und Politikfeld Umwelt und Gesundheit sollten durch handlungsorientierte Anschluß- bzw. Rahmentheorien auf der sozialen Mikro-, Meso- und Makroebene miteinander verknüpft werden. Ein Beispiel für die Art der Verknüpfung zeigt die Theorie des kommunikativen Handelns bzw. die daraus abgeleitete Entwicklungstheorie der sozialen Handlungskompetenz (s. 2.5.7). Auf der Ebene der Praxisforschung sind entsprechende Policy-Theorien erforderlich.

3   Akteure der Gesundheitsförderung

Nachdem wir in Kap. 1 die Leitkonzepte und in Kap. 2 die theoretischen Grundlagen der Gesundheitsförderung resümiert haben, geht es in den folgenden Kapiteln des Buches um Politik und Praxis der Gesundheitsförderung. Verschiedene Startmöglichkeiten und Strukturen der Darstellung sind hierfür möglich. Wir haben uns entschieden, mit einer Vorstellung der *Akteure* der Gesundheitsförderung zu beginnen. Dies entspricht unseres Erachtens am besten dem Charakter eines *Aktions*programms. Die wichtigsten Möglichkeiten und Grenzen der Hauptakteure bzw. „Handlungsträger" werden in diesem Kapitel diskutiert und – soweit möglich – mit empirischen Daten untermauert.

Die Hauptakteure von Prävention und Gesundheitsförderung lassen sich einteilen nach
a) der politischen Ebene (international, Bund, Länder, Gemeinden),
b) der Trägerschaft (politisch-administratives System, vor Ort handelnde Primärgruppen, Initiativen und Organisationen),
c) dem Aufgabenbereich (z.B. Gesundheitsberufe, Krankenkassen, Gesundheitsversorgungs-, Bildungs- und Forschungseinrichtungen).

Eine stringente Systematik ist dabei nicht möglich. Zunächst werden auf den obersten Ebenen beginnend die politischen Akteure behandelt (3.1), wobei der kommunalen Ebene der größte Raum gegeben wird (3.2). Danach folgen Öffentlicher Gesundheitsdienst (3.3) und „Neue soziale Bewegungen" (3.4) als wichtigste Akteure im Sozialraum der Gemeinde. Weitere Akteure mit mehr fachlicher als politischer Bedeutung sind die Krankenkassen (3.5), Berufsgenossenschaften (3.6), Gesundheitsberufe (3.7) sowie das Bildungs- (3.8) und Wissenschaftssystem (3.9). Andere gesellschaftliche Sub-Systeme sind zwar auch als potentielle Akteure interessant, haben aber den Charakter von „Eingriffsbereichen", sind also stärker „Behandelte" als Handelnde und werden im Kapitel 4 besprochen.

3.1   Europäische, Bundes- und Landesebene

3.1.1 Europäische Ebene

Die wichtige Rolle der internationalen Ebenen für die Politik der Gesundheitsförderung zieht sich beginnend mit den Leitkonzepten in Kapitel 1 wie ein roter Faden durch das gesamte Buch.

An dieser Stelle soll vor allem die EU mit ihren Organen *Europäischer Rat* („Gesetzgeber"), *Europäische Kommission* („Regierung") und *Europäisches Parlament* („Volksvertretung") angesprochen werden. Die prägende Rolle der WHO kommt nicht hier, sondern in anderen Abschnitten zur Sprache (Kap. 1.2; sowie in 4.1 und 4.2 zu „Settings").

Zunehmend entsteht eine „Europäische Dimension" in der Gestaltung der Gesundheitspolitik. Zwar ist ein formelles Eingreifen der Europäischen Union in die Gesundheitsversorgungssysteme der Mitgliedstaaten durch das so genannte Harmonisierungsverbot und das Subsidiaritätsprinzip (also den Vorrang der nationalstaatlichen vor europäischer Politik) ausgeschlossen; es besteht jedoch eine Kompetenz Europas für „Public Health".

Rechtsgrundlage der europäischen Gesundheitspolitik ist § 152 im seit dem 1.5.99 rechtskräftigen Amsterdamer Vertrag (Ersatz des Maastrichter Vertrages und eines entsprechenden Artikels Nr. 129 von 1992/93).

Dieser Paragraph enthält eine erweiterte Gesundheitskonzeption für die EU. Insbesondere der Absatz 1 ist von großer Relevanz für Public Health und Gesundheitsförderung. Er enthält die politische Verpflichtung für die Kommission und die Mitgliedstaaten, „bei der Festlegung und Durchführung aller Gemeinschaftspolitiken und Maßnahmen ein hohes Gesundheitsschutzniveau sicherzustellen". (Ausführliche Stellungnahmen und Dokumente in deutscher und englischer Sprache finden sich in dem hervorragenden Sammelband von Bellach & Stein 1999.)

Im September 1999 wurde die europäische Kommission reorganisiert. Dabei wurden auch die bisher getrennten Aufgaben der Gesundheitspolitik zusammengeführt im neuen Generaldirektorat „Gesundheit und Verbraucherschutz". Besonders interessant für gesundheitsfördernde Gesamtpolitik und Gesundheitsförderung ist das Direktorat F „Public Health". Gesundheitsförderung taucht in diesem Referat im Titel der Einheit F 3 zusammen mit Gesundheitsmonitoring und Unfallverhütung auf. Neu ist insbesondere, daß es eine Einheit F 1 mit dem Titel „Public Health Analysis, Policy Development, & Health in other Policies" gibt. Damit ist die intersektorale Politik zur Sicherung eines hohen Gesundheitsschutz-Niveaus in anderen Politikbereichen erstmals auch strukturell verankert. Aus den Diskussionen zur Umsetzung läßt sich allerdings entnehmen, daß hiermit eine notwendige, wenn auch längst nicht hinreichende Voraussetzung für zukünftige intersektorale Gesundheitspolitik geschaffen wurde.

Die zukünftige gesundheitsfördernde Gesamtpolitik durch die europäische Gemeinschaft muß sich insbesondere auf folgende Politikbereiche beziehen:

- Wirtschaftspolitik, insbesondere Steuerpolitik,
- Sozialpolitik einschl. Beschäftigungsfragen,
- freier Warenverkehr, und Freizügigkeiten,
- Agrar- und Ernährungspolitik,
- Verbraucherschutz,
- Forschung und technologische Entwicklung,
- Umwelt und Verkehr.

Die Umsetzungsprobleme zeigen sich beispielsweise in der BSE- („Rinderwahnsinn"-) Krise, in der Interessen des Gesundheitsschutzes auf die der Agrarwirtschaft prallten. Ebenso wird das Dilemma gesundheitsfördernder Gesamtpolitik dadurch deutlich, daß die europäischen Gesundheitsminister sich im Prinzip auf ein Tabakwerbeverbot – was bisher allerdings nicht durchzusetzen ist – verständigt haben, während die Landwirtschaftsminister den Tabakanbau subventionieren.

Angesichts dieser Situation sieht Stein (1998) keinen Grund, seine früher geäußerte Meinung zu revidieren, daß „Gesundheit" ein Nebenaspekt sei, der von anderen Interessen dominiert wird, insbesondere ökonomischen (vgl. auch weitere Beiträge in eurohealth Bd. 4, Nr. 5). Einer entsprechenden Kritik werden auch die EU-Positionen zur nachhaltigen Entwicklung unterzogen (Solera & Lorenzen 1996).

Trotz einiger Einschränkungen ist festzuhalten, daß die Konturen einer zukünftigen Gesundheitspolitik der EU in den vergangenen drei Jahren erheblich an Schärfe gewonnen haben. Die entscheidenden Ereignisse waren:

- Mitteilung der Kommission (15.4.1998) „über die Entwicklung der Gemeinschaftspolitik im Bereich der öffentlichen Gesundheit",

- öffentliche Anhörung des Ausschusses für Umweltfragen, Volksgesundheit und Verbraucherschutz im Europäischen Parlament (Oktober 1998) mit dem Titel „Die Zukunft der europäischen Gesundheitspolitik", bei der u. a. Bilanz gezogen wurde über die bisherigen Aktionsprogramme der EU,
- Entschließung des Europäischen Rates (8.6.1999) zu künftigen Gemeinschaftsaktionen für öffentliche Gesundheit (vgl. EU 1998),
- Inkrafttreten des Vertrags von Amsterdam (1.05.1999) mit dem neuen, erweiterten Artikel 152,
- „Entschließung des Europäischen Parlaments zur Mitteilung der Kommission an den Rat, das Europäische Parlament, den Wirtschafts- und Sozialausschuß und den Ausschuß der Regionen über die Entwicklung der Gemeinschaftspolitik im Bereich der öffentlichen Gesundheit",
- Bestandsaufnahme über „Prioritäten für Public Health Action in der Europäischen Union", die insbesondere mit Unterstützung der European Public Health Association (EUPHA) zustande kam (vgl. Weil u.a. 1999).

Diese Aktivitäten sind als notwendige Vorarbeiten eines Aktionsprogramms für öffentliche Gesundheit anzusehen. Der Europäische Rat hat die Europäische Kommission aufgefordert, einen entsprechenden Vorschlag zur Beschlußfassung im Europäischen Parlament und Rat vorzulegen.

Inzwischen steht fest, daß es sich um ein umfassendes Programm mit folgenden drei Aktionsschwerpunkten handeln wird:

1. Verbesserung der Informationen zur Entwicklung der öffentlichen Gesundheit,
2. rasche Reaktion auf Gesundheitsgefahren,
3. Berücksichtigung von Gesundheit bestimmenden Faktoren („Determinanten") durch Gesundheitsförderung und Prävention.

Die Veröffentlichung eines detaillierten Vorschlags, für das Grundsatzprogramm soll Mitte 2000 erfolgen. Das aufwendige und langwierige Mitentscheidungsverfahren zwischen Rat und Europäischem Parlament wird jedoch eine endgültige Verabschiedung nicht vor Mitte 2001 erlauben.

Für die Entstehungsgeschichte dieses zukünftigen Aktionsprogramms verweisen wir auf Stein 1996, Kommission 1998, Korzilius 1998, Fischer 1999 a und b. Für die aktuelle Situation und die weiteren Entwicklungen sind der Sammelband von Bellach & Stein (1999), Stein & Gersching 1999, sowie die kostenlose Zeitschrift des Generaldirektorats „Gesundheit und Verbraucherschutz", die Zeitschrift „eurohealth" (herausgegeben von der London School of Economics and Political Science) sowie die Internetseiten des neuen Generaldirektorats (URL: europa.eu.int./comm/eg24/general) zu empfehlen.

Außerdem ist die besondere Rolle des EG-Rechts im *Arbeitsbereich* zu betonen (z.B. EWG-Vertrag, Arbeitsschutz-Rahmenrichtlinie, Einzelrichtlinien für die Umsetzung in nationales Recht für Gesundheitsschutz und Gesundheitsförderung). Hieraus resultieren „Anstöße zur Einbeziehung der gesamten Arbeitsumwelt und zur Berücksichtigung moderner Belastungsfaktoren wie auch der Ausbau der Arbeitnehmerbeteiligung in den Mitgliedstaaten" (Oppolzer 1998, Seite 101).

Ein „europäisches Netzwerk für betriebliche Gesundheitsförderung" hat im November 1997 die „Luxemburger Deklaration zur betrieblichen Gesundheitsförderung in der Europäischen Union" verabschiedet (vgl. Abschnitt 4.2.1).

Gesundheitsförderung im Arbeitsleben und auf kommunaler Ebene, etwa mit Projekten zu „zukunftsfähigen Städten", sind Ziele der „Europäischen Stiftung zur Verbesserung der Lebens- und Arbeitsbedingungen". Die *European Foundation for the Improvement of Living and Working Conditions* mit Sitz in Dublin ist eine autonome Einrichtung der EU, die 1975 durch einen Beschluß des EC Council of Ministers errichtet wurde. Das Steuerungsgremium dieser Stiftung ist zusammengesetzt aus Vertretern der Regierungen und der „Sozialpartner", d.h. der Gewerkschafts- und der Unternehmerseite. Die Stiftung unterstützt die Arbeit der Generaldirektorate der Europäischen Kommission. Im laufenden 4-Jahres-Programm (bis zum Jahr 2000) liegen die Arbeitsschwerpunkte der Stiftung bei Beschäftigung, Chancengleichheit, Gesundheit und Wohlbefinden, nachhaltiger Entwicklung, sozialem Zusammenhalt sowie Partizipation (vgl. z.B. Chanan 1997). Unter diesen Schwerpunktthemen nimmt derzeit die Arbeitsbeschaffung und der Zugang zu Arbeitsplätzen eine hervorgehobene Stellung ein. Eine Konkretisierung dieses Schwerpunkts behandelt „lokale Partnerschaften" unter der Fragestellung, ob hierdurch der soziale Zusammenhalt vor Ort gefördert werden kann (vgl. Geddes 1998).

Die Stiftung hat in der jüngsten Vergangenheit ihre Internet-Informationsangebote stark ausgebaut, was als einer der größten Erfolge angesehen wird (vgl. das Informationsblatt „communiqué" no. 3, Dez. 1998 sowie die URL: www.eurofound.ie/).

Die Forschungsförderung der EU bezieht sich auf Public Health. Gesundheitsförderung nimmt zwar bisher nur einen begrenzten Raum ein (vgl. z.B. Commission of the European Communities 1994), insgesamt trägt die Förderung jedoch ebenfalls zur Weiterentwicklung von Ansätzen der Gesundheitsförderung in Europa bei (vgl. Teilprogramm „Lebensqualität und Management lebender Ressourcen" im 5. Europäischen Forschungsrahmenprogramm für 1999–2002; URL: www.cordis.lu/life/calls/199901.htm, das u.a. auch das Themenfeld „Umwelt und Gesundheit" enthält).

Der Vollständigkeit halber soll hier auch die OECD (Organization for Economic Cooperation and Development) erwähnt werden, die insbesondere mit ihren Programmen zur Nachhaltigkeit für uns eine Rolle spielt (vgl. 4.1.2).

Auf die allgemeine normensetzende Rolle internationaler Organisationen und ihre spezifische Ausgestaltung in der Europäischen Gemeinschaft werden wir in Abschnitt 5.1 genauer eingehen.

Insgesamt besteht die paradoxe Situation, daß die einzelnen Nationalstaaten nicht unmittelbar auf der Europa-Ebene aktiv werden können, daß jedoch die Ausgestaltung der europäischen Handlungs- und Regulierungsmöglichkeit letztlich allein vom Willen der Mitgliedstaaten abhängt. Der für Europa-Politik zuständige Akteur im Bundesgesundheitsministerium schreibt dazu: „Die Mitgliedstaaten dürfen nicht nur ängstlich wie Kaninchen auf die Schlange in Brüssel starren. Es ist unsere Aufgabe, in den Mitgliedstaaten selbstbewußt und aktiv selbst zu bestimmen, selbst zu gestalten und selbst zu formulieren, was wir von der EU erwarten und was wir nicht wollen. Eine Gesundheitspolitik der Europäischen Union kann sich trotz des weiterbestehenden Alleininitiativ- und Vorschlagsrechts der Kommission nur durch einen ständigen, demokratisch legitimierten Diskussions- und Konsensbildungsprozeß in den Mitgliedstaaten entwickeln." (Stein 1996, Seite 27). Ansätze dazu bestehen inzwischen in Form der „Inter Citizens' Conferences", einem transnationalen Netzwerk europäischer Bürgerinitiativen (s. www.eurplace.org/orga/icc).

3.1.2 Bundes- und Landesebene

Entsprechend der Vielfalt von Aufgaben der Krankheitsverhütung, des Gesundheitsschutzes und der Gesundheitsförderung gibt es auf Bundesebene eine erhebliche Anzahl von Akteuren, die in unterschiedlichen Zusammenhängen für die Gesundheit im Sinne gesünderer Lebens- und Arbeitsbedingungen relevant sind.

Parlament und Regierung

Als wichtigster Akteur ist das Parlament – im Zusammenwirken mit der Regierung – in seinen Funktionen der Gesetzgebung und der Haushaltsverabschiedung zu nennen, die sich in den Gesetzeswerken und der Haushaltsfinanzierung aller Politikbereiche auf Gesundheitsförderung und nachhaltige Entwicklung entscheidend auswirken. Die Frage für eine sektorübergreifende Politik ist hier immer wieder, ob bzw. wieweit es gelingt, Gesundheitsförderung und nachhaltiger Entwicklung einen wichtigen Platz auf der politischen Agenda zu verschaffen.

Wichtige Akteure zur Vorbereitung von Gesetzesentwürfen innerhalb des Parlaments sind die Parlamentarischen Ausschüsse: z.B. der Ausschuß für Gesundheit und der Ausschuß für Umwelt, Naturschutz und Reaktorsicherheit. In den Ausschüssen werden Gesetzesentwürfe vorbereitet, aber es findet auch Politikberatung in Form von Experten- und Interessenvertreter-Anhörungen statt.

Dem Parlament stehen darüber hinaus verschiedene Instrumente der Politikberatung zur Verfügung:

Das Büro für Technikfolgenabschätzung (TAB) berät das Parlament und seine Ausschüsse in Fragen des gesellschaftlich-technischen Wandels. Das TAB ist eine organisatorische Einheit des Instituts für Technikfolgenabschätzung und Systemanalyse des Forschungszentrums Karlsruhe und arbeitet seit 1990 auf der Grundlage eines Vertrags zwischen dem Forschungszentrum und dem Deutschen Bundestag.

Das TAB führt im Auftrag von Bundestagsausschüssen selbständig Studien und Projekte durch. So wurde das TAB-Projekt „Umwelt und Gesundheit" auf Vorschlag des Ausschusses für Umwelt, Naturschutz und Reaktorsicherheit 1997 mit einer Vorstudie begonnen und im September 1999 abgeschlossen (Meyer & Sauter 1999).

Die folgenden z.Zt. laufenden TAB-Projekte (TAB-Information vom Dezember 1999) verdeutlichen das Spektrum der bearbeiteten Themen und ihre Relevanz für nachhaltige Gesundheit und Entwicklung:

- Bioenergieträger und Entwicklungsländer
- Brennstoffzellen-Technologie
- Elektrizitätsversorgung in Deutschland während eines Ausstiegs aus der Kernenergienutzung und danach
- Entwicklungstendenzen bei Nahrungsmittelangebot und -nachfrage und ihre Folgen
- Klonen von Tieren
- Perspektiven regenerativer Energien
- Folgen von Umwelt- und Ressourcenschutz für Bildung, Qualifikation und Beschäftigung
- die Entwicklung des Tourismus in National- und Naturparks.

Ein weiteres Instrument der Politikberatung sind *Enquete-Kommissionen*, die von der Bundesregierung oder auf Antrag des Bundestages zu wichtigen gesellschaftspolitischen

Zukunftsfragen eingerichtet werden. Die von Politikern, Wissenschaftlern und den Vertretern gesellschaftlicher Gruppen erarbeiteten „Enqueten" können unterschiedliche Gestalt annehmen und verschiedenen Funktionen dienen. Die umfangreiche Regierungsenquete zur Lage der Psychiatrie Anfang der 70er Jahre in Deutschland hatte eine Ist-Analyse der Situation zum Inhalt (Ergebnis: „menschenunwürdige Zustände") und setzte Ziele und Strukturen für eine dezentrale, gemeindepsychiatrische Versorgung fest. Anschließend aufgelegte Modellprogramme dienten der Erprobung und Verbreiterung der neuen Ansätze. Die Nachwirkungen dieser Enquete sind heute noch zu spüren. Die Psychiatrie hat sich in den Jahren nach dieser Enquete entscheidend verändert.

Auf die 1998 abgeschlossene „Enquete zum Schutz des Menschen und der Umwelt" wird unter 1.3.4 eingegangen. Eine auch für Gesundheitsförderung und nachhaltige Entwicklung wichtige Enquete „Zukunft des Bürgerschaftlichen Engagements" wurde mit Beschluß des Bundestages vom 14.12.1999 eingerichtet. Sie soll auf der Basis einer systematischen Bestandsaufnahme Handlungsempfehlungen insbesondere für rechtliche und finanzielle Rahmenbedingungen erarbeiten (vgl. Klein 2000).

Regierungsenqueten sind in der Regel erfolgreicher als Bundestagsenqueten. Dies gilt weniger für die AIDS-Enquete des Bundestags als für die Enquete zur Struktur der Gesundheitsversorgung Ende der 80er Jahre.

Eine mögliche Option für die Entwicklung gesundheitsförderlicher Lebens- und Umweltbedingungen wäre die Einrichtung einer entsprechenden Enquete-Kommission.

In Österreich hat es im Oktober 1988 eine entsprechende Enquete zur Gesundheitsförderung gegeben (vgl. Bundeskanzleramt, Sektion Volksgesundheit, 1988).

Auch diese Enquete hat als Auslöser für eine langfristige Politik der Gesundheitsförderung gewirkt. Knapp 10 Jahre später gibt es in Österreich ein Gesundheitsförderungsgesetz und einen Gesundheitsförderungsfonds (vgl. 5.2.1 und 5.5.3).

Bundesministerien

Das *Bundesministerium für Gesundheit* (BMG; vgl. URL: www.bmgesundheit.de und Riedel 2000) war ursprünglich zuständig für „alle Fragen des Gesundheitswesens einschließlich der Reinhaltung der Luft, der Lärmbekämpfung, der Wassergüte, der Hygiene des Wassers und des Abwassers, des Gesundheitsschutzes gegen die Gefahren ionisierender Strahlen sowie des Verbraucherschutzes vor Täuschung bei Arzneimitteln und Lebensmitteln" (Erlaß des Bundeskanzlers vom 29.01.1961; zit. nach Walter & Schwarz 1998, Seite 200 ff.). Dies sind klassische Aufgaben der Verhältnisprävention bzw. der Gesundheitsförderung im Sinne der Gestaltung gesunder Lebens- und Umweltbedingungen. In Abteilung 3 „Gesundheitsvorsorge, Krankheitsbekämpfung" gibt es ein Referat für „Prävention und AIDS", „Aufklärung" und „sozialwissenschaftliche Forschung". „Gesundheitsförderung" taucht nicht explizit auf, statt dessen „umweltbezogener Gesundheitsschutz" (Organigramm des BMG von 12/99).

Außerdem ist die Vorbereitung wichtiger Gesetze zu nennen, die im Sozialgesetzbuch V die gesetzliche Krankenversicherung regeln und damit auch den Rahmen der Gesundheitsförderung, insbesondere für die Krankenkassen festlegen.

Seit Anfang 2000 gibt es eine Neufassung des § 20 des SGB V. Seine Ausgestaltung wird jedoch weitgehend den Spitzenverbänden der Krankenkassen überlassen (s. 3.5).

Weitere Einwirkungsmöglichkeiten bestehen im Rahmen des Verbraucherschutzes auf Fragen der Hygiene und der Ernährungsaufklärung sowie im Rahmen der Aufsicht über die Ausbildungsinhalte medizinischer und verwandter Gesundheitsberufe sowie auf die Ausbildungsinhalte zu Prävention und Gesundheitsförderung in den staatlich geregelten Ausbildungsgängen.

Teile der Aufgaben des Gesundheitsschutzes liegen auf Bundesebene beim *Bundesministerium für Umwelt, Naturschutz und Reaktorsicherheit (BMU)*. 1994 verabschiedeten auf der 2. Europa-Konferenz zu „Umwelt und Gesundheit in Europa" die Teilnehmer-Länder einen „Aktionsplan Umwelt und Gesundheit in Europa". Darin verpflichteten sich die Unterzeichner-Länder u.a. bis Ende 1997 einen Zwischenbericht über die Fortschritte im Erreichen der Ziele zu erstellen. Die bundesdeutsche regierungsamtliche Stellungnahme, die erst 1998 der Öffentlichkeit übergeben wurde, blieb nach Meinung kritischer Ärzte hinter den Erwartungen zurück, „insbesondere was die konkreten Umsetzungsperspektiven betrifft". Dies hatte zur Folge, daß ein eigenes Dossier „Arzt und Umwelt" entstand, welches die Schlüsselbereiche eines als unabdingbar gesehenen Paradigmen-Wechsels zusammenfaßt (vgl. Bastian 1998).

Weiterhin sollten nationale Aktionspläne entstehen. Der deutsche „Aktionsplan Umwelt und Gesundheit" entstand erst im Juni 1999 unmittelbar vor der 3. Europa-Konferenz (vgl. Hinze & Küchler 2000). Der dem Umweltministerium zuarbeitende Sachverständigenrat für Umweltfragen (SRU) hat in verschiedenen Gutachten Vorschläge zum Schutz der Umwelt vorgelegt (SRU 1996 und 1998). In seinem letzten Sondergutachten nimmt er sich zwar ausdrücklich des Themas „Umwelt und Gesundheit" an (SRU 2000; Bundestagsdrucksache 14/2771). Jedoch zeigt schon der Untertitel „Risiken richtig einschätzen", daß es dabei ausschließlich um eine Beurteilung von Schadstoffen aus pathogenetischer Perspektive geht.

In Reaktion darauf haben die Fraktionen der SPD und Bündnis 90/Die Grünen einen Antrag formuliert, der unter anderem die Forderung enthält, „die Kooperation und Koordination zwischen Gesundheits- und Umweltministerium ... durch organisatorische und strukturelle Maßnahmen zu verbessern und zu stärken" (Bundestagsdrucksache 14/2767). Hier wird ein gravierendes Problem intersektoraler Zusammenarbeit benannt. Es läßt sich derzeit jedoch nicht beurteilen, ob Umwelt- und Gesundheitspolitik in Zukunft besser koordiniert werden als in der Vergangenheit.

Schon im Vorläufer des heutigen *Bundesministerium für Bildung und Forschung* (BMBF) wurde die Entwicklung eines „Gesamtkonzepts Gesundheit und Bildungswesen" begonnen. Das Konzept baute auf dem WHO-Konzept der Gesundheitsförderung auf und entstand in Kooperation mit der Bundeszentrale für gesundheitliche Aufklärung sowie der nichtstaatlichen Bundesvereinigung für Gesundheitsförderung. Allerdings stößt der Akteur Bund bei solchen Aktivitäten immer wieder an die Grenzen konkurrierender Zuständigkeit der Länder. Zwar sollen alle Empfehlungen dieses Konzepts von der *Bund-Länder-Kommission für Bildungsplanung und Forschungsförderung* ratifiziert werden. Die Annahme der konzeptionellen Grundlagen und Empfehlungen liegt jedoch im Ermessen der jeweiligen *Träger auf den Durchführungsebenen der Länder und Kommunen*.

Schließlich ist das *BMBF* als Forschungsförderer zu erwähnen, weil es vor allem im Rahmen der Public Health-Forschung die Evaluation und Weiterentwicklung von Ansätzen der Prävention und Gesundheitsförderung unterstützt, allerdings eher am Rande. (Ein geplantes Forschungsprogramm zur Evaluation der Gesundheitsförderung im Rahmen des früheren Paragraphen 20 des SGB V wurde nach der starken Beschneidung dieses Paragraphen auf Krankheitsverhütung ersatzlos gestrichen.) Aktuelle Programme der

„Gesundheitsforschung" des BMBF und BMG gibt der Projektträger „DLR" bekannt (URL: www.dlr.de/PT/Gesundheitsforschung/gf_home.htm). Weiterhin sind die Förderschwerpunkte „Ökologische Konzeption für Städte" und „Experimentelles Wohnen und Städtebau" (ExWoSt) für die Gesundheitsförderung relevant (URL: www.difu.de/stadtoekologie/projekte/).

Im *Bundesministerium für Arbeit und Sozialordnung (BMA)* werden mit der Zuständigkeit für die Rehabilitation in der Renten- und Pflegeversicherung auch Möglichkeiten und Grenzen der tertiären Prävention gestaltet.

Auch im *Bundesministerium für Verkehr, Bau- und Wohnungswesen* sowie dem *BM für Ernährung, Landwirtschaft und Forsten* (vgl. hierzu insbes. 3.2.3) gibt es Möglichkeiten, über Rahmengesetze auf die Gestaltung gesünderer Lebens- und Wohnbedingungen einzuwirken. Hier ist vor allem das Förderprogramm „Die Soziale Stadt. Quartiere mit besonderem Entwicklungsbedarf" in Kooperation mit dem BMG zu nennen (s. 4.1.3; URL: www.sozialestadt.de).

Analog zu diesen *Bundesministerien* bestehen in unterschiedlichen Variationen *Ministerien bzw. Ressorts auf der Länderebene.* Diese fungieren teilweise als Durchführungs- und Kontrollinstanzen für die Bundesgesetzgebung; teilweise greifen sie selbst mit Gesetzen innerhalb ihrer Zuständigkeit oder mit Modellprojekten und -programmen in die Gestaltung gesünderer Lebensbedingungen ein.

Bundesoberbehörden und nachgeordnete Einrichtungen der Ministerien

Die größte Bundesoberbehörde war das Bundesgesundheitsamt, das 1993 in verschiedene selbständige Bundesinstitute aufgeteilt wurde. Hierzu zählen insbesondere das *Bundesinstitut für gesundheitlichen Verbraucherschutz und Veterinärmedizin* (Fragen der Ernährungsmedizin, Hygieneüberwachung, Erfassung und Bewertung von chemischen Rückständen und Verunreinigungen von Lebensmitteln u.a.m.), das *Robert-Koch-Institut* (für Infektionskrankheiten und nicht übertragbare Krankheiten, vor allem mit Aufgaben in der Krankheitsverhütung und -bekämpfung neuerdings auch der Bundes-Gesundheitsberichterstattung; vgl. 5.2.3), und das *Paul-Ehrlich-Institut* (Entwicklung, Testung und Bewertung von Impfstoffen).

Unter Gesichtspunkten der Aufklärung und wissenschaftlichen Informationssuche ist das *Deutsche Institut für medizinische Dokumentation und Information* (DIMDI) in Köln besonders hervorzuheben.

Für die Arbeitswelt gibt es die *Bundesanstalt für Arbeitsschutz und Arbeitsmedizin,* die wegen ihrer Entstehungsgeschichte aus zwei unterschiedlichen Einrichtungen teilweise in Berlin (vor allem der Fachbereich *Arbeitsmedizin*) und teilweise in Dortmund (vor allem der Fachbereich *Arbeitsschutz*) ansässig ist. Zu den Aufgaben dieser für Gesundheitsförderung im Arbeitsleben wichtigen Institution gehören: Beobachtung und Auswertung der Arbeitssicherheit, der Gesundheitssituation und der Arbeitsbedingungen, Entwicklung von Problemlösungen unter Anwendung sicherheitstechnischer, ergonomischer und sonstiger arbeitswissenschaftlicher Erkenntnisse, Bearbeitung von Problemen der Belastung und Beanspruchung durch komplexe Arbeitsplatzeinflüsse und die Gestaltung der Arbeitsplätze und Arbeitsabläufe, Beiträge für die präventive Gestaltung von Arbeitsbedingungen, für die Bekämpfung arbeitsbedingter Erkrankungen einschließlich Berufskrankheiten und für die arbeitsmedizinischen Vorsorgeuntersuchungen.

In den genannten Bereichen kooperiert die Bundesanstalt mit den *Berufsgenossenschaften* und *Unfallversicherungsverbänden*, deren Aufgaben im einzelnen im SGB VII geregelt sind (vgl. 3.6).

Die Bundeszentrale für gesundheitliche Aufklärung (BzgA) war ursprünglich (seit 1967) für Gesundheitserziehung zuständig, hat ihren Aufgabenbereich jedoch entsprechend der internationalen Programmatik der Gesundheitsförderung weiterentwickelt. Sie wirkt einerseits durch bundesweite massenmediale Kampagnen, z.b. zur AIDS- und Sexualaufklärung und zur Suchtprävention.

Andererseits hat sie die Aufgabe, Instrumente und Methoden zu entwickeln, die auf den zuständigen Landes- und kommunalen Ebenen im öffentlichen Gesundheitsdienst oder in der Gesundheitsförderung angewendet werden können. Damit hat sie auch eine wichtige Brückenfunktion zwischen der internationalen Ebene der *WHO* sowie Ländern und Kommunen.

Die 1998 veröffentlichte Neukonzeption der *BzgA* betont die Gesundheit von Kindern und Jugendlichen, die Aufklärung in Themenfeldern mit besonderer gesundheitlicher Priorität, langfristige bundesweite Aufklärungskampagnen sowie ihre besondere „Clearing- und Koordinierungsfunktion" in der Qualitätssicherung von Prävention und Gesundheitsförderung (URL: www.bzga.de).

Das *Umweltbundesamt* (UBA) stellt ein beachtliches Informationsangebot zur Verfügung, insbesondere die UMINFO-Datenbank (vgl. URL: www.uminfo.de)

Eine Integrationsstrategie der für das Thema Umwelt und Gesundheit relevanten Informationen fehlt jedoch bisher (vgl. hierzu z.B. Ulmer & Bruckmeier 1999).

Das *Bundesamt für Bauwesen und Raumordnung* ist für die Rolle der Stadtentwicklung in der Gesundheitsförderung von Interesse, vor allem durch die Modellprogramme im Bereich Experimenteller Wohnungs- und Städtebau (ExWoSt; URL: www.bbr.bund.de). Ergebnisse der Modell-"Städte der Zukunft" in den 5 Handlungsfeldern haushälterisches Bodenmanagement, vorsorgender Umweltschutz, stadtverträgliche Mobilitätssteuerung, sozialverantwortliche Wohnungsversorgung und standortsichernde Wirtschaftsförderung sollen auf der URBAN 21 (Juli 2000) in Berlin vorgestellt werden.

Für den Bereich der Stadtentwicklung und -ökologie ist auch das *Deutsche Institut für Urbanistik* (DIFU; URL: www.difu.de) eine ausgezeichnete Adresse mit zahlreichen weiterführenden „Links".

Bewertung: Ein Konzept der Gesundheitsförderung fehlt bisher sowohl für das Gesundheitsministerium als auch für die arbeitsteilige Kooperation der Bundesminsterien und ihrer Oberbehörden untereinander.

Öffentlich-rechtliche Körperschaften

Hier sind die *Bundesverbände der Krankenkassen*, der *Berufsgenossenschaften* sowie die *Standesvereinigungen der Ärzteschaft (kassenärztliche Bundesvereinigung, Bundesärztekammer)* zu erwähnen mit ihren Untergliederungen auf der Landesebene.

Die Bedeutung dieser Vereinigungen für Gesundheitsförderung und Prävention ist bisher als äußerst gering einzuschätzen. Wesentliche Aufgaben sind die Vorsorge- und Krankheitsfrüherkennungsmaßnahmen durch *Vertragsärzte*, die Mutterschaftsvorsorge, Krebsfrüherkennung und der sog. Gesundheits-Check-up (nach SGB V § 25), also das gesamte Gebiet der präventiven medizinischen Individualleistungen. Lediglich im Rah-

men ihrer Aufgaben für die bundesweite Koordination und Harmonisierung der Fort-
und Weiterbildung gibt es Bemühungen um Gesundheitsförderung (vgl. Abschnitt 3.7).
Nur geringe Bedeutung haben auch die *Vertretungen anderer Gesundheitsberufe*, die
nicht öffentlich-rechtlich organisiert sind.

Freie Träger (Dritter Sektor)

Auf Bundesebene bestehen mehrere Dachverbände bzw. -vereinigungen, die für die
Gesundheitsförderung von Bedeutung sind. Hierzu zählen die *Bundesvereinigung für
Gesundheit*, der ca. 160 Organisationen und Institutionen wie Ärzteverbände, Krankenkassen, Berufsgenossenschaften, Wohlfahrtsverbände und kommunale Organisationen
angehören, weiterhin die *Deutsche Gesellschaft für Ernährung*, die *Arbeitsgemeinschaft
der Verbraucherverbände* sowie die *Deutsche Arbeitsgemeinschaft Selbsthilfegruppen* mit
der von ihr u.a. getragenen *Nationalen Kontakt- und Informationsstelle zur Unterstützung von Selbsthilfegruppen (Nakos)*.

Diese Vereinigungen verstehen sich als Lobby für Gesundheitsbelange. Sie können
versuchen, ihre Fachkompetenz in Gesetzesvorhaben oder Programmen der Bundesministerien und Bundesbehörden einzubringen. In jüngster Zeit geschah dies vor allem für
die „Gesundheitsstrukturreform 2000" und den in diesem Rahmen neu formulierten §
20 SGB V.

Auch für den Umweltschutz bestehen zahlreiche auf Bundesebene organisierte Vereinigungen wie z.B. der Bund für Umwelt- und Naturschutz (B.U.N.D.) oder Greenpeace
Deutschland. Der B.U.N.D. hat in Reaktion auf den Aktionsplan „Umwelt und Gesundheit" der Bundesregierung einen Arbeitskreis „Gesundheit" eingerichtet und baut aktuell
ein Aktionsbündnis zum Thema „Umwelt und Gesundheit" auf. Zwar verstehen sich die
Umweltorganisationen in der Regel nicht als Akteure der Gesundheitspolitik. Man muß
ihnen jedoch große Bedeutung für die „implizite Gesundheitspolitik", d.h. für die
gesundheitsrelevante, jedoch nicht ausdrücklich auf Gesundheit ausgerichtete Politik bei-
messen.

Besonderheiten der Länderebene

Zu den Aufgaben der *Gesundheitsministerien* bzw. *Fachabteilungen oder Ämter für Gesundheit* auf Länderebene gehören die Entwicklung und Umsetzung von Gesetzen für
den *öffentlichen Gesundheitsdienst (ÖGD)* sowie die entsprechende Fachaufsicht. In diesem Rahmen spielen für die Konsensbildung und Koordinierung auf Länderebene eine
große Rolle die *Gesundheitsministerkonferenz der Länder (GMK)* und die *Arbeitsgruppe der obersten Landesgesundheitsbehörden* (AOLG; früher „Arbeitsgemeinschaft der
leitenden Landesmedizinalbeamten – AGLMB").

Die zweite wichtige Aufgabe besteht in der Unterstützung von Kooperationsgremien
auf Landesebene für primäre Prävention und Gesundheitsförderung, den *Landes-
vereinigungen, Landeszentralen bzw. Landesarbeitsgemeinschaften für Gesundheitsförderung* (vgl. Abschnitt 5.4 und Bunge 2000).

Sowohl die Gesetze für den ÖGD wie auch die Unterstützung lokaler Kooperationsgremien sind von entscheidender Bedeutung für die Zukunft der kommunalen Gesundheitsförderung.

Weiterhin sind auf Landesebene die *Gewerbeaufsichtsämter* zur Überwachung der
Einhaltung von Arbeitsschutz-Bestimmungen durch Betriebsbesichtigungen sowie die

Landesuntersuchungsämter zur Überwachung der Lebensmittelherstellung, Hygiene und anderer Konsumbereiche zu nennen. Während diesen Einrichtungen kaum Bedeutung für die Neukonzeption von gesundheitsfördernden Maßnahmen zukommt, ist ihre Rolle für das Durchsetzen von Bestimmungen des Gesundheitsschutzes und der Gesundheitsförderung kaum zu unterschätzen.

Insgesamt hat sich die *Gesundheitsministerkonferenz der Länder (GMK)* mehrfach eindeutig für eine Politik der Gesundheitsförderung im Sinne der Ottawa-Charta ausgesprochen:

In der Entschließung der 64. GMK von 1991 heißt es: „Ziel der Gesundheitsförderung ist es, ein Mehr an Gesundheit zu erreichen. Dabei verfolgt Gesundheitsförderung in der verbreiteten Form der Gesundheitserziehung den Ansatz, mit Hilfe von Informationsvermittlung (als gesundheitliche Aufklärung) und durch Angebote zur Verhaltensänderung (als Gesundheitstraining) die Adressaten zu einem gesundheitsgerechten Lebensstil zu bewegen. Gesundheitsförderung zielt darüber hinaus aber auf eine Gestaltung der stofflichen und sozialen Lebensbedingungen ab. Eine gesundheitliche Lebensweise soll nicht nur ermöglicht, sondern auch erleichtert werden ('make the healthier choice the easier choice'). Gesundheitsförderung hat deshalb sowohl eine Beeinflussung individuellen Handelns (als Verhaltensprävention) als auch der Lebens- und Umweltbedingungen als Verhältnisprävention im Blick."

Als Unterpunkt 6 wird der gesundheitliche Umweltschutz angesprochen: „Die Schaffung einer gesunden Umwelt und die Verringerung umweltschädlicher Noxen sind Ziele von hoher Priorität. Gesundheits- und Umweltpolitik sind derzeit überwiegend reaktiv und kurativ ausgerichtet. Sie suchen und definieren Handlungsbedarfe erst dort, wo Umwelt- und Gesundheitsbedrohungen bereits erkennbar sind. Daher ist der umfassende Ausbau des Gesundheits- und Umweltschutzes im Sinne der Gesundheitsvorsorge dringend geboten." (zitiert nach Franzkowiak & Sabo 1993, Seite 177). Diese und weitere Stellungnahmen betonen immer wieder den Charakter der Gesundheitsförderung als Querschnittsaufgabe und Gemeinschaftsleistung vieler verschiedener Akteure.

Politische Parteien

Die Meinungs- und Willensbildung bis hin zur Gesetzgebung wird auf allen Ebenen des politisch-administrativen Systems zu einem großen Teil durch die im Bundestag vertreten *Parteien* artikuliert. Über die Grundpositionen der derzeit im Bundestag vertretenen Parteien liegen systematische Stellungnahmen vor, die 1998 vor der Wahl veröffentlicht wurden (vgl. Prävention. Zeitschrift für Gesundheitsförderung 21, Seite 35–40).

Die Positionen zu Prävention und Gesundheitsförderung sind meist in umfassendere gesundheitspolitische Positionen eingebettet. Kenntnisreiche und wissenschaftlich begründete Positionen zu Prävention und Gesundheitsförderung kamen insbesondere von der PDS und der FDP. Diese beiden Parteien fordern als einzige ein Gesamtkonzept im Sinne einer bundesweiten Präventionspolitik für alle Ebenen. Während die PDS stärker die sozialen und ökologischen Determinanten von Gesundheit zum Ziel hat (salutogenetische Perspektive) setzt die FDP stärker auf gut koordinierte Prävention in verschiedenen quantitativ bedeutsamen Krankheitsbereichen.

Stärker als in den anderen Parteien ist im Programm von Bündnis 90/DieGrünen das Element der Selbstbestimmung aus der Ottawa-Charta aufgenommen und in konkretere politische Positionen umgemünzt worden.

In der CSU dominiert ein Bekenntnis zu Selbsthilfegruppen, allerdings nur zu solchen Gruppen, die sich wegen einer Krankheit zusammenfinden. Die Stellungnahme der CDU wirkt blaß und konturenlos; lediglich eine Nähe zur medizinischen Prävention durch die Ärzteschaft wird erkennbar.

Insgesamt ergibt sich in der Zusammensetzung des Bundestages seit 1998 eine Aufgeschlossenheit der Parteien für wissenschaftlich begründete und qualitätsgesicherte Prävention und Gesundheitsförderung im Rahmen eines Gesamtkonzeptes. Es bleibt offen, ob und wie ein solches Gesamtkonzept der Gesundheitsförderung angesichts zahlreicher konkurrierender Aufgaben durch- und umgesetzt werden kann.

Bewertende Bilanz der Akteure auf Bundes- und Landesebene

In Abschnitt 5.2. gehen wir auf die strategischen Interventionsmöglichkeiten der Bundes- und Länderebenen ein. Insgesamt läßt sich schon an dieser Stelle feststellen, daß die Möglichkeiten der Bundes- und Landesebene erheblich sind, Umwelt- und Lebensbedingungen gesundheitsförderlicher zu gestalten. Dabei kommen vor allem die gängigen Steuerungsmittel der Politik zum Tragen: Recht, Geld und Informationen.

Offensichtlich sind Möglichkeiten und Bereitschaft der Bundesebene, Regelungen zur Krankheitsverhütung und zum präventiven Schutz der Gesundheit zu erlassen, deutlicher ausgeprägt als Gesundheitsförderung aus salutogenetischer Perspektive strukturell zu verankern und systematisch zu unterstützen.

Im *Gesundheitsschutz* gibt es zahlreiche Anwendungsbeispiele für das Steuerungsmittel Recht. Die meisten dieser Maßnahmen, z.B. in der Verkehrssicherheit, der Trinkwasser- und Lebensmittelüberwachung oder bei weiteren gesetzlichen Regelungen im Rahmen des Umweltschutzes, werden meist kaum als Gesundheitsförderung wahrgenommen. Die Maßnahmen der Verhältnisprävention sind allerdings stärker der Gefahrenabwehr als der Schaffung salutogenetischer Lebensbedingungen verpflichtet. Eine detailliertere Analyse dieser gesetzlichen Regelungen würde Möglichkeiten ihres Ausbaus entsprechend der salutogenetischen Perspektive ergeben. Eine Überprüfung der Praxis dieser Gesetze würde wahrscheinlich auch zeigen, daß in vielen Bereichen Umsetzungsdefizite bestehen.

Für *Gesundheitsförderung* aus salutogenetischer Perspektive wird überwiegend mit dem Steuerungsinstrument *Geld* (Finanzierung bestehender Unterstützungsstrukturen für Gesundheitsförderung) sowie dem eng damit verknüpften Steuerungsmittel *Information* (in Form von Aufklärung, Kongressen, Forschungsförderung, Modellprogrammen, u.ä.) gearbeitet. Diese Ansätze sind bisher äußerst bescheiden und daher ausbaufähig. Hier müßte eine gerechte Aufteilung der Finanzierung und der Funktionen auf die verschiedenen politischen Ebenen (Bund, Länder, Kommunen) und die *Träger der Sozialversicherung* (insbesondere der *Kranken- und Unfallversicherung*) angestrebt werden.

Für eine glaubwürdige wissenschaftliche Fundierung der Gesundheitsförderung und der salutogenetischen Perspektive fehlt es bisher an ausreichender Unterstützung einer bundesweiten Public Health-Forschung, die sich dem Bedarf von Praxis und Politik verpflichtet fühlt und infrastrukturell in die Lage versetzt wird, den Transfer von der Wissenschaft in Politik und Praxis zu leisten.

3.2 Kommunale Selbstverwaltung

Politisch-administratives System

Die Ausdrücke kommunale Selbstverwaltung und kommunale Politik werden in der Regel synonym verwendet. Hieraus geht schon die enge Verflechtung von Verwaltungs- und Politikakteuren auf der lokalen Ebene hervor, die zur Bezeichnung „politisch-administratives System (PAS)" geführt hat. Diese enge Verflechtung hat Vor- und Nachteile. Zu den Nachteilen gehört der starke Einfluß von Fachverwaltungen auf die Politiker, die häufig wechseln, zumeist ehrenamtlich tätig sind und daher nicht die gleiche Kontinuität und Kompetenz in Sachfragen besitzen wie die Verwaltung. Pointiert wird auch von „bürokratischer Herrschaft" gesprochen. Als ebenso nachteilig wird mangelnde bürokratische Flexibilität („Verkrustung") angesehen.

Für Gesundheitsförderung und die Akzentuierung der lokalen Ebene spielen jedoch diese Gegebenheiten der Kommunalpolitik bzw. der kommunalen Selbstverwaltung eine große und teilweise positive Rolle (vgl. umfassend Wollmann & Roth 1998).

Schon in der Entstehungsgeschichte der kommunalen Selbstverwaltung läßt sich zeigen, daß diese tendenziell als Abwehrinstrument der (mündigen) Bürger gegen eine hoheitliche Staatsverwaltung verstanden wurde. Nach dem 2. Weltkrieg wurde die kommunale Ebene insbesondere von den angelsächsischen Alliierten gefördert, weil sie darin eine „Schule der Demokratie" sahen. Der Gedanke der Selbstbestimmung aus der Ottawa-Charta ist diesen Basisideen sehr ähnlich. Andersen (1995, Seite 179 ff.) hebt die Vorteile des politisch-administrativen Systems auf der lokalen Ebene hervor:

- räumliche Nähe der Bürger zu ihren politisch-administrativen Strukturen,
- sachliche Nähe bzw. größere Problemnähe der Entscheidungsträger,
- soziale und politisch-personelle Nähe als vertrauenerzeugendes soziales und politisches „Kleinklima", mit breitem Spektrum politischer Partizipationsformen,
- emotionale Nähe durch größere Identifikations- und Beteiligungsbereitschaft der Bürger auf der kommunalen Ebene.

Nachteile der Bürgernähe werden gelegentlich mit Begriffen wie „Kirchturmpolitik", „Sankt Florians-Prinzip" und „Politik-Filz" angesprochen. Für die Willensbildung und Entscheidungsfindung auf kommunaler Ebene spielen die lokalen Medien, Vereine, Verbandsakteure, freie Träger und Bürgerinitiativen eine wichtige Rolle. Dies ist einerseits als aktive Beteiligung der lokalen Bürgerschaft und ihrer Organisationen und Zusammenschlüsse erwünscht, andererseits kommen in den informellen Netzen von „Vorentscheidern" der Kommunalpolitik häufig Partikularinteressen stärker zum Zuge als sach- bzw. problemgerechte Argumente.

Laut Artikel 28 Abs. 2 des Grundgesetzes muß den Gemeinden das Recht gewährleistet sein, alle Angelegenheiten der örtlichen Gemeinschaft im Rahmen der Gesetze in eigener Verantwortung zu regeln: Der weite Aufgabenbereich („alle Angelegenheiten") wird durch den „örtlichen" Bezug und den „Rahmen der Gesetze" (also der Rahmengesetze übergeordneter Ebenen) stark eingeschränkt. Zugleich ergibt sich hieraus das Erfordernis einer vertikalen politischen Verankerung der Gesundheitsförderung. Da diese aber weder auf Bundesebene noch auf den darunter liegenden Ebenen (lediglich in bisher vereinzelten Gesetzen des öffentlichen Gesundheitsdienstes) solide verankert ist, hat sie in der kommunalen Politik bisher nicht den Stellenwert, der ihr im Programm der WHO zugedacht wird.

Die Ressorts der kommunalen Selbstverwaltung haben sich im Laufe der Zeit zunehmend ausdifferenziert. Als wichtigste Bereiche sind zu nennen: Sozialwesen (Kindergärten, Krankenhäuser, Seniorenheime, etc.), Bildung, (Schulen, Volkshochschulen), Stadtplanung und -entwicklung (Sanierung, Bauprüfung, Hoch- und Tiefbau, Parkanlagen und Naturschutz), Kinder- und Jugendarbeit, Freizeit (z.b. Sportanlagen, Bäder), Wirtschaft (Wirtschaftsförderung, Gewerbeabteilung, Überwachungsaufgaben) sowie Versorgungsangelegenheiten (Gas, Wasser, Elektrizität, Nahverkehr, Abfallentsorgung). In allen diesen Bereichen bestehen hoheitliche Aufgaben wie auch Gestaltungsaufgaben, die mitentscheidend dafür sind, wie gesundheitsförderlich die Lebensbedingungen in einer Gemeinde sind. Formal sind Umwelt- und Gesundheitsdezernate für die Berücksichtigung von Gesundheitsbelangen auch in anderen Sachgebieten zuständig, faktisch mangelt es jedoch an der Kooperation zwischen den einzelnen Fachressorts und an der Durchsetzungskraft von Gesundheitsbelangen gegenüber (meist) wirtschaftlichen Interessen anderer Akteure oder gegenüber den Haushaltsansprüchen anderer Fachressorts.

Zur Überwindung der Abschottung verschiedener Fachressorts wird der Vorschlag einer *sozialraum-, quartiers- oder projektbezogenen Kommunalpolitik* gemacht. Hierbei geht es um integrierte Anwendung verschiedener Instrumente und Bündelung von Ressourcen verschiedener Fachressorts, um in besonders benachteiligten oder problematischen Wohngebieten/Stadtteilen erfolgreicher helfen zu können (vgl. z.B. Hinte 1992, s. auch 6.3.3). Dieser Ansatz entspricht der Gesundheitsförderung in regionalen „Settings" (s. 4.1.1).

Die kommunale Selbstverwaltung ist untergliedert in lokale Gemeinden, überörtliche Kreise (Landkreise) und kreisfreie Städte. Diese Untereinheiten haben sich zur gemeinsamen Interessenvertretung in Spitzenverbänden organisiert: *Deutscher Städtetag* (Mitglieder sind vor allem die großen, kreisfreien Städte), *Deutscher Städte- und Gemeindebund* (die mittleren bis kleineren Städte und Gemeinden) und *Deutscher Landkreistag* (Mitglieder sind hier die Kreise bzw. Landkreise), die sich wiederum in Landesverbände untergliedern. Um die große Zahl von Gemeinden (rd. 8.500), Kreisen (ca. 250) und Städten zu erreichen, stellen die Spitzenverbände eine wichtige Vermittlungsinstanz dar. Sie dienen der Meinungsbildung untereinander, aber auch der fachlichen Unterstützung und Beratung einzelner Kommunen. In der Gesundheitsförderung sind bisher keine besonderen Aktivitäten erkennbar (vgl. aber als positive Position: Articus 1999).

Für die Weiterentwicklung der kommunalen Gesundheitsförderungspolitik wäre unseres Erachtens zu prüfen, inwieweit bisher Gesundheitsbelange in verschiedenen Fachpolitiken berücksichtigt werden. Weiterhin müßte die „Gesundheitsverträglichkeit" der Fachpolitiken analysiert werden. Zum dritten wäre zu prüfen, welche Strukturen und Instrumente für eine „gesundheitsfördernde Gesamtpolitik" existieren und sich bewährt haben und welche neuen Formen intersektoraler Gesundheitsförderungspolitik etabliert werden können. Hierbei kommt dem „Neuen Steuerungsmodell" eine besondere Bedeutung zu (s. 5.3.7).

Freie Träger, Verbände und kommerzielle Akteure

Dem Verständnis von Gesundheitsförderung als kommunalpolitische Selbstgestaltung der unmittelbaren Umwelt- und Lebensbedingungen steht teils komplementär, teils konkurrierend ein Verständnis der Kommune als Markt für die Anbieter präventiver und gesundheitsförderlicher Dienstleistungen gegenüber.

Tab. 3.2-1: *Anbieter präventiver Dienstleistungen auf Gemeindeebene*
(Quelle: Walter & Schwarz 1998, Seite 207/208)

Bereich	Organisation	Art präventiver Angebote (Beispiele)
Bildung	Kindergärten Schulen Erwachsenenbildungseinrichtungen öffentliche Büchereien	Spiele, Unterricht Projektwochen, Vorträge, AGs Kurse, Gesundheitswochen Literaturangebot
Freizeit	Sportvereine Kultur- und Bildungsvereine Gesundheitsvereine Schwimmbäder Jugendhäuser	Vorträge, Kurse, Lauftreffs Vorträge Kurse Kurse Vorträge, Kurse, Aktionen
Medizinische Versorgung	Gesundheitsamt Apotheken niedergelassene Ärzte Sozialstationen Krankenhäuser Krankenkassen DRK, Malteser-Hilfsdienst, Johanniter-Hilfsorganisation Deutsche Rheumaliga e.V., Diabetikerbund, andere Selbsthilfegruppen	Mütterberatung, Auslands-Reiseberat. Risikofaktorenuntersuchung Check-up 35, Wartezimmeraktionen Einzel-, Familienberatung Krankenhausfunk, Krankenhs.-Video Vorträge, Kurse Kurse, Vorträge, Filmvorführungen Einzelberatung, Vorträge, Filmvor- führungen
Psychosoziale Versorgung	Beratungsstellen (Wohlfahrtsverb.) Altenheime, Altenpflegeheime Selbsthilfegruppen	Vortragsveranstaltungen, Info-Material Vortragsveranstaltungen, Info-Material Gruppenveranstaltungen
Kommunalverwaltung	Gemeindeverwaltung, Gemeinderat Jugend-/Sozialamt	Finanzielle Unterstützung Familienberatung, Aktionen
Politische Parteien	Ortsverbände der CDU, CSU, SPD, FDP, Grünen etc.	Vorträge (zu politisch aktuellen Themen)
Religions- gemeinschaften	evangelische Kirche, katholische Kirche, andere Kirchen/Sekten	Vorträge, Kurse
Einzelhandel	Sportgeschäfte Lebensmittelgeschäfte Reformhäuser, Gesundheitsläden Buchhandel Restaurants/Gaststätten	Kurse, Schaufenstergestaltung Abgabe von Informationsmaterial Nahrungsmittel, Einzelberatung Literaturangebote Menüangebote
Betriebe	betriebs-, werksärztlicher Dienst Kantinen Betriebs-(Sport-)Vereine	Kurse, Aktionen Mahlzeiten Vorträge, Kurse
Verbraucherberatung	Ernährungsberatungsstellen	Gruppenveranstaltungen, Ausstellungen

Tab. 3.2-1 zeigt eine umfassende Aufstellung nach v. Troschke (1988), die für Bildung, Freizeit, medizinische Versorgung eine große Zahl von Organisationen mit „präventiven Angeboten" nennt. Es geht dabei meist um individuelle Verhaltensmodifikation durch verschiedene Formen von Aufklärung oder Maßnahmen der präventiven Medizin. Teilweise werden diese Aktivitäten bei den anderen Akteuren nochmals angesprochen.

Bilanz

Vom Geist seiner Entstehung her ist das politisch-administrative System der Kommune in idealer Weise geeignet, „vor Ort" Gesundheitsförderung als Gestaltung gesundheitsfördernder Lebensbedingungen zu planen und umzusetzen. Am ausgeprägtesten geschieht dies dort, wo die Kommune im staatlichen Auftrag tätig wird, etwa im Gesundheitsschutz, im Arbeits- und Umweltbereich und bei der Durchführung anderer Kontroll- und Überwachungsaufgaben.

Als freiwillig übernommene Gestaltungsaufgabe der Kommune hat Gesundheitsförderung bisher keinen Stellenwert gewinnen können, obwohl die „Sachgebiete" der Kommunen als zu beteiligende „Politik-Sektoren" an der Gesundheitsförderung stets genannt werden und die meisten Settings für Gesundheitsförderung unmittelbar dem Einfluß kommunaler Politik unterliegen.

3.3 Öffentlicher Gesundheitsdienst

Die Gesundheitsämter bzw. der öffentliche Gesundheitsdienst (ÖGD) werden hier gesondert besprochen, obwohl sie Teil des politisch-administrativen Systems sind. Die Gesundheitsämter sind u.E. trotz enger innerer und äußerer Grenzen ihrer Handlungsmöglichkeiten als potentiell wichtigster Akteur der gemeindebezogenen Gesundheitsförderung anzusehen. Tatsächlich sind personelle Erneuerungen und intensive Diskussionen um neue ÖGD-Gesetze auf Länderebene zu konstatieren (vgl. z.B. lögd 1999). Einige Pilot-Gesundheitsämter haben sich (meist angeregt durch die Mitgliedschaft im Gesunde Städte-Projekt) dem neuen Aufgabenfeld Gesundheitsförderung und damit zusammenhängenden zentralen Aufgaben wie Gesundheitsberichterstattung, Gesundheitsverträglichkeitsprüfungen und Federführung oder Koordination von lokalen Kooperationsgremien mit beachtlichem Engagement angenommen.

Diese Aktivitäten gehen zurück auf die 64. Gesundheitsministerkonferenz (GMK) von 1991, in der die Rolle des ÖGD sehr konkret angesprochen wird: „Die GMK unterstreicht, daß dem ÖGD bei der Gesundheitsförderung, Gesundheitsvorsorge und Krankheitsfrüherkennung eine wichtige Koordinierungs- und Steuerungsfunktion gemeindenaher Maßnahmen zukommt. Diese kann jedoch nicht kostenneutral sichergestellt werden. Die GMK empfiehlt, die Prioritäten der Gesundheitsförderung für die präventive Gesundheitspolitik in der Aufgabenverteilung und Stellenbeschreibung im ÖGD stärker zu berücksichtigen."

Ämter, die diese Rolle mit der nötigen Intensität übernommen haben, sind bisher eher die Ausnahme als die Regel geblieben. Hauptgrund dafür ist das schon in der Erklärung der GMK angesprochene Problem zusätzlicher Kosten.

ÖGD-Gesetze

Eine 1972 von der *Gesundheitsminsterkonferenz* verabschiedete Richtlinie für Ländergesetze zum Gesundheitswesen sollte eigentlich zu einer raschen Verabschiedung von sog. „ÖGD-Gesetzen" führen nach dem Motto „so landesbezogen wie nötig, so bundeseinheitlich wie möglich!" Dieses Ziel wurde nicht erreicht. Die Vielfalt der Trägerschaften, Ländergesetze und Entwicklungsgeschichten bedingt eine Unüberschaubarkeit der konkreten Situation in den Gesundheitsämtern und macht Verallgemeinerungen fast unmöglich.

Müller (1999) hat in einem interessanten Überblicksreferat die Entwicklung der Gesundheitsdienstgesetze der BRD zusammengefaßt und die Gesetze der einzelnen Länder miteinander verglichen. Dabei werden starke Unterschiede in ihrer Grundphilosophie, in ihren Regelungsbereichen und weiteren Aspekten deutlich. Die Inhalte bzw. Aufgabenfelder lassen Gemeinsamkeiten erkennen. So kommen überall Gesundheitsschutz, Gesundheitsvorsorge und Gesundheitsförderung, Gesundheitshilfe, Gesundheitsaufsicht, Gesundheitsberichterstattung und -planung sowie gutachterliche Tätigkeiten vor; es bestehen jedoch z.T. erhebliche Unterschiede in der Regelungsbreite, -tiefe und den jeweiligen Schwerpunktsetzungen.

Die starke Unterschiedlichkeit der Leitideen wird demonstriert durch zwei am selben Tag (1.1.1998) in Kraft getretene ÖGD-Gesetze in Ländern mit gleichen parteipolitischen Mehrheitsverhältnissen:

Leitidee in Nordrhein-Westfalen: „Etablierung einer kommunalen Gesundheitspolitik, die aufgrund einer Situationsanalyse (Gesundheitsberichterstattung) in Zusammenarbeit mit den Akteuren im Gesundheitswesen zu Vorschlägen und Lösungen kommt, die gemeinsam umzusetzen sind, zur kontinuierlichen Verbesserung der gesundheitlichen Situation in der Kommune";

Leitidee in Sachsen-Anhalt: „Sicherung und Weiterentwicklung eines unter staatlicher Regiefunktion stehenden kommunalverordneten Instruments des Gesundheitsschutzes und der Gesundheitsaufsicht mit nachrangig definiertem Auftrag zu Gesundheitshilfe und zur Koordination gesundheitlicher Leistungen."

Die Strategie in NRW könnte man auch als „Gesundheitsförderung durch kommunale Politik" charakterisieren, die Leitidee in Sachsen-Anhalt hingegen als „Gesundheitsschutz durch Abwehr von Krankheitsbedrohungen", also das eine als Gesetz aus salutogenetischer, das andere aus pathogenetischer Perspektive.

Aufsicht und Kontrolle als traditionelle Aufgaben

Stark vereinfacht kann man die Aufgaben des Gesundheitsamtes in 5 Bereichen zusammenfassen: 1. Medizinalaufsicht über Berufe und Einrichtungen des Gesundheitswesens, 2. Allgemeine Hygiene und Seuchenbekämpfung, 3. Gesundheitsschutz, Vorsorge und Gesundheitshilfen, 4. Gutachterwesen, 5. Epidemiologie und Gesundheitsplanung. Die Aufgaben überlappen sich und sind entsprechend unterschiedlich in den einzelnen Ämtern strukturiert.

Die polizeilich-kontrollierenden Aufgaben enthalten fast alle auch Elemente von Gesundheitsförderung. Besonders deutlich ist dies bei den Überwachungsaufgaben für Immissionen, Luft, Boden, Wasser und beim Verkehr mit Lebensmitteln, Bedarfsgegenständen, giftigen Stoffen und Arzneimitteln sowie der Überwachung von Einrichtungen wie Gaststätten, Heimen, Justizanstalten u.a.m.

Unstrittig sind viele der Aufsichts- und Kontrollaufgaben sinnvoll und wichtig; von allen kann man dies jedoch nicht sagen. Ein gestalterisches Element fehlt zumeist in der Praxis. Andererseits könnte das im Rahmen der Kontrollen erlangte Wissen in vielen Fällen zu einer offensiven Präventionspolitik führen, wenn ein anderes Selbstverständnis der Gesundheitsämter bestünde.

Neue Aufgaben

Die im folgenden zu benennenden neuen oder zumindest neu akzentuierten Instrumente (vgl. ausführlicher Kap. 5) haben sich bisher nur in einigen wenigen Ämtern fest etablieren können. Sie sind aber wegweisend und werden programmatisch übereinstimmend bundesweit befürwortet. In den neuen Gesetzen für den Öffentlichen Gesundheitsdienst wurden die neuen Aufgaben fast immer als Kern einer Erneuerung des ÖGD festgeschrieben.

An anderer Stelle haben wir (vgl. Trojan u.a. 1994) für den ÖGD als wichtigste Zukunftsaufgaben gefordert:

1. *Gesundheitsberichterstattung*,
2. *Gesundheits- und Umweltverträglichkeitsprüfungen*,
3. *Gesundheitsförderungskonferenzen* oder vergleichbare Kooperationsgremien auf lokaler Ebene.

Weitere sinnvolle Aufgaben für das Gesundheitsamt wären Projekte im Umweltbereich mit gesundheitsfördernden Schulen, gesundheitsfördernden Krankenhäusern sowie ähnliche auf bestimmte Institutionen bezogene Programme.

Die Handlungsspielräume des Öffentlichen Gesundheitsdienstes sind zwar einerseits durch zentrale gesetzliche Vorgaben und knappe Ressourcen begrenzt, in den meisten Fällen jedoch bedeutend weiter, als sie heute genutzt werden.

Perspektiven des ÖGD

Richtet man den Blick einmal nicht auf die Finanzknappheit der öffentlichen Haushalte, sondern auf die *Trends der vergangenen 10 Jahre*, so stellt sich die Situation positiver dar. Während vor 10–15 Jahren eine sehr traditionelle, auf individuelle Belehrung abzielende Gesundheitserziehung für den ÖGD noch als neu und fremd für Gesundheitsämter erschien, haben inzwischen weitreichendere Konzepte, wie Gesundheitsförderung, Gesundheitsberichterstattung, Gesundheitskonferenzen u. ä. an Boden gewonnen.

Die lange Diskussion um die Reform des öffentlichen Gesundheitsdienstes und seine Aufgaben wird in einem *Bericht der Kommunalen Gemeinschaftsstelle für Verwaltungsvereinfachung* (KGSt 1998*)* zu „Zielen, Leistungen und Steuerung des kommunalen Gesundheitsdienstes" in strukturierter Form zusammengefaßt. Eingangs wird dabei betont, daß die Kommunen der einzige Handlungsträger im Gesundheitswesen mit expliziter Gemeinwohlverpflichtung und einem gesetzlichen Auftrag sind, der auf die gesundheitliche Gesamtsituation und die bedarfsgerechte Berücksichtigung aller Bevölkerungsteile ausgerichtet ist. Als strategische Handlungsfelder des kommunalen Gesundheitsdienstes werden an erster Stelle Gesundheitsförderung und im folgenden Gesundheitshilfen, Infektionsschutz, umweltbezogener Gesundheitsschutz, qualitätssichernde Maßnahmen bei den Berufen und Einrichtungen des Gesundheitswesens, d.h. in der Medizinalaufsicht, sowie gutachterliche Stellungnahmen im einzelnen behandelt. Ziel des Berichts ist sowohl eine strategische Entwicklungshilfe für die kommunale Gesundheitspolitik als auch die Unterstützung der aktuellen Bemühungen um Verwaltungsreformen im öffentlichen Gesundheitsdienst (vgl. ausführlicher 5.3.7).

Im Abschnitt über Gesundheitsförderung wird die ökonomische Relevanz dieser Aufgabe betont. Die Förderung der Gesundheit könne bewirken, daß andere Sozialleistungen, die von Invalidität und Krankheit abhängen, weniger notwendig werden. Außerdem wird postuliert, daß die Förderung gesundheitsverträglicher und gesundheitsfördernder

Umweltbedingungen ein wichtiger Beitrag sei, um die individuellen und gesellschaftlichen Kosten von Krankheit und Krankheitsfolgen zu verringern.

Als normativer Hintergrund für kommunale Gesundheitspolitik im Sinne einer gesundheitsfördernden Gesamtpolitik sowie die Entwicklung und Realisierung dieser Politik als Gemeinschaftsaufgabe mit anderen Akteuren werden vor allem die jüngste Gesundheitsförderungskonferenz in Jakarta (1997) wie auch die Erklärung von Rio zur Agenda 21 (1992) angeführt. *Arbeitsschwerpunkte* der kommunalen Träger im Gesundheitswesen sollten sein:

- Förderung *gemeinsamer Strategien und Aktivitäten* zur Gesundheitsförderung innerhalb und außerhalb der Verwaltung, damit knappe Ressourcen gebündelt und Synergien entfaltet werden,
- Förderung von *gruppen- und lebensraumbezogenen Ansätzen* der Gesundheitsförderung, damit es durch die genügende Beachtung der Zusammenhänge zwischen Lebensverhältnissen und Verhalten der Menschen zu nachhaltigen gesundheitlichen Verbesserungen kommt,
- Gewährleistung, daß auch *benachteiligte Personen* bzw. Bevölkerungsgruppen bedarfsgerecht in die Gesundheitsförderung einbezogen werden (vgl. KGSt 1998, Seite 18).

Auf der Grundlage von informationsgestützter Gesundheitsplanung sollen vor allem 3 strategisch wichtige Leistungen durch den öffentlichen Gesundheitsdienst erbracht werden, nämlich:

- Information, Beratung, Aufklärung;
- Initiierung und Unterstützung von gesundheitsfördernden Aktivitäten;
- Moderation und Koordination.

In diesen Strategievorschlägen werden deutlich die Arbeitsprinzipien des Healthy Cities-Projektes sichtbar (vgl. 4.1). Dies gilt auch für den Abschnitt über den umweltbezogenen Gesundheitsschutz, zu dem es heißt: „Gesundheit und Krankheit der Bevölkerung werden unmittelbar durch die Umwelt- und Lebensbedingungen in der Kommune beeinflußt" (Seite 40). Als strategische Maßnahmen werden umweltbezogene Gesundheitsberichterstattung, Unterstützung der kommunalen Planungen und Einrichtungen bei umwelthygienischen Fragen, Überwachung von Standards des gesundheitlichen Umweltschutzes sowie Bürgerberatung zu Fragen des gesundheitlichen Umweltschutzes vorgeschlagen. In welchem Ausmaß umweltbezogener Gesundheitsschutz vom Umweltamt oder vom Gesundheitsamt wahrgenommen werden soll, müsse im Rahmen intersektoraler Kooperation und Aufgabenteilung gelöst werden.

Insgesamt besticht die Studie durch das klare Profil, das dem kommunalen Gesundheitsdienst zugedacht ist. Die Studie dürfte auf große Resonanz in den Kommunen stoßen. Sie ist auch ein gutes Beispiel dafür, wie große, internationale Programme Eingang finden in die Programmatik und Pragmatik auf lokaler Ebene. Der Bericht ist von dem Gedanken getragen, „Gesundheit stärker als Teil einer kommunalen Gesamtpolitik zu begreifen und zu realisieren". Allerdings werden die mangelnden Ressourcen und unzulänglichen Rahmenbedingungen für eine Neuorientierung des öffentlichen Gesundheitsdienstes nicht thematisiert. Die Zukunft des ÖGD wird aber vor allem von seiner personellen Ausstattung abhängen. Die Chancen und Grenzen für Gesundheitsförderung als Aufgabe des ÖGD sind daher aktuell nicht sicher einzuschätzen.

Eine neuere *Befragung von 154 Gesundheitsämtern* in den alten und 109 in den neuen Bundesländern ergab interessante Aufschlüsse über deren derzeitiges Selbst- und gewünschtes „Organisationsleitbild" (Grunow-Lutter & Plümer 1997, 1998 a und b; Grunow

1999; Grunow & Grunow-Lutter 2000). Am häufigsten sehen sich die Ämter als „Fachverwaltung"; für über 80% soll dies auch Kern des zukünftigen Leitbildes sein bzw. bleiben. Gegenüber dem derzeitigen Ist-Zustand wird besonders ein Zuwachs an Koordinationsaufgaben gewünscht (zweitwichtigster Bestandteil des Leitbildes für die Zukunft: von fast 100% gewünscht). Sozialkompensatorische Funktionen werden von ca. 80 % als Teil des Leitbildes akzeptiert, ebenso häufig die Funktion als „Feuerwehreinrichtung", jedoch als Kern des Leitbildes nur noch von ca. 15 %. Am wenigsten Zukunft haben die Charakterisierungen als „Vollzugseinrichtung" und als „Auffangeinrichtung". Unterscheidungen nach Größe der Gesundheitsämter (< 50 bis > 100 Mitarbeiter) ergaben, daß die Modernisierungstendenzen in den großen städtischen Ämtern schon etwas ausgeprägter sind. Interessant ist auch, daß die Amtsleiter sich von Kommunalpolitik und -verwaltung weniger anerkannt fühlen als von ihren Kooperationspartnern im Gesundheits- und Sozialbereich (Grunow-Lutter & Plümer 1998b).

Trotz gewisser Modernisierungswünsche bleibt es schwierig, die Frage zu beantworten, welche Perspektiven sich hieraus für die kommunale Gesundheitspolitik ergeben. Einerseits bleibt ein primäres Selbstverständnis als Fachverwaltung bestehen, andererseits werden Koordinationsaufgaben (ÖGD als „Regie-Instanz"), die eng mit gestaltender Politik verknüpft sind, gewünscht. Zu Ansätzen, dies strukturell zu institutionalisieren vgl. die Berliner „Plan- und Leitstellen" (Gilgen-Henning 1998 und P. Müller 1999 zu den Problemen dieses Ansatzes; s. auch 5.4.3).

Aufgrund einer *empirischen Studie über den Berliner ÖGD* stellt Petra Müller (1997) in Frage, ob der ÖGD „in der Lage ist, zu einer Schnittstelle der Gesundheitspolitik auf kommunaler Ebene zu werden". In der Bilanz vermutet sie, daß auch für andere Bundesländer gelte, was sie zur Situation in Berlin konstatieren mußte: „Im ÖGD existieren heterogene Modernisierungskonzepte, die alle mit dem Begriff der Gesundheitsförderung hantieren, sich dabei aber auf ganz unterschiedliche Aspekte und Gestaltungskriterien stützen. Von einer generellen Neuorientierung des ÖGD in der kommunalen Gesundheitspolitik, wie sie in Gesundheitspolitik und Gesundheitswissenschaften immer wieder gefordert wird, kann keine Rede sein." (Müller 1997, Seite 88; vgl. a. P. Müller 1994).

Diese pessimistische Einschätzung entbehrt sicher nicht der Grundlagen. Eine optimistischere Sichtweise, die längere Zeiträume in den Blick nimmt, würde als Pluspunkt bilanzieren können, daß der ÖGD sich trotz Aufgabenverlustes und zunehmender finanzieller Restriktionen langsam mit einer neuen aktiveren Rolle in der kommunalen Gesundheitspolitik anzufreunden beginnt. Für alle ungeduldigen Reformer geschieht dies aber viel zu langsam und auch nicht radikal genug.

3.4 Neue soziale Bewegungen

Jenseits von Markt und Staat liegt ein großer Akteursbereich, der an dieser Stelle nur angedeutet und in seinen explizit auf Gesundheit bezogenen Aspekten angesprochen wird. Teile der neuen sozialen Bewegungen, viele Bürgerinitiativen und ehrenamtliche Hilfen wie auch Selbsthilfe-Zusammenschlüsse und selbstorganisierte Projekte sind in allen gesellschaftlichen Bereichen aktiv und leisten (meist ohne expliziten Gesundheitsbezug) erhebliche Beiträge zur Gesundheitsförderung im Sinne der Gestaltung von Lebens- und Umweltbedingungen (vgl. Trojan et al. 1991).

Für alle Bereiche gilt, daß Bürger bei gestörtem Wohlbefinden in ihrer Lebenswelt aktiv werden und ihre Stimme erheben (d.h. die Alternative „voice" statt der häufigeren Alternative „exit" bzw. Ausstieg wählen). Dies Verhalten ist demokratie-theoretisch und sozialpolitisch in höchstem Maße erwünscht. Es entspricht auch dem Idealbild des aktiven und mündigen Bürgers der Ottawa-Charta, der auf Bedingungen, die seine Gesundheit fördern oder behindern, selber Einfluß ausübt (vgl. z.B. Chanan 1992; Keupp & Röhrle 1987; Kösters 1999 sowie Abschnitt 5.4).

Die *neuen sozialen Bewegungen* nehmen für sich in Anspruch, als Bürgerbewegungen ein Instrument politischer Interessenvermittlung darzustellen. In ihrer Funktion sind sie somit Parteien und Verbänden gleichzusetzen, unterscheiden sich allerdings hinsichtlich ihres „Operationsmodus", ihrer zentralen Ressourcen und internen Verfahrensgrundlagen. Für neue soziale Bewegungen werden als Operationsmodus Protesthandlungen hervorgehoben, als zentrale Ressource das Engagement der Anhängerschaft und als Verfahrensgrundlage freies Aushandeln und geringe Rollenspezifikation (vgl. Rucht 1991, Seite 13ff.). Die von ihnen ins System vermittelten Interessen beziehen sich häufig auf die Verbesserung der Umwelt- und Lebensbedingungen oder eine bessere Struktur für die Bewältigung von Gefährdungen und Bedrohungen. Die Wirkungen der neuen sozialen Bewegungen sind nur sehr schwer zu bilanzieren. In einer kritischen Reflexion vorhandener internationaler Ansätze und empirischer Studien für die hier besonders interessierenden Umweltbewegungen kommt Rucht zu dem eindeutigen und plausiblen Schluß: „In den Ländern, in denen Umweltbewegungen starken Druck entfalten, sind zugleich am ehesten positive individuelle und öffentliche Meinungen zum Umweltschutz, umfangreiche staatliche Maßnahmen und entsprechend positive Veränderungen der Umweltqualität zu erwarten." (Rucht 1996, Seite 25; vgl. auch Brand & Viehöver 1997).

In der *Kommunitarismus-Debatte* wurde das Gemeinwesen (wieder-)entdeckt (vgl. z.B. Etzioni 1995). Das kooperative Gemeinwesen oder die „aktive Bürgergesellschaft" oder auch die „Zivilgesellschaft" soll im Rahmen einer Ethik individueller und kollektiver Verantwortung Aufgaben übernehmen, die der Wohlfahrtsstaat nicht mehr übernehmen kann oder will. Der Kommunitarismus wird als neues Leitbild für eine Gesellschaft angeboten, die stärker auf soziale Gerechtigkeit, Demokratie, Emanzipation und Ökologie abzielt (vgl. auch 5.3.8 zu Bürgerarbeit und Selbsthilfe sowie zu „sozialem Kapital" 5.4). Es ist allerdings nicht immer klar erkennbar, inwieweit das hehre Ziel der Zivilgesellschaft nur wiederentdeckt wurde, um die Kürzung öffentlicher Ausgaben zu ummänteln (vgl. Bundeskanzler Schröder in „Die neue Gesellschaft/Frankfurter Hefte" Nr. 4, 2000).

Die aktuellen Entwicklungen werden begleitet von einer intensiven Diskussion der ökonomischen und gesellschaftlichen *Bedeutung des Dritten Sektors* (vgl. z.B. Anheier u.a. 1998; Priller 1999). Salamon & Anheier (1994) zeigen in einem internationalen Vergleich auf, daß das Umsatzvolumen des Dritten Sektors in Deutschland 53,8 Mrd. Dollar beträgt (1990) und daß dieses Volumen auf Einwohner umgerechnet nur ca. 2/3 des Volumens in den USA ausmacht (zit. n. NAKOS-INFO Nr. 50, März 1997, Seite 47). In der öffentlichen Diskussion wurde das Thema zum ersten Mal in einer Antwort der Bundesregierung auf eine große Anfrage zur Bedeutung ehrenamtlicher Tätigkeit für unsere Gesellschaft ausführlich aufgenommen (vgl. Drucksache 13/5674 vom 01.10.1996). Hier werden auch Unterstützungsmaßnahmen für diesen Bereich angesprochen, die von übergeordneten politischen Ebenen ausgehen können. Allerdings beschränkt sich die Unterstützung bisher vorwiegend auf die „Ehrenamtlichkeit".

Für den spezifischeren Gesundheitsbereich liegt eine gemeinsame Erklärung der Bundesarbeitsgemeinschaft Hilfe für Behinderte des Deutschen Paritätischen Wohlfahrts-

verbandes, Pro Familia und der Deutschen Aidshilfe vor unter dem Motto: „Gesundheitsförderung, Selbsthilfe und Bürgerengagement gehören zusammen" (vgl. NAKOS Info
Nr. 52, Sept. 1997, Seite 30–31). In der Erklärung heißt es, die Ergänzung des Sozial-
staates um Selbsthilfe und Elemente einer Bürgergesellschaft, in der privates Engagement einen Teil gesellschaftlicher Verantwortung darstellt, sei nicht zum Nulltarif zu haben und bedarf förderlicher Rahmenbedingungen, wie z.b. Würdigung ehrenamtlicher
Tätigkeit bei der Steuer, der Sozialhilfe und der Rentenbemessung ebenso wie körper-
schafts- und steuerrechtlicher Erleichterungen, insbesondere für Sponsoren. Eben diese
Aspekte sollen von der Ende 1999 eingesetzten Enquete-Kommission zur „Zukunft des
bürgerschaftlichen Engagements" analysiert und „politikfähig" gemacht werden (Klein
2000; Evers 2000; vgl.auch weitere Beiträge in Schwerpunkt-Heft 2, Jg. 13 des For-
schungsjournals Neue Soziale Bewegungen zum Thema).

Spezifische Aspekte der Selbsthilfe- und Netzwerkförderung werden unter 5.3.8 und
6.3.1 näher ausgeführt (vgl. auch die Broschüre NAKOS-EXTRA 28 vom November
1997 zu einer umfassenden Diskussion von „Ehrenamt, Freiwilligenarbeit und Selbsthilfe" und Nakos Extra 30 vom Dezember 1999 zu „Selbsthilfe im nächsten Jahrhundert").

Wie sieht es nun mit entsprechenden Akteuren im *Gesundheitsbereich* aus?

Die in den 70er Jahren entstandenen sozialen Bewegungen hatten auch eine Ausstrahlung auf den Gesundheitsbereich (vgl. z.B. Hildebrandt 1992). In ihnen kam allgemein
das Streben nach mehr Demokratisierung im Sinne von Bürgerbeteiligung zum Ausdruck.
Die Gesundheitsbewegung in Deutschland hatte ihre Hoch-Zeit in den Jahren zwischen
1980 bis 1985. In diesen Jahren fanden die Gesundheitstage in Berlin, Hamburg, Bremen und Kassel statt. Die Programme der Gesundheitstage und die personelle Zusammensetzung von Veranstaltern und Teilnehmern zeigen, daß diese Bewegung nie eine
„Ein-Punkt-Bewegung" war, wie es der Name zunächst suggeriert. Bei den Gesundheitstagen gab es eine bunte Mischung von „Laien", professionellen Helfern verschiedener
Berufsgruppen und Wissenschaftlern bis hin zu Persönlichkeiten aus Politik und Praxis
aller Ebenen, einschließlich der WHO.

Diese heterogene Mischung mag auch ein Grund sein, warum die Bewegung als Ganzes heute kaum mehr sichtbar ist und die Aktiven der Bewegung in verschiedene Bereiche der Praxis und Politik diffundiert sind. Einzelne Elemente der Bewegung sind weiterhin aktiv (Selbsthilfebewegung, Gemeinde-Gesundheitsprojekte, oppositionelle Listen
in Ärztekammern und andere Gruppierungen). Hierdurch wurde das Weiterbestehen von
Ideen und Werten der Gesundheitsbewegung in zahlreichen formellen Einrichtungen gesichert. Selbsthilfeunterstützung (Kontakt- und Informationsstellen und andere Strukturen; vgl. Trojan 1986) und Gemeinde-Gesundheitsprojekte (vgl. Waller u.a. 1989) pro-
fessionalisierten sich zunehmend und sind heute fast durchgängig Kernelemente organisierter Gesundheitsförderung auf der lokalen Ebene.

Von den übrigen sozialen Bewegungen sollen an dieser Stelle der Vollständigkeit halber erwähnt werden die Frauenbewegung, die insbesondere zu Beginn der Selbsthilfebewegung und bei der Infragestellung der Medizin- und ärztlichen Dominanz eine große
Rolle spielte, sowie die Umwelt- bzw. Ökologiebewegung, deren Engagement noch immer spürbar ist und die insbesondere für die ökologische Stadtentwicklung einen kontinuierlichen Begleitdiskurs darstellt.

Die Entwicklung von Gemeinde-Gesundheitsprojekten ist weitgehend zum Stillstand
gekommen. An den meisten Stellen kämpfen die existierenden Projekte um das Überle-

ben. Sowohl die Bereitstellung öffentlicher Mittel für freie Träger als auch die Möglichkeiten der Finanzierung durch Maßnahmen nach dem Arbeitsförderungsgesetz sind deutlich rückläufig.

Der Selbsthilfebereich hat sich jedoch kontinuierlich ausgedehnt und stellt ein zentrales Element der Bürgerbeteiligung dar.

Die Vertretung von Bürger-Interessen durch ihre Vereinigungen kann Bedürfnisgerechtigkeit und Konsumentenschutz in der Gesundheitspolitik gewährleisten. Aus fachpolitischer Sicht läßt Bürgerbeteiligung sich als Prozeß definieren, der Mobilisierung, Förderung und Nutzbarmachen sozialer Ressourcen zum Ziel hat und die bessere Bewältigung individueller Probleme aber auch lokaler Probleme des sozialen und ökonomischen Wandels ermöglichen soll. Sofern mit diesen Ressourcen die Lebensqualität des einzelnen oder eines Gemeinwesens gefördert werden (im Sinne verbesserter Lebensbedingungen und höheren subjektiven Wohlbefindens), stellen soziale Bewegungen und Bürgervereinigungen ein wesentliches Element gesundheitsfördernder Politik dar. Eine entsprechende ökonomische und politische Unterstützung fehlt jedoch bisher weitgehend.

3.5 Krankenkassen

In § 1 und 20 des Sozialgesetzbuches (SGB V) erhielt die Krankenversicherung 1989 die Aufgabe, „die Gesundheit der Versicherten zu erhalten, wieder herzustellen oder ihren Gesundheitszustand zu verbessern". U.a. bekamen die Krankenkassen hier den ausdrücklichen Auftrag „auf gesunde Lebensverhältnisse hinzuwirken". Damit wurde der Auftrag gegenüber den seit 1971 möglichen, präventiven Leistungen deutlich erweitert (vgl. z.B. Schroer 1995). Allerdings haben die Krankenkassen ihre Angebote überwiegend auf Kursangebote im Bereich der individuenbeeinflussenden Verhaltensmodifikation beschränkt. Zum Teil hatten diese Angebote einen etwas „exotischen Charakter", um damit Effekte im Wettbewerb der Krankenkassen untereinander zu erzielen. Diese „Marketing Mätzchen" werden von den Spitzenverbänden der Krankenkassen auf höchstens ca. 1 % aller Maßnahmen geschätzt; trotzdem wurden sie als Vorwand für eine ursprünglich geplante gänzliche Streichung des § 20 herangezogen. Durch massive Proteste gelang es immerhin, den Paragraphen zu erhalten, wobei in der Fassung von 1996 die Unterstützung von krankheitsbezogenen Selbsthilfegruppen und die betriebliche Gesundheitsförderung erhalten blieben.

Für die arbeitsplatzbezogene Gesundheitsförderung waren auf der Basis des § 20 vor 1996 durchaus nennenswerte Aktivitäten entwickelt worden, obwohl auch hier der überwiegende Teil der Aktivitäten in Kursangeboten bestand. Nach Berechnungen der Spitzenverbände hatten im Jahr 1995 über 3 Mio. Menschen Angebote zur Gesundheitsförderung wahrgenommen (Niemann 1996, Seite 5). Die Aktivitäten zur Gesundheitsförderung haben ca. 1% der Leistungsausgaben der Krankenkassen ausgemacht. Dies ist sicher unzureichend angesichts der Kosten der Krankenkassen für ernährungsbedingte Erkrankungen (83 Mrd. DM), Bewegungsmangel und einseitige Belastungen (60 Mrd. DM) sowie etliche (nicht genau bezifferbare) Milliarden DM für Folgen des Rauchens (Stuppardt 1996).

Wie stellte sich die Situation in den verschiedenen Aktivitätsfeldern der Krankenkassen seit 1996 dar?

Verhaltensbezogene Kursangebote wurden teilweise aufrechterhalten, von der AOK überwiegend für die Sekundär- und Tertiärprävention (vgl. Brückel 1998; Eberle 1997; Göllnitz 1997), was durch § 1 und § 43, 2 (Ergänzende Leistungen zur Rehabilitation) des SGB V weiterhin möglich war. Die personellen Ressourcen und institutionellen Strukturen für Gesundheitsförderung wurden jedoch weitgehend abgebaut; die Kursangebote bezogen sich überwiegend auf chronisch Kranke.

In der *Selbsthilfeunterstützung* beschränkten sich die Krankenkassen auf in Zusammenarbeit mit der Ärzteschaft zusammengestellte Krankheitsbilder. Insgesamt scheinen die Beiträge für Selbsthilfeunterstützung bisher äußerst gering zu sein. Außerdem widerspricht die Einschränkung auf kranke Menschen der salutogenetischen Sichtweise von Lebensproblemen.

Das größte Engagement der Krankenkassen lag bei der *Bekämpfung berufsbedingter Gesundheitsgefahren*. Für die hierbei vorgesehene enge Kooperation mit den Berufsgenossenschaften und/oder den Betrieben konstatierte Stuppardt (1996) jedoch inhaltliche, organisatorische und finanzielle Hemmnisse, die erst überwunden werden müssen. Ein positives Modell wird von Drupp und Osterholz (1997; vgl. aber auch Bindzius 1997) berichtet: In einem groß angelegten Projekt auf der Basis der Erprobungsregeln (§ 67 des SGB V) wurde Unternehmen, die aktive und erfolgreiche Gesundheitsförderung betreiben, eine Minderung der jährlichen Beitragszahlungen angeboten. Das Projekt fußte auf früheren Aktivitäten der AOK zur Gesundheitsförderung in der Arbeitswelt, hatte sowohl pathogenetische wie salutogenetische Aspekte, wurde sorgfältig evaluiert und verknüpfte Gesundheitsförderung in systematischer Weise mit Ansätzen des Qualitätsmanagements in der Arbeitswelt.

Vereinzelt haben sich Krankenkassen auch in der *schulischen Gesundheitsförderung* engagiert. Niemann (1996, Seite 14) berichtet ein positives Beispiel kooperativer Gesundheitsförderung: „Unter Leitung des Landesvereins für Gesundheit haben Krankenkassen verschiedener Kassenarten einen Wettbewerb für niedersächsische Schulen entwickelt, der gesundheitsfördernde Maßnahmen an den Schulen initiieren und unterstützen soll. Krankenkassen und andere Sozialversicherungsträger tragen maßgeblich zur Finanzierung bei, das Kultusministerium ermöglicht die Umsetzung."

Neue Wege ging auch die AOK Schleswig-Holstein: Mit Hilfe einer gemeinnützigen GmbH hat sie Prävention und gesundheitsfördernde Maßnahmen, u.a. auch Projekte in Schulen, Kindergärten oder Betrieben unterstützt. Die GmbH war mit einem Startkapital von DM 200.000 ausgestattet und hoffte auf Spenden für ihre Aktivitäten. Dieser Ansatz wurde ausdrücklich als Kursänderung betrachtet, die die „kontraproduktiven Einschnitte" in der Gesundheitsförderung korrigieren sollte (Ärztezeitung vom 31.08.98).

Auch die Bundes-BKK gründete eine GmbH, bei der gegen Entgelt Serviceleistungen durch Unternehmen eingekauft werden können. In der Abteilung Gesundheit des Bundesverbandes der Betriebskrankenkassen (BKK) wurde neben diesen Aktivitäten außerdem ein WHO-Kooperationszentrum als „Europäisches Informationszentrum" für betriebliche Gesundheitsförderung aufgebaut.

In einem *Hamburger Public Health-Projekt* wurde die Krankenkassen-Landschaft auf Aktivitäten der Krankenversicherung in der Gesundheitsförderung nach der Rückschneidung des § 20 systematisch untersucht: Für die Kursangebote ergab sich ein starker Rückgang, obgleich Residualangebote aufrecht erhalten wurden. Die Bereitschaft der Mitglieder zur finanziellen Eigenbeteiligung ist sehr gering. Bestehende Gesundheitszentren wurden fast ausnahmslos abgebaut. Auch betriebliche Angebote erfuhren erhebliche Einbrüche. Die vom Gesetzgeber vorgegebene Kooperation von Berufsgenossenschaften und Krankenkassen wird von beiden Seiten als „ausbaufähig" bezeichnet (Mathiszig u.a 1998).

In einer *weiteren Studie* wurde unter der Überschrift *„gesundheitsfördernde Krankenkassenpolitik"* die Praxis der Gesundheitsförderung durch Krankenkassen bis zum Jahre 1996 untersucht. Den Abschluß bildet ein Ausblick auf die Perspektiven nach der Korrektur der früheren gesetzlichen Grundlage (Schmitz 1999). In dieser Arbeit wird herausgestellt, daß durch die Änderung des § 20 zwar die gesetzliche Grundlage für einen bestimmten Typus von Kursen der Gesundheitsförderung entfallen ist, nicht aber die Möglichkeit und Herausforderung für die Kassen, auf eine gesundheitsförderliche Umorientierung und Reform des gesamten medizinischen Leistungssystems hinzuwirken, das im wesentlichen durch sie finanziert wird. Ein wichtiges Stichwort ist die Förderung von Modellprojekten, bei denen von einem neuen Patiententyp ausgegangen wird, der nach Kompetenz, aber auch nach Anleitung sucht, um sich im komplexen System der Leistungsanbieter zurecht zu finden. Auf der Anbieterseite werden Fähigkeiten zum Dialog mit derartigen Patienten, aber auch zur Vernetzung von Einrichtungen und Behandlungsformen nötig sein. Die Arbeit stellt die Chancen der Krankenkassen zur Förderung des individuellen und kollektiven Empowerment der Versicherten als Teil einer emanzipativen Gesundheitsförderungskonzeption heraus.

Schon vor der Veränderung des § 20 bestand ein Konsens, daß die Qualität der Angebote systematisch kontrolliert und verbessert werden müsse (vgl. Dokumentation der wissenschaftlichen Jahrestagung der Bundesvereinigung für Gesundheit e. V. in Kooperation mit den Spitzenverbänden der gesetzlichen Krankenkassen, 1996). Den Auswüchsen des Wettbewerbs der Krankenkassen wurde durch *„gemeinsame Wettbewerbsgrundsätze der Aufsichtsbehörden der gesetzlichen Krankenversicherung"* (vom 03.11.1994 in der Fassung vom 08.08.1995) zu begegnen versucht.

In einem eigenen Abschnitt befaßten sich die Grundsätze mit Gesundheitsförderung und Krankheitsverhütung. Dort hieß es einerseits, daß sich „Aufklärungsmaßnahmen an die Versicherten der jeweiligen Krankenkasse zu richten" hätten. Andererseits wurden ausdrücklich zu zahlen erlaubt: „… Mitgliedsbeiträge und mitgliederbezogene Umlagen an Landesarbeitsgemeinschaften der Gesundheitsförderung bzw. -erziehung und kommunale Arbeitsgemeinschaften, mit denen Maßnahmen der Gesundheitsförderung gemäß § 20 Abs. 1 SGB V finanziert werden".

Dieser Passus spricht ein auch nach der Neuregelung des § 20 im Gesundheitsreform-Gesetz 2000 ungelöstes Problem an, nämlich die unklare Aufgabenabgrenzung zwischen dem öffentlichen Gesundheitsdienst und der Krankenversicherung als den beiden wichtigsten Akteuren der Gesundheitsförderung (vgl. hierzu Brandenburg & v. Ferber 1998). Es geht hier um die grundsätzliche Frage, welche Leistungen aus Beitragsmitteln zur Krankenversicherung und welche aus steuerlichen Mitteln zu bezahlen sind, wobei die Tendenz besteht, sich wechselseitig Aufgaben (und damit Kosten) zuzuschieben (vgl. z.B. Niemann 1996).

Durch das GKV-Gesundheitsreformgesetz 2000 trat am 1.1.2000 eine Neufassung des § 20 des SGB V in Kraft (vgl. Schwartz 2000). Der für uns entscheidende Absatz 1 lautet:

„(1) Die Krankenkasse soll in der Satzung Leistungen zur primären Prävention vorsehen, die die in den Sätzen 2 und 3 genannten Anforderungen erfüllen. Leistungen zur Primärprävention sollen den allgemeinen Gesundheitszustand verbessern und insbesondere einen Beitrag zur Verminderung sozial bedingter Ungleichheit von Gesundheitschancen erbringen. Die Spitzenverbände der Krankenkassen beschließen gemeinsam und einheitlich unter Einbeziehung unabhängigen Sachverstandes prioritäre Handlungsfelder und Kriterien für Leistungen nach Satz 1, insbesondere hinsichtlich Bedarf, Zielgruppen, Zugangswegen, Inhalten und Methodik."

Absatz 2 regelt im wesentlichen wie bisher „den Arbeitsschutz ergänzende Maßnahmen der betrieblichen Gesundheitsförderung".

Absatz 3 regelt, daß die Ausgaben der Krankenkassen nach Absatz 1 und 2 für das Jahr 2000 insgesamt einen Betrag von DM 5 umfassen und in den Folgejahren gemäß einer bestimmten Bezugsgröße geringfügig angepaßt werden sollen.

Absatz 4 regelt die Unterstützung von Selbsthilfegruppen, -organisationen und (neu!) -kontaktstellen in einer Größenordnung von DM 1 pro Versicherten (vgl. 5.3.8).

Der im ursprünglichen Gesetzentwurf vorgesehene Begriff „Gesundheitsförderung" im Titel des § 20 wurde fallen gelassen, so daß jetzt nur noch Prävention und Selbsthilfe in der Überschrift genannt werden. Die neuen Regelungen bleiben deutlich hinter ursprünglichen Erwartungen zurück (vgl. z.B. Altgeld & Blättner 1999; Plümer 2000; Rosenbrock 2000). Nach Berechnungen des IKK-Bundesverbandes wird die auf dieser Basis mögliche Gesundheitsförderung nur einen Bruchteil des Volumens umfassen, der vor der vorübergehenden Abschaffung der Gesundheitsförderung möglich war.

Entscheidend für die zukünftige Rolle der Krankenkassen ist der Inhalt der von ihnen zu beschließenden „prioritären Handlungsfelder und Kriterien für Leistungen". In einem ersten Entwurf der Spitzenverbände der Krankenkassen (Stand 24.03.2000) waren mit Ausnahme einzelner Aspekte in der betrieblichen Gesundheitsförderung ausschließlich sehr traditionelle (wenn auch qualitätskontrollierte) Angebote der Verhaltensprävention vorgesehen. Die vom Gesetz geforderten Beiträge zur Verminderung sozialbedingter Ungleichheit von Gesundheitschancen fehlten praktisch völlig.

Unter dem Druck der fachlichen Öffentlichkeit ist die „Einbeziehung unabhängigen Sachverstandes" ausgeweitet worden. Der revidierte Entwurf (21.6.2000) zeigt deutliche Verbesserungen: Verhältnisbezogene Gesundheitsförderung in Settings ist ausdrücklich vorgesehen (vorzugsweise kassenübergreifend) und wird am Beispiel Schule präzisiert. Qualitätsmanagement entsprechend dem gesundheitlichen Aktionszyklus wird insbesondere für die betriebliche Gesundheitsförderung gefordert. Das Ziel gesundheitlicher Chancengleichheit wird angemessener berücksichtigt. Eine „Beratende Kommission" von unabhängigen Sachverständigen soll die Handlungsfelder und Kriterien kontinuierlich weiterentwickeln. Die kassenübergreifende Zusammenarbeit mit kommunalen Gremien der Gesundheitsförderung und des Öffentlichen Gesundheitsdienstes bleibt jedoch weiterhin undefiniert. Nur einmal wird das Setting „Gemeinde/Familie" in äußerst vager Form angesprochen (Seite 6).

Theoretisch erlaubt der neue § 20 Maßnahmen der Verhältnisprävention als Gestaltung gesundheitsförderlicher Lebens- und Umweltbedingungen. Aufgrund der knappen finanziellen Ressourcen und der restriktiven eher auf Wettbewerb eingestellten Orientierung der Krankenkassen ist die zukünftige Rolle der Krankenkassen in der Gesundheitsförderung und Prävention eher skeptisch zu beurteilen.

3.6 Berufsgenossenschaften

Im Arbeits- und Gesundheitsschutz wird von einem dualen System gesprochen: Einerseits sorgt der *Staat* durch Gesetze, Verordnungen und Richtlinien für allgemeine Schutzstandards und deren Einhaltung durch staatliche Gewerbeaufsichtsbeamte. Andererseits gibt es die *gesetzliche Unfallversicherung* (Berufsgenossenschaften). In diesem Rahmen werden zusätzliche Unfallverhütungsvorschriften, Richtlinien und Anweisungen für besondere Wirtschafts- und Tätigkeitsbereiche erlassen und auch von den Berufsgenossenschaften kontrolliert (technische Aufsichtsbeamte).

Erfolge wurden vor allem im konventionellen Arbeitsschutz, der Arbeitssicherheit und Unfallverhütung, Begrenzung schädlicher oder Umgebungseinflüsse (z.B. Lärm, Klima, Gefahrstoffe) sowie bei der Verringerung muskulärer bzw. energetischer Belastungen erzielt. Als Defizite (vgl. hierzu Oppolzer 1998, Seite 100ff.) sind zu vermerken die für die salutogenetische Perspektive wichtigen Probleme und Mängel bei der Bekämpfung psychischer und psychosozialer Belastungsfaktoren (Streß), die unzureichende Einbeziehung der Betroffenen (als „Experten in eigener Sache") sowie die Zersplitterung und Unübersichtlichkeit der vorhandenen Regelwerke und die unzureichende Kooperation von Personen und Institutionen des Arbeitsschutzes.

Zahlende Mitglieder der Berufsgenossenschaften sind die *Unternehmen*. Diese sind also die eigentlichen Akteure, die mit dem Begriff Berufsgenossenschaften (oder korrekter: „Träger der gesetzlichen Unfallversicherung") angesprochen sind.

Die Berufsgenossenschaften gliedern sich nach Erwerbsbereichen (gewerbliche Wirtschaft, Landwirtschaft und öffentlicher Dienst) und innerhalb der gewerblichen Berufsgenossenschaften nach Branchen, für die auch Dachverbände bestehen. Diese sogenannten „Hauptverbände" bilden Fachausschüsse zu vielen Themen, für die jeweils eine einzelne Berufsgenossenschaft die Federführung übernimmt. In den Fachausschüssen entstehen z.B. Unfallverhütungsvorschriften, aber auch weitergehende Empfehlungen und Richtlinien. Die Selbstverwaltung der Berufsgenossenschaften ist paritätisch von der Arbeitgeber- und Arbeitnehmerseite besetzt. Angeblich läßt die Parität (und insbesondere das betriebliche Interessengeflecht) wenig Spielraum für einschneidende Veränderungen (vgl. „Beratungs- und Informationsstelle Arbeit und Gesundheit" 1997, Seite 35). Kritik an den traditionellen Aufgabenbereichen der Berufsgenossenschaften richtet sich vor allem darauf, daß sie bei Minimalanforderungen für den Arbeitsschutz stehenbleiben und daß die Anpassung an technische Entwicklungen und arbeitswissenschaftliche Erkenntnisse häufig über viele Jahre dauert.

1996 wurde der Präventionsauftrag für die Träger der gesetzlichen Unfallversicherung in SGB VII wesentlich erweitert: Neben die Verhütung von Unfällen und Berufskrankheiten trat jetzt die Verhütung „arbeitsbedingter Gesundheitsgefahren" (§ 1 SGB VII). Für diesen erweiterten Präventionsauftrag haben die Träger der gesetzlichen Unfallversicherer nach § 14 SGB VII mit den Trägern der gesetzlichen Krankenversicherung (nach § 20 SGB V) zusammenzuarbeiten.

Mit dem Auftrag der Verhütung arbeitsbedingter Gesundheitsgefahren hält die salutogenetische Perspektive Einzug in das Arbeitsschutzsystem: Für diesen Bereich sind als Handlungsanlaß nicht mehr Kausalitätsnachweise (wie bei den Berufskrankheiten) für die Auslösung von Maßnahmen des Gesundheitsschutzes nötig. Über die Zusammenarbeit zwischen den Trägern der Unfallversicherung und der Krankenversicherung auf breiterer Basis gibt es bisher kaum Kenntnisse. Die Entwicklung der Kooperation steckt

zwar noch in den Kinderschuhen; Instrumente wurden jedoch in einem 3-jährigen Modellprojekt entwickelt und zur Diskussion gestellt (vgl. Bellwinkel u. a. 1999; BKK-Bundes-
verband 1999). Gleichzeitig mit diesen Neuerungen haben sich Veränderungen des Arbeitsschutzes aus dem EG-Recht ergeben. Außerdem läßt sich auch in der staatlichen
Gewerbeaufsicht eine stärkere Berücksichtigung von präventiven Aspekten und der Partizipation der Arbeitnehmer feststellen (Oppolzer 1998, Seite 102).

Aspekte der Gesundheitsförderung, der Arbeitszufriedenheit, des Gesundheitsschutzes und der Verhütung arbeitsbedingter Gesundheitsgefahren sollten unseres Erachtens
verknüpft werden mit aktuellen Bemühungen im Arbeitsbereich um mehr Organisationsentwicklung und besseres Qualitätsmanagement (vgl. als Positivbeispiel Drupp & Osterholz 1997 sowie Abschnitt 4.2.1).

3.7 Gesundheitsberufe

Die *Ärzteschaft* hatte sich in der ehemaligen Deutschen Herz-Kreislauf-Präventionsstudie
für das Modell „kommunaler Prävention" und ihre führende Rolle darin stark gemacht.
Dieses Modell wurde später zu Recht umgetauft in „gemeindebezogene Verhaltens-
medizin". Aber weder in diesem Bereich noch in der Gesundheitsberatung oder bei den
sogenannten Gesundheits-Checks sind Ausbreitung oder Weiterentwicklung dieser Ansätze festzustellen. Trotz vergleichsweise günstiger Finanzierungssituation läßt sich die
Ärzteschaft offenbar nicht einmal für Aufgaben mobilisieren, die in ihrem Kompetenz-
bereich liegen. Dies kontrastiert mit immer wieder von Standespolitikern erhobenen Ansprüchen auf das Feld der (oft konzeptionell nicht richtig verstandenen) Gesundheitsförderung.

Veranstaltungen und einzelne Texte ärztlicher Verbände machen deutlich, daß der medizinische Blick ein anderer ist als der Blick der Gesundheitsförderer. Das Konzept der
Gesundheitsförderung wird ignoriert bzw. verstanden als Gesundheitserziehung oder -
beratung. Neuere Veröffentlichungen zur Kursfortbildung „Gesundheitsförderung" der
Bundesärztekammer (Lehmann & Engelbrecht 1997; vgl. a. Heinzelmann 1998) lassen
erkennen, daß Gesundheitsförderung im weit verstandenen Sinne vereinzelt ernster genommen und die Rolle des Arztes selbstkritisch gesehen wird. Dies gilt für eine Minderheit von ernsthaft an Reformen interessierten Ärzten. Für die Mehrheit geht es um berufs-
politische Verteilungskämpfe, mit deren Hilfe Zugang zu möglichen neuen Einkommens-
feldern gewonnen werden soll.

Wichtig innerhalb der Ärzteschaft sind allerdings einzelne Spezialisierungen bzw.
Fächer mit besonderem Bezug zur Gesundheitsförderung. Hier sind zunächst die *Allge-
mein- und Kinderärzte* mit ihrer Schlüsselstellung für Prävention und Gesundheits-
förderung zu nennen. Weiterhin findet sich eine der Gesundheitsförderung nahestehende
Tradition in der *Psychosomatischen Medizin, Sozialpsychiatrie, Arbeits-, Sozial- und
Umweltmedizin*. Schließlich haben Grundlagenfächer wie *Medizinische Soziologie und
Psychologie* wesentlich zur Entwicklung und Verbreitung der Gesundheitswissenschaften
beigetragen.

Insgesamt ist jedoch die Bedeutung der Ärzteschaft für Gesundheitsförderung aus
salutogenetischer Perspektive gering. Die Aufgabe der Früherkennung kann von der Ärzteschaft kompetent wahrgenommen werden. Für eine individuenbezogene Verhaltens-

modifikation durch ärztliche Gesundheitsberatung dürften noch weitere Steigerungen der Qualifikation der Ärzte nötig sein. Allerdings sind einige Fachgruppen und ihre Berufsvertretungen wie Arbeitsmediziner, Umweltmediziner oder Ärzte im öffentlichen Gesundheitsdienst relevante Kooperationspartner der Gesundheitsförderung.

Die *Psychologie* stellt ein Fachgebiet dar, das sich in den letzten 20 Jahren zunehmend zu einem Gesundheitsberuf entwickelt hat. Als Kernstück der praktischen Kompetenzen von Psychologen läßt sich *Expertise für menschliches Zusammenleben* bezeichnen (Legewie & Ehlers 1994). Psychologisches Expertentum bezieht sich auf das Verstehen und die Lösung von innerpsychischen und sozialen Konflikten beim einzelnen Individuum und in Gruppen – von der Paarbeziehung und Familie über Arbeitsgruppen, Nachbarschaft, Gemeinwesen bis hin zu nationalen und internationalen Konflikten.

Für die Gesundheitsförderung sind die folgenden Spezialisierungen innerhalb der Psychologie relevant:

Klinische Psychologen haben seit langem einen festen Platz in der psychosozialen Versorgung und sind bei entsprechender psychotherapeutischer Qualifizierung durch das 1998 verabschiedete Psychotherapeutengesetz zum eigenständigen Heilberuf des Psychologischen Psychotherapeuten geworden.

Die sich gegenwärtig etablierende *Gesundheitspsychologie* ist überwiegend lerntheoretisch orientiert und trägt insbesondere durch Konzepte und Programme zur Verhaltensmodifikation bei. Demgegenüber betont die *Gemeindepsychologie* und *gemeindepsychologische Gesundheitspsychologie* Ansätze der Prävention und Gesundheitsförderung in größeren Settings, insbesondere im Stadtteil und dem Gemeinwesen.

Wichtige Beiträge liefert weiterhin die *Arbeits- und Organisationspsychologie* mit ihren Konzepten der Organisationsentwicklung und Ansätzen der betrieblichen Gesundheitsförderung und die *Ökopsychologie* bzw. *Umweltpsychologie* mit ihrem Setting-Ansatz und ihren Forschungen zu Wohnqualität, lokaler Identität und städtischer Lebensqualität.

In der *Sozialen Arbeit* bzw. *Sozialpädagogik* werden entsprechende Bemühungen als „gemeinwesenbezogene Gesundheitsarbeit" (oder auch „gesundheitsbezogene Gemeinwesenarbeit") bezeichnet. Wie auch bei den Psychologen spielt bei diesen Ansätzen die aktivierende Arbeit, die „Hilfe zur Selbsthilfe" und die Stärkung von Artikulations- und Durchsetzungsfähigkeiten im Sinne des Empowerment eine große Rolle. Als neue Entwicklung im Anschluß an die Programmatik der Ottawa-Charta sind die Gründung von Studiengängen und die Durchführung von Praxisprojekten anzusehen, in denen Soziale Arbeit und Gesundheitsförderung als sich ergänzende Aufgaben angesehen werden (s. Waller 1995). Ein weiteres Feld der Verbindung Sozialer Arbeit mit Gesundheitsförderung ist das ebenfalls neu entstehende Berufsfeld der Pflegewissenschaft (vgl. Abschnitt 3.8).

3.8 Bildungssystem

Das deutsche Bildungssystem besteht aus vier Säulen mit einer Vielfalt unterschiedlich organisierter Trägerschaften:

- allgemeinbildende Schulen einschließlich Vorschul- und Kindergartenerziehung,
- berufliche Aus- und Weiterbildung,

- Hoch- und Fachhochschulen,
- Allgemeine Weiterbildung bzw. Erwachsenenbildung.

Als zusätzlicher übergreifender Bereich erhält die medienvermittelte Bildung eine immer größere Bedeutung.

Im Bildungswesen besteht einer der wirksamsten Einflußbereiche zum Erzielen eines mittel- bis langfristigen Wandels des Bewußtseins und der Handlungsorientierungen der Bevölkerung in Richtung auf Gesundheitsförderung. Im Rahmen der breit gefächerten Curricula bieten sich vielfältige Ansatzpunkte für die Verbreitung von Wissen und Kompetenzen der Gesundheitsförderung, wobei den allgemeinbildenden Schulen durch die allgemeine Schulpflicht die größte Breitenwirkung zukommt. Auf der anderen Seite hat die Aus- und Weiterbildung der verschiedenen Gesundheitsberufe besonderes Gewicht, weil diese Berufsgruppen sowohl als Mediatoren zur Gesamtbevölkerung wirken als auch die Umsetzung von Gesundheitsfördermaßnahmen wesentlich mitgestalten.

In der Gesundheitspädagogik spricht man von Gesundheitserziehung und Gesundheitsbildung, wobei diese Begriffe teils synonym, teils mit unterschiedlicher Bedeutung benutzt werden: *Gesundheitserziehung* wird als Aufgabe der Familie und Schulen im Kindesalter angesehen, *Gesundheitsbildung* als lebenslanger Prozeß und damit als übergeordneter Begriff. Traditionelle Gesundheitsbildung bezog sich bisher überwiegend auf Krankheitsverhütung. Seit den 80er Jahren finden unter dem Einfluß der Ottawa-Charta zunehmend auch Konzepte der Gesundheitsförderung und salutogenetischen Perspektive Eingang in die Gesundheitsbildung; gleichzeitig wird umfassende Gesundheitsbildung als einer der wirksamsten Ansätze der Gesundheitsförderung angesehen.

Wichtige *Akteure auf Bundesebene* sind hier das *Bundesministerium für Bildung und Forschung (BMBF)*, das *Bundesministerium für Gesundheit (BMG)*, die *Bundeszentrale für gesundheitliche Aufklärung (BzgA)* und die *Bundesvereinigung für Gesundheit*. Unter Federführung des *BMBF* arbeiten diese Institutionen an einem alle vier Bereiche umfassenden Konzept „Bildungswesen und Gesundheit". Zu den bisher vorgelegten Berichten „Gesundheit und Schule" (BMBF 1994) und „Gesundheit und allgemeine Weiterbildung" (BMBF 1997) heißt es:

„Gesundheitsbildung umfaßt die ‚persönliche Bemühung, eine eigene, persönlich richtige Lebensweise/Lebensführung aufzubauen. Dabei beschränkt sie sich nicht auf die Korrektur und Entfaltung individueller Handlungsweisen, sondern berücksichtigt soziale, ökonomische und ökologische Aspekte menschlichen Handelns'. Gesundheitsbildung bedeutet ein ‚ständiges Bemühen um Wissensaneignung, Urteilsbildung und Handlungstransfer zur Initiierung und Sicherung gesundheitsbewußter Denk- und Verhaltensweisen sowie zur Förderung gesunder Lebensverhältnisse'. Gesundheitsbildung ist damit ein wichtiges Element eines Gesamtkonzepts der Gesundheitsförderung." (BMBF 1997, Seite 10).

Wegen der Zuständigkeit der Bundesländer für das Bildungswesen müssen diese Empfehlungen von der *Bund-Länder-Kommission für Bildungsplanung und Forschungsförderung* ratifiziert werden. Ausmaß und Qualität der Umsetzung steht für die schulische Bildung im Ermessen der *Kultusministerien* und nachgeordneten *Schulaufsichtsbehörden*.

Im Hochschulbereich besteht innerhalb der Vorgaben des Hochschulrahmengesetzes ebenfalls eine Zuständigkeit der *Kultus- bzw. Wissenschaftsministerien der Länder*, wobei die fachliche Ausrichtung einzelner Studien- und Prüfungsordnungen durch Zusammenwirken der *Universitäten, Wissenschaftlichen Fachgesellschaften, Berufsverbände* und des *Gesetzgebers* unter Dienstaufsicht des zuständigen *Landesministeriums* verabschiedet wird. Für die berufliche Aus- und Weiterbildung besteht ein vergleichbares Zusammenwirken zwischen *Gesetzgeber, Berufsverbänden* und zuständigen *Landes-* oder auch *kommunalen Behörden.* Die Umsetzung von Empfehlungen für die allgemeine Weiterbildung liegt weitgehend im Ermessen der Träger bzw. Bildungsstätten.

Für jeden der im folgenden aufgeführten Bereiche lassen sich vereinfachend die folgenden *Gruppen von Akteuren* unterscheiden:

- *Auszubildende und Ausbilder* in den unterschiedlichen Settings (in der schulischen Bildung unter Einschluß der *Elternschaft*),
- *Bildungseinrichtungen* mit ihren jeweiligen Strukturen (vom Kindergarten bis zur Universität und den Bildungsstätten der allgemeinen Weiterbildung),
- *Kostenträger,*
- *Akteure des Marktes,*
- *Instanzen der Dienstaufsicht,*
- *Gesetzgebende Körperschaften.*

Schulische Gesundheitsbildung

Die *Kultusministerkonferenz (KMK)* hat 1991 die „Situation der Gesundheitserziehung in Schulen" analysiert und die Empfehlung ausgesprochen, Gesundheitserziehung nicht wie in anderen europäischen Ländern als eigenes Unterrichtsfach, sondern als Querschnittsaufgabe aller Fächer – mit einem Schwerpunkt in Biologie – aufzufassen. In den BMBF-Empfehlungen „Gesundheit und Schule" (Brößkamp 1994) werden gesundheitsfördernde Einflußgrößen aus interdisziplinärer Sicht des folgenden Fächerspektrums behandelt: Gesundheitswissenschaften, Epidemiologie, Allgemeinmedizin, Psychologie, Organisationsentwicklung, Kinder- und Jugendforschung, Pädagogik.

Gesundheitsförderung hat in der Schule nur soweit eine Chance, wie a) die Lehrpläne entsprechende Inhalte vorsehen und b) das Lehrpersonal die entsprechende Qualifikation aufweist. Gegenstand der Biologielehrpläne sind somatische Bedingungen von Gesundheit und Krankheit, kaum jedoch die psychischen und sozialen Bedingungen. Die salutogenetische Perspektive dürfte in der Sexualkunde am weitesten entwickelt sein. Aufgrund ihrer aktuellen gesellschaftlichen Bedeutung spielen Aspekte der Gesundheitsförderung zunehmend auch in der Sucht- und Gewaltprävention eine Rolle. Wichtige Vermittlungsinstanzen zur Umsetzung salutogenetischer Konzepte sind die *Einrichtungen zur Lehrerfort- und -weiterbildung und Schulentwicklung* der Bundesländer mit ihren Weiterbildungs- und Schulentwicklungsangeboten. So laufen in einigen Ländern Programme mit dem Ziel, pro Schule eine Fachkraft für Gesundheitserziehung oder Suchtprävention zu qualifizieren, ebenso werden ganzheitliche Ansätze zur Gewaltprävention und Konfliktmediation vermittelt.

Ein integriertes Gesamtkonzept, das über die Behandlung von Aspekten der Gesundheitsförderung im Lehrplan hinausgeht, wird vom *Europäischen und Deutschen Netzwerk „Gesundheitsfördernde Schulen"* angestrebt (s. dazu 4.2.3).

Eine konsequente Umsetzung von Gesundheitsförderung in der Schule wird allerdings durch die Schulgesetzgebung und die zentralistisch-bürokratische Schulverwaltung der Länder sehr erschwert (als Positiv-Beispiel vgl. Hamburg in Abschnitt 4.2.3) Die schon zitierte Veröffentlichung „Gesundheit und Schule" (Brößkamp 1994) enthält strukturelle Empfehlungen wie Stärkung der Schulautonomie, Stärkung der Mitbestimmungsrechte von Lehrern, Schülern und Eltern, Organisationsentwicklung und Öffnung der Schule zum umgebenden Gemeinwesen, die neben einer Reform der Lehrpläne gleichermaßen die Voraussetzungen für Gesundheitsförderung und Qualitätssicherung in der Schule verbessern helfen würden.

Berufliche Aus- und Weiterbildung

Erhalt und Gestaltung gesundheitsförderlicher Lebenswelten sollte als Leitgesichtspunkt gesundheits-, umwelt- und sozialverträglicher Entwicklung, als übergeordnetes Qualitätskriterium und als fächerübergreifende Aufgabe in alle Ausbildungen Eingang finden. Ansätze hierzu finden sich in der Aus- und Weiterbildung im Gesundheits-, Sozial- und Bildungsbereich. In der Aus- und Weiterbildung von Handwerks- und Ingenieurberufen finden parallel dazu zunehmend Aspekte des Umweltschutzes und der nachhaltigen Entwicklung Berücksichtigung. Ein integrierendes Gesamtkonzept für diesen Bereich gehört zu den Zielsetzungen des BMBF-Projekts „Bildungswesen und Gesundheit", liegt aber bisher nicht vor.

Wichtige Akteure sind hier neben dem *Gesetzgeber,* und den *Fachaufsichtsbehörden der Länder* die einzelnen *Berufsverbände* und übergeordnete gesellschaftliche Akteure wie *Gewerkschaften, Arbeitgeberverbände* und fächerübergreifende Verbände wie der *Verein Deutscher Ingenieure (VDI).*

Der *VDI* verfolgt in seiner allgemeinen Zielsetzung implizit auch gesundheitliche Ziele (sinngemäß „durch Technik einen Beitrag zum Wohlergehen der Menschen zu leisten"), zudem fordert er seit Jahren eine stärkere Berücksichtigung unspezifischer Basisqualifikationen in der Ingenieursausbildung. Weitere Impulse für eine breitgefächerte Einführung der salutogenetischen Perspektive in die berufliche Aus- und Weiterbildung könnten die Erfolge betrieblicher Gesundheitsförderung und die damit verknüpfte Qualitätsdebatte liefern (s. 4.1.2).

Hochschulen

Den *Hochschulen* kommt in der Einführung von Gesundheitsförderung als fächerübergreifendes Leitkonzept durch die Verschränkung von Forschung und Lehre in diesem Bereich eine besondere Bedeutung zu. Die Fachbereichs- oder Fakultätengliederung hat allerdings die Etablierung des Querschnittfachs Gesundheitswissenschaften bzw. Public Health ebenso erschwert, wie die der interdisziplinären Studiengänge zum Integrierten Umweltschutz.

Die Durchsetzung von Postgraduiertenstudiengängen für Gesundheitswissenschaften (bisher 9 Studiengänge mit ca. 290 Studienplätzen an den Universitäten Berlin, Bielefeld, Bremen, Dresden, Düsseldorf, Heidelberg, München, Ulm; s. Schwartz & Walter 1996) erhielt nicht zuletzt durch die seit 1992 vom BMBF geförderten Forschungsverbünde Public Health Unterstützung, wobei die traditionell für Gesundheit zuständigen *Medizinischen Fakultäten* mit ihrer überwiegend pathogenetischen Perspektive teilweise retardierend wirkten.

Das Studienfach Gesundheitswissenschaften setzt sich zusammen aus den Teildisziplinen Epidemiologie, Medizin, Umwelt-Hygiene, Psychologie, Soziologie, Ökonomic, Gesundheitssystemforschung, Management- und Politikwissenschaften. Der bisher schon erfolgreiche multidisziplinäre Ansatz von Public Health führt möglicherweise in Zukunft zu einer transdisziplinären Gesundheitswissenschaft (s. 2.1.2).

Neben den Gesundheitswissenschaften sind die Pflegewissenschaften mit unmittelbarem Bezug zur Gesundheitsförderung zu nennen. Hier bestehen allerdings in Deutschland im Gegensatz zu den meisten Industrieländern bisher nur an wenigen Universitäten Studiengänge (z.B. Bremen, Bielefeld). In den Lehr-Angeboten der Umweltwissenschaften ist bisher kein Gesundheitsbezug erkennbar.

Die Einzeldisziplinen der Gesundheitswissenschaften mit ihren Studiengängen tragen aus unterschiedlicher Perspektive zum Verständnis und zur Verbreitung von Konzepten der Gesundheitsförderung bei. Es ist Aufgabe der *wissenschaftlichen Fachgesellschaften* und der für die Gestaltung der Studiengänge zuständigen *universitären Fachrichtungen*, sich für den Ausweis entsprechender Spezialisierungen und die Stärkung entsprechender Studien- und Prüfungsinhalte einzusetzen (z.B. Präventiv- oder Gesundheitsmedizin, Gesundheitspsychologie, -soziologie, -ökonomie etc.). Entsprechend dem fächerübergreifenden Ansatz von Gesundheitsförderung ist darüber hinaus zu prüfen, in welcher Weise die salutogenetische Perspektive z.B. auch in geistes-, natur- und ingenieurwissenschaftliche Studiengänge integrierbar ist. Für den Gesetzgeber besteht hier die Möglichkeit, entsprechende Rahmenempfehlungen im Hochschulgesetz zu verankern.

Die *Fachhochschulen* leisten mit ihrem stärkeren Praxisbezug ebenfalls einen zunehmenden Beitrag zur Verbreitung der Gesundheitsförderung in verschiedenen gesellschaftlichen Handlungsfeldern. Besonders wichtig ist die *Verbindung von Gesundheitswissenschaften mit Sozialer Arbeit* (heute gängiger Oberbegriff für Sozialarbeit und Sozialpädagogik), wie sie inzwischen an rund ein Drittel der etwa 40 Fachhochschulen oder Fachbereiche für Soziale Arbeit angeboten wird. Die theoretische und praktische Bedeutung dieser Entwicklung liegt vor allem in der hier am deutlichsten zum Tragen kommenden Berücksichtigung der sozialen Komponente von Gesundheitsförderung (Gesundheitsförderung sozial benachteiligter Gruppen, soziale Stadtentwicklung).

Ein weiterer Bereich mit unmittelbarem Bezug zu den Gesundheitswissenschaften sind *Fachhochschulen oder Fachbereiche für Pflegewissenschaften.*

Entsprechend dem fächerübergreifenden Ansatz sei auch auf Fachhochschulen mit weiteren Ausbildungsgängen hingewiesen, insbesondere auf die *Fachhochschule des Bundes für öffentliche Verwaltung und Rechtspflege, die Fachhochschule für Sozialversicherung und die Fachhochschulen für Wirtschaft* mit dem Fach Gesundheitsökonomie.

Die Impulse für neue Studiengänge oder neue Fächer und Inhalte in bestehenden Studiengängen gehen wie bei den Hochschulen auch hier von den *Fachbereichen* aus, die dabei Anstöße der *Berufsverbände* und *wissenschaftlichen Fachgesellschaften* sowie *gesellschaftliche Entwicklungen* und Anstöße aus der *Politik* aufgreifen.

Abschließend sei – ebenso wie bei der Schule – auf Impulse aus Modellvorhaben „gesundheitsfördernde (Fach-) Hochschule" und aus den gegenwärtigen Bemühungen um eine Qualitätsdebatte im Hochschulbereich hingewiesen.

Allgemeine Weiterbildung

Die Allgemeine Weiterbildung bzw. Erwachsenenbildung erreicht mit ihrem weit gefächerten und durch die Freiwilligkeit der Teilnahme an der Nachfrage orientierten Angebot breite und sehr unterschiedliche Bevölkerungsgruppen. Laut BMBF (1997, Seite 58) entfielen 1991 „etwa 11% der insgesamt 14,6 Millionen Teilnahmefälle und etwa 9% des Weiterbildungsvolumens auf das Themenfeld ‚Gesundheitsfragen' – das ist nach den „Sprachkenntnissen" das zweitwichtigste Themenfeld.

Positive gesundheitsfördernde Auswirkungen haben Weiterbildungsangebote aber nicht nur bei thematischem Gesundheitsbezug: Musische, sportliche und andere Angebote können einen wichtigen Beitrag zur Gesundheitsförderung leisten, insbesondere da diese Angebote mit der Möglichkeit zu ungezwungenen sozialen Kontakten und zu sozialem Engagement verbunden sind und damit der sozialen Isolation entgegenwirken sowie zum Empowerment beitragen können.

Die drei größten Träger Allgemeiner Weiterbildung in Deutschland sind die *Volkshochschulen* und die *Erwachsenenbildungsbereiche der Katholischen und Evangelischen Kirche*. Weitere wichtige Weiterbildungsträger mit Gesundheitsbezug sind der *Deutsche Sportbund (DSB)*, das *Deutsche Rote Kreuz (DRK)*, die *Deutsche Arbeitsgemeinschaft Selbsthilfegruppen (DAG SHG)*, die freien *Wohlfahrtsverbände, Krankenkassen* und *gesundheitsbezogene Verbände* wie der *Kneipp-Bund*. Hinzu kommen Naturschutzverbände wie der B.U.N.D. oder Greenpeace.

Die *Bundeszentrale für gesundheitliche Aufklärung* hat einen „Gesundheitswegweiser – Kooperationspartner, Ihre Aufgaben und Angebote" herausgegeben (BzgA 1994). Die größeren Träger besitzen neben Zentralen auf Bundes- bzw. Landesebene kommunale Verbände, Vereine oder Bildungseinrichtungen vor Ort, in denen die Angebote von den Bürgern nachgefragt werden. Hinzugezählt werden muß die große Zahl von selbst organisierten *Bürgerinitiativen* und *Selbsthilfegruppen*, die ihre Mitglieder vermittelt über gesundheitliches, soziales oder umweltbezogenes Engagement gleichzeitig weiterbilden und durch Empowerment gesundheitsfördernd wirken. Schließlich gewinnen *kommerzielle Unternehmen*, wie *Fitneß-Studios, Health-Clubs etc.*, eine zunehmende Bedeutung als *Akteure des sich entwickelnden Marktes für Gesundheitsförderung*.

Die Vielfalt der Träger und Einrichtungen, aber auch die Freiwilligkeit der Nachfrage führt zu einem sehr breiten und staatlich wenig steuerbaren Angebot. Der Stellenwert gesundheitsrelevanter Angebote spricht allerdings für das allgemein große Interesse an dieser Thematik und stellt eine Chance zur Gesundheitsförderung dar (vgl. Borkel 2000). Die Beiträge der Erwachsenenbildung auch für unsere Nachbarländer wurden in einem gemeinsamen Kongreß von Volkshochschulen und Europa-Büro der WHO eindrücklich demonstriert (vgl. Blättner u. a. 1996).

Medienvermittelte Bildung

In der medienvermittelten Bildung erhalten gesundheitsrelevante Themen und Gesundheitsförderung eine zunehmende Bedeutung. Fast allen Aspekten der Gesundheit gewidmete ausführliche Berichte in den Printmedien und Fernsehsendungen erzielen teilweise große Breitenwirkung (so beeinflußt die Zeitschrift „Eltern" den Erziehungsstil junger Familien, „Bravo" das Sexualverhalten Heranwachsender, neuerdings etablieren sich eigene „Lifestyle"-Zeitschriften und Fernsehsendungen mit einem breiten Angebot an Gesundheits- und Lebensberatung, z.B. die Zeitschrift „Men's Health").

Neue Medien wie das Internet und der Multimediabereich bieten durch interaktive Eingriffs- und Vernetzungsmöglichkeiten sowie durch ihre innovative Dynamik eine große Erweiterung der Vermittlungsformen gesundheitsrelevanten Wissens und der beruflichen wie allgemeinen Weiterbildung. Zugleich bilden sich neue Potentiale des sozialen Kontakts, der Partizipation und des gesellschaftlichen Engagements.

Beispiele für die bisher noch nicht systematisch ausgeschöpften und erforschten Möglichkeiten der neuen Medien sind Fernstudien- und Weiterbildungslehrgänge im Internet, „virtuelle" Universitäten und Volkshochschulen, Modellprojekte mit Internet-Foren für Kinder im Krankenhaus (www.kinderstern.de) oder für pflegebedürftige alte Menschen, aber auch Modelle partizipativer Stadtplanung.

Hinzu kommen neuartige Dienstleistungen (s. das neu aufgelegte Programm des Bundesministeriums für Forschung und Bildung unter URL www.bundesregierung.de) wie internetgestützte medizinische und psychologische Gesundheitsberatung.

Den Bildungs- und Informationschancen durch die traditionellen und neuen Medien stehen die vermeintlichen und tatsächlichen gesellschaftlichen und auch gesundheitlichen Gefahren medialer Ver-Bildung gegenüber, wie sie von Kritikern immer wieder hervorgehoben werden: Verarmung an unmittelbarer sinnlicher Erfahrung und an sozialen Bindungen, Verbreitung einer alles durchdringenden „Spaßkultur" (Postman 1985: „Wir amüsieren uns zu Tode"), Verrohung und emotionale Abstumpfung durch massenhafte Gewaltdarstellungen, Preisgabe der Intimsphäre, (Kinder-)Pornographie, schließlich die weltweite Verbreitung ökologisch unverantwortbarer westlicher Konsummuster.

Die *Akteure* medienvermittelter Bildung spiegeln zum einen das gesamte Bildungssystem, insofern als die schon genannten Akteure in unterschiedlichem Ausmaß von den traditionellen und neuen medialen Bildungsmöglichkeiten Gebrauch machen bzw. zukünftig verstärkt Gebrauch machen werden. Zusätzlich spielen die *medienspezifischen Akteure* eine bedeutsame Rolle: *Verleger von Printmedien, Fernsehsender,* die *Kommunikations- und Multimedia-Industrie,* mit den neuen Medien verbundene *neu entstehende Berufe* wie Web-Designer oder Info-Broker, etc. Insgesamt stellen die Medien heute einen Haupt-Einflußfaktor auf die gesamte öffentliche und private Bewußtseinsbildung und damit auch auf die „öffentliche Gesundheit" dar. Für die Verbreitung von sozialökologischer Gesundheitsförderung als übergreifendes Leitkonzept muß deshalb systematischen Überlegungen zur medialen Bildungspolitik eine hohe Priorität eingeräumt werden, zumal die Medienentwicklung insgesamt zu den größten gesellschaftlich-technischen Innovationsfeldern zählt.

3.9   Forschungsarenen

In der *Medizin* geriet mit dem Risikofaktorenmodell das gesundheitsschädigende Verhalten ins Blickfeld der Forschung. Nach ausländischen Vorbildern, insbesondere in Finnland und den USA (vgl. z.B. Bracht 1990), entstand der Typus der Gemeinde-Interventionsstudie (v. Troschke 1983). Die größte Studie dieser Art war die Deutsche Herz-Kreislauf-Präventionsstudie (DHP; 1979 bis 1991). Die Ergebnisse dieser Studie sind in zwei umfangreichen Büchern zusammengefaßt (vgl. v. Troschke u.a. 1991 und Lemke & Goliasch 1992).

Auch spätere Forschungsverbünde und -projekte (vgl. zusammenfassend v. Ferber & Badura 1983; v. Ferber u.a. 1987; Trojan 1996b) haben in vielfältiger Weise zur Implementation von Gesundheitsförderungsmaßnahmen beigetragen (vgl. Braun 1991; Waller u.a. 1989 sowie Trojan & Hildebrandt 1990). Die Betonung von Selbsthilfe und Bürgerbeteiligung in allen Bemühungen zur Gesundheitsförderung auf lokaler Ebene findet in der Forschung zum Laienpotential ihre wissenschaftliche Begründung.

In den anderen helfenden Disziplinen wurde ausgehend von der Gemeindepsychiatrie und der Gemeindepsychologie ebenfalls die lokale Ebene als Bezugspunkt einer an den Lebens- und Arbeitsbedingungen ansetzenden vorbeugenden Arbeit (im Sinne sowohl von Primär- als auch Tertiärprävention) entdeckt und entwickelt (vgl. z.B. Röhrle & Sommer 1995).

Ebenso wie in den Gemeinde-Interventionsstudien gab es hier starke Anleihen und Impulse aus dem angloamerikanischen Sprachraum. Dies gilt nicht nur für die gemeinde-bezogene Medizin (community medicine), sondern auch für gemeindenahe Psychiatrie (community psychiatry) und Gemeindepsychologie (community psychology), die seit kurzem versucht, sich mit einem eigenen Journal und einer neuen Buchreihe in der wissenschaftlichen Landschaft zu positionieren („Gemeindepsychologie-Rundbrief", seit 1995 herausgegeben von der Gesellschaft für Gemeindepsychologische Forschung und Praxis e.V.), und die schon älteren Ansätze von Gemeindewesen-Entwicklung (community organization und community development) (vgl. Trojan & Waller 1980, Seite 10f. sowie Kapitel 6.3.2).

Der Vollständigkeit halber sollen auch die der Gesundheitsförderung zunächst ferner stehenden Diskurse in anderen wissenschaftlichen Bereichen erwähnt werden. Insbeson-dere handelt es sich dabei um *Implementationsforschung* (Mayntz 1980), *Soziale-Indi-katoren-Forschung* (Sozio-ökonomisches Panel seit 1984; vgl. Zapf u.a. 1995) *Sozial-politikforschung* mit den DFG-Schwerpunkten „Bürgernahe Sozialpolitik" sowie „Staat, intermediäre Instanzen und Selbsthilfe" (vgl. Kaufmann 1987) im sozialwissenschaftli-chen Bereich und *lokale Politikforschung* in der Politikwissenschaft (vgl. z.B. Bauer 1991; Dangschat 1993). Aus der Stadtentwicklung und Stadtplanung (in engem Kontakt mit der sozialwissenschaftlichen Stadtforschung) ist der Diskurs über die *„ökologische Stadt-entwicklung"* zu erwähnen (vgl. Gelfort u.a. 1993; Hahn 1991). Das neuere Konzept der „sozialen Stadtentwicklung", das sich auf „Stadtviertel in der Krise", benachteiligte Stadt-teile, soziale Brennpunkte und die Themen Armut und Arbeitslosigkeit bezieht, trifft sich mit Thematiken, die schon zu Anfang der Sozialmedizin und Gemeinwesenarbeit wich-tig waren und heute erneut in Kontexten der Gesunde Städte-Projekte in den Vorder-grund treten (vgl. z.B. Froessler 1994 und Stadt Köln 1994).

Wissenschaftlich begleitete *Modellprojekte kommunaler Gesundheitsplanung* waren zunächst weniger auf Gesundheitsförderung als vielmehr auf Gesundheitsversorgung im umfassenden Sinne ausgerichtet. Ein Bericht über diese Modelle erschien im selben Jahr wie die Ottawa-Charta (vgl. Schräder 1986). Die Steuerung der gesamten kommunalen Gesundheitsversorgung sollte durch eine „regionale Gesundheitskonferenz" erfolgen. Diese umfassenden Pläne haben sich wegen der vertikal und horizontal äußerst komple-xen Trägerschaften nicht realisieren lassen. Die Ideen leben jedoch weiter, allerdings be-grenzt auf Teilbereiche wie die Entwicklung lokaler Gesundheitsberichterstattung als Planungsgrundlage (vgl. z.B. Thiele & Trojan 1990) und die Gesundheitsförderungs-konferenzen (z.B. Geene 1997).

Wenig später begannen auch die ersten systematischen Diskussionen zur *kommuna-len Gesundheitspolitik*. 1989 stellt Grunow einleitend zu einem Übersichtsbeitrag die These auf: „Das Thema ‚kommunale Gesundheitspolitik' hat in der Bundesrepublik Deutschland keine klaren Konturen. Dies betrifft sowohl die politische Praxis als auch die politische Wissenschaft." Im folgenden wendet er politikwissenschaftliche Kategori-en und Fragestellungen auf den Gegenstand kommunaler Gesundheitsaufgaben an. Der Beitrag zeigt die engen Grenzen kommunaler Gesundheitspolitik, aber doch auch einige Möglichkeiten, innovative Ansätze durchzusetzen. Die genannten Handlungsbereiche (Seite 26ff.) sind zugleich auch prioritäre Handlungsbereiche der Gesunde Städte-Pro-jekte. Im Perspektivteil des Aufsatzes wird betont, daß die größte Wahrscheinlichkeit für neue Entwicklungen „aus der Bevölkerung heraus und von der kommunalen Ebene her besteht". Als Hoffnungsträger wird in den Schlußpassagen das WHO-Konzept „Ge-sunde Städte" angesprochen.

1989 bot der Bund den Ländern für einige Standorte eine projektbezogene Anlauf-finanzierung zum Aufbau einer Public Health-Infrastruktur an. Hieraus entstanden in den folgenden Jahren 5 *Forschungsverbünde* für *Public Health*. Als kurze Übersichten über relevante Projektbereiche sind die Ausgaben des *Forum Public Health* Nr. 4 vom April 1994, Schwerpunkt „Stadtentwicklung", Nr. 5 (1995), Schwerpunkt Gesundheits-berichterstattung, Nr. 10 (1995), Gesamtüberblick über die Public Health-Forschung in Deutschland, sowie Walter & Schwartz (1996) zu erwähnen.

Public Health bzw. Gesundheitswissenschaften sind mit ihren Themen Grundlagen von Gesundheitsförderung und Motor für den Diskurs im internationalen politischen Raum gewesen. Viele innovative Impulse und Konzepte der Gesundheitsförderung sind zuerst in der Wissenschaft thematisiert worden (s. 2.1).

Für die Weiterentwicklung und Stärkung gesundheitsförderlicher Lebensbedingungen stellt dieser Bereich innerhalb und außerhalb der Universitäten eine zentrale Ressource dar, die selber der Stärkung bedarf. Aufgaben für Public Health sind: Grundlagenfor-schung, Verbesserung der Umsetzbarkeit von Gesundheitsförderungspolitik sowie kriti-sche Begleitung der Implementation und Evaluation gesundheitsfördernder Maßnahmen bzw. gesundheitsfördernder Politik.

Obwohl konzeptionell zu *New Public Health* die gesamte Gesundheitspolitik sowie die Politikwissenschaften gehören (vgl. Schwartz 1995), wurden diese Themen im Sin-ne einer *Health Policy-Forschung* nur vereinzelt aufgegriffen.

Die Verwissenschaftlichung bewegt sich heute eher in Richtung von Evaluations- und Wirkungsforschung. Dabei besteht die Gefahr, daß alle diejenigen Ansätze und Maßnah-men, deren Wirkungen nicht oder nur schwer meßbar bzw. nachweisbar sind, „aussor-tiert" werden. Für die Gesundheitsförderung könnte sich daraus eine Verstärkung der schon vorhandenen Präferenz für Verhaltensänderungen ergeben.

Neben dem Strang weiterer Verwissenschaftlichung der Gesundheitsförderung besteht ein Streben nach größerer Breitenwirkung durch Weiterbildungsaktivitäten der Hochschu-len, Tagungen und Publikationen (vgl. z.B. Doorduijn u.a. 1996; Franzkowiak u.a. 1996; Haglund u.a. 1996; TransFair-Stelle 1993).

3.10 Zusammenfassung und Bilanz

Der Überblick über die wichtigsten Akteure in der Gesundheitsförderung ergab eine über-wältigende Vielfalt von Trägern, organisatorischen Ebenen und Politikbereichen. Dies spiegelt einerseits die Komplexität des Ziels einer gesundheitsfördernden Gestaltung von Lebensbedingungen wieder, andererseits werden auch Mängel an politischer Struktur-bildung und organisierten Verantwortlichkeiten sowie überflüssige Mehrfachentwick-lungen deutlich. Für fast alle Akteure ist „Gesundheit" ein Ziel mit beschränkter Durch-setzungskraft, das vor allem dann Geltung bekommt, wenn es mit anderen (höherrangi-gen) Zielen verknüpft werden kann.

Als *allgemeine Probleme der Akteurslandschaft* können wir feststellen:

- „organisierte Nichtverantwortlichkeit" für die Gesundheitsförderung,
- Fehlen eines Gesamtkonzepts (auch: von Gesundheitsförderungszielen und -plänen), teilweise durch föderale Zuständigkeitszuschnitte bedingt,
- mangelhafte vertikale Kooperation

- erhebliche Probleme der horizontalen Kooperation auf allen Ebenen (Bund bis Kommunen), die sich insbesondere auch für „Gesundheit und Umwelt" zeigen,
- Überschneidung von Präventions- und Gesundheitsförderungsaufgaben, bei der sich die traditionellen weniger komplexen Präventionsansätze zumeist stärker durchsetzen,
- restriktive und teilweise unklare Finanzierungsregelungen sowohl für öffentliche Gelder wie auch für Beitragsmittel aus verschiedenen Zweigen der Sozialversicherung sowie im Zusammenspiel der beiden Hauptfinanzierungsquellen.

Im Mittelpunkt des Kapitels stehen die *Möglichkeiten, Grenzen und Probleme einzelner Hauptakteure.*

Von der *internationalen Ebene* gehen Innovationsimpulse und Vernetzungsaktivitäten aus. Zunehmend übernimmt die Europäische Gemeinschaft einen formellen Auftrag für „Public Health". In Zusammenarbeit mit der Bundesebene ergeben sich vielfältige Möglichkeiten, günstige Rahmenbedingungen für die gesundheitsförderliche Gestaltung von Umwelt- und Lebensbedingungen zu schaffen. Dies bedeutet vor allem, mit den traditionellen Steuerungsmitteln Recht, Geld (z.B. Anreiz- oder Modellprogramme), Informations- bzw. Überzeugungsarbeit die Umsetzung von WHO-Programmen und Agenda 21-Beschlüssen aktiv zu fördern. Die Koordination und Kooperation dieser internationalen und nationalen Akteursebenen sowie ihre Integration leiden jedoch noch an erheblichen Mängeln und fehlenden Strukturen.

Auf der Bundesebene fehlen außerdem ein Gesamt-Konzept für Gesundheitsförderung und Prävention sowie Strukturen für die horizontale und vertikale Kooperation und Koordination.

Als Hauptakteur wird das *politisch-administrative System der Kommune* mit seinen Fachressorts herausgestellt. Innerhalb dieses Systems kommt dem *öffentlichen Gesundheitsdienst* eine *besondere Rolle* zu. Die Aufgabe, Lebensbedingungen zu gestalten (in Selbstverwaltung und Selbstbestimmung!) ist der Kommune von ihrer Entstehungsgeschichte her „auf den Leib geschrieben". Auch die Aufgabenbeschreibungen des öffentlichen Gesundheitsdienstes, insbesondere in den neueren Landesgesetzen, lassen sich als Auftrag und Verpflichtung zur Gesundheitsförderung im umfassenden Sinne der WHO lesen.

In der Praxis gibt es jedoch erhebliche Probleme: Der *Stellenwert von Gesundheit im Gesamtsystem der Kommune ist gering*; intersektorale Zusammenarbeit für Querschnittsaufgaben der Gesundheitsförderung oder der Agenda 21 scheitert häufig an der *Abschottung der Fachressorts gegeneinander.* Im öffentlichen Gesundheitsdienst stellen sich als Hindernisse immer wieder das von Medizin und pathogenetischer Perspektive geprägte *Selbstverständnis* und *äußerst begrenzte Einflußmöglichkeiten* auf „gesundheitsverträgliche" Politiken in anderen Sektoren der kommunalen Selbstverwaltung heraus. Trotz dieser Probleme und Grenzen betrachten wir den öffentlichen Gesundheitsdienst als diejenige Instanz, die am besten geeignet wäre, die vielfältigen relevanten Akteure auf der kommunalen Ebene zusammenzubringen, zu koordinieren und bei der Umsetzung komplexer Programme der Gesundheitsförderung zu moderieren.

Im *Sozialversicherungssystem* (vor allem Krankenkassen und Berufsgenossenschaften) sind die gesetzlichen Aufgabenstellungen zu eng. Die arbeitsteilige Kooperation zwischen ihnen funktioniert nur begrenzt und ist nicht klar genug geregelt. Verhaltensprävention (Angebote an die eigenen Versicherten) dominiert. Beiträge der Krankenkassen zu Verhältnisprävention und kommunaler Gesundheitsförderung sind immer noch die Ausnahme.

Die Zusammenarbeit zwischen beitragsfinanzierten Krankenkassen und dem aus steuerlichen Mitteln finanzierten öffentlichen Gesundheitsdienst bedarf eines gesicherteren gesetzlichen Rahmens als ihn der neue § 20 SGB V bietet.

Die Bedeutung von *Selbsthilfegruppen, Bürgerinitiativen und neuen sozialen Bewegungen* liegt darin, daß sie aus eigener Initiative und eigener Betroffenheit heraus sich für Lebensqualität und Gesundheit einsetzen. Hier liegt ein großes Potential für die Gesundheitsförderung im Sinne der Ottawa-Charta, das durch gezielte „Entwicklungshilfe" (Anreiz- und Förderprogramme) gestärkt werden müßte.

Bei den *Gesundheitsberufen und im Bildungssystem* gibt es gezielte Initiativen, Kreativität und Engagement. Allerdings sind dies meist Vorreiter-Modelle und Einzelaktivitäten. Eine Umsetzung auf breiter Linie bedarf weiterer systematisch verbesserter Rahmenbedingungen und Ressourcen.

In der *Forschung* fehlen große Interventionsstudien, wie es sie früher gab. Kompetenzen außerhalb des Gesundheitsbereichs (lokale Politikforschung, Stadtforschung, Implementationsforschung u.a.m.) finden nur langsam Eingang in die sich neu entwickelnde Public Health-Forschung. Die Kooperation der Public Health-Forschung mit anderen Wissensbereichen könnte von großem Vorteil sein. Entsprechende Förderprogramme hätten sowohl für die Weiterentwicklung als auch für die Evaluation von Gesundheitsförderungs-Programmen große Bedeutung.

4 Settings, Eingriffsbereiche und Zielgruppen

In diesem Kapitel wird der Blick darauf gerichtet, *wo* und *für wen* Gesundheit hergestellt werden soll. Von der Stadt als Gesamt-System (4.1) über einzelne *Settings* (4.2)
und *Eingriffsbereiche* (4.3) führt die Darstellung zu spezifischen vulnerablen *Bevölkerungsgruppen* (4.4). Von den komplexen Programmen für „regionale Settings", wie z.B.
Städte, bis zu den auf Zielgruppen bezogenen Ansätzen wird die Darstellung zunehmend
knapper. Weil der Settingansatz das politisch bedeutsamste Programm der Gestaltung
von Umwelt- und Lebensbedingungen aus salutogenetischer Perspektive ist, werden wir
ihn ausführlicher behandeln (s. auch Barić & Conrad 1999).

4.1 Stadt als Gesamt-System

Eine der wichtigsten Begründungen für die Bedeutung der Stadt als Aktionsrahmen liegt
darin, daß ein immer höherer Prozentsatz der Bevölkerung in städtischen Ballungsräu-
men lebt. Stadtbezogene Ansätze erreichen also viele Menschen in Verdichtungsräumen
mit besonders hohem Gefährdungspotential durch ungesunde Lebens-, Wohn- und Arbeitsbedingungen.

4.1.1 Gesunde Städte-Projekt und Kommunale Gesundheitsförderung

Seit 1986 gibt es das internationale Healthy Cities-Projekt der Weltgesundheitsorganisation (mit einem Newsletter URL: www.who.dk/healthy-cities/welcome.htm – u.a.). Es
entstand im Kontext der ehemaligen Abteilung Gesundheitsförderung. In Europa beteiligen sich inzwischen ca. 1100 Städte. Das Projekt war zunächst auf 5 Jahre angelegt,
wurde aber schon zweimal verlängert. Die Phase III umfaßt den Zeitraum von 1998 –
2002.

Ziele des Gesunde Städte-Projekts sind vor allem:

* Gesundheit einen größeren Stellenwert auf der politischen Tagesordnung zu geben,
* umfassende lokale Strategien für Gesundheit und nachhaltige Entwicklung zu fördern,
* die in den Städten lebenden und arbeitenden Menschen bei ihren Bemühungen um
  körperliches, geistiges, soziales und umweltbezogenes Wohlbefinden zu unterstützen.

Dabei geht es vorrangig um politisches Engagement, institutionellen Wandel, intersektorale Partnerschaften und innovative Aktionen in Problemfeldern wie Armut, Gewalt,
sozialer Ausschluß, Umweltzerstörung, gesundheitsschädigende Wohnverhältnisse und
Raumplanung sowie Maßnahmen für besonders gefährdete Zielgruppen. In der Praxis
des Projekts spielen auch traditionelle Methoden der Prävention eine bedeutende Rolle.

In einem bilanzierenden Beitrag von Tsouros (1995) zum europäischen Projekt wird
neben vielen anderen Leistungen und Erfolgen hervorgehoben, daß es der WHO zum
ersten Mal gelang, mit diesem Projekt Umsetzungen auf der lokalen Ebene zu erreichen
(vgl. auch WHO Euro 1992; für außereuropäische Projekte vgl. Werna et al. 1998).

Evaluation des internationalen Gesunde Städte Projekts

Zur Evaluation liegen ca. 20 verschiedene Berichte vor, deren Ergebnisse derzeit in einem Gesamt-Bericht für die Städte zusammengefaßt werden. Die wichtigsten Evaluationsstudien entstanden u.a. im Rahmen des von der europäischen Kommission geförderten Projekts *„Evaluation of integrated health promotion and innovation in a network of european cities".* Eine der Studien stützt sich auf Tiefenanalysen von 10 Städten und weitere Fragebogen- und Interview-Ergebnisse aus allen 35 Städten der Phase II des Gesunde Städte Projekts. Einige vorläufige Ergebnisse liegen vor und sollen hier kurz berichtet werden (vgl. Berkeley & Humphreys 1998; Humphreys & Berkeley 1998; Camagni & Capello 1997).

Ausgangspunkt ist eine Sichtweise der Gesunde Städte-Projekte als offene, dynamische Handlungssysteme, die unter internen und externen Restriktionen arbeiten. Dabei gibt es stets eine Reihe unterschiedlicher Akteure und Interessen. Alle Projekte sind durch eine Vielfalt von Perspektiven der verschiedenen Akteure charakterisiert. Diese Vielfalt kann sowohl als ein reiches Potential angesehen werden (verschiedene Wissensbestände, Fähigkeiten und Ressourcen), aber auch als Quelle von Hindernissen und Beschränkungen (z.B. von Kommunikationsproblemen, Interessenskonflikten, Streit um die Frage, wem das Projekt vorwiegend „gehört").

Die Unterschiedlichkeit der Entwicklungen, der beteiligten Akteure und die Schwierigkeit, bestimmte Ergebnisse allein dem Healthy City-Projekt zuzuschreiben, machen es unmöglich, bei der Beurteilung alle Projekte „über einen Kamm zu scheren", d.h. nach einem allgemeinen Standard zu bewerten. Statt dessen wird jede Stadt an ihren Zielen und Möglichkeiten gemessen und am erreichten Stadium im Vergleich zur Zielsetzung. Fünf solcher „Stadien" bzw. „Ebenen" werden unterschieden:

- Ebene 1: Konkrete Praxis-Projekte, offenbar die Startphase in jedem Projekt unter dem Druck, schnelle Ergebnisse zu erzielen und Vertrauen aufzubauen,
- Ebene 2: Komplexere Projektvorhaben, Verknüpfung verschiedener Ressourcen und Kooperationspartner, jedoch in den Grenzen der „Projektmentalität",
- Ebene 3: Strukturentwicklung, einschließlich der Entwicklung von Kooperationsnetzwerken z.T. nachhaltiger Art auf der Basis intersektoraler Zusammenarbeit und eines systemischen Verständnisses von Gesundheit,
- Ebene 4: Politikstrukturierender Diskurs, mit der Absicht eines gemeinsamen Verständnisses von Gesundheit und der Implementierung der Gesunde Städte-Idee,
- Ebene 5: Erkundung potentieller Welten, die weiteste Interpretation von Gesundheit kommt zum Tragen; das Projekt hat keine Grenzen mehr, sondern durchdringt alle gesundheitsrelevanten Politikbereiche.

Alle Städte hatten die 1. Ebene erreicht, einige waren auf der 2. Ebene stehengeblieben, die meisten bewegten sich etwa auf der 3. Ebene, die 4. und 5. Ebene wurden nur von wenigen erreicht. Dabei wurde deutlich, daß insbesondere das vorherrschende „Modell von Gesundheit" auf der 5. Ebene die Inhalte und Arbeitsweisen der weiteren Ebenen beeinflußt. Als Extremfälle wurden ein medizinisches und ein soziales Modell von Gesundheit unterschieden. In der Realität kam jedoch keines von beiden in Reinkultur vor. Auch in dieser Evaluation zeigte sich, daß das medizinische Modell aus pathogenetischer Perspektive und das soziale Modell aus salutogenetischer Perspektive in Praxis und Politik stets miteinander verknüpft werden.

Eine der wichtigsten Fragen der Evaluation lautete, inwieweit man von einer *Nachhaltigkeit (sustainability) der Gesunde Städte-Projekte* sprechen kann. Dabei sind zu unterscheiden: Nachhaltigkeit unterschiedlicher Funktionen in der Prävention und Gesundheitsförderung, Nachhaltigkeit der Administration, Nachhaltigkeit eines Budgets und Nachhaltigkeit eines Netzwerkes. Alle Gesunde Städte-Projekte hatten Wurzeln für Nachhaltigkeit gebildet, wenn auch in unterschiedlichem Umfang und in unterschiedlicher Weise, jeweils bestimmt durch die spezifische Umgebung (insbesondere kulturell, politisch und organisatorisch-strukturell). Der Rückhalt, ein formell ernanntes Projekt des internationalen WHO Gesunde Städte-Projekts zu sein, trug deutlich zur Nachhaltigkeit und zu den Potentialen der Projekte bei.

Das größte Problem für die Nachhaltigkeit einer auf langfristige Wirksamkeit gerichteten Gesundheitsförderung ist der Druck, unmittelbar sichtbare Ergebnisse zu produzieren.

Ein *Teilprojekt* war spezifisch auf die Evaluation von Policy-Prozessen und -Ergebnissen ausgerichtet (de Leeuw 1998). In einer einführenden Bilanz wird zunächst festgestellt, daß der Wissensstand über Erfolgsfaktoren des Projekts in den vergangenen zehn Jahren erheblich gewachsen ist. Andererseits wird bedauert, daß sich diese Ergebnisse nur selten in der Praxis wiederfinden, und zwar überwiegend aus Mangel an Kommunikation und Kooperation zwischen akademischen Untersuchern und lokalen Mitgliedern des politisch-administrativen Systems. Dem Mangel an strategischer Planung von Gesunde Städte-Projekten soll in Zukunft durch höhere Anforderungen an die Mitgliedschaft entgegengewirkt werden. In dem Beitrag werden insbesondere drei Problemkreise herausgestellt:

Erstens fehlt es gewöhnlich an der Entwicklung von *Gesundheitsplänen*, obwohl sich diese als lohnend erwiesen haben. Insbesondere der Planungsprozeß führt zu neuen Partnerschaften und zu stärkerem politischen Rückhalt.

Das zweite Problem betrifft den „*sozialen Unternehmergeist*" (entrepreneurship), der besonders zu Beginn eines Gesunde Städte-Projekts wichtig ist. Erfolgreichen Projekten gelingt es, „soziales Unternehmertum zu institutionalisieren", d. h. in bestimmten Organisationen fest zu verankern und von dort innovative Prozesse der Gesundheitsförderung zu stärken. Leider fehlt der „soziale Unternehmergeist" noch zu häufig.

Als drittes Problem wird die „*Projekt-Fixierung*" (projectism) angesprochen. Isolierte Projekte enden gewöhnlich, ohne Spuren zu hinterlassen. Ziel sollte statt dessen eine komplexere Strategie sein, die einen breiteren Rahmen der Gesundheitsförderung berücksichtigt und auf Strukturen für das Gesamtprojekt beruht (vgl. hierzu insbesondere Goumans & Springett 1997).

Aus diesen Ergebnissen werden folgende Empfehlungen für Gesunde Städte-Projekte abgeleitet:
- Domänenerweiterung (im Sinne intersektoraler Zusammenarbeit),
- Institutionalisierung (Strukturbildung als Folge der ersten erfolgreichen Innovationsprozesse) und
- Identifikation von Erfolgsnischen („für kontinuierliche Arbeit in bestimmten Interventionsbereichen anstelle eher zufälliger, kurzfristiger Projekte").

Weiterhin wird festgestellt, daß für die beteiligten Städte ein erheblicher Lernbedarf besteht. Als „Trainings-Bereiche" für die beteiligten Akteure werden besonders hervorgehoben: Dateninterpretation und -präsentation, strategische Analyse sowie das Entwicklungsmodell „Wandel durch kleine Schritte".

Abschließend wird festgestellt, daß enge Evaluationskriterien aus der Medizin (Messung von Gesundheitsgewinn oder Verhaltensveränderungen) dem politischen Charakter von Gesunde Städte-Projekten nicht gerecht werden können.

Diese Ergebnisse und vorangegangene Studien waren die Grundlagen eines „Strategie-plans" für „urban health/healthy cities programme (1998–2002)", d.h. Phase III des WHO Healthy Cities Projekts, die vom „Center for Urban Health" des Regionalbüros Europa entworfen wurde. Durchgängig wird in dem Dokument die Zusammenarbeit mit Städten des lokalen Agenda 21 Prozesses betont bzw. mit der „Sustainable Cities and Towns Campaign". Als hauptsächliche Herausforderungen bzw. Themen des Programms werden der Kampf gegen Armut, Gewalt, sozialen Ausschluß, Umweltzerstörung, schlechte Wohnverhältnisse, ungedeckte Bedürfnisse von alten und jungen Menschen, von Obdach-losen und Migranten, ungesunde räumliche Planung, Fehlen von Bürgerbeteiligung so-wie Probleme sozialer Ungleichheit und nachhaltiger Entwicklung betont. Diese Ziel-bereiche sollen in Kooperation zwischen verschiedenen Sektoren und verschiedenen po-litischen Ebenen verbessert werden.

Als strategische *Hauptziele der Phase III* werden angegeben,
- daß bis zum Jahr 2002 in mindestens 90% der Mitgliedstaaten Europas *Healthy Cities-Networks* bestehen,
- daß die Projektstädte bis zum Jahr 2002 *umfassende Entwicklungspläne für die Stadtgesundheit (Healthy City Development Plans)* aufgestellt haben,
- daß bis zum Jahr 2002 eine Mehrzahl der Mitgliedstaaten nationale *Gesundheits-politiken und -strategien* mit einer starken Komponente für lokale Aktionen ent-wickelt hat.

Das neu geschaffene „Europäische Zentrum für städtische Gesundheit" (URL: s. vorn) soll vor allem die Aufgaben Forschung und Entwicklung, Vernetzung und Kompe-tenz-Aufbau wahrnehmen sowie lokale Aktionen stärken.

Die Evaluation der Phase III soll anhand eines jährlich zu beantwortenden Fragebogens erfolgen. Das Konzept trägt den Namen MARI (Monitoring, Accountability, Reporting, Impact Assessment). Grundlage ist eine Selbstverpflichtung der Städte, die für die Auf-nahme in das internationale Projekt vorausgesetzt wird. Für jeden Bereich dieser Selbst-verpflichtung sollen im jährlichen Bericht Angaben zu Strukturen, Prozessen und Er-gebnissen gemacht werden. Obwohl das Schema im Prinzip logisch und einfach ist, schei-nen die Städte Probleme damit zu haben. Zur Zeit wird eine Befragung der vielen Nicht-antworter (16 von 38 im Jahr 1999 offiziell beteiligten Städten) durchgeführt, um diese Frage genauer zu klären.

Auch wenn die Erfolge des Projektes im einzelnen schwer zu beziffern sind, läßt sich aus dem wachsenden Interesse europäischer Städte an dem Projekt erkennen, daß der Bedarf an komplexen Programmen zur Gesundheitsförderung in der vergangenen Deka-de zugenommen hat. Dies geht mit großer Wahrscheinlichkeit auf den wachsenden Problemdruck in den Städten zurück. Von einer stärkeren Verschränkung mit Program-men zur Lokalen Agenda 21 wird erwartet, daß das Ziel nachhaltiger Gesundheit stärke-re Durchsetzungskraft auf der politischen Ebene gewinnen kann.

Evaluation der deutschen Gesunde Städte-Projekte

Auch das deutsche Netzwerk hat eine *Zwischenbilanz* vorgelegt (vgl. Stender 1995). Das deutsche Gesunde Städte-Netzwerk umfaßt derzeit ca. 50 Kommunen (d.h. Gebietskör-perschaften in Gestalt von Bezirken, Kreisen sowie Städten völlig unterschiedlicher Grö-ßenordnung von 25 000 Einwohnern bis 1, 8 Mio.), in denen ca. 17 Mio. Bürgerinnen und Bürger leben. In jedem Bundesland gibt es mindestens eine Mitgliedskommune. In der zitierten Bilanz wird festgestellt: „Die Gesundheitsförderungs-Rhetorik ist gewiß weiter entwickelt als die Realität von Gesundheitsförderung." (Stender 1995, Seite 2; vgl. auch Trojan & Hildebrandt 1991).

Eine der wenigen empirischen Untersuchungen zu diesem Projekt wurde 1994 unter dem Titel „*Stadtentwicklung unter dem Leitbild Gesunde Stadt*" von Wohlfahrt u.a. (1994) vorgelegt. In 7 Mitgliedskommunen des Gesunde Städte-Netzwerks und 7 nicht beteiligten Vergleichs-Kommunen in Nordrhein-Westfalen wurden 100 nicht-gesundheitsbezogene Ämter nach ihrer Beurteilung des Leitbilds Gesunde Stadt für die Fachverwaltung befragt. Insgesamt zeigte sich nur ein geringer Erfolg bei der Berücksichtigung von Gesundheitsbelangen in allen Politiksektoren: Nur 19 % der Befragten waren der Ansicht, daß sich mit dem Beitritt zum Gesunde Städte-Netzwerk etwas in der Arbeit ihres Fachamtes geändert habe (7 % bejahten dies für die kommunale Fachplanung). Hingegen wurde auch deutlich, daß es an positiven Einstellungen nicht mangelt (73 % wollen das Leitbild „Gesunde Stadt" zukünftig mit Leben erfüllen), und daß vor allem bei der Kooperation und Koordination Fortschritte in den Mitgliedsstädten des Gesunde Städte-Netzwerks festzustellen sind: Während in den Mitgliedsstädten 66 % der Ämter in Arbeitskreisen und Foren mit gesundheitsbezogenen Aufgaben befaßt sind, ist dies in Nicht-Mitgliedskommunen nur bei 42 % der Fall.

Zweifellos sind in solchen Projekten unmittelbare Auswirkungen auf Morbiditäts- und Mortalitätsraten schwer nachzuweisen. Auch die Struktur- und Prozeßevaluation der Projekte würde sicher zahlreiche kritische Punkte zu Tage fördern (vgl. Trojan & Hildebrandt 1991). Andererseits hat dies Netzwerk wie kein anderes in den vergangenen Jahrzehnten Gesundheitsförderung aus salutogenetischer Perspektive zu einem Thema in der Kommunalpolitik gemacht und – zusammen mit Initiativen aus der Forschung und Modellprojekten – entscheidende Impulse für die Zukunft des öffentlichen Gesundheitsdienstes geliefert.

Im Jahr 1999 wurde das deutsche Netzwerk 10 Jahre alt. Auf den Arbeitstagungen in diesem Zeitraum lassen sich einige wiederkehrende, dominierende Themen ausmachen (vgl. Gesunde Städte Nachrichten, das Infoblatt des Netzwerkes, sowie Landeshauptstadt München 1999, URL: www.gesunde-staedte-netzwerk.de):

- „Gesundheit und soziale Lage"; dies war Thema einer „Kölner Entschließung Chancengleichheit für ein gesundes Leben" und des 1. Preiswettbewerbs, dessen Gewinner von der Bundesgesundheitsministerin auf der Kölner Netzwerktagung 1999 geehrt wurden.
- Intensivierung der Beziehungen zum Deutschen Städtetag, zum Gemeindebund und zum Landkreistag, was durch Anwesenheit der Hauptgeschäftsführerin des Gesundheitsausschusses und des stellvertretenden Hauptgeschäftsführers des Deutschen Städtetages dokumentiert wurde und zu dem Ergebnis geführt hat, daß das Gesunde Städte-Netzwerk dort jährlich auf der Tagungsordnung stehen wird;
- Kontaktaufnahme zu Projekten der Lokalen Agenda 21 (vgl. z.B. Szabados 1998); die Zusammenarbeit mit Agenda 21-Projekten wurde Thema des Preiswettbewerbs 2000.

Die letztgenannte Entwicklung steht zwar noch am Anfang, zieht sich jedoch wie ein roter Faden durch die Berichte aus dem Gesunde Städte-Netzwerk der Bundesrepublik Deutschland und des österreichischen Netzwerks Gesunde Städte.

Engagement und Selbstbewußtsein prägen die Arbeit der einzelnen Städte und des Gesunde Städte-Netzwerks insgesamt. Symptomatisch hierfür ist der „*Aufbruch in der*

Gesundheitspolitik" (vgl. Gesunde Städte Nachrichten Nr. 3, 1998), für den die folgenden *Eckpunkte* als Forderungen genannt werden:

- Gesundheitsverträglichkeitsprüfung aller öffentlichen Planungen und Entscheidungen,
- Vernetzung von Gesundheit, Sozialem, Arbeit und Umwelt,
- Finanzierung verhältnisbezogener Gesundheitsförderung durch die Krankenkassen,
- Qualitätssicherung in der Gesundheitsförderung,
- Stärkung der Abteilung für Gesundheitsförderung im Gesundheitsministerium und andere mehr.

Zusammenfassend läßt sich sagen, daß die Arbeit des Netzwerks und großenteils auch der einzelnen Mitgliedsstädte charakterisiert wird durch große Bereitschaft zu intersektoraler Kooperation mit den Bereichen Umwelt wie auch Soziales, zur Intensivierung politischer Lobbyarbeit in den kommunalen Dachverbänden und auf der Bundesebene sowie großen Enthusiasmus bei der Entwicklung und Durchführung spezifischer Programme in einzelnen sozialen Subsystemen der Gemeinde, insbesondere Schule, Krankenhaus, Arbeitsplatz und Kindergärten (vgl. 4.2).

Indikatoren für Gesunde Städte

Mit Beginn des internationalen Gesunde Städte-Projekts wurde die Suche nach geeigneten Indikatoren begonnen. Während der ersten Projektphase erstellte eine Arbeitsgruppe einen Indikatorensatz mit 53 Indikatoren, der 1990 formell von den beteiligten Städten akzeptiert wurde.

Ziele der Suche nach Indikatoren waren:

- die Beschreibung des Gesundheitszustands in den Städten zu ermöglichen,
- eine Basisinformation für Trendanalysen zu bekommen,
- Indikatoren zu identifizieren, die die Städte am besten charakterisieren und
- die Städte im Healthy Cities-Netzwerk miteinander vergleichen zu können.

Zwischen 1992 und 1994 wurden mittels eines Fragebogens Informationen über 47 beteiligte Städte gesammelt und anschließend von einer Arbeitsgruppe des Southeast Institute of Public Health in England analysiert (vgl. WHO Euro 1996a). Ein systematischer Vergleich der Städte war nicht möglich. Dies lag an einer Reihe von Problemen, die die Vollständigkeit und Vergleichbarkeit der Daten erheblich einschränken: Verfügbarkeit von Daten, Reliabilität und Validität der Informationen, sowie starke Unterschiede der beteiligten nationalen und lokalen Systeme.

Aus diesen Gründen wurde eine neue Gruppe für „Profiles and Indicators" gegründet, die einen eingeschränkten Indikatorensatz von 32 Indikatoren für die ursprünglichen 4 Indikatorenbereiche entwickelte (Hayes 1998). Das Ergebnis ist:

3 „Gesundheitsindikatoren":
Mortalitätsrate (alle Todesursachen), Mortalitätsraten für einzelne spezifische Todesursachen, Rate untergewichtiger Kinder bei der Geburt.

7 Indikatoren für Gesundheitsdienste:
Vorhandensein eines Gesundheitserziehungsprogramms, Rate vollständig durchgeimpfter Kinder, Einwohner pro praktischem Arzt, Einwohner pro Krankenschwester, Prozentanteil krankenversicherter Einwohner, Verfügbarkeit von fremdsprachigen Diensten für die Primärversorgung, Anzahl gesundheitsbezogener Themen im Stadtrat pro Jahr.

14 Umweltindikatoren:
Luftverschmutzung, Wasserqualität, aus dem Abwasser entfernte Schadfaktoren, Qualitätsindex für Entsorgung von Haushaltsabfällen, Qualitätsindex für den Umgang mit Haushaltsabfällen, relativer Bodenanteil von Grünflächen in der Stadt, öffentlicher Zugang zu Grünflächen, Industriebrachen, Sport- und Freizeitmöglichkeiten, Fußgängerzonen, Radfahrmöglichkeiten in der Stadt, öffentlicher Personennahverkehr und seine Erreichbarkeit, Lebensraum.

8 sozioökonomische Indikatoren:
Bevölkerungsprozentsatz in Behausungen unter Standard-Niveau, geschätzte Anzahl Obdachloser, Arbeitslosenrate, Bevölkerungsanteil mit weniger als dem mittleren Pro-Kopf-Einkommen, Anteil von Kindertagesstätten-Plätzen für Vorschulkinder, Anzahl der Lebendgeburten bei verschiedenen Altersgruppen von Müttern, Abtreibungsrate im Verhältnis zur Gesamtzahl der Lebendgeburten sowie der Anteil Behinderter, die eine Beschäftigung haben.

Die Arbeit an einem endgültigen Indikatorensatz für gesundheitsfördernde Städte wird fortgesetzt. Zumindest für die Länder der Europäischen Gemeinschaft scheint eine größere Vergleichbarkeit schrittweise erreichbar. Die kontinuierliche Arbeit an diesem Vorhaben ist von großer Bedeutung für die wissenschaftliche Evaluation komplexer Gesundheitsförderungsprogramme.

In der Übergangsperiode von Phase II (bis 1999) zu Phase III des internationalen Healthy Cities-Projekts wurde die große Bedeutung von Monitoring und Evaluation immer wieder herausgestellt. Unter der gemeinsamen Leitung der „Arbeitsgruppe für Gesunde Stadt-Profile und Indikatoren" und des „Evaluationsbeirats" wurde eine Reihe von Materialien („Produkten") beschlossen, die sich derzeit in Vorbereitung befinden. Dies sind vor allem ein zusammenfassender Überblick über die Evaluationsprojekte der Phase II, eine Bibliographie der Evaluationspublikationen aus dem Healthy City-Kontext sowie anwenderfreundliche Aufarbeitungen der Ergebnisse und des „Mehrwerts" von „Gesunden Städten" (Ziel: „Evidence-based Healthy City Projects").

Die Rolle und Bedeutung einer Reihe neuer (aber noch nicht verabschiedeter) Indikatoren und Indices für Umwelt, Soziales, Chancengleichheit, soziales und emotionales Wohlbefinden sowie Ökonomie wird sich erst im Rahmen der Evaluationsanstrengungen für Phase III genauer herauskristallisieren.

4.1.2 Megapoles-Projekt der Europäischen Gemeinschaft

Dies ist ebenfalls ein internationales Kooperationsprojekt. Es trägt den Untertitel „*A Public Health Network for Capital Cities/Regions*" (vgl. ausführlicher Agren u.a. 1997 und www.megapoles.com). Leitkonzepte sind neben Public Health auch Gesundheitsförderung und Prävention, wobei diese Ausdrücke praktisch synonym verwendet werden. Das Projekt besteht derzeit aus 13 europäischen Hauptstädten, überwiegend repräsentiert durch die entsprechenden Behördenvertreter.

Anders als das Healthy Cities-Projekt ist es eingegrenzt auf drei Zielgruppen:

* Jugendliche und junge Familien,
* sozial benachteiligte Gruppen,
* ältere Menschen.

Für diese drei Zielgruppen bestehen spezifische Sub-Netzwerke unterhalb der Ebene des Hauptnetzwerks aus jeweils mehreren, aber nicht unbedingt allen Städten. Das Projekt besteht seit 1997. Die Laufzeit ist über das Jahr 2000 hinaus geplant. Hierfür muß allerdings ein neuer Antrag bewilligt werden. Als Ziele des Netzwerks werden genannt:

- praktische, neue und sichtbare Aktivitäten in den Prioritätsbereichen,
- Entwicklung von neuen Methoden und Beispielen guter Praxis,
- Verbreitung von Informationen zu den Prioritätsbereichen in europäischen Haupt- und anderen Städten,
- Verbreitung von innovativen Ansätzen zur Unterstützung von Public Health-Aktivitäten auf kommunaler Ebene sowie
- ein abschließender Erfahrungsbericht über das gesamte Projekt.

Bei all diesen Zielen geht es sowohl um Verhaltensaspekte, wie auch Umwelt- und Sozialbedingungen der Zielgruppen des Projekts.

Die Erfahrungen des Gesunde Städte Projekts und anderer Netzwerke werden berücksichtigt. Die Städterepräsentanten im Projekt Megapoles sind z.T. gleichfalls in WHO-Projektstädten engagiert.

Die ersten Berichte der *Sub-Netzwerke für die drei Zielgruppen* zeigen, daß in allen Bereichen Gemeinsamkeiten und Unterschiede entdeckt wurden, daß Städteberichte angefertigt wurden, und daß dabei das Indikatorenproblem (sowohl die Vergleichbarkeit der Definitionen wie auch das Zustandekommen von Statistiken) eine große Rolle für die Verständigung und die Planung spielt. In diesen Bereichen wird ein stärkerer Austausch und eine größere Angleichung von Analyse-Instrumenten und Handlungsansätzen angestrebt.

Das Projekt hat Aktions- (nicht Forschungs-) Charakter. Es wird gefördert aus dem „Community Action Programme on Health Promotion, Information, Education and Training". Dieses Programm gehört zum ehemaligen Generaldirektorat V der EU.

Eine *vorläufige Evaluation* durch die Bürgermeister der beteiligten Städte vom Dezember 1997 betont vor allem die Entwicklungspotentiale des Projekts, darunter auch die Chance, dem Thema „health promotion and prevention" zu größerem politischen Stellenwert in den Gemeinden zu verhelfen. Als formellere Evaluation sind vorgesehen:

- Teilnehmer-Evaluationen der Sub-Netzwerke zu den einzelnen Zielgruppen,
- Beurteilungen durch lokale Behörden, Stadträte und Bürgermeister,
- „Peer Review" einzelner Projekte durch Experten.

4.1.3 Lokale Agenda 21 und weitere kommunale Programme

Internationale und europäische Programme

Die Lokale Agenda 21 wurde 1992 formuliert, also sechs Jahre nach Beginn des Gesunde Städte-Programms. Ein 1992 formuliertes Ziel sah vor, daß bis 1996 die Mehrzahl der Kommunalverwaltungen einen Agenda-Prozeß eingeleitet haben sollten. Die Entwicklung verlief zunächst schleppend, hat aber seit 1996 erheblich an Tempo und Umfang zugenommen.

Nach einer Erhebung des International Concil of Local Environment Initatives (ICLEI 1997) (www.iclei.org/la21/la21rep.htm) haben sich bis 1996 weltweit mehr als 1800 Stadtverwaltungen aus 64 Ländern in der Ausarbeitung Lokaler Agenda 21-Pläne engagiert.

Diese Aktivitäten überschneiden sich mit einer großen Zahl von umweltbezogenen internationalen und europäischen Programmen wie z. b. Ecological Cities, Zukunftsfähige Stadt, European Healthy and Sustainable Cities and Towns Campaign, Cities for Climate Protection Campaign, dem Projekt Europäische Metropolregionen, der EU-Gemeinschaftsinitiative URBAN, sowie verschiedenen Folgeprogrammen der Habitat II Konferenz (Istanbul 1996) und Begleitprogrammen der Weltkonferenz zur Zukunft der Städte URBAN 21 (Berlin 2000).

Die Vielfalt der existierenden Programme erschwert die Orientierung, zumal bisher keine systematischen und vergleichenden Evaluationsstudien vorliegen. Statt dessen finden sich in der Literatur und im Internet (s. Kasten) in großer Zahl Erfahrungsberichte und Beispiele „guter Praxis".

Eine Übersicht über die vielfältigen Programme bieten verschiedene Internet-Links:

www.iclei.org   (ICLEI-Gesamtübersicht)

www.iclei.org/europractice   (Europäische Beispiele „guter Praxis")

www.eurofound.ie/sustainability/   (Netzwerke nachhaltiger Entwicklung)

europa.eu.int/comm/urban/   (Datenbank EU-Beispiele „guter Praxis")

www.difu.de/stadtoekologie/praxis/   (DIFU-Links Stadtökologie-Projekte)

www.bestpractices/org   (Internationale Beispiele „guter Praxis")

www.sozialestadt.de/archiv/dokumente   (Erfahrungen EU-Initiative URBAN)

www.urban21.de   (Material URBAN 21-Konferenz)

Zur Evaluation dieser vielfältigen Aktivitäten sei hier beispielhaft auf die OECD-Veröffentlichung *„Innovative Policies for Sustainable Urban Development"* (OECD 1996) eingegangen. Die Veröffentlichung faßt die Arbeit einer von der Europäischen Kommission geförderten Projektgruppe zur „ökologischen Stadt" zusammen, deren Grundlage Fallstudien innovativer politischer Strategien in den Jahren 1993–1995 zur nachhaltigen Stadtentwicklung in Australien, Kanada, Dänemark, Finnland, Großbritannien, Deutschland, Japan, Norwegen, Schweden, der Türkei und den USA bilden. Die Studie setzt sich in 4 Teilen anhand zahlreicher Beispiele mit der gegenwärtig fehlenden Nachhaltigkeit, der Bedeutung sektorübergreifender Politik für das Erreichen von notwendigen Innovationen, dem Zusammenhang zwischen wirtschaftlicher Entwicklung und städtischer Umwelt und den Schlußfolgerungen für eine Politik der Nachhaltigkeit auseinander.

Die Ergebnisse werden in allgemeinen Schlußfolgerungen zusammengefaßt:

• Innovationen sind machbar.
• Kosten und Risiken von Innovationen sind gering, insbesondere im Vergleich zu den Gefahren bei fehlendem Wandel.
• Integrative politische Strategien führen zu massiven Änderungen im öffentlichen Bereich und in den Beziehungen zwischen Verwaltung, Wirtschaft und Öffentlichkeit.
• Die politischen Strategien angesichts unterschiedlicher Problemlagen müssen miteinander verknüpft werden.
• Bessere Maße zur Evaluation der neuen politischen Strategien und ihrer Auswirkungen auf die Städte sind erforderlich.

Die unterschiedlichen weltweiten Erfahrungen wurden in einem „Weltbericht zur Zukunft der Stadt" zusammengefaßt und der *Weltkonferenz zur Zukunft der Städte URBAN 21*

(Berlin 2000) als Diskussionsgrundlage vorgelegt (Hall & Pfeiffer 2000a, Download unter URL www.urban21.de; Hall & Pfeiffer 2000b). Laut „Weltbericht" (Seite 7) wird sich die in Städten lebende Bevölkerung von 2,4 Milliarden (1995) bis 2025 auf 5 Milliarden, d.h. auf über 61 % der Weltbevölkerung verdoppeln. Es lassen sich 3 Typen von „Megacities" mit je eigenen Problemlagen unterscheiden:

1. Die von spontanem und übermäßigem Wachstum geprägte Stadt
   In diesen Städten in Entwicklungsländern (z.B. Lagos, Delhi, Mexico City) hält das Wirtschaftswachstum nicht mit der Bevölkerungszunahme Schritt. Informelle Siedlungen wachsen hier schneller als geplante und es entstehen Gesundheits- und Umweltprobleme durch Armut und Slums.

2. Die von dynamischem Wachstum geprägte Stadt
   Diese Städte (z.B. Brasilia, Shanghai) sind sozial zweigeteilt: In den Wohlstandsvierteln schaffen das Wirtschaftswachstum und Ressourcenverbrauch Umweltprobleme, in den benachbarten Slums werden Gesundheit und Umwelt durch Armut gefährdet.

3. Die von Überalterung geprägte ausgewachsene Stadt
   Hierzu zählen die alten Städte in Europa und den USA (z.B. London, New York oder der Ballungsraum Ruhrgebiet). Diese Städte besitzen das Potential und die Strukturen zur Lösung ihrer Umweltprobleme. Aktuelle Probleme ergeben sich durch politische Trägheit angesichts von Überalterung, Arbeitslosigkeit und sozialer Abwärtsentwicklung innerstädtischer Quartiere.

Der Bericht fordert angesichts der schon eingetretenen und absehbaren Fehlentwicklungen eine „Trendumleitung" durch „gute Selbstverwaltung" (Good Governance) – ein auf die Gesamtstadt übertragenes Quartiersmanagement (s. 6.3.3), dessen Leitprinzip „die mehrdimensionale, nachhaltige Entwicklung … sein soll" („Weltbericht", Seite 29).

Als Ergebnis der Konferenz erarbeiteten „Bürger und Repräsentanten aus 1.000 Städten und Vertreter von Regierungen, Organisationen der Zivilgesellschaft aus über 100 Ländern der Welt" die „Berliner Erklärung zur Zukunft der Städte". Darin heißt es: „Wenn wir die positiven Kräfte der Bildung und der nachhaltigen Entwicklung, der Globalisierung und Informationstechnologie, der Demokratie und des verantwortungsbewußten Stadtmanagements, der stärkeren Rolle der Frauen sowie der Zivilgesellschaft nutzen, dann können wir auch wirklich Städte der Schönheit, Ökologie, Wirtschaft und der sozialen Gerechtigkeit schaffen." Eine Auswahl der als vordringlich empfohlenen Maßnahmen enthält der folgende Kasten. Die Übereinstimmungen mit dem Healthy Cities-Programm und der Lokalen Agenda 21 sind unverkennbar.

Empfohlene Maßnahmen aus der „Berliner Erklärung zur Zukunft der Städte":
- Die Städte und andere Gebietskörperschaften sollten effektive Stadtpolitiken und Planungsprozesse verfolgen und darin soziale, wirtschaftliche, ökologische und räumliche Gesichtspunkte einbeziehen, wobei sie auch die Verflechtung zwischen Städten und Regionen, sowie zwischen städtischen, ländlichen und Naturgebieten berücksichtigen.
- Die Städte sollten dafür kämpfen, die Armut zu verringern und die Grundbedürfnisse der Bürger zu erfüllen, indem sie ihre wirtschaftliche Entfaltung fördern und Raum geben für gemeinschaftliche Aktionen.
- Städte sollten die Förderung der lokalen Wirtschaftsentwicklung und dabei die Rolle der informellen Wirtschaft anerkennen und sie in die formelle Wirtschaft integrieren.

- Wo immer möglich, sollten Städte informelle Siedlungen akzeptieren und in die bestehende Stadtstruktur und das soziale Leben integrieren.
- Städte sollten versuchen, ein Gleichgewicht zwischen der natürlichen Umwelt und der gebauten Umwelt herbeizuführen und Maßnahmen ergreifen, um die Verschmutzung von Wasser, Luft, Boden sowie Lärmbelastungen zu verringern und dadurch die Lebensqualität der Bürger erhöhen.
- Städte sollten sich diskriminierungsfrei und in Übereinstimmung mit den Grundsätzen der Demokratie und des verantwortungsbewußten Stadtmanagements selbst verwalten und ihre Beziehungen zu all ihren Bürgern entsprechend gestalten, wobei Frauen, Jugendliche und Minderheiten besonders angesprochen werden. (URL: www.urban21.de/german/03-homepage/declaration.html)

Zu den *europäischen Lokalen Agenda 21-Aktivitäten* liegen verschiedene Umfragen und Einzelberichte vor. Nach einer Umfrage des Rats der Gemeinden und Regionen Europas (RGRE), die sich teils auf Schätzungen nationaler Verbände, teils auf nationale Umfragen bezog, nahmen 1996 in Schweden, Norwegen und Irland 100 % der Gemeinden an der Lokalen Agenda 21 teil, in den Niederlanden 65 %, Großbritannien 60 % gegenüber Deutschland mit ca. 1,5 % (Kuby 1996).

In einer Studie „Lokale Agenda 21 im europäischen Vergleich" im Auftrag des Bundesumweltministeriums (BMU 1999) wurden auf der Basis von Projektdokumentationen und Expertenbefragungen „Länderprofile" des Agenda-Prozesses für England, die Niederlande, Polen Schweden, Spanien und Deutschland erstellt. In den Schlußfolgerungen (Seite 8–9) heißt es:

„Es wird für die Weiterentwicklung der Lokalen Agenda 21 in Zukunft entscheidend sein, daß Impulse nicht nur aus dem Umweltbereich, sondern auch aus dem wirtschaftlichen und sozialen Bereich kommen.

Die angestrebte Themenintegration läßt sich vorzugsweise auf der Ebene einzelner Projekte realisieren, was eine verstärkte Vernetzung der einzelnen Fachämter und Dezernate innerhalb der kommunalen Verwaltung voraussetzt. Die vorgeschlagenen Maßnahmen zur Reform und Modernisierung der Verwaltungen treffen sich damit zum Teil mit den Anforderungen lokaler Agenda 21-Prozesse an eine (‚nachhaltige') Verwaltungsorganisation.

Für den Bereich der Beteiligung ergeben sich für Deutschland drei Anforderungen: Erstens muß klargestellt werden, welche Akteure zu einer Beteiligung am örtlichen Agenda-Prozeß motiviert werden sollen und worin der Gewinn aus solch einer Beteiligung sowohl für den Gesamtprozeß als auch für den Akteur selbst besteht. Die identifizierten Gruppen/Akteure müssen zweitens gezielt angesprochen oder durch professionelle Öffentlichkeitsarbeit für die Lokale Agenda 21 gewonnen werden. Drittens müssen die Akteure in Dialogprozesse eintreten, die zielgerichtet geführt und professionell moderiert werden. Unterstützend könnten hierbei Bildungsangebote zur Nachhaltigkeit und zu Kommunikationstechniken sowie Fördermittel für den Einsatz professioneller Moderation für die Kommunen wirken.

Die in allen untersuchten europäischen Ländern festgestellten Innovationsanstöße, die die Lokale Agenda 21 bisher liefern konnte, beziehen sich überwiegend auf die Durchführung eines örtlichen Dialogs. Gleichzeitig setzen auch in Deutschland zunehmend Bestrebungen ein, die Erfolge (oder Mißerfolge) der Lokalen Agenda 21 auch auf inhaltlicher Seite bewerten zu wollen. Die Arbeit mit Indikatoren soll hier Abhilfe schaffen. Bei der Entscheidung, ob diese Indikatoren ortsspezifisch und damit leicht kommunizierbar sein sollen oder eher vergleichbar und damit einheitlich, scheint eine wissenschaftlich fundierte Begleitung geboten."

In den *Niederlanden*, das in Europa eine Vorreiterfunktion im Umweltschutz übernommen hat, ist die Lokale Agenda 21 eng verknüpft mit dem Nationalen Umweltpolitikplan, der hinsichtlich gesellschaftlicher Beteiligung, Zielqualität und Verbindlichkeit zu einem internationalen Vorbild geworden ist (Jänike 1997). Nationale und regionale Vierjahrespläne sind seit 1993 gesetzlich vorgeschrieben, sie werden federführend vom Umweltministerium erarbeitet und von wichtigen Ministerien wie Verkehr, Wirtschaft, Landwirtschaft mitgetragen.

Die überraschende Entwicklung in *Großbritannien* wird zum einen auf die Koordinationsaktivitäten einer Abteilung Lokale Agenda 21 des Local Government Management Board (einem Äquivalent zum Deutschen Städtetag) zurückgeführt, zum anderen spiegelt sich in diesem Erfolg eine Gegenbewegung zur Entmachtung der Kommunalverwaltungen in der Thatcher-Ära wider (Oels 1997). Die Aktivitäten in Großbritannien sind durch großes Gewicht der Bürgerbeteiligung ausgezeichnet, wobei insbesondere mit dem Instrument der Zukunftskonferenz gearbeitet wird.

Evaluation der Lokalen Agenda 21 und verwandter Konzepte in Deutschland

In Ermangelung einer Koordinierungsstelle Lokaler Agenda 21 auf Basis von Aktivitäten des Bundes führt die „Agenda Transfer" (Koordinierungsstelle in Nordrhein-Westfalen) eine Statistik über kommunale Beschlüsse zur Agenda 21, die auf Angaben der Koordinierungsstellen in den Bundesländern basiert. Nach dem Stand vom 3. Mai 2000 liegen derzeit 1452 kommunale Beschlüsse zur Lokalen Agenda 21 vor, das sind Beschlüsse in 10,2 % der 14 227 kommunalen Gebietskörperschaften. Zur Verteilung auf die Bundesländer s. folgende Tabelle (Agenda-Transfer, URL: www.agenda-transfer.de).

Tab. 4.1-1: Verteilung der kommunalen Beschlüsse zur Lokalen Agenda 21

Bundesland	Agenda 21-Beschlüsse	In Prozent
Baden-Württemberg	215	18,8
Bayern	517	24,3
Berlin	24	100
Bremen	2	100
Brandenburg	25	1,7
Hamburg	5	100
Hessen	191	42,7
Mecklenburg-Vorpommern	24	2,3
Niedersachsen	69	6,4
Nordrhein-Westfalen	213	49,9
Rheinland-Pfalz	42	1,8
Saarland	25	43,1
Sachsen	19	3,3
Sachsen-Anhalt	9	0,7
Schleswig-Holstein	24	2,1
Thüringen	48	4,5
BRD (15.004 Kommunen)	1452	10,2

Ein differenzierteres Bild liefert eine *Umfrage des Deutschen Instituts für Urbanistik (DIFU)* von 1997 bei den Mitgliedsstädten des Deutschen Städtetages mit 150 auswertbaren Rückantworten (Rösler 1998). 113 Städte (75 %) sahen die Entwicklung einer Lokalen Agenda 21 als ihre Aufgabe an, bei 57 Städten lag dazu ein politischer Beschluß vor, bei 56 Städten war ein Beschluß in Vorbereitung. 59 Städte hatten gesonderte Koordinierungsstellen bzw. Agenda-Büros eingerichtet. An behördeninternen Kooperationsgremien beteiligen sich nach der Umfrage vor allem die Umwelt- und Stadtplanungsämter, aber auch Ämter für Wirtschaftsförderung, während Sozialämter kaum in den Prozeß einbezogen werden. Gesundheitsämter werden überhaupt nicht erwähnt.

Als inhaltliche Schwerpunkte der Agendaentwicklung werden am häufigsten Klimaschutz/Energie, Öffentlichkeitsarbeit, Verkehr und Natur/Landschaft genannt (über 100 bis über 70 Nennungen), während Gesundheit und Entwicklungspolitik mit jeweils etwa 30 Nennungen (von 150 Städten) das Schlußlicht bilden. Über Pressemitteilungen und Informationsbroschüren hinaus wurden in 55 Städten öffentliche Veranstaltungen wie Foren, Runde Tische, Zukunftswerkstätten veranstaltet, in 27 Städten sind sie in Vorbereitung.

Auf die Frage nach Zielgruppen und Akteuren werden vor allem die Bevölkerung, Bürgerinitiativen, Umweltverbände und Parteien, aber auch Gewerbe, Industrie und Handwerk, Wirtschaftsverbände, Religionsgemeinschaften genannt. Schwierigkeiten des Entwicklungsprozesses werden weniger im inhaltlichen Bereich gesehen als in der Aktivierung und Beteiligung der Bevölkerung, der Kooperation mit lokalen Organisationen und örtlichen Wirtschaftsakteuren und im Fehlen von Finanzmitteln und Personal zur Durchführung.

Ausführliche inhaltliche Evaluationen liegen bisher in Form der *Erfahrungsberichte von Gemeinden* vor, die im Rahmen des Lokale Agenda 21 Prozesses konkrete Zielvorgaben formuliert und deren Erreichen durch geeignete Indikatoren belegt haben (vorbildlich z.B. im Umweltbericht 1995 – 1998 der Stadt Heidelberg). Ansätze zur vergleichenden Evaluation finden sich u.a. in der Beispielsammlung „Kommunaler Klimaschutz" des DIFU und im Datenbanksystem SURBAN (Good practice in urban development). In beiden Fällen werden modellhafte kommunale Projekte nach einem einheitlichen Darstellungsschema (Akteure, Ziele, Maßnahmen, Kosten, Ergebnisse u.a.) dokumentiert.

Das *Bundesministerium für Verkehr, Bau- und Wohnungswesen* hat in den letzten 10 Jahren über 330 Modellvorhaben im Rahmen des Experimentellen Wohnungs- und Städtebaus (ExWoSt-Projekte) gefördert. Diese Erfahrungen werden gegenwärtig im Förderprogramm „Städte der Zukunft" in ausgewählten Modellstädten „als städtebaulicher Beitrag im Rahmen lokaler Aktionsprogramme (Agenda 21) forschungsfeldübergreifend zusammengeführt" (URL: www.bbr.bund.de/staedte/staedte.htm). Modellstädte sind Münster, Heidelberg, Dessau, Güstrow – alles zugleich Städte mit Lokale Agenda 21-Beschlüssen. Die Zielsetzungen, Strategien und Indikatoren wurden in einem gemeinsamen Konsensprozeß ermittelt. Die städtebaulichen Strategien des Programms beziehen sich auf haushälterisches Bodenmanagement, vorsorgenden Umweltschutz, stadtverträgliche Mobilitässteuerung, sozialverantwortliche Wohnungsversorgung und standortsichernde Wirtschaftsförderung (also zugleich ein gutes Beispiel für analoge Zielsetzungen im Healthy Cities-Programm). Die folgende Tabelle enthält die Zielvorgaben für fünf Schlüsselindikatoren:

Tab. 4.1-2: Zielvorgaben für lokale Schlüsselindikatoren nachhaltiger Entwicklung

Siedlungsfläche	Innenentwicklung vor Außenentwicklung	3:1
CO^2-Ausstoß	Reduzierung im Gemeindegebiet bis 2005	20%
	bis 2010	50%
Trinkwasser	Begrenzung Wasserverbrauch/Haushalt pro Tag/Person	< 110 Liter
Restmüll	Begrenzung Restmüll/Haushalt pro Woche/Person	< 2,5 kg
Modal-Split	Umweltverbund/motor. Individualverkehr	2:1

Beispielhaft an diesem Projektverbund ist die Neukonzeption der wissenschaftlichen Begleitforschung nach dem Aktionsforschungsansatz (s. 2.2): „Die Forschung beschränkt sich nicht länger auf das Beobachten von außen, sondern unterstützt aktiv die Projekte. Anstelle der Vorgabe von Forschungsleitfragen, die von den Modellvorhaben zu beantworten sind, werden gemeinsame Positionen formuliert, die praktisch umgesetzt werden sollen. Als Grundlage für die Erfolgskontrolle werden im Rahmen sogenannter ‚Qualitätsvereinbarungen' Ziele und Strategien formuliert, deren Umsetzung einer kritischen Kontrolle unterzogen wird. Die ExWoSt-Forschung übernimmt durch ihr Engagement eine Mitverantwortung für den Erfolg in den Modellstädten" (Bundesamt für Bauwesen und Raumordnung 1999, URL: www.bbr.bund.de/exwost/programm.htm).

Eine Sonderform von Evaluation findet sich in vergleichenden Untersuchungen unter speziellen Fragestellungen. Beispielhaft sei auf die Untersuchung von Schneider (1997) „Stadtentwicklung als politischer Prozeß" hingewiesen. Der Autor untersucht den Prozeß der Stadtentwicklung von vier Städten (Heidelberg, Wuppertal, Dresden und Trier), wobei die komplexen politischen Auswirkungen unterschiedlicher Leitbilder (u.a. nachhaltige Entwicklung) und die Erfahrungen bei ihrer Umsetzung im Vordergrund stehen.

Indikatoren für nachhaltige Entwicklung

Die Planung, Durchführung und Evaluation von Projekten zur nachhaltigen Entwicklung ist auf überprüfbare Ziele und angemessene Indikatoren für das Erreichen dieser Ziele angewiesen. Das abschließende Kapitel 40 der Agenda 21 (BMU o.J.) stellt die Entwicklung und Anwendung von Indikatoren nachhaltiger Entwicklung in den Mittelpunkt.

Die theoretisch ungelösten Probleme liegen in der Art der Verknüpfung ökologischer, sozialer und ökonomischer Indikatoren.

Folgende *Beispiele wissenschaftlicher Indikatorsysteme* seien genannt:

• Die Commission for Sustainable Development der Vereinten Nationen (CSD) koordiniert seit 1995 ein internationales Arbeitsprogramm zur Entwicklung von Nachhaltigkeitsindikatoren. Nach dem *„Driving force/State/Response (DSR)"*-Ansatz sind die Indikatoren für jedes Thema in drei Indikatorentypen unterteilt: Belastungsindikatoren („Driving forces") wie Ressourcenverbrauch und Schadstoffeintragung, Umweltzustandsindikatoren („State"), z.B. CO^2-Gehalt der Atmosphäre und Handlungsindikatoren („Response"), z.B. Reduktion des Energieverbrauchs pro Produktionseinheit. Kernelement der sogenannten CSD-Indikatoren ist eine „Arbeitsliste" mit 134 Einzelindikatoren für die Themen bzw. Kapitel der Agenda 21, die in vier Kategorien – ökonomische, soziale, ökologische und institutionelle Indikatoren – eingeteilt sind. Die CSD-Indikatoren beziehen sich auf die Ebene von Nationen. Für die Anwendung im kommunalen Bereich müßten sie auf die lokale Ebene „heruntergebrochen" werden. (Aktuelle Information beim Umweltbundesamt unter der URL: www.umweltbundesamt.de/csd).

- Ein weiterreichender Vorschlag ist der *Ecocapacity-Ansatz* des niederländischen Rates für Umweltforschung (Bund/Misereor 1997). Für ausgewählte nicht erneuerbare Ressourcen, ausgewählte Stoffeinträge in die Umwelt und die Gesamtheit der erneuerbaren Ressourcen (insgesamt produzierte Biomasse) werden Nutzungskriterien definiert, die den Prinzipien nachhaltiger Entwicklung genügen.
- Ein weiteres Konzept stellt der *„ökologische Fußabdruck"* dar (Wackernagel & Rees 1997). Das Konzept beruht auf einer Bilanzierung der ökologischen Folgen des gesamten menschlichen Wirtschaftens und läßt sich auf Einzelpersonen, einzelne Haushalte, Wirtschaftsbetriebe, Kommunen und ganze Länder gleichermaßen anwenden. Der Energie- und Materialverbrauch einer Wirtschaftseinheit wird abgeschätzt und umgerechnet in diejenige biologisch produktive Landfläche und Wassermenge, die nötig ist, um den Verbrauch der Einheit aufrecht zu erhalten. Die biologisch produktive Fläche, die eine Stadt zu ihrer Versorgung verbraucht, entspricht ihrem ökologischen Fußabdruck.

Keiner der zahlreichen Ansätze, verbindliche Indikatoren für die lokale Ebene zu entwickeln, hat sich bisher durchsetzen können.

4.1.4 Bilanz

Während das Healthy Cities-Projekt und die Lokalen Agenda 21-Projekte primär auf dem *Setting*-Ansatz basieren, sind im Projekt Megapoles bestimmte *Zielgruppen* der Ausgangspunkt. Letztlich handelt es sich aber in allen Fällen um komplexe Misch-Strategien bzw. ineinander verschachtelte Ansätze. In allen Stadtprojekten gibt es echte Bemühungen um systematische Evaluation. Die Indikatoren, Instrumente und Vorgehensweisen befinden sich jedoch noch im Experimentierstadium. Forschung zur Evaluation komplexer Gesundheitsförderungspläne und -projekte scheint dringend geboten.

Auffällig ist, daß „Gesundheit" in Lokalen Agenda 21- bzw. Nachhaltigkeits- und Stadt-Programmen kaum einen eigenen Stellenwert hat. Umgekehrt wird jedoch von Healthy Cities-Projekten zunehmend häufiger eine Verknüpfung mit den Agenda-Projekten aktiv angestrebt. Hierbei spielt u.a. auch eine Rolle, daß die Agenda 21 zwar das jüngere Programm ist, gemessen an seiner Verbreitung jedoch als erfolgreicher bezeichnet werden kann.

4.2   Einzelne soziale Systeme / Settings

Eine einfache (für das Medizinsystem aber oft durchaus provokative) Grundidee der WHO heißt *Gesundheit fördern durch die Gestaltung der Lebenswelt*. Diese Grundidee taucht in einer Anzahl verschiedener Basiskonzepte immer wieder leitmotivisch auf, am unfassendsten in der Ottawa-Charta unter dem Stichwort „gesundheitsfördernde Lebenswelten" (*Supportive Environments*). Die dritte weltweite Gesundheitsförderungs-Tagung der WHO in Schweden 1991 richtete sich auf dieses Thema und führte zur Verabschiedung des „Sundsvall Statement on Supportive Environments for Health". In diesem Dokument heißt es: „Gesundheitsfördernde Lebenswelten bieten Menschen Schutz vor Gesundheitsgefahren und befähigen Menschen, ihre Fähigkeiten auszuweiten und Selbstvertrauen in bezug auf gesundheitliche Belange zu entwickeln. Gesundheitsfördernde Lebenswelten umfassen Orte, an denen Menschen leben, die Gemeinde, ihr Zuhause, Orte, an denen sie arbeiten, spielen und ihre Freizeit verbringen, einschließlich des Zugangs von Menschen zu Ressourcen für Gesundheit und von Möglichkeiten der Befähigung zu selbstbestimmtem Handeln (empowerment)." (zit. n. Nutbeam 1998, Seite 13).

Im umfassenden Sinne sind Lebenswelten geographisch-soziale Räume: Region, Stadt, Stadtteil. Je mehr die Menschen mit einem Sozialraum verwoben sind, desto stärker können sie die negativen und positiven Einflüsse auf ihre Gesundheit erkennen und selbst beeinflussen. Um das große „Setting" Stadt konkreter und greifbarer für den einzelnen zu machen, sind besonders relevante soziale Sub-Systeme, „Handlungs- und Lebensräume" bzw. „Schauplätze" (die wörtliche Übersetzung von Settings) als Interventionsbereiche für die Gesundheitsförderung ins Auge gefaßt worden (vgl. als grundlegende konzeptionelle und methodische Einführung Baric & Conrad 1999, Pelikan 2000 und exemplarisch z.b. Lobnig & Pelikan 1996). Die wichtigsten Schauplätze, an denen Gesundheit erhalten und hergestellt werden kann, sollen im folgenden besprochen werden: Betrieb, Krankenhaus, Schule. Weitere Settings, die als Interventionsbereiche aufgegriffen wurden, werden im abschließenden Überblick genannt.

4.2.1 Betrieb

Entwicklung der betrieblichen Gesundheitsförderung

Die Bedeutung der Arbeit wird in der Ottawa Charta deutlich hervorgehoben, zumeist in Verknüpfung mit dem Begriff der Lebensbedingungen: „Gesundheitsförderung schafft sichere, anregende, befriedigende und angenehme Arbeits- und Lebensbedingungen". (Ottawa Charta). Die Bedeutung dieses Bereiches ist gewachsen mit den seit vielen Jahren stattfindenden Prozessen der Modernisierung, Rationalisierung und Neustrukturierung von Arbeitsbedingungen, die meist mit verstärkten Belastungen für die Beschäftigten einher gehen. Etwa zwei Drittel der Arbeitnehmer in Deutschland scheiden daher vorzeitig aus dem Arbeitsleben aus.

Auf EU-Ebene wird die Arbeitswelt sowohl im Aktionsprogramm zur Gesundheitsförderung wie auch in den Aktivitäten der Europäischen Stiftung zur Verbesserung der Lebens- und Arbeitsbedingungen als Handlungsfeld höchster Priorität hervorgehoben.

Seit 1996 besteht ein *europäisches Aktionsprogramm zur betrieblichen Gesundheitsförderung*, das mit 35 Mio. Ecu für einen Zeitraum von fünf Jahren ausgestattet ist. In diesem Rahmen wurde auch seit 1996 ein „Europäisches Netzwerk betriebliche Gesundheitsförderung" aufgebaut, um erfolgreiche Ansätze europaweit zu verbreiten. Das Netzwerk hat im November 1997 die „Luxemburger Deklaration zur betrieblichen Gesundheitsförderung in der EU" verabschiedet.

Die nationale Kontaktstelle für betriebliche Gesundheitsförderung in der Bundesrepublik ist beim Bundesverband der Betriebskrankenkassen angesiedelt. Von der Europäischen Gemeinschaft wird das Projekt *„Erfolgsfaktoren und Qualität betrieblicher Gesundheitsförderung. Identifikation und Verbreitung von models of good practice in Europa"* gefördert. In der Abteilung Gesundheit des Bundesverbandes der Betriebskrankenkassen (BKK) wurde neben diesen Aktivitäten außerdem ein WHO-Kooperations-zentrum als „Europäisches Informationszentrum" aufgebaut. Die folgenden Ausführungen stützen sich auf Veröffentlichungen aus diesem Projekt und auf das Europäische Informationszentrum der BKK mit ihrem Mitteilungsblättchen „News" sowie auf das Sonderheft „Die BKK", Nr. 7 (1998). (URL: www.bkk.de)

Hauptakteure der betrieblichen Gesundheitsförderung sind die Betriebskrankenkassen, die Berufsgenossenschaften und die Unternehmensleitungen. Gesundheitsförderung ist in einigen Großbetrieben zum Thema geworden und wurde als Teil von Managementstrategien und Organisationsentwicklung etabliert, so z.B. bei VW, Siemens, Mannesmann, Rewe (vgl. hierzu und zu dem komplexen Beispiel der Deutschen Bahn AG: Windel 1998). Die bundesweite Ladenkette SPAR rühmt sich, das erste Unternehmen in Deutschland zu sein, „das ein integriertes Gesundheitsförderungs-Controlling zur Steuerung des betriebswirtschaftlichen Nutzens" seines Programms einsetzt (Lümkemann 1998). Schätzungsweise gibt es in Deutschland aber höchstens 50 bis 60 Betriebe mit einem vorbildlichen Ansatz betrieblicher Gesundheitsförderung (s. Rosenbrock in ötv-magazin 1-2/1999, Seite 29; vgl. ausführlich Priester 1998; Slesina u. a. 1998; Müller & Rosenbrock 1998; Badura u.a. 1999; HAG o.J.).

Zum Ansatz betrieblicher Gesundheitsförderung

In der betrieblichen Gesundheitsförderung werden unmittelbare und mittelbar gesundheitsförderliche Ziele unterschieden:

- *Unmittelbar auf Gesundheit bezogene Ziele*:
  Erkrankungen vermeiden, Chronifizierungen, vorbeugen, Arbeitsfähigkeit erhalten, Krankenstand senken, Streß abbauen und (individuelle) Gesundheit fördern.
- *Mittelbar gesundheitsrelevante Ziele*:
  gesundheitsgerechte Arbeitsbedingungen schaffen, die Leistungsfähigkeit der Mitarbeiter erhalten, Betriebsklima verbessern, Arbeitszufriedenheit fördern, Fluktuation verringern, Produktivität und Qualität von Produkten oder Dienstleistungen steigern sowie Image des betreffenden Unternehmens nach innen und außen verbessern.

Aus dieser Zielbestimmung wird deutlich, daß es sowohl um Prävention im engeren Sinne wie auch Gesundheitsförderung im weiten Sinne geht. Der Ansatz der Gesundheitsförderung ergänzt die traditionelle Konzentration auf Ergonomie und die Reduzierung von physikalisch-chemischen Belastungen um zwei Aspekte:

- *psychosoziale Beeinträchtigungen und Belastungen*:
  monotone Arbeit, Zeitdruck, inkonsistente Arbeitsanforderungen, mangelnde situative und strategische Transparenz in der Arbeitssituation, externe Störungen des Arbeitshandelns, Leistungs- und Verhaltensanreize aus der Betriebsorganisation und dem Entlohnungssystem, autoritärer Führungsstil, Über- und Unterforderung, etc.,
- *Stärkung und Aktivierung von Ressourcen zur Gesundheitserhaltung*:
  die Schaffung lernanregender Arbeitsaufgaben, verläßliche und als gerecht empfundene Belohnungen und Sanktionen, Schaffen bzw. Sicherung von beruflichen Perspektiven, Vergrößerung von Handlungs- und Entscheidungsspielräumen, Möglichkeit von Kommunikation am Arbeitsplatz, sinnvolle Angebote für Entspannung u.a.m.

In diesen Erweiterungen läßt sich unschwer die ältere Idee der „Humanisierung der Arbeitswelt" erkennen. Heute erscheint sie allerdings vor allem im Kontext von Organisationsentwicklung und Qualitätsmanagement in den Betrieben.

In diesem Zusammenhang werden 3 Perspektiven der zukünftigen *Beziehung zwischen Qualitätsmanagement und betrieblicher Gesundheitsförderung* diskutiert:

• *unabhängige* Weiterentwicklung von betrieblicher Gesundheitsförderung,
• betriebliche Gesundheitsförderung *als Teil* bestehender Qualitätsmanagementsysteme,
• Entwicklung eines *eigenen Qualitätsrahmens* für die betriebliche Gesundheitsförderung.

Den beiden letzten Perspektiven wird Vorrang eingeräumt: „Die Entwicklung eines unabhängigen Qualitätsrahmens in der betrieblichen Gesundheitsförderung ist eine notwendige Voraussetzung für jeden weiteren Fortschritt auf diesem Gebiet und sollte daher mit Aktivitäten im Rahmen der zweiten Perspektive verknüpft werden" (Breucker u.a. 1997, Konferenzbericht, Seite 12ff.). Die Integration betrieblicher Gesundheitsförderung in das Qualitätsmanagement kann den Stellenwert von Gesundheit in der Unternehmenspraxis stärken. Dies wird allerdings in kritischer Distanz zu den negativen Aspekten von Qualitätsmanagement erfolgen müssen.

Im Rahmen des Europäischen Netzwerks für betriebliche Gesundheitsförderung und des erwähnten damit verknüpften EU-Projekts wurden auf der Basis einer systematischen Identifikation von Erfolgsfaktoren Kriterien für die Beurteilung von Praxismodellen betrieblicher Gesundheitsförderung bzw. gesundheitsfördernder Unternehmen entwickelt. Als Kriterien bzw. notwendige *Voraussetzungen für Gesundheitsförderung im Betrieb* werden genannt:

1. Stellenwert der betrieblichen Gesundheitsförderung im Unternehmen,
2. Planung der betrieblichen Gesundheitsförderung (Konzept und Strategie),
3. Stellenwert der Gesundheitsförderung in Personalpolitik und Arbeitsorganisation (Mitarbeiter-Orientierung),
4. Ressourcen für betriebliche Gesundheitsförderung,
5. Organisation der betrieblichen Gesundheitsförderung,
6. Ergebnisse der betrieblichen Gesundheitsförderung,
7. umwelt-, sozial- und gesundheitspolitisches Engagement des Unternehmens in der Gemeinde/Region („soziale Verantwortung und Umwelt").

Die *Instrumente* der betrieblichen Gesundheitsförderung sind vielfältig (vgl. z.B. Lück 1997). Insbesondere sind dazu zu zählen:

• Arbeitskreise Gesundheit und Gesundheitszirkel,
• Weiterbildung und Öffentlichkeitsarbeit, z.B. Aktionswochen in Betrieben,
• betriebliche Gesundheitsberichterstattung (mit Arbeitsunfähigkeitsanalysen, Risikofaktoren-screenings, Arbeitsplatzanalysen etc.),
• spezifische Analyseinstrumente (wie z.B. Betriebsbegehungen, Mitarbeiter-Befragungen, Experten-Interviews),
• Projekte und Programme zur Gesundheitsförderung (z.B. Angebote zur Verhaltensänderung, arbeitsplatzbezogene Programme u.a.m.).

Bewertung

In der Mehrzahl der Analysen wird eine Diskrepanz zwischen weitreichenden Postulaten der Gesundheitsförderung und den tatsächlichen Aktivitäten in den Betrieben festgestellt. So konstatieren beispielsweise Hartmann & Traue (1996, Seite 142, zit. nach Windel 1998): „Wenn auch die Zahl der praktisch durchgeführten Programme ermutigend ist und auf ein wachsendes Problembewußtsein in dem für die meisten Menschen wichtigen Lebensbereich ‚Arbeit und Betrieb' hindeutet, können Defizite in der Qualität der betrieblichen Gesundheitsförderung und Krankheitsprävention, insbesondere durch die verhaltenspräventive Ausrichtung des Angebots der Betriebskrankenkassen nicht geleugnet werden." Auch Lenhardt (1997, Seite 14) stellt ein deutliches Übergewicht von rein individuen- bzw. verhaltensbezogenen Maßnahmen fest und kritisiert: „Demgegenüber spielen verhältnispräventive an den unmittelbaren Arbeitsbedingungen und den betrieblichen Strukturen ansetzende Maßnahmen eine deutlich geringere Rolle. Dies gilt insbesondere für die Gestaltung der Arbeitsorganisation, der Arbeitsinhalte und der Arbeitszeit sowie des Führungsstils." Auch wird von den Autoren bemängelt, daß es von Ausnahmen abgesehen (wie z.B. SPAR [vgl. z.B. Lümkemann 1998] oder Deutsche Bahn AG) kein integriertes Konzept der Gesundheitsförderung in den Betrieben gibt.

Eine komplexe Studie von Lenhardt u. a. (1996) zeigte, daß Zustandekommen, Verlauf und Reichweite präventionsbezogener Innovationsprozesse ganz entscheidend von den Möglichkeiten innerbetrieblicher Koalitionsbildung abhängen, d.h. von der Herstellung eines Akteursverbunds, der eine „Gesundheitsförderungs-Policy" trägt.

Ein in sieben EU-Staaten mittels *Fragebogenerhebung* durchgeführter Survey (Wynne & Clarkin 1992) kam zu dem Ergebnis, daß Betriebe nicht vorrangig durch offensichtliche Gesundheitsprobleme der Beschäftigten zu Gesundheitsförderung angeregt werden, sondern meist andere Impulse eine Rolle spielen. Gleichsinnig stellen Lenhardt u.a. (1996) fest, daß das Thema Gesundheit „kaum genügend Zugkraft besitzt" und „daß der Weg gesundheitsförderlicher Innovationen in die betriebliche Politik zumeist über Themen, Handlungsmotive und Problemlösungsbedarfe führt, die unmittelbar wenig mit Gesundheit zu tun haben" (Seite 26). Da diese Feststellung auch für Untersuchungen im Gemeinderahmen bzw. der Stadtentwicklung Gültigkeit hat (vgl. z.B. Rodenstein 1988; Trojan u.a. 1995), muß man als strategische Notwendigkeit herausstellen, *daß Gesundheit mit Zielen höherer Priorität verknüpft werden muß.*

Im Betrieb können dies z.B. sein: Verbesserung des Betriebsimage (corporate identity) nach innen und außen, Kostenreduktion durch Senkung des Krankenstandes, Produktivitätssteigerung durch verbessertes Betriebsklima, Modernisierung und Qualitätsmanagement als Restrukturierungsmaßnahme in Betrieben.

In einem umfassenden Überblick berichtet Breucker (o.J.) ähnliche Ergebnisse und stellt gleichzeitig den bisher unbefriedigenden Stand der Evaluation von Gesundheitsförderung am Arbeitsplatz heraus. Trotz dieser Einschränkungen kommt er auf der Basis vergleichender amerikanischer Studien zu dem Schluß, daß viele der bisherigen Programme *positive Effekte* in folgenden Bereichen zeigen:

* Abnahme der Fehlzeiten,
* niedrigere medizinische Behandlungskosten,
* Verringerung von Risikofaktoren,
* verbessertes Betriebsklima innen und verbessertes Image draußen,
* verbesserte Produktivität.

Gesundheitsförderung in der Arbeitswelt ist ein noch nicht genügend entwickeltes, jedoch entwicklungsfähiges Gebiet, das in seiner Bedeutung gleichrangig neben der Verbesserung von Lebensbedingungen außerhalb des Arbeitsbereichs steht. Die betriebliche Verbesserung von Arbeitsbedingungen, z.B. durch Schadstoff-Elimination, kann aber auch im Widerspruch stehen zur allgemeinen Verbesserung von Lebensbedingungen. Die erfolgreiche Entlüftung des Arbeitsplatzes durch den Schornstein kann z.B. zu einer größeren Schadstoffbelastung eines Stadtviertels führen. Umweltschützende Maßnahmen im

Betrieb haben in der Regel aber eher positive Wirkungen für die Lebenswelt (vgl. ausführlicher zu solchen Bezügen: Hamburger Stiftung 1990).

4.2.2 Krankenhaus

Entwicklung gesundheitsfördernder Krankenhäuser

Die Ursprünge „Gesundheitsfördernder Krankenhäuser" in Europa gehen zurück auf gleichsinnige Entwicklungen in den USA und in Kanada. Diese Vorbilder entwickelten sich im Gefolge einer Empfehlung der American Hospital Association von 1979. In Europa begann die Entwicklung Ende der 80er Jahre; 1990 wurde das Ludwig-Boltzmann-Institut für Medizin- und Gesundheitssoziologie in Wien Koordinationszentrum für ein Netz von 20 Pilotkrankenhäusern aus 11 europäischen Ländern. Eine Grundlage dieser Initiativen ist die „Budapest-Erklärung zu gesundheitsfördernden Krankenhäusern" von 1991.

Wichtige Elemente der Kooperation sind jährliche internationale Konferenzen der gesundheitsfördernden Krankenhäuser und ein Newsletter. Die 5. internationale Konferenz fand im April 1997 in Wien statt und zog Bilanz nach 5jähriger Laufzeit des Projektes (vgl. Pelikan et al. 1998; Pelikan et al. 1998 sowie Berger et al. 1999). Mit der Wiener Tagung begann eine letzte Phase der Nachbereitung des Projekts. Die zunächst auf internationaler Ebene im Rahmen des Pilotprojekts der WHO geleistete Initiativ- und Koordinationsarbeit soll in Zukunft stärker von den nationalen Netzwerken übernommen werden. (vgl. zu aktuellen Informationen URL: www.univie.ac.at/hph/ sowie www.who.dk/hospitals/promot.htm).

Zum Ansatz „Gesundheitsförderung im Krankenhaus"

Auf der Wiener Tagung wurde von den Veranstaltern, insbesondere dem Ludwig-Bolzmann-Institut in Wien, auf die Frage eingegangen, warum Gesundheitsförderung überhaupt ein wichtiges Ziel für Krankenhäuser ist. Vier Punkte wurden in diesem Zusammenhang hervorgehoben:

• Der Ansatz hilft, gut ausgebildete und motivierte Mitarbeiter für das Krankenhaus zu finden, durch Fortbildung im Krankenhaus zu qualifizieren und sie im Krankenhaus zu halten.
• Patienten werden immer mehr zu Klienten, die selbst entscheiden, in welches Krankenhaus sie gehen möchten. Der Ansatz hilft, das Krankenhaus auf dem „Markt" bekannt zu machen; dies gilt sowohl für die Werbung bei Patienten, den Ärzten der Primärversorgung, wie auch bei Versicherungen und anderen Kostenträgern.
• Krankenhäuser gehören zu den komplexesten Organisationen der Gesellschaft. Der Ansatz hilft, Organisationsentwicklung einzuführen und das Krankenhaus zu einer „lernenden Organisation" zu machen.
• Die Entstehung vielfältiger Vertragsformen zwischen Kostenträgern und Leistungsträgern bei stark verkürzten Liegezeiten in Krankenhäusern bedroht die Existenz zahlreicher Krankenhäuser (Schließung bei ungenügender Qualität oder Attraktivität). Der Ansatz bedeutet für Krankenhäuser „über den eigenen Tellerrand zu schauen", Veränderungen des Gesundheitsmarktes schneller zu erkennen und entsprechend auch schneller darauf reagieren zu können.

Diese Begründungen stellen das Projekt in den Kontext aktueller, praktisch in allen europäischen Ländern stattfindender Strukturveränderungen im Gesundheitssektor. Der Patient in seiner neuen Rolle als Kunde bzw. letztendlicher Adressat aller Bemühungen der Leistungsanbieter, rückt stärker ins Zentrum. Seine subjektive Beurteilung der Krankenhausqualität erhält ein erheblich stärkeres Gewicht als dies bisher der Fall war.

Der gesamte integrativ-strategische Ansatz des Projektes „Gesundheitsförderung im Krankenhaus" läßt sich am einfachsten anhand einer Abbildung zusammenfassen, die vier Anwendungsbereiche für Gesundheitsförderung erkennen läßt (vgl. Abbildung 4.2-1)

Abb. 4.2-1: Anwendungsbereiche für Gesundheitsförderung im Krankenhaus
  (Quelle: Pelikan et al. 1993; Pelikan et al. 1998)

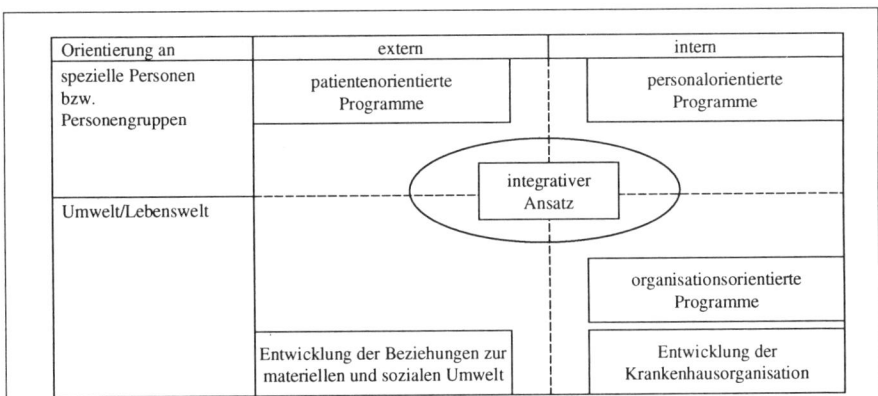

Die Bereiche sollen hier nicht im einzelnen beschrieben werden. Bisherige Erfahrungen zeigen jedoch, daß eine eindeutige Abgrenzung gesundheitsfördernder Strategien nach Referenzgruppen oder -themen in der Realität schwierig ist und daß die Überschrift „Gesundheitsförderung" nicht zwingend eine neue Perspektive oder Bearbeitungsform der in Frage stehenden Themen bedeutet (vgl. Franzkowiak & Wenzel 1990). Diese Unschärfe spiegelt sich auch in der Art der Programme wider.

In einer Datenbank (www.univie.ac.at/hph) wird jährlich die Art und Zahl der Subprojekte (März 2000: 546 Projekte von 224 Krankenhäusern aus 21 Ländern) bilanziert. Patienten- und mitarbeiterorientierte Projekte sind etwa doppelt so häufig vertreten wie organisations- oder gemeindeorientierte Projekte. Am häufigsten stand die Gesundheitsförderung für *Patienten* im Zentrum.

Die patientenorientierte Strategie verfolgt vier Zielsetzungen:

* Gesundheit unter stärkerer Berücksichtigung präventiver, rehabilitativer und gesundheitsfördernder Aspekte in allen Phasen der Betreuung wieder herzustellen,
* Gesundheit im Krankenhaus zu erhalten, d.h. Patienten während ihres Spitalaufenthalts vor gesundheitsschädlichen Einflüssen zu schützen (z.B. bessere Hygiene),
* Bewußtsein und persönliche Kompetenz in Gesundheitsfragen aufzubauen bzw. zu stärken, mithin individuelle Gesundheitspotentiale und Coping-Strategien zu entwickeln,
* die physische und soziale Umwelt der PatientInnen im Krankenhaus gesundheitsfördernd zu gestalten.

In engem Zusammenhang mit diesen Zielvorstellungen steht *Qualität* im Gesundheitswesen, die durch die veränderten Rahmenbedingungen und ein erhöhtes Qualitäts-
bewußtsein in der Bevölkerung an Bedeutung gewinnt. Gesundheitsförderung ist also
auch als spezifische Qualitätssicherungsstrategie zu verstehen, bei der Gesundheit als
Qualitätsmerkmal im Mittelpunkt steht. Fragen der Entwicklung einer „Kultur" und Infrastruktur der Veränderung (z.b. Leitbilder, Qualitätskomitees, Stabsstellen, Moderations-
regeln) rücken damit ebenso in den Vordergrund wie Fragen des Qualitätsmanagements
in der Medizin und Pflege (z.b. Gesundheitsberichte, Kooperation mit der Primärversorgung) und des Erwerbs von neuen Kompetenzen sowohl auf der Führungsebene
als auch auf der Ebene der Mitarbeiter (zu Ansätzen der gesundheitsförderlichen
Organisationsgestaltung im Krankenhaus vgl. insbesondere Müller u.a. 1997, als allge-
meinere Beispiele Oppolzer 1999, Schwabe 1997 und Trojan u.a. 1997).

Bewertung

Zur Bewertung können wir uns auf einen Ergebnisbericht nach 5jähriger Laufzeit des
internationalen Kooperationsprojektes stützen (s. Pelikan et al. 1998). Der Bericht basiert auf einer Umfrage bei den 19 Pilot-Krankenhäusern. Insgesamt ist es offenbar ge-
glückt, gesundheitsfördernde Strukturen in den Krankenhäusern zu schaffen. Für die Verwirklichung von Sub-Projekten in den verschiedenen Handlungsbereichen wurden Methoden partizipatorischer Organisationsentwicklung und professionellen Projektmanagements angewendet, wenn auch in stark variierender Qualität.

Ob die spezifischen Ziele der Sub-Projekte erreicht wurden, ist quantitativ nicht an-
gebbar. Von 149 Sub-Projekten waren nur 19 aufgegeben worden. Hieraus und aus der
großen Zahl lang andauernder Projekte wird geschlossen, daß ein Nutzen für die Krankenhäuser vorhanden sein muß. Für die beobachtbaren Erfolge bei der Etablierung der
Projekte und bzgl. ihrer Arbeitsprozesse lassen sich einige allgemeine Kriterien angeben
(vgl. Seite 24–26).

Als Probleme wurden identifiziert:

- Eine offene große Vision wie in diesem Projekt schafft Probleme für die Formulierung von Evaluationskriterien.
- 20 Krankenhäuser in den Kooperationstreffen sind oft eine zu große und zeitrauben-
  de Zahl von Partnern.
- Die Heterogenität der Projekte erweist sich als Hindernis für die gemeinsame Arbeit
  an spezifischen Inhalten.
- Die Verschiedenheit der Krankenhäuser und ihrer Einbettung in verschiedene Gesundheitssysteme begrenzt die Austauschmöglichkeiten.
- Zur großen Enttäuschung aller war es nicht möglich, spezifische, internationale
  Fördermittel zu mobilisieren.
- In einigen Ländern gab es nur geringfügige politische Unterstützung für Gesundheits-
  förderung.
- Die Unterstützung durch die WHO und das Koordinationszentrum hätte stärker sein
  können.

Als großer Erfolg trotz dieser nur begrenzten Unterstützung wird sicher zu Recht gesehen, daß das Beispiel in den jeweiligen Heimatländern aufgegriffen wurde. Insgesamt
haben sich in 35 Ländern mehr als 500 Krankenhäuser dem Leitbild der Gesundheitsförderung verschrieben.

So sind ca. 20 nationale Netzwerke entstanden. Das deutsche Netzwerk vereinigt ca. 50 Krankenhäuser. Die vielfältigen Aktivitäten und Projekte sind den seit 1997 vierteljährlich erscheinenden „Netz-Nachrichten" und einer Tagungsdokumentation (*Deutsches Netz gesundheitsfördernder Krankenhäuser 2000*; vgl. a. Berger u.a. 1999) zu entnehmen. Die meisten der bilanzierten Schwierigkeiten und Probleme haben mit dem spezifischen Charakter eines internationalen Netzwerkes zu tun. Wie sich die Projekte in einzelnen Krankenhäusern entwickeln werden und welchen Stellenwert sie dort bekommen, ist unklar. Ebenso ist bisher nicht systematisch zu beantworten, welche Erfolgskriterien die interne Bewertung bestimmen und wie diese Bewertung dann letztlich aussehen wird.

Insgesamt drängt sich der Eindruck auf, daß hier ein ausgezeichnetes Beispiel für das Handlungsfeld „Neuorganisation der Gesundheitsdienste" der WHO vorliegt und daß die Patientenorientierung im Krankenhaus durch das Projekt stärker ins Bewußtsein gerät bzw. verbessert wird. Die Maßnahmen beim Personal haben ähnlichen Charakter wie in der betrieblichen Gesundheitsförderung. Vielfach erscheinen die Projekte rein additiv und lediglich auf die Verhaltensebene bezogen zu sein. Die Verwobenheit der Gesundheitsförderung im Krankenhaus mit Organisationsentwicklung und der Verbesserung des Qualitätsmanagements, die in starkem Umfang in Krankenhäusern auch ohne das Ziel der Gesundheitsförderung verfolgt werden, läßt ein Urteil über die Zurechenbarkeit von „Modernisierungseffekten" zum Projekt gesundheitsförderndes Krankenhaus nicht zu.

4.2.3 Schule

Entwicklung gesundheitsfördernder Schulen

Dieses Programm geht ebenfalls auf die Ottawa-Charta zurück. In Deutschland entstand ein Modellversuch der Bund-Länder-Kommission für Bildungsplanung und Forschungsförderung (BLK) „Netzwerk gesundheitsfördernde Schulen". Der Modellversuch wurde von 15 Bundesländern gemeinsam getragen. Insgesamt waren 29 Schulen als Projektschulen beteiligt. Unterstützt wurde das Netz von der Universität Flensburg, die die bundesweite Arbeit koordinierte und die Kontakte zum internationalen Kontext, später einem europäischen Netz gesundheitsfördernder Schulen, organisierte. Das Projekt begann im August 1993. Das Koordinationszentrum stellte gleichzeitig wissenschaftliche Beratung und Evaluation zur Verfügung (aus Mitteln des Forschungsministeriums und Mitteln der beteiligten Kultus- bzw. Senatsverwaltungen). Ein Abschlußbericht liegt inzwischen vor und bildet die Grundlage unserer kurzen Zusammenfassung (vgl. Barkholz & Paulus 1998; Hamburgische Landesvereinigung 1996).

Zum Ansatz „gesundheitsfördernde Schule"

Entsprechend den fünf Handlungsschwerpunkten der Ottawa-Charta wurden Handlungsebenen und Ziele für die Umsetzung in der Schule formuliert:

- Gesundheitsförderliche Gesamtpolitik: Gesundheitsförderung in den Horizont der Politik bringen,
- Lebenswelt/Umwelt: Öffnung, Vernetzung, Nutzung öffentlicher Ressourcen,
- Neuorientierung der Gesundheitsdienste: Organisationsentwicklung, Schulkultur pflegen, gesundes Schulprofil,
- Unterstützung von Gemeinschaftsaktionen: Teambildung, Kooperationsformen schaffen,

• persönliche Kompetenzen stärken: Persönlichkeitsentfaltung, gesunde Lebensweisen erproben und ermöglichen.

Das Besondere des WHO-Ansatzes wird vor allem darin gesehen, daß es sich um ein ganzheitliches, integratives Gesundheitskonzept für Schulen handelt. Ebenso wie im Krankenhaus finden sich zahlreiche Anknüpfungspunkte an andere Reformprozesse (und Reformzwänge) in Schulen. Ebenfalls bekannt ist die Gratwanderung zwischen sehr umfassenden Ansprüchen und konkreten erreichbaren Zielen.

Als schulische Gesundheitsfaktoren und damit auch potentielle Interventionsbereiche wurden vor allem herausgestellt:

• *Pflege, Schutz und Fürsorge*: Körperpflege, Instandhaltung der Räume, Qualität der Nahrung und Kleidung, Schutz vor Erkrankungen und Verletzungen,
• *Umgebung und Mitwelt*: gute Lichtverhältnisse, Qualität der Luft, Lärmreduktion, Schutz vor Schadstoffen, gutes Raumklima, angemessene Ausstattung,
• *Aktivierung, innere und äußere Beweglichkeit*: bedürfnisgerechte Bewegungsangebote, Beachtung ergonomischer Gesichtspunkte, Rhythmisierung des Alltags, Kräfte sammeln und in das Veränderbare investieren,
• *Seelische und geistige Stimulation*: Identitätsbildung, Persönlichkeitsstärkung, Förderung der sinnlichen Wahrnehmung, Pflege der Schulkultur, Lern- und Arbeitszufriedenheit,
• *Kommunikation und Kooperation*: Bereitschaft zu Teamarbeit, Öffnung und Austausch, Akzeptanz von Fremdheit, Gruppendruck und Widersprüche aushalten, Konflikte bewältigen, Probleme lösen, Organisation entwickeln, Selbstorganisation stärken.

Als Grund-Typen gesundheitsbezogener Interventionen werden „problembasierte Ansätze" und „settingbasierte Ansätze" unterschieden. Die *Setting-Ansätze* repräsentieren die „gesundheitsfördernde Schule" im eigentlichen Sinne des Wortes; sie richten sich auf die Umgestaltung der Schule zu einer gesundheitsfördernden Struktur mit gesundheitsfördernden Prozessen. Demgegenüber stehen die *problembasierten Ansätze* in der Tradition der Gesundheitserziehung und der individuellen Risikofaktoren-Prävention. Plakativ werden sie auch als „Gesundheitsförderung *in* der Schule" charakterisiert.

Bewertung

Die „Schritte zur gesundheitsfördernden Schule", ein im Modellversuch entwickeltes spezifisches Vorgehen, ermöglichten den Schulen eine differenzierte Bedürfnis- und Erwartungsanalyse, auf deren Basis ein an der Gesundheitsförderung orientiertes Schulprofil entwickelt werden konnte. Dies wird als besonderer Erfolg angesehen. Eine qualifizierte Selbstevaluation kam zwar nicht zustande, so daß schlüssige Aussagen über die Wirkungen auf die einzelne Schule bzw. auf Lehrkörper und Schüler nicht möglich sind. Andererseits gelang es, ein gemeinsames Leitbild für die Beratung gesundheitsfördernder Schulen zu schaffen und auf regionaler Ebene eine große Zahl von Unterstützern aus dem sozialen Umfeld der Schulen zu gewinnen. In diesem Bereich, d. h. der Öffnung der Schule in die Kommune, der Zusammenarbeit mit Einrichtungen der Gemeinde, der Organisation von Umweltprojekten und Ähnlichem war das Netzwerk der gesundheitsfördernden Schulen erfolgreicher als die dieses Ziel auch verfolgenden gesundheitsfördernden Krankenhäuser.

In einem regionalen Projekt (Bielefelder Kooperationsprojekt Gesundheitsförderung in und mit Schulen; vgl. Quentin & Kobusch 1997) ergaben sich aus einer Befragung von 447 Schülern einige greifbare Schlußfolgerungen für die zukünftigen Aktivitäten:

- verstärkte Differenzierung der Angebote zur Gesundheitsförderung nach sozialem Umfeld unter besonderer Berücksichtigung benachteiligter sozialer Lagen,
- verstärkte Differenzierung der Angebote nach Geschlecht,
- Ausbau der Verhältnisprävention im Sinne der Schaffung gesunder Lern- und Arbeitsumwelten,
- Etablierung von medizinischen und psychologischen Beratungsangeboten in der Schule.

Der Modellversuch hat Gesundheitsförderung zu einem anerkannten „Schulentwicklungsmodell" gemacht und das Thema Gesundheit in den Schulen stärker auf die Tagesordnung gesetzt. Die strukturelle Verankerung ist teilweise in Erlassen und Anleitungen zur Schulprofil-Bildung erfolgt. Auch in der Lehrerfort- und -weiterbildung ist das Thema Gesundheit fester als vorher verankert.

Hamburg hat in einem neuen Schulgesetz Gesundheitsförderung neben anderen Zielsetzungen zur Aufgabe jeder Schule gemacht.

Der entsprechende Passus (§ 5 Hamburgisches Schulgesetz vom 16.4.1997 Abs. 3) lautet: „Besondere Bildungs- und Erziehungsaufgaben der Schule werden in Aufgabengebieten erfaßt. Hierzu zählen insbesondere Umwelterziehung, Gesundheitsförderung, Sexualerziehung, Sozial- und Rechtserziehung, interkulturelle Erziehung, Berufsorientierung, Verkehrserziehung und Medienerziehung. Diese Aufgabengebiete werden fächerübergreifend unterrichtet. Sie können unter Berücksichtigung der fachbezogenen Lernziele und Unterrichtsmethoden auch jahrgangs- und schulformübergreifend unterrichtet werden."

Angesichts der Vielzahl von Themen könnte man vermuten, daß Gesundheitsförderung hierin untergeht. Eine Visualisierung des Aufgabenbereichs zeigt jedoch, daß Gesundheitsförderung „ganz oben" steht und interessanterweise in enger Verknüpfung mit Umwelt- und sozialem Lernen geplant wird. In einer Rahmenvereinbarung mit den bezirklichen Gesundheits- und Umweltämtern wird die Unterstützung der schulischen Gesundheitsförderung geregelt und auch sonst wird eine positive Bilanz des neuen Schulgesetzes gezogen, – auch wenn Gesundheitsförderung an Hamburger Schulen „eine Selbstverständlichkeit, ein Regelfall" noch nicht geworden ist (Schlömer 2000).

Die inhaltliche und strukturelle Vernetzung wird durch eine *Deutsche* und eine *Europäische Gesellschaft für gesundheitsfördernde Schulen* neben dem Europäischen Netzwerk gesundheitsfördernder Schulen weitergeführt (unterstützt von WHO, Europarat und Europäischer Kommission).

Erwähnenswert ist auch die mancherorts stattfindende Verknüpfung mit dem Projekt „Umweltschule in Europa". Dieses Projekt wird in 15 Nationen durchgeführt und in Deutschland verantwortlich von der *Deutschen Gesellschaft für Umwelterziehung e.V.* begleitet. Auf einer gemeinsamen Tagung wurde die Verknüpfung von Umwelt und Gesundheit ausführlich zum Thema gemacht (vgl. Deutsche Gesellschaft für gesundheitsfördernde Schulen 1998).

Ein weiterer Erfolg ist die Fortführung der Arbeit in einem neuen Projekt „Offenes Partizipationsnetz und Schulgesundheit (OPUS)".

Abb. 4.2-2: Bildungs- und Erziehungsaufgaben zur Gesundheitsförderung im Hamburger
Schulgesetz
(Quelle: Behörde für Schule, Jugend und Berufsbildung Hamburg 1998, Seite 20)

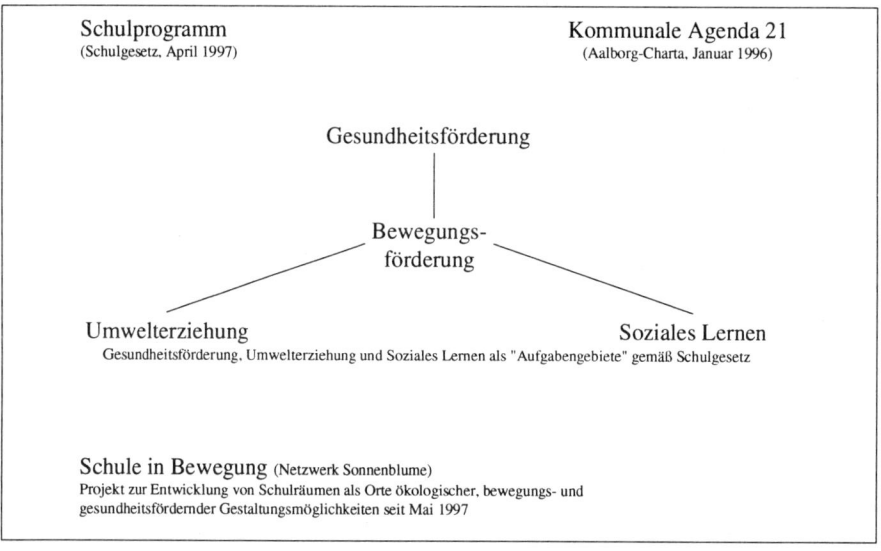

OPUS ist ein vom Land Schleswig Holstein federführend initiierter Modellversuch der
Bund-Länder-Kommission für Bildungsplanung und Forschungsförderung (BLK). Das
Projekt soll den Schulen den Weg in Richtung einer gesundheitsfördernden Schule eb-
nen und Anregungen dazu geben. Die dahinterstehende Idee ist dem Auditverfahren ähnlich: Vernetzen heißt hier wechselseitige Besuche und gegenseitiges Geben und Nehmen. Die OPUS-Programmatik enthält 6 Kernelemente:

1. Systemisch ganzheitliches Verständnis von Gesundheit,
2. Salutogener Ansatz der Gesundheitsförderung,
3. Setting-Ansatz der gesundheitsfördernden Schule,
4. Partizipation,
5. Vernetzung,
6. Internationalität.

An diesem Modellversuch nahmen 1999 doppelt so viele Schulen (ca. 200) wie beim
vorangegangenen teil (vgl. Paulus 1999 und URL zum Modellversuch: www.surf.to/opus).

4.2.4 Bilanz

In den vorangegangenen Abschnitten wurden die vier wichtigsten Settings (Stadt, Arbeitsplatz, Krankenhaus, Schule) angesprochen. Der Ansatz hat sich jedoch auch auf andere Bereiche ausgedehnt, so z. B.

• gesunde Regionen in internationaler Partnerschaft (vgl. Rütten & Rausch 1996 und
   URL: www.who.dk/reghlth/welcome.html),
• gesundheitsfördernde Universitäten (vgl. Tsouros u. a. 1998 und Franzkowiak 1998),

- gesundheitsfördernde Gefängnisse (Stiehler 1999),
- gesundheitsfördernde Kindergärten,
- gesundheitsfördernde Arztpraxen und Apotheken,
- healthy market places (im außereuropäischen Ausland).

Die jüngsten Weiterentwicklungen sind der Arbeitskreis „gesunde Kommunalverwaltung" in Detmold, einer Mitgliedsstadt des Deutschen Gesunde Städte-Netzwerkes (vgl. Ärztezeitung vom 12./13.2.1999, Seite 7) und ein Programm „Gesundes Rathaus" im Erftkreis (vgl. Kowalski 2000).

Bei der Gesundheitsförderung in „Settings", d. h. in Lebens- und Handlungsräumen, kann man regionale Settings (Städte, Gemeinden, Regionen, Inseln, etc.) unterscheiden von Gesundheitsförderung in einzelnen Organisationen bzw. Institutionen. Einige bedeutsame strategische Ziele haben alle diese Ansätze der Gesundheitsförderung in „sozialen Systemen" gemeinsam:

- Die Interventionen sollen ganzheitlich konzipiert sein, d. h. sowohl beim einzelnen Menschen wie auch bei den Strukturen in diesen Systemen ansetzen.
- Sie bedürfen neuer Infrastrukturen für die Mobilisierung von Innovationen und der Verknüpfung von Aktionen.
- Die Veränderungsprozesse sind langfristig.
- Sie sollen Anregungen zur Selbstentwicklung („lernende Organisation") enthalten, die Problemwahrnehmung schärfen und die Problembearbeitungskapazität in einem sozialen System erhöhen.
- Sie sind besonders erfolgreich, wenn das Motiv der Gesundheit mit anderen höherrangigen Zielen verknüpft werden kann, z. B. mit Qualitätsmanagement, Organisationsentwicklung, Schulentwicklung, Imageverbesserung, wirtschaftlicher Konkurrenzfähigkeit oder Kostensenkung.

Diese komplexen Ansätze der Gesundheitsförderung in Settings haben sich zwar von Anfang an um eine systematische Evaluation ihrer Effekte bemüht, der Mangel an konkreten Evaluationsergebnissen zeigt jedoch, wie schwierig diese Aufgabe ist und wie sehr sie der Unterstützung durch systematische Forschung bedarf.

4.3   Gesundheitsrelevante Eingriffsbereiche

Im September 1998 fand in Cardiff eine Konferenz mit mehr als tausend Teilnehmern aus 49 Ländern unter dem Titel „Working together for better health" statt. Der Vertreter der WHO auf dieser Tagung, Dr. Erio Ziglio, schlug vor, die derzeitige Definition von Gesundheitsförderung, nämlich den „Prozeß, allen Menschen ein höheres Maß an Selbstbestimmung über ihre Gesundheit zu ermöglichen und sie dadurch zur Stärkung ihrer Gesundheit zu befähigen", zu erweitern. Die Erweiterung sollte über die individuelle Perspektive hinaus eine „community perspective" erhalten, indem es dann hieße, „ein höheres Maß an Selbstbestimmung über *die Determinanten* der Gesundheit zu ermöglichen und sie dadurch zur Stärkung ihrer Gesundheit zu befähigen" (Health Promoting Hospitals Newsletter Nr. 12, 1998, Seite 2).

Der Ausdruck „Determinanten von Gesundheit" (s. 2.3) hat in der jüngeren Vergangenheit „Karriere gemacht". Als neuer Begriff taucht er auch in dem Glossar der WHO auf und wird dort definiert als „das Spektrum an persönlichen, sozialen, ökonomischen und umweltbedingten Faktoren, die den Gesundheitszustand von Individuen oder Bevölkerungen bestimmen. (...) In Kombination bilden diese Faktoren Lebensbedingungen, die Gesundheit beeinflussen (...)" (Nutbeam 1998, Seite 7; vgl. auch Wilkinson & Marmot 1998).

Determinanten der Gesundheit können wir als für die Gesundheitsförderung relevante *Eingriffsbereiche* verstehen. Um konkrete Maßnahmen planen zu können, müssen die in der Definition genannten Faktoren jedoch weiter konkretisiert werden. Diese Arbeit ist durch eine kanadische Arbeitsgruppe geleistet worden, die am häufigsten in diesem Zusammenhang zitiert wird (vgl. Federal Advisory Committee 1994).

> Es handelt sich um neun Bereiche, für die umfangreiche empirische Forschungen einen Einfluß auf die Gesundheit nachgewiesen haben:
> * Einkommen und sozialer Status,
> * soziale Unterstützung und soziale Netzwerke,
> * Arbeit und Arbeitsbedingungen,
> * physische Umwelt,
> * Gesundheitsdienste,
> * persönliches Gesundheitsverhalten und Bewältigungskompetenzen,
> * gesunde kindliche Entwicklung,
> * Ausbildung,
> * biologische und genetische Ausstattung.

Für differenziertere Betrachtungen und insbesondere für die Planung von konkreten Maßnahmen und Interventionen müssen diese global bezeichneten Eingriffsbereiche weiter untergliedert werden (vgl. insbesondere Lau u.a. 1996).

Wir werden im folgenden nur überblicksartig und exemplarisch auf die Bereiche physische und soziale Umwelt (einschließlich „Innenwelt") eingehen.

4.3.1 Physische Umwelt und ökologische Belange

Ein erster großer Bereich für mögliche Interventionen sind die Umweltmedien Luft, Boden/Landschaft und Wasser.

Im Hinblick auf die *Luft* sind Geruchsbelästigung und Gefährdung durch Schadstoffe von besonderer Bedeutung. Hierbei spielen Industrie- und Gewerbebetriebe als Interventionsorte eine bedeutende Rolle. Instrumente der Steuerung sind Immissionskataster und Luftreinhaltepläne. Die Regulierung erfolgt vor allem über Grenz-, Kontroll- und Eingriffswerte nach dem Muster des pathogenetisch begründeten Gesundheitsschutzes. Ein weiterer wichtiger Eingriffsbereich für die Reinhaltung der Luft ist der Verkehr, auf den weiter unten eingegangen wird.

In der Stadtentwicklung spielen auch die Berücksichtigung des *Kleinklimas* (Windrichtungen, durchschnittliche Besonnungszeiten, Frischluftschneisen, Naturierung von Gebäuden und Außenräumen etc.) sowic bauliche Maßnahmen eine Rolle als mögliche Eingriffsbereiche.

Für den *Boden* gibt es Steuerungsmöglichkeiten für Bodenversiegelung und -entsiegelung. Weitere wichtige Eingriffsmöglichkeiten bestehen für die Flächennutzung, insbesondere das Verhältnis zwischen Siedlungen, Erholungsflächen, Parks, Grünflächen, Gärten, Freizeitanlagen etc. sowie Verkehrsflächen. Mögliche Instrumente sind Bodenkataster, Altlastenkataster, ein Bodenschutzkonzept oder eine ökologische Bodenfunktionskartierung.

Für die *nachhaltige Gestaltung der Landschaft* bestehen verschiedene Schutzmöglichkeiten (z. B. Naturschutzgebiet, Landschaftsschutzgebiet). In Städten spielen besonders ausreichende *Grünangebote* (z. B. Grünzüge durch die ganze Stadt) eine Rolle. Landschaftspläne, ökologische Entwicklungspläne, Biotop-Kartierungen, Biotop-Vernetzungskonzepte sind hier die wichtigsten Planungs- und Steuerungsinstrumente. In der kleinteiligen Stadtentwicklungs- bzw. Quartiersplanung ist die Freiflächen-Gestaltung von besonderer Bedeutung. Bei der Spielplatz-Gestaltung und von Plätzen allgemein geht es gleichzeitig um potentiell gesundheitsförderliche soziale Dimensionen, wie z. B. Möglichkeiten zu Kontakten und Kommunikation in der Stadt.

Beim *Wasser* ist die Quantität und Qualität der Versorgung durch ein Wasserwirtschaftskonzept zu steuern. Auch hier stellt der pathogenetisch begründete Gesundheitsschutz vor Grundwasserverunreinigungen oder Verunreinigungen durch Leitungen (Bleirohre) einen ökologisch und zugleich gesundheitlich bedeutsamen Eingriff dar. Bei Oberflächengewässern geht es vor allem um die Erhaltung und Verbesserung ihres ökologischen Zustands und die Optimierung von Nutzungsmöglichkeiten für Freizeit und Erholung. Zu den traditionellen Hygieneaufgaben gehört die Steuerung und Reinigung der Abwässer. Hierzu liegen in der Regel kommunale Abwasserpläne vor.

Ein besonderes Problem stellt die Abfall-Entsorgung dar. Die verschiedenen Formen der *Abfallbehandlung* (Deponien, Müllverbrennungsanlagen) sind in der jüngeren Vergangenheit heiß umstrittene städtische und kommunale Themen gewesen. Fast unvermeidlich ist mit der Abfallentsorgung die ökologische und toxikologische Belastung der Umweltmedien Wasser, Boden und Luft verbunden. Zur Verringerung solcher Belastungen sind kommunale Entsorgungskonzepte, die auf Müllvermeidung und Recycling setzen, von großer Bedeutung. Steuerungsinstrument sind in der Regel kommunale Abfallwirtschafts- und Beseitigungspläne.

Unter ökologischen Gesichtspunkten hat sich die Steuerung des Anteils verschiedener *Energieträger* an der kommunalen Versorgung als besonders bedeutsam erwiesen. Je nach Energieträger (Gas, Erdöl, Fernwärme, Kohle, Solarenergie) ergeben sich unterschiedliche Schadstoff-, CO_2- und Wärme-Einträge in die Luft. Von besonderer Bedeutung sind Kernkraftwerke. Der Gesundheitsschutz durch Minimierung von Strahlung, Verhütung von Unfällen und Entsorgung radioaktiver Abfälle in Kernkraftwerken spielen in der öffentlichen Diskussion eine besondere Rolle.

Ein weiteres wichtiges Thema ist der *Lärm*. In einem populär-wissenschaftlichen Übersichtsartikel des Spiegel (Nr. 27, 1996, Seite 138 ff.) wurde Lärm als zweithäufigste Ursache für Herzinfarkte herausgestellt. Mehr als zweitausend Deutsche würden jährlich durch dauerhafte Lärmbelästigung sterben: „Die Lebenserwartung läßt sich auf dem Stadtplan ablesen". Nach verschiedenen Studien leidet ein großer Teil der Bevölkerung (bis zu 40 %) unter Lärmbelästigungen. Gesundheitliche Auswirkungen sind auch nachweisbar, wenn der Mensch sich an eine kontinuierliche Lärmbelästigung gewöhnt hat und sie subjektiv kaum noch spürt.

Lärm ist also überaus relevant für die Gestaltung gesundheitsförderlicher Umwelt- und Lebensbedingungen. Er stellt jedoch keinen homogenen Eingriffsbereich dar, da die Quellen von Lärm-Emissionen außerordentlich vielfältig sind: Industrie- und Gewerbebetriebe, Vergnügungsstätten (Diskotheken, Sportplätze etc.) und insbesondere der Verkehr auf Straße, Schiene und in der Luft. Teilweise gibt es Lärmkataster oder Schalle-missionspläne, durch die gezielte Lärmschutz- bzw. Lärmminderungsmaßnahmen gesteu-ert werden können. Lärm ist eine der Determinanten von Gesundheit, bei der intersek-torale, auf die vielfältigen Verursacher bezogene Programme besonders wichtig sind.

Das bekannteste und relevanteste andere Problemfeld für intersektorale, komplexe Programme ist der *Verkehr*. Ökologisch und gesundheitlich wird der Verkehr durch gro-ßen Flächenverbrauch, Lärmbelastungen, Luftverunreinigungen und Unfälle relevant. Auf der kommunalen Ebene sind der Bedarf an Straßen oder Umgehungsstraßen, die Durch-führung von Verkehrsberuhigungsmaßnahmen, die Parkplatzbewirtschaftung, Art und Umfang des öffentlichen Personennahverkehrs, die Entwicklung von Radwegenetzen, in Städten auch häufig die Belastung durch Fluglärm, Themen mit vielen positiven Gestal-tungsmöglichkeiten, aber auch gravierenden Interessen-Konflikten. Insbesondere der PKW-Verkehr wird als unverzichtbarer Ausdruck von Wirtschaftswachstum, Lebensqua-lität und Wohlstand emotional hoch besetzt. Aus salutogenetischer Perspektive geht es nicht primär um die Vermeidung von Krankheiten durch Senkung der Verkehrsbelastung, sondern um eine ganzheitliche Konzeption, wie die Mobilität der Bürger umwelt-, sozi-al- und gesundheitsverträglich gestaltet werden kann. In verschiedenen Städten gibt es inzwischen Modellversuche zum „autofreien" bzw. „autoarmen" Wohnen.

Der Verkehr bzw. die Organisation von Mobilität in der Gesellschaft ist ein (aber kei-nesfalls das einzige) Problemfeld, bei dem die Gestaltung der physischen Umwelt eine starke soziale bzw. psychosoziale Dimension aufweist. Die Abgrenzung zum folgenden Abschnitt ist also fließend.

Ebenso vielschichtig ist der Interventionsbereich *Ernährung*. Für Gesunde wie Kran-ke ist dieser Bereich in gleicher Weise relevant. Zu spezifischen Programmen verweisen wir auf das umfangreiche Loseblattwerk „Gesundheit" (Bundesvereinigung Gesundheit 1999). Für verhältnisbezogene und strukturelle Ansätze im Interventionsbereich Ernäh-rung wird eine bundesweite Ernährungsberichterstattung gefordert (Köhler u.a. 2000). Ernährung ist ein typisches Thema in fast allen Setting-Projekten. In einem kanadischen Projekt wird es erstmals ins Zentrum gestellt, indem ein „Healthy Restaurant"-Programm entwickelt wird (Macaskill 2000).

4.3.2 Soziale Umwelt und soziale Belange

Die Überlappung von physischen und sozialen Gestaltungsmöglichkeiten wird besonders deutlich, wenn man die Umwelt des Menschen nach den Grundbedürfnissen bzw. Grund-funktionen unterteilt, die geregelt werden müssen: wohnen, arbeiten, erholen, konsumie-ren und kommunizieren (s. 2.4.6). *Soziale Probleme* treten fast immer räumlich oder sozi-al-strukturell gehäuft auf. Ein prägnantes Beispiel: Im hessischen Dietzenbach existiert ein Quartier mit hoher Bewohnerdichte von über 4000 Menschen in fünf Wohnblocks, davon 92% Migranten vielfältiger Nationalitäten, unzureichender sozialer Infrastruktur und ho-hem baulichen Sanierungsbedarf. Um das weitere Abdriften zu vermeiden, wären in ei-nem komplexen Programm gleichzeitig anzugehen: Verbesserungen des Zustandes der Ge-samtanlage, der Wohnungen und des Wohnumfelds, der sozialen Infrastruktur, der Beschäf-tigungsmöglichkeiten, der Kommunikation, der Kultur, des Zusammenlebens verschiedener Kulturen und der Möglichkeiten der Bürger auf die „Determinanten" ihrer Gesundheit Ein-fluß zu nehmen (vgl. Forum Sozialpolitik Nr. 74/75, Oktober 1998, Seite 48).

Für die Mehrzahl der dort Wohnenden sind wahrscheinlich alle neun oben genannten „Determinanten von Gesundheit" auf einem so niedrigen Niveau, daß Eingriffe erforderlich wären.

Zur *Armut* gibt es eindrucksvolle Studien: So ist ökonomisches Wachstum (in einer zeitlichen Verzögerung von 14 Jahren) verknüpft mit sinkenden Sterblichkeitsraten; ökonomische Rezession korreliert hingegen (in einem zeitlichen Verzug von 10 Jahren) mit erhöhter Mortalität (Brenner 1995).

Ebenso eindrückliche Befunde belegen die Gesundheitsfolgen von *Arbeitslosigkeit*, die sich sogar nachweislich auf das ganze Familiensystem auswirkt (vgl. ausführlicher Abschnitt 4.4.4 und WHO Euro 1998).

Die beunruhigenden Folgen dieser sozio-ökonomischen Determinanten von Gesundheit werden in den USA anhand eines *„index of social health"* beobachtet. Er setzt sich aus 16 Einzelindikatoren zusammen unter anderem Säuglingssterblichkeit, Jugendlichen-Suizid, Drop-out-Rate, Drogenmißbrauch, Tötungsdelikte, Arbeitslosenzahlen, Altersarmut etc. Dieser Index sank in den Vereinigten Staaten von 1970 bis 1992 von 74 auf 41 bei einer möglichen Variationsbreite zwischen 0 und 100 (vgl. Kickbusch 1998).

Bei sozialen Determinanten wird, wie in unseren Beispielen, meist aus einer pathogenetischen Perspektive argumentiert: Krankheiten sind zu bekämpfen. Ebenso gut können *soziale Determinanten von Gesundheit* aus salutogenetischer Perspektive verbessert werden: z.B. ein funktionierender, aktiver öffentlicher Gesundheitsdienst, ein ausreichendes Angebot für Gesundheit, Sport (incl. besonderer Angebote für Alte und Behinderte), Unterstützung für Selbsthilfegruppen, Zugänglichkeit zu Selbsthilfegruppen für die Bevölkerung, ausreichende Netzwerke für Nachbarschaftshilfe, Orte der Begegnung und Kommunikation mit in Deutschland lebenden Migrantinnen und Migranten, geeignete Angebote für Mütter und ihre Kinder (hier gibt es sogar Ansätze für eine „Kinderverträglichkeitsprüfung"), Freizeitangebote für Jugendliche, Bildungsmöglichkeiten im Rahmen von Volkshochschulen oder offenen Angeboten der Universitäten, Bibliotheken, sozial aktive Kirchengemeinden, kulturelle und sozio-kulturelle Angebote, Gewährleistung persönlicher Sicherheit, insbesondere nachts und für Frauen, Partizipationsmöglichkeiten für Bürger in der Stadtplanung und -entwicklung und vieles andere mehr.

Bei dieser Zusammenstellung einer nicht ganz beliebigen, jedoch nicht vollständigen Sammlung von Gestaltungsaspekten der sozialen Lebensbedingungen wird deutlich, daß die Ausstattung mit geeigneter *Infrastruktur* für einen Stadtteil und seine verschiedenen (insbesondere auch Minderheits-)Gruppen unbedingt erforderlich ist.

Ob dies jedoch zu sozialer Integration, sozialer Kohäsion und sozialem Frieden führen kann, hängt nicht nur von der vorhandenen sozialen und politischen Infrastruktur eines Gemeinwesens ab. Hierzu kommt es auch auf die *„Innenwelt"* derjenigen an, die diese Infrastruktur nutzen. Mit diesem Ausdruck meinen wir das geistige, kulturelle und soziale Klima, das in den Köpfen der Menschen vorherrscht. Diese Innenwelt ist einerseits Spiegel des sozialen Umfelds: Dort finden sich die Werte, Normen, Konflikt-Bewältigungsmuster, die durch Erziehung, durch Beispiele von Persönlichkeiten des öffentlichen Lebens, aber auch durch die primären und sekundären Netze des einzelnen vorgelebt und damit eingeprägt werden.

Gesundheitsförderliche und umweltverträgliche *Lebensstile* (s. 2.4.4) werden durch die Außenwelt geformt oder verformt. Was sich in der Innenwelt des einzelnen zum Menschen- und Weltbild verfestigt, wirkt in positiver oder negativer Weise auf die Außenwelt zurück.

Allerdings wird die „Innenwelt" in heutiger Zeit nicht nur durch das nahe Umfeld des einzelnen, sondern in zunehmend stärkerem Maße durch das Netz weltumspannender Medien vermittelt. Das Ausmaß dieses Einflusses und die Art der Einflüsse sind bisher kaum bekannt. Die Eingriffsmöglichkeiten sind hier entsprechend unsicher und beschränkt.

Die Bedeutung des unmittelbaren sozialen Umfelds für soziale Unterstützung, die Entwicklung von Gemeinsinn und Solidarität, von Engagement für Chancengleichheit und die „Rettung" der Umwelt ist hingegen gut belegt. Wie diese „Bildung sozialen Kapitals", wie es in neuerer Zeit häufig heißt, gefördert und unterstützt werden kann, wird in den Abschnitten 5.3.8 und 5.4.1 ausführlicher thematisiert.

4.3.3 Bilanz

Für die Darstellung gesundheitsrelevanter Eingriffsbereiche sind wir von den „Determinanten von Gesundheit" ausgegangen. Das Konzept ist integrativ bzw. perspektivenübergreifend: Mit Gesundheit ist sowohl der salutogenetische Pol des Wohlbefindens wie auch der Pol der Krankheit auf dem Gesund-Krank-Kontinuum gemeint. Schützende oder die Lebenswelt gestaltende Eingriffe in Bereichen, die als Determinanten der Gesundheit bezeichnet werden, sind also nur in den seltensten Fällen eindeutig als Prävention oder als Gesundheitsförderung zu klassifizieren.

4.4 Besondere Bevölkerungsgruppen

Aus epidemiologischen Erhebungen und aus der Praxis der Prävention und Gesundheitsförderung ist bekannt, daß unterschiedliche Lebensphasen und Lebenslagen sich nach Art und Ausmaß der Gesundheitsgefährdung, aber auch nach der Verteilung der Gesundheitsressourcen unterscheiden (s. 2.4.5). Gesundheitsförderungsprogramme, die sich an unterschiedliche Bevölkerungsgruppen als Zielgruppen wenden, sind in Form von Verhaltensprävention und personenorientierter Gesundheitsförderung äußerst zahlreich (Übersicht s. Schwartz u.a. 1998). Ein für Programme der Gesundheitsförderung besonders wichtiges Feld sind tendenziell benachteiligte Bevölkerungsgruppen. Zu diesen Bevölkerungsgruppen gehören: Kinder und Jugendliche, Migranten und Asylbewerber, Frauen, alte Menschen, Wohnungslose (s. Franke et al. 1999). Obwohl Programme für besondere Bevölkerungsgruppen sich ganz überwiegend aus deren Gesundheitsrisiken ableiten, steht für uns auch hier die salutogenetische Perspektive im Mittelpunkt. Initiator und Koordinationsstelle für Projekte zur Gesundheitsförderung und nachhaltigen Entwicklung in kommunalen und betrieblichen Settings auf europäischer Ebene ist die Europäische Stiftung zur Verbesserung der Lebens- und Arbeitsbedingungen. Hier findet sich auch eine Datenbank mit Projektbeschreibungen (URL: www.eurofound.ie/html/themes.html).

4.4.1 Kinder und Jugendliche

Kinder und Jugendliche sind in vieler Hinsicht die Umwelteinflüssen gegenüber verwundbarste Bevölkerungsgruppe, die insbesondere durch eine „sozial toxische Umwelt" größten Schaden in ihrer Entwicklung und Gesundheit erleidet (Kickbusch 1998, s. auch Geleitwort). Der steigende gesellschaftliche Wohlstand hat zwar für einen Großteil der Kinder und Jugendlichen neue Entfaltungschancen mit sich gebracht. Auf der anderen Seite nehmen beeinträchtigende Lebensbedingungen zu, wie unzureichende und ungesunde Ernährung, ungesunde Wohnverhältnisse, fehlende Geborgenheit, Gewalt, sexueller Mißbrauch, Armut, Perspektivlosigkeit, Obdachlosigkeit, aber auch Wohlstandsrisiken wie mangelnde Körperbewegung, Einengung der Spiel- und Lebensräume, ein Überangebot einseitig medienvermittelter Sinneserfahrungen und frühzeitig beginnender Terminstreß. Nach neueren Untersuchungen hat sich der Gesundheitszustand in den letzten Jahrzehnten deutlich verschlechtert (s. Hurrelmann 1990; Hackauf & Winzen 1999), wobei Übergewicht, Allergien, Haltungsschäden, Konzentrations- und Verhaltensstörungen, Gewaltbereitschaft und Risikoverhalten als besondere Symptome hervorgehoben werden. Ein gravierendes umweltbedingtes Gesundheitsproblem entsteht durch den Autoverkehr: Verkehrsunfälle gehören bei Kindern und Jugendlichen zu den häufigsten Todesursachen. Zwei weitere komplexe Probleme stellen die hohe Suizidrate (zweithäufigste Todesursache bei den 15- bis 25jährigen) und die Drogen-, Alkohol- und Nikotinabhängigkeit von Jugendlichen dar. Die genannten Gesundheitsbelastungen sind – mit Ausnahme von Allergien – bei in Armut lebenden Kindern besonders ausgeprägt (s. Klocke & Hurrelmann 1997; Landesgesundheitsamt Brandenburg 1999).

Gesundheitsförderungsprogramme für Kinder und Jugendliche finden sich als Angebote, die a) bei jüngeren Kindern auf die Mutter-Kind- bzw. Eltern-Kind-Beziehung oder auf die Familie gerichtet sind, b) bei Jugendlichen Peer-Gruppen zum Ansatzpunkt wählen oder c) Teilkomponenten in Setting-Ansätzen bilden, z.B. im Rahmen gesundheitsfördernder Kindergärten und Schulen, aber auch beim Quartiersmanagement und im Gesunde Städte-Programm. Eine besondere Bedeutung kommt der Gesundheitsförderung für Säuglinge und Kleinkinder in Heimen und Krankenhäusern zu, da in diesem Alter soziale Bindungen zu konstanten Bezugspersonen eine Voraussetzung für die gesunde körperliche und seelische Entwicklung sind.

Die in diesem Bereich zu findenden Ansätze der Gesundheitsförderung lassen sich wie folgt einteilen (vgl. z.B. auch Settertobulte u.a. 1995):

*   Angebote für Eltern und Bezugspersonen, z.B. Elterntraining, Weiterbildung in Gesundheitsförderung für pädagogische Berufe,
*   Angebote, die sich unmittelbar an Kinder und Jugendliche wenden, z.B. Entspannungs-, Konflikt- und Anti-Gewalt-Training,
*   Freizeit-, Sport- und außerschulische Bildungsangebote mit vielfältigen impliziten Aspekten der Gesundheitsförderung,
*   Arbeits- und Planungsgruppen engagierter Erwachsener zur Erarbeitung von Konzepten der strukturellen Gesundheitsförderung für Kinder und Jugendliche (s. z.B. Stadt Heidelberg 1997),
*   Gesundheitsförderung durch Kinderparlamente, Kinderbüros, Kinderforen, Kinderbeteiligung in der Stadtplanung (Übersicht bei Schröder 1995, 1996 – Beispiel s. Kasten).

Unter dem hier im Vordergrund stehenden Gesichtspunkt gesundheitsförderlicher Gesamtpolitik muß betont werden, daß insbesondere der finanziell begründete Abbau von außerschulischen Einrichtungen und Angeboten für Kinder und Jugendliche in den Kommunen verheerende negative Folgen für die gesundheitliche Situation der Heranwachsenden hat. Das alarmierendste Signal ist die Gewaltbereitschaft großer Teile der Jugendlichen in den neuen Bundesländern. Hier besitzen breit angelegte kommunale Förderprogramme und gesetzliche Maßnahmen zur Finanzierung wirkungsvoller Sozialisierungsprogramme eine hohe Priorität.

Straßenplanung in Herne (160 000 Einwohner)

„Bei Kinderversammlungen, -anhörungen, -foren und in zahlreichen Untersuchungen wird immer wieder der Verkehr auf unseren Straßen als das größte Problem für die Kinder in unseren Städten genannt.

Die Planungsgruppe ‚Stadt-Kinder' der Gesellschaft freie Sozialarbeit Herne e.V. arbeitet an der Umsetzung des Zieles ‚bespielbare Stadt'. Im März 1992 wurde ein konkretes Projekt begonnen, welches 1½ Jahre lang ca. 70 Kinder zwischen 3 und 14 Jahren an der Planung einer kinderfreundlichen Straße beteiligte. Finanziert durch ein Wohnumfeldprogramm der Landesregierung mit dem Ziel der Verbesserung der Lebensqualität und somit u.a. der Rückgewinnung von Straßen als Raum für soziales Leben, war es Ziel, die Gestaltung der Straße aus den Interessen von Kindern abzuleiten, modellhaft Möglichkeiten aufzuzeigen, wie eine Straße kinderfreundlich gestaltet werden kann, hierüber Verfahren, Methoden und Ergebnisse (Gestaltungsqualitäten) auf ihre Verallgemeinerbarkeit zu untersuchen und somit letztendlich eine Demokratisierung von Stadtplanung zu erreichen …

Zum Aufbau von Kooperationsstrukturen wurden fortlaufende, projektbegleitende Gespräche mit Verwaltung, PolitikerInnen und Verbänden geführt.

Auf einer angrenzenden Wiese wurde ein größeres Zelt aufgeschlagen. Straßenspiele, Thema der Auftaktveranstaltung, wurden von den Kindern erfragt, umgesetzt (Kreide für Hüpfspiele, gestapelte Bierkästen als Basketballkörbe) und gemeinsam gespielt, was zu einem schnellen, gegenseitigen, spielerischen Kennenlernen führte …

Unter dem Motto ‚Wir bauen ein Modell der Straße' wurde den Kindern am nächsten Tag ein zuvor in Auftragsarbeit erstelltes Holzmodell im Maßstab 1:50 zur gemeinsamen Ausgestaltung angeboten. … In Gruppen setzten sich die Kinder dann mit der Umsetzung einzelner Gestaltungsaufgaben in Ton, mit EFA-Plast und unterschiedlichsten Materialien (u.a. getrocknete Pflanzen, Hölzer, Korken) auseinander.

Die Erstellung von Einzelmodellen nahm, unterbrochen von einem Straßenfest als Abschluß der ersten Woche, drei weitere Tage ein. Am vorletzten Tag wurde entschieden, welche Ideen am besten sind und diese in das Modell eingebaut. Am letzten Tag wurde in einer Abschlußaktion noch einmal das Modell überprüft. … In der nun folgenden Entwurfsphase wurden die Ergebnisse des Partizipationsprozesses interpretiert, eine Konzeption erarbeitet und mittels Gestaltungsplänen und Detailentwürfen konkretisiert. Die Gestaltungspläne wurden mit der Bezirksvertretung und der Verwaltung abgestimmt und in einer Bürgerversammlung vorgestellt und diskutiert. Es folgten weitere Aktionen im Straßenraum (Straßenmalerei, Spielbusaktivitäten), Beratungen in Ausschüssen (Bezirksvertretung, Planungsausschuß) schlossen sich an. Unter Beteiligung von Kindern wurden die Umbaumaßnahmen begonnen und später mit einem Einweihungsfest abgeschlossen. Über Beobachtungen und Interviews wurde eine zweite Wirkungsanalyse durchgeführt.

Die Motivation der Kinder während der beiden Spielaktionen wird als sehr hoch eingestuft."

(Gekürzt nach Schröder 1995, Seite 166ff.)

4.4.2 Frauen und Männer

Die geschlechtsspezifische Variation von Gesundheit und Krankheit ist einer der am besten gesicherten epidemiologischen Befunde. Kolip (1998, Seite 507) faßt die Befunde in folgenden Punkten zusammen:

- Frauen haben eine um etwa 7 Jahre *höhere Lebenserwartung.*
- Die Zahl *der bei guter Gesundheit verbrachten Lebensjahre* ist für Frauen und Männer annähernd gleich.
- Die Übersterblichkeit der männlichen Bevölkerung vor dem 65. Lebensjahr geht vor allem auf *verhaltensbedingte Todesursachen* zurück (Unfälle, Herzinfarkt, Leberzirrhose, Lungenkrebs).
- Frauen sind *unzufriedener* mit ihrem *Gesundheitszustand.*
- Frauen leiden häufiger unter *psychischen Krankheiten* und *psychosomatischen Beschwerden.*

Frauen und Männer sind in vielfachen Zusammenhängen umweltbedingten Gesundheitsdeterminanten ausgesetzt und entsprechend auch Zielgruppen von Präventionsprogrammen. Als frühes Beispiel eines verhaltens-, gemeinwesen- und umweltorientierten Präventionsprogramms wurde die Deutsche Herz-Kreislauf-Präventionsstudie (1984–1991) schon mehrfach erwähnt. Verhaltensorientierte Präventions- und Gesundheitsförderungsprogramme für Frauen und Männer wurden bis 1996 in größerem Umfang auch im Rahmen des § 20 SGB angeboten, z.B. gegen Übergewicht, Streß, Rückenschmerzen und Bluthochdruck. Allerdings erreichten diese Programme überwiegend Mittelschichtangehörige und besonders Frauen.

Geschlechtsspezifische Unterschiede in der Abhängigkeit und Bewertung von Umwelt und Gesundheit sind aus verschiedenen Gründen ausgeprägt und sollten in der Planung gesundheitsfördernder Lebensbedingungen berücksichtigt werden:

- Frauen und Männer unterscheiden sich erheblich in ihrer gesundheitsbezogenen Lebensweise und ihren gesundheits- und umweltbezogenen Bedürfnissen.
- Im Zuge der Verantwortungsübertragung für Körperlichkeit auf medizinische Experten werden weibliche Körperprozesse wie Menarche, Menstruation, Empfängnis, Schwangerschaft, Geburt, Menopause zunehmend medikalisiert (s. Kolip 1998).
- Mütter und Väter mit kleinen Kindern sind – ebenso wie Kinder, alte Menschen und Behinderte – in besonderer Weise auf ein fußgängergerechtes barrierenfreies Wohnumfeld angewiesen.
- Frauen sind überproportional beteiligt an gesundheitsbezogenen gesellschaftlichen „Dienstleistungen" (Kindererziehung, Haushaltsführung einschließlich Ernährung, Hygiene und Selbstmedikation in der Familie), d.h. sie leisten Reproduktions- und „Gefühlsarbeit" in der Familie und in den typisch weiblichen Erziehungs- und Pflegeberufen.
- Führungspositionen im Erwerbsleben, in Planung, Verwaltung und Politik und damit die Schlüsselpositionen zur Gestaltung gesundheitsrelevanter Lebensbedingungen sind trotz Gleichstellungsbemühungen nach wie vor von Männern dominiert.

Frauen sind also tendenziell a) stärker auf eine gesundheitsfördernde Umwelt angewiesen, b) leisten den Hauptanteil an gesundheitserhaltender Reproduktionsarbeit, sind aber c) an den wirtschaftlichen und politischen Weichenstellungen bezüglich gesundheitsrelevanter Lebensbedingungen in geringerem Umfang beteiligt. Die Europäische Stiftung zur Verbesserung der Lebens- und Arbeitsbedingungen räumt diesem Punkt im Zusammenhang mit Projekten zur Förderung der sozialen Kohäsion einen besonderen Stellenwert ein: „The gender perspective of this work programme is particularly important because of the specific impact of exclusion of women, and because women are principally involved in providing care, paid and unpaid, to other groups in society." (URL: www.eurofound.ie/html/social.html)

Gesundheitsförderungsprojekte und partizipative Projekte zur Stadtteilentwicklung und Planung von Infrastrukturmaßnahmen in Entwicklungsländern wenden sich entsprechend dieser Erkenntnis ganz überwiegend an Frauen als Schlüsselpersonen. Eine umfangreiche Datenbank mit zahlreichen Falldokumenationen ist über die Weltbank zugänglich (URL: www.worldbank.org/html/edi/sourcebook/sb0001.htm)

Zu fordern ist aufgrund dieser Zusammenhänge, daß bei Planungs- und Entscheidungsprozessen zur Gestaltung gesundheitsförderlicher Lebensbedingungen die Einbeziehung weiblicher Kompetenz und Bedürfnisse systematisch sichergestellt wird. Auf europäischer Ebene soll dies durch das dort etablierte sog. „gender mainstreaming" erreicht werden: Dabei werden alle Maßnahmen erstens hinsichtlich ihrer Auswirkungen auf Frauen und zweitens hinsichtlich des Prinzips der Chancengleichheit von Frauen und Männern überprüft (vgl. Sonntag 1999).

4.4.3 Alte Menschen

Ältere und alte Menschen sind aufgrund des demographischen Strukturwandels eine Gruppe, die in den nächsten Jahrzehnten erheblich an Bedeutung gewinnen wird. Gegenwärtig sind 15,3 % der Gesamtbevölkerung in der Bundesrepublik (mehr als 12 Millionen Menschen) 65 Jahre oder älter – 2030 wird jede(r) dritte zu den über 64jährigen gehören (Garms-Homolová & Schaeffer 1998). Diese Entwicklung wird politisch gewöhnlich unter Kostengesichtspunkten für die Rentenkassen und die Gesundheitsversorgung diskutiert. Krankheitshäufigkeit, chronische Krankheiten, Multimorbidität und Pflegebedürftigkeit nehmen vor allem bei den Hochbetagten (über 84jährigen) stark zu. Besondere Belastungen für das Individuum und besonders hohe Krankheits- und Pflegekosten ergeben sich aus Erkrankungen des Bewegungsapparats, Stürzen, neurologisch-psychiatrischen Erkrankungen, sensorischen Behinderungen und Inkontinenz (s. Garms-Homolová & Schaeffer 1998). Auf der anderen Seite produziert der medizinische Fortschritt unnötige Behandlungen: „Mit den heute verfügbaren diagnostischen Mitteln lassen sich – praktisch bei jedem Menschen im Alter – pathologische und pathophysiologische Veränderungen feststellen, die häufig weder das Wohlbefinden noch die Funktionsfähigkeit des betroffenen Individuums beeinträchtigen und aus diesem Grund nicht zwingend mit Bedarf an Behandlung, Unterstützung oder Hilfen im Alltag verbunden sind." (Garms-Homolová & Schaeffer 1998, Seite 538).

Die politischen Diskussion um die Gesundheitsversorgung alter Menschen ist – in Übereinstimmung mit dem gesellschaftlich vorherrschenden Altersbild – einseitig von einem Defizitmodell des Alters bestimmt. Demgegenüber lenkt die salutogenetische Perspektive den Blick auf die Gesundheitsressourcen und Potentiale zur selbstbestimmten Lebensführung alter Menschen. Prävention und Gesundheitsförderung können chronische Krankheiten und Multimorbidität im Alter nicht aus der Welt schaffen, sind aber ein noch viel zu wenig genutztes Potential zum Erhalt von Lebensqualität und Selbständigkeit im Alter – auch bei Vorliegen von chronischen Krankheiten und Behinderungen, zur Ausschöpfung von sozialen Kompetenzen („Humankapital") und zur Verzögerung oder Verlangsamung von Abbauprozessen.

Die Gestaltung gesundheitsförderlicher Lebensbedingungen ist wegen der starken Umweltabhängigkeit alter Menschen von besonderer Bedeutung. Sie reicht von der Haushaltstechnik über Wohnung, Wohnumfeld, Kommunikations- und Verkehrssysteme bis hin zur Einbindung in soziale Netze und den Möglichkeiten sinnvoller Tätigkeit bis ins hohe Alter.

Eine Vielzahl von Praxisbeispielen der Umweltgestaltung auf kommunaler Ebene erbrachte der Bundeswettbewerb „Seniorenfreundliche Gemeinde 1993" mit 341 eingereichten und 30 Wettbewerbsbeiträgen, von denen 12 ausgezeichnet und insgesamt 30 dokumentiert wurden (BM Familie, Senioren, Frauen und Jugend 1995). Die von der Auswahlkommission erarbeiteten Handlungsfelder und Kriterien zur Gestaltung seniorenfreundlicher Lebensbedingungen sind in der folgenden Tabelle dargestellt.

Tab. 4.4-1: Handlungsfelder und Kriterien seniorenfreundlicher Lebensbedingungen (BM Familie, Senioren, Frauen und Jugend 1995)

Handlungsfelder	Kriterien
• Wohnen im Alter • Gemeinwesenorientierte Alteneinrichtungen • Quartierbezogene Seniorenarbeit • Lebendige und offene Begegnungsstätten • Bildungsarbeit von und für Senioren • Wissens-, Kontakt- und Hobbybörsen • Angebote für gesundes Älterwerden • Selbsthilfe im Alter • Ansätze der ganzheitlichen Betreuung und Pflege • Spezifische Ansätze für ältere Menschen mit besonderen Problemen • Koordination und Kooperation unterschiedlicher Träger der Altenarbeit	• Selbständige Lebensführung • Kompetenz und Kreativität • Generationensolidarität • Öffnung zum Quartier und seinen Bewohnern • Altersbild • Überwindung typischer Schwierigkeiten • Initiative und/oder Beteiligung der Bürgerinnen und Bürger

Ein Projektbeispiel seniorengerechter Technikentwicklung ist im folgenden Kasten dokumentiert.

Forschungsprojekt sentha: Seniorengerechte Technik im häuslichen Alltag
Eine interdisziplinäre Forschergruppe an der Technischen Universität Berlin zeigt modellhafte Möglichkeiten gesundheitsfördernder Technikgestaltung:
Die vorhandenen technischen Systeme für ältere Menschen erinnern in ihrer Gestaltungssprache an Prothesen, aber nicht an attraktive Gebrauchsgegenstände. Ein typisches Beispiel ist das Hörgerät, das wegen seiner negativen Konnotationen von den meisten Schwerhörigen nicht benutzt wird. Durch solche „Prothesen" werden ältere Menschen sowohl in ihrer Selbstsicht als auch für andere zu „Behinderten". Seniorengerechte technische Systeme müssen zwar die möglichen funktionellen Beeinträchtigungen älterer Menschen, etwa die reduzierte Seh- und Hörfähigkeit, Ein-

schränkungen im motorischen Bereich und kognitive Einschränkungen des Gedächtnisses berücksichtigen und diese Defizite auszugleichen suchen, doch sie brauchen
nicht die negative Ausstrahlung einer Technik für Ältere zu haben. Deshalb werden
Produkte angestrebt, die für alle Lebensalter interessant sind, indem sie zu mehr
Sicherheit und Komfort im häuslichen Alltag beitragen. Die Systeme müssen leicht
erkennbar und erreichbar, ihre Zuverlässigkeit muß sehr hoch sein, Zweck und Anwendung müssen dem Benutzer einleuchten. Die Benutzeroberfläche muß extrem
einfach und plausibel sein.
Ziel des Forschungsvorhabens ist die Analyse und Verbesserung technischer Systeme im Haus im Hinblick auf das Ermöglichen bzw. den Erhalt der selbständigen
Lebensführung bis ins hohe Alter. Es wird untersucht, welche technischen Hilfestellungen ältere Menschen in ihrer häuslichen Umgebung benutzen und welche Wünsche sie diesbezüglich haben. Auf die Untersuchung und Bewertung der bisher angebotenen technischen Systeme folgt die Entwicklung, Veränderung, Anpassung und
Neuentwicklung von Technik im Haus. Wichtige Elemente der partizipativen Entwicklung sind ein das Projekt begleitender Seniorenbeirat, die systematische Erfassung und Berücksichtigung von Nutzerbedürfnissen und eine frühzeitige Erprobung
der Produkte entsprechend der aus der Softwarentwicklung bekannten Methode des
„rapid prototyping", d.h. der frühzeitigen Entwicklung von Prototypen, die von Test-
Nutzern erprobt und nach deren Kritik verbessert werden.
Die im privaten Haushalt eingesetzte Technik zur Unterstützung der selbständigen
Lebensführung läßt sich in fünf Produktgruppen einteilen, die Gegenstand der interdisziplinären Forschungsanstrengungen sind:
• Kommunikationssysteme (etwa Telefon, Fernsehgerät, Alarmsystem, Rufanlage,
  Spracherkennung und -ausgabe, Anzeigen und Displays),
• Küchen- und Haushaltstechnik (etwa Wasch- und Spülmaschine, Herd, Mikrowelle, kleinere Küchengeräte),
• Mobilitätshilfen (Gehhilfe, Handhabungshilfe, adaptierbare Hilfsmittelmodule),
• Möbel (insbesondere Küchenmöbel),
• Gebäudetechnik (etwa Sanitärtechnik, Türen, Fenster).
(URL: www.sentha.tu-berlin.de)

4.4.4 Arbeitende, Arbeitslose

Erwerbsarbeit nimmt in unserem Gesellschaftssystem einen zentralen Stellenwert ein und
ist mit Teilhabe am gesellschaftlichen Reichtum und sozialem Status verbunden und bildet für die Mehrzahl der Menschen einen bzw. den wichtigsten Bezugspunkt für ihre
soziale und persönliche Identität. Arbeitslosigkeit führt demgegenüber in der Regel zu
finanziellen Notlagen, Abhängigkeit von bürokratischen Sicherungssystemen, sozialem
Abstieg, verminderten Chancen gesellschaftlicher und kultureller Partizipation, Bedrohung von Selbstwert und Identität und daraus resultierend zu massiven Gesundheitsrisiken
(s. Tab. 4.4-2).

Tab. 4.4-2: Arbeitslose im Vergleich zu Beschäftigten
(Quelle: Rosenbrock 1995)

Sterblichkeit	Erhöht um 20–90%
Körperliche Erkrankung	Erhöht um 30–80%
Psychische Leiden	Erhöht um ca. 100%
Gesundheitszufriedenheit	Negative Bewertung 3x häufiger

Die psychosozialen Folgen nicht bzw. unzureichend abgefederter Massenarbeitslosigkeit sind drastisch in der immer noch hochaktuellen Studie aus den 30er Jahren über die Arbeitslosen von Marienthal (Jahoda u.a. 1978) dargestellt. Neueste Ergebnisse unter besonderer Berücksichtigung der Entwicklung in den neuen Bundesländern finden sich bei Hessel et al. (1999).

Die Ansätze zur Gesundheitsförderung am Arbeitsplatz werden unter Betriebliche Gesundheitsförderung (4.2.1) dargestellt, Projekte zur Schaffung lokaler Arbeitsplätze unter Soziale Stadtentwicklung und Armutsbekämpfung (6.3.3). (Vgl. auch spezifischer zu dieser Zielgruppe Bundesvereinigung Gesundheit 1999 und Weckel 1999.)

4.4.5 Von Armut und Obdachlosigkeit Betroffene

Der Begriff der „neuen Armut" wurde in den achtziger Jahren von dem CDU-Politiker Heiner Geißler in die politische Debatte eingeführt. Die Brisanz des Themas hat seitdem erheblich zugenommen (s. Franke et al. 1999; Mielck 2000; Helmert et al. 1997). Ein sensibler Indikator und gleichzeitig ein besonders schwer zu bewältigendes soziales und gesundheitliches Problem stellt die Obdachlosigkeit dar. Diese Thematik wird beispielhaft im Gesundheitsbericht Hohenschönhausen 1997 behandelt, einem Berliner Bezirk und Mitglied des Gesunde Städte-Netzwerks (Bezirksamt Hohenschönhausen von Berlin 1997).

Obdachlose sind seit den 80er Jahren in deutschen Städten nicht mehr zu übersehen, zuverlässige Zahlen bestehen nicht. Die Bundesarbeitsgemeinschaft Wohnungslosenhilfe schätzte die Zahl Wohnungsloser 1996 auf ca. 930 000, davon 20 % Frauen, wobei 15–20 % der Nichtsesshaften ohne jede Unterkunft auf der Straße lebten (Bezirksamt Höhenschönhausen von Berlin 1997).

Nach einer aktuellen Statistik mit offenbar anderen Erfassungs- bzw. Schätzkriterien waren 1998 etwa 540 000 Menschen in der Bundesrepublik obdachlos, davon 30 % Frauen (Der Spiegel 11/1999). Ein weiteres, in der Bundesrepublik relativ neues Phänomen ist die steigende Zahl nichtseßhafter Jugendlicher. Die starke Zunahme nichtseßhafter Menschen hängt zum einen mit der wachsenden Langzeitarbeitslosigkeit und zum anderen mit dem immer knapper werdenden Anteil billigen Wohnraums zusammen.

Die gesundheitliche Situation dieser Personengruppe ist dramatisch schlecht. Nach einer Mainzer Studie waren 90 % einer Stichprobe von Obdachlosen dringend behandlungsbedürftig. Psychiatrische Erhebungen ergaben einen Anteil von 20–30 % psychiatrischer Erkrankungen, ein Drittel litt an Alkoholabhängigkeit, ein weiteres Drittel wurde als alkoholgefährdet eingestuft (Bezirksamt Hohenschönhausen von Berlin 1997). Nach einer Untersuchung der Universitätsklinik München (Fichter u.a. 1997, URL: www.med.uni-muenchen.de/mfv/projektd2.html) litt ein wesentlich höherer Anteil (mehr als 90 % in einer repräsentativen Stichprobe von 300 Münchener Nichtseßhaften) chronisch unter schweren psychischen Störungen (Psychosen, Alkohol- und Drogenabhängigkeit, Angstzustände).

Die hohe Zunahme von psychisch kranken Obdachlosen hängt zusammen mit dem gezielten (und erwünschten) Bettenabbau in Psychiatrischen Kliniken, dessen Folgen allerdings nicht durch ausreichende und wirksame Angebote für diese Personengruppe ausgeglichen wurden.

Gesundheitsförderung muß im Zusammenhang mit Obdachlosigkeit in erster Linie präventiv ausgerichtet sein. Bei eingetretener Obdachlosigkeit sind niedrigschwellige Angebote zur medizinischen und psychiatrischen Grundversorgung, Körperpflege und physischen Lebenssicherung Grundvoraussetzungen weitergehender Projekte (s. Trabert 1997). Entsprechende Angebote müssen sich gezielt an der Lebenslage, den Bedürfnissen und Ressourcen unterschiedlicher Personengruppen unter den Nichtseßhaften orientieren. Empowerment und selbstorganisierte Projekte sind auch hier wichtige Zielvorstellungen, stoßen aber angesichts schwerer psychischer Störungen, Demoralisierung und Abhängigkeitsproblematik an ihre Grenzen. Erforderlich ist in diesem Fall der langfristige Aufbau von Vertrauensbeziehungen, um durch Einzelbetreuung und einzelfallorientierte Rehabilitation die Voraussetzungen für eine Beteiligung an selbstorganisierten Arbeitsgruppen erst zu schaffen. In jedem Fall sind integrative Ansätze auf kommunaler Ebene erforderlich.

Insbesondere an erfolgreichen Projekten von Gemeinwesenarbeit und Stadtteilentwicklung zeigt sich, daß partizipative Ansätze durch Empowerment auch hier erfolgreich sein können (s. 6.3.2).

4.4.6 Migranten

Die ökonomische, soziale und kulturelle Globalisierung bringt einen wachsenden interkulturellen Austausch und eine große Zahl von freiwilligen, hochqualifizierten Arbeitsmigranten mit sich. Bekannt sind die gesundheitlichen Anpassungsprobleme von in fremden Kulturen tätigen Fach- und Führungskräften und deren Familienangehörigen. Hier stellen sich Probleme der Gesundheitsförderung als Vermittlung interkultureller Kommunikations- und Kooperationskompetenz, die auch als zunehmend wichtiger Wirtschaftsfaktor zu Buche schlagen.

In der öffentlichen Diskussion nehmen demgegenüber die in der Bundesrepublik zu gesellschaftlichen Konflikten führenden erzwungenen Migrationsbewegungen der 90er Jahre einen breiten Raum ein. Diese Migrationsbewegungen sind eine unmittelbare oder mittelbare Folge globaler Krisen: Krieg, Armut, politische Unterdrückung, Umweltzerstörung. Eine besondere Gruppe stellen die in Deutschland Zuflucht suchenden Folteropfer dar, für die vereinzelt modellhafte Therapieangebote entwickelt wurden.

Der restriktive rechtliche Status und die soziale Lage von Asylbewerbern und anderen Gruppen führen zur Inkaufnahme von Menschenrechtsverletzungen und massiven gesundheitlichen und psychischen Beeinträchtigungen der betroffenen Migranten und begünstigen durch das Arbeitsverbot Illegalität und nicht zuletzt besonders gesundheitsgefährdende Formen der organisierten Kriminalität wie Drogenhandel, Prostitution, Gewalt- und Tötungsdelikte.

Gesundheitsförderungsprogramme wären in diesem Bereich sicher von großem gesellschaftlichen Nutzen und könnten bei Vorliegen der strukturellen, vor allem rechtlichen und finanziellen Voraussetzungen schnell und phantasievoll umgesetzt werden. Es
darf allerdings bezweifelt werden, ob sich in diesem Bereich der politische Wille und
das öffentliche Bewußtsein für systematische Gesundheitsförderung in absehbarer Zeit
entwickeln wird. (Vgl. zur Gesundheitsförderung bei dieser Zielgruppe: Bundesvereinigung für Gesundheit 1999; Franke et al. 1999 und die Fachtagung „Migration und Gesundheit", Deutsches Hygiene-Museum Dresden 1999.)

4.4.7 Behinderte und Kranke

Nach dem salutogenetischen Ansatz (Antonovsky) kommt Gesundheitsförderung Gesun-
den, Risikogruppen, Kranken, auch schwer und unheilbar Kranken gleichermaßen durch
Steigerung von Wohlbefinden und Lebensqualität zu gute. Für Behinderte und chronisch
Kranke sind gesundheitsförderliche Lebens- und Umweltbedingungen sehr viel bedeut-
samer als für gesunde Erwachsene, die ausreichende Ressourcen zur Kompensation von
Beeinträchtigungen des Wohlbefindens besitzen.

Chronisch Kranke und Behinderte

Die Lebensqualität von chronisch Kranken und Behinderten hängt neben einer flexibel
dem jeweiligen Krankheitszustand angepaßten medizinischen und pflegerischen Versorgung in hohem Maße von gesundheitsförderlichen Bedingungen der gebauten, technisch
gestalteten und sozialen Umwelt ab. Hier nehmen strukturelle Maßnahmen zur Unterstützung der häusliche Pflege und weitestgehend selbständigen Lebensführung einen hohen Stellenwert ein. Corbin & Strauss (1993) beschreiben aufgrund der Analyse von
Krankheitsverläufen minutiös die in der häuslichen Pflege zu leistenden psychischen
Anpassungen von Patienten und Angehörigen. Sie schlagen aufgrund ihrer Untersuchungen eine radikale Umorientierung der Versorgung chronisch Kranker vor, die sich an deren Ressourcen und nicht am medizinischen Versorgungssystem orientiert.

Durch technische Systeme, z.B. hochentwickelte biotechnische Prothesen, aber auch
eine alten-, behinderten- und krankengerechte Gestaltung alltagstechnischer Geräte sind
die Möglichkeiten der Gesundheitsförderung chronisch Kranker und Behinderter erheblich steigerbar, insbesondere ergeben sich für immobile Patienten große unausgeschöpfte
Möglichkeiten der gesellschaftlichen Partizipation durch das Internet.

AIDS-Kranke

AIDS hat als neue Form einer sexuell übertragbaren, bisher unheilbaren chronischen
Krankheit große öffentliche Beachtung gefunden. Aufgrund vielfältiger Bedingungen –
Befall überwiegend bei jüngeren Menschen und in einer stigmatisierten Gruppe mit großer Binnenkohäsion, Schwere der Krankheit und des Siechtums, Hilflosigkeit des medizinischen Systems – hat sich in der AIDS-Behandlung stärker als in jeder anderen
Krankheitsgruppe ein Netz von selbstorganisierter Hilfe und Beteiligung von Selbsthilfezusammenschlüssen entwickelt, das in hohem Maße Konzepte der Gesundheitsförderung
in den Vordergrund stellt (s. Projektübersicht hetero.aidshilfe.de). In diesem Zusammenhang wurden auch modellhafte Konzepte der Sterbebegleitung entwickelt und erprobt.

Die Erfahrungen der Gesundheitsbewegung bei AIDS-Erkrankung könnten auch für andere Bereiche der Versorgung chonisch Kranker wichtige Anregungen liefern.

Terminal Kranke

Ein weiteres Beispiel für die Wirksamkeit von Prinzipien der Gesundheitsförderung stellt die Hospizbewegung zur Steigerung der Lebensqualität terminal kranker Patienten dar. Die ersten Hospize wurden gegen den Widerstand der etablierten Medizin von Pflegekräften und pflegenden Angehörigen durchgesetzt. Inzwischen findet eine überwiegend gute Kooperation statt zwischen behandelnden Ärzten, die Schmerzbehandlung und erleichternde medizinische Maßnahmen durchführen, besonders engagierten Pflegekräften und engagierten Laien. Die sich bildenden sozialen Netze und Strukturen ähneln den Strukturen in der semiprofessionellen AIDS-Kranken-Betreuung und weichen systematisch ab vom professionellen Versorgungssystem (Übersicht s. www.hospiz.net).

Zusammenfassend läßt sich bilanzieren, daß jeder Mensch einer besonderen Gruppe angehört. Den Anstoß zur Gestaltung gesundheitsförderlicher Lebens- und Umweltbedingungen und zur Entwicklung neuer Kooperationsformen liefern oft besonders belastete Gruppen bzw. Krisensituationen. So entstehen aus Not- und Mangelsituationen soziale und technische Innovationen, die zur Stärkung gesundheitsförderlicher Lebensbedingungen für alle beitragen (Beispiele sind Empowerment, die Entwicklung altengerechter Haushaltstechnik und die AIDS-Selbsthilfebewegung). Für eine innovationsorientierte Politik ist es wichtig, solche Innovationen nicht durch restriktive Regulierungen zu behindern, sondern strukturelle Voraussetzungen zu ihrer Förderung zu schaffen.

4.5 Zusammenfassung und Bilanz

Sowohl das Gesunde Städte-Projekt der Weltgesundheitsorganisation als auch Lokale Agenda 21-Projekte richten sich an *Städte, Gemeinden, Stadtteile oder einzelne Quartiere und Nachbarschaften als komplexe Systeme*, die die Gesamtheit der Lebens-, Arbeits- und Wohnbedingungen umfassen. Der Entwicklungsstand dieser von der internationalen Ebene her konzipierten und initiierten Programme wird zusammenfassend dargestellt. Dabei zeigt sich, daß die internationalen Programme *vielfältige Aktivitäten, mehr oder weniger stabile Strukturen und zahlreiche innovative Teilprojekte* auf der lokalen Ebene ausgelöst haben.

Die Programmatik der Agenda 21 hat in kürzerer Zeit mehr Städte zum Mitmachen bewegen können als die Programmatik der WHO. Von seiten des Gesundheitssektors wird die aktive Beteiligung an Agenda 21-Programmen programmatisch und praktisch zunehmend häufiger gesucht. Auf der internationalen Ebene ist die Vernetzung zwischen beiden Programmen seit 1995 deutlich vorangekommen.

Das Thema „Gesundheit" scheint in den Städteaktivitäten zur Agenda 21 jedoch bisher keine explizite Bedeutung zu haben. Weitgehend deckungsgleiche oder zumindest kompatible inhaltliche Zielsetzungen und Prinzipien des Vorgehens lassen es höchst wahrscheinlich erscheinen, daß eine stärkere *Verflechtung beider Programme* auf der lokalen Ebene erhebliche *synergistische Effekte* haben kann.

Trotz einer intensiven Diskussion über Indikatoren für das Monitoring und die Evaluation dieser Setting-bezogenen Strategien sind schlüssige *Angaben zur Bewertung* bisheriger Projekte *kaum zu machen*. Dies ist vor allem auf die Heterogenität der komplexen Strategien und die mangelnde Vergleichbarkeit verfügbarer Indikatoren zurückzuführen.

Die *intersektorale Kooperation* zwischen verschiedenen Bereichen des politisch-administrativen Systems in Städten und Gemeinden stellt sich immer wieder als sehr *schwierig* heraus. Hierbei spielt häufig auch mangelnde politische Unterstützung eine wesentliche Rolle. Es läßt sich feststellen, daß häufig auf einzelne, aus dem politischen Gesamtzusammenhang gelöste Projekte zurückgegriffen wird. In der Anfangsphase ist dieses unter pragmatischen Gesichtspunkten durchaus sinnvoll. Ein Stehenbleiben in dieser Anfangsphase wird jedoch von den Evaluatoren als *„Projekt-Fixierung"* (projectism) kritisiert. Die komplexen Programme auf der Ebene von Städten finden bisher *nur selten auf der Basis einer systematischen Rahmenplanung* statt. Hieraus und aus der häufig *unzureichenden Ausstattung mit Ressourcen* resultieren die stärksten *Umsetzungsdefizite* dieser komplexen Programme. Auch die Indikatoren, Instrumente und Vorgehensweisen für die Evaluation und das Monitoring komplexer Programme sind noch entwicklungsfähig.

Nach demselben Muster wie für die Gesamtstadt haben sich auch Strategien für einzelne Sub-Systeme von Städten und Gemeinden gebildet. Sie sind ebenfalls von internationaler Ebene stimuliert und auf internationaler Ebene vernetzt worden. Der Ansatz ist identisch, findet jedoch in einem *Lebens- und Handlungsraum geringerer Komplexität* (im Vergleich zur Gesamtstadt) statt. Die Entwicklung dieser Setting-Ansätze wird für die Bereiche *Betrieb, Krankenhaus und Schule* nachgezeichnet, kurz charakterisiert und bewertet. Auffällig in allen drei Bereichen ist, daß sich Gesundheitsförderung in der Regel *mit anderen Reform-Strategien* verbindet, insbesondere *Qualitätsmanagement* in verschiedenen Varianten und *Organisationsentwicklung*, z.B. in Form der Schulentwicklung. Dies scheint ein erfolgreicher Ansatz zu sein, dem Thema „Gesundheit" mehr Aufmerksamkeit, Bedeutung und positive Resonanz zu geben.

Weitere analoge Vorgehensweisen in anderen Settings wie Universitäten, Gefängnissen, Arztpraxen und Apotheken, Kommunalverwaltungen und anderen sozialen Sub-Systemen werden nur summarisch erwähnt. Sie zeigen aber deutlich, daß der Setting-Ansatz bisher weder in der Breite noch in der Tiefe seiner Anwendungsmöglichkeiten voll ausgeschöpft ist. Gesundheitsförderung als nachhaltige Gestaltung von Umwelt- und Lebensbedingungen kann sich nur dann erfolgreich weiterentwickeln, wenn diese Potentiale systematisch unterstützt und gefördert werden.

Mit dem Ausdruck Determinanten der Gesundheit werden Variablenkomplexe benannt, die für Gesundheit relevant sind. Um Einzelmaßnahmen im Rahmen komplexer Programme zu planen und umzusetzen, müssen spezifische *Eingriffsbereiche* identifiziert und die Handlungsmöglichkeiten in diesen Bereichen konkretisiert werden. Dies wird von uns in sehr summarischer Weise getan, indem wir auf die Gestaltungs- und Steuerungsmöglichkeiten in den beiden Bereichen *„physische Umwelt und ökologische Belange"* sowie *„soziale Umwelt und soziale Belange"* eingehen.

Im letzten Abschnitt dieses Kapitels werden *besondere Bevölkerungs- bzw. Zielgruppen* behandelt: Kinder und Jugendliche, Frauen und Männer, alte Menschen, Arbeitende und Arbeitslose, von Armut und Obdachlosigkeit Betroffene, Migranten sowie Behinderte und chronisch Kranke. Für alle diese Zielgruppen läßt sich zeigen, daß es Ansätze und Programme gibt, ihre Lebensverhältnisse und Umweltbedingungen gesundheitsförderlicher zu gestalten. Dabei wird nochmals deutlich – insbesondere gilt dies für die aufgrund ihrer Lebenslage benachteiligten Bevölkerungsgruppen! –, daß Gesundheitsförderung ein *politisches Programm* ist, *das weit über die Gesundheitspolitik hinaus reicht* und teilweise grundlegende strukturelle und gesellschaftspolitische Veränderungen erforderlich macht.

5 Politische Strategien und Strukturen

Je nach Herkunft oder Zielsetzung werden Ansätze der Prävention und Gesundheitsförderung anhand verschiedener Merkmale beschrieben, z.b. nach Methoden, nach Risikofaktoren-Bereichen, nach Lebensalter oder Lebenslage, nach Krankheitsbereichen.

Unsere Einteilung folgt einem Verständnis von Gesundheitsförderung als Gestaltung von Umwelt- und Lebensbedingungen aus salutogenetischer Perspektive. Hierfür schien es uns angemessener, die Akteursorientierung in den Vordergrund zu stellen (Kap. 3), darauf folgend relevante Settings, Eingriffsbereiche und Zielgruppen (Kap. 4) zu beschreiben und in diesem Kapitel die übergreifenden politischen Strategien und Strukturen zu präsentieren und zu analysieren.

Wie in Kapitel 3 beginnen wir mit der obersten, der internationalen Ebene (5.1) und diskutieren danach strategische Ansätze auf Bundes- und Länder-Ebene (5.2). Am ausführlichsten widmen wir uns den politischen Strategien auf der kommunalen Ebene (5.3). Abschließend behandeln wir die Grundvoraussetzungen für jede politische Strategie: Strukturen (5.4) und finanzielle Ressourcen (5.5).

5.1 Die strategische Rolle internationaler Organisationen

Die Rolle der internationalen Organisationen besteht vor allem darin,

- Informationen aufzunehmen und zu bündeln, d.h. den internationalen Wissensstand zu bestimmten Gebieten zusammenzufassen,
- normbildend zu wirken, d.h. einen möglichst großen Konsens über die Grund- bzw. Leitwerte des Handelns herzustellen,
- Lobbyarbeit für diese Leitkonzepte wie Gesundheitsförderung und Nachhaltigkeit zu leisten durch Impulse für internationale Vernetzung und entsprechende Forschungs- und Handlungsprogramme.

Da viele aktuelle Probleme im Weltmaßstab miteinander verknüpft sind und der Prozeß der „Globalisierung" mit allen seinen Konsequenzen zunehmend schneller verläuft, erhält die Entwicklung weltweiter Leitkonzepte und Strategien zunehmend größere Bedeutung. Die Mühseligkeit solcher Prozesse und die häufige Tendenz, durch ultraweite Begrifflichkeiten, Kompromißformeln und Schein-Verständigung Konflikte zuzudecken, war besonders im Agenda-Prozeß zu beobachten. Trotzdem gibt es zu diesem Vorgehen keine Alternative: Direktive Regulierungsmaßnahmen im Weltmaßstab sind nicht möglich; Mehrheitsbeschlüsse, die den nationalen Regierungen ein bestimmtes Handeln vorschreiben, sind in aller Regel nicht durchsetzbar.

Im Prinzip gelten die o.g. Aufgaben auch für die internationalen Zusammenschlüsse auf europäischer Ebene. Für die *WHO* sind die (in etwa nach Erdteilen gegliederten) *Regionen*, insbesondere Europa mit dem WHO-Büro in Kopenhagen, einerseits Diskussionspartner bei der internationalen Konsensbildung, andererseits stellen sie auch die nächst niedrigere Ebene dar, die von der höheren (Welt-)Ebene Leitkonzepte aufnimmt und an nachfolgende Ebenen, von der nationalen auf die kommunale bzw. Stadtebene, weiter verbreitet.

Die Institutionen der *Europäischen Gemeinschaft* spielen eine besondere Rolle: In gewisser Hinsicht sind sie in ihren strategischen Möglichkeiten der Bundesebene ähnlich. Wie diese können sie durch Förderprogramme, Rahmengesetze, Schutzgesetze, Informationssysteme wie Gesundheitsberichterstattung u.ä., auf die einzelstaatlichen Ebenen einwirken. Eine gemeinsame Politik wird dabei allerdings erschwert durch die z.T. erheblich differierenden politischen Systeme und Steuerungsstrukturen (vgl. Green 1998).

In Zukunft soll es ein „umfassendes Gesundheitsprogramm der Gemeinschaft" geben mit den Schwerpunkten „Information, Reaktion auf Gesundheitsgefahren und Gesundheitsdeterminanten" (Fischer 1999b, Seite 3; vgl. auch Abschnitt 3.1.1). Neben solchen Programmen wächst jedoch die gesundheitsrelevante Normsetzungsfunktion, z.B. für elektromagnetische und mikrobiologische Bedrohungen, Zigaretten-Werbung und Qualitätssicherung sowie für die „Integration der Gesundheitsschutzerfordernisse in die Gemeinschaftspolitiken" (Fischer 1999b, Seite 4), d.h. eine gesundheitsfördernde Gesamtpolitik im Sinne der WHO Programmatik.

5.2   Strategische Ansätze auf Bundes- und Landes-Ebene

Die Ansätze bedienen sich der klassischen Steuerungsmittel Recht, Informationen und Geld. Die rechtlichen Möglichkeiten betreffen vor allem Rahmen- und Schutzgesetze (5.2.1 und 5.2.2). Informationen als Grundlage einer rationalen Gesundheits(förderungs)politik werden in Abschnitt 5.2.3 angesprochen. Die Abschnitte 5.2.4 und 5.2.5 betreffen das Steuerungsmedium Geld.

5.2.1 Rahmengesetze

Nationale Bundesgesetze

Das Gesundheitsreformgesetz von 1989 erweiterte mit dem § 20 des *Sozialgesetzbuches V* die bescheidenen Möglichkeiten der gesetzlichen Krankenversicherung zur Krankheitsverhütung erheblich. Es fehlte jedoch in diesem Gesetz eine explizite Steuerung kooperativer Bemühungen der Gesundheitsförderung auf der kommunalen Ebene. Dieser Kritikpunkt bleibt auch nach der Gesundheitsreform 2000 bestehen. (Zur ausführlichen Diskussion des § 20 und der Rolle der Krankenkassen vgl. Abschnitt 3.5.)

Einen allgemeinen Ansatz könnte man „Gesundheitsverträglichkeitsprüfung politischer Beschlüsse und Maßnahmen" nennen, so wie es die EU im Prinzip beschlossen hat (vgl. Abschnitt 3.1.1). Im Sinne einer intersektoralen Politik in den Gesetzgebungsprozessen wären Gesetzeswerke in anderen für die Gesundheit relevanten Politikfelder darauf zu überprüfen, inwieweit sie hilfreich oder hinderlich für die Herstellung gesunder Lebens- und Umweltbedingungen im Sinne einer nachhaltigen Entwicklung sind. Dieser Anspruch stellt ein Kernelement des Gesundheitsförderungsansatzes dar. Seine Umsetzung stößt verständlicherweise auf erhebliche Schwierigkeiten. Andererseits gibt es auch Positivbeispiele dafür, daß Gesetze in anderen Politikbereichen explizite Anknüpfungspunkte für die Gesundheitsförderung enthalten:

Im § 1 (5) des *Baugesetzbuches* wird für die Bauleitplanung die Berücksichtigung der „allgemeinen Anforderungen an gesunde Wohn- und Arbeitsbedingungen" gefordert. In den Grundsätzen des *Raumordnungsgesetzes* soll gemäß § 2 (1) u.a. die Erhaltung und

Weiterentwicklung der „räumlichen Struktur der Gebiete mit gesunden Lebensbedingungen" gesichert werden.

In der Praxis (nicht nur des Städtebaus, sondern auch bei gesetzlichen Normen im Arbeitsbereich) hat sich allerdings herausgestellt, daß solche Berücksichtigungsnormen keine große Durchsetzungskraft besitzen: Da sie nicht weiter konkretisiert sind, nur schwer in Maß und Zahl erfaßt werden können und meist mit anderen Zielen konkurrieren, fallen Gesundheitsziele im Konfliktfall oft unter den Tisch (vgl. Walther 1994). Immerhin liegt hier eine der wichtigsten Optionen für die Umsetzung einer „gesundheitsförderlichen Gesamtpolitik". In einzelnen Kommunen, z.B. Heidelberg, werden schon entsprechende Verfahren praktiziert.

Von besonderer Bedeutung sind die gesetzlich geregelten Formen der Mitbestimmung. So wird der Begriff Bürgerbeteiligung ausdrücklich im Baugesetzbuch (BauGB) genannt, wo für die Aufstellung von Bauleitplänen Bürgerbeteiligung vorgesehen ist (s. Schmidt-Eichstaedt 1993, Seite 107 f.). Durch die frühzeitige Bürgerbeteiligung (BauGB§ 3 Abs. 1) soll in einem frühen Stadium der Planung eine Diskussion mit der Bevölkerung über Entwürfe und Pläne ermöglicht werden, während mit der förmlichen Beteiligung (§ 3. Abs. 2,3) den Bürgern die Möglichkeit gegeben wird, Ideen, Einwände oder Anregungen einzubringen, die bei der Abwägung unterschiedlicher Belange einbezogen werden müssen. In vergleichbarer Weise sind im Umwelt-, Atom- und Planngsrecht Formen von Bürgerbeteiligungen vorgesehen.

Der Vollständigkeit halber soll an dieser Stelle auch auf die Möglichkeiten der *Steuergesetzgebung* hingewiesen werden. Dabei geht es nicht nur um eine Ökosteuer oder Höherbesteuerung gesundheitsschädlicher Genußmittel, sondern auch um positive Anreize, beispielsweise Steuervergünstigungen für Bauherren, die ökologische Baustoffe verwenden oder für Menschen, die sich in gemeinnütziger Weise in örtlichen Vereinen mit Gesundheitsrelevanz betätigen.

Gesetze in Nachbarländern

In benachbarten Ländern gibt es Gesetze für Prävention und Gesundheitsförderung, die sich ausdrücklicher als in Deutschland auf Gesundheit beziehen und eine zentralstaatliche Ebene mit dezentraleren Ebenen verbinden. In *Österreich* hat im Februar 1998 der Nationalrat das *Gesundheitsförderungsgesetz* (BGB Nr. 51/1998) beschlossen. 1998 bis einschließlich 2000 sollen jeweils 100 Mio. ÖS aus Vorwegabzügen beim Aufkommen der Umsatzsteuer für Zwecke der Gesundheitsförderung bereitgestellt werden. Die Verwaltung der Mittel wird vom Fonds „Gesundes Österreich" vorgenommen, dessen Satzung zu diesem Zweck entsprechend geändert wurde (vgl. ausführlicher dazu Abschnitt 5.5.3).

In der *Schweiz* wurde im Rahmen des Krankenversicherungsgesetzes ein Artikel (19) geschaffen, der folgenden Wortlaut hat:

1. „Die Versicherer fördern die Verhütung von Krankheiten.
2. Sie betreiben gemeinsam mit den Kantonen eine Institution, welche Maßnahmen zur Förderung der Gesundheit und zur Verhütung von Krankheit anregt, koordiniert und evaluiert. Kommt die Gründung der Institution nicht zustande, nimmt sie der Bund vor.
3. Das leitende Organ der Institution besteht aus Vertretern der Versicherer, der Kantone, der SUVA (Unfallversicherung), des Bundes, der Ärzteschaft, der Wissenschaft sowie der auf dem Gebiet der Krankheitsverhütung tätigen Fachverbände." (Bundesgesetz über die Krankenversicherung = KVG vom 18.03.1995).

Das Gesetz regelt in zwei kurzen Paragraphen (1), daß Gesundheitsförderung und Krankheitsverhütung gemeinsam betrieben werden, (neben einem Extra-Paragraphen 26 zur medizinischen Prävention) (2), daß alle relevanten Institutionen und Fachleute zusammenarbeiten und drittens, daß dies von einem gesondert für diesen Zweck erhobenen Krankenkassenbeitrag finanziert wird (§§ 19 und 20).

Seit 1996 nimmt die Schweizerische Stiftung für Gesundheitsförderung mit Sitz in Lausanne die Aufgaben der in Art. 19 KVG vorgesehenen Institution wahr. Dies entspricht den vorangegangenen Tätigkeitsmerkmalen der Stiftung, die 1989 errichtet wurde. (Zum Schweizer Finanzierungskonzept für Gesundheitsförderung vgl. 5.5.3.)

In den *Niederlanden* besteht seit 1990 ein Gesetz, das sich allerdings primär auf Prävention bezieht, das „Collective Prevention Act". Das Gesetz macht die lokalen Behörden verantwortlich für Entwicklung, Kontinuität und Koordination präventiver Dienste. Eine staatliche Aufsichtsbehörde (State Inspectorate of Health) hat den Auftrag, die Entwicklung von Public Health zu überwachen. Im Rahmen dieses Auftrages wurde vom Gesundheitsminister 1995 eine Untersuchung in Auftrag gegeben. Von insgesamt 560 Gemeinden wurden 95 mit verschiedenen quantitativen und qualitativen Methoden untersucht. Dabei stellte sich u.a. heraus, daß das Engagement im Gesundheitsbereich sehr stark differierte und daß bei 75% der Gemeinden mögliche Gesundheitseffekte ihrer Beschlüsse und „Politiken" nicht berücksichtigt werden. Die Untersuchung bestätigt somit, daß gesetzliche Regelungen eine zwar notwendige Rahmenbedingung für Gesundheitsförderung und Prävention darstellen, in den meisten Fällen jedoch nicht als hinreichend gelten können (Pieters 1998).

Landesgesetze

Gemäß unserer föderalistischen Verfassung liegen die Hauptaufgaben im Gesundheitswesen bei den Ländern. Für die Gestaltung von Public Health Belangen sind daher die *Gesetze zum öffentlichen Gesundheitsdienst (ÖGD-Gesetze)* von größter Bedeutung. Mit wenigen Ausnahmen haben sich inzwischen die meisten Bundesländer neue ÖGD-Gesetze gegeben (vgl. Müller 1999 und 3.3). In der schwierigen Situation des öffentlichen Gesundheitsdienstes, die manchmal als „zwischen Aufbruch und Abbruch" liegend charakterisiert wird, sind Festschreibungen der Gesundheitsförderung als Pflichtaufgabe in den ÖGD-Gesetzen eine notwendige Voraussetzung für die weitere Entwicklung. Ohne diese Rückenstärkung und Legitimation der Gesundheitsförderung ist der Rückzug des Staates aus dieser wie allen anderen nicht gesetzlich vorgegebenen Aufgaben zu befürchten.

5.2.2 Schutzgesetze

Schutzgesetze spielen nicht nur für die Prävention eine große Rolle, sondern auch für die Gesundheitsförderung. Entstanden sind sie allerdings überwiegend aus pathogenetischer Perspektive, d.h. zur Abwehr drohender Krankheiten. Voraussetzung für das Eingreifen ist eine unmittelbare Krankheitsbedrohung, die abgewendet werden soll. Dies setzt in der Regel den Nachweis kausaler Beziehungen zwischen Noxe und drohender Krankheit voraus. Solchen Gesetzen gehen häufig im Konsens definierte Umweltstandards voraus. Dabei ist der Mensch das am häufigsten genannte Schutzgut.

Einen Überblick über verschiedene Politikbereiche und Gesetze mit dem Schutzziel menschlicher Gesundheit geben Meyer u. a. (1997, Seite 34 ff.).

Tab. 5.2-1: Wichtige umweltrelevante bzw. Umwelt-Politikbereiche sowie diesen Politikbereichen zuzuordnende Gesetze, die das Schutzziel menschliche Gesundheit beinhalten
(Quelle: Meyer u. a. 1997, Seite 36)

Politikbereich	*Gesetze mit Schutzziel menschliche Gesundheit*
Allgemeine Umweltpolitik	Gesetz über die Umweltverträglichkeitsprüfung (UVP), Umwelthaftungsgesetz
Medienbezogene Politikbereiche Luftreinhaltung Gewässerschutz Bodenschutz	Bundes-Immissionsschutzgesetz Wasserhaushaltsgesetz Entwurf des Bodenschutzgesetzes
Expositionsbezogene Politikbereiche Strahlenschutz	Atomgesetz, Strahlenschutzvorsorgegesetz, Bundes-Immissionsschutzgesetz
Lärmschutz	Bundes-Immissionsschutzgesetz, Fluglärmgesetz
Trinkwasserschutz	Bundesseuchengesetz, Lebensmittel- und Bedarfsgegenständegesetz, Wasserhaushaltsgesetz
Lebensmittelrecht	Lebensmittel- und Bedarfsgegenständegesetz, Fleischgygienegesetz, Geflügelfleischhygienegesetz, Milchgesetz
Stoff- und produktbezogene Politikbereiche Abfallpolitik	Kreislaufwirtschafts- und Abfallgesetz
Stoffpolitik	Chemikaliengesetz, Düngemittelgesetz, Futtermittelgesetz, Pflanzenschutzgesetz
Produktpolitik	Lebensmittel- und Bedarfsgegenständegesetz, Wasch- und Reinigungsmittelgesetz, Bauproduktengesetz, Benzinbleigesetz
Technologiepolitik	Atomgesetz, Gentechnikgesetz, Gewerbeordnung

Hinzu kommen Regelungen im Verkehrsrecht, die vor Unfällen und Unfallfolgen schützen sollen sowie die komplexen Regelungen zum Arbeitsschutz. Im zuletzt genannten Bereich hat die salutogenetische Perspektive mit dem erweiterten Auftrag der Verhütung „arbeitsbedingter Gesundheitsgefahren" im Sozialgesetzbuch VII an Boden gewonnen (vgl. 4.2.1). Salutogenetische Aspekte und Anknüpfungspunkte gibt es jedoch in fast allen Schutzgesetzen. (vgl. zu diesem gesamten Komplex auch Abschnitt 4.3).

5.2.3 Gesundheitsberichterstattung, Gesundheitsziele und Gesundheitspläne

In diesem Abschnitt geht es um die Instrumente rationaler Politikgestaltung und -entwicklung (vgl. dazu den gesundheitspolitischen Aktionszyklus in Abschnitt 2.2). Im Folgenden skizzieren wir die entscheidenden Grundelemente einer rationalen Gesundheitspolitik.

Gesundheitsberichterstattung

Im November 1998 wurde der erste „Gesundheitsbericht für Deutschland" (Hg. Statistisches Bundesamt) veröffentlicht. Er ist ein umfangreiches Werk, das in Gemeinschaftsarbeit vieler Experten, Wissenschaftler und Praktiker entstand (vgl. ausführlich Brückner 1997 u. Noll 1997 zu Berichterstattung sowie Streich u.a. 1998 zu Gesundheitsberichterstattung in allen Varianten und auf verschiedenen politischen Ebenen.). Der Bericht soll für das BMG vom Robert-Koch-Institut in Zusammenarbeit mit dem Statistischen Bundesamt kontinuierlich fortgeschrieben werden. Er enthält nicht nur Angaben über Krankheiten, Ressourcen der Gesundheitsversorgung, Leistungen, Ausgaben, Kosten und Finanzierung des Gesundheitswesen, sondern auch umfassende Abschnitte über

• Rahmenbedingungen des Gesundheitswesens (politische, demokratische, soziale und ökonomische Bedingungen),
• gesundheitliche Lage der Bevölkerung (Lebenserwartung, subjektiven Gesundheitszustand, Krankheitsfolgen), sowie
• Informationen über Gesundheitsverhalten und Gesundheitsgefährdungen (gesundheitsbeeinflussende Lebensweisen, Risikofaktoren der sozialen Lage, der Umwelt, Arbeitswelt, der Freizeit und des Verkehrs).

Der Bericht wird ergänzt und teilweise unterfüttert durch bundesweite Gesundheitssurveys (vgl. URL: www.rki.de/CHRON/CHRON.HTM).

Im Einleitungsabschnitt zu Zielen und Vorgehensweise der Gesundheitsberichterstattung wird deutlich, daß der Bericht eine Vielzahl von Adressaten hat. Die Hoffnung, daß der Bericht Grundlage für Gesundheitsplanung und Gesundheitspolitik sein könnte, ist allenfalls zwischen den Zeilen und in einzelnen Nebensätzen erkennbar. Die Zielbestimmung bleibt extrem vage, wie die Schlußsätze des Einleitungskapitels zeigen: „Gelingt es, mit diesem Wissen die Lebensqualität zu verbessern, haben sich die Anstrengungen aller Beteiligten gelohnt. Aus dem Wissen gesundheitspolitische Schlußfolgerungen zu ziehen und diese umzusetzen, bleibt den Bürgern und der Gemeinschaft vorbehalten." Ein selbstbewußter Anspruch, nämlich hier die Grundlage für die rationale Steuerung problemgerechter nationaler Gesundheitspolitik geliefert zu haben, kann sich wahrscheinlich erst mit den weiteren Fortschreibungen des Berichts entwickeln.

Diese Kritik gilt aber nicht nur für Deutschland: Allebeck (1998, Seite 273) fragt im Hinblick auf „Public Health Reporting" in Europa (im Editorial des European Journal of Public Health): „Where is the link to public policy and decision-making?"

Trotz dieser Kritik an Gesundheitsberichterstattung im Einzelnen, wird dem Prinzip „öffentlich Bericht erstatten" in einer systematischen empirischen Analyse eine erhebliche Bedeutung für die politische Wahrnehmung und Bewertung „umkämpfter Sachverhalte" zugesprochen (Barlösius & Köhler 1999).

Gesundheitsziele und -pläne auf nationaler Ebene

Gesundheitsziele und –pläne sowie Handlungsprogramme und Planungen, wie diese Ziele erreicht werden sollen, liegen naturgemäß dicht beieinander. Daher sind die entsprechenden Dokumente auch selten nur einem einzigen dieser Elemente verpflichtet.

Das Programm *Gesundheit für Alle (GfA)* bis zum Jahr 2000 wurde in den WHO-Regionen aufgenommen und z.b. für die europäische Region 1984 mit insgesamt 38 Einzelzielen konkretisiert (WHO 1985). Diese Ziele sollten bis zum Jahr 2000 umgesetzt werden. In einer Reihe von Ländern wurden die Ziele auf nationaler Ebene adaptiert, so z.b. in den USA, den Niederlanden, der Schweiz, in England (für Erfolgsmessungen vgl. Weiss u.a. 1998; Fulop et al. 2000), den skandinavischen Ländern sowie Kanada und Australien (Schwartz u.a. 1998, Seite 175ff.). In Deutschland wurde keine entsprechende nationale Planung vorgelegt. Es kam lediglich zu einem von der Gesundheitsbewegung inspirierten und von den Grünen beauftragten Programmpapier mit dem Titel „Gesundsein 2000. Wege und Vorschläge"(vgl. Fuß u.a. 1984).

In den USA wurden erstmals 1979 mit dem Programm „Healthy People: The Surgeon General's Report on Health Promotion and Disease Prevention" Gesundheitsziele formuliert. Die Aufschlüsselung der 226 Einzelziele läßt deutlich erkennen, in wie hohem Maße solche Ziele auch im Dienste von Gesundheitsförderung und Prävention stehen (vgl. Tabelle 5.2.-2).

Tab. 5.2-2: Art und Anzahl von Zielen in der Gesundheitsplanung der USA
(Quelle: Schwartz u.a. 1998, Seite 176)

Zielkategorien	*Anzahl*
Gesundheitsstatus verbessern	58
Risikofaktoren reduzieren	47
Gesundheitsbewusstsein der Öffentlichkeit/Berufsgruppen erhöhen	38
Gesundheitsschutz und -dienst verbessern	51
Überwachung der Durchführung und Evaluation verbessern	32
Summe	**226**

Wismar und Busse (1998, Seite A96) gehen in einer vergleichenden Studie davon aus, daß Gesundheitsziele als eine „Strategie zur Aktivierung von Rationalisierungs-, Effizienz-, Effektivitäts- und Demokratisierungspotentialen" anzusehen sind. Sie haben die nationalen und regionalen Zielinitiativen im Gefolge des WHO-Programms „Gesundheit für Alle (GfA)" vergleichend analysiert. Die Autoren unterscheiden zwischen „politisch-rhetorischen" Programmen und „auf Wirkung angelegten" Programmen. Die zuletzt genannten zeichnen sich durch klare Operationalisierungen, Meßbarkeit, Informations-Feedbacks und die eindeutige Zuweisung der Maßnahmen zu den Komponenten des Gesundheitssystems aus. Es wird davon ausgegangen, daß die Diskussion in der Bundesrepublik hierdurch befruchtet werden könnte (vgl. Busse & Wismar 1997; Wismar u.a. 1998).

1996 erschien eine Evaluation der europäischen WHO-Gesundheitsziele anhand von Daten aus den Niederlanden (van de Water und van Herten 1996). Inhaltlich wird festgestellt, daß kein einziges Ziel erreicht werden konnte, nur 10 von 38 Zielen wurden partiell erreicht; für fast die Hälfte der WHO-Ziele ließ sich eine Entwicklung in die entgegensetzte Richtung konstatieren, insbesondere auch für die Schlüsselbereiche der GFA-Strategie „Equity in Health and Quality of Life". Die Studie endet mit kritischen Empfehlungen an die WHO Europa und der Forderung, eine korrigierte GfA-Strategie mit weniger Zielen, die bestimmten Kriterien genügen, vorzulegen. Dies ist inzwischen geschehen (vgl. 1.2).

Aus den zuletzt zitierten Untersuchungsergebnissen läßt sich entnehmen, daß solche Ziele offensichtlich einer gehörigen Portion Realismus' und Augenmaßes bedürfen, wenn sie nicht Frustration durch ständige Unerreichbarkeit erzeugen sollen. In Deutschland hat sich der *Sachverständigenrat für die Konzertierte Aktion im Gesundheitswesen* seit 1986 in seinen Gutachten mehrfach positiv zu Gesundheitszielen geäußert. Zuletzt wurde 1995 eine stärker „ergebnisorientierte Gesundheitspolitik" auf der Basis definierter Gesundheitsziele gefordert.

Für Prävention und Gesundheitsförderung ein Gesamtkonzept bzw. einen Plan zu erstellen, wurde von bisherigen Regierungen allerdings abgelehnt (vgl. Deutscher Bundestag, DS 12/8238 v. 5.7.94), obwohl dies andere Länder tun und der notwendige, auf die Zielbestimmung folgende nächste Schritt sein müßte.

Auch die Bundesländer, denen vorrangig die Aufgabe der Gesundheitspolitik zufällt (vgl. Bunge 2000), haben sich bisher mit der Formulierung von gesundheitspolitischen Zielen zurückgehalten. Lediglich die beiden deutschen Mitgliedsländer im WHO-Netzwerk „Regions for Health" haben bisher landesweite Gesundheitsziele entwickelt (Nordrhein-Westfalen) bzw. einen Entwicklungsprozeß eingeleitet (Niedersachsen). Beide Länder orientieren sich an den WHO-Programmen „Gesundheit für Alle" bzw. „Gesundheit 21".

Einen umfassenden Überblick über Stand der Praxis und Diskussion bietet der Sammelband von Geene & Luber (2000). Ausgangspunkt des Buches ist die weitgehend resonanzlose Entwicklung von Gesundheitszielen für Berlin im Rahmen eines mehrjährigen Public Health Projekts (Bergmann u.a. 1996).

Ein Zugewinn an Rationalität in der Gesundheitspolitik ist aufgrund der ausländischen Erfahrungen zu erwarten; für eine definitive Beurteilung des Wertes von Gesundheitsberichterstattung, -zielen und -plänen ist es jedoch noch zu früh.

5.2.4 Anreiz-Programme für die lokale Ebene und zur Innovationsförderung

Wie überall ist Geld als Anreiz und Grundlage für Gesundheitsförderung eines der effektivsten Steuerungsmittel. In verschiedenen Ländern bestehen inzwischen Gesundheitsförderungsfonds. Diese werden zusammen mit anderen Finanzierungsaspekten in Abschnitt 5.5 behandelt.

Systematische Anreizprogramme werden in der Analyse von Wismar & Busse (1998) als Element der Verwirklichung von Gesundheitszielen erwähnt. Mit diesen Programmen soll den divergierenden Eigeninteressen der Akteure vor Ort entgegengesteuert werden.

In den Niederlanden wird die Verantwortung für Public Health zwischen lokaler und nationaler Ebene geteilt. Eine Studie zeigte, daß Gesundheitspolitik auf der lokalen Ebene immer noch unterentwickelt ist (Pieters 1998). Dies war der Hintergrund für ein nationales Programm zur Stärkung lokaler Gesundheitspolitik. Es sollte vor allem „Gesundheit" auf die politischen Tagesordnungen der Gemeinden bringen. Teile des Förderprogramms sind:

- Einführung von Gesundheitsplänen,
- Unterstützung für die Organisation lokaler/regionaler Gesundheitskonferenzen sowie
- Ausbildungsprogramme für Lokalpolitiker.

Diese Elemente werden ergänzt durch ein nationales Public Health-Gremium, das die dezentralen Aktivitäten unterstützen und strategische Gesichtspunkte von Public Health weiterentwickeln soll (Van Westering 1998).

Systematische Innovationsförderung zur Gesundheitsförderung findet nach unserem Kenntnisstand bisher nur in verschwindend geringem Maße statt. Dieser Ansatz ließe sich jedoch auf allen politischen Ebenen relativ einfach praktizieren. Ein Beispiel hierfür ist der bundesweit ausgeschriebene Berliner Gesundheitspreis. Im Wettbewerb des Jahres 1998 wurden mit mehr als DM 100 000 innovative Ansätze zur Entwicklung von Gesundheitszielen und ihrer Umsetzung ausgezeichnet. Der Gesundheitspreis der Stadt Wien, der jährliche Preis des Gesunde Städte-Projekts, der Wettbewerb „Regionen der Zukunft" (vgl. URL: www.hamburg.de/MR) und der Europäische Preis für Gesundheitserziehung der EU-Kommission sind weitere Vorbilder für Preisausschreibungen als Anreiz. Die Bonner Tagung „Investment in Health" empfahl sogar einen Nobelpreis für Gesundheit (WHO Euro u.a. 1990, Seite 12).

5.2.5 Forschungsprogramme und Modellprojekte

Sowohl in der (zumeist von der deutschen Forschungsgemeinschaft finanzierten) Grundlagenforschung wie auch der sogenannten Ressortforschung der Ministerien liegen gute Möglichkeiten, unser Wissen über *Gesundheitsförderung und Prävention* zu verbessern.

Die umfassendste Forschung zu diesen Themen wird seit 1992 durch das Bundesministerium für Bildung und Wissenschaft (früher BMFT) im Rahmen von 5 *Public Health Forschungsverbünden* geleistet (vgl. 2.1 und 3.9).

Anreize zur Weiterentwicklung des Gesundheitswesens sowie der Gesundheitsförderung und Prävention waren die *Modellprogramme Psychiatrie, wohnortnahe Versorgung von Rheumakranken* (Grunow u.a. 1993) sowie die *Deutsche Herz-Kreislauf-Präventionsstudie* (vgl. v. Troschke u.a. 1991, Lemke-Goliasch u.a. 1992). Die letztgenannte große Interventionsstudie, in deren Rahmen auch Modellprojekte finanziert wurden, hat trotz ihrer ursprünglich einseitig pathogenetischen Perspektive auch zur Verbreitung von Modellstrukturen der Gesundheitsförderung, z.B. Gesundheitszentren und Selbsthilfe-Kontaktstellen, beigetragen.

Die Möglichkeit von Modellvorhaben im Sozialgesetzbuch V wurde bisher kaum für die Erprobung von Modellen der Prävention und Gesundheitsförderung genutzt (Ausnahme: das Modellprojekt zur *Vorbeugung von arbeitsbedingten Krankheiten* in Zusammenarbeit zwischen Krankenkassen und Berufsgenossenschaften, s. 3.5). Begrenzungen der „Erprobungsregeln" (vgl. Zipperer 1996) wurden schon früh beschrieben. Warum die Gestaltungsinstrumente für Innovationen in Form von Modellvorhaben (§ 63f) wie auch in Form von Strukturverträgen (§ 73 a) von den Krankenkassen kaum genutzt werden, haben Wismar u. a. (1999) untersucht. Auch nach der Gesundheitsreform 2000 scheinen sich die entsprechenden Paragraphen kaum für die Gesundheitsförderung zu eignen.

5.2.6 Bilanz

Rahmengesetze und Rahmenprogramme für Gesundheitsförderung sind eine notwendige, wenn auch meist nicht hinreichende Bedingung für die Absicherung, Verbreitung und Intensivierung der Gesundheitsförderung auf dezentraleren Ebenen. Trotz der vorrangigen Zuständigkeit der Landes- und kommunalen Ebene für die Gesundheitspolitik zeigt dieser Abschnitt, daß es auf der Bundesebene eine große Zahl möglicher Optionen für die Stärkung und Weiterentwicklung gibt. Diese Möglichkeiten sind in anderen Ländern häufig schon weiter entwickelt als in Deutschland. Internationaler Austausch von Projekten und Programmen könnte deswegen als ein „Katalysator-Programm" Anregungen und Motivation für eine aktivere Gesundheitsförderungspolitik der Bundesebene erbringen.

5.3 Politische Strategien auf der kommunalen Ebene

Kommunale Gesundheitsförderung basiert auf der Erkenntnis, daß in der örtlichen Umgebung eines Menschen seine wesentlichen Belastungs- aber auch die wichtigsten Unterstützungsfaktoren zu finden sind.

Eine kommunale Gesamtverantwortung für Gesundheit gibt es bisher nicht. Kommunale Politik im Sinne einer gesundheits-, sozial- und umweltverträglichen Stadt-(teil-) und Kommunal-Entwicklung ist in zahlreiche spezielle Träger, Teilsysteme und Rollen ausdifferenziert (vgl. z.B. Articus 2000). Diese Ausdifferenzierung hat sowohl vertikal (verschiedene Politikebenen) wie horizontal (verschiedene Ressorts) zugenommen. Die Steuerung der verschiedenen Teilsysteme wird immer schwieriger. Kommunale Gesundheitspolitik, die von der Anlage her ganzheitlich sein sollte, wirkt daher überwiegend atomisiert und zersplittert. Badura & Lenk (1986) nennen das Angebot an Gesundheitsdiensten auf Gemeindeebene „buntscheckig wie ein Flickenteppich", dem auf der Steuerungsebene ein „Gestrüpp verschiedenster Organisationen, Trägerschaften und Zuständigkeiten" entspreche. Dies gilt sowohl für die *intra*sektorale Politik im Gesundheitsbereich wie auch für die *inter*sektorale Kooperation mit anderen Politikbereichen (insbesondere Stadtentwicklung, Umwelt, Wirtschaft und Soziales).

Als Aufgabenfelder der kommunalen Gesundheitspolitik kann man grob unterscheiden zwischen der Krankenversorgung und der Gesundheitsförderung. Die Krankenversorgung wird sehr weitgehend von der Gesetzlichen Krankenversicherung getragen und durch die Bundesgesetzgebung (Sozialgesetzbuch V) bestimmt. Obwohl die Trägerschaft von Einrichtungen der Krankenversorgung durch die Kommunen von Bedeutung ist, sind die kommunalen Gestaltungsspielräume in diesem Bereich heutzutage marginal. Kommunale Gesundheitspolitik sollte im ursprünglichen Sinne des Wortes verstanden werden: als Politik, die sich der Aufgabe stellt, Gesundheit in einem Gemeinwesen, einer Stadt (der griechischen „polis") oder einem Stadtteil vorbeugend herzustellen und zu „pflegen", wie es früher hieß. Eine zentrale Stellung in der kommunalen Gesundheitspolitik nimmt der Öffentliche Gesundheitsdienst (ÖGD bzw. das Gesundheitsamt) ein (vgl. 3.3).

Im folgenden werden wir zunächst die grundlegenden Instrumente für die Problemdiagnose und darauf aufbauende informationsgestützte Politikentscheidungen und Maßnahmenplanungen beschreiben (5.3.1–5.3.3). Daran anschließend werden Potentiale und Probleme gesundheitsfördernder Gesamtpolitik und intersektoraler Zusammenarbeit, insbesondere zwischen den „Kern-Sektoren" Umwelt, Wirtschaft, Soziales, Gesundheit und Stadtentwicklung dargestellt und analysiert (5.3.4–5.3.6). In Abschnitt 5.3.7 wird das Thema zeitgleicher anderer Politikprogramme, insbesondere der Verwaltungsreform, behandelt. Abschließend betrachten wir die Strategien der Förderung von Ehrenamtlichkeit und Selbsthilfe (5.3.8).

5.3.1 Kommunale Gesundheitsberichterstattung

Von der kommunalen Gesundheitsberichterstattung, wie sie mit begleitender Forschung exemplarisch in den Modellregionen Köln, Kronach und Osnabrück entwickelt wurde (vgl. Schräder u.a. 1986; Schräder 1990), gingen entscheidende Impulse für die weitere Diskussion auf Bundes- und Landesebene aus. Für die Länderebene entstand mit dem Pilotbericht der Gesundheitsministerkonferenz (1989) „Gesundheitsberichterstattung der Länder. Konzept, Themen" eine übereinstimmend akzeptierte Grundlage für die Berichterstattung auf Länderebene (für die Bundesebene vgl. 5.2.3).

Ein kurzer Überblick über die Unterschiedlichkeit und Breite der verschiedenen Ansätze soll zeigen, in welchen Formen Gesundheitsberichterstattung entstanden ist:

- Allgemeine Gesundheitsberichterstattung, d.h. *„Basisberichte"* mit einem Kernsatz von überall gleichen Indikatoren in einer gemeinsam abgesprochenen Struktur des Berichtswesens (analog der Landesberichterstattung) gibt es bisher nur selten.
- Weiter verbreitet sind themenorientierte *Spezialberichte* („modulares Berichtswesen", „Teilberichte"), aus denen sukzessiv ein Gesamtbild einer Kommune entstehen soll. Dabei können solche Berichte einerseits primär *zielgruppenorientiert* sein (Kinder, Alte, Drogenabhängige etc.) oder *politikbereichsorientiert* (z.B. umweltbezogene Gesundheitsberichterstattung).
- Auch die (noch zu etablierende) *integrierte Umwelt- und Gesundheitsverträglichkeitsprüfung* würde als Spezialbericht anzusehen sein.
- Ein Spezialfall ist auch die Berichterstattung im Bereich ambulanter Krankenversorgung durch *Beobachtungspraxen* (Sentinel-, Meldepraxen), die sich oft insbesondere des Zusammenhangs zwischen Umweltfaktoren und Krankheiten oder Symptomen annimmt.
- Ein bisher wenig entwickeltes Gebiet stellt die *Stadtteilberichterstattung auf kleinräumiger Ebene* dar (z.B. wichtig für Sanierungsgebiete/„Quartiere" von wenigen Tausend Einwohnern oder für benachteiligte Stadtteile von 10–50.000 Einwohnern). Bürgernähe, interaktive Beteiligung vieler Fachleute und die politiksektorenübergreifende („multisektorale") Gestaltung von Berichterstattung auf dieser Ebene stellen anspruchsvolle Ziele dar. Ein wesentliches Element einer solchen Berichterstattung auf kleinräumiger (aber auch gesamtkommunaler) Ebene sind Telefon-, Passanten- und Wohnungsbefragungen sowie „kommunale Umfragen" (vgl. „DEMOS"-Datenbank bei www.difu.de).

- Wichtig und interessant als Ergänzung und Teil der kommunalen Berichterstattung sind die *„betriebliche Gesundheitsberichterstattung"* und die Berichterstattung anhand von *Daten der Sozialleistungsträger*, insbesondere der Krankenkassen.

Es bestehen allerdings häufig Probleme konzeptioneller, struktureller und methodischer Natur. Außerdem gibt es Schwierigkeiten, der Gesundheitsberichterstattung auch praktische und politische Konsequenzen folgen zu lassen („Daten für Taten").

Ein wesentlicher Problembereich ist die *„externe Kooperation"* in der Gesundheitsberichterstattung. Die Vernetzung mit anderen Politikfeldern ist bisher nur gering ausgeprägt; im Idealfall erstreckt sie sich auf den Umweltbereich. Nach unserer Kenntnis bleiben jedoch kooperative und integrative Bemühungen um die Nachbarbereiche wie Sozial- und Armutsberichterstattung weitestgehend auf der Strecke. In diesen Bereichen gibt es aber von der Bundesebene (Wohlfahrtssurvey) bis zur kommunalen Umfrageforschung Verfahren und Daten, die für die Gesundheitsberichterstattung nutzbar gemacht werden könnten. Solche externe Kooperation erfordert zunächst einen gewissen Aufwand an zeitlichen und personellen Ressourcen, würde sich jedoch durch Bereicherung um bisher nicht genutzte Daten und Vermeiden von Doppelarbeit mehr als auszahlen.

Ähnlichen Charakter haben *„interne Kooperationsprobleme"*, d.h. solche innerhalb des Gesundheitsbereichs im engeren Sinne: Die Integration von Krankenkassendaten und Daten anderer Sozialleistungsträger, die Berichterstattung aus dem ambulanten Bereich (mit Ausnahme einiger „Melde- bzw. Beobachtungspraxen") ist bisher kaum gelungen. Dasselbe gilt auch für die betriebliche Gesundheitsberichterstattung.

Zur kommunalen oder auch lokalen Gesundheitsberichterstattung gibt es inzwischen eine umfängliche Diskussion.

Als erste *Praxiserfahrungen* bei der Ausarbeitung von Gesundheitsberichten können bilanziert werden (vgl. z.B. Meier & Streich 1994; Zimmermann & Trojan 2000):

- daß eine thematische Bearbeitung der Gesundheitsberichte Vorrang haben muß vor einer Statistikorientierung,
- daß in der Regel mit Daten der Routine-Statistik gearbeitet werden muß,
- daß aufwendige Aufbereitungsarbeiten oder Neuerhebungen nur sehr begrenzt möglich sind,
- daß lokale Experten stärker als bisher einbezogen werden müssen,
- daß zum Transfer der Gesundheitsberichterstattung in Politik, Verwaltung und Fachöffentlichkeit besondere Kooperationsstrukturen wie z.B. Gesundheitskonferenzen erforderlich sind,
- daß eine Übertragung der entwickelten Berichtsmodelle auch auf andere Gesundheitsämter nur mit Unterstützung von außen (z.B. durch Universitäten, wissenschaftliche Institute etc.) möglich sein wird,
- daß Routineerhebungen durch wenig aufwendige strukturierte Bürgerbefragungen ergänzt werden sollten,
- daß die Möglichkeiten phantasievoller Selbstanalysen (z.B. durch Stadtteilinitiativen oder Projekte von Schulklassen) systematischer genutzt werden sollten.

In einer bundesweiten Berliner Studie (Lau et al. 1996) war die Frage gestellt worden, inwieweit Berichtssysteme in den befragten Stadtplanungs-, Umwelt- und Gesundheitsämtern existierten und ob Arbeitshilfen zur Verfügung stünden. Dabei zeigte sich, daß lediglich 23 % der Umwelt-, 19 % der Gesundheits- und 10 % der Stadtplanungsämter Berichtssysteme zur Verfügung hatten. *Arbeitshilfen oder Checklisten* gab es nur in Ausnahmefällen, am wenigsten im Bereich Gesundheit, in dem von 11 % fremde Arbeitshilfen und in nur 2 % eigene Arbeitshilfen genannt wurden. Die Entwicklung einfacher und praktikabler Arbeitshilfen ist deshalb eine wichtige Aufgabe.

Für kleine Stadtgebiete zwischen etwa 3000 und 30 000 Einwohnern sind viele der zentralen statistischen Informationen der Gesundheitsberichterstattung teilweise gar nicht verfügbar, teilweise aus Datenschutzgründen nicht zugänglich. Die Identifizierung der wesentlichen gesundheitsrelevanten Probleme auf dieser Ebene muß daher mit anderen Methoden gesucht werden. Hierzu zählen neben Experteninterviews und Interviews mit Schlüsselpersonen des Stadtteils vor allem *Bürgerbefragungen* in Form von Telefon-, Passanten- und Wohnungsbefragungen (s. Riemann et al. 1994). Mit diesen vergleichsweise unaufwendigen Instrumenten lassen sich Probleme und Ansatzpunkte für Verbesserungen, wie sie von der Bevölkerung gesehen werden, relativ leicht feststellen.

595 Befragte beteiligten sich an einer „Passantenbefragung" unseres Projekts (vgl. Süß u.a. 1995). Auf die Frage „Was *stört* hier in Ottensen Ihre Gesundheit und Ihr Wohlbefinden am meisten?" wurden am häufigsten Antworten (frei formuliert) für die folgenden (von uns vergebenen) Kategorien gegeben (Mehrfachnennungen, Angaben in Prozent in Klammern):
- schlechte Verkehrssituation (53 %)
- allgemeine Umweltbelastungen (44 %)
- lokale Umweltbelastungen (35 %)
- Probleme mit sozialen Beziehungen und Netzwerken (26 %)
- soziale Probleme (15 %)
- zu wenig Natur (15 %)
- Probleme der Stadtentwicklung/Stadtplanung (14 %)
- schlechte Wohnsituation (12 %).

Eine schlechte gesundheitliche Versorgung bzw. gesundheitsschädigendes Verhalten wurden lediglich von 4 % der Befragten genannt.
Auf die Frage „Was ist in Ottensen für Ihre Gesundheit und Ihr Wohlbefinden am *besten*?" lagen die meisten Nennungen in den Bereichen „Soziale Beziehungen/Netzwerke" (56 %) und „Natur" (34 %).

Aus diesen Ergebnissen wird schon deutlich, daß ein konventioneller, an „Medizinalstatistik" orientierter Gesundheitsbericht angesichts der Problemwahrnehmung durch die Bevölkerung wohl kaum auf großes Interesse stoßen würde und damit aller Voraussicht nach auch konsequenzenlos bliebe. Wir meinen daher, daß das gemeinsame Ziel sowohl der Gesundheitsämter wie auch der Stadtplanungsämter, nämlich „gesunde Lebensverhältnisse" zu schaffen, eine Berichterstattung erfordert, die „Umwelt" in den Mittelpunkt stellt unter Einschluß von Verkehr, sozialen Belangen sowie Fragen der Stadtentwicklung und des Wohnens. Darüber hinaus erlauben kommunikative Methoden der Bürgerbefragung eine gleichzeitige Aktivierung, z.B. durch Einladung der Befragten zur Vorstellung und Diskussion der Befragungsergebnisse in Bürgerversammlungen.

5.3.2 Lokale Gesundheitsförderungspläne

Notwendig sind Informationen aus der Gesundheitsberichterstattung vor allem, um Gesundheitsziele formulieren und Gesundheitsförderungspläne aufstellen zu können.

Erst seit Anfang der 80er Jahre gibt es bescheidene Versuche, eine systematische kommunale Gesundheitsplanung zu etablieren. Ein Meilenstein in der Entwicklung war eine Modellförderung, deren Ergebnisse in dem schon mehrfach erwähnten Buch „Kommunale Gesundheitsplanung" dokumentiert sind (Schräder 1986). Mit dem Gesunde Städte-Projekt wurden Gesundheitsförderungspläne stärker vonseiten der WHO propagiert und für die Mitgliedsstädte gefordert. Es gibt allerdings keine klare Abgrenzung zwischen „Gesundheitsplänen", „Gesundheitsförderungsplänen" und „Gesundheitsförderungsprogrammen".

In Deutschland ist uns derzeit kein systematischer Gesundheitsförderungsplan einer Stadt oder Kommune bekannt. In Wien hat seit Anfang 1997 das Dezernat für Gesundheitsförderung (2000) das erste Wiener Gesundheitsförderungsprogramm erarbeitet. Dies Programm besteht aus den drei „Produkten": Grundsatzpapier, Wiener Gesundheitsförderungsbericht 1999 und dem eigentlichen Gesundheitsförderungsprogramm. Die Gründlichkeit, Sorgfalt und ausgeprägte Handlungsorientierung machen den Wiener Plan zu einem geeigneten Vorbild für zukünftige Bemühungen in Deutschland.

Vorbereitend wurde in Wien eine Erhebung erstellt, die nationale und internationale Erfahrungen in systematischer Weise sichtet (Grießler u.a. 1997). Auf diese Studie werden wir uns bei der folgenden Zusammenfassung vor allem stützen.

Ausgangspunkt ist eine WHO-Definition, nach der ein kommunaler Gesundheitsförderungsplan „die allgemeinen Vorgangsweisen und strategischen Zielsetzungen zur Verbesserung des Gesundheitszustandes und zur Reduktion gesundheitlicher Ungleichheiten in einer Stadt" beschreibt. Der Plan enthält auch die praktischen Schritte, die zum Erreichen konkreter Zielsetzungen in einer festgelegten Zeit vorgesehen sind. Als übergeordnetes Ziel wird „mehr Gesundheit" (health gain) angegeben. Das Ziel macht klar, daß die Grenzen zu einem Gesundheitsplan zwangsläufig fließend sein müssen, da das Ziel „mehr Gesundheit" natürlich auch die Krankenversorgung erforderlich macht. Im Dienste des Hauptziels stehen die folgenden vier Einzelziele:

*   mehr Rationalität in der Gesundheitsförderung (auf Planung basierende rationale Entscheidungen, effektiverer Mitteleinsatz),
*   mehr Integration und Koordination (Gesundheitsprogramme miteinander verknüpfen, integrierte Ansätze entwickeln, intersektorale Kooperation erleichtern),
*   mehr Aufmerksamkeit für Themen der Gesundheitsförderung in allen Sektoren der Verwaltungseinheiten sowie der breiten Öffentlichkeit,
*   Entwicklung und Anwendung neuer Ansätze der Gesundheitsförderung.

Je nach seiner inhaltlichen Akzentuierung wird ein Gesundheitsförderungsplan zu charakterisieren sein als:

*   Zielepapier,
*   Strategiepapier (durch welche Strategien die Ziele erreicht werden können),
*   Maßnahmenpapier (welche konkreten Schritte aus den Strategien zum Erreichen der Ziele getroffen werden sollen).

Insgesamt zeigen die Ergebnisse der Studie, daß es offenbar einen nicht besonders starken, aber deutlich erkennbaren Trend gibt, Gesundheitsförderung auf kommunaler Ebene in ein planerisches Gesamtkonzept einzubinden. Dabei befaßt sich die überwiegende Zahl der Pläne sowohl mit „Gesundheitsförderung (Lebensstil und Settings) als auch mit Prävention (primär, sekundär und tertiär)" (Grießler 1997, Seite 5). Rechtlich sind die meisten Gesundheitsförderungspläne Absichtserklärungen der Kommunalpolitik, Stadtverwaltung und beteiligter Akteure.

Im Ergebnis der Studie werden Gesundheitsförderungspläne für eine geeignete Option gehalten, „um Ziele für Gesundheitsförderung zu formulieren, mögliche Strategien zu klären, vorhandene und zukünftige Maßnahmen darauf auszurichten und diese für relevante Akteure und Öffentlichkeit sichtbarer, integrierter und effizienter umzusetzen" (a. a. O., Seite 11). Gleichzeitig wird jedoch vor überhöhten Erwartungen gewarnt und zu Realismus gegenüber den Ansprüchen der WHO-Programmatik und den eigenen aufgerufen.

Am *Beispiel Kopenhagens* läßt sich gut zeigen, wie die unterschiedlichen Ansätze und Komplexitätsebenen in einem gemeinsamen Rahmen systematisch zusammengefügt werden können (vgl. Abb. 5.3/1).

Abb. 5.3-1: Der Kopenhagener Gesunde-Stadt-Plan
(Quelle: nach Grießler u. a. 1997, Seite 71)

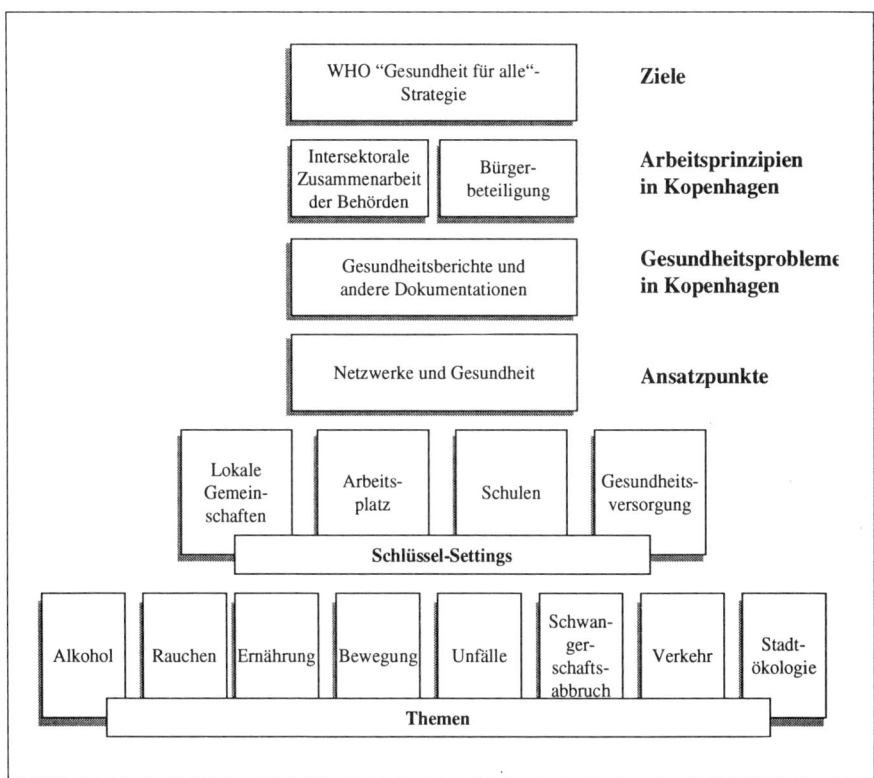

Der Plan bezieht sich ausdrücklich auf die WHO-Strategie „Health for All" und hat sowohl Krankheitsverhütung wie auch Gesundheitsförderung in Kopenhagen zum Ziel.

In der Zusammenfassung, aus der die Übersicht und die ergänzenden Informationen entnommen sind (vgl. Egsgaard 1998), wird festgestellt, daß diese Art des Plans sich als ein „gutes technisches Instrument für die Implementation von Gesundheitsförderung in Kopenhagen" erwiesen habe.

In etwas anderer Anordnung und mit anderen thematischen Prioritäten hat auch Dublin einen gleichartigen „Gesunde Stadt-Plan" entwickelt. Interessant ist, daß dieser Plan sich hinsichtlich internationaler Zielsetzungen und Informationsquellen nicht nur auf WHO-Programme beruft, sondern auch auf die Agenda 21 und verschiedene nationale Informationsquellen und Programme, darunter auch vier Programme zur Entwicklung der lokalen Lebens- und Umweltbedingungen (vgl. Dublin Healthy Cities Project 1998, Seite 14). Wie ein solcher Bericht öffentlichkeitswirksam gestaltet werden kann, zeigt das Beispiel Stoke-on-Trent.

An dieser Stelle sollte lediglich gezeigt werden, daß in der (guten!) Praxis kommunaler Politik nicht beliebige einzelne Methoden und Projekte unverbunden zur Anwendung kommen, sondern jeweils ein komplexes Programmgemisch verschiedener Ansätze und Strategien der Gesundheitsförderung. Im Rahmen von Gesundheitsplanung kann ein solches Programmgemisch eine klare Kontur gewinnen und in systematischer Weise auf internationale Programme und die spezifischen mittels Gesundheitsberichterstattung diagnostizierten lokalen Probleme bezogen werden.

Für die Phase III des WHO-Healthy-Cities Projekts ist die Entwicklung von „City Health Development-Plans" eine Voraussetzung der Aufnahme gewesen.

Berichte über die am weitesten entwickelten Gesundheitsförderungspläne sind verfügbar (vgl. Black 1996 und Egsgaard 1996). Darüber hinaus sind in diesen Städten umfangreiche Materialien kostenlos zu bekommen, insbesondere auch die sehr ansprechend gestalteten Gesundheitspläne selbst (URL: www.who.dk/healthy-cities/hcpc.htm).

Inwieweit ein Gesundheitsförderungsplan tatsächlich Punkt für Punkt umgesetzt werden kann, läßt sich derzeit nicht sagen, dies dürfte allerdings eher selten sein. Bisherige Erfahrungen zeigen aber, daß der Prozeß der Erstellung, Umsetzung und Fortschreibung eines Gesundheitsförderungsplans eine ganze Reihe erwünschter Nebenwirkungen mit sich bringt: stärkere Orientierung der Gesundheitsfachverwaltung auf Fragen der Gesundheitsförderung und Prävention, stärkere Vernetzung von Akteuren innerhalb des Gesundheitsbereiches und darüber hinaus, größere Sichtbarkeit des Themas Gesundheit in der Öffentlichkeit und in der lokalen Politik sowie bessere Koordination und synergistische Kooperation ansonsten zumeist isoliert voneinander arbeitender Akteure in der Gesundheitsförderung.

Inhaltlich sind Gesundheitsförderungspläne so breit angelegt, daß sie auch die Verbesserung von Umwelt- und Lebensbedingungen (insbesondere soziale Ungleichheit und Arbeitslosigkeit) auf die politische Tagesordnung setzen und in Kooperation mit anderen Sektoren angehen können. Einziges uns bekanntes deutsches Positivbeispiel ist Münster: Dort wurde im Rahmen des Agenda-Projekts „zukunftsfähiges Münster" von einem BürgerInnen-Zirkel „Umwelt und Gesundheit" ein Gesundheitsplan beschlossen. Zu den Zielen dieses Plans zählt u.a. die Aufstellung von Handlungsmaximen für andere Politikbereiche, also intersektorale Politik.

5.3.3 Folgen-Abschätzungen / Verträglichkeitsprüfungen

Umweltverträglichkeitsprüfung (UVP)

Seit 1990 ist die UVP bei unterschiedlichen Großvorhaben wie industriellen Anlagen, Fernstraßen, Bahnanlagen, Flugplätzen, Abfall- und Abwasserbehandlungsanlagen, Feriendörfern und anderem mehr vorgeschrieben. Neben den jeweiligen Genehmigungsbehörden, Planungs- und Umweltämtern soll auch die Öffentlichkeit an diesem Verfahren beteiligt werden. In Paragraph 2 des UVP-Gesetzes werden Auswirkungen auf den Menschen an erster Stelle der zu prüfenden Aspekte genannt. Die gesundheitlichen Aspekte kommen in der gegenwärtigen Durchführung der UVP jedoch noch eindeutig zu kurz.

Dies ergab eine Public Health-Studie in Bielefeld (Serwe 1993), die einerseits auf Hearings mit Experten aus Gesundheitsbehörden und UVP-Büros beruhte und andererseits auf einer Dokumentenanalyse von insgesamt 71 Umweltverträglichkeitsstudien. Die Umweltstudien berührten einerseits Verkehrsbelange (N=51) und zum anderen Abfallprobleme (N=20). In diesen Studien wurden drei Kriterien geprüft:

- Berücksichtigen des Themas Gesundheit in den Inhaltsverzeichnissen,
- Erwähnen des Themas Gesundheit in den Zusammenfassungen,
- Hinweise auf gesundheitsrelevante Literatur.

Als zentrales Ergebnis der Analyse wird hervorgehoben, daß die „Gesundheitsverträglichkeit von Abfall- und Verkehrsvorhaben weder von Gutachter- noch von Behördenseite in UVP-Verfahren ausreichend berücksichtigt und geprüft wird. Eine ergänzende landesweite Umfrage unter den Gesundheitsämtern in NRW ergab, daß bislang nur wenige Ämter (6 von 46) regelmäßig in UVP-Verfahren Stellung nahmen. Noch geringer war die Möglichkeit, in der Auftragsplanung (im sog. Scoping), die die spezifischen Modalitäten einer Umweltverträglichkeitsstudie festlegt, mitzuwirken. Da Umwelt- und Gesundheitsressorts auf Länder- und Gemeindeebene meistens organisatorisch getrennt sind, erfordert intersektorale Politik im Sinne behördenübergreifender Verfahren eine hohe Kooperationsbereitschaft aller Beteiligten. In Ansätzen war diese nur in Hamburg und in Bremen zu erkennen (vgl. ausführlicher zu UVPs Kobusch & Fehr 1995; Kobusch u.a. 1995 u. 1997).

Insgesamt ergibt sich aus vorliegenden empirischen Studien, daß sich die Situation für die UVP ähnlich darstellt wie für die allgemeine Bauleitplanung: Gesundheitsbelange werden selten berücksichtigt; das Gesundheitsamt ist, wenn überhaupt, meist erst nach der Konzeptionsphase der Prüfungen (nach dem Scoping) beteiligt.

Inzwischen läßt sich jedoch eine positive Entwicklungstendenz erkennen. Hierauf werden wir im folgenden Abschnitt eingehen.

Gesundheitsverträglichkeitsprüfung (GVP)

Von Brandenburg u.a. (1992) wird die schon 1989 vorgetragene Forderung berichtet, neben der Umweltverträglichkeitsprüfung auch eine „Gesundheitsverträglichkeitsprüfung für alle kommunalen Planungen" einzuführen. In einer Befragung aus dem Berliner Forschungsverbund Public Health (Lau et al. 1996) wurden u.a. Fragen zur Einführung einer Gesundheitsverträglichkeitsprüfung gestellt (Antworten aus 43 Gesundheitsämtern, 39 Umweltämtern und 48 Stadtplanungsämtern in deutschen Städten über 100 000 Einwohner; Siegfried u.a. 1994). Mit Ausnahme von 4 Ämtern ergab sich, daß GVPs derzeit nicht durchgeführt werden. In 19 Gesundheits- und Umweltämtern wurden allerdings Überlegungen angestellt, die GVP einzuführen. 36 Gesundheits- und 23 Umweltämter (81%) halten eine GVP für nötig. In den Stadtplanungsämtern ist dies unter Hinweis auf die schon existierende Umweltverträglichkeitsprüfung deutlich seltener der Fall.

Die Verträglichkeitsprüfung auf umweltbezogene Gesundheitsgefahren scheint sich *als Teil* der gesetzlich vorgesehenen Umweltprüfung (und nicht eigenständig *neben* ihr) zu etablieren.

Bemühungen um eine explizite Hereinnahme der Gesundheitsverträglichkeit in die UVP fanden intensive Unterstützung durch die Arbeitsgemeinschaft der leitenden Medizinalbeamtinnen und -beamten der Länder (vormalige AGLMB). Sie haben ein „Konzept zu Ablauf und Inhalt der GVP" erarbeitet, das 1994 zu einer entsprechenden Entschließung der Gesundheitsministerkonferenz der Länder führte. Darin wird die GVP „als ein wichtiges Instrument der gesundheitlichen Versorgung an der Schnittstelle Umwelt/Gesundheit" bezeichnet. In der Folge wurden vier Arbeitshilfen für die Gesundheitsämter zur Durchführung von entsprechenden Prüfungen im Rahmen der UVP entwickelt (Lärm, Verkehr, Abfallverbrennung, Störfallauswirkungen).

Als weitere Prüfbereiche für die UVP wären insbesondere zu berücksichtigen die Einwirkungen von Strahlung, Geruch, biologischen Auswirkungen, Luftschadstoffbelastungen, Bodenschadstoffbelastung, Wasser-, Lebensmittel-, Wohn- und Lebensqualität. Aus dieser Aufzählung wird deutlich, daß es beispielsweise bei der Wohn- und Lebensqualität nicht nur um den Schutz vor unmittelbar drohenden Krankheitsgefahren geht, sondern auch um Gesundheitsförderung im weiteren Sinne.

Die Arbeitsgruppe „GVP" der Länder wurde im November 1999 abgeschlossen. Ihr Abschlußbericht wurde einstimmig von den Ländern angenommen. Der entsprechende Beschluß fordert die Länder auf, „GVP als eine Aufgabe des ÖGD verbindlich zu regeln", „im Rahmen des nationalen Aktionsprogramms „Umwelt und Gesundheit" methodische Fragen der Weiterentwicklung der GVP aufzuarbeiten", die „Implementierung auf europäischer Ebene zu unterstützen", „GVP in der Umweltgesetzgebung zu verankern und sie zu einem Instrument der Bewertung von Programmen und Politiken umzubauen". Diese zukunftsweisenden Forderungen werden allerdings auf der Basis eines insgesamt recht bitter klingenden Resümees gemacht, dessen Quintessenz lautet: „Die Erwartung der Gesundheitsministerkonferenz, die GVP als Instrument gesundheitlicher Vorsorge zu etablieren, hat sich bisher nicht erfüllt." (s. Ergebnisniederschrift der 4. Sitzung der AOLG am 18./19.11.99 in Mainz).

Einige Berichte zeigen zwar, daß einzelne Gesundheitsverträglichkeitsprüfungen tatsächlich durchgeführt werden (vgl. z.B. Jaeschke 1994, sowie eine uns nur als Manuskript zugängliche GVP im Kölner Stadtteil Humboldt-Kremberg). Meist stößt die GVP aber an enge Grenzen: In Hamburg z.B. ist die Beteiligung der Gesundheitsbehörde an UVPs im Rahmen einer Senatsdrucksache (Nr. 881 vom 26.09.1991) geregelt. Darin wird festgelegt, daß die Gesundheitsbehörde unter der Fragestellung zu beteiligen ist, ob die Ermittlung, Beschreibung und Bewertung der Auswirkungen auf den Menschen genügend sachgerecht und umfassend durchgeführt wurde. Andererseits wird aber ausdrücklich festgehalten, daß eine Bindung der zuständigen Umweltbehörde an die Stellungnahme der Gesundheitsbehörde nicht besteht.

In dem erwähnten Bielefelder Public Health-Projekt ist ein 10-schrittiges Modell für die GVP entwickelt worden, das sich im Ablauf an einer Umweltverträglichkeitsprüfung orientiert. Es soll im folgenden und abschließend hier wiedergegeben werden, um die Abläufe und Inhalte der GVP deutlicher vor Augen zu führen (vgl. Tab. 5.3-1).

Tab. 5.3-1: Arbeitsschritte der Gesundheitsverträglichkeitsprüfung
(Quelle: Kobusch u. a. 1995, Seite 210)

Arbeitsschritt	Elemente (exemplarisch)
1. Vorhabenanalyse	– Detailliertes Emissionsinventar
	– Priorisierungen, Leitsubstanzen
2. Analyse des Untersuchungsraums	– Definition des Untersuchungsraums
	– Sensible Flächennutzungen
3. Bevölkerungsanalyse	– Gesundheitszustand/Morbidität
	– Vulnerable Gruppen, incl. Kinder und Jugendliche
4. Vorbelastungsanalyse	– Schadstoffe (incl. Kanzerogene)
	– Lärm, Vibrationen, Gerüche
5. Prognose der Zusatzbelastung	– Emissionsprognose
	– Dispersionsmodellierung für die Umweltmedien
	– Immissionsprognose
6. Prognose der Beeinträchtigung von Wohn- und Lebensqualität	– Qualitative Abschätzungen
	– Bürgerbesorgnisse
7. Prognose der gesundheitlichen Wirkungen	– Vergleiche mit medialen Prüfwerten
	– Quantitative Risikoabschätzung mit Expositions-, Toxizitäts- und Risikoanalyse
	– Emissionsminderung; Kompensationen
8. Empfehlungen	– Nachuntersuchungen
	– Allgemeinverständliche Zusammenfassung
9. Kommunikation	– Bürgerdialog
	– Validierung der Prognosen
10. Evaluation	– Analyse der Kommunikations- und Entscheidungsprozesse

Sozialverträglichkeitsprüfung (SVP)

Ebenso wie die Gesundheitsverträglichkeitsprüfung hat sich die Sozialverträglichkeitsprüfung im Schatten der Umweltverträglichkeitsprüfung entwickelt. Seit ca. 20 Jahren gibt es sie, ursprünglich als ein Kriterium für die Akzeptabilität von Kerntechnologie. Der Begriff kann sehr unterschiedlich verstanden und akzentuiert werden. Van den Daele (1993, Seite 219) unterscheidet drei Aspekte:

• Forderung nach der Kompatibilität mit objektiven Sozialstrukturen; damit ist die Prüfung der Verträglichkeit von Planung und Politik mit vorhandenen gesellschaftlichen Ordnungen und Entwicklungen gemeint;
• Übereinstimmung der Planungs- und Politikziele mit den in der Gesellschaft vorfindbaren Wertstrukturen;
• Beteiligung der von Politik, Planung und Technikentwicklung Betroffenen.

Die Sozialverträglichkeitsprüfung wird gelegentlich als Versuch benutzt, die Akzeptanz für Standortentscheidungen, welche die sozialen Belange berühren (beispielsweise für Müllverbrennungsanlagen oder ähnliche Projekte) zu erhöhen. Im Prinzip soll die Sozialverträglichkeitsprüfung jedoch helfen, die Lebensqualität einer Stadt zu verbessern (auch unter Aspekten der Nachhaltigkeit) und die Attraktivität der Stadt für Touristen sowie als Wirtschaftsstandort zu erhöhen.

Sozialverträglichkeitsprüfungen wurden schon im Landesplanungsrecht der alten Bundesländer festgeschrieben, z.B. werden in § 32 PlG vom 5.10.1989 Bergbautreibende verpflichtet, alle erforderlichen Angaben zur Beurteilung der sozialen und ökologischen Verträglichkeit ihres Abbauvorhabens beizubringen. § 34 Abs. 2 regelt, daß ein Braunkohleplan die sozialen Belange der vom Tagebau betroffenen Menschen angemessen berücksichtigen muß. In einer neueren Gesetzesfassung vom 2.3.1993 wurden diese Regelungen noch geringfügig erweitert.

In gewisser Weise ist auch § 2 Abs. 1 des Raumordnungsgesetzes entsprechend zu verstehen: „Die räumliche Struktur der Gebiete mit gesunden Lebensbedingungen, insbesondere mit ausgewogenen wirtschaftlichen, sozialen, kulturellen und ökologischen Verhältnissen, soll gesichert und weiterentwickelt werden. In Gebieten, in denen eine solche Struktur nicht besteht, sollen Maßnahmen zur Strukturverbesserung ergriffen werden."

Im Rahmen des Hamburger Stadtentwicklungskonzepts ist der Begriff der Sozialverträglichkeit erst relativ spät explizit aufgetaucht. Sozialverträglichkeit soll aber in Zukunft ein Prüfkriterium für Planungsentscheidungen bzw. planerische Handlungsstrategien sein (Alisch 1994, Seite 5). Die Autorin schreibt dazu: „Sozialverträglichkeit erfordert somit Verfahrensänderungen und die Entwicklung von einheitlichen Kriterien, die bestimmen, ob bestimmte Belange ihrer Bedeutung nach angemessen in die Abwägung einbezogen wurden, untereinander und gegeneinander gerecht abgewogen werden und wann ein Abwägungsdefizit besteht. Dies wird als zukünftige Schwerpunktaufgabe der Hamburger Stadtentwicklungsplanung formuliert. Erforderlich ist ein Handlungs- oder Prüfraster, das eine Bewertung unterschiedlicher Stadtentwicklungsprojekte zuläßt und quasi Fragen an diese Projekte stellt."

Die wohl umfassendste und gründlichste Aufarbeitung des Instruments der Sozialverträglichkeitsprüfung (Social Impact Assessment bzw. Social Assessment) stammt von Tailor (1995). Sowohl für Deutschland wie auch das Ausland gilt, daß ebenso wie bei der Gesundheitsverträglichkeitsprüfung in den allermeisten Fällen die gesetzlich geregelten Umweltverträglichkeitsprüfungen mit entsprechenden Bestimmungen den Rahmen abgeben. Offenbar sind aber die sozialen wie auch die gesundheitlichen Belange weniger anschlußfähig an die Theorien und Bearbeitungsmodi von Stadtplanern und Ingenieuren als Umweltprobleme. Unseres Erachtens erklärt sich vor allem daraus die bislang geringe Berücksichtigung von Gesundheits- und Sozialverträglichkeitsprüfungen in der Stadtentwicklung.

Integrierte Folgenabschätzung

Von Stadtsoziologen und Public Health-Experten wird eine möglichst gleichrangige Berücksichtigung dieser Aspekte in den Umweltverträglichkeitsprüfungen gewünscht. Schon früh hat dies zum Konzept einer „integrierten Folgenabschätzung" geführt (Rossini & Porta 1983). Ein neueres, engagiertes Plädoyer in diese Richtung liegt von Banken (1998) vor. Anders als in der deutschsprachigen sozialwissenschaftlichen Literatur zum Thema wird hier die Notwendigkeit der Prüfung von Sozialverträglichkeit mit dem neuen Paradigma von Gesundheitsförderung und der großen Bedeutung sozialer Determinanten von Gesundheit begründet. Der Autor stellt fest, daß Social Impact Assessment „natürliche Affinitäten" zu Public Health Strategien im Bezug auf die sozialen Determinanten von Krankheit hat. Die größte Bedeutung mißt er den kollektiven Determinanten der Gesundheit zu, nämlich Umwelt- und Politikfaktoren. Sein Vorschlag lautet: „Efforts should be made to promote environmental assessment as an existing regulatory framework for all aspects of public health from health protection to health promotion." Tatsächlich erfordert die Gesundheitsförderungsphilosophie die Konzeptualisierung aller drei unmittelbar miteinander verknüpften Aspekte von Umwelt, Gesundheit und sozialen Lebensbedingungen.

In Kanada wurde von einer Projektgruppe in einem kontinuierlichen Prozeß ein zweibändiges Manual zu einer integrierten Folgenabschätzung entwickelt. Der Schwerpunkt wird auf Gesundheitsverträglichkeitsprüfung gelegt, ist jedoch im Kontext von Umweltverträglichkeit angesiedelt und hat eine starke Komponente der sozialen Folgenabschätzung. Ausgangspunkte sind die weite Gesundheitsdefinition der WHO, die Programmatik der Gesundheitsförderung und „New Public Health". Zum Verhältnis der drei Berücksichtigungsbereiche zueinander heißt es: „Social Impact Assessment should be seen as part of the health component of environmental assessment" (A Canadian Health Impact Assessment Guide, Volume 1, Seite 27). Der Band zeigt in einem abschließenden Kapitel auch auf, daß seit dem National Environment Policy Act von 1969 in den USA das Konzept Umweltverträglichkeitsprüfung erst langsam mit weiteren Aspekten wie Gesundheit und Sozialem angereichert wurde und daß diese Entwicklung auch von internationalen Organisationen und Fachleuten zunehmend unterstützt wird. Hier sind auch die in den Niederlanden von zahlreichen Gemeinden entwickelten Informations- und Monitoringsysteme zu nennen, in denen lokale Daten aggregiert werden, um bei sozialökonomischen Fehlentwicklungen auf Quartiersebene frühzeitig gegensteuern zu können (s. Quartiersmanagement in Abschnitt 6.3.3).

Seit kurzem gibt es auch das Gebiet des „strategic environmental assessment", d.h. einer UVP von Programmen und Gesetzen. Hierzu gibt es eine Direktive der Europäischen Gemeinschaft, die „Directive on the assessment of the effects of certain plans and programmes on the environment (COM/96/0511 FINAL-SYN 96/0304)". Auch die 3. Ministerkonferenz zu Umwelt und Gesundheit fordert die Mitgliedstaaten zu „strategic assessments of the environment and health impacts of proposed policies..." auf (Declaration 1999, Seite 4). Ein analoges „strategic health assessment" enthält eigentlich der § 152 des EU-Vertrags von Amsterdam. Diese GVP der Europa-Politik wird jedoch bisher kaum praktiziert (vgl. 3.1).

In einer Arbeit von Müller (1997) wird am Beispiel eines Kölner Vororts ein umfassender Planungsansatz entwickelt, der städtebauliche, Umwelt-, Gesundheits- und soziale Aspekte integriert. Die Arbeit enthält im Anhang eine ausführliche Checkliste, die für eine vorsorgende, alle Aspekte berücksichtigende „Planung der gesunden Stadt" (so der Titel der Arbeit) geeignet wäre. Eine derartige Prüfung städtischer Entwicklungsplanung käme einer integrierten Verträglichkeitsprüfung sehr nahe.

5.3.4 Im Schnittfeld von Umwelt, Stadtentwicklungs- und Gesundheitspolitik: Ökologische Stadtentwicklung und ökologische Gesundheitsförderung

In diesem Abschnitt geht es – umfassender als nur bei Verträglichkeitsprüfungen – um die Zusammenarbeit zwischen den Sektoren Stadtentwicklung, Umwelt und Gesundheit im Schnittfeld „ökologische Belange". Im Abschnitt 1.4 wurde schon herausgestellt, daß die Integration der Programmatik zu Umwelt und Gesundheit auf *internationaler* Ebene bisher am weitesten fortgeschritten ist. Am offensichtlichsten wird dies in der Überschrift des neuen europäischen Gesundheitsprogramms mit dem Titel „Gesundheit 21" und der Integration von Umwelt- und Gesundheitszielen in *einem* Kapitel (statt vorher zwei verschiedenen) in diesem Programm.

Gesundheitliche Belange in der Stadtentwicklungspolitik?

Eine mögliche Erklärung für die geringe Berücksichtigung von Gesundheit in der Stadtentwicklung liefert eine Studie von Rodenstein (1994). In dieser Studie waren Stadtplanungsexperten gefragt worden, „ob und inwieweit sich das im letzten Jahrhundert zu beobachtende Interesse an Gesundheit in einer Institution wie der Stadtplanung niedergeschlagen hat". Nach Meinung fast aller Interview-Partner hatte „in den letzten Jahren das Thema Gesundheit in den Planungsverfahren eine wachsende Aufmerksamkeit gefunden". Auf die Bitte nach Konkretisierung wurden als wichtigste gesundheitliche Probleme (in der Reihenfolge ihrer Häufigkeit) genannt: Lärm (6 x), Bodenverunreinigung (5), klimatische Bedingungen (4), Luftverunreinigung durch Autoverkehr (3), zu wenig Grünflächen für die Naherholung (3) und einige andere Punkte mehr. Diese in der Untersuchung als „gesundheitliche Probleme" bezeichneten Eingriffsbereiche könnte man mit Fug und Recht auch „ökologische" oder „Umweltprobleme" nennen. Umgekehrt werden in einer Checkliste zur Planung der „Gesunden Stadt" weitaus mehr Umwelt- als Gesundheits-Indikatoren genannt (Müller 1997).

Auch mehrere empirische Untersuchungen (Bürgerbefragungen mit der Methode der Passantenbefragung) zeigen, daß auf die Frage „Was stört in Ihrer Gemeinde Ihre Gesundheit und Ihr Wohlbefinden am meisten?" – ähnlich wie bei den Stadtplanern – zuallererst regionale und allgemeine *Umwelt*probleme sowie eine schlechte Verkehrsinfrastruktur genannt werden (vgl. 5.3.1; ausführlicher: Riemann u.a. 1994; Süß u.a. 1995).

Plakativ formuliert könnte man sagen: Für viele Bürger und lokale Akteure ist Umweltpolitik identisch mit Gesundheitsförderung: gesunde Umwelt, gesunde Menschen. Daher taucht das Thema Gesundheit in der Stadtentwicklung kaum ausdrücklich und gesondert auf.

Ist der Stellenwert der Gesundheit ausgeprägter sichtbar in einer Stadtentwicklung, die sich ausdrücklich als „ökologische" versteht?

Eins der wenigen Beispiele, in denen Gesundheit einen expliziten Platz im Rahmen ökologischer Stadtentwicklung bekam, ist *Nürnberg*. Ein frühes Gutachten für die Stadt mit dem Titel „Arbeitshilfe zur ökologischen Erneuerung in der Stadt" (1986) enthält u.a. einen „Katalog privater ökologischer Maßnahmen", darunter auch einen expliziten Abschnitt zur Gesundheit. Hier werden Idealnormen in großer Zahl für den Bereich der Gesundheitsvorsorge und Hausmedizin aufgestellt, ohne jedoch in irgendeiner Weise deren Umsetzung zu thematisieren. Auch im Abschnitt über wünschenswerte Maßnahmen der Stadtverwaltung wird Gesundheit angesprochen: Hier spielt die Verringerung von Umweltnoxen eine große Rolle. Daneben wird die Information, Aufklärung und Beratung über ganzheitliche Gesundheit sowie die Nutzung von Selbsthilfegruppen dargestellt. Die finanzielle Förderung von Initiativen im Gesundheitsbereich nimmt einen dritten Abschnitt in Anspruch. Möglicherweise sind die in Nürnberg im Vergleich zu anderen deutschen Städten besonders ausgeprägten Beziehungen zwischen Gesundheits- und Stadtentwicklungsmaßnahmen auf die Impulse dieses Gutachtens zurückzuführen.

In *Hamburg* hat die hier besprochene Schrift jedoch keine erkennbare Wirkung gehabt, obwohl sie wesentlich dazu beitrug, daß ein „Modellgebiet ökologischer Stadtsanierung" im Stadtteil Altona geschaffen wurde. In eigenen Studien haben wir feststellen können, daß weder der Anspruch der *ökologischen* Sanierung noch Gesundheitsbezüge in diesem Sanierungsgebiet eine besondere Rolle gespielt haben (vgl. Trojan u. a. 1996).

Auch in einem Bericht über 14 *Modellvorhaben* der ökologisch orientierten Planung und Realisierung von Bauvorhaben (Titel: „Ökologie in den Städten") spielt der Gesundheitsaspekt keinerlei explizite Rolle (vgl. Gelfort u. a. 1993).

Die (explizite) Thematisierung der Gesundheit in der ökologischen Stadtentwicklung bedarf offenbar besonderer Akteure und Strukturen, um Geltung zu bekommen. Die Stadt *Wien* versucht (als Pionier sozusagen) seit ca. zehn Jahren kontinuierlich Stadtplanung und Gesundheitsförderung in der Stadt zusammenzuführen. Dies wird dokumentiert durch eine Reihe von spezifischen Publikationen, die überwiegend auf entsprechende Kongreßveranstaltungen zurückgehen (vgl. Sonderhefte der Zeitschrift „Perspektiven, Magazin für Stadtgestaltung und Lebensqualität" von Mai 1988 und April 1993 sowie das Magazin des WHO-Projektes „Wien gesunde Stadt" von Oktober 1994). Als letztes Ereignis fand im Oktober 1998 der Kongreß „Stadtplanung für die Zukunft" statt. Er wurde vom Healthy City-Project Wien und verschiedenen anderen Trägern organisiert und brachte sowohl die lokale Ebene der Umsetzung wie auch internationale Vertreter der Leitkonzepte von gesundheitsgerechter Stadtentwicklung zusammen.

Ökologische Belange in der Gesundheitspolitik?

Eine schon ältere große Anfrage der SPD ist mit dem Begriff *„Ökologischer Gesundheitsschutz"* überschrieben (Bundestagsdrucksache 12/6128 v. 11.11.1993; vgl. auch die spezifischere große Anfrage „Kindergesundheit und Umweltbelastungen" 12/4626). Die Anfrage beginnt mit einem Zitat des Sachverständigenrats für Umweltfragen (Umweltgutachten des SRU 1987), in dem es heißt: „Umweltschutz begann als gesundheitlicher Umweltschutz". Der vielversprechende Titelbegriff wird aber im Verlauf der langen Bundestagsdrucksache nicht weiter definiert oder diskutiert. Es geht anschließend ausschließlich um Umweltmedizin im engeren Sinne, Epidemiologie und Public Health in Forschung, Weiterbildung und Praxis.

Erst ganz am Ende wird auf die Frage eingegangen, was aus der Empfehlung des Sachverständigenrats für Umweltfragen geworden sei, „die Gesundheitsämter zu Fachbehörden des *gesundheitlichen Umweltschutzes* weiterzuentwickeln". Diese Perspektive war auch in einer Bundestagsdrucksache 10/3374 vom 22.05.1985 zur Leistungsfähigkeit des Gesundheitswesens angesprochen worden. Dort hieß es u. a., „daß der ÖGD in Fragen der Umwelthygiene und der Gesundheitserziehung koordinierend tätig werden soll und dazu seine rechtzeitige Beteiligung bei Entscheidungen über gesundheitsrelevante Umweltprobleme institutionalisiert werden sollte". Aus der Antwort von 1993 (Deutscher Bundestag, DS 12/6128, Seite 21) ist zu entnehmen, daß es zwar Einzelbeispiele einer Kooperation gibt (z.B. Ausbau der Gesundheitsämter in Hamburg zu „Gesundheits- und Umweltämtern"), und daß im Prinzip auch auf Landesebene an einer stärkeren Rolle des Öffentlichen Gesundheitsdienstes in der „Umwelthygiene" gearbeitet wird, daß jedoch bisher keine nennenswerten strukturellen oder programmatischen Entwicklungen zu berichten waren.

In einer weiteren Bundestagsdrucksache (12/8238 vom 05.07.1994) wurde von der Bundesregierung auf die Frage ihrer Präventionspolitik im Bereich umweltbedingter

Krankheitsrisiken auf vorangegangene Bundestagsdrucksachen und auf Forschung verwiesen. Eine Programmatik läßt sich in der Antwort nicht einmal andeutungsweise erkennen. Während praktisch alle Akteure der Prävention und Gesundheitsförderung in der Drucksache ausführlich mit eigenen Kapiteln angesprochen werden, fehlt dies lediglich für den Öffentlichen Gesundheitsdienst; das Ziel eines Ausbaus zu einer Institution des gesundheitlichen Umweltschutzes wird nicht mehr erwähnt. In einer späteren Drucksache (13/10592 vom 05.05.1998 zu „Umwelt, Schadstoffen und Gesundheit") werden weder der Öffentliche Gesundheitsdienst noch irgendwelche Gesundheitsförderungsaspekte, sondern lediglich Forschungsfragen und die klinische Umweltmedizin angesprochen.

Das Handlungsfeld „Umwelt und Gesundheit"

Trotzdem gewinnt man teilweise den Eindruck, daß sich im Schnittbereich von Umwelt- und Gesundheitspolitik ein eigenständiges Handlungsfeld „Umwelt und Gesundheit" herausgebildet hat. Die Entwicklung in diese Richtung wurde vor allem von der WHO mit den inzwischen drei Ministerkonferenzen zu diesem Thema (Frankfurt 1989, Helsinki 1994, London 1999) angestoßen (vgl. zuletzt: Declaration 1999). Die weitere Entwicklung auf Europäischer Ebene wird durch das European Environment and Health Committee (und sein Sekretariat bei der WHO Kopenhagen) koordiniert. Die nächste Ministerkonferenz wird 2004 in Ungarn stattfinden.

Auch in der Bundesrepublik gibt es eine anhaltende Diskussion zu Umwelt und Gesundheit (vgl. z.B. Aurand u.a. 1993; Deutscher Bundestag 1994; BAG/BUWAL 1997; Kals 1998; Bastian 1998 a und b). Aktuelle Dokumente dieser Diskussion sind:

* Aktionsprogramm „Umwelt und Gesundheit" (vgl. BMG u. BMU 1999; Kaiser 2000),
* Sondergutachten des Sachverständigenrats für Umweltfragen (vgl. Deutscher Bundestag, DS 14/2300 v. 15.12.1999),
* Bericht des Ausschusses für Bildung, Forschung und Technikfolgenabschätzung zu „Umwelt und Gesundheit" (vgl. Meyer & Sauter 1999, zugleich veröffentlicht als: Deutscher Bundestag, DS 14/2848 v. 2.3.2000).

Eine ausführliche Diskussion dieser Dokumente kann hier nicht geleistet werden. Als sichtbare Zeichen der bewußten Auseinandersetzung mit aktuellen Problemlagen sind die Dokumente zu begrüßen.

Einschränkend ist jedoch die fast ausschließlich pathogenetische Sichtweise zu kritisieren, die lediglich im zuletzt genannten Dokument über das Projekt des Technikfolgenabschätzungsbüros durch eine salutogenetische Sicht erweitert wird. Ob und ggf. welche neuen Umsetzungsaktivitäten durch die genannten aktuellen Dokumente auf den Weg gebracht werden können, stand zum Zeitpunkt der Fertigstellung dieses Buches noch nicht fest, wird von Fachleuten aber sehr skeptisch eingeschätzt.

Eine Bewertung der Zusammenarbeit zwischen dem Umwelt- und Gesundheitsressort auf der *kommunalen* Ebene fällt mangels systematischer Studien schwer. Vorsichtig formuliert könnte man sagen, daß Gesundheit im Zusammenhang mit Stadtplanung und Stadtentwicklung in der Regel nur implizit ins Spiel kommt. Explizit wird Gesundheit allenfalls bei Umweltgiften in Baustoffen und bei Verkehrsproblemen thematisiert. Die Zusammenarbeit mit dem Gesundheitsressort wird von der Stadtentwicklung und vom Umweltressort kaum je gesucht, sondern kommt – wenn überhaupt – durch die Gesundheitsverwaltung zustande.

Strukturell dürfte in Zukunft besonders der „Länderausschuß für umweltbezogenen Gesundheitsschutz" (LAUG) von Bedeutung sein. Eine Pionierrolle in diesem Bereich hat die Abteilung Umweltmedizin/Umwelthygiene des Landesinstituts für den Öffentlichen Gesundheitsdienst in NRW übernommen (URL: www.loegd.nrw.de). Von dieser Abteilung wird auch seit 1998 der „Info-Brief Umweltmedizin/Umwelthygiene" herausgegeben, in dem die aktuellen Entwicklungen im In- und Ausland dargestellt werden.

Langsam entwickeln sich neue Kooperationen zwischen dem Gesundheits- und Umweltbereich im Zusammenhang kommunaler Programme wie Lokale Agenda 21 und Gesündere Städte. Beispiele hierfür sind etwa Halle, Heidelberg oder München (nur punktuell) (s. 3.2.3). Im Rundbrief des Gesunde Städte-Netzwerks der Bundesrepublik (vgl. 4.1) wird die engere Zusammenarbeit zwischen Lokaler Agenda 21 und dem Gesundheitsbereich als wichtige zukünftige Entwicklungslinie mehrfach angesprochen. Im Jahr 2000 wird ein Preis für das beste Kooperationsprojekt vergeben.

Ökologische Gesundheitsförderung als integrative Strategie

Während die Ansätze im „ökologischen Gesundheitsschutz" und im Handlungsfeld „Umwelt und Gesundheit" außerordentlich stark von der pathogenetischen umweltmedizinischen Sicht geprägt und daher nur begrenzt tragfähig für Gesundheitsförderung sind, gilt dies nicht für einen neuen Vorschlag:

Für die vorausschauende und umfassende Gesundheitsförderung konzipiert Fehr (1996, 1997, 1998, 2000) *ökologische Gesundheitsförderung* als eine Strategie, die die Bereiche Umwelt und Gesundheit (zusätzlich zur Umweltmedizin) enger miteinander verknüpfen könnte. Er bezieht sich dabei ausdrücklich auf die Bedeutung natürlicher Ressourcen und eines stabilen Öko-Systems in der Ottawa-Charta, für die „konzeptioneller und handlungspraktischer Nachholbedarf" besteht.

„Ökologische Gesundheitsförderung" zielt darauf ab, gesundheitspositive Umweltfaktoren zu erhalten und zu stärken sowie Gesundheitsrisiken aus der Umwelt zu mindern. Das Konzept einer ökologischen Gesundheitsförderung ist weniger als Neuschöpfung sondern vielmehr als eine Rekonstruktion und Zusammenfassung bestehender Ansätze gemeint.

Für die Aufgabentrias der ökologischen Gesundheitsförderung werden vor allem folgende konkretisierenden Stichworte genannt:

- Lagebewertung: Risikoanalyse, Berichterstattung, Surveillance und Verträglichkeitsprüfungen,
- Strategieentwicklung: Aufklärung, (Behörden-) Beratung, Gesundheitsbildung, Risikokommunikation, Beteiligung an Planungsverfahren,
- Umsetzung: Infrastruktur für die Sammlung und Verarbeitung von relevanten Informationen sowie Qualitätssicherung.

Für eine ausführliche Präsentation des als Habilitation (Fehr 1999) entstandenen Strategie-Konzepts müssen wir auf die in Vorbereitung befindliche Buchpublikation verweisen (Fehr 2000).

Bei der praktischen und politischen Realisierung „ökologischer Gesundheitsförderung" macht es nach unseren Erfahrungen einen deutlichen Unterschied aus, ob die ökologischen bzw. Umweltfaktoren einerseits und Gesundheitsstörungen bzw. Krankheit andererseits direkt oder indirekt zusammenhängen, d.h. ob sie meß- und beweisbar im Sinne der pathogenetischen Perspektive sind. Historische Studien zeigen leider, daß erst nach

Todesfällen, wie z.B. bei der Cholera-Epidemie in Hamburg, hygienische und andere Maßnahmen in Gang kamen (Schubert 1993). Gesundheit allein war im vergangenen Jahrhundert auch sonst kein hinreichendes Motiv für gesundheitsbezogene Maßnahmen in der Stadtentwicklung (vgl. Rodenstein 1988). Selbst für die neuere Zeit gilt, daß meist erst „Umweltkatastrophen" den Anstoß für vorsorgende Schutzmaßnahmen gegeben haben.

Es gibt offenbar „harte" und „weiche" Bereiche im Schnittfeld von Umwelt und Gesundheit: Am einen Ende des Kontinuums stehen inzwischen verbotene (gleichwohl in vielen Bauten noch längst nicht vollständig entfernte) Schadstoffe wie Blei oder Asbest mit ihren eindeutig am Menschen nachgewiesenen krankheitsverursachenden Wirkungen; im Mittelfeld finden sich viele als gesundheitsschädlich erwiesene oder vermutete Faktoren mit eher diffusen, langfristigen und am Individuum schwer nachweisbaren Auswirkungen, wie beispielsweise die durch den Autoverkehr verursachten Luft- und Lärmbelastungen; am „weichen Ende" der Skala finden sich die gesundheitsfördernden (im Gegensatz zu krankheitsverhütenden) Faktoren, wie positive Wirkungen der Vegetation bzw. von Grünflächen auf die Kleinklimaverbesserung durch Regulierung der Luftfeuchtigkeit und Temperatur, Luftreinigung durch Ausfiltern von Staub und Schadstoffen, Schallschutz und anderes mehr (vgl. Gelfort u.a. 1993, Seite 81/82).

Noch weniger spektakulär und daher auch weniger handlungsleitend sind Zusammenhänge zwischen Ökologie und Gesundheit, wenn sie erst durch Produktlinienanalysen und Produkt-Ökobilanzen sichtbar gemacht werden können, wie es in der Bundestagsdrucksache 12/6128 (Seite 11) gefordert wird. Beispiele hierfür: Die ökologische Verwendung von Recyclingprodukten in Neubau und Modernisierung läßt sich etwa damit begründen, daß allein 10% der industriellen Emissionen auf die im Wohnungsneubau verwendeten Baustoffe zurückzuführen sind (Gelfort u.a. 1983, Seite 82).

Ökologische Prinzipien in der Müllvermeidung und -beseitigung haben nicht nur aus Gründen der Infektionshygiene eine Bedeutung, sondern auch, weil es letztendlich darum geht, den Ausstoß von giftigen Dioxinen durch Müllverbrennung zu verringern bzw. gänzlich zu vermeiden.

Warum es so schwer ist, „weiche Faktoren" zur verbindlichen Grundlage politischen Handelns zu machen, wird aus einem Zitat von Kappos (1990, Seite 4), dem damaligen Leiter der Abteilung Gesundheit und Umwelt in der Hamburger Behörde für Arbeit, Gesundheit und Soziales, deutlich: „So wird in der Regel immer noch vor einem Eingriff der Verwaltung der Nachweis eines eingetroffenen, objektiv nachweisbaren Schadens verlangt, obwohl ein solcher nach naturwissenschaftlichen Regeln und etablierten Methoden häufig nicht zu führen ist. Das Vorsorgeprinzip führt immer noch ein Schattendasein und läßt sich nur selten konsequent durchsetzen."

In der europäischen Regionalstrategie der WHO betont zwar das Ziel 10 aus pathogenetischer Perspektive eine „mehr Sicherheit bietende natürliche Umwelt, in der die Exposition gegenüber gesundheitsgefährdenden Schadstoffen die international vereinbarten Standards nicht übersteigt"; das Ziel 13 fordert jedoch im salutogenetischen Sinne ein „gesundes natürliches und soziales Umfeld". Beide Aspekte der WHO-Programmatik werden in dem Konzept einer „ökologisch orientierten Public Health" zusammengefaßt:

Ökologisch orientierte Public Health betont die Gemeinsamkeiten im Bestreben nach Gesundheit und nachhaltiger Entwicklung. Sie konzentriert sich auf ökonomische und Umwelt-Determinanten von Gesundheit sowie auf die Mittel, die ökonomische Investitionen leiten sollen, um bestmögliche Ergebnisse im Bereich Bevölkerungsgesundheit, mehr Gerechtigkeit in bezug auf Gesundheit und eine nachhaltige Ressourcennutzung zu erreichen." (zit. nach Nutbeam 1998, Seite 3).

Zusammenfassend läßt sich feststellen, daß „Ökologie" als Theorie- und Handlungsrahmen ein verbindendes Konzept darstellt, das in allen drei Politiksektoren anschlußfähig ist. Für „ökologische Gesundheitsförderung" und „ökologisch orientierte Public Health" sind auf der kommunalen Ebene genügend konzeptionelle (z.b. „ökologische Stadtentwicklung"), programmatische (z.b. Lokale Agenda 21), und infrastrukturelle (z.b. ÖGD), Anknüpfungspunkte vorhanden.

An der praktischen Umsetzung und politischen Unterstützung für eine enge sektorübergreifende Zusammenarbeit zwischen den Ressorts Stadtentwicklung, Umwelt und Gesundheit mangelt es bisher jedoch an den meisten Stellen noch erheblich.

In diesem für die salutogenetische Perspektive zentralen Handlungsbereich gibt es einen starken Forschungs-, Entwicklungs- und Handlungsbedarf.

5.3.5 Im Schnittfeld von Sozial-, Stadtentwicklungs- und Gesundheitspolitik: Soziale Stadtentwicklung und Armutsbekämpfung als Gesundheitsförderung

Unterteilt man die Determinanten der Gesundheit in allgemeinster Form, kann man zwischen den materiellen bzw. Umweltbedingungen im engeren Sinne und den sozialen Bedingungen unterscheiden. Im vorangegangenen Kapitel lag der Fokus bei den physischen Umweltbedingungen. In diesem Abschnitt wird der Fokus auf den sozialen Bedingungen liegen. In beiden Abschnitten geht es jedoch um die Herstellung gesundheitsförderlicher Lebenswelten, die beide Aspekte umfassen. Daher sind keine klaren Trennungslinien zu ziehen. Für die Bekämpfung sozialer Ungleichheit sind viele Politiksektoren gleichzeitig zuständig. Auf der lokalen Ebene ist dies ein Thema für die „soziale Stadtentwicklung". Darüber hinaus können aber auch fast alle anderen Politik- und Verwaltungssektoren Einfluß haben auf die Zunahme oder Verringerung sozialer Ungleichheit.

Als Ausgangspunkt sollen die Bedeutung sozialer Ungleichheit für Gesundheit und Programme zur sozialen Stadtentwicklung und Armutsbekämpfung dargestellt werden. Danach geht es um Ansätze der Bekämpfung sozialer Ungleichheit, wie sie aus dem Gesundheitsbereich kommen. Abschließend wird auf das grundlegende Dilemma der Bekämpfung sozialer Chancen-Ungleichheit eingegangen.

Soziale Chancen-Ungleichheit, Gesundheit und Stadtentwicklung

Die WHO-Strategie ist schon ihrem Titel nach (Gesundheit für *Alle*) grundlegend darauf ausgerichtet, eine größere Gerechtigkeit innerhalb von Bevölkerungen und zwischen den verschiedenen Mitgliedsländern zu erreichen. Im Glossar für Gesundheitsförderung heißt es zu dem Ziel der Gerechtigkeit: „Gerechtigkeit in bezug auf Gesundheit ist nicht gleichzusetzen mit Gleichheit im Gesundheitsstatus. Ungleichheiten hinsichtlich des Gesundheitsstatus sowohl zwischen Individuen als auch zwischen Bevölkerungen sind unvermeidbare Konsequenzen von genetischen Unterschieden, unterschiedlichen sozialen und ökonomischen Bedingungen, oder das Ergebnis persönlicher Wahlen im Hinblick auf

Lebensstile. Demgegenüber entstehen Ungerechtigkeiten als Konsequenz von Unterschieden im Hinblick auf Möglichkeiten und Chancen, welche z.b. zu ungleichem Zugang zu Gesundheitsdiensten, zu nahrhaften Lebensmitteln oder zu angemessenen Wohnbedingungen führen. In solchen Fällen entstehen Ungleichheiten im Gesundheitsstatus als Konsequenz von Ungerechtigkeiten in Lebensmöglichkeiten." (Nutbeam 1998, Seite 10).

In der Stadtentwicklung wird versucht, den in den vergangenen Jahren rapide gewachsenen Problemen mit Ansätzen der „sozialen Stadtentwicklung" zu begegnen. So haben die Nachbarländer Niederlande, Großbritannien und Frankreich auf gesamtstaatlicher Ebene umfangreiche Fördermaßnahmen und gesetzliche Regelungen eingeführt, um die Kommunen bei der Aufgabe der Stadtentwicklung wirksam zu unterstützen (s. Tab. 5.3-2).

Tab. 5.3-2: Kommunale Förderprogramme der Nachbarländer
(aus Fraaz 1998, Seite 11 ff.)

Niederlande

Förderprogramm für große Städte „Grote Steden Beleid"
Die Hauptziele des Programms
♦ *Beschäftigung und Ausbildung*
♦ *Sicherheit und Lebensqualität sollen unter Beachtung von drei Grundprinzipien umgesetzt werden*
♦ *Integration von staatlichem und kommunalem Handeln*
♦ *Partnerschaft zwischen Ministerien und mit den Städten*
♦ *Ergebnisorientiertes Handeln durch Evaluierung*

Sonderfall städtische Problemgebiete („Chancenzonen")
In besonders problembehafteten Gebieten werden z.Zt. folgende Vergünstigungen für neue Unternehmen erwogen:
♦ *Finanzielle Vergünstigungen im Bereich örtlicher Steuern (z.b. Grundsteuern) und örtlicher Gebühren*
♦ *Steuererleichterungen der Zentralregierung für Investitionen in Wohngebäuden und Infrastrukturen*
♦ *Subventionen und Finanzhilfen für Investitionen*
♦ *Befreiungen von Umweltauflagen*

Großbritannien

City-Challenge-Programm
Mit den 1991 und 1994 begonnenen Ausschreibungsrunden wurden durch das City-Challenge-Programm im Rahmen von 31 Projekten
♦ *3.150 Unternehmen gegründet*
♦ *53.500 Arbeitsplätze geschaffen*
♦ *rd. 39.000 Wohnungen hergestellt oder modernisiert*
♦ *und mit 564 Mio. GBP (rd. 1,6 Mrd. DM) öffentlicher Mittel rd. 1,3 Mrd. GBP (rd. 3,8 Mrd. DM) private Mittel aktiviert.*

Single-Regeneration-Budget
In den 1995 und 1996 begonnenen Ausschreibungsrunden wurden 370 Projekte ausgewählt, die zu
♦ *rd. 80.000 Unternehmensgründungen führten*
♦ *rd. 500.000 Arbeitsplätze schaffen oder sichern*
♦ *und mit rd. 2 Mrd. GBP (rd. 5,8 Mrd. DM) öffentlicher Mittel rd. 5 Mrd. GBP (rd. 14,5 Mrd. DM) private Mittel einwerben sollen.*

Frankreich

Ausgewählte Maßnahmen „Pacte de Relance pour la Ville"
Wiederbelebung der Stadtquartiere
♦ *Wirtschaftsförderung mittels Steuererleichterungen*
  Bestehenden und neu gegründeten kleinen und mittleren Handels-, Dienstleistungs-, Handwerks- und Industrieunternehmen – insbesondere mit weniger als 50 Beschäftigten – werden hohe Freibeträge für Gewerbe-, Einkommen- und Grundsteuer sowie für die Arbeitgeberbeiträge zur Sozialversicherung eingeräumt
♦ *Errichtung einer öffentlichen Planungsbehörde für die Restrukturierung von Handels- und Gewerbeflächen*
♦ *Schaffung von 100.000 Arbeitsplätzen für Jugendliche unter 25 Jahren (befristet auf 1-5 Jahre) bei Einrichtungen des öffentlichen Dienstes und des Wohnungswesens*

Stärkung der öffentlichen Sicherheit
♦ *Abordnung von 10.000 Militärdienstleistenden zu kommunalen Dienststellen und Schuleinrichtungen*
♦ *Abordnung von 4000 Polizei- und Ermittlungsbeamten in gefährdete Stadtviertel*
♦ *Verkürzung der Strafverfahren bei schwerer Jugendkriminalität auf weniger als 3 Monate*
♦ *Schaffung von 50 besonderen Betreuungseinrichtungen mit pädagogischer Ausrichtung für rückfällige jugendliche Straftäter mit Wiedereingliederungshilfen in die Schule*

Verbesserung der Lebensbedingungen in den Wohnquartieren
♦ *Erhaltung und Verbesserung der sozialen Mischung (z.B. durch Verzicht auf Fehlbelegungsabgabe sowie Zinsverbilligungen und andere Vergünstigungen für Wohnungsmodernisierungsmaßnahmen)*
♦ *Schaffung besonderer Instrumente zur Umstrukturierung der Wohnquartiere (z.B. Maßnahmen zur Entwicklung des sozialen Umfelds, zur Eingliederung der Bewohner in Beschäftigung)*
♦ *Verbesserung der Präsenz und der Qualität öffentlicher Dienstleistungen (z.B. durch Verbesserung des öffentlichen Nahverkehrs, Finanzierung kultureller Initiativen und Zuweisung erfahrener Beamter für die Stadtquartiere)*

In der Bundesrepublik bestehen seit Anfang der 90er Jahre Handlungsprogramme für „Stadtteile mit besonderem Entwicklungsbedarf" (Nordrhein-Westfalen), „Soziale Stadtentwicklung" (Hamburg) und „Quartiersmanagement" (u.a. Berlin). Allerdings sind die Kommunen aus eigener Kraft mit dieser Aufgabe überfordert. Eine 1996 beschlossene Bund-Länder-Gemeinschaftsinitiative „Die soziale Stadt" kam zunächst nur schleppend in Gang (Fraatz 1998). Im März 2000 stellten die Bundesministerien für *Verkehr, Bau- und Wohnungswesen* und *Familie, Senioren, Frauen und Jugend* auf einer Starterkonferenz das Förderprogramm des Bundes *„Stadtteile mit besonderem Entwicklungsbedarf – die soziale Stadt"* vor.

In der Pressemitteilung heißt es: „Immer stärker zeigten sich in benachteiligten Wohnquartieren soziale Probleme, häufig bedingt durch Arbeits- und Perspektivlosigkeit, insbesondere unter den Jugendlichen, durch Schwierigkeiten im nachbarschaftlichen Zusammenleben, nicht selten in Verbindung mit Mängeln der Wohnungs- und Wohnumfeldqualität ...

Das Programm ziele – über die klassische Städtebauförderung hinaus – auf eine Verbesserung der Lebenssituation durch eine aktive und integrative Stadtentwicklungspolitik. Dahinter stehe eine neue Förderphilosophie. In einem umfassenden Handlungs- und Förderansatz sollten Ressourcen und die beteiligten Ressorts gebündelt werden, wie zum Beispiel der Ausbildungs- und Beschäftigungsförderung, der Qualifizierung von Jugendlichen, der Verbesserung der sozialen Infrastruktur oder weitere Maßnahmen im Bereich der Familien- und Jugendpolitik. Bisher unkoordinierte Programme verschiedenster Teilbereiche und Gebietskörperschaften sollten sinnvoll und effizient miteinander verknüpft werden.

Vernetzung ist auch das Stichwort beim Programm „Entwicklung und Chancen junger Menschen in sozialen Brennpunkten", das das Bundesjugendministerium ergänzend aufgelegt hat. Eine Vielzahl von jugendpolitischen Maßnahmen und Strukturen werden zu einem Gesamtpaket zusammengefaßt, um so Lücken im Angebotsnetz zu schließen. Es gehe darum, die sozialräumlichen Perspektiven stärker in den Blick zu nehmen und einen ganzheitlichen Hilfsansatz von Jugendhilfe, Schule, Arbeitsverwaltung, Stadtplanung, der Sozial-, der Gesundheits- und Kulturpolitik zu entwickeln ...

Das Programm lebt von der Bereitschaft aller Akteure, den Entwicklungsprozeß im Stadtteil kooperativ mitzugestalten. Die Aktivierung von Eigeninitiative, von Selbsthilfepotentialen, die Entwicklung eines gemeinsamen Bewußtseins und die Festigung von nachbarschaftlichen Netzen sind zentrale Elemente des Programms."

(URL: www.sozialestadt.de/aktuell/presse/presse.shtml)

Für das Programm stehen bis 2003 jährlich insgesamt 300 Mio. DM Fördermittel von Bund, Ländern und Gemeinden zur Verfügung. 1999 waren 161 Stadtteile bzw. Wohnquartiere in 123 Gemeinden einbezogen, davon allein 15 Quartiere in Berlin. Für die praktische Umsetzung vor Ort werden Methoden der *Gemeinwesenentwicklung* bzw. des *Quartiersmanagements* eingesetzt (s. 6.3. insbesondere 6.3.2 und 6.3.3). Eine Evaluation ist – abgesehen von ersten Einzelerfahrungen (s. 6.3.3) – noch nicht möglich, wird aber von der Wissenschaftlichen Begleitung des Programms durch das *Deutsche Institut für Urbanistik* systematisch eingeplant.

Die Bund-Länder-Gemeinschaftsinitiative „Stadtteile mit besonderem Entwicklungsbedarf – die soziale Stadt" ist ohne Zweifel ein dringend erforderlicher Schritt in auch von der Weltkonferenz URBAN 21 geforderter Richtung. Kritisch ist anzumerken, daß die auf allen politischen Ebenen dominierende sektorale Struktur und die massiven Kürzungen sozialer und gesundheitsfördernder kommunaler Angebote der Vernetzungs- und Kooperationsrhetorik widersprechen.

Ein strategischer Mangel ist auch in der Tatsache zu sehen, daß für die Auswahl der „Stadtteile mit besonderem Entwicklungsbedarf" bisher nicht die rationalen Planungsinstrumente kleinräumiger kommunaler Sozial-, Umwelt- und Gesundheitsberichterstattung und lokaler Förderungspläne genutzt wurden (s. 5.3.1 – 5.3.3). Entsprechende Vorbilder finden sich z.B. in den Niederlanden (s. dazu auch 6.3.3). Dort entwickelten viele Gemeinden Informations- und Monitoringsysteme aggregierter lokaler Daten – meist auf der Grundlage geographischer Informationssysteme (GIS) –, die Fehlentwicklungen auf Quartiersebene frühzeitig erkennbar werden lassen. So kann das Instrument des Quartiersmanagements punktgenau eingesetzt werden, wo auch immer die Daten problematische Entwicklungen signalisieren. Die Gemeinde Tilburg hat die politischen Instrumente integraler Stadtentwicklungssteuerung am konsequentesten ausgebaut. Der Stadtentwicklungsplan von Tilburg besitzt die Rechtsverbindlichkeit eines Allgemeinen Bauleitplans, umfaßt jedoch auch Wirtschafts-, Sozial-, Bildungs- und Wohnungspolitik und bestimmt den mittelfristigen Rahmen für gezielte Maßnahmen des Quartiersmanagements. Die Maßnahmen werden in einem jährlich fortgeschriebenen Stadtprogramm festgelegt. Das Stadtprogramm ist im Vergleich zu herkömmlichen städtischen Haushaltsplänen breiter und integrativer und benennt konkrete Maßnahmen (einschließlich der Finanzierung).

Das „Soziale" ist ebenso wie die „Ökologie" einer der zentralen Überlappungsbereiche zwischen den Sektoren Stadtentwicklung, Umwelt und Gesundheit (vgl. auch Alisch 1998 und 2000). Die Bedeutung für Gesundheit läßt sich allerdings vor allem als „implizite Gesundheitspolitik" charakterisieren, da Nachhaltigkeit, Ökologie und soziale Stadtentwicklung zwar Effekte für die Gesundheit zur Folge haben können, dieses jedoch kein ausdrückliches Ziel darstellt und der Gesundheitssektor als Partner in diesen Prozessen kaum erwähnt wird. Eine Ausnahme sind die sog. „Health Action Zones" in England, in denen Gesundheit zentraler Bestandteil der Entwicklung benachteiligter Gebiete ist.

Ansätze der Bekämpfung sozialer Ungleichheit aus dem Gesundheitsbereich

Von seiten des Gesundheitswesens wird versucht, die soziale Chancenungleichheit bzgl. Gesundheit zum Ausgangspunkt für Hilfen, Prävention und Gesundheitsförderung zu nehmen.

In der internationalen Diskussion haben sich auf der Basis von Forschungsergebnissen folgende vier Typen von Interventionen herauskristallisiert:

- *Verbesserung von Ausbildung, Beschäftigungs- und Einkommensraten der ärmsten Bevölkerungsgruppen:* Dieser Ansatz wird als der fundamentalste und potentiell effektivste angesehen (er entspricht auch ziemlich genau dem, was Rudolf Virchow vor über 150 Jahren angesichts der Typhusepidemie in Schlesien empfahl: „Bildung und Wohlstand"). Die starken politischen Barrieren für die Verwirklichung dieses Ansatzes werden natürlich gesehen. Die Schlußfolgerung daraus ist, daß entsprechende Ziele bestenfalls langfristig erreicht werden können und deswegen langen Atem brauchen. Voraussetzung ist, das Bewußtsein in der Politik für diese Probleme weiter zu erhöhen. Eine konkretere Empfehlung bezieht sich darauf, die Gesundheitsfolgen von Entscheidungen in anderen Politik-Ressorts insbesondere auf benachteiligte Bevölkerungsgruppen abzuschätzen, – dies vorrangig in den Sektoren Ausbildung, Beschäftigung und Einkommen (einschließlich sozialer Sicherungssysteme).
- *Verringerung der Effekte von Krankheit auf soziale Abwärtsmorbidität:* Ein Teil der sozialen Ungleichheiten läßt sich durch sozialen Abstieg bei Verarmung durch Krankheiten erklären. Diese Entwicklung kann bei rechtzeitiger präventiver Intervention bei kranken Kindern oder auch bei Erwachsenen, die Probleme haben, im Arbeitsprozeß zu bleiben, durch spezifische Unterstützungsprogramme aufgefangen oder zumindest begrenzt werden.
- *Verringerung der Exposition benachteiligter Gruppen mit gesundheitsschädlichen Belastungen:* Hierbei geht es vor allem um spezifische Ansätze und darum, ungesunde Lebensstile sowie Arbeitsbedingungen zu bekämpfen. Ebenso müßten die physischen Umwelt- und Verkehrsbelastungen sozial benachteiligter Stadtteile verringert werden, um eine Kumulation von Belastungen zu verhindern. (Gewöhnlich findet bekanntlich das Gegenteil statt!)
- *Angebot spezifischer Gesundheitsdienste für niedrige sozio-ökonomische Gruppen:* Dies ist der konventionelle Ansatz. Hier geht es primär um eine bessere Krankenversorgung, aber auch um Prävention bzw. Gesundheitsförderung in Krisen und bei Kranken, also um das Eindämmen von Leiden, Verschlechterungen des Gesundheitszustands, Sekundärerkrankungen und negativen psychosozialen Begleit- und Folgeerscheinungen. Für viele Benachteiligte sind die Zugangsbarrieren zum Gesundheitssystem immer noch zu hoch, z.B. für Obdachlose und Drogenabhängige (s. 4.4.5 und 4.4.6). Entsprechende Spezialdienste müßten auch engere Beziehungen zum sozialen Hilfesystem haben, als es derzeit der Fall ist.

Diese Vorschläge gehen zurück auf einen Beitrag aus den Niederlanden (Mackenbach 1994). Sie finden sich wieder, zum Teil in spezifischerer Form in dem Bericht von Weil u.a. (1999) über prioritäre Public Health-Aktionen in der Europäischen Gemeinschaft.

In den dortigen Schlüsselstrategien gegen gesundheitsrelevante soziale Ungleichheit wird die Bedeutung von spezifischer Gesundheitsberichterstattung und Monitoring-Systemen herausgehoben. Die interdisziplinäre Erforschung und Bekämpfung von sozialer Ungleichheit, Krankheit und Tod wird in diesem Bericht mehrfach – in Analogie zu dem WHO-Begriff „Ecological Public Health" – als „Social Public Health" etikettiert.

In einem Bericht über die internationale Tagung „Equity in Health – Closing the Gaps" (WHO Euro 1998) wird der Ansatzpunkt bei allen Determinanten der Gesundheit gesehen:

- materielle Lage: bessere Umverteilung materieller Ressourcen
- soziale Lage: Schaffung einer offenen (nicht ausschließenden) Zivilgesellschaft
- individuelle Situation: Verbesserung des Informationsstandes
- Versorgungssystem: Sicherung gerechter Ressourcenverteilung
- Lebensweisen: z.B. Verringerung des Rauchens.

Unter den Praxisbeispielen fiel uns als besonders interessant auf, daß im Anschluß an den Begriff des „Öko-Audit" ein „Equity Audit" vorgeschlagen wird. Neben den schon bekannten Ansätzen wurde auf der Tagung der *gezielte* Einsatz von Ressourcen der Gesundheitsförderung und -versorgung behandelt. Gezielt heißt dort, wo aufgrund von Benachteiligungen unterschiedlicher Art der Bedarf am größten ist. Dies ist keinesfalls eine Banalität, da im Gesundheitswesen die Ressourcenverteilung vielfach eher wildwüchsig erfolgt und in der Regel denen zugute kommt, die das Angebot am geschicktesten nutzen können, also den Mittel- und Oberschichten.

Zwei mögliche Ansätze, sozial ungerechtfertigter Ressourcen-Allokation zu begegnen, wären:

- *Neukonzeption des Risiko-Strukturausgleichs in der gesetzlichen Krankenversicherung:* Der bisherige Risiko-Strukturausgleich (d.h. die Umverteilung von Beiträgen der Kassen mit sog. guten Risiken auf die Kassen mit sog. schlechten Risiken) verhindert derzeit nur die gröbsten Ungerechtigkeiten. Immer noch ist es für die Krankenkassen attraktiver, junge, gesunde Versicherungsnehmer zu werben. Aus informellen Äußerungen ist auch bekannt, daß Krankenkassen für Mitglieder, die die sog. schlechten Risiken repräsentieren, eher Hürden setzen, um sie abzuschrecken. Dies widerspricht diametral dem Gedanken, soziale Chancenungleichheit zu reduzieren. Denkbar sind ökonomische Risiko-Strukturausgleichsysteme, die es für Krankenkassen *attraktiv* machen, sich um ihre alten, armen, abhängigen, chronisch kranken oder in anderer Weise schwierigen Mitglieder zu kümmern (vgl. ausführlicher Wasem 1998).
- *Mittelzuweisung auf der Basis von Sozial-Strukturdaten:* Dieser Vorschlag wird auf der Basis eines „Sozial-Struktur-Atlas Berlin" gemacht (Meinlschmidt 1996). Der Beitrag stellt den engen Zusammenhang zwischen einem Sozialindex der Bezirke und verschiedenen Parametern des Gesundheitszustands, insbesondere auch vorzeitiger Sterblichkeit fest. Die vorzeitige Sterblichkeit kann als globaler Indikator für Lebensqualität dienen. Auf der Basis einer Sozialraum-Analyse, wie es sie auch in anderen Städten in mehr oder weniger ausgefeilter Form gibt (vgl. z.B. für Hamburg die Analysen in Süß & Trojan 1992 und die oben erwähnten kommunalen Informations- und Monitoringsysteme in den Niederlanden), können Planungen abgeleitet werden, wie Gebiete mit erhöhten Benachteiligungen und Problemen durch gezielte kompensatorische höhere Zuweisungen an Personal- und Sachmitteln in der Bekämpfung sozialer und gesundheitlicher Chancenungleichheit unterstützt werden können. Dieser sehr präzise ausgearbeitete Vorschlag einer belastungsgerechten Personalzumessung sozialer

und gesundheitlicher Dienste, der von Meinlschmidt zusammen mit anderen seit längerer Zeit präsentiert wird, hat in der Bundesrepublik bisher noch keinen Eingang in die Praxis gefunden. Im Gegensatz dazu werden in den Nachbarländern Niederlande, Großbritannien und Frankreich sozial schwache Wohnquartiere durch ein ganzes Bündel auch von finanziellen Vergünstigungen gefördert (s. Tab. 5.3-2).

Auf übergeordneten politischen Ebenen können auch der Bund-Länder-Struktur-Ausgleich und die EU-Strukturfonds als gleichsinnige Ansätze angesehen werden.

Für alle genannten Ansätze gilt, daß sie teilweise zwar auf internationaler und nationaler Ebene anzugehen sind, andererseits aber auch Anregungen für die kommunale Ebene enthalten. Verschiedene Kongreßveranstaltungen zeigen, daß die Bekämpfung sozialer Benachteiligung durch den Ansatz der Gesundheitsförderung deutlich wahrgenommen und auf der gesellschaftlichen Ebene stärker sichtbar gemacht wird. Dies gilt für eine Berliner Kongreßfolge zum Thema „Armut und Gesundheit", für den Themenschwerpunkt soziale Ungleichheit im Gesunde Städte-Netzwerk Deutschland (vgl. Stadt Köln 1994), das gesundheitspolitische Symposium in Baden-Württemberg mit dem Titel „Soziale Ungleichheit als Herausforderung für Gesundheitsförderung" (vgl. Sozialministerium Baden-Württemberg 1996) und eine daran anschließende Bestandsaufnahme von Initiativen, Projekten und kontinuierlichen Angeboten in diesem Themenfeld (vgl. URL: www.shuttle.de/lga) sowie für den „Arbeitskreis Armut und Gesundheit" des Landes Niedersachsen.

In diesen Arbeitszusammenhängen wurden sowohl stadtteilbezogene Projekte vorgestellt, wie auch (noch zahlreicher) Projekte für einzelne benachteiligte Gruppen. Diese richten sich insbesondere auf Kinder und Jugendliche, Mädchen und Frauen, Alleinerziehende, Sozialhilfe-EmpfängerInnen, Arbeitslose, Obdachlose/Straßenkinder, MigrantInnen und AsylbewerberInnen, Häftlinge/Strafentlassene, Suchtmittelabhängige, Behinderte sowie alte Menschen. Die physischen Bedingungen im Sinne von spezifischen Schadstoffbelastungen spielen in diesen Ansätzen bisher kaum eine Rolle. Dominierend sind vielmehr sozio-ökonomische Lebensbedingungen und Aspekte der Krankenversorgung.

Die besondere Rolle kommunaler Gesundheitsdienste im Feld „sozialer Ungleichheit und Gesundheit" wird in einem Beitrag von Brand & Schmacke (1998) aufgegriffen. Der Beitrag zeigt auf, daß „sozialkompensatorische Arbeitsansätze" schon seit den klassischen Studien über „Krankheit und soziale Lage" von Mosse & Tugendreich bis heute (und verstärkt seit ca. zehn Jahren) zum festen Bestandteil der Arbeit des öffentlichen Gesundheitsdienstes gehören. In dem Beitrag wird ausdrücklich Bezug genommen auf das niederländische nationale Programm zur Erforschung und Reduzierung gesundheitsbezogener sozialer Ungleichheit (vgl. Mackenbach 1994). An zwei eindrucksvollen Beispielen, die als Pilotprojekte eines umfassenden Ansatzes der Gesundheitsförderung gelten können, wird demonstriert, wie das Gesundheitsamt Erkennen und Beeinflussung des „sozialen Gradienten" aufgreifen kann. Auf diese beiden Beispiele wird im folgenden Abschnitt (5.3.6) ausführlicher hingewiesen.

Inwieweit die Krankenkassen die im neuen § 20 geforderte besondere Berücksichtigung sozial Benachteiligter aufnehmen und umsetzen werden, läßt sich derzeit noch nicht beurteilen, muß aber eher skeptisch eingeschätzt werden (vgl. Rosenbrock 2000).

Das Dilemma der Bekämpfung sozialer Chancenungleichheit

In den vorstehenden Abschnitten konnte gezeigt werden, daß es konkrete Strategien und Strukturen gibt, an die Programme zur Verringerung sozialer Ungleichheit angekoppelt werden können. Dies darf jedoch nicht darüber hinweg täuschen, daß auf gesellschaftlicher Ebene die Probleme größer geworden sind und sich voraussichtlich in Zukunft noch verschärfen werden.

Brand & Schmacke (1998, Seite 627) zeigen auf, daß viele potentiell vermeidbaren sozialen Determinanten gesundheitlicher Belastung gesellschaftlich als akzeptabel gelten und daher keinen politischen Handlungsdruck erzeugen. Hierzu werden gezählt: gesundheitsschädigendes Verhalten „aus freiem Willen", gesundheitliche Vorteile für Gruppen, die gesundheitsförderndes Verhalten bevorzugt aufgreifen (also für die Mittelschichten), gesundheitsschädigendes Verhalten bei eingeschränkten Wahlmöglichkeiten der Lebensweise durch sozio-ökonomische Faktoren, Exposition gegenüber erhöhten gesundheitlichen Gefahren in der physischen und sozialen Umwelt sowie die Zugangsschwellen zur gesundheitlichen Versorgung, die bei spezifischen Gruppen, wie z. B. Obdachlosen oder Drogenabhängigen, vorliegen.

Ein erhebliches Maß sozialer Ungleichheit, Armut, Ausgrenzung und Unterversorgung ist „markterzeugt" bzw. „marktbedingt", wobei das Problem der Arbeitslosigkeit bzw. die Arbeitsmarktfolgen der fortschreitenden Rationalisierung und Globalisierung an erster Stelle stehen. Auch das Gesundheitswesen verändert sich derzeit nach dem Muster „mehr Markt und Wettbewerb, weniger Staat und Solidarität". Sollte sich diese Tendenz mit der jetzigen Intensität und Geschwindigkeit fortsetzen, ist eine starke Zunahme der Ungleichheiten in der gesundheitlichen Versorgung zu erwarten. Gesundheitsförderung könnte unter diesen Bedingungen zu einem Programm der Risikoprävention und Fitneß-Steigerung für kaufkräftige Mittelschichten verkommen.

Eng damit verknüpft ist eine zum Teil unangemessene Aufwertung von Gesundheits-ökonomie und -management als neue Leitwissenschaften, die das gesamte Gesundheitswesen von der Prävention und Gesundheitsförderung bis zur Rehabilitation durchdringen. Eine solche Entwicklung ist mit dem Programmpunkt der Ottawa-Charta „Neuorientierung der Gesundheitsdienste" sicherlich nicht beabsichtigt gewesen. Es ist jedoch zu beobachten, daß die Gesundheitsförderung terminologisch und ideologisch versucht, ihre Anschlußfähigkeit an die neuen Tendenzen der „Verbetriebswirtschaftlichung" des Gesundheitswesens zu beweisen. Dabei ist es derzeit eine noch offene Frage, inwieweit diese Entwicklung zur Selektion von Gesundheitsförderungsmaßnahmen nach ihrer „wirtschaftlichen Vertretbarkeit" führt oder sogar zur Reduktion und zum Verrat an positiven Visionen, insbesondere hinsichtlich der Herstellung sozialer Chancengleichheit.

Die Ökonomisierung aller Bereiche der Gesundheitsversorgung läßt sich vor allem mit der Verknappung öffentlicher Mittel durch globale Entwicklungen und Umverteilung des gesellschaftlichen Reichtums von den öffentlichen in private Hände (Wirtschaftsliberalismus) verbunden mit hohen Arbeitslosenraten erklären. In diesem Zusammenhang wird immer wieder die Frage gestellt, wieviel „kompensatorische" Politik sich der Wohlfahrtsstaat noch leisten kann und will. Selbst wenn man diese Frage nicht für abschließend beantwortet hält, muß festgestellt werden, daß sowohl auf internationaler Ebene (dies formulieren die WHO-Programme sehr eindeutig) wie auf lokaler Ebene (vgl. z.B. Süß & Trojan 1992) die Kluft zwischen arm und reich nicht kleiner sondern kontinuierlich größer wird: Die Reichen werden reicher, die Armen werden ärmer; dies gilt auch für sozialräumliche Unterschiede, d.h. im Vergleich begünstigter und benachteiligter Stadtteile, Städte und Regionen.

In dieser Situation müßte für den „sozialen Ausgleich" bzw. den „sozialen Frieden" eine *re*distributive Politik, d.h. eine Politik der Umverteilung begrenzter Mittel von oben nach unten der Kern einer langfristigen gesellschaftlichen Entwicklungsstrategie sein. Trotz eindeutiger epidemiologischer Belege, daß „Ungleichheit" ein wesentlicher Krankheitsfaktor ist (Wilkinson 1996), ist eine solche Politik weder aktuell noch für die Zukunft erkennbar. Die Politik der WHO, die soziale Chancengleichheit in allen Dokumenten als ihr vorrangiges Ziel herausstellt und auch immer wieder deutlich sagt, daß es um die Verwirklichung ethischer und sozialer Normen geht, ist daher von fundamentaler Bedeutung: Jenseits aller gesundheitsspezifischen Einzelaspekte geht es gleichzeitig um die Herstellung eines internationalen Konsens über zentrale Werte der Weltgemeinschaft. Zu diesen zentralen Werten gehören „Gesundheit für Alle" und „nachhaltige Entwicklung" – von der internationalen bis zur kommunalen Ebene.

5.3.6 Lebenswelten, Gesundheitsfördernde Gesamtpolitik und intersektorale Zusammenarbeit: Konzepte, Umsetzungsbeispiele, Voraussetzungen

Die Programmatik der WHO umfaßt die strategische Trias von „gesundheitsfördernden Lebenswelten", „gesundheitsfördernder Gesamtpolitik" und „intersektoraler Zusammenarbeit" (zum internationalen Entwicklungsstand vgl. insbesondere Harris 1995; Labonte 1997). Diese zentralen Konzepte im Gesundheitsbereich sollen im folgenden noch einmal *zusammenfassend und grundsätzlicher* aufgegriffen werden. Auf die gleichsinnigen Bestrebungen in der Stadtplanung (z.B. als „integrierte Quartiers- bzw. Stadtentwicklungspolitik"; vgl. z.B. Froessler 1994) oder auch als integrative oder „nachhaltige Stadtentwicklung" wurde in den vorangegangenen Abschnitten eingegangen. Gesundheitsförderung kann und muß von diesen Ansätzen lernen, mit ihnen Bündnisse bilden und sie ergänzen.

Zu den Konzepten

„Gesundheitsfördernde Lebenswelten bieten Menschen Schutz vor Gesundheitsgefahren und befähigen Menschen, ihre Fähigkeiten auszuweiten und Selbstvertrauen in bezug auf gesundheitliche Belange zu entwickeln. Gesundheitsfördernde Lebenswelten umfassen Orte, an denen Menschen leben, die Gemeinde, ihr Zuhause, Orte, an denen sie arbeiten, spielen und ihre Freizeit verbringen, einschließlich des Zugangs von Menschen zu Ressourcen für Gesundheit und von Möglichkeiten der Befähigung zu selbstbestimmtem Handeln (empowerment)." (vgl. Nutbeam 1998, Seite 13). Gesundheitsfördernde Lebenswelten bezeichnen das *Ziel* und beziehen sich auf die Ebene des *Settings*.

Gesundheitsfördernde Gesamtpolitik (Healthy Public Policy) ist das *Instrument,* Lebenswelten gesundheitsfördernd zu gestalten. „Gesundheitsfördernde Gesamtpolitik ist gekennzeichnet durch eine ausdrückliche Sorge um Gesundheit und Gerechtigkeit in allen Politikbereichen und durch eine Verantwortlichkeit für ihre Gesundheitsverträglichkeit" (Nutbeam 1998, Seite 12). Zu vorsorglichen Folgenabschätzungen bzw. Verträglichkeitsprüfungen wurde schon in Abschnitt 4.3. ausführlicher Stellung genommen. Von der europäischen bis zur lokalen Ebene ist dieses Vorgehen als notwendig bekannt und teilweise sogar gesetzlich verankert (vgl. 3.4.1 und 4.1):

- EU-Ebene: Das „strategic environmental assessment" (vgl. 5.3.3), d.h. eine Verträglichkeitsprüfung von Programmen und Gesetzen war ein erstes Beispiel für umweltbezogene Gesamtpolitik. Analog zu sehen ist das sog. „gender mainstreaming" als Konzept für die Berücksichtigung von Frauenbelangen in allen Politikbereichen. Die Gesundheitsverträglichkeitsklausel in Artikel 152 des Amsterdamer EU-Vertrags kann als Auftrag zu einer Healthy Public Policy verstanden werden (vgl. 3.1.1).

- Bundesebene: Mit Bezug auf „Prävention, Vorsorge, Gesundheitsschutz" heißt es: „Es ist aber offensichtlich, daß eine derart umfassende Aufgabenstellung, die letztlich auf eine Verbesserung von Lebensbedingungen gerichtet ist, nicht vom Gesundheitswesen allein ausgefüllt werden kann, sondern daß es sich hier um eine gesamtgesellschaftliche und gesellschaftspolitische Aufgabe ersten Ranges handelt, die viele Politikbereiche berührt. Da diese aber nicht immer vorrangig und primär an gesundheitlichen Zielsetzungen orientiert sind, ist es erforderlich, daß die Gesundheitspolitik ihren Einfluß auf diese Bereiche verstärkt und durch möglichst konkrete Anforderungen die Initiativfunktion eines ständigen Mahners übernimmt und damit die Ziele und Maßstäbe für den gesundheitlichen Beitrag anderer Politikbereiche vorgibt und bei ihrer Verwirklichung mitwirkt." (Bundestagsdrucksache 10/3374 vom 22.05.1985 zur Leistungsfähigkeit des Gesundheitswesens).
- Landesebene: Auch eine Entschließung der 64. GMK (Konferenz der für das Gesundheitswesen zuständigen Minister und Senatoren der Länder) hat sich unter Hinweis auf die WHO und das Gesunde Städte-Projekt eindeutig für die „gesundheitsfördernde Gesamtpolitik" und die hierdurch notwendige intersektorale Zusammenarbeit ausgesprochen: „Die GMK hält es für unverzichtbar, daß gesundheitliche Belange bei allen öffentlichen Planungen über den Krankheitsbezug hinaus berücksichtigt werden. Dabei soll das Anliegen 'Gesundheit' ressortübergreifend – also auch in primär nicht gesundheitsbezogenen Bereichen – angesprochen, in Entscheidungen einbezogen und auch durch aktive Bürgerbeteiligung verwirklicht werden. Als Beispiele seien hier die Stadtplanung und die Verkehrspolitik genannt."
- Kommunale Ebene: Dem Geiste nach sind auch schon ältere ÖGD-Gesetze durchaus darauf angelegt, den Gesundheitsbehörden Handlungsspielräume im Sinne intersektoraler Politik bzw. gesundheitsfördernder Gesamtpolitik zu ermöglichen. So lautete z.B. ein Paragraph im schleswig-holsteinischen ÖGD-Gesetz von 1978: „Die Gesundheitsbehörden haben darauf hinzuwirken, daß alle Behörden und öffentlichen Planungsträger bei ihren Planungen und Maßnahmen die gesundheitlichen Belange der Bevölkerung berücksichtigen."

„Gesundheitsfördernde Gesamtpolitik" im Sinne von Gesundheitsverträglichkeitsprüfungen der Politik anderer Ressorts ist heute kaum mehr als ein Desiderat für die Zukunft. Rosenbrock (1998, Seite 7) formuliert noch schärfer: „In Deutschland gibt es derzeit weder programmatisch noch praktisch eine Healthy Public Policy. Dies gilt sowohl für implizite als auch für explizite Gesundheitspolitik, es gilt für Prävention und Krankenversorgung."

Die Schwierigkeiten bei der Durchsetzung gesundheitsfördernder Gesamtpolitik beschreibt ein ehemaliger Staatssekretär des Bundesgesundheitsministeriums (Georges Fülgraff):

„Also an fast allen Entscheidungen, die in der Exekutive fallen, ist mehr als ein Ministerium beteiligt. Bei allem, was man macht, sind Interessen anderer Ressorts mitbetroffen in irgendeiner Form. Das heißt, es muß mit den anderen Ressorts etwas abgestimmt werden, wenn man irgendwas durchsetzen oder umsetzen will. Wenn ich sage, 'Interessen anderer Ressorts' sind berührt, heißt das immer, aus der Sicht oder aus den Interessen ihrer jeweiligen Fachpolitik müssen sie irgendwo nachgeben. Und das bedeutet, man muß selber auch irgendwo nachgeben können. Wenn man aber ein Ressort wie Gesundheits- oder Umweltpolitik vertritt, in dem man eigentlich immer nur bei den anderen fordert, aber nie auch was bieten kann, hat man schlechte Karten. Wenn man nicht ganz harte Gesundheitsbedrohungen belegen kann, tut man sich wahnsinnig schwer gegen die geballten Interessen der Wirtschaftsressorts." (Legewie & Schervier-Legewie 1997)

Offenbar in Kenntnis der schwachen Position des Gesundheitsressorts hat das „Our Healthier Nation"-Papier der Blair-Regierung vom Sommer 1999 versucht, andere Politik-Sektoren schon in der programmatischen Phase auf das Ziel „Gesundheit" zu verpflichten: Es wurde von nicht weniger als elf Ressortministern unterschrieben (vgl. Schwartz 2000). Ob eine intersektorale Gesamtpolitik hierdurch tatsächlich leichter umgesetzt werden kann, wird die Zukunft zeigen.

Intersektorale Zusammenarbeit wird definiert als „eine anerkannte Beziehung zwischen einem oder mehreren Teilen verschiedener gesellschaftlicher Sektoren, die zur Durchführung bestimmter Aktivitäten entwickelt wurde, um Gesundheitsergebnisse oder intermediäre Gesundheitsergebnisse zu erreichen, – und zwar in einer effektiveren, effizienteren und nachhaltigeren Weise, als es der Gesundheitssektor allein erreichen könnte." (Nutbeam 1998, Seite 18). Intersektorale Zusammenarbeit spricht also die möglichen *Akteure für gesundheitsfördernde Gesamtpolitik* an. Dabei gibt es drei verschiedene Segmente, die je nach Kontext ins Auge gefaßt werden müssen:

• Interne Zusammenarbeit im politisch-administrativen System, d.h. zwischen verschiedenen Ministerien oder verschiedenen Referaten/Ressorts der Kommunalpolitik (vgl. zu den Problemen hiermit insbesondere Boonekamp u.a. 1999),

• Externe Kooperation des politisch-administrativen Systems mit relevanten Akteuren außerhalb des staatlichen oder kommunalen Bereichs; hierbei ist insbesondere an wichtige verbandliche Akteure im Gesundheitswesen (Krankenkassen, Berufsverbände) sowie die Zusammenarbeit mit Bürgerinitiativen und Selbsthilfegruppen als Vertretern der Bevölkerung zu denken,

• Zusammenarbeit zwischen dem staatlichen, dem marktwirtschaftlichen und dem sog. „Dritten Sektor" jenseits von Markt und Staat.

Als besondere *Strukturen* intersektoraler Kooperation sind Bündnisse bzw. „Allianzen" und „Partnerschaften für Gesundheitsförderung" anzusehen (vgl. 5.4 und Nutbeam 1998). Die schlichte Grundphilosophie bei allen diesen Konzepten der WHO ist die Erkenntnis, daß gesundheitsfördernde Lebenswelten nur mit „vereinten Kräften" geschaffen und erhalten werden können. Methoden zur *Praxis der Kooperation* finden sich unter 6.2.3.

Der Aspekt „*partnerschaftliche Gesundheitsförderung*" wird für Deutschland besonders in den „Magdeburger Empfehlungen" betont (URL: www.sozialwesen.fh-magdeburg.de), die auf einer Nachfolgetagung der Jakarta-Konferenz formuliert wurden. Dort heißt es, die „neue Landschaft der Gesundheitsförderung" müsse besonders drei Schwerpunktgruppen berücksichtigen:

• „erstens Akteure, die sich dem Anspruch von Gesundheitsförderung im herkömmlichen Sinne verpflichtet fühlen,

• zweitens Akteure, die als Leistungserbringer neue Angebote im System der gesundheitlichen Versorgung etablieren,

• drittens Akteure, die unter vorwiegend ökonomischen Gesichtspunkten Gesundheitsförderung zur Verbesserung der Wirtschaftlichkeit ihres Handelns nutzen."

In Übereinstimmung mit der Erklärung der Jakarta-Konferenz wird davon ausgegangen, daß die besten Erfolgsaussichten bestehen, wenn Gesundheitsförderung nicht nur von

„sozialer Verantwortung", sondern auch von „erwerbswirtschaftlichen Motiven" getragen wird. Auf diese Weise sollen neue Finanzierungsquellen im Sinne eines größeren „Investment in Health" erschlossen werden. Daß diese Idee auch Probleme und Schwierigkeiten mit sich bringt, war im vorangegangenen Abschnitt schon angesprochen worden.

Zur Umsetzung auf der lokalen Ebene

In Umsetzungsprojekten bilden gesundheitsfördernde Lebenswelten (also Ziel), Gesamtpolitik (also Instrument) und intersektorale Zusammenarbeit in Akteursbündnissen (Struktur und Praxis) eine untrennbare Einheit.

> Zwei eindrucksvolle Beispiele auf der Ebene des öffentlichen Gesundheitsdienstes in Deutschland werden von Brand & Schmacke (1998) präsentiert. In beiden Beispielen geht es um „Kindergesundheit im sozialen Kontext", d. h. um sozial benachteiligte Kinder. Ausgangspunkt in einem Projekt in Potsdam wie auch einem Projekt in Hamburg-Harburg ist die Identifizierung von Gesundheitsproblemen bei Kindern durch Gesundheitsberichterstattung. Auf dieser Basis wurden ausgewählte Präventionsziele und Ansätze entwickelt. In beiden Fällen gelang es, für die Programmformulierung und Umsetzung des Programms die kommunale Politik einzubinden, d. h. eine intersektorale Politik zu entwickeln. In Potsdam wurde hierzu eine „Kindergesundheitskonferenz Potsdam" einberufen. Auf den vier Workshops dieser Tagung konnte ein einheitliches Protokollschema durchgehalten werden, wodurch zentrale Ergebnisse, Ziele und Aufgaben, Federführung/Verantwortlichkeit und zeitliche Einordnung Punkt für Punkt festgehalten wurden. In einer zweiten Kindergesundheitskonferenz 1999 wurden die Ergebnisse in 23 Arbeitsschwerpunkten umfassend evaluiert. Es wurde festgestellt, daß die Kindergesundheit zu einem „Thema der Stadt" geworden war.
> In Hamburg-Harburg wurden die für einen benachteiligten Stadtteil ausgewerteten Ergebnisse der schulärztlichen Untersuchungen im wichtigsten zuständigen Stadtteilgremium, dem Arbeitskreis Heimfeld-Nord, vorgestellt. Dieser unterbreitete die Vorschläge dem Sozialausschuß des Bezirks, wo Strategien beschlossen wurden, um schichtspezifische gesundheitliche Benachteiligungen von Kindern im sozial schwachen Wohngebiet auszugleichen und den betroffenen Kindern eine regelmäßige Gesundheitsvorsorge zu sichern. Begleitet wurden diese Strategien durch einen runden Tisch „Eltern und Kinder in Heimfeld". Eine schon bestehende Mütterberatungsstelle wurde in eine Begegnungsstätte des sozialen Brennpunkts integriert. Außerdem wurde geplant, ein niedrigschwelliges Sozialmedizin-Zentrum einzurichten. Dies alles fügte sich ein in ein schon bestehendes, umfassendes Projekt der Stadtteilentwicklung mit dem Titel „Ein Stadtteil verändert sich".

Die Beispiele dokumentieren in eindrucksvoller Weise, daß 1) verschiedene Ansätze und Prinzipien der Gesundheitsförderung zusammen geplant und umgesetzt werden müssen und 2) umfassende Maßnahmen der Gesundheitsförderung auch im schwierigen Bereich sozialer Benachteiligung realisierbar sind.

Ein unseres Wissens einmaliges Projekt intersektoraler Zusammenarbeit heißt „Werkstadt Basel – Projekt zur langfristigen Sicherung der Steuereinnahmen von natürlichen Personen in Basel". Anlaß war die weit verbreitete Erscheinung, daß die Kernstadt Einwohner, d. h. Steuerzahler, an das Umland verlor. Diese sollen durch erhöhte Lebensqualität in der Stadt gehalten werden. Das außerordentlich stark beteiligungsorientierte Projekt integriert die Leitziele Gesundheit, Nachhaltigkeit und Lebensqualität. Diese sind nicht als Kostenfaktor, sondern tatsächlich als *Investition* konzipiert: Gesunde Stadt und Agenda 21 werden als Ansatz zu Erhalt und Erhöhung künftiger Steuereinnahmen betrachtet (Wiener 2000). Dabei ist aber für uns nicht erkennbar, ob auch das Leitziel sozialer Chancengleichheit eine Rolle spielt, oder ob erhöhte Lebensqualität nur der Zielgruppe betuchter Steuerzahler zugute kommt. Auf ein weiteres Beispiel intersektoraler Stadtentwicklungspolitik in Heidelberg werden wir am Ende des folgenden Abschnitts 5.3.7 eingehen.

Gesundheitsfördernde Gesamtpolitik war Leitthema der zweiten internationalen Konferenz zu Gesundheitsförderung in Australien im Jahr 1988. Auf dieser Konferenz wurden zahlreiche konkrete Beispiele für diese Strategie vorgestellt. Eine Auswahl der eindrucksvollsten Projekte liegt in dem Sammelband „Healthy Public Policy at the Local Level" vor (Evers u.a. 1989). In mehreren Überblicksaufsätzen desselben Buches werden die gemeinsamen Charakteristika solcher Ansätze herausgearbeitet.

Voraussetzungen

Gesundheitsfördernde Gesamtpolitik und intersektorale Kooperation sind nicht voraussetzungslos erreichbar. Auf der Basis der Forschung unserer Hamburger Projektgruppe wurden in einem Workshop mit Praktikern und Verwaltungsexperten die folgenden positiven Bedingungen für intersektorale Gesundheitsförderungspolitik als besonders bedeutsam identifiziert:

- gut etablierte Politik-Diskurse zu den wichtigen Handlungsfeldern der Gesundheitsförderung,
- infrastrukturelle, personelle und gesetzliche Voraussetzungen,
- „Profilierungspotential" eines Themas für ÖGD und Politik,
- Zulassen von innovativen Experimenten (im Gegensatz zum Beharren auf Tradition),
- formelle Leistungsvereinbarungen zur Absicherung von arbeitsteiliger Kooperation,
- „Öffentlichkeit" (insbesondere Bürger und Medien) als Verstärker und Verbündete,
- frühzeitige Beteiligung der Nutzer von Gesundheitsberichterstattung („Adressaten für Daten und Taten") und
- sorgfältige Reflexion und Berücksichtigung überlappender oder auf der Agenda höherstehender, gleichzeitiger Politik-Programme (vgl. Trojan u.a. 2000).

Als Ergebnis internationaler Erfahrungen bilanziert Goldstein (1996, Seite 200) als die drei wesentlichen Erfolgsvoraussetzungen für intersektorale Zusammenarbeit:

- Messung der Auswirkungen verschiedener Entwicklungsaktivitäten auf die Gesundheit, wobei es besonders um die Auswirkungen der „Umwelt- und sozialen Lebensbedingungen" geht;
- Analyse nicht nur der negativen Auswirkungen solcher Aktivitäten auf Gesundheit, sondern auch der potentiellen Möglichkeiten, Gesundheit zu steigern;
- anwaltschaftliche Vertretung von Gesundheitszielen durch den Gesundheitssektor in anderen Ministerien oder Organisationen, um gesundheitsbezogene Politik und angemessene Gesundheitsförderungsprogramme zu implementieren.

5.3.7 Zeitgleiche Politikprogramme berücksichtigen: Verwaltungsreform und Haushalts-Sanierung

In diesem Abschnitt soll ein Punkt herausgegriffen werden, der unseres Erachtens von besonderer Relevanz ist: Sowohl im Sektor Gesundheit als auch in den anderen Sektoren laufen zeitgleich andere Politikprogramme, die großenteils nicht miteinander kompatibel sind. Solche Programme sind nicht als „parallele Programme" anzusehen (im mathematischen Sinne von sich „im Unendlichen schneidend"), sondern als einander überlappende und in Wechselwirkung stehende Policy-Zyklen (vgl. 2.2).

Die Beziehung der Gesundheitsförderung zu diesen Programmen wird vielfach dadurch kompliziert, daß die Programme nicht gleichrangig nebeneinander stehen, sondern auf unterschiedlichen Hierarchie-Ebenen politischer Wichtigkeit und Dringlichkeit zu verorten sind. Teilweise resultieren die Probleme auch daraus, daß die Programme unterschiedliche Stadien des Policy-Zyklus erreicht haben, beispielsweise schon relativ weit in der Implementationsphase fortgeschritten sein können, was die Hinzunahme neuer Elemente der Gesundheitsförderung erschwert.

Mit diesen allgemeinen Bemerkungen soll auf das Stör- und Behinderungspotential zeitgleicher Programme für die Gesundheitsförderung hingewiesen werden. Das Phänomen ist zwar bekannt und Hintergrund häufiger Klagen. In der Planung von Gesundheitsförderungsprogrammen wird es jedoch viel zu selten berücksichtigt (vgl. dazu systematischer Grunow 2000).

Umgekehrt können zeitgleiche Programme in den Zielsetzungen und/oder Vorgehensweisen Gemeinsamkeiten aufweisen, so daß wechselseitige Verstärkungen bzw. Synergieeffekte zu erwarten sind. Gerade weil Gesundheit auf der politischen Agenda in aller Regel keinen der höheren Plätze einnimmt, ist es lohnend für die Gesundheitsförderung, ihr programmatisches Umfeld systematisch daraufhin zu prüfen, ob sich das Ziel der Gesundheitsförderung mit zeitgleichen verwandten Programmen verknüpfen und zu stärkerer Wirkung bringen läßt.

In den vorangegangenen Abschnitten hatten wir insbesondere Verknüpfungen der Gesundheitsförderung mit Programmen der sozialen Stadtentwicklung und Armutsbekämpfung angesprochen. Für Umwelt- und Nachhaltigkeitsprogramme zieht sich eine Verknüpfung mit Gesundheitsförderung wie ein roter Faden durch unser Buch. Insbesondere auf der internationalen Ebene wird von seiten des Gesundheitssektors (WHO, Internationales Gesunde Städte-Projekt) die Verknüpfung des Leitziels Gesundheit mit dem der Nachhaltigkeit systematisch gesucht und weiterentwickelt (siehe Kap. 1.4).

Neben zeitgleichen inhaltlichen Programmen anderer Politiksektoren gibt es zwei eng miteinander verknüpfte aktuelle Programme auf der kommunalen Ebene, die den idealtypischen Ablauf von Gesundheitsförderung hemmen, aber auch unterstützen können:
- Verwaltungsmodernisierung/-reform („neues Steuerungsmodell")
- Reduzierung öffentlicher Ausgaben („Haushalts-Sanierung" oder „-stabilisierung").

Wegen ihrer großen Bedeutung sollen diese Programme im folgenden kurz beschrieben und in ihren Auswirkungen auf Gesundheitsförderung (vor allem im Rahmen des öffentlichen Gesundheitsdienstes) und auf Agenda 21-Programme angesprochen werden.

Verwaltungsreform als Deckmäntelchen für Haushalts-Sanierung?

Die Reform der kommunalen Verwaltung versteht sich selbst primär als Innovationsprogramm, das aus der Reformbewegung des „New Public Management" entstand. Seit Anfang der 90er Jahre ist diese Entwicklung in Deutschland aufgenommen worden. Einen starken Schub erhielt sie durch eine Broschüre der Kommunalen Gemeinschaftsstelle (KGSt 1993) mit dem Titel „Das neue Steuerungsmodell. Begründung, Konturen, Umsetzung". Der Bericht baut u.a. auf den Erfahrungen der niederländischen Stadt Tilburg auf. Er ist normativ gehalten und entwickelt Leitlinien für die Verwaltungsmodernisierung. Der inzwischen gängige Ausdruck „Neues Steuerungsmodell" erklärt sich vor allem dadurch, daß von einer zentralen Ressourcenbewirtschaftung als Steuerungsinstrument der Verwaltung zu einer wesentlich durch Leistungsvorgaben und Ergebniskontrolle („Output" = „Produkte" und „Outcome" = „Zielerreichung") bestimmten Steuerung umgeschwenkt werden soll. Im Dienste dieser grundlegenden Veränderung stehen die Leitgedanken des Modells, die wir im folgenden Überblick wiedergeben (vgl. Tab. 5.3-3).

Tab. 5.3-3: Leitgedanken des Neuen Steuerungsmodells
(Quelle: Schnappauf 1998, Seite 434)

Strategische Steuerung durch Politik und Verwaltungsführung	
Personalentwicklung (Fortbildung, Job Rotation, Anreize)	
Kontraktmanagement	Controlling
Produktorientierte Budgetierung	Zusammenführung von Fach- und Ressourcenverantwortung
Outputorientierte Steuerung auf der Grundlage von Produktplänen und Produktbeschreibungen	

In dieser nüchternen Übersicht lassen sich weder eindeutige Chancen noch Behinderungen für die Gesundheitsförderung erkennen. Allerdings taucht die Frage auf, inwieweit ein an „Produkten" orientiertes Steuerungsmodell einen geeigneten Rahmen für komplexe Programme der Gesundheitsförderung darstellen kann. Andererseits sind beim Stichwort „Personalentwicklung" durchaus Elemente erkennbar, die z.B. auch in der betrieblichen Gesundheitsförderung eine Rolle spielen.

Deutlicher werden die Chancen für Gesundheitsförderung durch Reformen der Kommunalverwaltung in einer Übersicht von Heinelt (1997).

Abb. 5.3-2: Eckpunkte und „Diskursgemeinschaften" der Verwaltungsreform
(Quelle: Heinelt 1997, Seite 14)

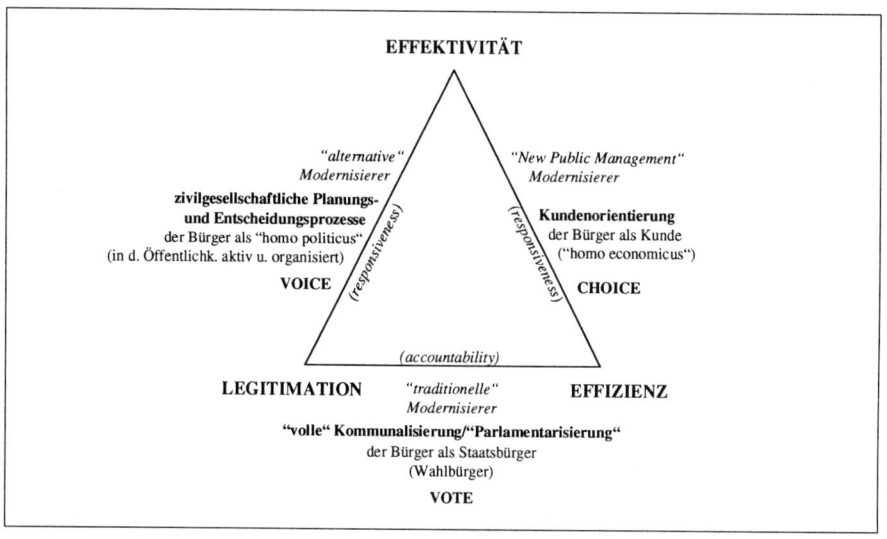

Insbesondere die zentrale und aktive Rolle des Bürgers in diesem Modell auf den verschiedenen Achsen zwischen Legitimation, Effektivität und Effizienz weist Übereinstimmungen mit der Ottawa-Charta auf, die dem Bürger entscheidenden Einfluß auf seine Gesundheit und ihre Determinanten zuweist.

Allerdings läßt sich anhand dieses Dreiecks auch die Nähe des Innovationsprogramms Verwaltungsreform zum Notprogramm „Ausgabenkürzung" aufzeigen: Bei einer Verkürzung der drei Eckpunkte auf einen einzigen, nämlich den der Effizienz und einer weiteren Verkürzung von Effizienz auf Kostenreduktion bleibt (plakativ überspitzt) als Ziel der Verwaltungsreform die Kostenreduktion übrig.

Wie eng die Verknüpfung des Innovations- und des Notprogramms ist, zeigen Umfragen des Deutschen Städtetags (1995 und 1996). Eine Umfrage von 1996 bei den 267 Mitgliedsstädten zeigte, daß schon zum damaligen Zeitpunkt 191 Städte konkrete Modernisierungsmaßnahmen umzusetzen begonnen hatten. Für 89 % dieser Städte ist die akute Finanzkrise der mit Abstand wichtigste *Grund für Innovationsbemühungen*. Als weitere wichtige Gründe der Modernisierung wurden allerdings auch inhaltliche Probleme der Kommunalverwaltung genannt, nämlich die Reformbedürftigkeit (67 %) und mangelnde Transparenz des Verwaltungshandelns (53 %). Die überragende Rolle der finanziellen Situation zeigt sich darin, daß diese nicht nur der entscheidende Auslöser für Reformmaßnahmen war, sondern zugleich als größtes Hindernis für eine zügige Umsetzung der Reformen genannt wurde (63 %). Die *Methoden* der Modernisierung sind ebenfalls am häufigsten an ökonomischen Dimensionen orientiert (Budgetierung, dezentrale Ressourcenverantwortung, Kosten- und Leistungsrechnung). Grunow-Lutter u.a. (1997, Seite 58) stellen die ernüchternde Diagnose: „Die konkreten Modernisierungsdokumente belegen, daß in den meisten Kommunen der größte Teil der Maßnahmen noch ausschließlich auf dem Papier stehen, – sieht man von den Mittelkürzungen und Stellenstreichungen einmal ab."

Diese Ergebnisse, die sich nach unserem Wissensstand bisher nur graduell verbessert haben, lassen von dem Programm der Verwaltungsmodernisierung eher Brems- statt Schubwirkungen und synergistische Verstärkung für die Gesundheitsförderung erwarten. Andererseits gibt es Ergebnisse, die Anknüpfungspunkte zu Gesundheitsförderung erkennen lassen: Bei der Frage nach den *Zielen* wurde von den Städten nicht die Bewältigung der Finanzkrise als Hauptziel genannt, sondern: die Umgestaltung der Verwaltung zu einem effektiven und effizienten „Dienstleistungsunternehmen" (97 %), verbesserte Bürgerorientierung (69 %), motiviertere Mitarbeiter (35 %).

Aus diesen hier nur sehr gerafft dargestellten Informationen zu den gleichzeitig laufenden Programmen der Verwaltungsreform und Haushaltsstabilisierung ziehen wir die Schlußfolgerung, daß sich zwar mehr Bedrohungen aber auch einige Chancen und Anknüpfungspunkte für die Gesundheitsförderung auf kommunaler Ebene ergeben. Diese Programme stehen durchgängig auf der Tagesordnung und folgen einem so starken Handlungsdruck, daß es für Gesundheitsförderungsprogramme unvermeidlich ist, sich mit ihnen auseinanderzusetzen und zu arrangieren.

Chancen und Risiken der Verwaltungsreform für den öffentlichen Gesundheitsdienst

Unter dem Titel „der öffentliche Gesundheitsdienst zwischen ‚New Public Health' und ‚New Public Management'" konstatiert Oppen (1996) in einem ausgezeichneten Übersichtsaufsatz „immense Anforderungen" an die Innovationsfähigkeit der kommunalen *Gesundheitsämter* durch die beiden sich überlagernden Reformperspektiven der New Public Health-Bewegung und der New Public Management-Initiativen. In ihrem Beitrag wird ausdrücklich der Frage nachgegangen, wie sich die Impulse beider Reformperspektiven möglicherweise gegenseitig verstärken oder auch blockieren können. Entsprechend dem Dreieck in Abb. 5.3-2 charakterisiert Oppen die Verwaltungsreform als „Neubalancierung von Wirtschaftlichkeit, Wirksamkeit und Demokratisierung der öffentlichen Aufgabenerfüllung".

Als *Probleme* für die Gesundheitsförderung werden aufgezeigt:

- daß der „Ansatz des New Public Management gegenüber konkurrierenden normativen Politikzielen wie Verteilungsgerechtigkeit, sozialem Ausgleich, Gemeinwohl-Orientierung, partizipativer Demokratie (die in mancher Hinsicht Ineffizienzen voraussetzen bzw. produzieren) blind ist",
- negative Folgen der einzelbetrieblichen Effizienz-Orientierung für andere Politikziele,
- die Ausklammerung anderer Handlungslogiken wie Solidarität, Unterstützungsbereitschaft und Empathie,
- verminderte Kooperations- und Unterstützungsbereitschaft im Binnen- wie auch im Außenverhältnis (gegenüber KlientInnen und KooperationspartnerInnen),
- verstärkte Abschottung und gesteigertes Ressortdenken, also zunehmende Unfähigkeit zu intersektoraler Politik unter dem Zwang zu einzelbetrieblicher Effektivität für die dezentralisierten Leistungseinheiten der Verwaltung,
- zunehmende Ausfilterung und Vernachlässigung von komplexeren Aufgaben, also insbesondere Querschnittsfunktionen, die nicht durch einfache, quantitative Indikatoren und in „outputs" und „outcomes" gemessen werden können,
- Reduktion der „Kundenorientierung" auf eine Nachfrageorientierung, bei der die weniger durchsetzungsfähigen und besonders auf Hilfe angewiesenen Personengruppen systematisch vernachläßigt werden.

Es werden jedoch auch *positive Impulse bzw. Chancen* für eine „Public Health-Orientierung" identifiziert:

- ein allgemeines Innovationsklima mit völlig neuen Möglichkeiten der generellen Infragestellung tradierter Aufgabeninhalte, -zuschnitte, Arbeitsabläufe, Anreizsysteme und Verhaltensnormen,
- neue Möglichkeiten der Finanzierung von Querschnittsfunktionen und Gemeinschaftsaufgaben, insbesondere Finanzierungspools für ressortübergreifende Aufgabenwahrnehmung,
- mehr Initiative, Kreativität, Arbeitsanreicherung,
- teamartige Organisationsprinzipien und Entscheidungsstrukturen etc. als (gesundheitsförderliche) Folge systematischer Personalentwicklungsmaßnahmen,
- bessere Chancen für eine zentrale Rolle der Gesundheitsberichterstattung als Grundlage des Handelns im Rahmen kontinuierlicher Planung und Kontrolle sowie
- eine stärkere Betonung der koordinierenden und steuernden Aufgaben des kommunalen Gesundheitsdienstes für die Gesundheitsförderung.

Abschließend wird gewarnt, daß diese inhaltlich und strategisch positiven Reformimpulse neuer Steuerungsmodelle zwar kompatibel mit „New Public Health" seien, daß jedoch unter dem allgegenwärtigen Druck der leeren Kassen in der konkreten Umsetzung der Rotstift das Programm schreibe.

Trotz dieser deutlich gesehenen Probleme und Gefahren vermittelt die Autorin (insbesondere in ihrer Zusammenfassung des Beitrags) den Eindruck, daß sie die Chancen für eine synergistische Verstärkung der Reformperspektiven recht hoch einschätzt. (Eine ähnliche Tendenz wird in einem Beitrag von Gruhl [1996] zu „Kriterien des Sparens im ÖGD" deutlich.)

Noch ausdrücklicher werden die Chancen für den öffentlichen Gesundheitsdienst und die Gesundheitsförderung durch neue Steuerungsmodelle in einer kürzlich erschienenen Diplomarbeit hervorgehoben. Aus einem Vergleich von Anlässen der beiden Reformstränge, Zielen, Neuorientierungsimpulsen, ziel- und ergebnisorientierten Handlungskonzepten, Arbeits- und Kommunikationsformen sowie der Mitarbeiter- und Bürgerbeteiligung schließt die Autorin, „daß die neuen Steuerungsmodelle weniger als Gefahr und vielmehr als Chance verstanden und genutzt werden könnten, eigene Reformbemühungen zu forcieren." (vgl. Krauß & Wöhler 1998, Seite 16).

Einen Bericht der Kommunalen Gemeinschaftsstelle (Nr. 11, 1998 zu „Zielen, Leistungen und Steuerung des kommunalen Gesundheitsdienstes", ausführlicher gewürdigt in Abschnitt 3.3.) kann man geradezu als eine Umsetzung dieser Idee ansehen: Er verbindet das 1993 unter der Überschrift „Neues Steuerungsmodell" in die Diskussion gebrachte Programm der Verwaltungsmodernisierung mit innovativen Inhalten, die in weiten Teilen explizit das Programm der Gesundheitsförderung als „kommunale Gesamtpolitik" aufgreifen.

Aufgrund einer empirischen Befragung von Gesundheitsämtern in Westdeutschland (N=126) beurteilen Grunow-Lutter u.a. (1997; vgl. auch Grunow-Lutter & Plümer 1998a und b) die Chancen der Gesundheitsförderung im Rahmen der Verwaltungsmodernisierung. Sie sehen deutlich die „Gefahr einer Selbstblockade der Verwaltungsmodernisierung aufgrund der parallel laufenden Finanzrestriktionen". In dieser Befragung kam heraus, daß die Stellenstreichungen und Kürzungen der Haushaltsmittel in der Umsetzung deutlich *vor* den eigentlichen Maßnahmen der Verwaltungsmodernisierung stattfanden, d.h. vor der Reorganisierung innerhalb der Ämter, den Qualitätssicherungsmaßnahmen, der Aufgabenkritik, den Maßnahmen für mehr Kundennähe und der Personalentwicklung. Weiterhin zeigte sich, daß die *traditionellen* Aufgaben des ÖGD nach wie vor quantitativ die neuen Aufgaben wie kommunale Gesundheitsberichterstattung und -planung oder Netzwerkbildung dominierten. Bei den Fragen nach der Zu- oder Abnahme von Ressourcenanteilen in den letzten drei Jahren ergaben sich allerdings Zugewinne bei den neuen Aufgabenbereichen, „wobei aber beachtet werden muß, daß diese Bereiche in den zurückliegenden drei Jahren in der Regel von einem Nullanteil auf einen geringen Anteil gewachsen sind" (Grunow-Lutter u. a. 1998; vgl. auch 3.3). Für diese quantitativ geringen „Terraingewinne" befürchten die Autoren, „daß weitere Mittelkürzungen diese Entwicklung ausbremsen werden, – zumindest solange im Hinblick auf andere eher traditionelle Aufgaben keine nachhaltige Verringerung des Aufgabenbestandes erfolgt" (S. 67).

Als ebenso problematisch wie die finanziellen Einschnitte bei den Ressourcen werden auch die mangelnde Aufmerksamkeit und das mangelnde Interesse der lokalen und der Landespolitik hinsichtlich der ÖGD-Entwicklung von den Befragten angesehen. In einem anderen neuen Beitrag auf der Basis derselben Untersuchung werden die Probleme jedoch relativiert: „Die von der WHO formulierte Perspektive einer Healthy Public Policy auf lokaler Ebene ist keineswegs obsolet. Angesichts der hohen Sensibilität der Bevölkerung für Gesundheitsrisiken und -beeinträchtigungen (z.B. durch Lärm, Verschmutzung, Strahlungen, Streß, Verunreinigungen von Wasser und Lebensmitteln usw.) erfordert sie (zumindest) diesbezügliche Verantwortungsübernahme und (teilweise unmittelbare) Aufgabenerfüllung." (Grunow 1999, Seite 375)

Auch werden Trends in der Durchführung von Gesundheitsfördermaßnahmen registriert, die den Erscheinungsformen und Ursachen gesundheitsbelastender und gesundheitsförderlicher Lebensumstände Rechnung tragen, wie z.B. die Beteiligung der Bevölkerung sowie der wichtigsten Gruppen und Organisationen, die die lokalen Lebensumstände beeinflussen, die Gesundheitsberichterstattung und die Gesundheitsplanung. Für eine effektive Aufgabenerledigung wird jedoch den kommunalen Akteuren eine zentrale Rolle auch im Sinne einer politischen Steuerung beigemessen. Als Zukunftsperspektive wird echte Durchsetzungsmacht für Koordinations-, Entscheidungs- und Umsetzungsleistungen der heutigen „Vernetzungsrhetorik" und der „über allen und allem schwebenden Moderationsfunktion" entgegengesetzt (Grunow 1999, Seite 384).

In einer ergänzenden Intensivanalyse von 12 Gesundheitsämtern zeigte sich, daß die „Modernisierungsbestrebungen" (falls ohne allzu großen Sparzwang) auch „windows of opportunity" eröffnen, also Gestaltungsmöglichkeiten im Hinblick auf Problemauswahl und Policy-Akzentuierung, die es zuvor nicht gab. An Einzelbeispielen läßt sich also durchaus zeigen, daß es Chancen für die Durchsetzung und stärkere Akzentuierung der neuen Aufgaben des öffentlichen Gesundheitsdienstes im Rahmen der Verwaltungsreform gibt.

Heidelberg: ein Beispiel genutzter Chancen der Verwaltungsreform

Zur Verknüpfung von *Agenda 21* und „nachhaltiger Verwaltungsreform" liegt uns ein Bericht über Heidelberg vor (Weber 1997). In diesem Beitrag geht es insbesondere um das Spannungsfeld zwischen „kommunaler Gesamtverantwortung und Ressortpartikularismus". Zwar wird gewarnt, Verwaltungsreform brauche „viel Hartnäckigkeit, langen Atem und eine hohe Sorgfalt in der Einbeziehung der Mitarbeiterinnen und Mitarbeiter". Insgesamt sieht die Autorin, Oberbürgermeisterin der Stadt Heidelberg, jedoch „in einer intensiven gedanklichen und praktischen Prüfung der Möglichkeiten einer Verknüpfung von Agenda und neuem Steuerungsmodell eine große Chance, die für beide Vorteile und für unsere Gesellschaft inhaltliche Gewinne bringt" (Seite 4).

Tatsächlich sind die Ziele der lokalen Agenda („sozial verantwortlich, umweltverträglich und wirtschaftlich erfolgreich") in einem Stadtentwicklungsplan für Heidelberg verankert. Über die Mitgliedschaft in dem Gesunde Städte-Projekt (mit Schwerpunkten „gesundes Büro", „gesündere Kinder", „Gesundheitsförderung für ältere Menschen", Gesundheitsbericht für Heidelberg) und eine weitere Mitgliedschaft im Modellprogramm „Städte der Zukunft" (ExWoSt) erweist sich die Stadtentwicklungsplanung als Programmrahmen, in dem verschiedene Einzelressort-Programme zu intersektoraler Kooperation verknüpft werden können.

Als Leitgedanke der Verwaltungsmodernisierung wird in Heidelberg „eine Verwaltung als bürgerorientiertes, effizientes Dienstleistungsunternehmen gesehen, das seinen gesellschaftlichen Gestaltungsauftrag annimmt". Konsultationen mit der Bürgerschaft werden als gemeinsame Schnittstelle zwischen Verwaltungsreform und Agenda-Programm angesehen, von denen die Verwaltung wie auch der Agenda-Prozeß profitieren.

Ein weiteres Element der Verknüpfung sind „Bürgerämter", die gleichzeitig dem Ziel größerer Bürgernähe der Verwaltungsreform und dem Ziel der Ressourcenschonung in der lokalen Agenda dienen. Für dieses „Vorzeigebeispiel" wird vorgerechnet, daß die erreichte Wegeersparnis von ca. 780 000 km durch den Rückgang der Kfz-Nutzung eine Reduktion von etwa 113 t CO_2 entspricht. Der Beitrag schließt mit der für Heidelberg durchaus glaubhaften Bilanz: „Ein Zusammenwirken von gestärkter bürgerschaftlicher Eigenverantwortung und einer reformierten, effektiv und bürgernah arbeitenden Verwaltung, die sich ihrer globalen Gesamtverantwortung stellt, bildet die beste Basis für den Erfolg der Agenda 21."

Zweifellos ist das Beispiel Heidelbergs mit seiner „einzigartigen" Oberbürgermeisterin nicht ohne weiteres übertragbar. Es zeigt jedoch mit großer Anschaulichkeit, daß die Inhalte der Gesundheitsförderung und der nachhaltigen Entwicklung im Rahmen eines ressortübergreifenden Stadtentwicklungsplans erfolgreich mit dem Programm der Verwaltungsreform verbunden werden können.

Beziehungsmuster zeitgleicher Programme

Das komplexe Programm der gesundheitsförderlichen Gestaltung von Umwelt- und Lebensbedingungen ist unabweisbar darauf angewiesen, explizit und systematisch mit zeitgleichen Programmen verknüpft zu werden. Ohne eine umfassende Klassifikation solcher Programmverknüpfungen entwickeln zu können, möchten wir abschließend auf einige typische Konstellationen hinweisen, die für die Gesundheitsförderung bedeutsam sind:

- *Programm-Inkompatibilität*, wie z.B. zwischen einer Strategie der „Wachstumspolitik" oder „Standortpolitik" und nachhaltiger Entwicklung oder zwischen Haushaltskonsolidierung und Beschäftigungspolitik,
- *Programm-Konkurrenzen*, wie z.B. teilweise zwischen der Gesundheitsförderung und der kurativen Medizin um verbesserte Ausstattung mit Ressourcen,
- *Programm-Koalitionen*, wie z.B. international schon recht ausgeprägt zwischen den Strategien nachhaltiger Entwicklung im Rahmen der Agenda-Programme und den Programmen der WHO „Gesundheit für Alle" oder: zwischen Strategien des Qualitätsmanagements und der Gesundheitsförderung in Settings wie Krankenhaus und Betrieb,

- *horizontale Programm-Verknüpfungen*, wie es sie ansatzweise bei der Armutsbekämpfung im Rahmen sozialer Stadtentwicklung gibt,
- *vertikale Programm-Verknüpfungen* zwischen Bundes-, Landes- und Kommunal-Ebene, wie sie z.B. für einen Aktionsplan „Umwelt und Gesundheit" nötig wären.

Für das Ziel der synergetischen Verknüpfung verschiedener Programme gibt es unterschiedliche *Intensitätsstufen einer wechselseitigen Berücksichtigung*. Die lockerste (und wahrscheinlich häufigste) Verknüpfung ist die programmatische Berücksichtigung durch Erwähnen z.B. von sozialen und gesundheitlichen Belangen in den Agenda 21-Programmen. Eine systematischere Berücksichtigung wird durch Folgenabschätzungen erreicht, beispielsweise ausdrückliche Gesundheitsverträglichkeitprüfungen bei Gesetzesvorhaben oder im Rahmen der Umweltverträglichkeitprüfung bei Großprojekten. Eine wesentlich „nachhaltigere" Verknüpfung von Programmen wäre durch gemeinsame Implementationsstrukturen gegeben oder durch obligatorische und dauerhafte Beteiligung an den Implementationsprozeduren.

In der Realität stößt die Verknüpfung von verschiedenen Politik-Programmen – selbst wenn sie in ihren globalen Zielsetzungen miteinander identisch sind – auf viele Schwierigkeiten. Gesundheitsförderung als Programm mit geringem Mobilisierungspotential wäre gut beraten, in Zukunft sehr viel intensiver und systematischer als bisher Programm-Koalitionen einzugehen, um Erfolge in der Gestaltung gesundheitsförderlicher Umwelt- und Lebensbedingungen zu erzielen.

5.3.8 Neue Ehrenamtlichkeit, Bürgerarbeit und Selbsthilfe

Zu den zeitgleichen Politikprogrammen gehört auch die Stärkung und Entwicklung von neuer Ehrenamtlichkeit und „Bürgerarbeit", also des Dritten Sektors. Gesamtpolitisch betrachtet könnten wir dies als ein Trostpflaster für die Verminderung öffentlicher Ausgaben ansehen. Trotzdem darf nicht verkannt werden, daß ein Programm der „Entwicklungshilfe für den 3. Sektor" erhebliche positive Potentiale für die Gesundheitsförderung bietet.

Die Förderung und Entwicklung des 3. Sektors steht auf allen politischen Ebenen auf der Tagesordnung. Da die konkrete Umsetzung jedoch vorrangig auf der kommunalen Ebene erfolgen wird, behandeln wir die Strategie in diesem Abschnitt (s. auch 3.4, 5.4 und 6.3). Trotz fließender Übergänge unterscheiden wir die gesellschaftspolitische Diskussion zu Bürgerarbeit von dem gesundheitspolitischen Ansatz der Förderung von Selbsthilfe und sozialen Netzen.

Aktive Bürgerschaft (Active Citizenship) und Gemeinwesenengagement (Community Involvement) werden in der Europäischen Union und der Bundesrepublik angesichts des strukturellen Wandels, der gegenwärtig insbesondere im Zusammenhang mit der ökonomischen Globalisierung der Waren-, Finanz- und Arbeitsmärkte stattfindet, auch als Beitrag zur Zukunftssicherung gewertet. Schon Ende der 80er Jahre wurde von der Europäischen Stiftung zur Verbesserung der Lebens- und Arbeitsbedingungen ein entsprechendes Forschungsprogramm in sieben Ländern aufgelegt (Chanan 1992, 1997). Hier handelt es sich um eine der gravierendsten Herausforderungen der Gestaltung sozialverträglicher und gesundheitsförderlicher Lebensbedingungen angesichts des gesellschaftlich-technischen Wandels.

In der Bundesrepublik wurde das Thema 1995 durch die Bundestagsdrucksache „Freiwilliges soziales Engagement fördern und zur Selbständigkeit ermutigen" politisch stärker sichtbar (Deutscher Bundestag, DS 13/3232 vom 5.12.95). Der Soziologe Ulrich Beck und der Sozialpsychologe Heiner Keupp plädierten – als Gutachter für die „Kommission für Zukunftsfragen der Länder Bayern und Sachsen" – für eine Aufwertung von Bürgerengagement: „Bürgerarbeit" als Engagement für öffentliche Belange und Beitrag zur Entbürokratisierung und Dezentralisierung von Entscheidungen soll gleichberechtigt neben der Erwerbsarbeit zu einem neuen „Aktivitäts- und Identitätszentrum" für die Menschen werden. Inzwischen ist die Anzahl der Beiträge zu diesem Thema kaum noch überschaubar (vgl. z.b. Blair 2000; Schröder 2000; Dettling 2000; Evers u.a. 2000; Rosenbladt & Picot 1999 sowie URL: www.ehrenamt.de).

In England wurde an der London School of Economics im Februar 2000 ein „Centre for Civil Society" eingeweiht, in Deutschland die Enquete-Kommission „Bürgerschaftliches Engagement ..." ins Leben gerufen (vgl. Klein 2000; Evers 2000).

Heinze & Keupp (1997) analysieren in einem Gutachten „Gesellschaftliche Bedeutung von Tätigkeiten außerhalb der Erwerbsarbeit" die Potentiale, Organisationsstrukturen und strukturellen Fördermöglichkeiten der Bürgerarbeit.

Tätigkeiten jenseits der Erwerbsarbeit lassen sich grob in folgende Felder einteilen (a.a.O., Seite 19):

- Haushaltsproduktion und Subsistenzwirtschaft,
- Freizeitaktivitäten,
- Schwarzarbeit und Schattenwirtschaft,
- Verpflichtende, unentgeltliche Arbeit (Dienste in Hausgemeinschaft etc.),
- Naturaltausch von Dienstleistungen (Tauschringe etc.),
- Ehrenamtliches Engagement/Projektorganisation für Dritte und
- Selbstorganisation in Vereinen, Initiativen und Selbsthilfegruppen.

Nach ihren Ergebnissen waren 1994 fast ein Drittel der westdeutschen Bevölkerung und fast ein Fünftel der Bevölkerung in den neuen Bundesländern – insgesamt etwa 18,5 Millionen Personen – ehrenamtlich tätig, was für Westdeutschland im Vergleich zu 1985 eine Steigerung um 5 % bedeutet. Das freiwillige Engagement von arbeitslos Gemeldeten stieg in der gleichen Zeit von 16,5 auf 28,5 % – ein Zuwachs, der vor allem auf jüngere, arbeitslose Akademiker zurückgeht, die sich freiwillig in Projekten und Organisationen engagieren, um im Arbeitsprozeß zu bleiben und sich so für den regulären Arbeitsmarkt weiterzuqualifizieren. Als wichtigstes Ergebnis fanden die Autoren einen Motivations- und Strukturwandel bei der Übernahme ehrenamtlicher Tätigkeit, der sich anhand der folgenden Tabelle verdeutlichen läßt (s. Tab. 5.3-4).

Die Formen ehrenamtlicher Tätigkeiten in Genossenschaften und Selbsthilfe und vor allem thematisches Engagement haben zugenommen, wobei informelle, kleine und situativ bestimmte Formen der Selbstorganisation im Vordergrund stehen. Dem entspricht eine stark zurückgegangene Motivation, sich in traditions- und normgeleiteten Organisationen zu engagieren, weshalb die Autoren von einer „neuen Ehrenamtlichkeit" sprechen, die mit neuen Ansprüchen verbunden wird:

„Ähnlich wie die Erwerbsarbeit immer stärker mit Ansprüchen an Inhalte und Kommunikationsbezug verbunden ist, erwarten viele auch von freiwilligem Engagement mehrere Qualitäten: Sie sollen die Person fordern, Spaß machen, kommunikativ sein, sichtbare und auch zurechenbare Ergebnisse bringen und Anerkennung vermitteln ...

Tab. 5.3-4: Organisationsformen ehrenamtlicher Tätigkeiten
(nach Heinze & Keupp 1997, Seite 22)

Form	Organisation	Motivation	Sektor
Soziales Ehrenamt	formell vs. informell	traditions- und normgeleitet	Sozialwesen
Politisches Ehrenamt	groß vs. klein	problemorientiert	Gesundheitswesen
Leitendes Ehrenamt	Fremd- vs. Selbstorganisation	individualistisch	Notfalldienste
Verein, Genossenschaft Selbsthilfegruppe	situativ vs. programmatisch	gesellschaftlich orientiert	Umwelt und Natur
Thematisches Engagement			politische Information und Mobilisierung
			Bildungswesen
			Sport
			Kultur

Es ist auffällig, daß diese neuen Formen ihre Art der Tätigkeit außerhalb der Erwerbsarbeit ähnlich organisieren, wie es vergleichbare Organisationen in den Niederlanden oder den USA schon seit längerem mit Erfolg tun, nämlich mit größerem Freiraum, klaren Tätigkeitbeschreibungen und stärkerer Projekt- als Verbandsbezogenheit." (a. a. O. Seite 8).

Die Autoren machen eine Reihe von konkreten Vorschlägen, in welcher Weise ehrenamtliche Tätigkeit auch durch die öffentliche Politik wirksam gefördert werden kann. Darunter findet sich die steuerliche Anerkennung von gemeinnützigen „Zeitspenden", die Anerkennung von „Sozialzeiten" in Ausbildungsgängen und Bewerbungen und bei Rentenansprüchen, die gezielte Entwicklung von attraktiven Angeboten und Qualitätskriterien entsprechend der Motivationstruktur der „neuen Ehrenamtlichen" durch Bildungseinrichtungen, Organisationen und Kommunen, schließlich die Schaffung verbindlicher rechtlicher Regelungen, die Kultivierung von Social Sponsoring, die Einrichtung von Freiwilligenfonds.

Der wichtigste Schritt wäre allerdings die Nutzung eines Teils der Wertschöpfung durch Rationalisierungsmaßnahmen zur Finanzierung einer allgemeinen Grundsicherung, die es entsprechend motivierten Menschen erlauben würde, Lebensentwürfe zu entwickeln, in deren beruflichem Mittelpunkt Bürgerarbeit statt Erwerbsarbeit steht.

Es ist klar, daß ehrenamtliche Tätigkeiten gegenwärtig und mittelfristig nicht allein Probleme wie z.B. Bürokratisierung sozialer Dienste oder auch strukturelle Arbeitslosigkeit lösen können. Trotzdem erscheint uns der Ansatz, Bürgerarbeit systematisch aufzuwerten, unter verschiedenen Aspekten eine zukunftsweisende Strategie der Gesundheitsförderung:

- In der – selbstorganisierten und damit wenig entfremdeten – Bürgerarbeit fließen für die beteiligten Bürger verschiedene Aspekte der persönlichen Gesundheitsförderung zusammen: Empowerment, soziale Einbindung, Entfaltung sozialer Kompetenzen (vgl. z.B. Keupp 2000).

- Bürgerarbeit ist ein Gegengewicht gegen Bürokratisierung und stützt die gesellschaftliche Kohäsion.

- Das Engagement in Bürgerinitiativen und themenbezogenen Projekten leistet unmittelbar wichtige Beiträge zur Gestaltung gesundheitsförderlicher Lebensbedingungen. (In einer Fallstudie von 7 Bürgerinitiativen ging es diesen Initiativen um sozialen Milieuschutz, Schutz der innerstädtischen Natur und Umwelt und Schutz vor überhandnehmendem Straßenverkehr, s. Legewie & Janßen 1997).

- Stärkung des „Dritten Sektors" kann auch (wenn auch nicht zentral) Erwerbsarbeitsplätze schaffen (vgl. Betzelt & Bauer 2000).

- Bürgerengagement leistet einen wichtigen Beitrag gegen Politikverdrossenheit und zur Belebung der demokratischen Kultur.

Die Ende 1999 vom Bundestag beschlossene Enquete-Kommission „Zukunft des Bürgerschaftlichen Engagements" (s. 3.1.2) läßt zu diesem Thema weitere politische Impulse erhoffen.

Förderung von Initiativen und Netzwerken

Soziale Netzwerke sind relativ dauerhafte, jedoch nur gering oder gar nicht formalisierte Beziehungsstrukturen zwischen Individuen und Gruppen (vgl. 5.4.2).

Abb. 5.3-3: Schwerpunkte der Arbeit selbstorganisierter Bürgergruppen
(TransFair-Stelle 1993, Seite 41, im Anschluß an Kranich)

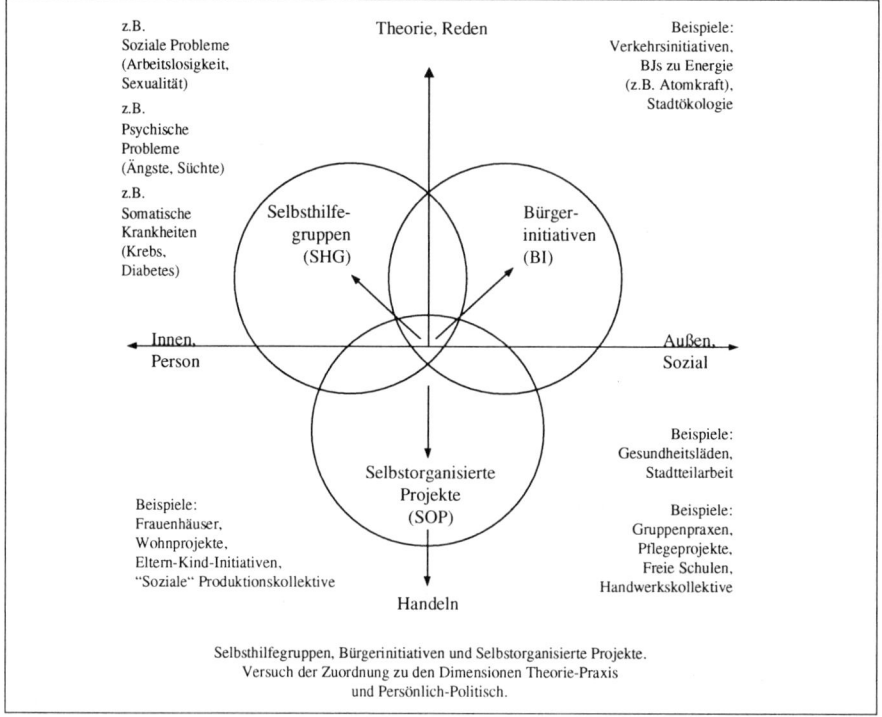

Selbsthilfegruppen, Bürgerinitiativen und Selbstorganisierte Projekte.
Versuch der Zuordnung zu den Dimensionen Theorie-Praxis
und Persönlich-Politisch.

Insbesondere in der Sozialpsychiatrie und in der Gemeindepsychologie sind „persönliche Netzwerke" untersucht worden. Hierbei geht man aus von den Beziehungen, die ein Not leidendes Individuum zu einzelnen Personen und Gruppen hat. Es werden nicht nur Schwächen des individuellen Netzwerks zu identifizieren versucht, sondern auch die Stärken, d.h. die möglichen Anknüpfungspunkte für die aktive Hilfesuche des Individuums in seiner unmittelbaren Umgebung. Netzwerkförderung in diesem Kontext wird auch als Netzwerkberatung oder Netzwerktherapie bezeichnet. Dieser Ansatz stellt also eine wesentliche Erweiterung der oft prekären Einengung professioneller Helferstrategien auf den einzelnen und seine Krankheit dar.

Netzwerkförderung versucht – als unspezifischer Ansatz der Gesundheitsförderung und Prävention – soziale Netzwerke auf lokaler Ebene zu stärken und zu unterstützen. Dabei ist vor allem an alle im weitesten Sinne freigemeinnützigen Selbsthilfezusammenschlüsse, Vereine, Initiativen und Organisationen mit den von ihnen getragenen Einrichtungen, wie z.B. Beratungsstellen, Bildungs-, Kultur- und Umwelteinrichtungen zu denken. Alle diese stellen eine Infrastruktur für gesundheitsrelevante soziale Reformen und Innovationen dar, die dem einzelnen Möglichkeiten des Engagements und der Verbesserung der eigenen Lebens- und Arbeitsbedingungen bieten. Die zunehmende Bedeutung dieser Form der Netzwerkförderung läßt sich vor allem daraus erklären, daß traditionelle Netzwerke, wie insbesondere die Familie, wegen erhöhter beruflicher und sozialer Mobilität, der wachsenden Zahl von Ein-Personen-Haushalten und ähnlichen gesellschaftlichen Entwicklungen immer weniger ihren traditionellen Aufgaben im Sinne sozialer Unterstützung nachkommen können.

Selbsthilfegruppen, Bürgerinitiativen und selbstorganisierte Projekte haben nicht nur für die individuelle Bewältigung von Krankheit und psychosozialen Problemen eine große Bedeutung, sondern auch für die ressortübergreifende Politik der Gesundheitsförderung. Abb. 5.3-3 zeigt die unterschiedlichen Schwerpunkte solcher Zusammenschlüsse. Initiativ- und Selbsthilfegruppen unterschiedlichster Art sind an vielen Programmen der Gesundheitsförderung insbesondere auf lokaler Ebene beteiligt. Sie treten z.B. ein für eine Neuorientierung und Verbesserung von Gesundheitsdiensten, engagieren sich in der Hilfe für andere gleichartig Betroffene und kämpfen für bessere Lebensqualität im Stadtteil oder für ökologische und Umweltbelange. In den Strukturen der Gesundheitsförderung verkörpern sie ein wichtiges Element der Bürgerbeteiligung und Partizipation.

Basis der Förderung solcher Gruppen sind Selbsthilfe-, Kontakt- und Informationsstellen. In der Begleitforschung zu diesen Einrichtungen hat sich gezeigt, daß die Selbsthilfeförderung in Städten und Gemeinden auf drei Säulen beruhen muß:

1. direkte Förderung der Gruppen durch Geld und Sachmittel (wie Bereitstellung von geeigneten Räumlichkeiten bzw. Treffpunkten),
2. Information, Beratung und Kontaktvermittlung durch die genannten Selbsthilfekontaktstellen,
3. Beirat bzw. Kuratorium mit den wichtigsten Akteure des örtlichen Sozial- und Gesundheitsbereichs zur Schaffung eines selbsthilfefreundlichen Klimas.

In Mitgliedsstädten des Gesunde Städte-Projekts, aber auch in anderen Kommunen und Städten, die eine aktive Politik der Gesundheitsförderung betreiben, haben sich Selbsthilfekontaktstellen als ein wesentliches Infrastrukturelement entwickelt (vgl. allgemeiner hierzu Trojan & Hildebrandt 1990). Selbsthilfe wird als Grundlage für neue Ansätze in der besseren Bewältigung von Krankheiten, der Selbstbestimmung des Individuums und der aktiven Beteiligung am Gemeinwesen sowie in der Humanisierung der medizinischen

Versorgung betrachtet. Selbsthilfeförderung ist der am weitesten entwickelte Teil der „Netzwerkförderung" (zur Rolle der Krankenkassen dabei vgl. 3.5).

Ein umfassendes Verständnis von Netzwerkförderung, wie sie auf der Basis von zahlreichen Untersuchungsergebnissen nahegelegt wird, unterscheidet folgende Aktivitäten:

• Entlastung, „Pflege", Erweiterung, Aktivierung, Stärkung und Qualifizierung persönlicher Netzwerke (z. B. Familie, Nachbarschaft, Freunde u. a. m.),
• Erhalt, Befähigung und Weiterentwicklung vorhandener aufgabenbezogener (gesundheitsrelevanter) Netzwerke in Arbeits- und Lebenswelt sowie
• Aufbau neuer aufgabenbezogener (gesundheitsrelevanter) Netzwerke in Arbeits- und Lebenswelt.

Im Zusammenhang von Gesundheitsförderung und Public Health wird neuerdings der Ausdruck „Netzwerkförderung" häufig auf Kooperationsnetzwerke bezogen. Üblicher ist hierfür jedoch der Ausdruck „Vernetzen und Vermitteln", der die Übersetzung eines zentralen Prinzips der Gesundheitsförderung darstellt, nämlich „mediate".

Unabhängig vom Begründungsaspekt ist Selbsthilfe- und Netzwerkförderung ein Kernelement kommunaler Gesundheitsförderung, das durch (insbesondere gemeindepsychologische) Forschung zwar häufig untersucht, jedoch hinsichtlich seiner Ressourcen und Reichweite viel zu eingeschränkt etabliert wurde.

5.3.9 Bilanz

In diesem Abschnitt ging es um politische Strategien der Gesundheitsförderung mit dem Schwerpunkt auf kommunaler Ebene. Leitidee ist dabei, die gesundheitsfördernde Gesamtpolitik (Healthy Public Policy). Eine konkrete Politik im Sinne der Steuerung kommunalen Handelns auf das Ziel der Gesundheitsförderung bedarf einiger grundlegender Instrumente.

Als wichtigste wurden in den Abschnitten 5.3.1–5.3.3 *Gesundheitsberichterstattung, Gesundheitsförderungspläne* und *Folgen-Abschätzungen bzw. Verträglichkeitsprüfungen* herausgestellt. Diese Instrumente liegen vor. Ihre Anwendung auf der kommunalen Ebene hat sich jedoch nur sehr begrenzt durchgesetzt. Die *Gesundheits*verträglichkeitsprüfung gibt es nur im Kontext anderer Verträglichkeitsprüfungen. Trotz des hoch bewerteten „Schutzgutes Mensch" sind explizite Berücksichtigungen der Gesundheit als Prüfkriterien eher die Ausnahme als die Regel. Integrierte Folgen-Abschätzungen, die die Umwelt, Gesundheit und Sozialverträglichkeit als gemeinsame Elemente einer nachhaltigen Entwicklung zum Gegenstand haben, werden bisher kaum durchgeführt. Wichtigstes Hindernis ist das Ressort-Denken und -Handeln in den unterschiedlichen Politik- und Verwaltungssektoren.

Als strategisch wichtigste Koalitionen wurden die Zusammenarbeit zwischen *Umwelt- und Gesundheitssektor* (5.3.4) sowie zwischen *Sozialer Stadtentwicklung und Gesundheitsförderung* (5.3.5) herausgestellt. Die Konzepte hierfür sind erst einige Jahre alt. In ihnen verdichtet sich eine schon länger währende Diskussion, wie den wachsenden Umweltproblemen und in jüngerer Zeit auch deutlich wachsenden sozialen Problemen zu begegnen sei.

Für die kommunale Politik ist es wichtig, daß sich zunehmend übereinstimmende Problemwahrnehmungen innerhalb und außerhalb des politisch-administrativen Systems

Der mit diesen Worten formulierte Anspruch könnte höher nicht sein: Es gilt, den einzelnen und seine Mikrostrukturen in Form sozialer Netze mit den Makrostrukturen in ihrer gesamten Interessensvielfalt zu verknüpfen und auf das Ziel Gesundheit hin zu orientieren.

Implizit enthält dieser Anspruch nicht nur die fachliche Komponente, sondern darüber hinaus die politische Komponente, an der Integration der Gesellschaft mitzuwirken bzw. Prozessen der zunehmenden Individualisierung und Isolation entgegenzuwirken.

5.4.1 Strukturen „Sozialen Kapitals"

In der Erklärung von Jakarta taucht erstmals in einem offiziellen WHO-Dokument die Feststellung auf, daß Gesundheitsförderung eine wesentliche Bedeutung hat für den Aufbau von „sozialem Kapital": „Soziales Kapital beschreibt den Grad des sozialen Zusammenhalts, der innerhalb von Gemeinschaften zu finden ist. Soziales Kapital bezieht sich auf Prozesse zwischen Menschen, die Netzwerke, Normen und soziales Vertrauen hervorbringen sowie Koordination und Zusammenarbeit zu gegenseitigem Vorteil erleichtern." (Nutbeam 1998, Seite 23). Kickbusch (1998, Seite 7/8) schreibt hierzu, daß die Rolle von Regierungen zunehmend darin liegt, „soziale Integration und gemeinsame Ziele zu sichern, soziale Kohäsion und Vertrauen zu unterstützen" (vgl. auch Couto 1996).

Nach Coleman (1991, Seite 391) hat Loury den Begriff des sozialen Kapitals in die Wirtschaftswissenschaften eingeführt, „um die sozialen Ressourcen zu identifizieren, die für die Entwicklung von Humankapital von Nutzen sind". (Unter Humankapital werden das Wissen, die Fertigkeiten und Fähigkeiten einer Person verstanden.) Coleman (1991, Seite 389ff.) versteht soziales Kapital vorrangig als soziale Beziehungen, die eine Ressource für das Individuum darstellen. An anderer Stelle spricht er von einem „Netz von Beziehungen" (Seite 394). Zu den Qualitäten, die soziale Beziehungen zu einer „nützlichen Kapitalressource" machen, gehören: Verpflichtungen und Erwartungen, auf denen wechselseitige Hilfe und Vertrauen aufbauen, ihr Informationspotential, Normen, Sanktionen, Kontrollrechte und freiwillige Organisation zur Erstellung öffentlicher Güter (wie z.B. auch Gesundheit). Zu den Faktoren, die soziales Kapital schaffen, aufrecht erhalten oder zerstören können, gehören die Geschlossenheit sozialer Netzwerke, die Stabilität der Sozial- (bzw. Beziehungs-) Struktur, kulturelle Werte, z.B. religiöse Lehren oder Weltanschauungen, die dazu veranlassen, auf die Interessen anderer Personen Rücksicht zu nehmen, sowie Faktoren, die das Ausmaß gegenseitiger Abhängigkeit beeinflussen.

Putnam (1993, Seite 167), ein in diesem Zusammenhang wichtiger Autor, betont: „Freiwillige Kooperation ist einfacher in Gemeinschaften, die einen substantiellen Vorrat sozialen Kapitals besitzen, nämlich in Form von Normen gegenseitiger Hilfe und Netzwerken bürgerlichen Engagements." Als Netzwerke bürgerlichen Engagements werden erwähnt: Nachbarschaft, Vereinigungen, Kooperativen, Sportvereine, Parteien u.a.m. Beide genannten Autoren erwähnen auch „Vereinigungen für rotierende Kredite" in der Dritten Welt, in denen soziales Kapital (insbesondere das Vertrauen untereinander) in ökonomisches Kapital transferiert werden kann. In einem neuen Vortrag beschreibt Putnam (2000) mit sehr eindrucksvollen empirischen Belegen den Niedergang sozialen Kapitals in den USA. Dabei geht er auch auf die Bedeutung für Gesundheit ein: „Schließlich wird Ihre Gesundheit unmittelbar beeinflußt von der Häufigkeit der Sozialkontakte. Die Wahrscheinlichkeit, daß Sie sterben – jetzt unabhängig von Ihrer Lebenserwartung und Ihren

Lebensumständen, ob Sie rauchen, was Sie essen, ob Sie joggen oder nicht, ob Sie Sport treiben oder nicht – die Chance, daß Sie innerhalb des nächsten Jahres sterben, wird um die Hälfte unwahrscheinlicher, wenn Sie sich einem Verein anschließen. Die Tatsache der Teilnahme an gesellschaftlichen Vereinigungen, am Gemeinwesen ist fast genau so wichtig für die Gesundheit des einzelnen wie die Frage, ob man raucht oder nicht." (Putnam 2000, Seite 9)

Bourdieu (1997) befaßt sich insbesondere mit der „Konvertierbarkeit" verschiedener Kapitalformen. Für ihn bedeutet soziales Kapital kurz „das Kapital an sozialen Verpflichtungen oder Beziehungen". Nach Bourdieu hängt der Umfang des Sozialkapitals, das der einzelne besitzt „sowohl von der Ausdehnung des Netzes von Beziehungen ab, die er tatsächlich mobilisieren kann, als auch von dem Umfang des (ökonomischen, kulturellen oder symbolischen) Kapitals, das diejenigen besitzen, mit denen er in Beziehung steht" (1997, Seite 64). Für den interessierten Leser verweisen wir auf einen weiteren Aufsatz von Erben et al. (1999), der anläßlich einer Konferenz mit dem Titel „Building social capital in the 21st century" in Perth, Australien erschien (URL: www.ldb.org/iuhpe/prth99.htm) sowie auf die Diskussion im Rahmen der Entwicklungshilfe der Weltbank (URL: www.worldbank.org/poverty/scapital/library/papers.htm).

Keupp (1996) stellt dieses Konzept in den Kontext kommunitaristisch inspirierter Anregungen für eine künftige Sozialpolitik. Es geht um die „Sicherung der sozialpsychologischen Infrastruktur" unserer Gesellschaft, um Gemeinsinn und Solidarität, um Sinn für gegenseitigen Respekt, um eine Vision, die der Enteignung alltäglicher Lösungskompetenzen, der Defizit-Perspektive auf Lebenslagen und der heutigen Expertenzentriertheit entgegenwirkt. Keupp postuliert, daß eine „demokratische Wohlfahrtsgesellschaft neben dem ökonomischen auch kulturelles und soziales Kapital braucht". Aktivitäten zur Schaffung dieses sozialen Kapitals müssen als Wertschöpfungsprozeß begriffen werden. Als zentrale Komponente für diese gesamtgesellschaftliche Infrastruktur sieht er „soziale Gemeinschaftsinitiativen" wie Selbsthilfegruppen, Bürgerinitiativen, Freiwilligen-Agenturen und neue soziale Bewegungen an.

Mit dem Konzept „soziales Kapital" werden einerseits solche Strukturen angesprochen, andererseits aber auch der Gewinn an Solidarität, wechselseitigem Vertrauen und Respekt für die Gemeinschaft.

Auf der Grundlage sozialepidemiologischer Gesundheitstheorien sprechen wir jedoch bei praktisch denselben sozialen Beziehungsstrukturen von „sozialen Netzwerken" (5.4.2) als Infrastruktur für soziale Unterstützung (vgl. a. 2.4.5).

Die weiteren zu besprechenden Strukturen sind: formelle gesundheitsrelevante Kooperationsstrukturen (5.4.3) sowie „Brückeninstanzen" als Infrastruktur für lokale Gesundheitsförderung (5.4.4), integrationsorientierte Infrastrukturen in der Stadtentwicklung (5.4.5) und schließlich Policy-Netzwerke (5.4.6).

5.4.2 Soziale Netzwerke als informelle Basis der Gesundheitsförderung

Soziale Netzwerke sind als Unterstützungsstruktur für *Gesundheit* zu bezeichnen und weniger als Struktur der absichtsvollen *Gesundheitsförderung* (wie dies in den folgenden Abschnitten der Fall ist). Sie gelten als Grundkonzept der sozialepidemiologischen Gesundheits- und Krankheitstheorien (s. 2.5.5).

Soziale Netzwerke sind relativ dauerhafte, jedoch nur gering oder gar nicht formalisierte Beziehungsstrukturen zwischen Individuen und Gruppen. Die Bedeutung der sozialen Netzwerke liegt vor allem darin, daß sie soziale Unterstützung für den einzelnen leisten und soziale Aktionen durchführen können. Auf diese Weise haben sie eine wesentliche Rolle bei der besseren Bewältigung von Krankheiten und der Förderung von Gesundheit auf individueller Ebene und in den lokalen Lebenszusammenhängen (vgl. z.B. Keupp & Röhrle 1987). Soziale Netze als Gesundheitsressource für den einzelnen werden unter 2.4.5 behandelt, während es in diesem Abschnitt um ihre strukturelle Funktion für die Gesundheitsförderung geht.

Gelegentlich werden „natürliche" Netzwerke (z.B. Familie, Haushaltsmitglieder, Nachbarschaft, Freundes- und Kollegenkreis etc.) „organisierten" Netzwerken (z.B. Vereinen, Selbsthilfezusammenschlüssen, Bürgerinitiativen und ähnlichen sozialen Gebilden) gegenübergestellt. (Der Zusammenhang mit „sozialem Kapital" ist unverkennbar.)

Systematisch unterscheidet man zwischen primären Netzwerken, d.h. der Familie, Verwandten, Haushaltsangehörigen und Freunden des einzelnen, sekundären Netzwerken, d.h. vor allem selbstorganisierten sozialen Gebilden im eigenen Lebensraum, aber auch höhergradig organisierten Vereinigungen und Verbänden, sowie tertiären Netzwerken, die in dieser Systematik die professionellen Hilfssysteme bezeichnen.

Im allgemeinen Sprachgebrauch werden jedoch mit dem Begriff soziale Netzwerke vor allem informelle Beziehungsstrukturen angesprochen im Unterschied zu formellen und funktionalen Verknüpfungen von Organisationen und Institutionen. Die sozialpolitische Bedeutung der sozialen Netze als Schutz-, Bewältigungs-, Entlastungs- und Unterstützungssysteme hat zu einer rapide gewachsenen Forschung über soziale Netzwerke seit Beginn der 70er Jahre geführt.

Eine Forschungsrichtung versucht, soziale Netzwerke im Sinne selbstorganisierter Zusammenschlüsse auf Gemeindeebene zu identifizieren und in ihrer Bedeutung für Gesundheitsförderung und Krankheitsbewältigung zu beleuchten. Im Zentrum solcher aufgabenbezogener Netzwerke steht (im Gegensatz zu den um eine Person herum gruppierten Netzwerken) eine gemeinsame Betroffenheit oder ein gemeinsames Ziel als verbindendes Element. Untersuchungen auf Gemeindeebene haben gezeigt, daß solche sozialen Netzwerke, unabhängig davon, ob sie sich in den Bereichen Bildung und Kultur, Freizeit, Umwelt, Arbeit/Arbeitslosigkeit, Nachbarschaft, Stadtteil oder Gemeinwesen engagieren, große Bedeutung haben für die Organisation sozialer Unterstützung und sozialer Aktionen im Sinne besserer Lebensbedingungen und größeren Wohlbefindens (vgl. Trojan u.a. 1991). Epidemiologische Untersuchungen haben ergänzend hierzu mit verschiedenen Ansätzen zeigen können, daß eine gelungene Einbindung in primäre und sekundäre, d.h. informelle Netzwerke mit geringerer Krankheitshäufigkeit und höherer Lebenserwartung einhergeht (vgl. z.B. Berkman & Syme 1979 als methodisch besonders sorgfältige Studie, die sowohl die Einbindung in primäre wie auch Gemeinde-Netzwerke berücksichtigt).

5.4.3 Intermediäre Kooperationsstrukturen

Bei den intermediären Kooperationsstrukturen handelt es sich um freiwillige, zielgruppen-, gebiets- oder problembezogene, unterschiedlich stark formell organisierte Verbundsysteme, die zumeist Staat, marktwirtschaftliche Instanzen und die informelle Sphäre von

Bürgerengagement und Selbsthilfe miteinander verknüpfen. Solche Verbundsysteme entstehen, um träger- und politikbereichsübergreifend allgemeine gesellschaftliche Interessen zu vertreten bzw. Aufgaben gemeinschaftlich zu planen und durchzuführen (vgl. z. B. Evers 1990). Das Gesunde Städte-Projekt der WHO hat viel dazu beigetragen, daß intermediäre Kooperationsstrukturen (u. a. in Form von Gesunde Stadt-Komitees) als Umsetzungsinstrumente der Gesundheitsförderungspolitik angesehen werden.

Regionale Arbeitsgemeinschaften und Gesundheitsförderungskonferenzen

Die Kooperationsstrukturen der Gesundheitsförderung werden uneinheitlich benannt als „regionale/kommunale Arbeitsgemeinschaften für Gesundheitserziehung bzw. Gesundheitsförderung", „Arbeitskreise Gesundheit" oder „Gesundheitsförderungskonferenzen".

Der Ausdruck Konferenz ist hier doppeldeutig: In einigen Zusammenhängen handelt es sich lediglich um regelmäßig, z. B. jährlich stattfindende Konferenzen aller Träger und Initiativen der Gesundheitsförderung, zu denen z. B. ein Träger, meist das Gesundheitsamt einlädt. In anderen Zusammenhängen bestehen darüber hinaus kontinuierliche Kooperationsstrukturen, z. B. als eingetragene Vereine mit Satzung und Geschäftsordnung, die sowohl Arbeitskreise und regelmäßige Arbeitssitzungen abhalten als auch jährliche oder von Fall zu Fall zusammengerufene Gesundheitskonferenzen vorbereiten.

Ähnliche Kooperationsstrukturen haben sich auch in anderen Bereichen bewährt, z. B. als „Psychosoziale Arbeitsgemeinschaften", kommunale „Pflegekonferenzen" oder „Armutskonferenzen".

Im Rahmen eines Projekts des niedersächsischen Sozialministeriums wurden entsprechende Strukturen als „Arbeitskreise Gesundheit" seit 1991 landesweit aufgebaut. Träger des Projekts war die Landesvereinigung für Gesundheit Niedersachsen e. V., die ihrerseits eine Kooperationsstruktur für Gesundheitsförderung auf Landesebene darstellt.

In einer frühen Veröffentlichung (vgl. Landesverein für Gesundheitspflege Niedersachsen, o. J.) auf der Basis dreijähriger Erfahrungen mit dem Aufbau solcher Gremien in fast 30 niedersächsischen Kommunen wurden folgende „Leitlinien" bzw. grundlegenden Merkmale dieser Kooperationsstrukturen zusammengefaßt:

1. Legitimation durch Kommunalpolitik
2. definierte Handlungskompetenzen
3. aktive Integration aller Bereiche
4. Öffentlichkeitsarbeit
5. Gesundheits- und Sozialberichterstattung
6. Bürger/innen-Beteiligung.

Mitglieder solcher Arbeitsgemeinschaften sind vor allem Ämter, insbesondere das Gesundheitsamt, Krankenkassen, Berufsverbände, Wohlfahrtsverbände, Erwachsenen-Bildungseinrichtungen, Ärzte und andere Gesundheitsberufe, Selbsthilfegruppen und lokale Initiativen, gelegentlich auch einzelne Einrichtungen der Gesundheitsförderung, Sportbereich, Wissenschaft oder Verbraucherzentralen. Die Strukturen sind unterschiedlich stark ausdifferenziert:

- einfachstes Modell: alle Mitglieder des Arbeitskreises sind an allem beteiligt. Meistens zeigt sich aber bald, daß dies weder den Interessen der Mitglieder des Arbeitskreises noch ihrer verfügbaren Arbeitskapazität entspricht. Dann entsteht eine andere Variante:
- Arbeitskreis mit teils inhaltlichen teils prozedural orientierten Arbeitsgruppen/Fachausschüssen wie z. B. Sucht, Selbsthilfe, Wohnen und Umwelt, oder Finanzen, Öf-

fentlichkeitsarbeit, Methoden der Gesundheitsförderung u. v. a. m. Wenn sehr viele Arbeitsgruppen bestehen, kann es zu einer dritten Variante kommen:
- Vertreter der Arbeitsgruppen bilden ein eigenständiges Gremium, das in Oldenburg etwa „Plenum" heißt. Aus diesem Plenum wiederum wird ein/e Vertreter/in in die eigentliche Arbeitsgemeinschaft Gesundheitsförderung entsandt, in der sich vor allem die formellen Organisationen treffen.
- In großen Städten gibt es weitere Ausdifferenzierungen und Varianten, z. B. gibt es in München einen „Gesundheitsbeirat" als lokales Kooperationsgremium für die Träger der Gesundheitsförderung.

Die genannten Kooperationsstrukturen treffen ihre Beschlüsse im Konsens. Dieses engt die Handlungsmöglichkeiten erheblich ein, insbesondere bei anstehenden kommunal- und gesundheitspolitischen Entscheidungen.

In vielen Fällen geht heutzutage die Initiative für neue Kooperationsstrukturen vom Gesundheitsamt aus, welches dann in aller Regel auch die Federführung und Organisation übernimmt. In den meisten Fällen stehen lediglich Eigenmittel des Gesundheitsamtes, teilweise auch geringe Mitgliedsbeiträge zur Verfügung. Nur in Ausnahmefällen war es in der Vergangenheit möglich, die Arbeit der Gesundheitskonferenzen aus behördlichen und Krankenkassenmitteln gemeinsam zu finanzieren (z. b. in Hamburg; vgl. auch Brandenburg & Nowak 1997).

In Rheinland-Pfalz sieht ein neues Landesgesetz für den öffentlichen Gesundheitsdienst vor, daß dieser die Angebote der Gesundheitsförderung koordiniert und die zuständigen Stellen berät. Aus diesem Anlaß ist ein hervorragendes Handbuch entstanden mit dem Titel „Rund um die regionale Gesundheitskonferenz". Das Buch enthält Anleitungen für alle Stufen des gesundheitspolitischen Aktionszyklus von der Situationsanalyse über die Zielfindung und Planung, Durchführung und Nachbereitung von Maßnahmen bis zur Evaluation (Landeszentrale für Gesundheitsförderung in Rheinland-Pfalz e. V. 1997).

Neben zahlreichen Einzelberichten über das Instrument der Gesundheitsförderungskonferenz (vgl. z. B. Streich 1997; Brandenburg & Nowak 1997) gibt es auch einen Versuch der systematischen Bilanzierung (Meier 1995). Dieser stützt sich auf Erfahrungen mit den Gesundheitsförderungskonferenzen in Hamburg, Herne und im Kreis Minden-Lübbecke. (In dem Beitrag wird von Gesundheitskonferenzen gesprochen, was unseres Erachtens mißverständlich ist, weil es in diesen Konferenzen nicht um die gesamte Krankenversorgung ging, sondern um Präventions- und Gesundheitsförderungsaufgaben. Die Terminologie geht zurück auf die erste Veröffentlichung zur kommunalen Gesundheitsplanung (Schräder u. a. 1986), in der eine „Regionale Gesundheitskonferenz" vorgeschlagen wird.) Während in Einzelberichten die Begeisterung überwiegt, wird in der Bilanz von Meier festgestellt, „daß die positive Resonanz auf Kooperationsprojekte eher verhalten ausfalle und vielmehr die Hemmnisse und Probleme in der Bewertung von Kooperationsformen dominieren". Als solche Hemmnisse und Probleme werden im einzelnen genannt:

- Strukturprobleme des Gesundheitswesens: viele und z. T. unklare Zuständigkeiten; Wettbewerb als Gegenströmung zur notwendigen Kooperation; mangelnde Möglichkeit, für Gemeinschaftsaufgaben auch eine gemeinsame Finanzierung zu erreichen;
- mangelnde Konkretheit: die Allzuständigkeit und Komplexität des Ansatzes der Gesundheitsförderung und Schwierigkeiten der Schwerpunktsetzung;
- Konsensmaxime: deutliche Reduktion der möglichen Maßnahmen: vor allem sind Absichtserklärungen, Bestandsaufnahmen und Ansätze geringster Reichweite möglich, politische Aktionen hingegen praktisch ausgeschlossen;

- mangelnde Steuerungsmöglichkeiten: die sog. „Konsensfalle" führt zu vorauseilendem Kompromißdenken nach dem Muster der „Schere im Kopf".

Der Mangel an finanziellen und personellen Ressourcen wird abschließend als eines der Hauptprobleme herausgestellt.

Ortsnahe Koordinierung der gesundheitlichen und sozialen Versorgung

Unter diesem Titel wurde von 1995 bis 1998 ein Modellvorhaben vom Ministerium für Arbeit, Gesundheit und Soziales des Landes Nordrhein-Westfalen gefördert. Ein Public Health-Projekt hat das Vorhaben forschend begleitet (Badura et al. 1999).

In anfangs 28 Kreisen und kreisfreien Städten wurden „runde Tische" eingerichtet. In diesem Programm ging es allerdings tatsächlich um „Gesundheitskonferenzen" im Sinne der Zuständigkeit für das gesamte Gesundheitswesen (und nicht um Gesundheits*förderungs*konferenzen).

Zu den Zielen dieses „Projekts der systematischen Entwicklung von Kooperation im Gesundheitswesen" heißt es:

- Optimierung des Versorgungssystems unter den Gesichtspunkten der Bedarfsgerechtigkeit, Zugänglichkeit und Bürgernähe,
- Erarbeiten effizienter Formen der Beteiligung, der Zusammenarbeit, der Information und Abstimmung; Aufbau flexibler Strukturen für die Durchgängigkeit, Kontinuität und Durchlässigkeit des Versorgungssystems;
- Erarbeiten gemeinsamer Handlungsempfehlungen,
- Methodenentwicklung zur Nutzung von Bedarfs- und Bestandsdaten ambulanter, teilstationärer, stationärer und komplementärer Dienste (unter anderem Aufbau einer problem-angemessenen Gesundheitsberichterstattung).

Wie bei Gesundheitsförderungskonferenzen liegt die Federführung beim Gesundheitsamt. Anders jedoch als bei Gesundheitsförderungskonferenzen (– offenbar wegen der größeren Bedeutung der Krankenversorgung für die Kommunen –) haben die politischen Funktionsträger die Leitung dieser Kooperationsstrukturen übernommen (vgl. Kölb-Keer & Werse 1996).

Eine ähnlich weite Aufgabenstellung hat das Kölner „Gesundheitsforum", in dem seit sieben Jahren mehr als 150 Initiativen, Verbände und Institutionen des Kölner Gesundheitswesens unter Koordination des Gesundheitsamtes zusammenarbeiten. Ein „Koordinierungsausschuß" richtet federführend einmal jährlich die „Kölner Gesundheitstage" aus. In einer kürzlichen Bilanz wurde die Arbeit des Gesundheitsforums in vielen Bereichen als erfolgreich bezeichnet (Ärztezeitung v. 15.2.1999, Seite 8).

Das Projekt der „ortsnahen Koordinierung der gesundheitlichen und sozialen Versorgung" ist eines der wenigen Beispiele, in dem die Gesundheitsförderung in die größeren Zusammenhänge der allgemeinen Gesundheitsversorgung relativ gut integriert ist (vgl. z.B. Zamora 1998). Während des Modellvorhabens wurde im neuen ÖGDG (Gesetz über den öffentlichen Gesundheitsdienst Nordrhein-Westfalens vom 20.11.1997) die Durchführung kommunaler Gesundheitskonferenzen zur Aufgabe des ÖGD gemacht (in § 24; vgl. Brandenburg u.a. 1998a und b). Da die Konferenzen im Rahmen der „ortsnahen Koordinierung" jedoch über die Gesundheitsförderung weit hinausreichen, sei hier nur auf den Endbericht verwiesen, aus dem die Erfahrungen, Erfolge und Grenzen dieses Modellprojekts zu entnehmen sind (Badura et al. 1999; Ärztezeitung Nr. 103, Seite 8 vom 6.6.2000).

Andere Kooperationsnetzwerke

Auf Bundesebene bestehen vor allem *Netzwerke, die sich auf der Basis der Settings für Gesundheitsförderung* gebildet haben, so das Deutsche Netzwerk gesundheitsfördernder Krankenhäuser, gesundheitsfördernder Schulen sowie das Gesunde Städte-Netzwerk der Bundesrepublik Deutschland (vgl. a. für das Setting „Arbeitsplatz" Freie Universität Berlin 1999). Für diese wie auch für die betriebliche Gesundheitsförderung existieren darüber hinaus *europäische Netzwerke*, z.b. das Network of Health Promoting Agencies, Network of European National Cities Networks (vgl. insbesondere: Gesunde Städte-Netzwerk Österreich 1997: 5 Jahre Netzwerk Gesunde Städte; Gesunde Städte Sekretariat 1995: Leitbild Gesunde Stadt, Deutsche Koordinierungsstelle für Gesundheitswissenschaften 1998; WHO Euro 1997; Hintze & Küchler 2000).

Der Vollständigkeit halber sei auch erwähnt, daß sich zahlreiche *Arbeitsgruppen* von Gesundheitsförderungskonferenzen mehr oder weniger ausgeprägt *als fachpolitische Netzwerke* auf der kommunalen Ebene etabliert haben. Neben diesen unmittelbar auf Gesundheit bezogenen Strukturen gibt es auch analoge Netzwerke, die sich zumeist nicht oder nur sehr eingeschränkt als Instrumente der Gesundheitsförderung verstehen, aber dennoch hierfür relevant sind. Beispiele sind etwa das „Hamburger Forum Spielräume. Eine Initiative für Kinder in der Stadt", die „Regionalkonferenz Altona-Ottensen" in Hamburg, die die Problematik von Drogen und Sucht verknüpft mit Instanzen für Wohnraum- und Arbeitsbeschaffung, sowie „MAGiK" eine interdisziplinäre „Münchner Arbeitsgemeinschaft zur Gesundheitsförderung im Kindesalter".

Das Vorhandensein solcher Kooperationsstrukturen auf den verschiedenen Ebenen kann als Ausdruck einer hohen Strukturqualität der Gesundheitsförderung bzw. der gesundheitsrelevanten Gestaltung von Lebensbedingungen angesehen werden. So erfreulich diese Ansätze zu intersektoraler Kooperation auch sind: Als effektive Steuerungsinstrumente für intersektorale Politik haben sie sich bisher nicht beweisen können. Zu dominant sind immer wieder die Eigeninteressen der einzelnen Mitglieder, das Pochen auf fachliche Zuständigkeiten und arbeitsteilige Verwaltungs-Routinen in stark gegeneinander abgeschotteten Ressorts.

Eine Evaluation der Struktur-, Prozeß- und Ergebnisqualität solcher Netzwerke, gibt es mit wenigen Ausnahmen bisher nicht. Forschung in diesem Bereich könnte zur Weiterentwicklung dieser Kooperationsstrukturen zu Steuerungsinstrumenten lokaler Gesundheitsförderungspolitik beitragen.

5.4.4 Intermediäre Infrastrukturen: Brücken-Einrichtungen

Formelle Kooperationsstrukturen für Gesundheitsförderung sind zur Unterstützung ihrer Arbeit auf intermediäre „Brücken-Einrichtungen" angewiesen, d.h. Infrastruktur-Einheiten mit räumlicher, Sachmittel- und Personalausstattung. Ihre Aufgaben liegen einerseits in der praktischen Unterstützung der Aktionen von Kooperationsstrukturen. Darüber hinaus haben sie aber auch vermittelnde Aufgaben zwischen den formellen gesellschaftlichen Großinstitutionen und den kleinen, vielfach fragilen informellen Bürgerzusammenschlüssen. Sie helfen, Mitbestimmung und Mitwirkung der Bürger zu verwirklichen, indem sie als Zwischenglieder einer langen Kette sozialer Strukturen zwischen dem einzelnen Gesellschaftsmitglied und den höchsten Ebenen staatlicher Macht, aber auch zwischen den bestehenden Subkulturen und der Kultur des Establishments und der Bürokratie mit ihren jeweils spezifischen „Sprachen" und Wertesystemen vermitteln.

Solche Brücken-Einrichtungen gibt es in vielen für die Gesundheitsförderung wichtigen Bereichen. Beispiele sind Mütterzentren, Elternschulen, Stadtteilzentren, Kulturzentren, Nachbarschaftsheime, Kontakt-, Beratungs- und Informationsstellen (z.B. für Selbsthilfe, Arbeit, Umwelt oder andere Themen).

Als Infrastrukturen der Gesundheitsförderung gibt es z.B. „Werkstätten Gesundheit", „Gesundheitsbüros", „Gesundheitsläden", „Gesundheitszentren", „Gesundheitshäuser". Die Plan- und Leitstellen in Berlin (vgl. Schmiedhofer 1998; Gilgen-Hennig 1998; Gottwald et al. 1999; Müller 1999) sind formell zwar dem staatlichen Bereich zuzuordnen, erfüllen teilweise jedoch auch Aufgaben wie intermediäre Brücken-Einrichtungen.

Für die Gesundheitsförderung ist die Vorkämpferrolle dieser Brücken-Einrichtungen besonders wichtig. Dabei ist kennzeichnend, daß sie oft zwischen politisch-administrativem System, Märkten und Selbsthilfezusammenschlüssen stehen, jedoch keinem dieser Bereiche unmittelbar zugehören („zwischen den Stühlen sitzen"). Als wichtige Vermittler und Vernetzer, Informations-"Zwischenhändler", Initiatoren von Aktionen etc. sind sie jedoch „Stütz- und Knoten-Punkte" für die Weiterentwicklung der traditionellen und die Durchsetzung neuer Ansätze über bestehende institutionelle Gräben und Grenzen hinweg. (Vgl. ausführlich Trojan & Hildebrandt 1990 sowie die Empfehlungen in WHO Euro 1991).

5.4.5 Integrationsorientierte Infrastrukturen in der Stadtentwicklung

In vorangegangenen Abschnitten war immer wieder die besondere Rolle der Stadtentwicklungspolitik hervorgehoben worden, wenn es um die gesundheitsförderliche Gestaltung der Lebensbedingungen ging. Außerdem hatten wir auf Gemeinsamkeiten der Leitziele und Verfahrensweisen in Stadtentwicklung und Gesundheitsförderung aufmerksam gemacht. Insbesondere die zunehmende Marginalisierung und Segregation benachteiligter Bevölkerungsgruppen und die aufgrund ausbleibender Gewerbesteuereinnahmen und hoher Arbeitslosigkeit massiv verengten kommunalen Finanzspielräume bringen die Stadtentwicklungspolitik in ein fast unlösbares Dilemma.

Dieses Dilemma spiegelt sich wider in Leitideen einer „wirtschaftszentrierten Standortpolitik" auf der einen Seite und Forderungen nach einer sozialen, sozialverträglichen, integrierten oder auch integrativen Stadtentwicklungspolitik auf der anderen Seite. Während Standortpolitik häufig in einer „Stadt der künstlichen Welten" mit gigantischen Ladenpassagen, verkehrserzeugenden Einkaufszentren, Kinopalästen, Musical-Theatern, Spielhallen etc. endet, wird für eine soziale Stadtentwicklung, insbesondere für „Stadtteile mit besonderem Erneuerungsbedarf", eine „integrationsorientierte Infrastrukturpolitik" gefordert.

Kern in diesem Handlungsprogramm sind ebenso wie in der Gesundheitsförderung neue Formen der Zusammenarbeit, der Verknüpfung von inhaltlichen Handlungsfeldern und Förderprogrammen sowie neue Organisations- und Kooperationsstrukturen einschließlich der dafür benötigten neuen Brücken-Einrichtungen. Sie sollen die Akteure der unterschiedlichen Ebenen horizontal und vertikal miteinander verknüpfen. Dieses „neue Paradigma der Stadtentwicklung" schildern Wohlfahrt und Zühlke (1998). (Zur praktischen Umsetzung dieser Ansätze vgl. „Quartiersmanagement" in 6.6.3.)

In der folgenden Tab. 5.4-1 geben wir die von Wohlfahrt & Zühlke zusammengetragenen *Beispiele einer integrationsorientierten Infrastruktur* wieder:

Tab. 5.4-1: *Beispiele integrationsorientierter Infrastruktur*
        (Quelle: Wohlfahrt & Zühlke 1998, Seite 225 ff.)

• *Infrastruktur für Stadtteilerneuerung:*
Entwicklungsgesellschaft
Stadtteilbüro
Stadtteilprojektgruppe

• *für lokale Ökonomie:*
Beschäftigungs- und Qualifizierungsgesellschaft
Beschäftigungs- und Qualifizierungsprojekt
Büro für Wirtschaftsentwicklung
Gewerbe- und Handwerkerhof

• *für Teilhabe und Mitarbeit der Stadtbewohner:*
Stadtteilkonferenz
Beteiligungsprojekt
Bürgerschaftsverein
Unterstützungsnetzwerk verschiedener Vereine und Gruppen
Begegnungsstätte
Gesundheitshaus
Gesundheitsselbsthilfe
Stadtteilzeitung
Öffnung von Schule
multi-kultureller Bewohnertreff

• *zur Umstrukturierung der Verwaltung:*
Koordinierungsstelle für Arbeitsmarkt- und Beschäftigungspolitik
fachbereichsübergreifende Lenkungsgruppe für einen Stadtteil mit besonderem
        Erneuerungsbedarf
dezentralisierter Sozialdienst
Zentralstelle zur Wohnraumversorgung für Wohnungsnotfälle
Ehrenamtsagentur
Koordinations- und Informationsstelle für Selbsthilfegruppen
Arbeitskreis zur Kriminalitätsvorbeugung

Die Aufstellung zeigt, daß auch in der Stadtentwicklung Brücken-Einrichtungen entstehen, die das Spektrum notwendiger Infrastrukturen für eine umfassende Gesundheitsförderung im Sinne der sozial- und umweltverträglichen Gestaltung von Lebensbedingungen sinnvoll ergänzen.

5.4.6 Policy-, Akteurs- und Bewegungsnetzwerke

Mit diesem Abschnitt bewegen wir uns in einem Bereich, der bisher weder begrifflich noch empirisch in systematischer Weise für die Gesundheitsförderung erschlossen wurde. Im Kern geht es um die politische Rolle, die Netzwerke für die Gesundheitsförderung spielen, wobei es fließende Übergänge zu Kooperationsstrukturen für die Planung und Umsetzung von Maßnahmen bzw. Projekten gibt. Die politische Dimension ist zwar auch in den Strukturen der vorangegangenen Abschnitte enthalten, jedoch geringer ausgeprägt. In diesem Abschnitt soll stärker auf Bereiche fokussiert werden, die explizit als Politik wahrgenommen und im Rahmen der politischen Wissenschaften untersucht werden. Zu diesem Zweck müssen vorab einige sinnverwandte Begriffe charakterisiert und abgegrenzt werden.

Zunächst ist für den gesamten Bereich festzustellen, daß die Begrifflichkeiten sich stark überlappen. Diese weisen starke Überschneidungen auf, weil sie sich teils auf Strukturen, teils auf das Handeln in den Strukturen beziehen. Außerdem beziehen sich die Begriffe teilweise auf die Mikroebene (Primärgruppen), teilweise auf die Mesoebene (Institutionen) und teilweise auf die Makroebene (Politik/Verwaltungssektoren oder gesellschaftliche Bereiche wie Markt, Staat und Dritter Sektor).

Ein auf allen Ebenen vorfindbarer Begriff ist „Vernetzung". Er bezeichnet in der Regel den Prozeß der Bildung von Netzwerken, also das Handeln, das zu einer Netzwerkstruktur führt. Dabei können zwei Akzente festgestellt werden:

1. Vernetzung wird als kommunikative Verdichtung der Beziehung zwischen Akteuren in der Vorphase eines späteren Netzwerks verstanden. Hierzu werden initiierende Akteure benötigt. Diese, manchmal auch als „Social Entrepreneurs" bezeichneten Kristallisationskerne von Netzwerken, spielen eine große Rolle in allen Handlungsprogrammen. Für die Entstehung der Healthy City-Netzwerke wurde diese wichtige Rolle zuletzt von de Leeuw (1998) betont. Auch die Anleitungsliteratur für den Start von Gesundheitsförderung in einzelnen Settings beschwört immer wieder, daß die Bildung von Allianzen, Bündnissen, Partnerschaften, Koalitionen eine entscheidende Voraussetzung für das Gelingen von Gesundheitsförderung im Sinne der Gestaltung von Lebensbedingungen ist (vgl. auch Deutsche Koordinierungsstelle 1998; Enkerts & Schweigert 1988).

2. Nach einem anderen Begriffsverständnis wird von Vernetzung gesprochen, wenn Koordination (die Abstimmung von Strukturmerkmalen und Teilfunktionen verschiedener Netzwerk-Bestandteile) und Kooperation (also das sich ergänzende Handeln der Akteure in einem Netzwerk) so stetig funktionieren, daß dieses Zusammenwirken zur Gewohnheit oder zur Selbstverständlichkeit zu werden beginnt. Nach diesem Verständnis (vgl. Berliner Forschungsverbund Public Health 1994, Seite 4) bedeutet Vernetzung eine Verstetigung und Intensivierung von (vorher punktueller) Koordination und Kooperation.

In der politikwissenschaftlichen Diskussion kam in den 70er Jahren der Begriff „Issue Networks" auf. Anfänglich wurde damit vor allem die auch in der Gesundheitsförderung wichtige Verflechtung von öffentlichen und privaten Akteuren, von Staat und Gesellschaft bezeichnet. Als praktisch synonym kann man den Begriff der „Akteurskonstellation" z.B. in einem Setting (vgl. Lenhardt u.a. 1996) betrachten. Akteurs-Netzwerke, ein Begriff aus der Policy Forschung, lassen sich zahlreich im Dritten Sektor entdecken, z.B. das „Forum Umwelt und Entwicklung" (vgl. URL: www.one_world_web.de/forum).

Eine eindeutige Terminologie gibt es in diesem Bereich nicht. Weitgehend deckungsgleiche Begriffe (in unterschiedlichen Kontexten) sind (bei Ersetzung des Begriffes Issue durch Policy) Policy-Netzwerk, Policy-Arena, Policy-Community, Policy-Sektor oder Policy-Domäne.

Döhler (1990, Seite 19-51) hat zu diesen Konzepten und Dimensionen der Netzwerk-Analyse eine breite Sichtung der Literatur vorgenommen. Policy-Netzwerk definiert er als „ein sektorales System der Interessenvermittlung zwischen staatlichen und privaten Akteuren, welches durch Institutionen und eingeschliffene Verhaltensmuster einen gewissen Grad an interaktiver und struktureller Stabilität erlangt. Es handelt sich um ein analytisches Konstrukt, das aus der Perspektive der Herstellung bindender politischer Entscheidungen für einen begrenzten Regelungsgegenstand (z.B. Umwelt, Telekommunikation oder Gesundheit) definiert wird. Das Policy-Netzwerk reicht in das politische System bzw. den jeweils relevanten Teilausschnitt hinein und umfaßt die zugrunde liegende ökonomische Steuerungsstruktur" (Seite 34).

Aus dieser Kennzeichnung wird deutlich, daß die Policy-Analyse ein angemessener Untersuchungsansatz für Gesundheitsförderung, insbesondere gesundheitsfördernde Gesamtpolitik und intersektorale Kooperation, sein kann. Als die vier wesentlichen Dimensionen einer solchen Analyse identifiziert Döhler:

* Struktur,
* Akteure,
* „Governance" (bei Döhler ökonomische Steuerungsstruktur bzw. Steuerungsmechanismen)
* Handlungsmuster.

Insbesondere die Handlungsmuster könnten Aufschluß geben über die „Unverträglichkeiten" verschiedener Politiksektoren bzw. Verwaltungsressorts aufgrund unterschiedlicher Politikstile, unterschiedlicher Problem-Bearbeitungsmuster und unterschiedlicher Konflikt-Regulierungsmuster.

Mit Blick auf die Dimension der Akteure empfehlen O'Neill u.a. (1997) die „Koalitionstheorie" als Rahmen für die Erklärung und Implementierung intersektoraler, gesundheitsbezogener Interventionen. In einer einführenden Literaturanalyse stellen sie fest, daß intersektorale Interventionen einhellig als notwendig angesehen werden, meist jedoch eher von Fehlschlägen als von Erfolgen zu berichten ist. Aus der weiteren Literaturanalyse über Kooperation und interorganisatorische Beziehungen extrahieren sie *„Koalition"* als vielversprechendstes Konzept. Als weitere Variablen, die erhöhter Aufmerksamkeit bedürfen, werden die *Interessen* der Akteure, ihre relative *Macht* sowie die *formellen* und vor allem *informellen Beziehungen* zwischen ihnen hervorgehoben. Die folgenden Untersuchungsdimensionen gehen aus Studien über politische Bündnisse hervor:

* Vorteile, die Menschen von der Teilnahme in einer Koalition erwarten,
* politische „Aktivposten" bzw. Ressourcen, die sie in eine Koalition einbringen,
* nicht-utilitaristische Präferenzen/Werte, die sie entwickeln,
* Entscheidungsregeln einer Koalition,
* organisatorischer Kontext, in dem eine Koalition handelt.

Diese Analysedimensionen erwiesen sich als hilfreich für die Untersuchung von drei intersektoralen Gesundheitsförderungsprojekten der Autoren, eins auf der lokalen und zwei auf der Landesebene.

In einer Vergleichsstudie zwischen Sheffield und einer russischen Stadt identifizierte Green (1998) als relevanteste „Befürworter-Koalitonen" eine für „Wachstum" (growth) und eine für „Chancengleichheit" (equity). Dieser Widerspruch wird zwar nicht immer in Koalitionen sichtbar, dürfte aber in der Healthy Public Policy fast ständig eine Rolle spielen.

Untersuchungen im deutschen Raum gibt es bisher kaum (vgl. jedoch für die Mikro-
und Mesoebene z.b. Grunow & Hüttner 1998; Lenhardt u.a. 1996 sowie Arbeiten unserer eigenen Berliner und Hamburger Projektgruppen). Allerdings finden sich jenseits des
Gesundheitsbereichs einzelne Beispiele, in denen andere Streitpunkte und/oder spezifische Fragestellungen von Netzwerken, Allianzen oder Bündnissen untersucht wurden.
Exemplarisch sei hierfür auf eine Studie von Bartelheimer & v. Freyberg (1997) als Fallstudie eines solchen örtlichen Bündnisses „gegen Armut und Sozialabbau" hingewiesen.
Die Studie wird in den Kontext eines europäischen Austauschtreffens über kommunale
Bündnisse gestellt (3. und 4.11.1995 in Mannheim). Diese Bündnisse definieren sich
laut Abschlußerklärung als „lokale Foren und Netzwerke, die Armut, Reichtum und soziale Gerechtigkeit zum Dauerthema machen". Aufgrund ähnlicher Probleme, wie sie
von Gesundheitsförderungskonferenzen bekannt sind (lockere Zusammenschlüsse;
Konsensprinzip) werden die begrenzten Möglichkeiten solcher Bündnisse jedoch deutlich gesehen. Die „Stabilisierung" der Armutskonferenz als *Lernort* wird als realistisches
Ziel eingeschätzt, die Weiterentwicklung zu einem *Aktionsbündnis* wird skeptisch beurteilt. Daher wird die Frage gestellt, „welche Aufgaben der Politikformulierung, Umsetzung und Evaluation besser in anderen als den vorliegenden intermediären Strukturen
verfolgt werden sollten" (weil das Bündnis gegen Armut nicht genügend handlungsfähig
war).

In einer anderen Fallstudie zu „themenorientierten ad-hoc-Allianzen" (von „staatlichen, nichtstaatlichen und marktwirtschaftlichen Akteuren") werden diese als Zusammenschlüsse auf der Basis pragmatischer Zielorientierungen charakterisiert. In der Fallstudie, in der es um die Zusammenarbeit für den Berliner „Klimagipfel 1995" ging, wird
besonders auf die Gefahr verwiesen, daß solche Bündnisse den „Blick auf das kurzfristig Realisierbare" einengen (Walk & Brunnengräber 1996). In anderen Studien aus der
Forschung über Neue Soziale Bewegungen werden hingegen vor allem die positiven Funktionen von „lokalen Bewegungsnetzwerken" und von „Netzwerken von Netzwerken"
hervorgehoben (Ohlemacher 1992; Roth 1994).

Abschließend soll auf einen Beitrag hingewiesen werden, der die Effektivität von Allianzen und Partnerschaften für Gesundheitsförderung in einer Überblicksstudie analysiert (vgl. Gillies 1998). In 43 aufgrund ihrer hohen methodischen Qualität ausgewählten Studien ließ sich feststellen, daß die Wirkung und Nachhaltigkeit der Gewinne von
Gesundheitsförderungs-Interventionen um so größer ist, je intensiver die Bevölkerung
(community) mitarbeitet. Dieses Ergebnis galt unabhängig von der Definition der
Ergebnisvariablen und der beteiligten Partner. Einschränkend muß gesagt werden, daß
sich fast alle Interventionsstudien auf die Mikroebene, d.h. auf die Beeinflussung von
Verhaltensweisen, bezogen. Als Schlüsselfaktoren für den Erfolg von Allianzen und Partnerschaften stellten sich dauerhafte Strukturen heraus (wie lokale Komitees oder Beiräte), die die Planung und Entscheidungsfindung der Interventionsprojekte begleiten.

Der Beitrag von Gillies (1998) schließt den Kreis unseres Unterabschnitts über Strukturen für Gesundheitsförderung: An mehreren Stellen nimmt er das zu Beginn eingeführte
Konzept des „sozialen Kapitals" auf und versucht es in die theoretischen Erwägungen zur
Bedeutung von bevölkerungsbasierten Allianzen für Gesundheitsförderung einzubauen. Das
Konzept wird als eines der vielversprechendsten Rahmenkonzepte für die Organisation
unseres Denkens über Gesundheitsförderung herausgestellt. Allerdings wird das Konzept
unseres Erachtens zu Recht als „theoretisch unterentwickelt" bezeichnet.

Abschließend möchten wir festhalten, daß sowohl die Strukturen für Gesundheitsförderung als auch ihre Wirkungen einer der ganz großen weißen Flecken auf der Land-

karte der Public Health-Forschung darstellt. Dies gilt insbesondere für die Untersuchung von Netzwerken für gesundheitsfördernde Gesamtpolitik und intersektorale Kooperation, d.h. Policy-Netzwerke auf der Meso- und Makroebene (vgl. 5.3.6).

5.4.7 Bilanz

In diesem Abschnitt ging es um für die Gesundheitsförderung typische Kooperations- und Infra-Strukturen.

Auf der untersten Ebene sind dies die informellen Beziehungsnetzwerke von Bürgern, in denen Vertrauen und sozialer Zusammenhalt, soziale Integration und sozialer Frieden gesichert werden. Diese informellen Basisstrukturen des Gemeinwohls werden auch als „soziale Netzwerke" oder „soziales Kapital" bezeichnet. Solche Strukturen zu erhalten und zu unterstützen, ist eine wichtige Aufgabe der Gesundheitsförderung.

Als intermediäre Kooperationsstrukturen wurden freiwillige, zielgruppen-, orts- oder problembezogene unterschiedlich stark formal organisierte Verbundsysteme bezeichnet, die politikbereichsübergreifend staatliche, marktwirtschaftliche und gemeinnützige Träger der Gesundheitsförderung miteinander verknüpfen. Regionale Arbeitsgemeinschaften und Gesundheitsförderungskonferenzen dienen derzeit überwiegend der Koordination von Aktivitäten. Sie könnten zu Steuerungsinstrumenten für politik- und verwaltungssektorenübergreifende Gemeinschaftsaufgaben ausgebaut werden. Tendenziell wird dies in dem nordrhein-westfälischen Projekt „ortsnahe Koordinierung" angestrebt. Im allgemeinen sind bessere politische Rahmenvorgaben nötig, um größere Wirksamkeit zu erreichen.

Kooperationsstrukturen wie auch die gesundheitsfördernde Gesamtpolitik sind auf „neue Brückeneinrichtungen" als Infrastruktur für Initiativen, Innovationen, Lobby- und Vermittlungsarbeit angewiesen. Auch in der kommunalen Querschnittsaufgabe „Stadtentwicklung" haben sich bedarfsentsprechend „integrationsorientierte Infrastrukturen" entwickelt.

Zur Durch- und Umsetzung der Gesundheitsförderung auf lokaler Ebene sind – ebenso wie für die nachhaltige Entwicklung – Policy-, Akteurs- und Bewegungsnetzwerke nötig. Sie stellen die „Allianzen, Bündnisse, Partnerschaften und Koalitionen" dar, von denen in der Programmatik der Gesundheitsförderung immer wieder die Rede ist.

Die Entwicklung neuer und Stärkung der vorhandenen, einander stark überlappenden Strukturen für Gesundheitsförderung ist eine notwendige (wenn auch nicht immer hinreichende) Bedingung für die Weiterentwicklung der Gesundheitsförderung auf lokaler und höheren Ebenen.

5.5 Finanzierungsmodelle

Die Finanzierung ist eines der drängenden Probleme der Gesundheitsförderung. Eine strenge Unterscheidung zwischen den verschiedenen politischen Ebenen ist bei diesem Thema nicht möglich. Wir werfen im folgenden zunächst einen Blick auf die Ist-Situation der Ausgaben in diesem Bereich und die Entwicklungstrends der letzten Jahre (5.5.1).

Daran anschließend besprechen wir die wichtigsten Finanzierungsmodelle (5.5.2 und 5.5.3).

5.5.1 Zu Ausgaben und Kosten für Gesundheitsförderung und Prävention

Der Gesundheitsbericht für Deutschland (Statistisches Bundesamt 1998) konstatiert, der Sachverständigenrat für die „Konzertierte Aktion im Gesundheitswesen" habe mehrfach darauf gedrängt, das Gesundheitssystem präventiv auszurichten. Damit steht er im Einklang mit Forderungen aller wichtigen politischen Instanzen. Faktisch gibt es jedoch große Probleme, den Anteil der Gesundheitsausgaben für Prävention/Gesundheitsschutz zu steigern. Der ökonomische Hintergrund für die verborgene Verweigerung von mehr Mitteln für Prävention und Gesundheitsförderung, trotz zahlloser Lippenbekenntnisse, liegt vor allem an den Zweifeln vieler Wissenschaftler und Politiker, ob durch eine Steigerung der präventiven Ausgaben tatsächlich die Kosten für die Krankenversorgung gesenkt werden können. Die Argumentation ist, daß jede Vermeidung von Krankheiten nur zu höheren Krankheitskosten in späteren Altersjahrgängen führen würde. Höhere Lebensqualität scheint dabei als Argument nicht besonders stark zu zählen.

Der Anteil von „Prävention/Gesundheitsschutz" an den Gesundheitsausgaben ist von 1992 bis 1994 konstant bei 4,5 % der Gesamtausgaben geblieben (in absoluten Zahlen gab es eine Steigerung der Gesamtausgaben von 312 Mrd. auf 345 Mrd. DM; vgl. Statistisches Bundesamt 1998, Seite 444). „Prävention/Gesundheitsschutz" umfaßt den öffentlichen und betrieblichen Gesundheitsdienst, Maßnahmen der Krankenversicherung zur Gesundheitsförderung und Früherkennung sowie allgemeine Maßnahmen des Gesundheitsschutzes wie Lebensmittelkontrolle, Gesundheitsüberwachung von Hygiene-Fachpersonal, Trinkwasserkontrolle und Umweltmonitoring gesundheitsschädigender Stoffe.

Als „präventive Ausgaben" in Höhe von insgesamt ca. 16 Mrd. DM (vgl. S. 445) werden gezählt: der öffentliche Gesundheitsdienst (36 %), der betriebliche Gesundheitsdienst (43 %) sowie sonstige Einrichtungen (21 %).

Die Maßnahmen für „Gesundheitsförderung" werden mit 4,5 Mrd. DM angegeben. Hierzu werden gerechnet die Mutterschaftsvorsorge, Mütterberatung, präventive Tuberkulose-Betreuung, präventive soziale Dienste (streetworker), Schulgesundheitspflege und Zahnprophylaxe. In dieser Aufstellung wird deutlich, daß die als Gesundheitsförderung gezählten Maßnahmen nur teilweise einer salutogenetischen Perspektive zugerechnet werden können. Insgesamt ist der Anteil an Gesundheitsförderung gering. Weiterhin werden für Vorsorge und Früherkennung ca. 2,9 Mrd. DM ausgewiesen, die vor allem in die Kassen der niedergelassenen Ärzte flossen. Der langfristige Trend zeigt, daß für den betrieblichen und öffentlichen Gesundheitsschutz relativ weniger ausgegeben wurde; Vorsorge- und Früherkennungsmaßnahmen und allgemeine Maßnahmen des Gesundheitsschutzes, wie z.B. Lärmbekämpfung und Umweltmonitoring haben relativ an Bedeutung gewonnen (wenn auch auf niedrigem Niveau).

In der Einteilung der Ausgaben nach Sektoren (vgl. S. 454) werden dem „Gesundheitsschutz" die Ämter des öffentlichen Gesundheitsdienstes, die oberen Gesundheitsbehörden und die „sonstigen Einrichtungen" zugerechnet. Diese Einrichtungen haben 1994 insgesamt 6,4 Mrd. DM ausgegeben (2,2 % der gesamten Gesundheitsausgaben). Die relative Bedeutung dieses Sektors ist gesunken (von 1980 mit 2,6 % zu 1992 auf 2,3 %).

Die Ausgaben für den öffentlichen Gesundheitsdienst allein sanken von 1980 bis 1994 von 1,3 % an den Gesundheitskosten insgesamt auf nur noch 1 % (Statistisches Bundesamt 1998, Seite 294).

Insgesamt wird aus der Berichterstattung zu Ausgaben und Kosten für „Prävention/ Gesundheitsschutz" folgendes deutlich:

1. Auch hier zeigt sich eine terminologische Unklarheit bzgl. der Abgrenzung von Prävention, Gesundheitsschutz und Gesundheitsförderung. (Unklar ist, ob die Kosten für Gesundheitsförderung in der Tabelle der gesamten Gesundheitsausgaben überhaupt enthalten sind.)
2. Gesundheitsförderung ist einer der kleinsten Ausgabenbereiche; er enthält gemischte Ausgaben sowohl für Krankheitsverhütung wie auch für Gesundheitsförderung im engeren Sinne.
3. Die finanzielle Ausstattung dieses Bereiches sinkt.

Angesichts dieser für die Prävention und noch stärker für die Gesundheitsförderung prekären Situation stellt sich mit großer Schärfe die Frage nach geeigneten Modellen der Finanzierung. Wir gehen davon aus, daß es kaum möglich sein wird, die notwendigen Mittel allein aus höheren Steueraufkommen in der bisherigen Form oder erhöhten Krankenkassenbeiträgen zu finanzieren. Trotzdem muß auch aus salutogenetischer Perspektive energisch dafür plädiert werden, (1) den öffentlichen Gesundheitsdienst, (2) das Arbeitsschutzsystem der Bundesrepublik und (3) die individuellen und strukturellen gesundheitsförderlichen Leistungen der gesetzlichen Krankenversicherung nicht nur zu erhalten, sondern auszubauen (vgl. zu 3. Abschnitt 3.5).

Darüber hinaus sind weitergehende Ansätze aufzunehmen, die in der Diskussion im In- und Ausland in letzter Zeit eine Rolle spielen. Diese sollen im folgenden kurz angesprochen werden.

5.5.2 Stärkere Beteiligung der Verursacher von Krankheitskosten

Die Überlegungen in diese Richtung basieren überwiegend auf einer pathogenetischen Perspektive: Zugrunde gelegt werden bestimmten Risiken zurechenbare Krankheiten. Auf dieser Basis werden die entstehenden medizinischen und volkswirtschaftlichen Kosten errechnet. Die Kosten könnten dem Verursacherbereich als „Gesundheitsabgaben" auferlegt werden. Diese „Sonderabgaben" sind von Steuern zu unterscheiden: Sie dienen nicht zur Finanzierung des allgemeinen Staatshaushaltes, sondern zur Finanzierung spezieller, gesetzlich definierter Zwecke (vgl. 5.5.3: Beispiel Victoria/Australien).

Die Möglichkeit von Sonderabgaben wird in einer neuen Studie für einige wichtige (unter Bezug auf die WHO-Strategie genannte) Risiken systematisch durchgerechnet und erörtert. Die Studie des Umwelt- und Prognose-Instituts Heidelberg e. V. (UPI) trägt den Titel „Kostenumschichtung im Gesundheitswesen durch Anwendung des Verursacher-Prinzips und Vorschläge für eine Finanzreform im Gesundheitswesen". Im einzelnen werden Gesundheitsabgaben auf Tabak, Alkohol, Zucker sowie für Massentierhaltung, Straßenverkehr und Sportveranstaltungen errechnet. Die Beiträge zur gesetzlichen Krankenversicherung könnten nach diesen Berechnungen insgesamt von heute 14 % auf 8,5 % des Bruttolohns gesenkt werden, was einer Reduzierung der durch die Krankenversicherung verursachten Lohnnebenkosten um über 40 % entspräche. Die Abgabe hätte jedoch nicht nur eine Finanzierungsfunktion, sondern wäre gleichzeitig ein ökonomischer Anreiz, in den Verursacherbereichen Risiken zu senken.

Die Probleme der Umsetzung werden durchaus gesehen. Allerdings wird als Positivbeispiel auf Dänemark verwiesen, wo 1993 eine umfassende ökologische Steuerreform in Form von Abgaben auf Energie, CO^2, Schwefeldioxid, Lösemittel, Pestizide und anderes erfolgreich eingeführt wurde (UPI 1998, Seite 9).

Kritisch wird angemerkt, daß die Umweltbelastungen Kraftfahrzeugverkehr und Massentierhaltung noch nicht genügend in diese Modellrechnung einbezogen sind. Für weitere Produkte sollten entsprechende Untersuchungen folgen, z.B. für den Einsatz von Pestiziden und Nitratdünger in der Landwirtschaft, den Einsatz von Pyrethroiden im Haushalt und bei Haushaltsgegenständen, weitere Biozide wie z.B. Holzschutzmittel sowie hormonähnliche Substanzen in Waschmitteln und Shampoos.

Falls sich einer eigenständigen Gesundheitsabgabe auf nationaler oder EU-Ebene „unüberwindliche Schwierigkeiten" entgegenstellen sollten, wird als Alternative angeboten, die *Verbrauchssteuern* auf Tabak, Alkohol und Mineralöl anzuheben und diese Mittel in den Topf der gesetzlichen Krankenversicherung einfließen zu lassen: „Damit wären bereits 86% (Kosten durch Tabak, Alkohol und Straßenverkehr) der in dieser Studie berechneten Kosten durch gesundheitsschädliche Produkte auch ohne die Einführung einer neuen Sonderabgabe als Gesundheitsabgabe internalisierbar." (Seite 16).

Dasselbe Institut hat in einem anderen Gutachten (UPI 1997) die Möglichkeit der Einsparung volkswirtschaftlicher Kosten durch Geschwindigkeitsbegrenzungen untersucht und ist dabei zu beeindruckenden Ergebnissen gekommen. Eine Absenkung der Verkehrsunfallzahlen würde zum Rückgang der Verkehrstotenzahl führen (von 9485 Toten 1995 auf schätzungsweise 7488 Tote). Dies würde 1,04 Mrd. DM medizinische Behandlungskosten und 4,7 Mrd. DM sonstige volkswirtschaftliche Kosten im Jahr ersparen. Würde man dieses Geld unmittelbar in weitere Maßnahmen der Prävention und Gesundheitsförderung fließen lassen, würden sich die Gesundheitsförderung und Prävention sozusagen selbst finanzieren.

Immerhin hat die Diskussion um „Gesundheitsabgaben", insbesondere auf Tabakwaren und Alkohol, in den vergangenen Jahren zugenommen. Der ehemalige Präsident der Bundesärztekammer fordert dies, um mehr Mittel für die Krankenversorgung zu bekommen. Der frühere Gesundheitsminister Seehofer war der Meinung, diese Mittel sollten „in erster Linie für die Prävention eingesetzt werden" (Ärztezeitung vom 29.11.1997). Bayerns Gesundheitsministerin Stamm macht die weitestgehenden Schritte: „Für jede Werbemark (der Tabakindustrie) 1 DM für die Gesundheitsförderung! Ich halte es nur für recht und billig, wenn der Verursacher erheblicher Gesundheitsgefahren auch die Kostenminderung dieser Gefahren mitträgt." (Ärztezeitung 4.4.1997).

Solche Forderungen stimmen im groben mit der Initiative der Jakarta-Konferenz der WHO 1997 überein, die ein umfassendes Papier zu Gründung, Zielen und Arbeitsweise einer „Health Promotion Foundation" auf der Basis von Tabak- und/oder Alkoholsteuern vorgelegt hat (das Dokument ist abgedruckt im ersten Informationsrundbrief des ZukunftsFonds Gesundheitsförderung vom September 1997 Seite 13–32).

Im Weltmaßstab trägt auch die ungebremste Spekulation mit internationalen Finanztransaktionen als Begleiterscheinung der Globalisierung zu neuer Armut und damit zu Gesundheits- und Umweltschäden bei. Diese negativen Globalisierungsfolgen ließen sich durch eine simple, auch von Ökonomen vorgeschlagene Besteuerung der internationalen Finanztransaktionen abschwächen („Tobin-Tax" nach dem amerikanischen Ökonomen und Nobelpreisträger James Tobin). Nach einem Vorschlag von Kickbusch (1998) auf der WHO-Konferenz in Jakarta könnte schon eine Steuer von ca. 0,003 % auf alle internationalen Transaktionen (1 000 000 000 000 Dollar täglich!) einen spürbaren Finanzierungsbeitrag in den Bereichen Umweltschutz, Gesundheit, Ausbildung und Armutsbekämpfung für die Weltgesellschaft liefern. Gleichzeitig würde eine solche Maßnahme zur Stabilisierung der internationalen Finanzmärkte beitragen.

Warford (1995) betont die Rolle ökonomischer Instrumente für die Umwelt, die Gesundheit und nachhaltige Entwicklung. Er unterstreicht besonders, daß der Gesundheitssektor von den Ansätzen und Erfahrungen im Umweltbereich lernen kann. Die meisten seiner Vorschläge laufen ebenfalls auf ökonomische Steuerung im Verursacherbereich hinaus.

5.5.3 Fonds-Finanzierung für Gesundheitsförderung

Gemischte Fonds mit Steuergeldern und Sozialversicherungsbeiträgen

Das Problem der zersplitterten Finanzierung im Gesundheitswesen ist häufig thematisiert worden. So gibt es auch in der Geschichte des deutschen Gesundheitswesens immer wieder Vorschläge für die Zusammenführung verschiedener Finanzströme auf kommunaler Ebene. Für die Gesundheitsförderung hatte sich die Diskussion mit der Einführung des § 20 (1.1.1989) sehr schnell auf Forderungen nach einer gemeinschaftlichen Finanzierung durch die Kommunen, insbesondere im Rahmen des öffentlichen Gesundheitsdienstes, und die Krankenkassen zugespitzt. Diese Forderung macht Sinn: Die Kommunen sind aufgrund ihrer Verantwortung für das Gemeinwohl zur Gesundheitsförderung aufgerufen, die Krankenkassen sind Nutznießer erfolgreicher Gesundheitsförderung. Auf einer Tagung im Herbst 1991 in Hamburg wurde die „Organisation und Finanzierung kommunaler Gesundheitsförderung" ausführlich diskutiert. Dabei ging es vor allem um den Einstieg der Krankenkassen in die finanzielle Unterstützung von Gesundheitsförderungs-Konferenzen bzw. regionalen Arbeitsgemeinschaften für Gesundheitsförderung.

Ellis Huber, der seinerzeitige Ärztekammer-Präsident aus Berlin, machte den Vorschlag eines regionalen Finanzierungspools mit einem gemeinsamen Gesamtaufsichtsrat aller an der Gesundheitsförderung Beteiligten. An der Finanzierung sollten sich die öffentliche Hand zu 30 %, die Krankenkassen zu 50 % und die Rentenversicherung zu 20 % beteiligen. Dieses Modell ist nie verwirklicht worden und auch die Beiträge der Krankenkassen zur Infrastruktur regionaler Kooperationsgremien für Gesundheitsförderung blieben klein (wenn sie überhaupt zustande kamen).

In der neuen Formulierung des § 20 wird diese Möglichkeit gemeinsamer Finanzierung nach unserer Interpretation offen gelassen. Es sieht derzeit jedoch nicht so aus, als ob die Spitzenverbände der Krankenkassen in den von ihnen zu verabschiedenden gemeinsamen Leitlinien diese Möglichkeit explizit vorsehen werden (vgl. ausführlicher hierzu 3.5).

Initiative „ZukunftsFonds Gesundheit"

In der entstandenen Lücke wurde 1996 von der Gesundheitsakademie und der Fachhochschule Magdeburg eine Initiative für einen „ZukunftsFonds Gesundheit" gestartet. Ziel dieser Initiative ist es, die finanziellen und organisatorischen Rahmenbedingungen für eine wirkungsvolle Gesundheitsförderung im Sinne der Ottawa-Charta in Deutschland zu verbessern. Dies soll organisatorisch erreicht werden durch eine Bundesstiftung sowie kooperierende Landes- und Kommunalstiftungen. Den verschiedenen Ebenen der Stiftung werden unterschiedliche Funktionen zugesprochen.

Im Vordergrund steht die kommunale Ebene. Dabei soll auf schon existierende Netzwerke und Ansätze zurückgegriffen werden: „Kommunale Bemühungen wie das Gesunde Städte-Netzwerk oder die lokalen Initiativen zur Umsetzung der Agenda 21 bieten Anknüpfungspunkte für die Gründung und Tätigkeit von Kommunalstiftungen im Rahmen des ZukunftsFonds Gesundheit." (Werbefaltblatt 1998). Die Projektgruppe ZukunftsFonds an der Fachhochschule Magdeburg bezieht sich ausdrücklich auf die Jakarta-Deklaration der WHO von 1997, in der „Public-Private Partnerships" gefordert werden. Als Rechtsform wird auch deshalb die Stiftung gewählt, weil sie einen geeigneten Rahmen für mischfinanzierte Aufgaben darstellt. Für den Beginn des Fonds wird auf „Private Beteiligungen, Zuwendungen und Schenkungen" gehofft. Mittel- bis langfristig wird jedoch auf eine kontinuierlichere und sicherere Finanzierung abgezielt, nämlich durch „öffentliche Abgaben auf gesundheitschädigende Produkte".

In Deutschland bewegt sich der steuerbegünstigte (!) Werbeaufwand für Suchtmittel der Zigaretten- und Alkoholindustrie gegenwärtig bei ca. 1200 Millionen DM pro Jahr und übersteigt damit die öffentlichen Aufwendungen von Bund und Ländern zur gesundheitlichen Aufklärung um etwa das 50fache!

Allein das Tabaksteuer-Aufkommen liegt bei etwa 23 000 Mio. DM pro Jahr (2,7 % des gesamten Steueraufkommens des Bundes). Eine direkte Zweckbindung (als Sonderabgabe) wird in der Bundesrepublik zwar als steuerrechtlich schwierig angesehen; die *politische* Anbindung an das Tabaksteueraufkommen als Bezugsgröße im Rahmen eines Gesundheitsförderungsgesetzes wäre jedoch möglich. Die Initiatoren des „ZukunftsFonds Gesundheit" schlagen daher vor, in Deutschland eine entsprechende Gesetzesinitiative zu starten und dabei 5% der Tabaksteuer (mit jährlicher Steigerung um 1 %) als Bezugsgröße für die Ausgaben zur Gesundheitsförderung festzulegen (alle Angaben gemäß persönlicher Mitteilung E. Göpels vom 21.6.2000 auf der Basis eines vorangegangenen Gesprächs im Bundesministerium für Finanzen).

Zu umfassender Begründung und aktueller Situation der Initiative sei auf die Informationsrundbriefe (Steubenallee 2; 39104 Magdeburg), Ullerich u.a. 1998; Göpel & Helling 2000 sowie die URL www.sozialwesen.fh-magdeburg.de/zukunft/fonds.htm verwiesen.

Ausländische Beispiele

Im Ausland gibt es Vorbilder, die sich in unterschiedlichen Variationen eines Fonds-Modells oder einer Stiftung, bedienen.

In der *Schweiz* wird von jeder obligatorisch versicherten Person jährlich ein Beitrag für Maßnahmen zur Förderung der Gesundheit und zur Verhütung von Krankheiten erhoben. Auf Bundesebene wird von den Krankenversicherungen „gemeinsam mit den Kantonen" die „Schweizerische Stiftung für Gesundheitsförderung" betrieben. Gemäß Art. 19, 3 des schweizerischen Bundesgesetzes über die Krankenversicherung besteht das Leitungsgremium dieser Institution aus Vertretern der Versicherer, der Kantone, der Unfallversicherung, des Bundes, der Ärzteschaft, der Wissenschaft sowie zur Krankheitsverhütung tätigen Fachverbände, also fast aller wichtigen Akteure, die hier in einem gemeinsamen Rahmen (anders als in der Bundesrepublik) zusammenarbeiten.

In einem Schwerpunktheft mit dem Titel „Gesundheitsförderung und Public Health" wird in der Zeitschrift Sozial- und Präventivmedizin (43, 1998, Seite 203–268) umfassend über die bisherigen Aktivitäten und die zukünftige Arbeit Rechenschaft abgelegt. Zu den strategischen Zielen 1998 bis 2002 heißt es darin u. a.:

- „Die Führungsrolle der Stiftung sowie Strategien und Programme der Gesundheitsförderung werden von den politischen und gesellschaftlichen Entscheidungsträgern anerkannt.
- Die Stiftung motiviert alle Partner, sich aktiv in Gesundheitsförderung und Prävention zu ergänzen (Koordination) und gemeinsam Aktionen durchzuführen (Kooperation).
- Die Stiftung wird ein zentraler und aktiver Partner in der Entwicklung des schweizerischen Gesundheitswesens. Sie trägt dazu bei, Koordination und Kooperation im schweizerischen Gesundheitssystem zu verbessern."

In einem Ausblick wird zunächst die Wirksamkeit der Gesundheitsförderung in den Bereichen der Aids- und Drogenprävention bestätigt. Danach wird deutlich gemacht, daß Themen der krankheits*un*spezifischen Gesundheitsförderung die Zukunft bestimmen werden: „Vermehrt treten neue Probleme auf: Erhöhter Druck am Arbeitsplatz, die unsichere Lage auf dem Arbeitsmarkt, undefinierte Ängste, vielfältige Formen von Gewalt, usw. können die individuelle Gesundheitssituation stark beeinträchtigen. Gesundheitsfördernde Maßnahmen werden in Zukunft immer wichtiger werden und vermögen einen Beitrag zur Kostendämpfung im Gesundheitswesen zu leisten." (Schweizerische Stiftung für Gesundheitsförderung 1998, Seite 209; bei der Stiftung ist auch das kostenlose Magazin „focus" zu beziehen).

Ähnlich wie in der Schweiz die Stiftung für Gesundheitsförderung gab es in *Österreich* schon vor einem Gesetz zur Finanzierung der Gesundheitsförderung den „Fonds Gesundes Österreich". Er wurde 1988 gegründet, um „die Gesundheit der österreichischen Bevölkerung zu fördern" (URL: www.fgoe.org). Der Fonds versteht sich vor allem als landesweite Plattform für Information und Kommunikation. Seine Hauptaufgabe besteht darin, durch Koordinieren und Verbreiten von Informationen den Erfahrungsaustausch zwischen den Bundesländern zu fördern. Diesem Zweck dienen die Arbeitsschwerpunkte „Projektdokumentation, Selbsthilfe-Kontaktstelle SIGIS und Tagungen". Seit 1999 erscheint auch ein (kostenloses) Magazin „Gesundes Österreich".

Abschließend sei auf den Spezialfall eines 1987 erlassenen Gesetzes im Bundesstaat *Victoria/Australien* hingewiesen. Die Gründung der Victorian Health Promotion Foundation und eines Fonds für Gesundheitsförderung waren unmittelbar mit diesem Gesetz verknüpft. Der „Tobacco Act" beinhaltet eine stringente Einschränkung der Tabak-Werbung und des Sponsoring durch Tabak-Firmen. Außerdem wurde in diesem Gesetz eine Abgabe von 5 % auf alle Umsätze des Großhandels mit Tabak verhängt. Das Geld (ca. 20 Mio. Australische Dollar pro Jahr) fließt über die Stiftung unmittelbar in Gesundheitsförderungsprojekte im Vier-Millionen-Menschen-Staat Victoria.

Interessant ist die Begründung des Gesetzes: Man habe der Tabak-Industrie zehn Jahre Zeit gelassen, aber Selbstregulationsmechanismen seien nicht zustande gekommen. Weiterhin wurde vorgerechnet, daß 64 000 vorzeitige tabakbedingte Todesfälle zu erwarten seien, wenn der Trend anhalte, daß 80 % der erwachsenen Raucher vor dem 16. Lebensjahr das Rauchen beginnen. „64 000 Menschen könnten ein längeres und befriedigenderes Leben führen, wenn ihnen nicht diese Gewohnheit im Jugendalter verkauft worden wäre." (Aus einer Pressemitteilung vom 7.10.1987) Ausdrücklich wurde betont, daß das Gesetz nicht die aktuellen Raucher berühren würde, sondern sich auf den Schutz der Kinder und Jugendlichen konzentriere. Konsequenterweise ist die Aufgabe der Health

Promotion Foundation nicht nur auf Gesundheitsförderungsprojekte beschränkt, sondern richtet sich auch auf Sponsorenaktivitäten im sportlichen und kulturellen Bereich, die früher von der Tabakindustrie wahrgenommen wurden.

Die Stiftung veröffentlicht regelmäßig den VICHEALTH-Letter, strategische Fünf-Jahres-Pläne und einen jährlichen Bericht (zu näheren Informationen vgl. URL: www. vichealth.vic.gov.au).

5.5.4 Bilanz

Als Finanzierungsquellen werden vor allem diskutiert und (teilweise, insbesondere im Ausland) auch praktiziert:

- Finanzierung aus Steuern,
- Finanzierung aus Krankenkassenbeiträgen,
- gemischte Fonds aus Steuern und Krankenversicherung,
- Sonderabgaben auf gesundheitsschädliche Produkte,
- Sonderabgaben auf Spekulationsgewinne,
- private Spenden und Schenkungen,
- die Zusammenführung verschiedener Finanzquellen in gemeinschaftlichen Fonds bzw. Stiftungen.

Während im benachbarten Ausland, insbesondere Österreich und der Schweiz, in den letzten Jahren einfach handhabbare Formen einer gemeinschaftlichen Finanzierung implementiert wurden, haben sich die Finanzierungsmöglichkeiten für Gesundheitsförderung in Deutschland verschlechtert. Für ein effektives Gesamtkonzept der Gesundheitsförderung bedarf es vor allem einer klaren Regelung, wie seine Umsetzung gemeinschaftlich durch Sozial- bzw. Krankenversicherungsbeiträge und Steuermittel zu finanzieren ist. Ausländische Modelle können die Entwicklung in Deutschland inspirieren.

5.6   Zusammenfassung und Bilanz

Die strategische *Rolle internationaler Organisationen* besteht vor allem in der Konsensbildung über globale Ziele und ihrer Vermittlung an nachgeordnete politische Ebenen. Auf der nationalen Ebene können durch Rahmengesetze und Rahmenprogramme internationale Leitkonzepte wie Gesundheitsförderung und nachhaltige Entwicklung stärker operationalisiert und an jeweilige nationale Systembedingungen angepaßt werden.

Trotz der vorrangigen Zuständigkeit der Landes- und kommunalen Ebene für Gesundheitspolitik gibt es auf der *Bundesebene* wesentliche Möglichkeiten und Instrumente für die Koordinierung, Stärkung und Weiterentwicklung der Gesundheitsförderung. Dazu gehören Schutzgesetze, nationale Gesundheitsziele und -pläne auf der Basis von bundesweiter Gesundheitsberichterstattung und Surveys oder durch von Enquete-Kommissionen zusammengetragenen Sachstandsberichten und Handlungsempfehlungen. Weiterhin kann die Bundesebene durch Anreizprogramme, Innovationsförderung, Modellprojekte und Forschungsprogramme die gesundheitsförderliche Gestaltung von Lebens- und Umweltbedingungen forcieren.

Die *Strategien auf lokaler Ebene* sind in vielerlei Hinsicht prinzipiell gleich, haben jedoch spezifische und in der Regel bedarfsgerechtere Ausprägungen. Dies gilt insbesondere für Berichterstattung und Gesundheitsförderungspläne sowie Verträglichkeitsprüfungen, die bisher jedoch nur vereinzelt verwirklicht werden und in der Regel nicht intersektoral, sondern entsprechend den Zuständigkeiten einzelner Fachressorts durchgeführt werden.

Die *Verknüpfung von Politikprogrammen* aus den Bereichen Umwelt, Soziales, Stadtentwicklung und Gesundheit bzw. eine gesundheitsfördernde Gesamtpolitik und intersektorale Zusammenarbeit auf kommunaler Ebene sind allgemein akzeptiertes Erfordernis, erweisen sich in der Praxis jedoch als außerordentlich schwierig. Auch für die Nutzung gleichzeitiger Programme der Verwaltungsreform, z.B. die Reform des öffentlichen Gesundheitsdienstes („neues Steuerungsmodell"), gibt es derzeit mehr Hindernisse als Chancen. Allgemein verbreitete Parallel-Programme der Kürzung öffentlicher Ausgaben gefährden derzeit die Gesundheitsförderung auf lokaler Ebene in starkem Maße. Am Beispiel Heidelberg erweist sich jedoch, daß im Prinzip durch verschiedene gleichzeitige Programme auch synergistische Effekte erzielt werden können.

Der Abschnitt über *Gesundheitsfördernde Gesamtpolitik* und *intersektorale Zusammenarbeit* wird mit Praxisbeispielen auf der lokalen Ebene illustriert, aus denen hervorgeht, daß das Idealmodell des gesundheitspolitischen Aktionszyklus im Prinzip sinnvoll und anwendbar ist. In den Beispielen wird auch die Bedeutung von Gesundheitsberichterstattung als maßgebliche Grundlage und die Machbarkeit gemeinsamer arbeitsteiliger Projekte und Programme verschiedener Akteure deutlich.

Gesundheitsförderung braucht geeignete *Strukturen*. Viele dieser Strukturen sind spontane und manchmal auch recht flüchtige soziale Gebilde. Dies gilt insbesondere für die informellen Netzwerke und Zusammenschlüsse von Bürgern, die die wichtigste Quelle sozialer Unterstützung, Gemeinsinns, und „sozialen Kapitals" darstellen. Von besonderer Bedeutung für die gesellschaftliche Gemeinschaftsaufgabe „Gesundheitsförderung" sind intermediäre Kooperationsstrukturen wie regionale Arbeitsgemeinschaften, Gesundheitsförderungskonferenzen und thematisch oder sozial-räumlich ausgerichtete Netzwerke für die Gesundheitsförderung. Solche Kooperationsstrukturen sind in den vergangenen Jahren in großer Zahl entstanden. Sie haben bisher, von Ausnahmen abgesehen, jedoch kein politisches Gewicht bekommen können. Hierzu fehlen ihnen vor allem ein expliziter politischer Auftrag und die nötigen Ressourcen, vor allem finanzieller Art, für gemeinsame Aktivitäten. Sowohl in der Gesundheitsförderung wie auch in der Stadtentwicklung wird der Bedarf nach einer intermediären (vermittelnden) Infrastruktur, die Kooperation, Koordinierung und Lobbyarbeit für Gesundheit unterstützt, immer deutlicher sichtbar. Modelle und innovative Ansätze in diesem Sinne sind zahlreich und vielfältig vorhanden. Wegen unzureichender Ausstattung sind Stabilität und Beständigkeit dieser Infrastrukturen jedoch permanent in Frage gestellt.

Formelle und informelle *Policy-, Akteurs- und Bewegungsnetzwerke* spielen eine entscheidende Rolle für die politische Durchsetzung von gesundheitsförderlicher Gestaltung der Lebensbedingungen und nachhaltiger Entwicklung. Unser Wissen über diesen Bereich ist derzeit sehr begrenzt. Hier besteht ein besonders großer Bedarf nach entsprechender Forschung.

Die *Finanzierung der Gesundheitsförderung* ist derzeit unzureichend. Der Anteil an den Gesamtaufwendungen für die Krankenversorgung ist minimal. Es gibt praktisch keine Finanzierung für Gemeinschaftsaufgaben. Die Mittel für Gesundheitsförderung folgen den Interessen, Handlungsprioritäten und Relevanzkriterien einzelner Träger.

Ein Blick über die Ländergrenzen zeigt, daß insbesondere in der Schweiz und Österreich Lösungen für dieses Problem in Form von Gesundheitsförderungs-Fonds gefunden wurden. Diese basieren auf gesetzlichen Regelungen, die Steuermittel oder Pro-Kopf-Abgaben im Rahmen der Krankenversicherung vorsehen und von Gremien gesteuert werden, in denen alle relevanten Träger der Gesundheitsförderung über die Verwendung der Gelder mitbestimmen. Eine weitere Quelle für Gesundheitsförderungs-Fonds können Sonderabgaben der Verursacher von Krankheitskosten sein; dies Modell wird in einem Bundesstaat Australiens im sogenannten Tobacco-Act geregelt und über ein Stiftungsmodell für Gesundheitsförderung organisiert.

Für die Entwicklung eines Rahmenkonzepts für Gesundheitsförderung in der Bundesrepublik und die Bereitstellung entsprechender Ressourcen könnten die ausländischen Modelle wichtige Anstöße geben.

6 Praxis der Gesundheitsförderung

Während das 5. Kapitel die politischen Strategien und Strukturen zur Realisierung gesundheitsförderlicher und nachhaltiger Lebensbedingungen zum Thema hatte, geht es im vorliegenden Kapitel um Konzepte, Methoden und Erfahrungen in der Umsetzung von Gesundheitsfördermaßnahmen vor Ort und in der Praxis. Die hier angesprochenen Akteure sind Bürgerinnen und Bürger, die sich in Initiativen und Bürgerforen engagieren, Berufsgruppen im Gesundheits-, Sozial- und Umweltbereich, Planer, Politiker und Fachleute in der Verwaltung. Unsere Perspektive ist die der praktischen Umsetzung: Welche Ansätze und Methoden sind geeignet, Zielsetzungen der Gesundheitsförderung und nachhaltigen Entwicklung vor Ort zu konkretisieren und zu erreichen?

Die Darstellung nimmt ihren Ausgang bei der Befähigung von einzelnen, Gruppen und Organisationen. Im zweiten Abschnitt werden die zur Gesundheitsförderung erforderlichen Dialogformen und Möglichkeiten der Konfliktklärung behandelt. Den Abschluß bildet die Anwendung der vorher dargestellten Methoden in der Bürgerbeteiligung und Gemeinwesenentwicklung. Es wird sich zeigen, daß professionelle Verfahren und Methoden in der Praxis der Gesundheitsförderung nicht einem einzelnen Wissenschaftsbereich oder Berufsfeld entstammen, sondern das Ergebnis einer hoch entwickelten partizipativen Planungskultur sind.

6.1 Befähigen

Befähigen (Enabeling) ist eine der grundlegenden Handlungsstrategien der Gesundheitsförderung nach der Ottawa-Charta. Befähigen durch Wissensvermittlung, Kompetenzentwicklung und Empowerment sind „Investitionen in das Humankapital" der Gesellschaft. Im Weltbericht der Kommission für Umwelt und Entwicklung (Brundtland 1987) heißt es dazu: „Um globale Probleme erfolgreich zu lösen, müssen wir neue Denkmethoden entwickeln und zu neuen moralischen Wertkriterien sowie zu neuen Verhaltensmustern gelangen. Wir sollten nicht nur die Expansion der materiellen, wissenschaftlichen und technischen Basis vorantreiben, sondern es ist wichtig, neue Werte und humanistische Ziele in der Human-Psychologie zu begründen, denn Weisheit und Menschlichkeit sind die ewigen ‚Wahrheiten', die die Grundlage der Menschheit darstellen. Wir brauchen neue, moralische, wissenschaftliche und ökologische Begriffe, die sich nach den neuen Bedingungen im Leben der Menschheit heute und in der Zukunft richten."

Empowerment ist inzwischen zu einem Modebegriff geworden, der teilweise mit Befähigen und Kompetenzentwicklung gleichgesetzt wird. Wir verwenden Empowerment entsprechend den theoretischen Ausführungen (2.4.3) hier im engeren Sinne für emotional-kognitive Lernprozesse, in denen Individuen, Gruppen oder Organisationen von einem Zustand der Macht- und Hilflosigkeit zur Entdeckung und Entfaltung eigener Stärken in Form von *mehr Selbstbewußtsein und Kompetenz* gelangen.

Befähigen, Kompetenzentwicklung und Empowerment haben für Einzelpersonen, Gruppen und Gesundheitsförderungsorganisationen vierfache Effekte.

- Kompetenzwicklung macht unabhängig von fremder Hilfe (cum grano salis: „Gib dem Menschen einen Fisch, und er hat Nahrung für einen Tag – lehre ihn fischen, und er hat ein Leben lang Nahrung").

- Wer sich befähigt, schafft oder steigert damit eine wichtige interne Gesundheitsressource (das gilt gleichermaßen für Individuen, Gruppen und Organisationen).
- Das Befähigen der Menschen in einem Setting fließt in die künftige Gestaltung des Settings ein, d.h. Kompetenzentwicklung wirkt zurück auf die Gestaltung gesundheitsförderlicher Lebensbedingungen.
- Kompetenzentwicklung ist ein selbstorganisierender Prozeß: Je höher die Kompetenz desto leichter kann zusätzliche Kompetenz erworben werden. Im engeren Sinne handelt es sich hier um die Kompetenz des Kompetenzerwerbs, d.h. das Lernen von Lernstrategien.
- Das Befähigen der Menschen in einem Setting fließt in die künftige Gestaltung des Settings ein, d.h. Kompetenzentwicklung wirkt zurück auf die Gestaltung gesundheitsförderlicher Lebensbedingungen.

Wir behandeln im folgenden Abschnitt zunächst das Befähigen von Einzelpersonen und Gruppen, anschließend gehen wir auf Empowerment und abschließend auf Organisationsentwicklung ein. Die dargestellten Techniken sind nicht eindeutig einem dieser Anwendungsbereiche zugeordnet, sondern können meist in mehreren Bereichen eingesetzt werden. Dabei darf nicht vergessen werden, daß Gruppen und Organisationen mehr und andere Kompetenzen als Einzelpersonen entwickeln können, daß jedoch immer Menschen die Träger von Kompetenzen sind – auch das in Büchern und Datenbanken gespeicherte Wissen wird erst wirksam, wenn es von kompetent handelnden Personen angewendet wird.

6.1.1 Befähigen von Einzelpersonen und Gruppen

Wissensvermittlung

Unter 2.3.3 haben wir aufgeführt, daß Befähigen und Kompetenzentwicklung mehr ist als Erwerb von Faktenwissen. Gleichwohl ist Wissensvermittlung ein wichtiger erster Schritt. Die große Bedeutung von Wissensvermittlung und ihr potentieller Beitrag zur Gesundheitsförderung wird in Gesundheitsförderungsprogrammen in Entwicklungsländern und bei bildungsfernen Schichten augenfällig. Insbesondere der Ansatz von Paulo Freire zur Alphabetisierung von indianischen Landbewohnern in Brasilien macht deutlich, daß Wissenserwerb am besten gelingt, wenn er in den unmittelbaren Lebenszusammenhang der Lernenden eingebettet ist (Freire 1973).

An dieser Stelle soll auf Wissensvermittlung als Beitrag zur „Selbstbestimmung über die Gesundheit" (Ottawa-Charta) eingegangen werden. Schwartz (1998) hat diesen Aspekt in einer Studie über Konsumenteninformation in der Medizin aus Sicht von Public Health untersucht. Der Autor geht davon aus, daß eine fundierte aufklärende Information eine entscheidende Grundlage für die Stärkung und das Empowerment der Konsumenten darstellt. Empirische Untersuchungen von Informationsbroschüren in Arztpraxen etc. ergaben eine überwiegend „paternalistische" Einstellung bezüglich der Aufklärung über Nebenwirkungen und Risiken. Englischsprachige Untersuchungen über Brustkrebs-Screening und Asthmabehandlung zeigten in beiden Fällen sowohl gravierende Fehler als auch weitgehende Unverständlichkeit für Patienten mit geringerem Bildungsniveau. Die meisten Menschen suchen allerdings immer noch medizinischen Rat beim Arzt. Ausreichende Information durch den Arzt rangiert bei den Patientenwünschen nach medizinischer Sachkompetenz an zweiter Stelle, während die Ärzte diesem Teil ihrer Tätigkeit einen Platz im hinteren Drittel zuordnen. Schwartz und Mitarbeiter deckten in diesem Zusammenhang durch eine Befragung von ca. 1000 niedergelassenen Ärzten einen aufschlußreichen Widerspruch auf. Gefragt wurde nach der Bereitschaft, im Krankheitsfall eine Behandlung nach gut definierter Indikation für sich selber zu akzeptieren. Nur etwas mehr als die Hälfte der Ärzte war bereit, eine nach medizinischen Standards als angemessen geltende Behandlung für sich zu akzeptieren. Diese Befunde aus der kurativen Medizin sind auf die Gesundheitsförderung anwendbar. Sie machen deutlich, daß eine strukturelle Verbesserung der Wissensvermittlung zum Erreichen von „Selbstbestimmung" erforderlich ist.

Eine wichtige Chance, aber auch ein ungelöstes Problem stellt die gesundheitsbezogene Wissensvermittlung durch das Internet dar. Die Anzahl einschlägiger Web-Seiten wird auf 10 000 bis 15 000 geschätzt (Schwartz 1998, Der Spiegel 11/1999). Von Mitte 1997 bis Mitte 1998 suchten nach einer Studie des New Yorker Marktforschungsuntenehmens „Cyber Dialogue" 17 Millionen Amerikaner medizinische Inhalte im Internet, für kommendes Jahr werden 30 000 Internet-Anfragen erwartet (Der Spiegel 11/1999). Positive Aspekte sind lebensrettende medizinische Fernberatungen durch hoch spezialisierte Ärzte (so für den Teilnehmer einer transatlantischen Segel-Regatta), gut informierte kritische Patienten, die ihre Ärzte durch Hinweis auf die aktuellsten Forschungsergebnisse über Behandlungsmethoden unterstützen (oder öfter: verärgern), Internet-Beratungsverbünde für chronisch kranke Risikopatienten, weltweite Selbsthilfegruppen, die auch für immobile Patienten erreichbar sind. Auf der anderen Seite steht die große Gefahr unverantwortlicher Falschinformation. Schwartz (1998) zitiert eine kürzlich durchgeführte Qualitätsanalyse internetbasierter Laieninformationen zu einem pädiatrischen Thema mit großer praktischer Bedeutung (akute Durchfallerkrankungen), wonach sogar bei qualifizierten medizinischen Zentren 20 % der Informationen nicht den aktuellen wissenschaftlichen Standards der American Academy of Pediatrics entsprach. Entsprechend werden internationale Standards zur Qualitätssicherung gefordert, die von einer internationalen Kontrollstelle durchgesetzt werden sollen. Gefordert werden Klarheit, Verständlichkeit, Nachprüfbarkeit, Interessenunabhängigkeit und Aktualität der Informationen.

Wissensvermittlung durch das Internet wird sich in den kommenden Jahren auch in der Gesundheitsförderung zu einem innovativen Entwicklungsbereich mit großen Potentialen und ebenso großem Forschungsbedarf ausweiten.

Kompetenzentwicklung

Im Gegensatz zur Wissensvermittlung geht es bei der Kompetenzentwicklung um Handlungsfähigkeiten (Know how), die nicht rein theoretisch sondern durch praktisches Üben vermittelt werden müssen (Lernen durch Tun). Programme zur Kompetenzentwicklung nutzen dazu *Lern- oder Arbeitsgruppen* als Settings. Die Methoden lassen sich sowohl in reinen Lerngruppen zur Kompetenzförderung bei Einzelpersonen als auch in bestehenden Gruppen bzw. Arbeitsteams zur Förderung der Gruppenkompetenz und als Beitrag zur Organisationsentwicklung einsetzen.

Schröder (1999) fand in einer Analyse der Interventionsgegenstände psychologischer Kursprogramme zur Gesundheitsförderung Zielsetzungen entsprechend Tab. 6.1-1:

Tab. 6.1-1: Interventionsgegenstände psychologischer Kursprogramme
          (nach Schröder 1999, Seite 49)

Streßbewältigungsprogramme auf verhaltenstherapeutischer Grundlage:
- Instrumentelle und palliative Komponenten der Streßbewältigung
- Information
- Entspannung
- Verhaltens- und Problemanalyse
- Kognitionstraining
- Aktivitätenplanung und Verhaltenstraining

Psychologische Interventionsgegenstände auf der Komplexionsebene „Persönlichkeit":
- Identitätsentwicklung und autonome Selbstverantwortlichkeit
- Zukunftssicht und realistisches Zukunftskonzept
- Erkennen und Erweitern von Handlungsspielräumen
- Euthyme Erlebens- und Genußstrategien und Wohlbefindensregulation
- Analyse und Ausgestaltung supportiver Strukturen und sozialer Netze
- Lebenssinn und Sinnfindung

Konzepte und Programme zur gezielten Kompetenzentwicklung bzw. zum Kompetenztraining entstammen überwiegend der Psychotherapie, Pädagogik und Gruppendynamik (Übersicht s. Zurhorst 1998). Ursprünglich im psychotherapeutischen Setting (Einzel- oder Gruppentherapie) entwickelte Verfahren wurden zu Zwecken der Erwachsenenbildung, der Verhaltensprävention und personzentrierten Gesundheitsförderung (z. B. nach § 20 SGB V), zum Kompetenztraining für benachteiligte Gruppen, zur Organisationsentwicklung und für besondere Qualifizierungsmaßnahmen etwa bei Langzeitarbeitslosen adaptiert. Das häufigste Setting für gezielte Maßnahmen der Kompetenzentwicklung bzw. des Kompetenztrainings sind Kleingruppen von ca. 5–20 Teilnehmern und 1–2 Trainern. Selbstorganisierte Kleingruppen ohne professionelle Trainer arbeiten entweder mit vorgefertigten Manualen oder sie erhalten im Rahmen größerer Workshops Aufgaben für die Kleingruppenarbeit. Als Methoden werden überwiegend Gesprächsrunden, Entspannungsübungen, Rollenspiele und Simulationsspiele eingesetzt.

Nach ihrer theoretischen Orientierung lassen sich psychoanalytische, verhaltenstheapeutische, humanistische und systemische Ansätze unterscheiden. Hinzu kommt eine Fülle weiterer mehr oder weniger seriöser Ansätze aus dem kaum noch zu überblickenden Psychomarkt, wobei sich einige dieser Verfahren – wie das Neurolinguistische Programmieren (NLP) z. B. – großer Beliebtheit erfreuen. Innerhalb der gruppendynamischen Bewegung hat sich ein reiches Erfahrungswissen an Übungen z. T. heterogener theoretischer Herkunft herausgebildet, das in umfangreichen Übungssammlungen dokumentiert ist (z. B. Antons 1996). Im folgenden sei exemplarisch auf einige in der Gesundheitsförderung verbreitete Ansätze eingegangen.

a) Verhaltenstrainings

Verhaltenstherapeutisch orientierte Konzepte und Programme haben aufgrund ihrer Strukturiertheit und Zielgerichtetheit eine große Verbreitung in der Gesundheitsförderung gefunden. Als Beispiele seien das Selbstsicherheitstraining ATP (Ullrich & Ullrich de Muynck 1976, 1978) und die strukturierte Lerntherapie (Goldstein 1978) genannt. Die strukturierte Lerntherapie eignet sich insbesondere, um grundlegende soziale Kompetenzen aufzubauen bzw. zu entwickeln, die in sechs Stufen mittels Rollenspielen in der Gruppe geübt werden:

1. Basisfertigkeiten (z.B. eine Unterhaltung beginnen, Fragen stellen)
2. Fortgeschrittene Fertigkeiten (andere überzeugen oder um Hilfe bitten, sich in eine Unterhaltung einmischen etc.)
3. Mit Gefühlen umgehen (z.B. Gefühle erkennen und äußern)
4. Alternativen zu Aggressionen (z.B. für seine Rechte eintreten, anderen helfen)
5. Umgehen mit Streß (z.B. mit Enttäuschungen umgehen)
6. Planen (z.B. sich ein Ziel setzen, Informationen sammeln).

Variationen dieser Übungen finden sich in zahlreichen verhaltenstherapeutisch inspirierten Programmen zur individuellen Gesundheitsförderung, z.B. als Partnerschaftstrainings, Antistreß-Programmen (mit einem Schwerpunkt bei Entspannungsübungen) und als Programme zum Umgang mit Aggressionen.

b) Themenzentrierte Interaktion und Selbsterfahrungsgruppen

Das Konzept der *Themenzentrierten Interaktion* (TZI) geht zurück auf die Psychoanalytikerin Ruth Cohn, deren Ziel es nach ihrer eigenen Verfolgung während der Nazizeit war, Konzepte der Psychoanalyse und Humanistischen Psychologie für ein *lebendiges Lernen* von Mitmenschlichkeit fruchtbar zu machen. In der TZI werden Themen vorgegeben, zu denen die Teilnehmer einen persönlichen und emotionalen Bezug haben. Lebendiges Lernen ist davon abhängig, daß es der Arbeitsgruppe und ihrem Leiter oder ihrer Leiterin gelingt, eine Balance zwischen den Bedürfnissen des einzelnen (Ich), dem Gruppengeschehen (Wir) und der Aufgabe (Thema) zu erreichen – wobei auch die Randbedingungen wie Raum, Zeit, Teilnehmerzahl (Globe) ihre Berücksichtigung finden müssen. TZI-Gruppenarbeit wird vor allem im erwachsenenpädagogischen Kontext als eigenständiges Instrument der Kompetenzentwicklung eingesetzt, meist ergänzt durch pädagogisches Rollenspiel (Langmaack & Braune-Krickau 1989). Die Bedeutung der TZI liegt aber vor allem darin, daß sie eine wichtige Grundlage für die Moderation von Arbeitsgruppen liefert (s. 6.2.1).

Selbsterfahrungsgruppen arbeiten neben der TZI-Vorgehensweise mit unterschiedlichen Methoden und Orientierungen. Einer der ältesten Ansätze, die *Laboratoriumsmethode*, geht zurück auf Kurt Lewin, den Begründer der Gruppendynamik und Aktionsforschung. Eine Gruppe von 6–20 Teilnehmern arbeitet gemeinsam mit einem Leiter in einem mehrtägigen „sozialen Laboratorium". Der Leiter gibt der Gruppe keinerlei Vorgabe und hält sich anfangs zurück. Dadurch erleben die Teilnehmer gruppendynamische Vorgänge, die im Alltag gewöhnlich unbeachtet bleiben und die in eigenen Auswertungsphasen mit dem Leiter besprochen werden. Die Förderung sozialer Kompetenzen – differenziertere Selbstwahrnehmung und besseres Einfühlungsvermögen, Zunahme der Rollenflexibilität, ein gesteigertes Verantwortungsgefühl und Abnahme rassistischer Einstellungen – konnten bei den Teilnehmern gemischter Gruppen auch empirisch nachgewiesen werden (s. Däumling u.a. 1974).

Im Rahmen von Weiterbildungs- und Qualifizierungsmaßnahmen werden gewöhnlich Selbsterfahrungselemente mit anderen Methoden kombiniert.

c) Rollenspiel und Simulationsübungen

Der Einsatz von Rollenspielen zur Entwicklung von sozialen Kompetenzen geht zurück auf Moreno, der in der Arbeit mit sozial benachteiligten Bevölkerungsgruppen und in der Gruppentherapie die Methoden des Psychodramas und des Soziodramas entwickelt hat. Im Psychodrama werden konkrete, meist konflikthafte Situationen aus dem Alltag eines Gruppenmitglieds (dem jeweiligen Protagonisten) zusammen mit anderen Gruppenmitgliedern nachgestellt und durchgespielt, wobei der Trainer eine Reihe von Techniken zum Anstoßen von Lern- und Reflexionsprozessen einsetzt. Während das Psychodrama die Probleme des einzelnen in der Gruppe zum Gegenstand hat, geht es im Soziodrama um Gruppenkonflikte, Intergruppen-Beziehungen und gesellschaftliche Konflikte.

Zielsetzungen des Psychodramas sind nach Wollsching-Strobel & Frings (1995):

• Erhöhung sozialer Kompetenz im engeren Sinne, insbesondere durch die Steigerung von Empathie, Toleranz und Rollendistanz,

• Steigerung der Kreativität durch Experimentieren mit neuen Rollen,

• Steigerung der Risikobereitschaft und Entscheidungsfreude durch die Möglichkeiten des Durchspielens von Alternativen,

• Steigerung der Kooperationsbereitschaft und Teamfähigkeit durch Rückmeldung aus der Gruppe und Bearbeitung von Schwächen im Umgang mit anderen,

• Aufdecken und Bearbeiten von Konflikten durch Vorgabe eines entlastenden Rahmens.

Der Einsatz von Rollenspielen als wirksame, alltäglichen Handlungssituationen angenäherte didaktische Methode hat über das Psychodrama Eingang in fast alle Ansätze zur Vermittlung sozialer Kompetenzen gefunden. Eine Erweiterung stellen *Simulationsübungen* dar, in denen komplexe Realsituationen nachgespielt werden, wobei mehrere Gruppen gemeinsam komplexe soziale Problemlagen mit unterschiedlichen Lösungsstrategien durchspielen.

Kompetente und kreative Gruppentrainer können mit Hilfe der genannten Methoden ein von den Teilnehmern in den meisten Fällen als äußerst fruchtbar erlebtes Erfahrungslernen vermitteln. In der in der beruflichen und außerberuflichen Weiterbildung und bei Qualifizierungsmaßnahmen werden diese Methoden in großem Umfang und mit Erfolg eingesetzt.

Empowerment

Im Gegensatz zur Kompetenzentwicklung durch Qualifizierungsangebote bedeutet Empowerment Lernen und Kompetenzentwicklung in „Ernstsituationen", die sich auf die eigenen Lebensbedingungen beziehen (s. dazu 2.4.3). Als Selbstbemächtigung und Selbstorganisation ist Empowerment nicht in erster Linie ein durch Expertenintervention induzierbarer oder steuerbarer Prozeß. Wohl aber können Experten helfen, die Rahmenbedingungen zu schaffen, unter denen Empowerment möglich wird.

Stark (1996) unterscheidet drei Ebenen, auf denen Empowermentprozesse ablaufen und auf die sie ihre Auswirkungen haben:

1. *Auf individueller Ebene* findet das „psychologische Empowerment" statt, wenn Menschen sich aus einer Situation von Macht- und Hilflosigkeit herausbewegen und ihre Stärken (wieder-)entdecken.

2. *Auf der Gruppenebene* wird das individuelle Empowerment wirksam verstärkt, wenn der einzelne in einer Gruppe durch gemeinsame Entscheidungen und Aktionen die kreative Potenzierung seiner Stärken erlebt.

3. *Auf der strukturellen Ebene* kann Empowerment von einzelnen und Gruppen im günstigen Fall zu Veränderungen bürokratisch erstarrter Strukturen und Rahmenbedingungen führen und damit Anstöße zu Organisationsentwicklung und politischen Reformen liefern.

Auf der *individuellen Ebene* wird Empowerment gefördert durch eine professionelle Haltung, die im Gegensatz steht zur wohlfahrtsstaatlichen „fürsorglichen Belagerung", d.h. zum Leisten von Hilfe und Unterstützung, die vorgibt zu wissen, was der einzelne benötigt. Statt dessen bedeutet das Fördern von Empowerment, die Stärken, Ressourcen und das Selbstbewußtsein von Hilfsbedürftigen in den Mittelpunkt zu stellen. Auch wenn es um individuelle Erfahrungen von Hilflosigkeit geht, eignet sich für das Anstoßen von Empowermentprozessen in besonderer Weise der Austausch und die Arbeit in kleinen Gruppen.

Auf der *Gruppenebene* hat sich insbesondere die Zukunftswerkstatt (s. 6.2.2) zum Anstoßen von Empowermentprozessen bewährt: Die Abfolge von Kritik-, Phantasie- und Realisierungsphase in einer Gruppensituation führt in den meisten Fällen zu einer für die Mitglieder immer wieder als beglückend erlebten Aktivierung der eigenen Kräfte und Stärken. Ebenso führen aber auch moderierte Arbeitsgruppen (6.2.1) Planungszellen (6.2.2) und Aktionsforschungsprojekte (s. 2.2) zu Empowermenteffekten.

Auf der *strukturellen Ebene* können die schon genannten Gruppenerfahrungen den Anstoß geben zu organisatorischen und strukturellen Änderungen im Sinne des Empowerments von Organisationen, wenn sie Bestandteil von Maßnahmen der Organisationsentwicklung mit der Zielsetzung einer stärkeren Selbstorganisation sind (6.1.2).

Das Empowermentkonzept wird in der Gesundheitsförderung, Organisations- und Gemeinwesenentwicklung eingesetzt, um von expertenzentrierten Planungen und Programmen zu Ansätzen der Selbstorganisation zu gelangen. Umgekehrt lassen sich aus dem Konzept auch Qualitätskriterien dafür entwickeln, wieweit unterschiedliche Programme oder Settings in der Lage sind, Empowermentprozesse der Nutzer von Programmen bzw. von Bevölkerungsgruppen zu fördern.

Beispielhaft für den letztgenannten Ansatz sei eine Gemeindestudie von McMillan u.a. (1995) genannt. Die Autoren untersuchten die Mitarbeiter in 35 kommunale Arbeitsgruppen (Community Coalitions) zur Bekämpfung von Alkohol- und Drogenproblemen auf Rhode Island unter der Fragestellung, welche Faktoren für Empowermentprozesse auf den verschiedenen Ebenen förderlich sind. Auf der individuellen Ebene zeigte sich psychologisches Empowerment eng verknüpft mit Ausmaß und Qualität der Partizipation, mit dem Sense of Community (Einschätzung der Gemeinde, s. 2.3.5) und einem positiven Organisationsklima, auf der Gruppenebene waren die besten Prädiktoren von kollektivem Empowerment Engagement, erlebte Zufriedenheit mit der Partizipation und ein positives Organisationsklima.

„Befähigen" in allen seinen in diesem Abschnitt aufgeführten Facetten entspricht dem Grundprinzip der Ottawa-Charta mit der englischen Bezeichnung „Developing Personal Skills". Dieses Konzept ist die Weiterentwicklung der traditionellen Gesundheitserziehung mit ihren verschiedenen Praxisansätzen der Gesundheitsberatung, -aufklärung, -bildung (vgl. hierzu z.B. Franzkowiak u.a. 1996).

6.1.2 Organisationsentwicklung und Qualitätssicherung

Organisationsentwicklung

Nach einer Definition von Hoefert (1989, Seite 113) ist Organisationsentwicklung „ein längerfristig angelegter, organisationsumfassender Entwicklungs- und Veränderungsprozeß von Organisationen und der in ihnen tätigen Menschen. Der Prozeß beruht auf Lernen aller Betroffenen durch direkte Mitwirkung und praktische Erfahrung. Sein Ziel besteht in der gleichzeitigen Verbesserung der Leistungsfähigkeit der Organisation (Effektivität) und der Qualität des Arbeitslebens (Humanität)."

Ein auf Kurt Lewin zurückgehendes und bis heute grundlegendes Ablaufmodell für Organisationsentwicklungsprozesse verdeutlicht die Gemeinsamkeiten mit Empowermentprozessen (zit. nach Storch & Rösner 1995, Seite 82):

1. Auftauen (Unfreezing)
   - Definition des Problems des sozialen Systems
   - Beurteilung der Gesamtsituation durch Sammeln von Informationen
   - Aufbau von Bewußtsein und Veränderungsbereitschaft der Betroffenen
   - Feedback an die Organisationsmitglieder
2. Veränderung (Moving)
   - Differenzierung der Wahrnehmung von Situationen und/oder Problemen
   - Erarbeitung von Problemanalysen
   - Suche nach Problemlösungen und Alternativen
3. Wiedereinfrieren (Refreezing)
   - Beurteilung, Entscheidungen und Maßnahmen
   - Integration des Neuen
   - Umsetzung des Neuen durch Aktion.

Hierbei handelt es sich um einen Prozeß, der meist mehrfach durchlaufen wird, so daß es zu mehrfachem Wechsel zwischen Auftauen und Wiedereinfrieren kommt.

Einleitung und Verlauf von Organisationsentwicklungsprozessen sind in hohem Maße von der bestehenden Organisationskultur abhängig. Folgende Einzelschritte sollten mit Hilfe partizipativer Methoden unter Einbeziehung aller Hirerarchieebenen und Mitarbeitergruppen erarbeitet werden:

1. Ermittlung des Ist-Zustands bzw. eines Stärken- und Schwächenprofils der Organisation. Hierzu dienen Mitarbeiterbefragungen, Diskussionsforen, Workshops und Qualitäts- bzw. Gesundheitszirkel.
2. Erarbeiten eines Leitbildes (Vision, Unternehmensphilosophie und -kultur, allgemeine Zielsetzungen). Hierzu eignen sich insbesondere moderierte Workshops in Anlehnung an das Vorgehen bei der Zukunftswerkstatt (4.8.2). Leitbilder haben nur dann eine handlungsleitende Wirksamkeit, wenn sie von allen Mitarbeitern (bzw. der Mehrzahl) geteilt werden. Nicht zuletzt um das zu erreichen, sollten sie gemeinsam erarbeitet werden.
3. Spezifizieren von Meilensteinen und Konkretisierung von Einzelzielen für die Organisationsentwicklung und Detailplanung von Umsetzung und Evaluation. Dieser Schritt erfordert gut moderierte und abgestimmte Einzelentscheidungen der jeweils für einen Bereich zuständigen Personengruppen.
4. Einrichten von Qualitäts- und Gesundheitszirkeln, in denen Mitarbeiter über längere Zeiträume ihre Arbeitsbedingungen analysieren und Verbesserungsvorschläge erarbeiten.
5. Maßnahmen zur innerbetrieblichen Weiterbildung. Weiterbildungsmaßnahmen sind besonders wirksam, wenn sie zur Kompetenzentwicklung nach dem Prinzip des Lernens durch Tun beitragen. Die Beteiligung der Mitarbeiter am Prozeß der Qualitätsentwicklung sollte so gestaltet werden, daß sie gleichzeitig der Kompetenzentwicklung und innerbetrieblichen Weiterbildung dient.

6. Maßnahmen zur Verbesserung der innerbetrieblichen Kommunikation und Kooperation. Hier bestehen fast in jedem Fall große Defizite, das heißt aber auch Ressourcen. Wirksame Maßnahmen sind Workshops sowie Team- und Führungskräfte-Coachings, in denen die Arbeitsteams und Hierarchieebenen teaminterne und -übergreifende Problemlösungen erarbeiten.

7. Strukturelle Maßnahmen zur internen Arbeitsorganisation. Dieser Punkt muß gemeinsam mit dem vorigen bearbeitet werden. Kritisch sind besonders die Schnittstellen zwischen verschiedenen Arbeitsgruppen, Bereichen und Hierarchieebenen. Strukturelle Veränderungen der Arbeitsorganisation sind oft aufwendig und lösen Widerstand auf den verschiedenen Ebenen aus. Entsprechend wichtig ist die partizipative Plaung und Umsetzung.

8. Absicherung der externen Ressourcen. Dieser Punkt gewinnt bei zunehmendem Kostendruck im Wirtschafts- und Non-Profit-Bereich gleichermaßen an Bedeutung. Häufig gibt eine akute Existenzbedrohung erst den Anstoß zur Einleitung von Organisationsentwicklungsmaßnahmen.

9. Evaluation. Die Evaluation der ergriffenen Maßnahmen sollte von Anfang an eingeplant werden. Unabdingbar ist die Formulierung konkreter Ziele und Kriterien für das Erreichen der Ziele. Die Ergebnisse der Evaluation sind gleichzeitig eine aktualisierte Ist-Analyse und damit Ausgangspunkt für den nächsten Zyklus der Organisationsentwicklung.

Für das Gelingen von Organisationsentwicklungsprozessen ist entscheidend, daß sich die Unternehmensleitung und die Arbeitnehmervertretung gleichermaßen mit den Zielen und dem Vorgehen identifizieren. Das bedeutet für die Unternehmensleitung, für Kritik und Veränderungsvorschläge offen zu sein. Für die Arbeitnehmer ist eine wichtige Voraussetzung die Sicherheit, daß die Organisationsentwicklung nicht als „Rationalisierungsmaßnahme" zum Abbau von Arbeitsplätzen mißbraucht wird. Anstelle partizipativer Organisationsenwicklung werden gegenwärtig vielfach aufwenige Gutachten und Organisationsberatungsmaßnahmen an externe Organisationsberatungsfirmen vergeben, die eher eine Organisations-Abwicklung zum Ziel haben.

Organisationsentwicklung als Gesundheitsförderung ist im Gegensatz dazu ein Prozeß, der zwar durch eine erfahrene externe Moderation unterstützt und begleitet werden muß, in dessen Mittelpunkt aber die Selbstorganisation steht.

Gesundheitsförderung durch Organisationsentwicklung war 1992 das Thema einer gemeinsamen Tagung der WHO und verschiedener Universitäten und wissenschaftlicher Einrichtungen in Magdeburg (Pelikan, Demmer & Hurrelmann 1993). Grossmann (1993, Seite 44) setzt in seinem Beitrag Gesundheitsförderung weitgehend mit Organisationsentwicklung gleich. „Im Gegensatz zu älteren Konzepten der Gesundheitserziehung oder der Präventivmedizin zielen die Interventionen von Gesundheitsförderung nicht primär auf die Veränderung von persönlichem Verhalten, sondern auf die Entwicklung von sozialen Systemen, von Organisationen. Der ‚Setting-Approach' und die organisationsbezogenen Gesundheitsförderungsprojekte in Betrieben, Schulen und Krankenhäusern sind die logische Konsequenz dieser neuen Perspektive." (vgl. Kap. 4.)

In einem Abschlußdokument haben die Teilnehmer der Tagung Empfehlungen zur Gesundheitsförderung durch Organisationsentwicklung verabschiedet, die auszugsweise im folgenden Kasten wiedergegeben sind.

Empfehlungen zur Gesundheitsförderung durch Organisationsentwicklung

„Mit dem Ziel gesundheitsförderlicher Organisationsentwicklung in der Arbeitswelt und im einzelnen Betrieb empfehlen die TeilnehmerInnen der WHO-Tagung in Magdeburg – allen angesprochenen Akteuren gleichzeitig und gemeinsam – im einzelnen:

1. den PolitikerInnen: die Schaffung gesundheitsfördernder Rahmenbedingungen durch die Arbeitsgesetzgebung und Arbeitsmarktpolitik, die Forschungspolitik, die Familien- und Frauenpolitik sowie durch entsprechende Politiken aller Ressorts, die indirekt das Arbeitsleben tangieren – eingeschlossen alle Entscheidungen zur Arbeitsgestaltung öffentlicher Arbeitgeber.

2. den Hochschulen und Wissenschaftseinrichtungen: verstärkte Anstrengungen in der Grundlagenforschung zur weiteren Klärung der Zusammenhänge zwischen Gesundheit und betrieblichen Strukturen und Anreizsystemen; Erarbeitung von Verfahren der Gesundheitsförderung, um angesichts der wachsenden Kommerzialisierung dieses Bereiches praktisch handhabbare Entscheidungskriterien zu gewinnen. Neben bewährten ‚objektiven' Daten sollen subjektive Befriedigungsäußerungen und Bewertungen durch Beschäftigte gleichermaßen berücksichtigt werden. Den zunehmend deutlich werdenden Problemen einer den Autonomiezielen der Ottawa-Charta zuwiderlaufenden sozialen Kontrolle durch Gesundheitsförderung muß verstärkt Beachtung geschenkt werden.

3. den Sozialversicherungsträgern, der gesetzlichen Kranken- und Unfallversicherung, aber auch der Renten- und Arbeitslosenversicherung: die Schaffung interner Infrastrukturen und personeller Voraussetzungen sowie die Entwicklung institutionsübergreifender Kooperationen, z.B. zur arbeitsweltbezogenen Epidemiologie und zum Aufbau unterstützender Informations- und Beratungsdienste. Dabei ist den Bedingungen kleinerer und mittlerer Unternehmen besondere Beachtung zu schenken. Im Rahmen der gesetzlichen Möglichkeiten wird von dieser Seite auch ein materieller Beitrag zur betrieblichen Gesundheitsförderung erwartet, der mindestens 1 % der gesamten Leistungsaufgaben betragen sollte.

4. den Arbeitgebern: verbindliche, von der Unternehmensleitung auch selbst praktizierte Leitlinien zur Gesundheitsförderung, die Berücksichtigung der direkten oder indirekten Gesundheitsrelevanz bei allen unternehmerischen Entscheidungen sowie die Nutzung vorhandener oder die Schaffung neuer betrieblicher Infrastrukturen für betriebliche Gesundheitsberichte und Gesundheitsförderung; dabei können sowohl Ökobilanz als auch speziell entwickelte Modelle erweiterter Wirtschaftlichkeitsberechnungen als Instrumente genutzt werden. Notwendiger Bestandteil betrieblicher Gesundheitsförderung und entsprechender Strategien ist die Einbeziehung der Beschäftigten und ihrer Repräsentanten, z.B. im Rahmen von Gesundheitszirkeln und Kooperationsgremien. Für kleinere und mittlere Unternehmen sind die Möglichkeiten der interinstitutionellen Vernetzung auf kommunaler bzw. regionaler Ebene zu nutzen bzw. auszuschöpfen.

5. den Gewerkschaften: die forcierte Thematisierung von Gesundheitsförderung als Verhandlungsgegenstand auf Branchen- und Betriebsebene sowie im Rahmen der Qualifizierungsangebote für Mitglieder und FunktionärInnen.

6. den betrieblichen und überbetrieblichen ExpertInnen des Arbeitsschutzes und der Gesundheitsförderung: Realisierung interdisziplinärer und abteilungsübergreifender Kooperation, mit dem Ziel der Integration technischer, medizinischer und sozialer Aspekte in der Personal- und Organisationsentwicklung.

7. den einzelnen Beschäftigten: sich an der Gestaltung gesundheitsfördernder Bedingungen in der Arbeitswelt aktiv zu beteiligen und – wo möglich – im Rahmen
partizipativer Organisationsentwicklung Funktionen und Verantwortung zu übernehmen."
(Pelikan, Demmer & Hurrelmann 1993, Seite 389)

Qualitätsmanagement

Qualitätsentwicklung oder Qualitätsmanagement ist eine Komponente der Organisationsentwicklung, die sich in den letzten Jahren zu einer eigenständigen Qualitätswissenschaft
und eigenem Praxisfeld entwickelt hat (s. 2.2.2). Qualitätssicherung hat zum Ziel, die
Beschaffenheit einer Dienstleistung, eines Produktes oder Prozesses kontinuierlich zu
verbessern. Qualitätssicherung heißt damit zum einen, *Standards* aufzustellen, die ein
Arbeitsprozeß und sein Produkt erfüllen soll, und zum anderen für die *praktische Umsetzung dieser Standards* zu sorgen. Dies erfordert den Vergleich zwischen einem Ist-
Zustand, also der bisher realisierten Beschaffenheit mit einem Soll-Zustand, d.h. der geforderten Beschaffenheit (Nübling & Schmidt 1998).

Qualitätsentwicklung stammt aus der industriellen Produktion. Ziel ist ein möglichst
fehlerfreier und kostengünstiger Produktions- bzw. Dienstleistungsprozeß und damit hoher Absatz und Gewinn. Für das Qualitätsmanagement in Industrie und Dienstleistungs-
bereich gibt es Industrienormen (DIN ISO 9000ff.) und standardisierte Verfahren zur
Qualitätssicherung (Heeg & Meyer-Dohm 1994). Ein besonders wirksames Konzept ist
das *Total Quality Management (TQM)*. Wichtig am Konzept des TQM sind der Charakter einer alle Bereiche durchdringenden Unternehmensphilosophie und die zentrale Bedeutung von Kunden- *und* Mitarbeiterzufriedenheit. Abb. 6.1-1 veranschaulicht die unterschiedlichen Bereiche, auf die sich TQM bezieht.

Inzwischen finden sich auch im Gesundheits- und Sozialbereich detaillierte Konzepte
zur Qualitätssicherung, z.B. zur Vorbereitung und Implementierung von Qualitätsmanagement im Gesundheitswesen und Krankenhaus (Hindringer et al. 1996), im
Rehabilitationsbereich (Nübling & Schmidt 1998, Seite 64–67) sowie in der Gesundheitsförderung und Sozialen Arbeit (Bobzien et al. 1996; Trojan 2000).

Werkzeuge und Prozesse des Qualitätsmanagements müssen für die Gesundheitsförderung angepaßt und weiterentwickelt werden. Dabei ist es wichtig, die Kriterien aus
der Wirtschaft (Kosten, Gewinn) nicht einfach auf die Bereiche Gesundheitsförderung,
Soziale Arbeit und Umweltschutz zu übertragen, sondern gegenstandsangemessene Kriterien zu entwickeln. Zudem darf Qualitätsmanagement nicht zu einer Überregle-
mentierung, einer rein formalen Kontrolle oder einer Vermehrung der Bürokratie führen.
Im positiven Sinne soll es darum gehen, Konzepte des Qualitätsmanagements als Unterstützung zu verstehen, die eigene Arbeit weiterzuentwickeln sowie partizipativ und flexibel auf Anforderungen reagieren zu können (Bobzien 1998). Dabei wird immer wieder betont, daß Qualitätsmanagement auch zu einer erhöhten Mitarbeiterzufriedenheit
beitragen kann (Bücker-Gärtner 1998). Bobzien et al. (1996) haben aus den Erfahrungen einer Selbsthilfe-Kontaktstelle ein Konzept des Qualitätsmanagements entwickelt,
das auf Prozesse der Selbstorganisation und des Empowerments der Mitarbeiter aufbaut.

Abb. 6.1-1: Total Quality Management
(Quelle: Kamiske 1995, Seite 245)

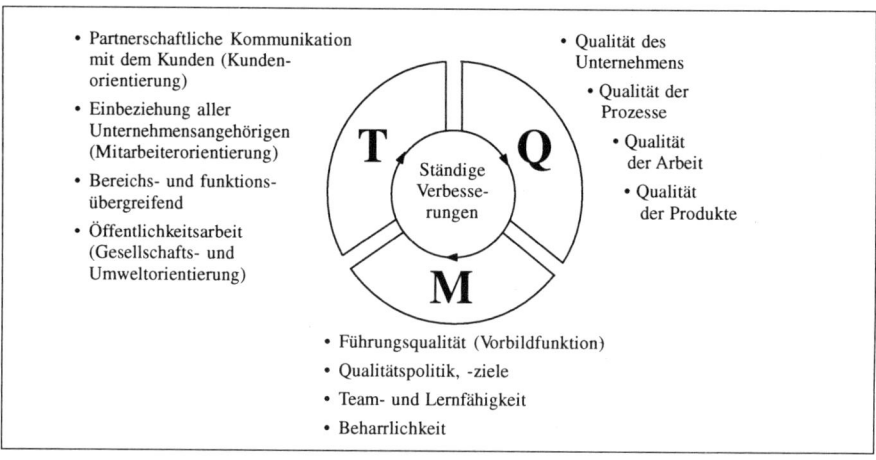

Folgende vier Qualitätsdimensionen werden unterschieden (Donabedian nach Nübling & Schmidt 1998):

*   *Konzeptuelle Qualität* bezieht sich auf die wissenschaftliche Fundiertheit des einer Maßnahme zugrundeliegenden theoretischen Konzepts.
*   *Strukturqualität* beinhaltet die strukturellen Voraussetzungen für das Erreichen der Arbeitsziele. Solche Voraussetzungen sind z.B. organisatorischer Arbeitsrahmen, Zahl und Qualifikation der Mitarbeiter und Mitarbeiterinnen, technische Ausstattung und finanzielle Ressourcen.
*   *Prozeßqualität* bezieht sich auf das konkrete Handeln, d.h. die Durchführung der Arbeit. Hier sind insbesondere die Kommunikations- und Kooperationsformen während der Arbeitsprozesse bedeutsam.
*   *Ergebnisqualität* betrifft das Produkt bzw. die Dienstleistung, die eine Organisation erbringt. Bei Maßnahmen der Gesundheitsförderung sind das z.B. Veränderungen der Lebensqualität und Gesundheit einer Zielgruppe. Jede Verbesserung von Struktur und Prozeß sollte dem Ergebnis zugute kommen.

Eine wichtige Aufgabe des Qualitätsmanagements besteht darin, Struktur, Prozeß und Ergebnisse der Arbeit zu evaluieren. Evaluation kann extern als Fremdevaluation oder Audit durchgeführt werden oder intern als Selbstevaluation. Ein praktikables Konzept für die Selbstevaluation von Projekten zur Gesundheitsförderung enthält der „Leitfaden für die Selbstevaluation in der Projektarbeit" (Meier 1997, Seite 4). Die Autoren schreiben: „Evaluation kann gelernt werden, denn sie verknüpft Elemente aus den Gesundheits- und Sozialwissenschaften mit Praktiken der Projektplanung und des Projektmanagements. Selbstevaluation bedeutet manchmal nicht mehr, als bestimmte Tätigkeiten der Planung, Dokumentation und Reflexion in der Alltagsroutine systematischer, überprüfbarer und verbindlicher als gewohnt durchzuführen und darzustellen."

6.2   Vermitteln und Vernetzen

Kommunikation und Dialoge sind die entscheidenden Elemente der Handlungsstrategien Vermitteln und Vernetzen (mediate). So ist jede Form sozialen Planens und Handelns verbunden mit mehr oder weniger formalisierten Formen der Kommunikation (s. dazu die grundsätzlichen Ausführungen zur Theorie des Kommunikativen Handelns (Habermas 1981) unter 2.5.6). Im vorliegenden Abschnitt werden der Kommunikation dienende „innovative" Dialogformen dargestellt, die sich in der Praxis der Gesundheitsförderung und Lokalen Agenda 21 als hilfreich oder unverzichtbar für eine erfolgreiche partizipative Planung und Umsetzung erwiesen haben. Das innovative Potential dieser Dialogformen, die eine Erneuerung und Belebung erstarrter Dialogformen der parlamentarischen Demokratie zum Ziel haben, entstammt einerseits sozialen Reformbewegungen der letzten Jahrzehnte, andererseits der Humanistischen Psychologie und Reformpädagogik. Die Wirksamkeit und ökonomische Relevanz dieser Dialogformen wird deutlich an ihrer großen Verbreitung im Wirtschaftsbereich und in der beruflichen Weiterbildung.

6.2.1 Moderation

Unter *Moderation* versteht man einen besonderen Stil der Leitung von Diskussionsrunden und Arbeitsgruppen. Der Moderator bzw. die Moderatorin hält sich in der Diskussion selber eher zurück und achtet darauf, daß die Teilnehmer mit ihren Ansichten zu Wort kommen und der Diskussionsprozeß zufriedenstellend verläuft. Die heute geläufigen Moderationsmethoden sind eine „soziale Erfindung", die Anfang der 70er Jahre zur besseren Gestaltung von Gruppenarbeit im pädagogischen, kirchlichen und betrieblichen Bereich gemacht wurde. Das „Quickborner Team" entwickelte diese Methoden systematisch weiter und setzte sie zur Unternehmensberatung ein – später ist daraus einer der führenden deutschen Unternehmensberater (METAPLAN®) hervorgegangen.

In der Einführung von Klebert, Schrader & Straub (1987, Seite 8) wird die *Moderationsmethode* wie folgt definiert: „Eine Mischung aus Planungs- und Visualisierungstechniken, aus Gruppendynamik und Gesprächsführung, aus Sozialpsychologie, Soziologie, Betriebs- und Organisationslehre mit einem Verständnis von sozialen und psychischen Prozessen, die sich an Erkenntnisse und Erfahrungen der Humanistischen Psychologie anlehnen." Dem ist nur hinzuzufügen, daß es *die* Moderationsmethode nicht gibt. Es hat sich vielmehr ein Satz unterschiedlicher Methoden bewährt, der je nach Aufgabenstellung und Vorliebe der Moderatoren und Gruppen variiert und von Fall zu Fall kreativ ergänzt werden kann.

Eine moderierte Gruppe unterscheidet sich von einer Gruppe ohne Moderation durch Arbeitsteilung: Während die Gruppenmitglieder sich auf die Arbeit konzentrieren, hat der Moderator die Aufgabe, die Gruppe dabei zu unterstützen, ihr jeweiliges Arbeitsziel in möglichst anregender Atmosphäre und in der zur Verfügung stehenden Zeit zu erreichen. Zu diesem Zweck stellt er der Gruppe eine Struktur zur Verfügung, die es allen Teilnehmern ermöglichen soll, ihre Interessen einzubringen und ihre Kompetenzen und Kreativität im Sinne der anstehenden Aufgabe möglichst optimal zu entfalten.

Neben der Gruppendynamik ist der Einsatz von Visualisierungstechniken eine zentrale Komponente professioneller Moderation. Durch Visualisierung wird erreicht, daß die

Kommunikation in der Gruppenarbeit nicht nur über gesprochene Sprache, sondern gleichzeitig für alle sicht- und lesbar in schriftlicher und bildhafter Form vermittelt wird. Das wird erreicht durch den systematischen Einsatz von Flipcharts, Moderationskarten und Wandzeitungen, auf denen der Diskussionsverlauf für alle Teilnehmer gut lesbar in Stichworten festgehalten wird.

Der folgende Kasten faßt die wichtigsten Aspekte der Moderation zusammen:

Moderation von Arbeitsgruppen

* Zielsetzung:
Förderung der Zusammenarbeit in Kleingruppen (ca. 5 – 25 Personen)
* Aufgaben der Moderation:
  – Atmosphäre schaffen
  – Arbeitsprozeß strukturieren
  – Zeitmanagement
  – Unterstützung von Gruppenentscheidungen
  – Konfliktbewältigung
* Techniken:
  – Visualisieren (Karten, Poster, „Szenarios")
  – Arbeitshilfen geben
  – Wechsel Plenum/Kleingruppen
  – Gruppendynamik beachten
* Typischer Verlauf der Arbeit einer moderierten Gruppensitzung:
  – Einstieg
  – Problemdefinition/-analyse
  – Handlungsalternativen erarbeiten
  – Alternativen bzw. Prioritäten entscheiden
  – Arbeitsplan aufstellen
  – Aufgabenübernahme vereinbaren.
  – Feeback zum Verlauf

Der Moderator hat nicht die Rolle eines Leiters oder Vorsitzenden, der durch seinen Wissensvorsprung oder seine Autorität ein bestimmtes inhaltliches Ergebnis erreichen will, sonden eines für das Verfahren zuständigen Koordinators, der sein Können in den Dienst des gemeinsamen Diskussionsprozesses stellt.

Je nach Größe, Aufgaben und Kompetenz einer Arbeitsgruppe gibt es verschiedene Möglichkeiten zur Übernahme der Moderatorrolle:

* Selbststeuerung der Gruppe – nur bei kleinen und gut eingespielten Arbeitsgruppen empfehlenswert!
* Übernahme der Moderation pro Sitzung durch wechselnde Gruppenmitglieder. Hier ist eine Schulung der Gruppenmitglieder dringend erforderlich. In kleineren Gruppen kann sich der Moderator auch inhaltlich an der Diskussion beteiligen.
* Moderation wichtiger und schwieriger Arbeitsschritte durch einen oder mehrere professionelle Moderatoren.
* Moderation durch einen Projektkoordinator oder Projektmanager. Die Projektkoordination ist zu unterscheiden von der Leitungsfunktion in Projekten, die bei kooperativen Projekten z.B. von einer Lenkungsgruppe wahrgenommen wird oder rechtlich geregelt ist.

Die Hauptschwierigkeit bei der Einführung professioneller Moderationstechniken besteht in psychologischen Barrieren. Das Vorgehen ist ungewohnt, ersetzt jahrelang eingeübte Gruppenrituale und stoppt die notorischen Vielredner oder Alleinunterhalter, die in fast jeder Diskussionsrunde und Arbeitsgruppe zu finden sind. Die Einführung von Moderationstechniken ähnelt vereinfacht ausgedrückt dem Übergang vom Schreiben per Hand zum Schreiben mit der Schreibmaschine – es braucht einige Zeit und Übung, bis die neue Technik zur Selbstverständlichkeit wird. Bedauerlicherweise haben die für jede Art von Gruppenarbeit – seien es Lerngruppen, Arbeitsteams, Entscheidungsgremien – äußerst nützlichen Moderationstechniken bisher nur in der Wirtschaft und beruflichen Weiterbildung einen festen Platz gefunden. In der Pädagogik, in Schule und Universität, im Sozial- und Gesundheitsbereich, der Gremien- und Ausschußarbeit in Politik und Verwaltung herrschen dagegen großenteils noch „Steinzeitmethoden" der Gruppenarbeit.

Aus Veröffentlichungen zur Umsetzung von Projekten der kommunalen Gesundheitsförderung und lokalen Agenda 21 geht hervor, daß der Einsatz von Moderationsmethoden für den geforderten Bürgerdialog und die sektorübergreifende Zusammenarbeit unerläßlich ist. Wir halten die professionelle Moderation und Koordination in sektorübergreifenden Projekten für einen *unerläßlichen Verfahrensstandard,* dessen allgemeine Einführung in Politik, Verwaltung und Bürgerbeteiligungsverfahren eine wichtige Innovationsreserve darstellt.

6.2.2 Dialogformen

In der Praxis der Gesunde Städte- und Lokale Agenda 21-Projekte hat sich eine Reihe von Dialogformen entwickelt, die sich nach ihren Bezeichnungen, aber auch nach Zielsetzungen, Teilnehmergruppen, Organisationsformen, ihrer strukturellen Einbindung und ihren Beratungs- bzw. Entscheidungskompetenzen erheblich unterscheiden. Eine systematische Zusammenstellung enthält der folgende Kasten:

Dialogformen auf kommunaler Ebene (nach Bischoff, Selle & Sinning 1995, Seite 31 ff.):
1. Veranstaltungen zur Information und Meinungsbildung
   - *Bürger- bzw. Einwohnerversammlungen.* Sie dienen dazu, öffentlich wichtige Gemeindeangelegenheiten zu erörtern, ihre Durchführung ist in den Gemeindeordnungen der Bundesländer geregelt.
   - *Einwohnerfragestunden.* Sie ermöglichen, bei Rats- und Ausschußsitzungen Fragen zu stellen.
   - *Vortrags- und Diskussionsveranstaltungen.* In ihnen kann über öffentliche Planungen und Entwicklungsvorhaben berichtet und diskutiert werden.
   - *Ortsbegehungen.* Sie dienen zur Information über Ortsgestaltung, Infrastruktur- und Baumaßnahmen, Aufenthaltsqualität „vor Ort".
2. Gremien zur formellen und informellen Bürgerbeteiligung
   - *Anhörungen und Erörterungen.* Bei bestimmten Planungs- und Entwicklungsvorhaben sind Unterrichtungen der Bürger und Anhörungen von Bedenken und Anregungen gesetzlich vorgeschrieben (Gemeindeordnungen, BauGB u.a.).
   - *Erweiterte Ausschüsse und Beiräte.* Die Bildung und Arbeit von Ausschüssen sind in den Gemeindeordnungen vorgeschrieben. Experten werden vom jeweiligen Fachausschuß des Gemeinderats hinzugezogen.

– *Orts- und bürgernahe Beratung.* Beratungsangebote zu Planungs- und Entwicklungsvorhaben finden sich insbesondere in Gebieten mit besonderen Fördermaßnahmen.

– *Arbeitsgruppen oder Arbeitskreise* bestehen aus Personen, die über längere Zeit kontinuierlich an einem Thema arbeiten. Eine Unterform sind zielgruppenspezifische Arbeitsgruppen, z. B. Arbeitsgruppen für Jugendliche, Arbeitslose etc.

– *Zukunftswerkstätten.* Sie dienen der partizipativen Entwicklung von Visionen für die Lösung von Problembereichen und zur Erarbeitung von Umsetzungsmöglichkeiten.

– *Planungszellen.* Nach dem Zufallsprinzip ausgewählte Bürgerinnen und Bürger werden durch Bezahlung von ihrer sonstigen Tätigkeit freigestellt, um Lösungen für vorgegebene Planungsaufgaben, Probleme oder Konflikte auszuarbeiten.

3. Gremien zur kooperativen Planung

– *Runde Tische.* Sie dienen der gemeinsamen Beratung – und Entscheidungsvorbereitung – aller von einer Planung, einem Konflikt oder Problem betroffenen Akteure.

– *Mediationsverfahren.* In ihnen wird versucht, mit allen an einem Konflikt beteiligten Parteien eine außergerichtliche Verhandlungslösung zu erreichen.

– *Kooperative Workshops oder Werkstattgespräche.* Sie dienen der intensiven fachlichen Bearbeitung einer Planungsaufgabe unter Beteiligung eines möglichst breiten Spektrums von unterschiedlichen Akteuren und Experten.

– *Foren* bieten Gelegenheit, kommunalpolitische Planungen in einem kontinuierlichen Arbeitsprozeß mit allen Beteiligten öffentlich zu erörtern. Foren besitzen gegenüber anderen Dialogformen gewöhnlich einen höheren Organisationsgrad, z. B. durch einen Trägerverein.

Die Zusammenstellung zeigt vielfache Überschneidungen. Im folgenden werden vier Dialogformen vorgestellt, die für das Politikfeld Umwelt und Gesundheit von besonderer Bedeutung sind.

Runde Tische, Umwelt- und Gesundheitsforen, Gesundheitskonferenzen

Im Zuge der Umsetzung des Healthy Cities-Programms und der Lokalen Agenda 21 wurden an verschiedenen Orten Erfahrungen mit Runden Tischen und Foren unterschiedlicher Thematik gesammelt. Hier zwei Beispiele:

Bereits 1991 wurde auf Initiative der Heidelberger Oberbürgermeisterin das *Verkehrsforum Heidelberg* gegründet (s. Schneider 1997, Stadt Heidelberg 1998). Innerhalb von zwei Jahren erarbeiteten 128 Gruppen, Initiativen, Verbände, Institutionen, Parteien und Fachressorts der Stadtverwaltung ein Verkehrsleitbild und einen integrierten, sozial-, umwelt- und wirtschaftsverträglichen Verkehrsentwicklungsplan, der 1994 vom Heidelberger Gemeinderat verabschiedet wurde. Mit Hilfe professioneller externer Moderation wurden Regeln für die Kommunikation aufgestellt. Gegensätzliche Zielsetzungen und Auffassungen konnten in einem Mediationsverfahren in fast allen Punkten geklärt werden. Das Verkehrsforum trug wesentlich dazu bei, daß sich die Verkehrspolitik auf eine breite Mehrheit stützen konnte.

Ein Mangel wird in der Tatsache gesehen, daß die erarbeiteten Kompromisse von den Vertretern im Forum oft nur ungenügend an die jeweilige Initiative bzw. Interessengruppe vermittelt wurden. Die einladende Oberbürgermeisterin bzw. die Stadtverwaltung hat daraus die Konsequenz gezogen, die unterschiedlichen Gruppierungen aufzufordern, für künftige Foren offizielle Vertreter zu benennen.

Das *Stadtforum Berlin* wurde 1991 als Diskussionsforum und Beratungsgremium des damaligen Senators für Stadtentwicklung und Umweltschutz mit dem Ziel gegründet, eine diskursive Basis für die demokratische Stadtplanung nach der Wende zu liefern (s. Geene 1997). Zur Vorbereitung und Steuerung berief der Senator eine fünfköpfige Lenkungsgruppe, die von einer senatseigenen Geschäftsstelle und themenbezogenen Arbeitsgruppen („Werkbänke") unterstützt werden. Hinzu kommen weitere „Bänke" für Fachvertreter von Architektur, Stadtplanung, Stadtsoziologie und -geschichte, Vertreter gesellschaftlicher Gruppen, Persönlichkeiten des öffentlichen Lebens und Vertreter des Bundes-, Landes- und der Bezirksparlamente.

Das Stadtforum tagte anfangs außerordentlich zeitintensiv – zunächst jeweils zwei Tage im 14tägigen Abstand. Der Senator verpflichtet sich zur regelmäßigen Teilnahme. Bis 1996 fanden 53 Sitzungen mit großer Öffentlichkeitsresonanz statt. Alle wichtigen Probleme und anstehenden Grundsatzentscheidungen der Berliner Stadtentwicklungspolitik konnten im Stadtforum in großer interdisziplinärer Breite und kontrovers diskutiert werden. Das Stadtforum war und ist damit einerseits ein Instrument der Politikberatung für den Senator für Stadtentwicklung und Umweltpolitik und trägt andererseits in hohem Maße zur Sensibilisierung und Vertiefung des öffentlichen Diskurses in der Berliner Stadtentwicklung bei. Der Anspruch einer sektorübergreifenden Politik kann allerdings in der politischen Kultur Berlins nicht eingelöst werden: Das Stadtforum wurde und wird vom Nachbarressort, der Senatsverwaltung für Bauen und Wohnen, nicht zur Kenntnis genommen.

Der Erfolg des Stadtforums verdankt sich nicht zuletzt einem kompetenten Moderator (Rudolf Schäfer), der für diese Querschnittsaufgabe Qualifikationen als Politologe, Jurist und Professor für Baurecht mitbringt (s. Anhang zu Kapitel 7). In einer Bewertung der Arbeit des Stadtforums schreibt Schäfer (1997), daß bei zahlreichen ausführlich erörterten Themen mit implizitem Gesundheitsbezug – z.B. Flächennutzungsplan, Verkehrssituation, Situation der Plattenbauten – nur zweimal (beim Thema Klimagipfel und Wasserhaushalt) explizit der Gesundheitsbezug hergestellt wurde. Schäfer (1997, Seite 44f.) sieht die Gründe zum einen in der Dominanz von Experten und Interessenvertretern von Umweltschutz und Ökologie innerhalb des Forums und in der mangelnden Kommunikation und Kooperation zwischen den verschiedenen Fachressorts. Zum anderen macht er Defizite in der argumentativen Durchsetzungskraft von Gesundheitsförderung verantwortlich.

Zukunftswerkstatt, Zukunftskonferenz und Open-Space-Konferenz

Eine der am häufigsten in Projekten des Gesunde Städte-Netzwerks und der Lokalen Agenda 21 eingesetzten aktivierenden Dialogformen ist die Zukunftswerkstatt (Jungk & Müllert 1981).

Es handelt sich um ein psychologisch begründetes Vorgehen, mit dessen Hilfe kleine Arbeitsgruppen (ca. 6 bis maximal 25 Teilnehmer) kreative Ideen und konkrete Pläne zur Gestaltung ihrer Lebens- und Arbeitsbedingungen entwickeln. Vor Beginn der Zukunftswerkstatt wird ein *Thema* festgelegt, das alle Beteiligten anspricht, z.B. „Wie gestalten wir unser Wohnviertel lebenswerter?" Die Zukunftswerkstatt arbeitet ein bis drei Tage an dem Thema, als Ergebnis entstehen ein oder mehrere Aktionspläne, die bei entsprechendem Engagement der Teilnehmer in einer „permanenten Werkstatt" realisiert werden können. Die Arbeit der Zukunftswerkstatt gliedert sich in drei Phasen:

• In der *Kritikphase* werden von den Teilnehmern Kritikpunkte, Mißstände und Mängel zusammengetragen und zu einer „Problemlandschaft" geordnet.

• In der *Phantasiephase* gilt es, frei von „Realitätskontrolle" kreative Ideen bis hin zu den ausgefallensten Utopien zur Beseitigung der schlimmsten Mißstände zu entwickeln.

• In der *Realisierungsphase* werden eine oder mehrere der erfolgversprechendsten Ideen auf ihre Umsetzbarkeit hin getestet, und es wird ein realistischer Aktionsplan ausgearbeitet.

Die *Arbeitsmethoden* in der Zukunftswerkstatt sind einfach und wirkungsvoll: Durch kreative Spiele wird eine entspannte, die Phantasie fördernde Atmosphäre erreicht. Alle Diskussionsbeiträge werden entsprechend der Moderationsmethode auf Wandzeitungen visualisiert. Zur Durchführung einer Zukunftswerkstatt benötigt die Gruppe einen genügend großen Raum mit Bewegungsfreiheit und freien Wänden, Packpapier, Schere, Klebeband und Filzstiften – sowie einen oder mehrere Moderatoren. Es ist erstaunlich, welche Freude es den Teilnehmern einer Zukunftswerkstatt macht, ihre kreativen Fähigkeiten zu entdecken und welche Fülle an Visionen und realisierbaren Plänen von kompetent moderierten Zukunftswerkstätten in kurzer Zeit entwickelt werden.

Stark (1996 und persönliche Mitteilung), der Zukunftswerkstätten als Methode zum Anstoßen und zur Entfaltung von Empowermentprozessen betrachtet, unterscheidet die in Tab. 6.2-1 dargestellten Funktionen.

Tab. 6.2-1: Funktionen und Zielgruppen von Zukunftswerkstätten
(nach einem Schema von Stark 1996 und persönliche Mitteilung)

Zukunftswerkstatt als	*Zielgruppe*
Problemanriß	Veranstaltungs-/SeminarteilnehmerInnen z.B. schnelles Hineinfinden in eine Thematik, ein Anliegen, eine Fragestellung als Diskussionseinstieg
Problemlösungshilfe	Betroffene z.B. bei Verlust des Arbeitsplatzes, Aufbau eines Projektes/einer Initiative, Entwicklung von Gegenvorstellungen gegenüber Behörden/Einrichtungen/Wirtschaft
Problemdurchdringung	Interessierte/allgemein Betroffene z.B. bei Themenaufbereitung, Sichtung von Möglichkeiten und Chancen – Ökologie, Computer bzw. technologische Entwicklung, Friedensaktionen usw.
Problemlösungssuche auf persönlicher Ebene	Betroffene/Interessierte z.B. Angstabbau im persönlichen Bereich – Beziehungsprobleme, Kriegs-/Umweltängste, Stärkung des Selbstbewußtseins
Erweiterung des Problem-Zeit-Horizonts	Alle Berufe/Personengruppen z.B. ÄrztInnen, StudentInnen, LehrerInnen, JuristInnen, PolitikerInnen, Arbeitslose, MitarbeiterInnen von Verwaltung/Behörden, Gewerkschaften

Eine verwandte Dialogform für größere Gruppen (empfohlen werden 64 Teilnehmer) ist die *Zukunftskonferenz* (s. Kuhn 1998). Aufgabe einer Zukunftskonferenz ist es, innerhalb von drei Tagen Konsens über zentrale Ziele einer wünschenswerten Zukunft zu erreichen. Die Teilnehmer arbeiten in Achtergruppen und stellen ihre Ergebnisse im Plenum vor. Die Kleingruppenarbeit erfolgt wechselweise in homogen und sehr unterschiedlich zusammengesetzten Gruppen. Ähnlich der Zukunftswerkstatt werden zunächst in zwei Arbeitsphasen negative Trends für das Gemeinwesen oder Quartier identifiziert und analysiert, anschließend werden in maximal gemischten Gruppen Visionen für die Zukunft des Gemeinwesens „erträumt". In der vierten Phase wird das Gemeinsame aller Ideen identifiziert, während strittige Punkte unberücksichtigt bleiben. In der letzten Phase bilden sich frei zusammengesetzte Arbeitsgruppen, die Aktionspläne für die wichtigsten Konferenzthemen ausarbeiten.

Als weitere Dialogform sei die *Open Space-Konferenz* (Owen 1995, s. Kuhn 1998) erwähnt. Ihr Ziel ist es, eine größere Gruppe mit gemeinsamem Interesse für ein bis fünf Tage zu weitgehend selbstorganisierter Kleingruppenarbeit zusammenzubringen. Jeder Teilnehmer kann ein Thema seines Interesses als Workshop ankündigen. Die Kleingruppen erhalten keine weiteren Vorgaben. Morgens und abends findet jeweils ein kurzes Plenum zur Klärung von organisatorischen Fragen und gegebenenfalls Konflikten statt. Am Ende eines Workshops füllt der Moderator ein Formular aus, in dem die wichtigsten Ergebnisse der Arbeitsgruppe für alle Teilnehmer verständlich dargestellt werden. Die Konferenzergebnisse werden an einem Brett ausgehängt und am Ende der Konferenz für alle fotokopiert. Erfahrungsgemäß verläuft daneben ein sehr intensiver informeller Informationsfluß zwischen den Arbeitsgruppen.

Planning for Real

Das partizipative Planungsverfahren *Planning for Real* wurde Ende der 80er Jahre von Gibson (1996) in englischen Projekten der Nachbarschafts- und Gemeinwesenplanung entwickelt und erprobt. Das Verfahren soll den Bewohnern eines Settings, einer Nachbarschaft oder Gemeinde die Möglichkeit geben, real und konkret auf Planungen ihres Lebensraumes Einfluß zu nehmen und sich an der Umsetzung von Veränderungen aktiv zu beteiligen.

Zentrales Element des Verfahrens ist ein dreidimensionales Modell des Settings oder Wohnquartiers, das von einer Initiativgruppe engagierter Bürger erstellt wird. Für Quartiersplanungen liefert ein Bausatz („Planning for Real-Paket") Schneidevorlagen unterschiedlicher Gebäudetypen aus Pappe, die auf einem Quartiersplan (Maßstab etwa 1:200 bis 1:500) entsprechend der Gestaltung des Wohnviertels angeordnet werden. Das Modell wird an unterschiedlichen Schauplätzen im Stadtviertel den Bewohnern und Passanten vorgelegt. Diese können mit Hilfe von Symbolkarten und Smily- bzw. Sady-Fähnchen Beurteilungen des Ist-Zustands und Planungsalternativen im Modell darstellen („for real"). Durch seine Anschaulichkeit ermöglicht das Modell auch Kindern und sprachlich weniger gewandten Bürgergruppen, sich an den Planungen zu beteiligen. Ein wichtiger Aspekt ist das Anregen von Diskussionen über bestehende Mängel, Alternativen zur Veränderung und die damit möglicherweise verbundenen Konflikte. Durch Gegenüberstellung der Defizite, Ressourcen und Veränderungsideen sollen sinnvolle Vorhaben für das Quartier entwickelt und in einem Aktionsplan zusammengefaßt werden, den die Beteiligten in eigener Initiative und gegebenenfalls mit Hilfe von Expertinnen und Experten umsetzen können.

Erfahrungen in der Bundesrepublik beziehen sich u.a. auf den Einsatz in der Gemeinwesenentwicklung und Lokalen Agenda 21, z.B. im Berliner Bezirk Wedding (Rennert
1998, URL: http://userpage.fu-berlin.de/~mayer/mm/d1/rennert.htm), aber auch in der
Dorfentwicklungsplanung in Brandenburg (URL: www.brandenburg.de/landesjugendamt/
partizipation/mlur/dorfw2.htm).

Planungszelle und Bürgergutachten

Die Planungszelle wurde Anfang der 70er Jahre von Peter Dienel entwickelt. Die erste
Veröffentlichung beginnt mit dem Statement: „Wie Planung unter Beteiligung der Bür-
ger sich optimal organisieren läßt, ist eine der Großforschungsaufgaben der Zukunft."
(Dienel 1997, Seite 277).

Während Dialogformen wie Zukunftswerkstatt, Zukunftskonferenz und Open Space-
Konferenz vorab motivierte Teilnehmer voraussetzen, werden die Teilnehmer von
Planungszellen per Zufall (z.b. über das Einwohnermeldeamt) aus der Bevölkerung ausgewählt. Sie erhalten eine Vergütung für ihre „Bürger-Arbeit" (s. 4.6.5) und werden für
die Dauer der Planungszelle – gewöhnlich eine Woche – von ihrer sonstigen Arbeit freigestellt. Jede Planungszelle besteht aus einer Gruppe von maximal 25 Personen, wobei
im Wechsel zwischen Kleingruppen (je 5 Teilnehmer) und Plenum (25 Teilnehmer) gearbeitet wird. Gewöhnlich finden zu einem Thema mehrere Planungszellen parallel statt,
damit die vorgegebene Planungs- oder Entscheidungsaufgabe von einem ausreichend breiten und heterogenen Querschnitt der Bevölkerung bearbeitet werden kann. Die Teilnehmer werden durch Fachleute über die relevanten Details der Problemlage informiert und
beraten, damit sie ihre Aufgabe kompetent erfüllen können. Der gesamte Prozeß muß
professionell vorbereitet und moderiert werden. Die Ergebnisse werden in einem „Bürgergutachten" zusammengefaßt.

Eine zentrale Erfahrung der Arbeit in Planungszellen bezieht sich auf die Ernsthaftig-
keit des Arbeitseinsatzes und die hohe Qualität der Ergebnisse – hier spielen die durch
Fachleute aufbereiteten Informationen und die Bezahlung eine motivierende Rolle. Ein
weiterer Gesichtspunkt ist die sich sehr schnell in den Gruppen entwickelnde *Gemeinwohl-
orientierung*: Die per Zufall ausgewählten Bürger sind bei den anstehenden Planungsalternativen gewöhnlich selber nicht „Partei", wodurch sich eher als in Zukunftswerkstätten oder bei Mediationsverfahren eine an übergeordneten Zielen und Interessenausgleich orientierte Sichtweise entwickeln kann. Aus diesem Grund eignet sich die
Planungszelle nicht nur hervorragend zur Vorbereitung konfliktträchtiger Planungen, sondern auch für Grundsatzentscheidungen zur gesellschaftlich-technischen Entwicklung und
als Alternative zu Mediationsverfahren.

Die Vielfalt der bisherigen Anwendungsfelder wird aus Tab. 6.2-2 sichtbar.

Tab. 6.2-2 Bürgergutachten durch Planungszellen (PZ)
(gekürzt nach Dienel 1997, Seite 280 ff.)

Titel des Bürgergutachtens (BG)	Auftraggeber
Stadtplanung	
„BG Zukunft der Innenstadt"	Stadt Apolda/Thüringen
„BG Kornmarkt als Mitte"	Stadt Nordhausen
„BG Bürger planen Meiningen"	Stadt Meiningen

Titel des Bürgergutachtens (BG)	Auftraggeber
„BG Neuordnung Sanierungsgebiet Innenstadt Gevelsberg"	Stadt Gevelsberg
„BG Rathaus / Gürzenich – Köln"	Stadt Köln
Wohnungs- und Siedlungswesen	
„BG Lengerich 2047"	Stadt Lengerich
„BG Börghauser Feld"	Spar- und Bauverein Solingen, Gemeinnützige Wohnungsgesellschaft
„BG Solingen 2010"	Stadt Solingen
„Bürger planen Hagen-Haspe" (1975 das erste Großprojekt mit 8 PZ)	Stadt Hagen
Verkehr/Energie	
„BG Attraktiver Öffentlicher Personennahverkehr in Hannover"	ÜSTRA Hannoversche Verkehrsbetriebe
„BG Klimaverträgliche Energie"	Akademie für Technikfolgenabschätzung" in Baden-Württemberg
„BG Zukünftige Energiepolitk" (mit bundesweit 24 PZ das bisher umfangreichste Vorhaben)	KFA Jülich / BMFT Bonn
„Urbina-Malzaga" (Bewertung alternativer Autobahntrassen durch 14 PZ)	Conserjeria de Obras Publica y Transportes de la Communidad Autonoma Vasca (Spanien)
Umweltpolitik	
„BG Abfallplanung, Region Nordschwarzwald. Standortauswahl: Empfehlungen"	Akademie für Technikfolgenabschätzung in Baden-Württemberg
„BG Testkriterien und Testplanung"	Stiftung Warentest, Berlin
„Entsorgung fester Abfallstoffe"	Stadt Schwelm
Sozialpolitik/Freizeit	
„BG Zusammenleben von Ausländern und Deutschen in Buxtehude"	Stadt Buxtehude
„Freizeitpark Bärenloch"	Stadt Solingen
„BG Aufgaben und Kompetenzen kommunaler Gleichstellungen"	Bundeszentrale für politische Bildung, Bonn / Stadt Leverkusen
Gesundheit	
„Priorities for Health Care and Rationing"	Cambridge and Huntingdon, Großbritannien
„Payment for Health Services"	Lunton, Großbritannien
„Services for Mentally III"	Kensington & Chelsea, Großbritannien
„Palliative Care/New Hospice"	Walsall, Großbritannien
„Services for Mentally III"	Westminster, Großbritannien
Informations- und Medienpolitik	
„Computer Age"	Norwich, Großbritannien
„BG Zukunftsfähiges Wien – die VHS 2005"	Volkshochschule Hitzingen, Wien
„BG ISDN" (Empfehlungen zur Zukunft des digitalen Telefons von 22 PZ)	Bundesminister für das Post- und Fernmeldewesen, Bonn
„BG Regelung sozialer Folgen neuer Informationstechnologien"	Bundesminister für Forschung und Technologie, Bonn
„BG Kabelfernsehen und ältere Menschen"	Kabelpilotprojekt Dortmund / Ministerium f. AGS Nordrhein-Westfalen
Technikfolgenabschätzung	
„BG Biotechnologie/Gentechnik – eine Chance für die Zukunft?" (mit 8 PZ landesweit in drei Städten)	Akademie für Technikfolgenabschätzung in Baden-Württemberg

Eine Planungszelle mit Bürgergutachten ist mit Kosten in Höhe von 100 000 DM und mehr verbunden (Wiedemann 1995). Finanzierungen über den regulären Etat sind den Kommunen aus haushaltsrechtlichen Gründen nicht möglich. So werden Planungszellen bisher über Forschungsprojekte finanziert oder sie müssen von den Kommunen als Bildungs- oder Freizeitmaßnahme, gelegentlich auch als Städtebaulicher Wettbewerb verbucht werden. Dieser notwendige Etikettenschwindel macht die Dringlichkeit gesetzlicher Regelungen für die Bürgerplanung deutlich.

Eine von Dienel behandelte zentrale Frage bei der Ausweitung von Dialogformen bezieht sich auf die materiellen und immateriellen Kosten: Finanzielle Aufwendungen, Zeit, bezahlte oder unbezahlte Bürgerarbeit. Mehr Mitbestimmung und sogenannte offene Planung hat in der Vergangenheit im öffentlichen Bereich, z. B. in der universitären Selbstverwaltung, bis zu annähernd 50-fach erhöhten Zeit- und Kostenaufwand verursacht (s. Dienel 1997, Seite 236).

Im Vergleich zu anderen partizipativen Verfahren und zu Expertenplanungen in Politik und Verwaltung arbeitet die Planungszelle äußerst kostengünstig (s. Dienel a. a. O., Seite 235 ff.). In 2 nordrhein-westfälischen Städten wurden die Kosten unterschiedlicher Verfahren der Bürgerbeteiligung nach Novellierung des Bundesbaugesetzes für die Planungszelle, die Beteiligung von Bürgerinitiativen und die sogenannte offene Planung verglichen. Für die Planungszelle ergaben sich Kosten von 19 DM pro Person und Beteiligungsstunde, für Bürgerinitiativen fast das Doppelte und für die offene Planung etwa das 20fache.

Dienel (1997) versteht die Planungszelle als einen wichtigen Beitrag zur Erneuerung der Demokratie. In einer Modellrechnung geht er von der Annahme aus, daß jeder erwachsene Einwohner der Bundesrepublik im Durchschnitt alle zehn Jahre an einer Planungszelle teilnehmen sollte. Um das zu erreichen, wären 144 000 Planungszellen pro Jahr erforderlich, für die 36 400 Prozeßbegleiter zur Verfügung stehen müßten. Die Kosten würden sich auf etwa 5, 9 Milliarden DM belaufen (4,3 Milliarden DM zur Vergütung der Bürger-Arbeit und 1,5 Millarden DM Organisations- und Nebenkosten).

6.2.3 Kooperationsmanagement

Als zentrales Defizit bei der politischen Entscheidung, Planung sowie Umsetzung von Maßnahmen zur integrierten Gesundheitsförderung und nachhaltigen Entwicklung vor Ort hat sich die mangelnde intersektorale Kooperation herausgestellt (s. 5.3.6).

Nutbeam (1998, Seite 18) bezeichnet intersektorale Zusammenarbeit „eine anerkannte Beziehung zwischen einem oder mehreren Teilen verschiedener gesellschaftlicher Sektoren, die zur Durchführung bestimmter Aktivitäten entwickelt wurde, um Gesundheitsergebnisse oder intermediäre Gesundheitsergebnisse zu erreichen – und zwar in einer effektiveren, effizienteren und nachhaltigeren Weise, als es der Gesundheitssektor allein erreichen könnte."

In Expertenberichten und in der Organisationsentwicklung werden Hindernisse, Barrieren, nicht erfolgte oder fehlgeschlagene intersektorale Kooperation gewöhnlich an erster Stelle als Gründe für das Scheitern von Projekten der Gesundheitsförderung und der Lokalen Agenda 21 genannt. Für die Praxis der Gesundheitsförderung vor Ort stellt sich deshalb die Frage, wie Kooperation professionell gestaltet werden kann. Konkretisieren läßt sich diese Frage anhand der Arbeitsweise *kooperativer Planungsstrukturen*, in denen verschiedene Fachressorts, Institutionen und wo möglich auch Bürgergruppen gemeinsam und erfolgreich übergreifende Zielsetzungen entwickeln, Maßnahmen planen, umsetzen und evaluieren.

In der Policyforschung werden kooperative Planungsstrukturen als *Policy-Netzwerke* beschrieben. In einer Untersuchung zur kooperativen Versorgungsplanung psychosozialer Dienste in Berlin beschreiben Bergold & Filsinger (1998, Seite 227) die wachsende Bedeutung von Policy-Netzwerken als Ausdruck sich wandelnder politischer Entscheidungsstrukturen, in denen nicht mehr einzelne zentrale Autoritäten, sondern eine Vielzahl öffentlicher und privater Akteure zusammenwirken. Nach ihrer Definition besteht „ein Policy-Netzwerk … aus verschiedenen exekutiven (z.B. Gesundheitsstadtrat), legislativen (z.B. Mitglieder im Gesundheitsausschuß) und gesellschaftlichen Institutionen (z.B. Wohlfahrtsverbände), Gruppen (z.B. Selbsthilfegruppen, Bürgerinitiativen) und ggf. auch Einzelpersonen, die bei der Entstehung und Durchführung einer Politik (z.B. Psychiatriereform) zusammenwirken."

In einer Untersuchung am Berliner Zentrums Public Health wurden Fallstudien zu sektorübergreifenden kooperativen Projekten der kommunalen Gesundheitsförderung unter organisationspsychologischer Perspektive mit der Zielsetzung analysiert, hinderliche und förderliche Bedingungen für die Kooperation zu identifizieren (Böhm et al. 1999a). Als Ergebnis wurde ein empirisch fundiertes Modell kooperativer Projektarbeit und ein Praxisleitfaden zum professionellen *Kooperationsmanagement* für kommunale Projekte der Gesundheitsförderung und Lokalen Agenda 21 entwickelt (Böhm et al. 1999b).

Abb. 6.2-1 zeigt die typische Organisationsstruktur kooperativer Projekte. Wir unterscheiden die Ebene der projektbeteiligten Akteure (I), die Ebene der Kooperationsgruppe bzw. des Kooperationsprojekts (II) und die Ebene der Beziehungen zu den externen Akteuren (III). Ein häufig anzutreffender Fall liegt vor, wenn die Kooperationsgruppe nicht gleichberechtigt von den kooperierenden Akteuren gebildet wird, sondern einer der Akteure zugleich Träger der Kooperationsgruppe ist (Akteur 2 und schraffierter Bereich in Abb. 6.2-1).

Gemeinsam ist unterschiedlich organisierten kooperativen Projekten die Notwendigkeit *interner Kooperation* (innerhalb der Projektgruppe) und *externer Kooperation* (mit der sozialen Umwelt des Projekts) zum Erreichen der Projektziele. Die beteiligten Akteure – z.B. Behörden, kommunale Verwaltungsabteilungen, Planer, Investoren, betroffene Bürger – stimmen untereinander ihre Ziele ab und arbeiten bei deren Realisierung zusammen.

In einem Organisationsmodell lassen sich die Erfordernisse und Aufgaben kooperativer Projekte idealtypisch beschreiben. Die Gesamtheit der Einflußfaktoren auf gelingende oder mißlingende Kooperation wird unter dem Begriff der *Kooperationskultur* zusammengefaßt. Die *zentrale Aufgabe* für gelingende Kooperation bzw. für den Erhalt einer guten Kooperationskultur besteht darin, *Interessen und Ziele der Kooperationspartner auszubalancieren*. Die folgende Tabelle 6.2-3 benennt die zu lösenden Aufgaben in kooperativen Projekten.

Abb. 6.2-1: Organisationsstruktur kooperativer Projekte
(Quelle: Böhm et al. 1999a, Seite 15)

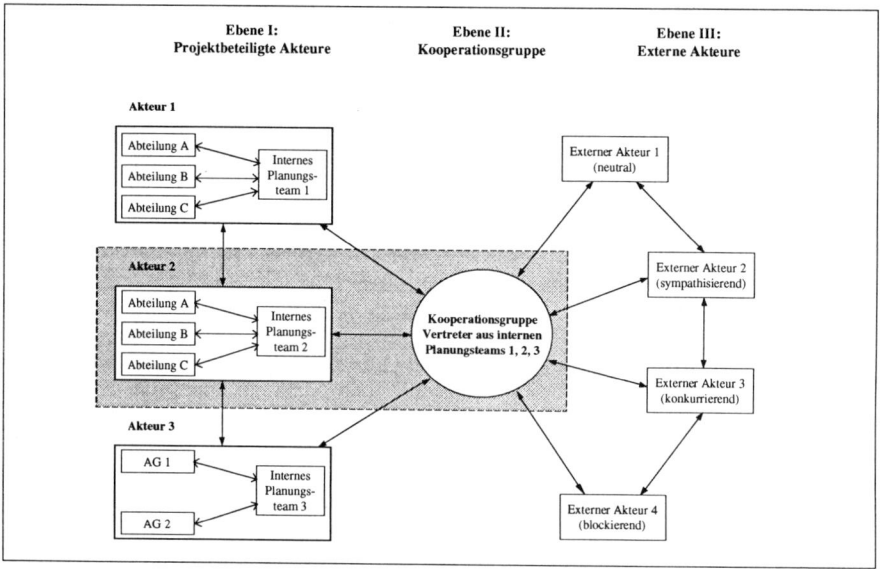

Tab. 6.2-3: Phasentypische Aufgaben in kooperativen Projekten

Vorbereitungsphase:	– Problem wahrnehmen – Vision entwickeln – Verbündete suchen – Informationen sammeln – Umsetzungsideen finden – erste Ziele aufstellen
Konstituierungs- und Planungsphase:	– sich kennenlernen – Abgleich der Interessen – gemeinsame Problemanalyse – gemeinsame Ziele erarbeiten – Strategische Planung – Kerngruppe entwickeln – Entscheidungsstruktur klären – Arbeitsfähigkeit herstellen – Ressourcen bereitstellen – Arbeitsteilung vereinbaren – Kooperationsabsprachen treffen
Durchführungsphase:	– Detailplanung – Umsetzung der Planungsschritte – Ressourcen sichern – Umsetzungs- und Qualitätskontrolle – Krisenintervention – Dokumentation der Ergebnisse

Professionelles Kooperationsmanagement hat zum Ziel, die genannten Aufgaben im Rahmen eines Projekts in angemessener Weise zu erfüllen. Die Tab. 6.2-4 benennt strukturelle und prozeßbezogene Qualitätskriterien, die in kooperativen Projekten erfüllt sein sollten.

Tab. 6.2-4: Standards für Struktur- und Prozeßqualität in kooperativen Projekten (Quelle: Böhm et al. 1999b, Seite 53)

Strukturqualität	*Prozeßqualität*
Überschaubarer und effektiver Aufbau der Kooperationsstruktur (z.b. Plenum, Vertreter der einzelnen Partner, Arbeitsgruppen, Einzelfunktionen).	Aufteilung der Kooperationsgruppe in aufgabenangemessene Kleingruppen und Einzelfunktionen mit abgestimmten Delegationsverfahren.
Klar legitimierte Entscheidungszuständigkeiten, Abstimmungsformen und Rollenverteilung innerhalb der Kooperationsgruppe.	Einhaltung der vereinbarten Beteiligung der einzelnen Partner an den Entscheidungen der Kooperationsgruppe.
Aufgabenangemessene Planungs- und Arbeitsformen.	Kontinuierlicher Einsatz adäquater Methoden wie z.b. Moderation der Sitzungen, flexible Detailplanung.
Gemeinsames Informationssystem für alle Partner (z.b. Protokolle, Dokumentation, Internet, Workshops, Symposien).	Ausreichender regelmäßiger Informationsfluß zwischen allen Partnern.
Transparenz über Hierarchie in der Organisation der Partner und der Kooperationsgruppe.	Regelmäßiges Bilanzieren über Entscheidungsprozesse, regelmäßiger Feedbackprozess.
Qualifikation der Mitarbeiter bzw. Vertreter der einzelnen Projektpartner (Fachkompetenz, Kooperations- und Teamfähigkeit).	Know-How-Transfer unter den Partnern, Fortbildungen im Rahmen der Projektarbeit.
Ausreichende finanzielle, personelle und technische Ausstattung (Ergänzungen der Partner untereinander).	Verläßliches Einbringen von Ressourcen durch alle Partner, gemeinsames Lösen von Ressourcenproblemen.
Schriftliche Kooperationsvereinbarung.	Einhalten der Vereinbarungen durch alle Partner, Veränderungen nur in Abstimmung.
Gemeinsames Konzept für Qualitätsmanagement.	Durchführung von Maßnahmen zur Qualitätssicherung.
Strukturen für Krisenmanagement (z.b. externe Supervision, Krisenstab).	Situationsangemessene Analyse und Klärung von Krisen und Konflikten.

Ein wichtiger und lohnender Schritt zur Förderung sektorübergreifender Planungen und kooperativer Projekte in Querschnittsfeldern ist die Einführung von professionellen Projektkoordinatoren oder „Schnittstellenmanagern" in allen Bereichen der sektorübergreifenden Politik und Verwaltung. Ausgebildete Moderatoren stehen heute vornehmlich in der Erwachsenenbildung zur Verfügung.

Projektkoordinatoren oder Schnittstellenmanager benötigen neben Kompetenzen in Moderationsmethoden allerdings zusätzliche Sachkompetenzen, Erfahrung im jeweiligen Politikfeld und das Vertrauen der beteiligten Akteure (s. Abb. 6.2-2).

Abb. 6.2-2: Kompetenzprofil für sektorübergreifende Projektkoordinatoren
(Quelle: Böhm et al. 1999b, Seite 60)

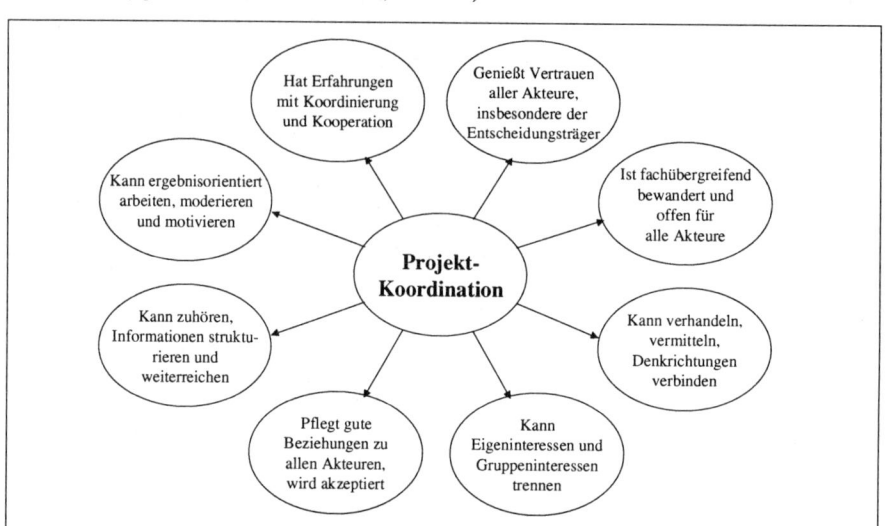

6.2.4 Konfliktklärung

Konflikttypen und -verläufe

Konflikte entstehen immer dann, wenn unvereinbare Motive, Interessen oder Wertvorstellungen aufeinander stoßen (Glasl 1997, Seite 14 f.). Bei *inneren Konflikten* sind das verschiedene Bestrebungen einer Person. Bei den hier behandelten *sozialen Konflikten* stehen zwei oder mehrere Personen, Gruppen, Institutionen oder sogar Staaten – die Konfliktparteien – miteinander im Widerstreit.

Konflikte sind allgegenwärtig. Sie gehören zum menschlichen Miteinander und sind notwendige Voraussetzungen für Entwicklungen und Reformen. Entgegen einem weitverbreiteten Vorurteil sind Konflikte für sich genommen weder positiv noch negativ. Entscheidend ist, wie gut oder wie schlecht es den Beteiligten gelingt, mit ihnen umzugehen.

Auch die Gestaltung gesundheitsförderlicher Lebensbedingungen ist untrennbar mit dem Klären von Konflikten verbunden. Die *Streitgegenstände* können äußerst vielfältig sein. In Planungen mit Gesundheitsbezug geht es häufig um folgende Themen (s. Janßen & Legewie 1998):

- Konkrete Planungsziele
- Geld, Ressourcen und Privilegien
- Macht und Einfluß
- Zuständigkeiten, Rechtslage und Verfahrensfragen
- Problemdefinitionen und Sichtweisen zur Problemlösung
- Werte und Ideologien
- Regelverletzungen, Kränkungen, Beziehungsaspekte.

Ein weiterer wichtiger Gesichtspunkt ist der soziale Kontext von Konflikten:

• *Konflikte innerhalb von Arbeitsgruppen:*
Bei gruppeninternen Konflikten geht es sowohl um sachbezogene Differenzen als auch um Rollen- und Machtkonflikte. Unterschiedliche persönliche Interessen, Sichtweisen und Kommunikationsstile überschneiden sich mit Konkurrenzstreben und Machtansprüchen einzelner Mitglieder oder auch Untergruppen. Gruppeninterne Konflikte finden sich in prinzipiell ähnlicher Weise in Parteien, Regierung, Verwaltung, Planungsbüros, Bürgerinitiativen. Die Konflikte sorgen für die Behebung von Mißständen, können aber auch die Arbeitsfähigkeit der Gruppen bis zur völligen Blockierung beeinträchtigen.

• *Konflikte zwischen kooperierenden Gruppen:*
An Gesundheitsförderungsprojekten sind gewöhnlich mehrere Gruppen, Abteilungen oder Institutionen beteiligt. In ressortübergreifenden kooperierenden Gruppen sind Konflikte um Zuständigkeiten, Macht, Ansehen, Ziele und Mittel an der Tagesordnung. In der kommunalen und regionalen Verwaltung sind Konflikte zwischen verschiedenen Abteilungen und Dienststellen zusätzlich vorprogrammiert durch die Tatsache, daß die Abteilungen oft Politikern unterschiedlicher Parteizugehörigkeit unterstellt sind, die sich beim Wähler profilieren müssen. Die Situation wird zusätzlich verkompliziert, wenn an einem Vorhaben Gruppen und Institutionen unterschiedlicher Herkunft und Struktur zusammenarbeiten, z.B. Bürgergruppen, Behörden, Investoren und private Unternehmen. Hier können weitere Konflikte entstehen durch mangelnde gemeinsame Kooperationserfahrungen, unterschiedliche Kommunikationsstile, mangelnde Abstimmungen und das Fehlen eingespielter Entscheidungsstrukturen.

• *Interessenkonflikte zwischen verschiedenen Akteuren:*
Planungen und Projekte zur Gestaltung gesundheitsfördernder Lebensbedingungen haben gewöhnlich mit Widerständen zu kämpfen, deren Ursachen in grundlegenden Interessenunterschieden und Verteilungskämpfen der sozialen Gruppierungen im jeweiligen Gemeinwesen zu suchen sind. Projekte zur Gesundheitsförderung müssen gegen außenstehende Akteure durchgesetzt werden, deren Interessen und/oder Zuständigkeiten berührt sind, z.B. gegen ökonomische Verwertungsinteressen, die mit den gesundheitlichen Zielen der anstehenden Planung unvereinbar sind.

Ein zum Verständnis *destruktiver Konfliktverläufe* wichtiger Faktor ist die Tendenz ungelöster Konflikte zu eskalieren. Sach- und Interessengegensätze sind im privaten Bereich ebenso wie zwischen gesellschaftlichen Gruppen und sogar Nationen unter Wahrung der Interessen aller lösbar, solange zwischen den Beteiligten ein Gefühl der Solidarität und Verbundenheit überwiegt. Solidarität geht einher mit wechselseitiger Identifikation, wechselseitigem Verstehen und Stolz auf das Verbundensein. Wenn demgegenüber innerhalb oder zwischen Gruppen Gefühle der Entfremdung überwiegen, stagniert die Bereitschaft zur sachbezogenen Konfliktlösung: Es entsteht entweder ein Zustand fortdauernder Konflikte oder es kommt zu Machtentscheidungen, in denen kein Interessenausgleich erreicht wird, sondern sich die stärkere Gruppe durchsetzt.

Am Anfang einer Konflikteskalation stehen gewöhnlich nicht Sach- sondern Beziehungsprobleme, z.B. uneingestandene Kränkungen durch den Konfliktgegner. Im öffentlichen Bereich werden diese Kränkungen zwar meist unterdrückt. Trotzdem reagiert der Gekränkte mit Ärger und Aggression, wodurch ein Teufelskreis gegenseitiger Verletzungen in Gang gebracht wird. In frühen Stadien der Konflikteskalation und bei einigermaßen intakten sozialen Beziehungen zwischen den Parteien lassen sich solche Verletzungen durch wechselseitige Rücksichtnahme, klärende Gespräche und kleine Gesten des

Bedauerns leicht reparieren. Bei fortschreitender Eskalation wird jedoch ein Eindämmen des Konfliktes immer schwieriger.

Angesichts der Allgegenwärtigkeit von Konflikten in Planung, Verwaltung und Politik besteht die wichtigste und beste Investition in der Vermittlung von Basiskompetenzen
zur konstruktiven Konfliktlösung auf allen Ebenen des gesellschaftlichen Systems (fa-
miliäre und schulische Erziehung, Weiterbildung, Organisationsentwicklung). Die Förderung von Konfliktfähigkeit ist für sich genommen gleichzeitig ein Beitrag zur
Gesundheitsförderung von Einzelpersonen, Gruppen und Organisationen (s. 6.1). In
ressortübergreifenden Projekten zur Gesundheitsförderung und nachhaltigen Entwicklung kommt der Konfliktlösung eine besondere Bedeutung zu, weshalb systematische
Schritte zum Erreichen von Konflikt- und Konsensfähigkeit eingeplant werden sollten
(s. dazu Böhm et al. 1999b).

Insbesondere bei konfliktträchtigen Planungen sollten zusätzlich in allen Arbeitszusammenhängen und auf allen Entscheidungsebenen geeignete externe Möglichkeiten
der Konfliktberatung in Anspruch genommen werden (Übersicht in Tab. 6.2-5). Aufgabe
des Gesetzgebers ist es, die strukturellen und finanziellen Rahmenbedingungen für die
Inanspruchnahme unterschiedlicher Formen der Konfliktberatung zu verbessern und damit auch in eine größere demokratische Konflikt- und Konsenskultur zu investieren.

Tab. 6.2-5: Unterschiedliche Formen der Konfliktberatung
(aus Böhm et al. 1999b, Seite 129)

Art der Konfliktberatung	Indikation	Aufwand
Training zur Organisationsentwicklung (Diese Methoden werden oft als Fortbildung zur Konfliktprävention angeboten.)	Ausgleich von Kommunikationsdefiziten in klar definierten Bereichen, z.B. Gesprächs- und Verhandlungsführung, Präsentations- und Moderationstechniken u.a.	Gering bis mittel: Meist einmalige Tages- oder Wochenendworkshops. Mehrmalige Trainings zu unterschiedlichen Themen sind nach Bedarf möglich.
Moderation von Konfliktgesprächen (Auch bei kleinen Konflikten zw. Kooperationsgruppe und externen Akteuren anwendbar.)	Wenn Konfliktbeteiligte nicht (mehr) in der Lage sind, sich zuzuhören und sich mit Argumenten und Gegenargumenten auseinanderzusetzen.	Gering: Einmalige Moderation kann zur Klärung eines Konfliktes ausreichen. Empfehlenswert ist die Kombination mit einem Moderationstraining.
Teamsupervision (Achten Sie auf die Einbeziehung struktureller und organisatorischer Rahmenbedingungen.)	Konflikte im Team oder in der Kooperationsgruppe unter besonderer Berücksichtigung der Arbeitsbeziehungen sowie organisatorischer Bedingungen.	Mittel bis hoch: Regelmäßige Supervison der gesamten Gruppe über einen vereinbarten Zeitraum (zw. etwa drei Monaten und Projektdauer).
Schlichtung (In Tarifkonflikten und bei außergerichtlichen Schiedsstellen üblich.)	Bei punktuellen Konflikten anzustreben, wenn keine interne Einigung erzielt werden kann.	Gering: Die Konfliktparteien unterwerfen sich dem Schiedsspruch eines neutralen Schlichters.
Konfliktmediation (Vor allem bei großen Konflikten zw. Kooperationsgruppe und externen Akteuren einsetzbar.)	Interessenausgleich bei Interessen- und Zielkonflikten – im Gegensatz zur Bearbeitung einer insgesamt konfliktbelasteten Kooperation.	Mittel bis hoch: Je nach Komplexität des Streitfalls und der Zahl der Beteiligten kann ein Mediationsverfahren sehr lange dauern.

Konfliktlösung durch Mediationsverfahren

Mediationsverfahren werden seit den 70er Jahren in großem Umfang in den USA zur außergerichtlichen Konfliktregelung bei Umweltplanungen eingesetzt. In der Bundesrepublik wurde Ende der 80er Jahre das erste größere Umweltmediationsprojekt im langjährigen Konflikt um die niedersächsische Mülldeponie Münchehagen begonnen.

Fietkau & Weidner (1998, Seite 15) geben folgende Definition:

„Unter Mediationsverfahren werden Verhandlungsverfahren zur Regelung von Konflikten verstanden, an denen zwei oder mehrere Streitparteien freiwillig teilnehmen mit dem Ziel, in einem fairen und direkten (face-to-face) Kommunikationsprozeß Differenzen gemeinsam zu erkunden, Handlungsspielräume auszuloten und zu einer von allen Teilnehmern entwickelten und getragenen Lösung in Form einer Vereinbarung zu kommen. Hierbei werden sie von einer neutralen Person, dem Mediator oder der Mediatorin, unterstützt, deren Hauptaufgabe in der Gestaltung und Betreuung des Verfahrensablaufs liegt."

Unterschieden werden Mediationsverfahren in standortunabhängigen Politikdialogen zur Klärung übergreifender Planungen und standortbezogene Dialoge bei lokalen, kommunalen oder regionalen Konflikten.

Theoretisch und praktisch einflußreich für die Mediation war das Anfang der 80er Jahre entwickelte „Harvard-Konzept", dessen bekanntester Erfolg die Friedensverhandlungen von Camp David waren (Fisher et al. 1997). Dieser Ansatz zielt im Kern darauf, in Konflikten nicht um Positionen zu feilschen, sondern zu einem Verhandeln und Ausgleichen von Interessen zu kommen. Das Harvard-Konzept hat die Qualität eines Leitbildes, das auf vier Grundhaltungen basiert:

1. Menschen und Probleme müssen getrennt behandelt werden.
2. Konzentration auf Interessen und nicht auf Positionen.
3. Entscheidungsmöglichkeiten zum beiderseitigen Vorteil entwickeln.
4. Konfliktlösungen anhand von Kriterien beurteilen, die von allen Konfliktbeteiligten akzeptiert werden.

Aus jeder dieser Grundhaltungen leiten die Autoren Strategien ab, die von den Beteiligten in Mediationsverfahren konkret angewendet werden können.

Die wichtigsten Schritte im Verlauf eines Mediationsverfahrens sind in folgendem Kasten festgehalten:

Konsensbildung durch Konfliktmediation (nach Susskind & Cruikshank 1987)
Vorbereitungsphase:
– Voraussetzungen für Verhandeln schaffen (bes. Vertrauensbildung)
– Wer soll/muß beteiligt werden? (Parteien und Verhandlungsführer)
– Verfahrensregeln vereinbaren
– Themen festlegen
– Fakten und Informationsbasis klären
Verhandlungsphase:
– Vertrauensbildung
– Denkbare Lösungen
– Verhandlungspakete schnüren
– Schriftliche Übereinkunft formulieren
– Vereinbarung gegenseitiger Verpflichtungen
– Ratifizierung durch die Parteien

> *Umsetzungsphase*:
> – Verbindung zu formalen Schritten
> – Überwachung des Vollzugs
> – Bedingungen für Nachverhandeln

Für die USA liegen inzwischen umfangreiche Evaluationsstudien zu Mediationsverfahren vor (Übersicht s. Fietkau & Weidner 1998, Seite 113 ff.). Eingesetzt werden Mediationsverfahren u. a. in der Bauplanung, bei Konflikten um natürliche Ressourcen, Wasser, Energie, Luftqualität und toxische Stoffe. In einer Untersuchung von 132 dokumentierten Fällen einer Studie wurde bei 103 Fällen (78 %) eine Übereinkunft erzielt, bei 29 Fällen (22 %) konnte keine Übereinkunft erreicht werden.

Für die Bundesrepublik wurden in einer Studie der Mediator GmbH (1996) 49 Verfahren ermittelt, in denen mit Hilfe von Mediationsverfahren oder Einzelelementen dieser Vorgehensweise ein Interessenausgleich angestrebt wird, zehn dieser Verfahren sind als Mediationsverfahren im engeren Sinn anzusehen. Rund 20 der Verfahren waren zum Berichtzeitpunkt noch nicht abgeschlossen, sechs wurden vorzeitig abgebrochen, davon fünf wegen mangelnder Einigung. Als bemerkenswert wird die Tendenz zu Mediationsverfahren bei standortunabhängigen politischen Dialogen angesehen.

Eine vermehrte Anwendung von Mediationsverfahren und ihre stärkere Einbindung in das Unwelt- und Planungsrecht als Ergänzung zur gerichtlichen Konfliktaustragung wird von unterschiedlichen Sachverständigen seit längerem befürwortet (s. dazu ausführlich Fietkau & Weidner 1998, Seite 26 ff.). Auch in Planungen zur Gesundheitsförderung und Lokaler Agenda 21 besteht Bedarf an Konfliktregelung einschließlich größerer Mediationsverfahren. Vereinzelte Erfahrungen, z. B. im Verkehrsforum Heidelberg zeigten positive Auswirkungen.

„Unverhandelbare" Rahmenkonflikte

Als Bedingung für die Anwendbarkeit von Mediationsverfahren gilt das Vorliegen eines Handlungsspielraums für den Interessenausgleich. Diese Bedingung ist bei politischen Grundsatzentscheidungen und ihnen zugrunde liegenden Wertekonflikten nicht gegeben. In Weiterführung des Mediationsansatzes haben Schön & Rein (1994) mögliche Ansätze zur Konfliktlösung bei scheinbar unlösbaren politischen Kontroversen – z.B. Armutsbekämpfung, Umweltschutz, Abtreibung – diskutiert.

Die Autoren untersuchten anhand von drei Fallanalysen – Entwicklung der gesetzlichen Grundlagen zur Frühberentung in Deutschland; Einführung eines Computersystems zu Lehrzwecken an der bedeutendsten Technischen Hochschule der USA, dem MIT; Kontroversen in der Obdachlosenpolitik im Bundesstaat Massachusetts – Konflikte und kooperative Strukturen politischer Planungsprozesse. Dabei ließen sich unverhandelbare Konfliktpositionen auf unterschiedliche Bezugsrahmen (frames) oder Wirklichkeitskonstruktionen der miteinander streitenden Akteure zurückführen. Entsprechend einer konstruktivistischen Erkenntnis- und Handlungstheorie bestimmt der jeweilige Bezugsrahmen die Überzeugungen, Wahrnehmungen und Wertungen des strittigen Problembereichs durch die Akteure. Methodisch ließen sich die Bezugsrahmen der Akteure erfassen durch Herausarbeiten der sprachlichen Bilder bzw. generativen Metaphern, die jede der Parteien in ihren „Geschichten" zur Beschreibung des Problemfelds benutzte. (Der Public-Health-relevante Problembereich Obdachlosigkeit wurde beispielsweise von unterschiedlichen Akteuren in Metaphern der Fürsorge, der sozialen Kontrolle und des Marktgeschehens thematisiert.) Die Autoren kamen zu dem Ergebnis, daß auch bei Bestehen von *Rahmenkonflikten* im günstigen Fall – Beispiel Obdachlosenpolitik – situationsbezogene gemeinsame Planungen möglich sind, wenn es den beteiligten Konfliktparteien gelingt, den jeweils eigenen Rahmen kritisch zu reflektieren (frame reflection) und zu einer gemeinsamen Rahmenerweiterung zu gelangen (reframing). Hier besteht ein hoher Forschungsbedarf für die Konfliktforschung.

Mediationsunterstützte Backcasting-Strategien

Ein bisher ungelöstes Problem bei der Umsetzung von anspruchsvollen Leitbildern wie Gesundheitsförderung oder nachhaltige Entwicklung ist die Orientierung politischer Entscheidungen an kurzfristigen Problemlösungen und ihre Abhängigkeit von Wahlperioden. In den USA und Kanada, den Niederlanden und Schweden bestehen seit 15 Jahren Erfahrungen, Mediationsverfahren im Rahmen von sogenannten Backcasting-Strategien (etwa sinngemäß „Rückwärtsplanung") einzusetzen (s. Renn & Zwick 1997).

Beim Backcasting werden zunächst in breit angelegten Mediationsverfahren unter Einbeziehung aller wichtigen gesellschaftlichen Gruppen und politischen Parteien konsensuelle Leitbilder und Globalziele festgelegt.

„Der zentrale Ansatzpunkt des Backcasting ist die konsensuelle Bestimmung positiver Utopien, die im Gegensatz zur herrschenden Politik durch zwei Merkmale bestimmt sind: erstens durch eine umfassende Multiplexität – der Zielzustand muß für alle gesellschaftlichen Teilsysteme definiert werden – und zweitens durch eine große Reichweite in zeitlicher Dimension." (Renn & Zwick a.a.O., Seite 141).

In einem zweiten Schritt werden mindestens vier Szenarien der Zielrealisierung ausgearbeitet und konsensuell entschieden. Die Szenarien werden vom vereinbarten Endziel ausgehend in Einzelschritten der „Rückwärtsplanung" (Backcasting) durch eine Vielzahl von Einzelschritten und Zwischenzielen konkretisiert. Das Ergebnis des Backcasting ist ein Handlungsplan, in dem verbindlich festgelegt wird, welche Zwischenziele in welchen Zeitabschnitten erreicht werden sollen.

Damit der konsensuell erarbeitete Handlungsplan von kurzfristigen Politikzyklen abgekoppelt wird, muß ein überparteilicher Vertrag abgeschlossen werden, der auch bei Wechsel politischer Entscheidungsträger eine Bindung an den Handlungsplan so weit wie möglich sicherstellt. Als Basis für eine solche langfristige Politik müssen schließlich die Bürger eines Landes (das „Wahlvolk") in breitem Umfang mobilisiert und in den Backcasting-Prozeß einbezogen werden. Hier bieten sich als Methode landesweit organisierte Planungszellen an.

In Schweden und den Niederlanden konnten mit den genannten Backcasting-Strategien einschneidende politische Programme verabschiedet und der Tagespolitik entzogen werden. So ist der modellhafte niederländische Umweltplan („National Environmental Policy Plan – NEPP") durch seine breite konsensuelle Abstimmung zwischen den politischen Parteien und in der Bevölkerung seit seiner Verabschiedung unumstritten.

Konsensuelle Backcasting-Strategien stellen hohe Anforderungen an die politische Kultur einer demokratischen Gesellschaft. Als gesellschaftliche Motivation erfordern sie hochgesteckte Leitbilder und (offenbar) das Bewußtsein einer drohenden Gefahr, die alle gesellschaftlichen Gruppen eines Landes betrifft. Beide Bedingungen – Gefahr und Leitbilder zu ihrer Abwendung – sind an der Schwelle zum 21. Jahrhundert gegeben.

Die Programme Gesundheit 21 und Agenda 21 können als weltweite Vorarbeiten für einen konsensuellen Handlungsplan angesehen werden. Sie sind bisher zu wenig wirksam, weil die verbindliche Verpflichtung der politischen Entscheidungsträger zur Umsetzung fehlt.

Mit dem Endbericht der Enquete-Kommission „Schutz des Menschen und der Umwelt" (1998) und den Umweltgutachten 1996 und 1998 sind auch in der Bundesrepublik wichtige Grundlagen für eine Backcasting-Strategie zur nachhaltigen und gesundheitsfördernden Entwicklung gelegt.

6.3 Gesundheitsfördernde lokale Lebenswelten schaffen

Die Leitbilder der Ottawa-Charta und der Agenda 21 setzen gleichermaßen auf Bürgerbeteiligung, die Unterstützung von Gemeinschaftsaktionen sowie Planung und Umsetzung auf der lokalen Ebene. Für die konkrete Umsetzung von Bürgerbeteiligung in der Gestaltung des Gemeinwesens finden sich in der Menschheitsgeschichte und in unterschiedlichen Kulturen die unterschiedlichsten Formen und Lösungsansätze. Die in diesem Abschnitt dargestellten Strategien und Methoden entstammen ähnlichen demokratischen Reformansätzen wie die Praxisansätze des letzten Abschnitts. Es ist bemerkenswert, daß diese Ansätze teilweise schon einmal im Zusammenhang mit den sozialen Reformen der 70er Jahre unter dem Motto „Mehr Demokratie wagen" Konjunktur hatten und gegenwärtig im Zeichen der Globalisierungsfolgen und ökonomisch-politischen Krisenerscheinungen als innovatives Potential wiederentdeckt werden. Hiervon zeugt auch ein umfangreiches grundlegendes Gutachten zur „Bürgerorientierung des Gesundheitswesens" (vgl. Badura u.a. 1999). Da es vorwiegend auf die Rolle des Patienten in der Krankenversorgung ausgerichtet ist, werden wir uns nicht damit auseinandersetzen.

6.3.1 Bürgerbeteiligung

Bürgerbeteiligung ist ein weitgefaßter und vieldeutiger Begriff. Eine Befragung von zwölf Mitgliedern unterschiedlicher Parteizugehörigkeit aus der „Enquete-Kommission Berliner Verfassungs- und Parlamentsreform" (Wilhelmi 1995) erbrachte einen Überblick über die Sicht von Politikern auf die verfassungsmäßigen Beteiligungsmöglichkeiten der Bürger im Rahmen des Grundgesetzes, der Landesverfassung und der daraus folgenden Gesetzgebung:

1. Wahl der Parlaments-Abgeordneten durch die Bürger auf kommunaler -, Landes- und Bundesebene (Bezirksverordnetenversammlung, Landtag, Bundestag).
2. Bürgerbeteiligung an der Parteiarbeit über die Ortsgruppen.
3. Eingaben der Bürger an die Abgeordneten des eigenen Wahlkreises.
4. Eingaben an den Petitionsausschuß.
5. Plebiszitäre Elemente in der Landesverfassung (Volksbegehren- und -entscheid).
6. Gesetzliche Regelungen zur Mitbestimmung im Planungsrecht, insbesondere Baugesetzbuch (s. 5.2.1)
7. Gesetzliche Regelungen zur Mitbestimmung in Industrie, Wirtschaft, Bildung, Gesundheitswesen, Vereinen, Religionsgemeinschaften etc.

8. Politische Willensbildung durch gesellschaftliche Gruppen, Interessenverbände und die Medienöffentlichkeit.
9. Anhörungen gesellschaftlicher Gruppen und Interessenverbände durch Parlament und Parlamentsausschüsse.

Bürgerbeteiligung im umfassenden Sinn der Ottawa-Charta wird als Partizipation oder Teilhabe am gesellschaftlich-politischen Leben verstanden. Der Begriff der Partizipation stammt aus der sozialen Bewegung der Bürgerinitiativen und wurde in den letzten Jahren von den Sozial-, Planungs- und Politikwissenschaften aufgegriffen (Sachs-Pfeiffer 1989; Zilleßen 1993; Bischoff et al. 1995). Charakteristisch ist hierbei, daß die Beteiligung der Bürger nicht nur durch Einzelpersonen oder über etablierte gesellschaftliche Institutionen (Parteien, traditionelle Verbände) erfolgt, sondern daß zusätzlich selbstorganisierte Gruppierungen „von unten" ihre gemeinsamen Interessen vertreten (s. Abb. 6.3-1).

Abb. 6.3-1: Verschiedene Formen der Bürgerbeteiligung
(modifiziert nach Kranich 1990)

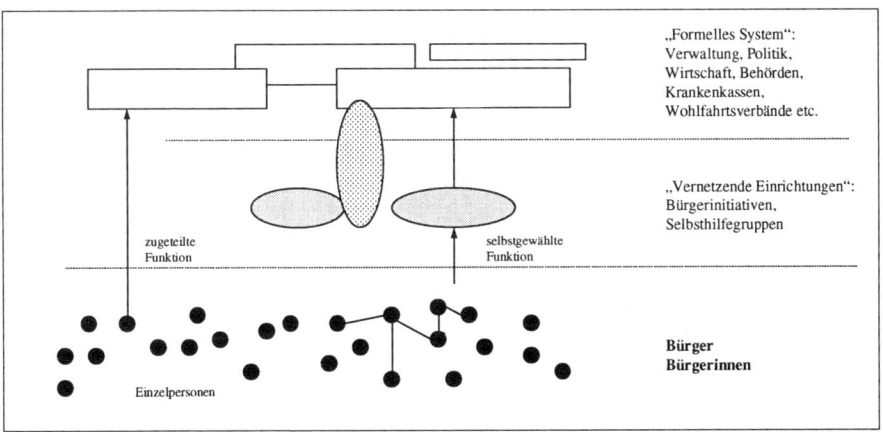

Im lokalen Bereich lassen sich nach Trojan (1988) 12 Stufen der Beteiligung von Bürgern an Entscheidungsprozessen unterscheiden (s. Abb. 6.3-2).

Für die Praxis vor Ort geht es darum, wie Bürgerbeteiligung bei kommunalen oder quartiersbezogenen Planungen und Aktivitäten mobilisiert werden kann. Wichtig ist die Unterscheidung zwischen der Gesamtgruppe der Bewohner eines Stadtteils oder Quartiers und einer gewöhnlich kleinen Gruppe von Bürgern, die bereit und in der Lage sind, in Initiativgruppen und Bürgerforen mitzuarbeiten. Für beide Kategorien eignen sich die im Abschnitt 6.2.2 ausführlich dargestellten Dialogformen. Je nach Zielsetzung und Zielgruppe muß geprüft werden, welche Dialogform angemessen ist. So eignen sich Veranstaltungen zur Information und Meinungsbildung ganz allgemein für die Aktivierung betroffener Bürger, während Gremien zur formellen und informellen Bürgerbeteiligung und zur kooperativen Planung überwiegend von besonders engagierten Bürgergruppen genutzt werden. Eine Ausnahme bilden die Planungszellen: Durch Zufallsauswahl von Bürgern aus dem Melderegister werden mit dieser Methode auch anfangs uninteressierte Bürger für anspruchsvolle partizipative Planungen erreicht.

Abb. 6.3-2: Systematik verschiedener Beteiligungsformen
  Quelle: Trojan 1988 (in Anlehnung an Arnstein)

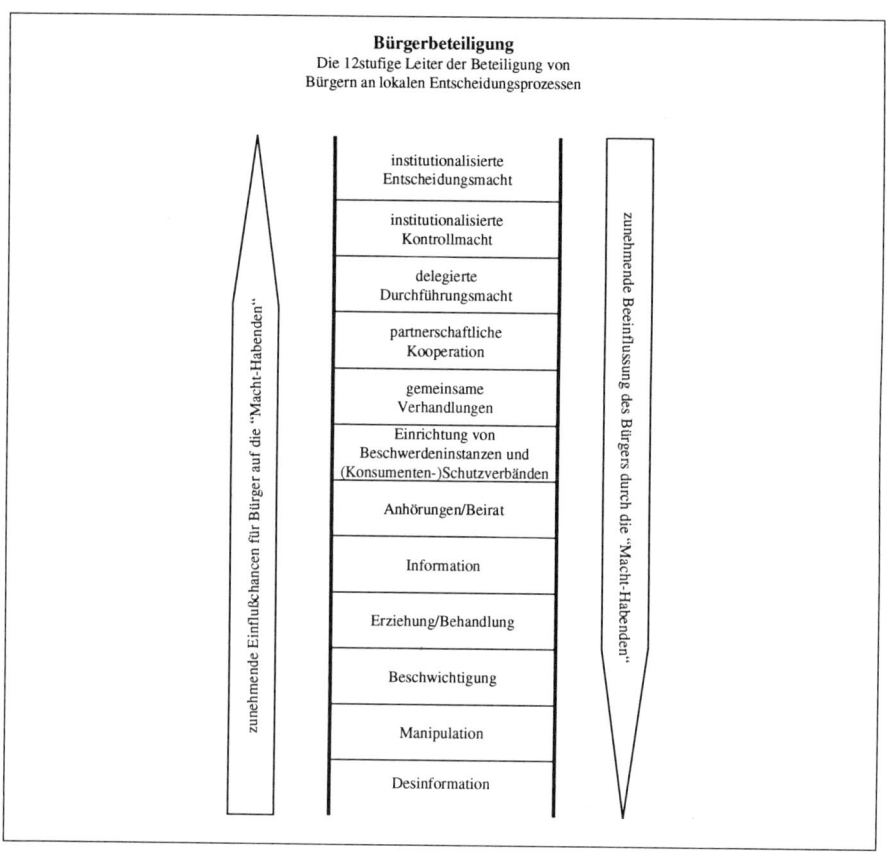

Bürgerbeteiligung
Die 12stufige Leiter der Beteiligung von
Bürgern an lokalen Entscheidungsprozessen

(von oben nach unten:)

institutionalisierte
Entscheidungsmacht

institutionalisierte
Kontrollmacht

delegierte
Durchführungsmacht

partnerschaftliche
Kooperation

gemeinsame
Verhandlungen

Einrichtung von
Beschwerdeninstanzen und
(Konsumenten-)Schutzverbänden

Anhörungen/Beirat

Information

Erziehung/Behandlung

Beschwichtigung

Manipulation

Desinformation

(linke Achse:) zunehmende Einflußchancen für Bürger auf die "Macht-Habenden"

(rechte Achse:) zunehmende Beeinflussung des Bürgers durch die "Macht-Habenden"

Die Erfahrungen in unterschiedlichen Praxisprojekten weisen auf eine von Fall zu Fall stark variierende Bereitschaft der Bürger, sich an kommunalen oder regionalen Planungen zu beteiligen. Die Bereitschaft ist u. a. abhängig von

- dem Ausmaß der objektiven und – damit zusammenhängend – der erlebten Betroffenheit
- persönlichen Faktoren wie Motivation, Bildungsniveau, Selbstbewußtsein, ökonomische Lage und Zeitressourcen der Betroffenen
- der Art der Öffentlichkeitsarbeit und der eingeräumten Mitwirkungsmöglichkeiten durch die planenden Instanzen.

Ein Workshop mit Bürgern, die in verschiedenen Zusammenhängen in Bürgerinitiativen Erfahrungen gesammelt hatten, erbrachte drei Ebenen von förderlichen und hinderlichen Bedingungen für Bürgerengagement (s. Tab. 6.3-1).

Tab. 6.3-1: *Förderliche und hinderliche Bedingungen für Bürgerengagement*
(gekürzt aus Legewie & Janßen1997b)

Förderliche Bedingungen	Hinderliche Bedingungen
Individuelle Ebene	
Gesicherte finanzielle Existenz	Existentielle Bedrohung
Kontrollüberzeugung (Erleben von Einflußmöglichkeiten)	Geringe Kontrollüberzeugung, Erleben von Sinnlosigkeit eines Engagements
Information und Wissen (Kompetenz)	Zu wenig Informationen und Wissen
Prozessorientierung	Ergebnisorientierung
Frustrationstoleranz	Frustration aus bisherigem Engagement
Soziale Kompetenz	Schwierigkeiten, in Gruppen zu arbeiten
Motiv: Sachengagement	Motiv: soziale Anerkennung
Ebene der Gruppe	
Kontakt zur Basis aller Betroffenen	Mangelnder Basiskontakt
Struktur und Management	Zu wenig Struktur
Konflikte offen austragen	Ungelöste Konflikte
Durchführen von Aktionen	Zu wenig Aktionen
Demokratische Entscheidungsstruktur	Gruppe auf einzelne zentriert
Gegenseitige Unterstützung	Profilierungsstreben und Machtkämpfe
Spaß haben	Zu wenig Spaß
Gesprächsleitung während der Sitzungen	Zu lange Diskussionen
Verbindlichkeit und Zuverlässigkeit	Chaos, Laissez-faire
Strukturelle Ebene	
Unbürokratische Förderung der Gruppen	Bürokratie
Bereitstellen von Ressourcen (Geld, Räume)	Mangelnde Unterstützung
Transparenz der Planungen	Bürgerferne Politik, Verwaltung und Planung
Mehr Kompetenzen für Bezirkspolitiker	Mangelnde Macht der Bezirkspolitiker
Förderung von Bürgerbeteiligung	Bürgerbeteiligung als Alibi
Koordinationsstelle für Bürgervertreter	Fehlende Koordination
Gesellschaftliche Freiräume	Einschränkung der Mitbestimmung
Förderung von Nachbarschaften	Soziale Verschlechterungen für die Menschen

Die auf *individueller Ebene* an erster Stelle genannten hinderlichen Bedingungen wie
existentielle Bedrohung, Erleben von Sinnlosigkeit eines Engagements und zu wenig
Wissen stellen insbesondere eine Beteiligungsbarriere für benachteiligte Bevölkerungsgruppen dar. Zur Beteiligung benachteiligter Gruppen sind von Fall zu Fall sorgfältige
Vorbereitungen durch gezielte Maßnahmen des Befähigens und Empowerments erforderlich (s. 6.1). Eine ergänzende oder alternative Strategie besteht in der Wahrnehmung
der Interessen Benachteiligter durch *Anwaltschaft (Advocay)* (s. u.).

Die förderlichen und hinderlichen Bedingungen auf der *Gruppenebene* weisen auf
die große Bedeutung eines guten Gruppenklimas, einer zielgerichteten und strukturierten Arbeitsorganisation und eines partizipativen Führungsstils in Arbeitsgruppen. Hier
besteht ein deutlicher Beratungs- und Qualifizierungsbedarf für Bürgergruppen, der auch
immer wieder von den Gruppen artikuliert wird und der – in gleicher Weise wie bei professionellen Arbeitsgruppen – einen hohen Stellenwert in der strukturellen Förderung
von Bürgerinitiativen durch Kostenträger und Gesetzgeber erhalten muß (s. Legewie &

Janßen 1997a). Auf der *strukturellen Ebene* erweist sich neben der Bereitstellung von Ressourcen für Bürgerbeteiligungsprozesse ein beteiligungsfreundliches Klima von Politik und Verwaltung als wichtige förderliche Bedingung.

Die für partizipative lokale Planungen unerläßliche Mobilisierung von Initiativgruppen erfolgt typischerweise entweder „von unten" aus der Bürgerschaft („bottom-up") oder sie wird „von oben" von den planenden Instanzen („top down") angestoßen (s. Legewie & Janßen 1997b):

1. Bürgerengagement „von unten"
Schleichende Verschlechterungen der städtischen Lebensbedingungen – z.b. zunehmende Verkehrsbelastungen oder Gewalt im Wohnviertel, Verdrängungsprozesse durch steigende Gewerbe- oder Wohnungsmieten – oder Planungsvorhaben, die eine Verminderung der Lebensqualität befürchten lassen, führen zunächst zu einer *Gährungsphase* mit ungezielten Protestmaßnahmen einzelner Bürger (z.B. Beschwerdebriefe) oder auch ungezielten Protesten von Betroffenengruppen. Form und Ausmaß des Protests – z.B. verbaler Protest, gewaltfreier oder gewaltsamer Widerstand – sind abhängig von der jeweiligen sozialen Gruppierung (z.B. gewalttätige Protestaktionen Jugendlicher) und vom Auftreten emotionalisierender Ereignisse (z.B. Verkehrsunfälle, bei denen Kinder getötet wurden). Ob die Gährungsphase zur *Gründung einer Initiativgruppe* führt, hängt ab a) von der erlebten Stärke und Dauer des Mißstands b) vom Engagement einer oder mehrerer Schlüsselpersonen oder einer schon bestehenden Bürgerinitiative als Initiator und c) der Vision einer Handlungsperspektive.

2. Mobilisierung von Bürgerbeteiligung durch planende Instanzen:
Die Mehrzahl der lokalen Planungen liegt zunächst jenseits der Interessensphäre der betroffenen Bürger. Hier besteht der erste Schritt der Mobilisierung in Veranstaltungen zur Information und Meinungsbildung. Im Gegensatz dazu befinden sich die Betroffenen bei Bestehen gravierender lokaler Mißstände entweder in einer *Gährungsphase* oder in einem *Zustand der Resignation*. Im ersten Fall kann durch Anstoß von Außen und Eröffnung einer Handlungsperspektive die Bildung von Initiativgruppen relativ unproblematisch erreicht werden. Im zweiten Fall ist es erforderlich, die Betroffenen zunächst in einem oft mühsamen Prozeß des Empowerments aus der Resignation herauszuführen, bevor mit dem Engagement von Bürgern in Initiativgruppen gerechnet werden kann.

Die Mitwirkung in einer Initiativgruppe oder einem Bürgerforum läßt sich als eine Art Management- oder Expertentätigkeit beschreiben, wobei zwischen der internen Arbeitsorganisation der Gruppe und der Gestaltung der Außenbeziehungen einer Initiativgruppe unterschieden wird (s. Legewie & Janßen 1997b). Bürgerbeteiligung in Initiativgruppen stellt eine anspruchsvolle, persönlich qualifizierende Tätigkeit dar, die nach Selbsteinschätzungen aktiver Mitglieder trotz des oft großen Einsatzes bei den meisten Aktiven positive Auswirkungen auf Wohlbefinden und Gesundheit hat. Ein Großteil dieser Auswirkungen läßt sich als Empowerment-Effekte beschreiben: Durch das Engagement wird das Bewußtsein gestärkt, einen gestaltenden Einfluß auf die eigenen Lebensbedingungen nehmen zu können. Es werden neue persönliche Kompetenzen entdeckt und gefördert, die Tätigkeit wird in hohem Maße als sinnvoll erlebt und es werden befriedigende neue Sozialkontakte im Wohnviertel geknüpft.

Bürgerbeteiligung ist einer der meistdiskutierten Ansprüche der gesundheitsförderlichen Gestaltung von Lebens- und Umweltbedingungen. Das Spektrum der Arbeiten und Anleitungen ist weit gespannt: Meistens wird diesem Thema in allgemeinen Sammelbänden zur Gesundheitsförderung ein umfangreicher Abschnitt gewidmet (vgl. z.B. Altgelt u.a. 1997, Seite 132–214). Eine aktuelle Zusammenfassung zu Ansätzen und Techniken, die sowohl für Gesunde-Städte-Projekte wie auch nachhaltige Entwicklung Bedeutung haben, ist in der European Sustainable Development and Health Series als Nr. 4 erschienen (vgl. WHO Euro 1999b). Die Europäische Stiftung für die Verbesserung der Lebens- und Arbeitsbedingungen hat sich in einem mehr als 10 Jahre andauernden Prozeß in verscheidenen Projekten mit der Bedeutung von aktiven Bürgern und Bürgerbeteiligung in der Gestaltung lokaler Politik auseinandergesetzt (vgl. Chanan 1992 und 1997). Diese Erfahrungen sind in einem Handbuch für gute Praxis in außerordentlich kondensierter Form zusammengefaßt worden (vgl. Chanan 1999). Dieses Handbuch enthält auch einen Abschnitt zur Evaluation von „Community Involvement" u. a. anhand eines „Index" mit 26 Einzelkriterien (Chanan 1999, Seite 47 ff.).

Anwaltschaft (Advocacy)

Sozial und/oder gesundheitlich benachteiligte Personengruppen haben trotz aller Möglichkeiten des Befähigens und Empowerments oft schlechte Chancen, ihre Interessen wirksam in Planungs- und Entscheidungsgremien und in der Öffentlichkeit zu vertreten. Anwaltschaft (Advocacy) ist eine Methode, die in diesen Fällen trotzdem eine wirksame Interessenvertretung ermöglicht und so die Auswirkungen der sozialen Benachteiligungen vermeiden oder verringern hilft. Dabei vertritt eine fachlich kompetente Person oder Institution die Interessen von Randgruppen oder anderen Gruppen, denen es an Artikulations- und Durchsetzungsfähigkeiten mangelt. Anwaltschaft spielt eine große Rolle bei der Formulierung politischer Programme oder Zukunftsplanung. Ein Sonderfall ist das Eintreten von Experten für „latente Gesundheitsbedürfnisse" der Bevölkerung (z.B. Schutz vor Gefahren durch gentechnisch manipulierte Nahrung), die aufgrund fehlender Information und Überschaubarkeit für Laien zunächst nicht beurteilbar sind.

Am besten etabliert ist die Anwaltschaft als Methode der „Anwaltsplanung". Dieser Ansatz (auch advokatorische Planung – advocacy planning) stammt vor allem aus den Vereinigten Staaten. Er wurde Anfang der 70er Jahre in Deutschland bekannt als Verfahren der Bewohnerbeteiligung in städtebaulichen Planungsprozessen. Anwaltsplaner erstellen zusammen mit Bürger- bzw. Anwohnergruppen alternative Lösungen im Interesse ihrer „Klienten", wobei die Entwürfe der „Bürgeranwälte" mit Planungen der Verwaltung konkurrieren. Bei längerfristigen Prozessen der Stadtentwicklung gibt es fließende Übergänge von der Anwaltsplanung zur Gemeinwesenarbeit und Stadtteilarbeit.

Anwaltschaft hat eine herausgehobene Bedeutung für die Gesundheitsförderung. In der Ottawa-Charta heißt es dazu u.a.: „Politische, ökonomische, soziale, kulturelle, biologische sowie Umwelt- und Verhaltensfaktoren können alle entweder der Gesundheit zuträglich sein oder auch sie schädigen. Gesundheitsförderndes Handeln zielt darauf ab, durch aktives anwaltschaftliches Eintreten diese Faktoren positiv zu beeinflussen und der Gesundheit zuträglich zu machen." Hier wird also nicht so sehr das anwaltschaftliche Eintreten für benachteiligte Personengruppen gefordert, sondern vielmehr für das Ziel „Gesundheit". Dies entspricht auch dem Erfordernis einer „gesundheitsfördernden Gesamtpolitik".

Ebenso eng ist dieses Prinzip verknüpft mit dem im Anschluß an „Interessen vertreten" genannten Prinzip „Befähigen und Ermöglichen" der Ottawa-Charta.

Anwaltschaft wird immer dann nötig, wenn eine Betroffenengruppe oder ein gesellschaftspolitisches Ziel wie Gesundheit als nicht genügend artikulations- und durchsetzungsfähig angesehen wird. Wenn anwaltschaftliches Eintreten ohne intensive Beteiligung der Betroffenen erfolgt, besteht allerdings die Gefahr, daß an den wirklichen Interessen vorbeigehandelt wird.

Im Gesundheitsbereich sind neben Einzelpersonen und -institutionen vor allem Kooperationszusammenschlüsse wie regionale Arbeitsgemeinschaften für Gesundheitsförderung, Gesundheitsförderungskonferenzen etc. angetreten, das Interesse der Gesundheit anwaltschaftlich für eine Kommune oder eine Stadt zu vertreten. Konkret bedeutet dies in der Regel, sich in andere Politikbereiche „einzumischen" und Gesundheitsbelange dort aktiv zu vertreten. Die Funktion der anwaltschaftlichen Interessenvertretung für Gesundheit im Sinne einer gesundheitsfördernden Gesamtpolitik kommt in den genannten Gremien jedoch häufig zu kurz gegenüber der Organisation und Koordination von gesundheitsfördernden „Angeboten".

Eine neuere Form der Anwaltschaft, die sogenannte Medienanwaltschaft (Media Advocacy) nutzt die öffentlichen Medien, um eine größere Öffentlickeit für Belange der Gesundheitsförderung zu aktivieren (s. Seibt 1996). Ein wichtiger Gesichtspunkt bei der Entwicklung dieser Strategie war das Ziel, ein Gegengewicht zu der massenhaften gesundheitsschädlichen Medienwerbung z. B. für Tabak und Alkohol zu schaffen. Inzwischen werden Medienkampagnen u. a. eingesetzt, um epidemiologische Zusammenhänge in breiten Bevölkerungskreisen bekannt zu machen und um gezielt neue Verhaltensleitbilder zu vermitteln.

6.3.2 Gemeinwesenentwicklung

Die Begriffe Gemeinwesenentwicklung, Gemeinwesenarbeit, Gemeinwesenorganisation und neuerdings Quartiersmanagement weisen starke Überschneidungen auf und werden teilweise gleichbedeutend verwendet.

Historisch geht die Gemeinwesenarbeit zurück auf die Settlement-Arbeit, die Mitte des 19. Jahrhunderts in den USA und England begann und auch in Deutschland mit der Industrialisierung und zunehmenden Verarmung der Arbeiterschaft Verbreitung fand. Auslöser waren die absolut unzureichenden Wohnbedingungen, Bildungsangebote und die Gesundheitsversorgung in den unteren sozialen Schichten. Die Hilfebedürftigen sollten durch Bildung, Organisation, Nachbarschaftsarbeit und Selbsthilfe aus materieller Not befreit werden. Nach dem 2. Weltkrieg wurde Gemeinwesenarbeit in den 50er Jahren als neuer Ansatz – vor allem aus den USA und den Niederlanden – importiert.

In der Sozialen Arbeit galt Gemeinwesenarbeit ursprünglich neben der individuellen Fallbearbeitung und der Gruppenarbeit als eigenständige dritte Methode. Heute überwiegt eher ein Verständnis von Gemeinwesenarbeit als übergreifende Grundorientierung, d.h. als Herangehensweise an soziale Probleme im lokalen sozialräumlichen Bereich, dem Wohnquartier, dem Stadtteil, der Kommune oder einem besonderen „Milieu". Diese Herangehensweise wird bevorzugt angewendet

- in besonderen Problemgebieten, wie z.B. Obdachlosenquartieren, Sanierungs- und Neubausiedlungen, „sozialen Brennpunkten" u.ä.,
- in bestimmten Feldern sozialer Arbeit wie etwa der Jugend-, Drogen-, Altenarbeit,
- in neueren Handlungsfeldern der Sozialen Arbeit, wie Schule, Erwachsenenbildung oder Gesundheitsförderung.

Bei expliziten Gesundheitszielen spricht man von gesundheitsbezogener Gemeinwesenarbeit. Für Gesundheitsförderung entsprechend der WHO-Definition ist Gemeinwesenarbeit jedoch auch ohne ausdrücklichen Gesundheitsbezug von großer Bedeutung, weil die Grundprinzipien der Gemeinwesenarbeit, wie lokale Orientierung, Koordination und Vernetzung, Anknüpfung an Ressourcen in der Lebenswelt, Mobilisierung von Selbsthilfe, Aktivierung von Betroffenen, Vermittlung zwischen Makro- und Mikroebenen, katalytische Interventionen u.ä.m. auch in der Gesundheitsförderung als zentrale Arbeitsprinzipien Geltung haben.

Die noch heute bedeutsamen Ansätze wurden vor allem in den USA unter den Stichwörtern Community Organisation und Community Development entwickelt. In dem 1955 erschienenen Klassiker „Community Organisation – Theory and Principles" (deutsch 1968) definiert Murray Ross (zit. nach Boer & Utermann 1970, Seite 40):

„Gemeinwesenarbeit ... bezeichnet einen Prozeß, in dessen Verlauf ein Gemeinwesen seine Bedürfnisse und Ziele feststellt; sie ordnet oder in eine Rangfolge bringt; Vertrauen und den Willen entwickelt, sich für diese Bedürfnisse und Ziele einzusetzen; innere und äußere Quellen mobilisiert, um die Bedürfnisse zu befriedigen; Umsetzungsmaßnahmen ergreift, und dadurch eine Haltung und Praxis von Kooperation und Zusammenarbeit im Gemeinwesen entwickelt."

Community Organsation entstand als Ansatz, den sozialen Verwerfungen in einzelnen Stadtteilen oder Wohnquartieren der dynamisch wachsenden amerikanischen Großstädte zu begegnen. Ein verwandter Ansatz, Community Development, stammt aus der Arbeit in rückständigen ländlichen Regionen und Entwicklungsländern. Community Development wird schon frühzeitig von den Vereinten Nationen aufgegriffen. Im Bericht „Social Progress through Community Development" des U.N. Bureau of Social Affairs 1955 heißt es (zit. nach Boer & Utermann 1970, Seite 68):

„,Community development' kann versuchsweise definiert werden als ein Prozeß, der dazu bestimmt ist, ökonomisch und sozial fortschrittliche Lebensbedingungen für die ganze Community zu schaffen, und zwar mit deren aktiver Beteiligung und mit möglichst starker Abstützung auf die Initiative der Community. 'Community Development' erfordert die Integration von zwei die menschliche Wohlfahrt fördernden Faktorengruppen, von denen keine allein die Aufgabe erfüllen kann:

1. die Gelegenheit und Fähigkeit zur Kooperation, das Selbsthilfevermögen, neue Wege des Lebens sich zu eigen zu machen und zu übernehmen, das zumindest latent in jeder Menschengruppe vorhanden ist, und
2. den Fundus an Techniken und Hilfsmitteln in jedem sozialen und ökonomischen Bereich, der aus weltweiter Erfahrung und Erprobung gewonnen wurde und jetzt für nationale Regierungen und Dienste bereits verfügbar ist oder verfügbar gemacht werden kann."

Beide Begriffe werden im Deutschen unter Gemeinwesenarbeit (GWA) zusammengefaßt. Karas & Hinte (1978, Seite 30) geben eine umfassende Definition:

„Gemeinwesenarbeit ist eine Methode, die einen Komplex von Initiativen auslöst, durch die die Bevölkerung einer räumlichen Einheit – Straße, Wohnsiedlung, Viertel, Stadt, Land – gemeinsame Probleme erkennt, alte Ohnmachtserfahrungen überwindet und eigene Kräfte entwickelt, um sich zu solidarisieren und Betroffenheit konstruktiv anzugehen. Menschen lernen dabei, persönliche Defizite aufzuarbeiten und individuelle Stabilität zu entwickeln und arbeiten gleichzeitig an der Beseitigung akuter Notzustände (kurzfristig) und an der Beseitigung von Ursachen von Benachteiligungen und Unterdrückung."

Wichtig an dieser Definition ist insbesondere die sehr weite und variable Fassung von Gemeinwesen als sozialräumliche Einheit unterschiedlicher Größe. Die meisten Anwendungsbeispiele beziehen sich nicht auf Kommunen als ganzes sondern auf Stadtteile,

Wohnviertel oder „soziale Brennpunkte". Dies entspricht auch dem sozialräumlichen Ansatz beim Quartiersmanagement.

Karas & Hinte (1978) unterscheiden folgende Ansätze der Gemeinwesenarbeit:

1. *Wohlfahrtsstaatlicher Ansatz.* Das traditionelle Vorgehen der Wohlfahrtsverbände erschöpft sich in der Entwicklung von Betreuungsangeboten im Gemeinwesen, der Koordination vorhandener Dienste zum Vermeiden von Mehrfachbetreuungen und der Durchführung von Straßenfesten.

2. *Integrativer Ansatz.* Dieser Ansatz geht auf Murray Ross zurück. Zielsetzung ist die *Integration* unterschiedlicher Gruppeninteressen im Gemeinwesen bzw. Wohnviertel durch Kooperation und Ausgleich.

3. *Aggressiver Ansatz.* Ausgehend von einer marxistisch inspirierten Ausbeutungstheorie wird eine „Revolution von unten" mit dem Ziel einer gerechteren Verteilung von Macht und Besitz angestrebt. Dieser Ansatz hat in der Bundesrepublik praktisch keine Rolle gespielt.

4. *Konfliktorientierter Ansatz.* Dieser Ansatz geht auf den amerikanischen Bürgerrechtler und Pionier der Gemeinwesenarbeit Saul Alinsky zurück. Das Gemeinwesen wird als Subsystem eines größeren Systems betrachtet. Ziel der Gemeinwesenarbeit ist es, die Bewohner bzw. Initiativgruppen zu unterstützen, ihre Bedürfnisse zu artikulieren, latente Konflikte manifest zu machen und für ihre Rechte zu kämpfen.

5. *Aktivierender, katalytischer Ansatz.* In diesem von Karas & Hinte vertretenen Ansatz kommen unterschiedliche Methoden der Ansätze 2. bis 4. je nach Ausgangssituation zur Anwendung. Das GWA-Team sieht seine Aufgabe in der Aktivierung von Selbstorganisation der Betroffenen und der methodischen Unterstützung bei der Durchsetzung ihrer Ziele.

Anfang der 70er Jahre gab es viele bekannte Projekte der Gemeinwesenarbeit in großstädtischen Problemvierteln (Osdorfer Born in Hamburg, Märkisches Viertel in Berlin, Bockenheim in Frankfurt, u. a. m.). Seit Mitte der 70er-Jahre ist ein Nachlassen der Gemeinwesenarbeit, insbesondere in ihrer konfliktorientierten Form, zu beobachten. Seit dieser Zeit ist Gemeinwesenarbeit als in sich geschlossenes Arbeitsfeld bzw. als „dritte Methode der Sozialarbeit" kaum noch zu erkennen. Als Grundorientierung und „Arbeitsprinzip" sind gemeinwesenbezogene Aktivitäten jedoch in viele Bereiche der sozialen Arbeit und in die Arbeit anderer professioneller Disziplinen (Psychologie, Stadtplanung, Medizin etc.) eingedrungen.

Stadtteilorientierte Gemeinwesenarbeit verfolgt nach Ries u.a. (1997, Seite 16) die folgenden Ziele:

* „Menschenrechte und materiell-existenzielle Grundlagen von Menschen in Not sichern;
* Menschen in Not erreichen, die sich nicht öffentlich artikulieren können;
* gesunde und menschenwürdige Lebensbedingungen für alle gewährleisten und dazu die räumliche und soziale Infrastruktur auf die Lebensgestaltung der Menschen und nicht die primären Bedürfnisse der Erwerbsarbeit ausrichten;
* tragfähige Beziehungen zwischen unterschiedlichen sozialen Gruppen im Stadtteil und lokalen Bezug aufbauen;
* umfassend Problemen und Konflikten begegnen, die durch personale und soziale Interaktion entstehen;
* die rechtsstaatlich garantierte Entscheidungs- und Selbstbestimmungsfreiheit des einzelnen mit dem sozialstaatlichen Auftrag verbinden (Doppelrolle zwischen Emanzipation und Kontrolle);
* Verantwortlichkeit, Glaubwürdigkeit und das Vertrauen einzeln und kollektiv stärken;

• das Verhältnis zwischen den Geschlechtern, den Generationen und Kulturen durch einen konsensorientierten Diskurs unter Wahrung partikularer Interessen und Identitäten verbessern.

Auch in der Entwicklungshilfe werden Projekte zum Aufbau von Infrastrukturen für Umweltschutz, Gesundheit, Ausbildung und lokaler Ökonomie – nach zahlreichen Mißerfolgen früherer Entwicklungshilfeprojekte – heute verstärkt auf der Basis partizipativer Ansätze der Gemeinwesenentwicklung durchgeführt. So verknüpft die Weltbank die Vergabe von Projektmitteln an die partizipative Planung und Durchführung von Projekten und stellt dafür geschulte Projektmanager und umfangreiches, im Internet zugängliches Schulungsmaterial zur Verfügung (URL: www.worldbank.org/wbi/sourcebook/sb0100.htm). Wichtige Prinzipien der partizipativen Projektplanung sind hierbei:

• Beteiligung der Regierungen, lokalen Autoritäten, NGOs und der relevanten Bewohnergruppen einer Gemeinde bzw. Favela
• Runde Tische mit allen vom Projekt und seinen Folgen direkt und indirekt Betroffenen
• besondere Anstrengungen zum Einbeziehen der Frauen
• Befähigung der Ärmsten und Schwächsten durch besondere Förderung
• Moderierte und zielgerichtete Gruppenarbeit.

Gesundheitsbezogene Gemeinwesenarbeit

Entsprechend der professionellen Zuordnung von Gemeinwesenarbeit zur Sozialen Arbeit beziehen sich GWA-Projekte gewöhnlich eher implizit auf Gesundheitsförderung, während meist soziale, kulturelle und ökonomische Zielsetzungen im Vordergrund stehen.

Gemeinwesenbezogene Ansätze mit dem expliziten Ziel der Gesundheitsförderung gehen zurück auf Entwicklungen der frühen 80er Jahre. Zu Beginn der Deutschen Herz-Kreislauf-Präventionsstudie (Troschke u. a. 1991) wurden an manchen Orten mit Methoden der Gemeinwesenarbeit, wie Stadtteilanalyse, aktivierender Befragung und anderen Aktionsuntersuchungen die Grundlagen für spätere gemeinwesenbezogene Aktivitäten gelegt. Ein Beispiel ist die Stadt Mannheim, wo sich ein „Gesundheitstreffpunkt", d. h. eine Art Gemeindegesundheitszentrum als Struktur etablieren konnte. In mehreren Projekten des Forschungsverbunds „Laienpotential, Patientenaktivierung und Gesundheitsselbsthilfe" (v. Ferber & Badura 1983), der Ende der 70er Jahre begann, wurden Ansätze einer gemeinwesenbezogenen Gesundheitsarbeit entwickelt und durch Forschung begleitet, die als Kernbereich der Gesundheitsförderung unter der Bezeichnung „Selbsthilfe- und Netzwerkförderung" zusammengefaßt werden. Ein dritter Strang gesundheitsbezogener Gemeinwesenarbeit ist die 1980 entstandene Gesundheitsbewegung mit ihren zahlreichen lokalen Projekten von Selbstorganisation und sozialer Aktion. Alle drei genannten Handlungsstränge überlappen sich inhaltlich und finden sich heute vor allem wieder in lokalen Ansätzen und Kooperationsstrukturen, wie sie insbesondere im Rahmen der Gesunde Städte-Projekte weiterentwickelt wurden. Die Entwicklung eines einheitlichen Konzepts, das die professionellen Elemente und die Selbstorganisation in vielfältigen Gemeindegesundheitsinitiativen zu einer einheitlichen Strategie der gesundheitsbezogenen Gemeinwesenarbeit verknüpft, steht bisher noch aus.

In einer vor kurzem erschienenen amerikanischen Monographie zur gesundheitsbezogenen Gemeinwesenarbeit (Minkler 1997) findet sich umfangreiches Material zu partizipativen Erhebungsmethoden der Defizite und Ressourcen eines Gemeinwesens, zur Zielbestimmung, Aktivierung, Bildung und Pflege von Koalitionen und zum Empowerment der Bewohner. Dargestellte Projekte beziehen sich u. a. auf ein STOP AIDS-

Programm mit homo- und bisexuellen Männern, ein Programm mit armen alten Menschen im Stadtzentrum von San Francisco, und die Fallstudie einer gemeinwesenübergreifenden Koalition zur Prävention von Bleivergiftungen bei Kindern, einem gravierenden Gesundheitsproblem in New York City.

Der folgende Kasten veranschaulicht Strategien gesundheitsbezogener Gemeinwesenarbeit in einem Modellprojekt der Universität Trier.

Modellprojekt Weiterbildungsnetzwerk Eurosozial (ESO)

Das von der EU geförderte Projekt bezieht sich ausdrücklich auf die WHO-Strategie „Gesundheit für alle im Jahr 2000". Gegenstand der Gemeinwesenarbeit sind vier grenznahe Wohngebiete in den Ländern Luxemburg, Saarland, Lothringen, Rheinland-Pfalz. Belastungsfaktoren der Wohngebiete sind unzureichende soziale und gesundheitliche Infrastruktur, schlechte Wohnqualität und Verkehrsanbindung, hoher Ausländeranteil, niedriger Bildungsstand, hohe Arbeitslosigkeit sowie hoher Anteil an Niedrigeinkommen und Sozialhilfeempfängern. Die Bewohner der vier Wohngebiete – darunter eine Übergangssiedlung mit Schlichtbauten und ein Gebäudekomplex mit etwa 40 ehemals obdachlosen Männern – gelten in den Nachbarvierteln als sozial stigmatisiert.

Das Projekt begann mit einer Bestandsaufnahme sowohl der Arbeitslosigkeit als auch der Arbeitsplatzangebote und der Schlüsselpersonen, Organisationen, Netzwerke, Beratungseinrichtungen in der Großregion, die im Bereich Arbeitsmarkt- und Strukturpolitik, Aus- und Weiterbildung, Projekt- und Unternehmensberatung tätig sind. Des weiteren wurde in jedem der benachteiligten Wohngebiete eine bestehende Einrichtung als Kooperationspartner vor Ort gewonnen und von einem Mitarbeiter der Projektgruppe durch kontinuierliche Kontakte ein Vertrauensverhältnis zu der betreffenden Einrichtung und zu Bewohnern als Schlüsselpersonen aufgebaut. Auf dieser Basis konnten die weiteren Schritte erfolgen:

1. Mit den Bewohnern/Bewohnerinnen der vier Wohngebiete wurden *Gruppendiskussionen* zu Gesundheitsverständnis, Gesundheitsbefinden und Gesundheitsressourcen durchgeführt. Die Diskussionen ergaben, daß die Bewohner Gesundheit und Wohlbefinden in engem Zusammenhang mit ihren Lebensbedingungen sahen: Wohnqualität, Infrastruktur, Verkehrs- und Umweltbedingungen, Stigmatisierung und Ausgrenzung, Arbeitssituation und mangelnde Partizipationsmöglichkeiten. Ressourcen wurden vor allem in den sozialen Kontakten, der gegenseitigen Unterstützung und Identifikation mit dem Wohngebiet gesehen.

2. Gemeinsam mit den Bewohnern wurde eine *Infrastrukturkartierung* einschließlich der Infrastrukturmängel in den vier Wohngebieten erarbeitet.

3. In vier *Runden Tischen* zwischen Bewohnern und unterschiedlichen Experten aus Verwaltung, Politik, Institutionen, Verbänden, Gesundheitswesen und Wissenschaft wurde ein demokratisch-konstruktiver Dialog über die Bedürfnisse, Problembereiche und Gesundheitsressourcen geführt. Ziel war ein Transfer von Erfahrungswissen und Problembewußtsein.

4. Gemeinsam mit den Bewohnern, den Kooperationspartnern und Experten wurde eine Werkstatt-Tagung zum Thema „Gemeinsam für gesunde Lebensverhältnisse" geplant, auf der zwei *Zukunftswerkstätten* durchgeführt wurden. Hier gelang es, über die Kritik-, Utopie- und Verwirklichungsphase im Dialog zwischen Bewohnern und Experten konkrete Lösungswege und langfristige Perspektiven für verschiedene Stadtteilentwicklugnsprojekte zu erarbeiten (Homfeldt 2000).

Ries u. a. 1997 leiten aus der Erfahrung der im Kasten beschriebenen Projekte Vorgehensweisen und Qualitätsstandards für die Gemeinwesenarbeit ab, wobei sie zwischen Struktur- und Prozeßqualität unterscheiden:

Zur *Strukturqualität* zählt insbesondere die rechtliche, vertragliche, organisatorische und finanzielle Absicherung. Nur auf der Grundlage eines mindestens mittelfristigen Auftrags- und Vertragsverhältnisses kann eine konzeptionelle Arbeitsplanung, der Aufbau einer vertrauensvollen Arbeitsbeziehung und die notwendige ständige Weiterqualifizierung der Mitarbeiter erfolgen. Weiterhin sind eine relative Autonomie der Arbeit und interdisziplinär zusammengesetzte Teams erforderlich.

Als *Arbeitsschritte* sind erforderlich: Stadtteilanalyse, Institutionenanalyse, Analyse der Rahmenbedingungen, Hilfeplanung, konkrete Durchführung, Dokumentation auf der Grundlage wissenschaftlich anerkannter Untersuchungsmethoden.

Für die *Prozeßqualität* betonen die Autoren (a. a. O. Seite 18) die Bedeutung folgender Aspekte:

- Übernahme von fachlicher und konzeptioneller Verantwortung verbunden mit persönlicher Kompetenz und Integrität,
- Fähigkeiten zur Kommunikation mit verschiedensten Gruppen, auf verschiedensten Ebenen und untereinander,
- Anwendung von theoretischem Wissen mit methodischem Können in wissenschaftlich anerkannten Verfahren der Kommunikation, Interaktion, Beratung und Krisenintervention,
- Umsetzung rechtlich und fachlich definierter Standards der Qualitätsförderung und Qualitätssicherung,
- Wirksamkeitsanalysen und Qualitätssicherung unter Berücksichtigung der Erfahrungen und Beurteilungen der Adressaten und Fachkräfte,
- Dokumentation und Reflexion der Praxis auf der Grundlage wissenschaftlich fundierter Methoden der Selbstevaluation und Selbstoptimierung,
- Bereitschaft zu kontinuierlichen Fort- und Weiterbildungen,
- Inanspruchnahme von kollegialen Beratungen und Supervisionen,
- Teilnahme an Personalentwicklungsvorhaben und gegebenenfalls Inanspruchnahme von Praxisberatungen und -reflexionsgruppen bzw. Supervision und Coaching,
- Kontinuierliche Stärkung von Konflikt- und Frustrationstoleranz,
- Erarbeitung und Umsetzung von persönlichen Streßbewältigungsstrategien.

6.3.3 Quartiersmanagement

Die Umsetzung des Förderprogramms „Stadtteile mit besonderem Entwicklungsbedarf – die soziale Stadt" (s. 5.3.5) ist verbunden mit einer Wiederbelebung und Weiterentwicklung von Ansätzen der Gemeinwesenarbeit unter dem Stichwort *Quartiers- bzw. Stadtteilmanagement* (Alisch 1998). In der Wortwahl „Management" wird eine Erweiterung des traditionellen Ansatzes der Sozialen Arbeit deutlich: Quartiersmanager sollen nicht nur soziale Koordinations- und Vernetzungsfunktionen, sondern auch unternehmerische Aufgaben der lokalen Wirtschaftsförderung übernehmen.

Diese Erweiterung wird besonders deutlich in den Empfehlungen zum Quartiersmanagement, die 1988 auf einer Veranstaltung „Die soziale Stadt" des Stadtforums Berlin formuliert wurden:

1. „... Zunehmende Arbeitslosigkeit, auseinanderdriftende Einkommensstrukturen, zunehmende Segregationsprozesse und wachsende Kriminalität führen zu stadträumlichen Polarisierungen mit der Folge neuer Herausforderungen an das kommunale Handeln; Stadtentwicklung muß vor allem auf soziale und ökonomische Strategien setzen, die sich anders als bisher vor allem auf die Aktivierung der Eigenkräfte der Quartiersbewohner konzentrieren.

2. Es muß gelingen, vorhandene Mittel und Maßnahmen für die Gebiete mit besonderem Handlungsbedarf besser zu koordinieren. Dazu gehört ... eine Person, die eine 'Koordinierungsmacht' im Quartier hat.

3. Primäres Ziel aller Maßnahmen des Quartiersmanagements muß das ‚empowerment' der Bewohner vor Ort sein ... Zentrale Aufgabe des Quartiersmanagements ist die Aktivierung der Quartierskräfte, insbesondere der örtlichen Unternehmen und Vereine ... Das Quartiersmanagement muß schließlich akzeptieren, daß die Bewohner vielfach in erster Linie ein funktionierendes Quartier haben wollen und weniger an aktiver Beteiligung und Mitwirkung interessiert sind. In diesem Zusammenhang müssen auch die Probleme sozial schwer integrierbarer Quartiersbewohner offen angesprochen und bearbeitet werden (Hooligans, Randalierer, Vandalismus), um die Lebensqualität des Quartiers zu verbessern und auf das Sicherheitsbedürfnis der Bewohner einzugehen.

4. Die Organisation des Quartiersmanagements kann nur in den Grundzügen vorgegeben werden, da sie örtliche Besonderheiten und Traditionen berücksichtigen können muß ... Die Quartiersmanager müssen neben einer hohen sozialen und kommunikativen Kompetenz insbesondere unternehmerische Eigenschaften und Fähigkeiten besitzen.

5. Ein effizientes Quartiersmanagement ist auf die Bereitschaft der Fachressorts angewiesen, ihre Resourcen in einer neuen Weise räumlich zu koordinieren und zu bündeln ... Die Bündelung von Ressortmitteln allein wird nicht genügen; das Quartiersmanagement braucht auch ein über die Personal- und Sachkosten hinausgehendes Quartiersbudget." (Stadtforum Berlin, 73. Sitzung 1998).

Die Empfehlungen verweisen auf die Notwendigkeit des Quartiersmanagements als kommunale Antwort auf negative Folgeprobleme der ökonomischen Modernisierung und Globalisierung. Zwei realistische Einschätzungen sind dabei wichtig:

• Bürgerbeteiligung ist als Bürger-Arbeit eine keineswegs unbegrenzte (und „kostenlose") Ressource. Hier sind gezielte Anreize zur Erhöhung der Attraktivität von aktiver Beteiligung gefordert.

• Verwahrlosung des öffentlichen Raums, Vandalismus, Gewalt, Drogen und Kriminalität sind Hauptursachen des Verlusts an Lebensqualität in Problemquartieren, die insbesondere die Abwärtsspirale sozialer Segregation in Gang setzen. Quartiersmanagement setzt hier nicht allein auf Integrationsbemühungen und Konfliktmediation, sondern ebenso auf „gemeinwesenbezogene Polizeiarbeit" (Community policing, s. Der Spiegel Nr. 28, 1997).

Vom Berliner Senat werden anläßlich der Ausschreibung von Quartiersmanagements für Problemquartiere Qualifikationen für Quartiersmanager entsprechend Tabelle 6.3-2 genannt. URL: www.sensut.berlin.de/SenSUT/entwicklung/quartier/right1.htm).

Tab. 6.3-2: Anforderungen an Quartiersmanager
(nach Flicke, Stadtforum Berlin 1998)

Mindestanforderungen	– betriebswirtschaftliches Know how
	– soziale Kompetenz
	– Gebietsbezogenheit
	– technisch-organisatorische Infrastruktur
Qualifikationen	– Moderationsfähigkeit
	– Konfliktmanagement/ -erfahrung
	– Methoden der Bewohneraktivierung und -beteiligung
	– Presse- und Öffentlichkeitsarbeit (d.h. Kommunikation nach außen und nach innen, in das Quartier hinein)
Kenntnisse und Erfahrungen	– Erfahrungen im Projektmanagement (Projektentwicklung, Planung, Finanzierung, Erfolgskontrolle)
	– Kenntnisse und Erfahrungen in sozialer Ökonomie/social marketing
	– Kenntnisse und Erfahrungen der Gegebenheiten, Problemstrukturen und Akteure vor Ort
	– Kenntnisse der sozial- und arbeitsmarktpolitischen Rahmenbedingungen und Förderinstrumente, der Instrumente der Wirtschaftsförderung
	– Überblick über die relevanten Programme und Fördermöglichkeiten des Landes, des Bundes und der EU
	– Kenntnisse in Planungs-, Baurecht und Mietgesetzgebung

Vorbilder und Praxiserfahrungen mit dieser neuen Variante der Gemeinwesenarbeit finden sich vor allem in den USA und Holland.

Ein Beispiel für die amerikanische Variante ist die Revitalisierung des New Yorker Stadtteils Bronx (Zimmermann 1998). Durch Strukturwandel, Arbeitslosigkeit und soziale Segregation war dieser Stadtteil in den 70er Jahren in für europäische Maßstäbe unvorstellbarer Weise heruntergekommen. Ohne nennenswerte Hilfe von außen entstanden auf dem Tiefpunkt der Entwicklung Ende der 70er Jahre Bürgerinitiativen (grassroot movements) innerhalb des Stadtteils, die zunächst häuser- und straßenweise für eine Rettung bestehender Wohnungen kämpften. Aus dem Zusammenschluß dieser Initiativen zu sogenannten Community Development Corporations entstand ein flächendeckendes Netz von Non-Profit-Organisationen, die in den Nachbarschaftsvierteln alle notwendigen Funktionen wie Wohnungsbau, Kindertagesstätten, Gesundheitsversorgung, Erwachsenenqualifikation, Wirtschaftsentwicklung übernahmen. Ein wichtiger Punkt zur Einflußnahme auf die Stadtpolitik waren Wahlaufrufe, die zur Steigerung der Wahlbeteiligung von 23 % auf 54 % führten und dazu beitrugen, daß gesamtstädtische Unterstützung für die Aktivitäten im Stadtteil erreicht wurde. Zimmermann, der diesen Prozeß seit 14 Jahren begleitet, seit 1988 als Leiter des Büros für Planung und Entwicklung (Office of the Bronx Borough President), beschreibt seine Arbeit wie folgt:

„… wir sahen vor allem, daß die Betroffenen, oder genauer gesagt, deren Handlungs- und Organisationsfähigkeit, im wahrsten Sinne des Wortes unser eigentliches Kapital darstellten … Am Ende stand ein neues Planungsverständnis und damit auch ein anderes Planungskonzept, ein neuer Planungsprozeß … Anstatt konkrete Ziele zu definieren, moderierten wir einen Prozeß, an dessen Ende sich die eigentlichen Ziele erst ergaben. Das versuchten wir zusammen mit den Kräften im Stadtteil zu erarbeiten, mit denen sie auch umgesetzt werden können. Dazu muß man jedoch eine enge Verbindung zu diesen Kräften aufbauen und, was noch wichtiger ist, ihr Vertrauen gewinnen. Das kann man wiederum nur, wenn man sie fair, demokratisch und mit Respekt behandelt." (Interview mit B. Zimmermann, Stadtforum Berlin 1998).

Innerhalb von zehn Jahren konnten ca. 30 000 Wohneinheiten total saniert oder neu gebaut werden. Die Bronx hat sich inzwischen zu einem wieder lebenswerten Stadtteil entwickelt und erhielt 1997 den „All America City Award".

Das niederländische Modell integraler Quartiersentwicklung – „Stedelijk Beheer" – geht auf Erfahrungen der Stadterneuerung in den 70er und 80er Jahren zurück (Rosemann 1998) und ist von einer bis ins Mittelalter zurückreichenden Tradition der Bürgerbeteiligung bei kommunalen Entscheidungen geprägt. Die früheren Maßnahmen zur Vermeidung sozialer Segregation („Bauen fürs Quartier", verbunden mit Maßnahmen zur sozialen Stabilisierung und Mitbestimmungsrechten für Bewohnerorganisationen) waren in den meisten Fällen sehr erfolgreich. Es stellte sich jedoch heraus, daß die ökonomische Entwicklung seit Ende der 80er Jahre diese Erfolge wieder zunichte machte. 1987 wurde in Rotterdam zunächst versuchsweise in fünf ehemaligen Stadterneuerungsgebieten ein Abstimmungsgremium eingerichtet. Das Gremium besteht aus Vertretern von Bewohnerorganisationen, Gewerbetreibenden, Wohnungsbaugesellschaften, Stadtentwicklungsamt, Sozialverwaltung, Straßenreinigung, Polizei und weiteren Gruppen. Es wird von einem städtischen Quartierskoordinator moderiert und hat folgende Aufgaben wahrzunehmen:

• Beratung und Abstimmung von Maßnahmen
• Instandhaltung der Qualität des Quartiers und besonders des öffentlichen Raums
• Signalisieren von Mißständen und Fehlentwicklungen
• Koordination der Instandhaltungspläne verschiedener Träger
• Abschluß von Verträgen für spezielle Quartiersprojekte.

Das Konzept wurde sehr schnell von anderen Gemeinden aufgegriffen und weiter ausgebaut, nachdem sich herausstellte, daß auch andere Gebiete wie Hochhaussiedlungen am Stadtrand in eine negative Entwicklungsspirale gerieten.

Erste Erfahrungen mit der sozialen Stadtentwicklung bzw. dem Quartiersmanagement in der Bundesrepublik stammen aus Nordrhein-Westfalen (Landesprogramm „Stadtteile mit besonderem Erneuerungsbedarf" 1993) und Hamburg (Pilotprogramm „Armutsbekämpfung in Hamburg" 1994, später übergeleitet in das Programm „Soziale Stadtentwicklung"; vgl. Stadtentwicklungsbehörde 1999). Am Beispiel Hamburgs soll die Umsetzung im folgenden illustriert werden.

Seit dem Hamburger Regierungsprogramm von 1991 wurden Maßnahmen zur Verbesserung der Stadtentwicklung zu einem besonderen Schwerpunkt der Politik gemacht. Die Haushaltspläne 1992 und 1993 wiesen besondere Mittel sowohl für allgemeine Vorhaben zur Stadtentwicklung als auch für regional wirksame Projekte zur Verbesserung der Lebensbedingungen in „sozialen Brennpunkten" aus. Nach den Parlamentswahlen 1993 erklärte der neue Senator der Stadtentwicklungsbehörde: „Die Stadterneuerung ist auch in der begonnenen Legislaturperiode ein Kernstück der Hamburger Senatspolitik. Sie dient in hohem Maße dazu, Benachteiligungen bestimmter Quartiere und Bewohnergruppen abzubauen und zum sozialen Ausgleich beizutragen. Dies bedeutet, daß nicht 'Stadtverschönerung' die Hauptzielrichtung der Erneuerungskonzepte ist, sondern daß es in erster Linie um eine soziale Stadterneuerung geht, die mit beschäftigungspolitischen und ökologischen Verbesserungen verbunden wird." (zit. nach Staatliche Pressestelle Hamburg vom 14.4.1994; vgl. auch Mirow 1997). Im Dezember 1994 wurde das Programm der „Armutsbekämpfung in Hamburg" mit dem Untertitel „Zusätzliche Maßnahmen gegen Armut als Bestandteil sozialer Stadtentwicklung" in Angriff genommen. In diesem Programm wurden acht „Pilotgebiete" der Armutsbekämpfung benannt. Die Intersektoralität des Programms wurde betont durch den Hinweis auf „die breite Unterstützung aller Fachämter" und die Notwendigkeit einer „Verknüpfung der vorhandenen Instrumente sowie der finanziellen Ressourcen" (vgl. Stadtentwicklungsbehörde 1996).

Die Ziele des Programms der sozialen Stadtentwicklung beziehen sich vor allem auf Prozeßaspekte: Sozialverträglichkeit als Prüfstein der Planung, Bewohner als Experten der Stadtentwicklungsplanung, soziale Integration im Quartier, Spielräume schaffen für individuelle Gestaltung unterschiedlicher Lebenswelten und anderes mehr. Dabei taucht auch die „Gleichwertigkeit der Lebensbedingungen" auf. Hierzu heißt es: „Die Herstellung gleichwertiger Lebensbedingungen geht über eine ausreichende materielle Zuwendung durch die öffentliche Hand hinaus. Die Stadtentwicklungsplanung muß sich stärker an den Wohnbedürfnissen, den sozialen und kulturellen Bedürfnisse orientieren, um die (Wieder-) Herstellung der Teilhabechancen am städtischen Leben, Bildung, sozialen Kontakten, Gesundheit, Mobilität, Konsum, Kultur und Freizeit zu erreichen." (Zitate und Zusammenfassung nach Alisch 1995). Das Erwähnen von Gesundheit in diesen Leitzielen führte jedoch nicht zu konkreten gesundheitsbezogenen Maßnahmen in der Stadtentwicklung, auch in einer neuen Darstellung des Programms fehlt dieser Aspekt völlig (Nahr 1999). Dieser Blindheit gegenüber Gesundheitsbelangen wird von Seiten des Gesundheitssektors sehr aktiv mit Anleitungsbroschüren für die Stadtplanung zu begegnen versucht, – lokal (vgl. BAGS 2000) wie international (vgl. WHO Euro 1999a).

Eine laufende Studie zum Hamburger Programm der sozialen Stadtentwicklung unter Berücksichtigung des Stellenwerts von Gesundheit wird von Süß (1998) dargestellt.

In Berlin sind gegenwärtig insgesamt 15 innerstädtische Wohnquartiere in ein Programm des Quartiersmanagements einbezogen. Um die Bewohner unmittelbar an der Planung zu beteiligen, werden in mehreren Quartieren *Planungszellen* durchgeführt (s. 6.2.2). So entwickelten im Wrangelkiez (Kreuzberg) 80 Bewohner und Bewohnerinnen ein Leitbild mit konkreten Zielvorstellungen für ihren Kiez, das anschließend zu einem *Bürgergutachten* zusammengefaßt und zur Grundlage des Quartiersmanagements gemacht wurde. Hierbei zeigte sich die Bedeutung gesundheits- und umweltbezogener Zielsetzungen für die Lebensqualität im Wohnviertel. (Dokumentation: Senatsverwaltung für Stadtentwicklung, Umweltschutz und Technologie 1999).

Aufgrund der internationalen und nationalen Erfahrungen betonen Becker & Löhr (2000) in einer aktuellen Übersicht anläßlich der bundesweiten Auftaktveranstaltung zum Bund-Länder-Programm „Die Soziale Stadt" im Juli 1999, daß kurzfristige Programme der sozialen Stadtteilentwicklung eher zu Enttäuschung und Resignation beitragen, wenn innerhalb zu kurz bemessener Laufzeiten Erfolge erwartet werden. In Großbritannien und den Niederlanden wurden die anfangs kürzer befristeten Programme ziemlich bald auf einen vorläufigen Zeitraum von zehn Jahren ausgeweitet.

Aus den vorliegenden Erfahrungen leiten Becker & Löhr (2000) folgende Handlungsleitlinien ab:

• Der „besondere Entwicklungsbedarf" einzelner Wohnquartiere bedarf einer politisch legitimierten Entscheidung, die in Abstimmung mit allen betroffenen Ressorts erfolgen sollte.

• Querschnittsorientierte und quartiersbezogene Strategien sollen den gesamtstädtischen Bezug berücksichtigen.

- Es sind problem- und ortsadäquate Organisations- und Managementstrukturen zu etablieren.
- Die Umsetzung soll als offener Prozeß und gemeinsames Lernprogramm zwischen allen Akteuren gestaltet werden.
- Der integrative Charakter der „stadtentwicklungspolitischen Handlungskonzepte" muß sichergestellt werden.
- Integratives Handeln muß als Kooperationsverpflichtung der beteiligten Ressorts und nicht als generalistische Übernahme von Aufgaben durch einzelne Ressorts verstanden werden.
- Durch gesamtstädtische Monitorsysteme soll frühzeitig auf problematische Entwicklungen in Wohnquartieren eingewirkt werden, um vom reaktiven zu einem präventiven Vorgehen zu gelangen.

Zum Bund-Länder-Programm „Die soziale Stadt" bleibt kritisch anzumerken, daß in dünn besiedelten Flächenstaaten, insbesondere den neuen Bundesländern, ländliche „soziale Brennpunkte" nicht erfaßt werden. Die in Bundesländern wie Sachsen, Brandenburg und Mecklenburg-Vorpommern besonders zahlreichen Gewaltdelikte und Morde rechtsradikaler Jugendlicher an Ausländern sind ein alarmierendes Symptom für den „besonderen Entwicklungsbedarf" dieser Regionen, für das es bisher keine überzeugende politische Strategie gibt. Eine solche Strategie läßt sich in Analogie zum Quartiersmanagement formulieren: Rechtsradikalismus und Fremdenfeindlichkeit sollten nicht isoliert angegangen werden, sondern in Programmen zum integrierten *Regionalmanagement,* die für ländliche „Regionen mit besonderem Entwicklungsbedarf" dringend erforderlich sind.

Die neuen Ansätze für die Gestaltung lokaler Umwelt- und Lebensbedingungen sind schon früh auch unter der Bezeichnung „Lokale Partnerschaften" thematisiert worden (vgl. z.B. Froessler u.a. 1994). Dabei ging es ebenfalls immer um Stadtteile mit besonderen Problemen und Benachteiligungsstrukturen. In der genannten Studie von Froessler u.a. (1994) war ein explizites Ziel, die sog. „Spaltung der Stadt" zu verhindern (vgl. auch Alisch & Dangschat 1993). In einem neueren europaweiten Projekt mit demselben Titel wird die Frage gestellt, inwieweit lokale Partnerschaften eine Strategie für sozialen Zusammenhalt (Social Cohesion) sein können (vgl. Geddes 1998). In allen berichteten Projekten spielt die Beteiligung des privaten Sektors (neben Staat und Drittem Sektor) eine entscheidende Rolle (vgl. mehrere Beiträge zur ökonomischen Dimension sozialer Stadtentwicklung in Alisch 1998, Seite 219ff.). Parallel zu diesen Entwicklungen neuer Praxisansätze in der Stadtentwicklung ist mit der Konferenz von Jakarta und der dort verabschiedeten Erklärung zur Gesundheitsförderung die Etablierung neuer Partnerschaften, insbesondere durch Beteiligung marktwirtschaftlicher Unternehmen, auch für die WHO-Strategie stark akzentuiert worden.

6.4 Zusammenfassung und Bilanz

Im Abschnitt 6.1 geht es um *Strategien des Befähigens* in der Praxis. Zum einen haben sich moderne Methoden der Kompetenzentwicklung in Gruppen, zum anderen Empowerment als „Lernen im Ernstfall" durch Engagement zur Verbesserung der eigenen Lebensbedingungen in der Gesundheitsförderung bewährt. Diese Ansätze bieten sich für eine breite strukturelle Förderung an. Besonders bedeutsam für den Setting-Ansatz sind Methoden der Organisationsentwicklung und Qualitätssicherung. Jede Investition in diesen Bereichen zahlt sich doppelt aus: durch Auswirkungen auf die Kompetenz der Beteiligten und auf die Qualität der jeweiligen Settings. Die Gestaltung gesundheitsförderlicher Lebenswelten hat letztlich die Gesundheit und Handlungskompetenz der Bewohner zum Ziel – gleichzeitig sind die Kompetenzen der Menschen das wichtigste Agens der Zukunftsgestaltung. Befähigen (enabling) durch Wissensvermittlung, Kompetenzentwicklung und Empowerment stellt deshalb zugleich die „Endstrecke" und den Ursprung jeder Gesundheitsförderungsstrategie dar.

Die Bedeutung des Befähigens, der Kompetenzentwicklung und des Empowerment auch jenseits der Gesundheitsförderung sollte politisch in Zusammenhang mit der Krise unseres Bildungssystems gebracht werden. Angesichts des rasanten Veraltens von Faktenwissen erhalten kognitive, soziale und biographische Basiskompetenzen eine zunehmende Bedeutung als allgemeine Bildungsziele. Ihre Vermittlung erfordert allerdings veränderte Strukturen. Organisationsentwicklung, der Setting-Ansatz der Gesundheitsförderung (in Schulen etc.) und Community Involvement sind übergeordnete Strategien, die der Stärkung gesundheitsförderlicher Lebensbedingungen dienen und gleichzeitig die erforderlichen strukturellen Bedingungen zum Befähigen von Einzelpersonen und Gruppen schaffen helfen.

Dialoge als Mittel der Aktivierung und Partizipation der Bevölkerung sind Gegenstand des Abschnitts 6.2. In den vorausgehenden Kapiteln zeigt sich an vielen unterschiedlichen Programmen, daß kompetent geplante und geführte Dialoge gleichermaßen unverzichtbar für Gesundheitsförderung wie für die Lokale Agenda 21 sind. Der Schwerpunkt in Abschnitt 6.2 liegt – neben der Darstellung professioneller Moderationsmethoden für Arbeitsgruppen – auf Dialogformen wie Runden Tischen, Gesundheitsforen und -konferenzen, Zukunftswerkstätten, Planungszellen und Bürgergutachten. Weiterhin werden der Einsatz professioneller Methoden und Qualitätsstandards in der sektorübergreifenden Kooperation und verschiedene Verfahren der Konfliktregelung einschließlich Mediationsverfahren behandelt. Der Leitgesichtspunkt der Darstellung liegt hier nicht nur auf dem unverzichtbaren Gesundheitsförderungspotential dieser Dialogformen, sondern auch auf Möglichkeiten ihrer strukturellen Förderung. Dahinter steht die Überzeugung, daß durch weitere Verbreitung dieser Methoden zugleich ein Beitrag zur demokratischen Kultur geleistet wird.

Abgesehen von der Förderung des Einsatzes einzelner Dialogformen plädieren wir insbesondere im Zusammenhang mit kontroversen Programmen und Projekten gesundheits- und umweltrelevanter Zukunftsgestaltung für den Einsatz von Bürgergutachten mittels Planungszellen und für die Verpflichtung zu Konfliktregelungsmaßnahmen bei strittigen Planungen. Eine besondere Chance ergibt sich durch den Einsatz breit ansetzender diskursiver Planungsverfahren (sogenannte mediationsunterstützte Backcasting-Strategien), die zu einem langfristigen politischen Konsens über Leitbilder und ihre Umsetzung in politischen Handlungsplänen jenseits der politischen Tageskonjunktur führen können.

Abschnitt 6.3 behandelt zusammenfassend Strategien und Methoden der gesundheitsförderlichen *Gestaltung lokaler Lebenswelten*, insbesondere bezogen auf die kommunale Ebene.

Als erstes wichtiges Element gesellschaftlicher Innovation ist hier Bürgerbeteiligung
zu nennen, die neben der lokalen Ebene auch in allen anderen Bereichen an Bedeutung
gewinnt.

Bürgerbeteiligung ist zugleich eine wichtige Teilkomponente der Gemeinwesenentwicklung. Die Bedürfnisse von Bevölkerungsgruppen, die sich nicht wirkungsvoll artikulieren können, lassen sich durch anwaltschaftliche Planung berücksichtigen.

Gemeinwesenentwicklung ist der komplexeste Setting-Ansatz der Gesundheitsförderung. Zugleich verbindet dieser Ansatz Aspekte der sozialen, ökonomischen, ökologischen und gesundheitsbezogenen Stadt- bzw. Quartiersentwicklung.

Von besonderem politischem Interesse sind die neueren Ansätze des Quartiersmanagements. Diese Entwicklung, in der ältere Konzepte der Gemeinwesenarbeit aufgegriffen werden, stellt einen Versuch dar, auf lokaler Ebene Antworten auf soziale Auswirkungen der ökonomischen Globalisierung zu finden. Verbunden sind diese Ansätze
mit dem Ziel der Gesundheitsförderung nicht zuletzt über das zentrale Konzept des
Empowerment, das im Gegensatz zu den traditionellen wohlfahrtsstaatlichen Strategien
an den Selbstorganisationspotentialen der Quartiersbewohner anknüpft. Die Verbindung
von Prinzipien der Gemeinwesenentwicklung mit einer Förderung der lokalen Ökonomie und mit modernen Management- und Qualitätssicherungsmethoden führt zu einer
Schwerpunktverlagerung und Professionalisierung des Quartiersmanagements. Hier bieten
sich, insbesondere in Anlehnung an das niederländische Modell „integraler Quartiersentwicklung", neue Möglichkeiten für die kommunale Planung.

7   Vorschläge und Handlungsempfehlungen

Zentrales Ziel des vorliegenden Buchs sind begründete Handlungsempfehlungen für Politik, Verwaltung und Praxis. Dabei steht nicht die Vermeidung von Krankheitsrisiken entsprechend der pathogenetischen Perspektive im Vordergrund, sondern *Gesundheitsförderung entsprechend der salutogenetischen Perspektive.* Ein weiterer Leitgesichtspunkt ist die *Public Health-Perspektive,* d.h. es geht schwerpunktmäßig nicht um Einzelpersonen, sondern um die Gesundheit der Bevölkerung und die sie beeinflussenden Determinanten und Strukturen.

Nach Sichtung der Theorie und Forschung zur salutogenetischen Perspektive (Kap. 2), der Akteure, Settings, bereichsübergreifenden Strategien und Praxis der Gesundheitsförderung (Kap. 3–6) ergeben sich folgende *Handlungsprinzipien:*

- strukturelle Determinanten von Gesundheit beeinflussen, und zwar
- aus salutogenetischer Perspektive, d.h. durch Stärkung von Ressourcen und Potentialen;
- durch Information und Kompetenzvermittlung,
- materielle und ideelle Anreize sowie gesetzliche Regelungen.
- Strukturen schaffen und Prozesse einleiten und
- durch systematische Organisationsentwicklung und Qualitätssicherung stabilisieren;
- sozialraumbezogene *Systemlösungen* anstelle von Einzelproblemlösungen;
- Innovationen anstoßen und umsetzen,
- partizipatives Planen,
- ressortübergreifende problemfeldbezogene Ansätze im Rahmen komplexer Gesundheitsförderungsprogramme.

Unsere Vorschläge haben wir in Handlungsstrategien bzw. Programm-Optionen (7.1), Beteiligungsstrategien (7.2) sowie Ansätzen für die künftige Forschung (7.3) zusammengefaßt.

7.1   Handlungsstrategien

Die Empfehlungen sind in sechs *Programm-Optionen* gebündelt. Zu jedem Programm werden zunächst die *Ausgangslage* und *allgemeine Zielsetzung* formuliert. Anschließend folgen *Einzelvorschläge für die Umsetzung.*

Strategische Programm-Optionen im Überblick
1. Gesamtkonzept und Rahmenplan für Gesundheitsförderung und Prävention entwickeln
2. geeignete Organisationsstrukturen für intersektorale Kooperation schaffen
3. rechtliche und finanzielle Basis absichern
4. akteursspezifische Programme entwickeln und einrichten
5. Programm- und Akteurskoalitionen aufbauen
6. Innovationsimpulse stärken: Informationspools und Kompetenznetzwerke

---

1) Politisches Gesamtkonzept und Rahmenplan entwickeln

Ausgangslage

Auf allen politischen Ebenen, aber auch in Wissenschaft und Praxis existiert eine Vielzahl von Einzelkonzepten, Vorschlägen, Forschungsergebnissen und Praxisprogrammen, die sich meist unverbunden auf die Vermeidung von Krankheit und die Stärkung gesundheitsförderlicher Lebensbedingungen beziehen. Die Folgen dieser konzeptuellen und praktischen Zersplitterung sind inkonsequente und ineffektive politische Programme und Vergeudung von Ressourcen durch fehlende Abstimmung und Mehrfachentwicklungen. Darüber hinaus fehlen definierte Ziele und darauf aufbauende Prioritäten für die Gesundheitsförderungspolitik.

Die Aufteilung des Bundesgesundheitsamts hätte mit einer organisatorischen Bündelung von Aufgaben der Gesundheitsförderung einhergehen können, hat faktisch jedoch zu einer weiteren Zersplitterung geführt. Die von der vorigen Bundesregierung vertretene Meinung, daß ein Gesamtkonzept nicht nötig und wegen der föderalen Struktur der Bundesrepublik nicht möglich sei, wird von uns nicht geteilt: Auch noch stärker föderal organisierte Länder, wie die USA und die Schweiz, haben nationale Gesundheitspläne und -ziele entwickelt. Darin werden die vertikale Kooperation und die dezentrale Umsetzung der *Gesundheits*politik ausdrücklich berücksichtigt und geregelt. Auf der Weltkonferenz zu Gesundheitsförderung im Juni 2000 in Mexiko hat sich auch die Bundesrepublik – wie 80 andere Staaten – zur Erstellung und Unterstützung eines nationalen Aktionsplans zur Gesundheitsförderung verpflichtet. Eine Arbeitsgruppe um Prof. Göpel (Magdeburg) hat erste Initiativen der inhaltlichen Gestaltung und Koordination ergriffen.

Zielsetzung

Durch ein integriertes Gesamtkonzept für Gesundheitsförderung und Prävention sollen

- eine gemeinsame, politikfelderübergreifende Problemsicht erreicht werden,
- ein übergeordnetes konsensfähiges Leitbild gesundheitsförderlicher und nachhaltiger Entwicklung formuliert und auf der politischen Agenda plaziert werden,
- Ziele und Prioritäten gemäß aktuellen Handlungsbedarfs festgelegt und kontinuierlich aktualisiert werden,
- die relevanten politischen Fachressorts (Gesundheits-, Umwelt-, Wirtschafts-, Sozial-, Stadtentwicklungs- und Bildungspolitik) für gemeinsame Planung und Umsetzung zusammengeführt werden,
- die ressortspezifischen Programme zur Gesundheitsförderung und zur nachhaltigen umwelt- und sozialverträglichen Entwicklung aufeinander abgestimmt und miteinander vernetzt werden.

Umsetzungsvorschläge

1a) Auf Bundesebene wird eine hochrangige Kommission eingesetzt mit dem (Arbeits-) Titel „Stärkung gesundheitsförderlicher Lebens- und Umweltbedingungen".

Zur Umsetzung bieten sich die folgenden Optionen an:

- Einsetzen einer *Enquete-Kommission* durch die Bundesregierung,
- Bildung einer *interministeriellen Arbeitsgruppe* unter Federführung des Gesundheits- oder Umweltministeriums und Beteiligung anderer relevanter Ministerien,
- Einsetzen eines speziellen *Sachverständigenrats* für Gesundheitsförderung und Prävention,

- Beauftragung des neu zusammengesetzten Sachverständigenrats für das Gesundheitswesen mit einem *Sondergutachten*.

Die Einrichtung einer *Enquete-Kommission* hat für uns die größte Präferenz, da sie nach unserer Einschätzung die beste Gewähr liefern würde, daß sowohl eine breite parlamentarische Diskussion zur Vorbereitung grundlegender gesetzlicher Reformen angestoßen wird als auch wissenschaftlicher und praktischer Sachverstand in die sektorübergreifende politische Arbeit einfließen kann.

Die Option der *interministeriellen Arbeitsgruppe* ist nicht nur alternativ oder ergänzend zur Enquete-Kommission zu verstehen, sondern nimmt auch eine der unter 2. vorgeschlagenen Organisationsstrukturen vorweg.

Die Option des *speziellen Sachverständigenrats* würde die vergleichsweise kurzfristige Erarbeitung eines ersten Globalkonzepts erlauben und könnte zu einer dauerhaften Etablierung des Themas führen. Nachteile wären eine gewisse politische Unverbindlichkeit und die Gefahr des „Schubladisierens" von Sachverstand sowie die ungenügenden Beteiligungsmöglichkeiten für Politiker verschiedener Ebenen und organisierte Bürgerinteressen.

Ein *Sondergutachten* wäre wahrscheinlich vorzuziehen, da bei der Erstellung und nachfolgenden Diskussion Beteiligungsprozesse relativ einfach zu installieren sind.

Im Idealfall könnte eine Enquete-Kommission unter Einbeziehung der Länder, kommunaler Spitzenverbände und von Spitzenverbänden der Gesetzlichen Krankenversicherung zu einem Rahmenplan führen, der dann mit Hilfe einer interministeriellen Arbeitsgruppe sowie eines sachverständigen Beirats ausgestaltet und umgesetzt wird.

Jede der Optionen sollte mit einer Geschäftsstelle, mit professioneller externer Moderation der Arbeitssitzungen und einem Qualitätskonzept für die Zusammenarbeit verknüpft werden. Für die kontinuierliche Qualitätssicherung erscheint uns überdies aus verschiedenen Gründen eine Nationale Transparenz- und Clearingstelle nötig (s. 7.1.6).

Für die Diskussion und Konsensbildung sind u.a. Foren und Veranstaltungen vorzusehen, die eine möglichst breite Beteiligung von Interessen- und Bürgergruppen erlauben sollen (s. 7.2).

1b) Die Gesundheitsberichterstattung auf Bundesebene wird zu einem Instrument der informationsgestützten Gesundheitsförderungspolitik ausgebaut.

Der erste umfangreiche und sorgfältig erstellte Bundesgesundheitsbericht enthält keine erkennbare Einbindung in politische Handlungspläne (s. 5.2.3) und ist damit ein Beispiel für die Vergeudung von Wissensressourcen durch mangelnde Verknüpfung von Information mit Planung und Aktion.

Es bietet sich an, kurzfristig eine Expertengruppe damit zu beauftragen,

- auf der Grundlage des Bundesgesundheitsberichts einen Gesundheitsförderplan,
- mit konkreten Einzelzielen, Maßnahmen und Evaluationsvorschlägen zu erarbeiten,
- ein Konzept für kontinuierliche informationsgestützte Gesundheitsförderungspolitik zu entwickeln,
- diese Aktivitäten mit dem unter 1a) vorgeschlagenen Gesamtkonzept und Rahmenplan zu verbinden.

Dabei sollte auf die Verknüpfung gesundheitsbezogener, sozialer und umweltbezogener Berichterstattung als Grundlage einer integrierten Planung besonderer Wert gelegt werden.

1c) Auf Länder- und Gemeindeebene werden integrierte Gesundheitsförderungspläne erarbeitet.

Gesundheitsförderungspläne haben sich zum Initiieren und Koordinieren von integrierten und abgestimmten Maßnahmen der Gesundheitsförderung in ersten Pilotprojekten bewährt. In vielen Metropolen aber auch einzelnen Regionen wird daher die Entwicklung von Gesundheitsförderungsplänen systematisch betrieben (s. 5.2.3). Erste Erfolge, willkürlich erscheinende Einzelmaßnahmen zu einem Gesamtkonzept zu verbinden, lassen sich insbesondere am Gesunde Städte-Projekt der WHO aufzeigen (s. 4.1.1).

Integrierte Gesundheitsberichterstattung ist die Grundlage solcher Pläne – also ein zu diesem Zweck auszubauendes Instrument informationsgestützter Zielfindung und Handlungsplanung. Mit der Erstellung der Pläne sollten ressortübergreifende Stabsstellen bzw. Arbeitsgruppen beauftragt werden. Das Erarbeiten der Pläne verstärkt schon vor der Einleitung problembezogener Maßnahmen den ressortübergreifenden Dialog und die intersektorale Kooperation.

2) Organisationsstrukturen für intersektorale Kooperation schaffen

Ausgangslage

Das schwerwiegendste Hemmnis für die geforderte sektorübergreifende Politik ist auf allen politischen Ebenen die Gliederung von Politik und Verwaltung in Fachressorts mit engen Zuständigkeiten, starr reglementierten bürokratischen Handlungsroutinen und häufig starken Konkurrenzen. Erfahrungen auf allen Ebenen zeigen, wie schwierig es ist, in den überkommenen Strukturen eine sektorübergreifende Politik zu verwirklichen. Die Analyse der genannten Hemmnisse, die berichteten Erfahrungen in erfolgreichen Modellen sektorübergreifender Gesundheitsförderungs- und Nachhaltigkeitspolitik sowie unsere Expertengespräche haben ergeben, daß sektorübergreifende Politik durch geeignete Organisationsstrukturen wirksam gefördert werden kann.

Zielsetzung

Die vorgeschlagenen Organisationsstrukturen haben zum Ziel, die fachbezogenen Strukturen durch geeignete Strukturen mit Querschnittsaufgaben bei der Gestaltung gesundheitsförderlicher Lebensbedingungen zu ergänzen. Zielsetzung ist es, nicht nur fachliche Beratung für Gesundheitsfördermaßnahmen aus anderen Ressorts zu gewährleisten. Vielmehr sollen die sektorübergreifenden Strukturen unter angemessener Beteiligung der Fachressorts die integrierte Problemanalyse und Berichterstattung, Maßnahmenplanung, Umsetzung und Evaluation federführend koordinieren. Die damit vorgeschlagenen Strukturen stehen in Übereinstimmung mit bekannten Zielen der Verwaltungsreform. Ohne daß uns hierzu detailliertere Informationen vorliegen, wissen wir aus einem unserer Expertengespräche, daß in England die Verpflichtung der Einzelressorts zu engerer Zusammenarbeit einer der Haupt-Programmpunkte dortiger Verwaltungsreformen ist.

Die vorgeschlagenen Umstrukturierungen können unseres Erachtens weitgehend kostenneutral erfolgen, d.h. durch Umschichtungen in den Fachressorts finanziert werden.

Umsetzungsvorschläge

2a) Auf Bundesebene wird eine Stabsstelle „Integrierte Berichterstattung und Gestaltung gesundheitsförderlicher Lebensbedingungen" eingerichtet.
Zur Realisierung werden zwei Optionen vorgeschlagen:

a) Es wird *eine Stabsstelle im Bundeskanzleramt* eingerichtet, deren Personalstellen aus dem Etat der Ministerien für Gesundheit, Umwelt, Wirtschaft, Inneres, Arbeit und Soziales zur Verfügung gestellt werden, wobei die Mitarbeiter entsandt werden können. Die Leiterin/der Leiter der Stabsstelle erhält direkten Zugang zu den höchsten Ebenen aller anderen Ministerien.

b) Es wird ein ständiger *interministerieller Koordinierungsstab* mit eigener Geschäftsstelle aus den oben genannten Ministerien gebildet. Die Federführung kann in diesem Modell von einem der beteiligten Fachministerien wahrgenommen werden.

Von den genannten Optionen wird a) als überlegen angesehen, weil dieses Modell größere Chancen für die Gewährleistung ressortübergreifender Politik verspricht. Option b) ist aber möglicherweise leichter zu realisieren und wäre ein erster Schritt auf dem Wege zu ressortübergreifenden politischen Planungen und zu Gesundheitsverträglichkeitsprüfungen bei allen ressortspezifischen Programmen und Beschlüssen.

Aufgabe des Koordinierungsstabs ist einerseits die horizontale Vernetzung der Fachressorts und die Gewährleistung einer ressortübergreifenden Politik, andererseits die Organisation und Gewährleistung vertikaler Vernetzung zwischen der EU-, Bundes-, Landes- und Kommunalebene.

2b) Ein nationales Steuerungsgremium (Beirat, Gesundheitsförderungskonferenz) für Gesundheitsförderung wird einberufen.
Ein Steuerungsgremium auf nationaler Ebene ist als Ort der Auseinandersetzung und Kooperation der relevanten Trägerorganisationen in jedem Fall nötig. Als wichtigste Träger müßten die Spitzenverbände der Gesetzlichen Krankenkassen, der Länder und Gebietskörperschaften darin vertreten sein. Zusätzlich wären Wissenschaft und Bürger in nennenswertem Umfang zu beteiligen, um Selbstblockaden der Träger oder von Träger-Koalitionen zu vermeiden.

Besondere Relevanz würde dieses Gremium bekommen, wenn es kontinuierlich die Aktualisierung von Gesamtkonzept und Zielen (s. Vorschlag 1a) sowie die Verwendung finanzieller Mittel eines nationalen Gesundheitsförderungsfonds steuert (s. Vorschlag 3b).

2c) Auf Landesebene werden eine ständige interministerielle Arbeitsgruppe, eine regierungsunmittelbare Stabsstelle als Infrastruktur und eine Landesgesundheitskonferenz oder ein vergleichbares Kooperationsgremium eingerichtet.
Diese haben gemeinschaftlich die Aufgaben, zwischen höheren Ebenen (Bund, Europa) und kommunaler Ebene zu vermitteln, Rahmenvereinbarungen für die Kooperation der verschiedenen Akteure der Gesundheitsförderung sowohl für die Landesebene selbst, als auch für darunterliegende örtliche Ebenen zu initiieren und zu kodifizieren sowie übergeordnete Aufgaben der Vernetzung, Transparenz durch Dokumentation, Qualitätssicherung und Zertifizierung wahrzunehmen (s. auch 6a).

Die arbeitsteilige Kooperation dieser drei Strukturelemente untereinander ist auf Landesebene zu regeln.

2d) Auf kommunaler Ebene werden Plan- und Leitstellen als Stabsstellen eingerichtet, die unmittelbar dem Bürgermeisteramt zugeordnet sind.

Die Stabsstellen auf kommunaler Ebene erfüllen in analoger Weise Aufgaben der integrierten Gesundheitsberichterstattung und Planung von Gesundheitsförderungsmaßnahmen. Sie stellen bei allen Verwaltungsvorschriften und Ratsbeschlüssen sicher, daß die Belange der Gesundheitsförderung und nachhaltigen Entwicklung berücksichtigt werden.

Eine wichtige Aufgabe ist die Bereitstellung und Aktualisierung geeigneter Informationssysteme zur integrierten Berichterstattung und zur Erstellung kommunaler bzw. stadtteilbezogener Gesundheitsförderpläne.

2e) Auf kommunaler Ebene werden gemeinsame Kooperationsgremien zu integrierter Gesundheitsförderung und zur gesundheitsförderlichen Umweltgestaltung gestärkt bzw. neu gebildet.

Diese Gremien sind schon weit verbreitet als „Gesundheitsförderungskonferenzen", „Regionale Arbeitsgemeinschaften für Gesundheit" oder unter ähnlichen Namen. Sie gewährleisten die Einbindung der lokalen Akteure und Bürger in die Planung, Entwicklung und Steuerung von integrierter Gesundheitsförderung.

Die Bedeutung dieser Gremien kann vor allem dadurch gestärkt werden, daß sie maßgebliche *Steuerungsfunktionen* übernehmen, d.h.

* ein politisches Mandat bekommen, dem lokalen Parlament Gesundheitsförderpläne und -prioritäten vorzuschlagen,
* zu Gesetzesvorhaben und Programmen bezüglich ihrer Gesundheitsverträglichkeit Stellung nehmen,
* gemeinschaftlich über einen Fonds bestimmen, aus dem Gemeinschaftsaufgaben der Gesundheitsförderung finanziert werden (vor allem Aufgaben gemäß Ottawa-Charta: Gesundheitsinteressen anwaltschaftlich vertreten; vermitteln und vernetzen),
* innovative Ansätze der Gesundheitsförderung materiell und politisch unterstützen,
* Anreize für einzelne Akteure der Gesundheitsförderung und deren Aktivitäten geben, z.B. Auszeichnungen durch (Geld-)Preise, Gütesiegel/Zertifizierung oder anteilige Finanzierungen für die Übernahme von „Patenschaften" (Verantwortlichkeiten) einzelner Träger in der Durchführung gemeinschaftlicher Schwerpunkt-Programme.

Als wichtige neue Arbeits- und Dialogform wird die Einrichtung intersektoraler Projekte auf allen Ebenen von Politik und Verwaltung, insbesondere auf der kommunalen Ebene vorgeschlagen. Die Planung und Durchführung von Maßnahmen zur integrierten Gesundheitsförderung und sozial- und umweltverträglichen Entwicklung sollte zunehmend von den Fachressorts auf intersektorale Projektgruppen übertragen werden. Die Möglichkeiten und Anreize zur Bildung intersektoraler Arbeitsgruppen müssen deshalb in Politik und Verwaltung erweitert werden. Solche Projekte sollten den Status eigenständiger Dialog- und Arbeitsstrukturen erhalten, wobei entweder ein Stabsmodell oder die Federführung durch ein Fachressort vorzusehen ist. Es ist zu prüfen, durch welche Organisationsstrukturen, rechtliche Regelungen und Verwaltungsvorschriften eine wirksame Kooperation der Fachressorts erreicht werden kann.

Intersektorale Projekte als neue Organisationsstrukturen können ohne zusätzliches Personal eingerichtet werden, d.h. aus dem Personalbestand der beteiligten Fachressorts. Dafür sind Organisationsentwicklungsmaßnahmen erforderlich, die mit einer breiten und gezielten Weiterbildungskampagne verbunden sind.

Für die Arbeit der intersektoralen Strukturen sind Qualitätsstandards zu formulieren, die sicherstellen, daß Ressortegoismen und politische Profilierung die ressortübergreifende Planung nicht behindern. Insbesondere sind geeignete Maßnahmen erforderlich, um Doppelplanungen und Planungsüberschneidungen innerhalb der Fachressorts zu verhindern.

3) *Rechtliche und finanzielle Basis für Gesundheitsförderung absichern*

Ausgangslage

Die rechtliche und finanzielle Grundlage für integrierte komplexe Programme der Gesundheitsförderung hat sich als völlig unzureichend erwiesen. Komplexe Programme beziehen sich vor allem auf Gesundheitsförderung in regionalen und institutionellen Lebensräumen (Settings) sowie auf verhältnisbezogene Querschnittsprogramme, wie etwa Armutsbekämpfung oder nachhaltige Entwicklung (Lokale Agenda 21). Hier fehlt es an Möglichkeiten zum Zusammenführen finanzieller Mittel (Fonds), um gemeinschaftliche Aufgaben finanzieren zu können.

Da verhältnisbezogene Maßnahmen in aller Regel auch der Krankheitsverhütung dienen, ist für solche Fonds auch eine Beteiligung der Krankenversicherung, z. T. auch der Unfall- und Rentenversicherung vorzusehen. Die heutige Situation ist durch kooperationsverhindernden Wettbewerb insbesondere der Krankenkassen, zunehmend aber auch einzelner Politik-Ressorts untereinander gekennzeichnet. Hinzu kommt eine „Sparpolitik" sowohl im Bereich der gesetzlichen Krankenversicherung als auch der öffentlichen Haushalte, die sich negativ auf alle nicht gesetzlich vorgeschriebenen Aufgaben auswirkt. Hierunter haben Gesundheitsförderung allgemein und speziell die komplexen Querschnittsprogramme zu leiden.

Der einzige Bereich, in dem Gesundheit gesetzlich (aber nicht praktisch!) genügend berücksichtigt wird, ist derzeit das Arbeitsschutzgesetz von 1996.

Zielsetzung

Durch Gesetze, Verwaltungsvorschriften und innovative Modelle soll erreicht werden, daß integrierte Gesundheitsförderung, insbesondere settingbezogene Maßnahmen, eine solide rechtliche und finanzielle Basis erhalten und daß die Durchführung und Finanzierung komplexer sektorübergreifender Programme vereinfacht und abgesichert wird.

Umsetzungsvorschläge

3a) *Gesundheitsförderung wird in Gesetzen rechtlich stärker zur Geltung gebracht und abgesichert.*

Hier bestehen die Optionen

- Ergänzung einschlägiger Gesetzeswerke, wie vor allem des Sozialgesetzbuches, der Regelungen zum vorsorgenden Umweltschutz, des Baugesetzbuches mit seinen Paragraphen zu Städtebaulichen Sanierungs- und Entwicklungsmaßnahmen, der Rahmengesetze für den Öffentlichen Gesundheitsdienst und Schulgesetze auf Landesebene u. a. m.,
- Zusammenfassen aller einschlägigen Gesetze in einem eigenen Gesetzeswerk zur Förderung von Gesundheit und nachhaltiger Entwicklung,

• ein neues Gesetz primär zur Absicherung von finanziellen Ressourcen im Rahmen eines Gesundheitsförderungs-Fonds.

Diese Optionen ergänzen sich, sind also nicht als Alternativen, sondern eher als Aufteilung der Gesamtaufgabe in Einzelpakete unterschiedlicher Komplexität zu verstehen.

Für die stärkere Berücksichtigung von Gesundheitsförderung in neuen Landesgesetzen gibt es einzelne positive Vorbilder, z.b. ÖGD-Gesetze in Bremen und Nordrhein-Westfalen, Schulgesetz in Hamburg. Hier wären entsprechende politische Initiativen in allen Bundesländern zu fordern, um Gesundheitsförderung mehr als bisher zur Regelaufgabe in verschiedenen Politikbereichen zu machen.

Unverbindliche Berücksichtigungsnormen wie im Baugesetzbuch haben sich als nicht ausreichend erwiesen. Auch im UVP-Gesetz ist die Berücksichtigung der Gesundheit des Menschen bisher nicht genügend verpflichtend vorgeschrieben.

Die Zusammenfassung alter und neuer Regelungen in einem umfassenden Gesetzeswerk zur Gesundheitsförderung und nachhaltigen Entwicklung ist wegen der Komplexität der Materie wahrscheinlich nur als langfristiges Ziel realisierbar.

Einige spezifische, leichter zu realisierende Optionen sollen im folgenden als eigenständige Vorschläge hervorgehoben werden.

3b) Es werden Fonds zur integrierten Gesundheitsförderung eingerichtet.

Vorbilder für solche durch ein Gesetz auf nationaler Ebene geregelte Fonds existieren in den Nachbarländern Österreich und Schweiz. Im österreichischen Modell werden die Mittel des Fonds durch Steuergelder aufgebracht, in der Schweiz (Schweizer Stiftung für Gesundheitsförderung) durch einen mit den Krankenversicherungen erhobenen Beitrag pro Versichertem (s. 5.5.3).

In beiden Fällen wird durch diese Mittel aus *einem* „Topf" die Steuerung *gemeinsamen* Handelns aller relevanten Träger unter Beteiligung neutraler Fachkompetenz (Wissenschaft) ermöglicht. Hierzu wird ein Beirat mit unterschiedlich weitgehenden Entscheidungsbefugnissen gebildet. Wettbewerbselemente sind in großem Umfang einbaubar, da aus dem Fonds zu finanzierende Projekte und Programme öffentlich ausgeschrieben werden können.

Das Fonds-Modell ist im Prinzip auf allen politischen Ebenen sinnvoll und möglich. Die vertikale Verknüpfung und Arbeitsteiligkeit ist in verschiedenen Varianten denkbar. Diese müssen im Kontext und unter Rahmenvorgaben eines Gesamtkonzepts ausgehandelt werden.

3c) Im Sozialgesetzbuch V wird die Beteiligung der Krankenversicherung an Gemeinschaftsaufgaben der Gesundheitsförderung und Prävention geregelt.

Der Anfang 2000 in Kraft getretene neue § 20 des SGB V ist unzureichend. Von den Kritikern wird fast einstimmig dafür votiert, daß feste Finanzanteile für individuenbezogene Maßnahmen und Maßnahmen der Verhältnisprävention (etwa im Verhältnis 1:1) vorgesehen werden sollten.

Fonds-Modelle auf den verschiedenen politischen Ebenen wären das geeignete Instrument für eine Beteiligung der Krankenkassen an verhältnisbezogener Prävention. Favorisiert wird eine dem Schweizer Modell ähnliche Lösung, d.h. Abführung von (geringen) Pro-Kopf-Beiträgen pro Versichertem sowohl für die kommunale Gesundheitsförderung im Sinne der Verhältnisprävention als auch für die Förderung größerer sozialer und gesundheitlicher Chancengleichheit.

3d) *Neue Finanzierungsquellen für die Gesundheitsförderung werden entwickelt und erprobt.*

Fonds-Modelle, insbesondere in Form einer Stiftung, erlauben einen Pool zu bilden, der aus verschiedenen Quellen gespeist wird. Die internationalen Erfahrungen hiermit sind relativ jung und bisher nicht systematisch aufgearbeitet.

Als Einstieg in die Diskussion um neue Finanzierungsmodelle bietet sich eine Expertise an, die den internationalen Stand von Ansätzen, die gesammelten Erfahrungen und ggf. wissenschaftliche Evaluationen zusammenfaßt. Als wichtigste Ansätze müßten berücksichtigt werden:

- Erhebung von Verursacher-bezogenen Sonderabgaben (wie z.B. im australischen Bundesstaat Victoria),
- Verwendung von Lotteriegeldern (wie es nach Angaben eines unserer Interviewpartner neuerdings in England geschieht).

3e) *Durch Reform des Berufsrechts und des Laufbahn- und Besoldungsrechts von Beamten und Angestellten im öffentlichen Dienst werden Qualifikationsanreize und leistungsgerechte Bezahlung bei Übernahme von Querschnittsaufgaben ermöglicht.*

Dieser Vorschlag stammt insbesondere aus Erfahrungen mit der kommunalen Verwaltungsreform (Experteninterview OB Heidelberg).

Unsere Einzelvorschläge beziehen sich auf folgende Punkte:

- Schaffung des Berufs bzw. der Zusatzqualifikation „Fachkraft für Kooperationsmanagement",
- Schaffen von gesetzlichen Regelungen zur Einschaltung professionellen Kooperationsmanagements,
- Beseitigen von Hindernissen bei der Höhereinstufung von Fachkräften mit Querschnittsaufgaben,
- Festlegen von Laufbahn-Stufen und geregelten Qualifikationsmöglichkeiten für Fachkräfte mit Querschnittsaufgaben in den Bereichen Gesundheit, Umwelt, Wirtschaft und Soziales.

3f) *Die rechtliche Basis für vertraglich geregelte Mitfinanzierung integrierter Gesundheitsfördermaßnahmen in städtebaulichen Verträgen wird verbessert.*

Die Möglichkeit des Abschlußes städtebaulicher Verträge wurde 1993 in § 6 BauGB-MaßnG (jetzt § 11 BauGB) geregelt. Gegenstand dieser Verträge können insbesondere sein:

- Vorbereitung oder Durchführung städtebaulicher Maßnahmen durch den Vertragspartner (Investor) auf eigene Kosten (z.B. die Ausarbeitung städtebaulicher Planungen),
- Förderung und Sicherung der mit der Bauleitplanung verbundenen Ziele (z.B. die Deckung des Wohnbedarfs von Bevölkerungsgruppen mit besonderen Wohnraumversorgungsproblemen),
- Übernahme von Kosten oder sonstigen Aufwendungen, die der Gemeinde für städtebauliche Maßnahmen entstehen oder entstanden sind und die Voraussetzung oder Folge des geplanten Vorhabens sind.

Hier sehen wir zwei Ansatzpunkte für integrierte Gesundheitsförderung:

• Die Mitfinanzierung von Infrastruktureinrichtungen sollte explizit an Maßnahmen integrierter Gesundheitsförderung gebunden werden können.

• Die Beteiligung an den Planungskosten sollte zur Finanzierung partizipativer Planungsprozesse genutzt werden können.

Die Berliner Sanierungsgesellschaft S.T.E.R.N. hat in diesem Zusammenhang den weitergehenden Vorschlag gemacht, mit allen Investoren eines Stadtquartiers einen „Stadtvertrag" auszuhandeln, in dem für neu zu planende oder zu sanierende Wohnviertel Mindeststandards für die bauliche, soziale, ökologische, ökonomische und ästhetische Qualität, aber auch die Qualität des Planungsprozesses, z.B. bezüglich Bürgerbeteiligung und Konfliktmanagement festgelegt werden.

Jenseits ordnungsrechtlicher Regelungen schlagen wir auch Anreize für die Sicherung von Qualitätsstandards auf der Basis freiwilliger Audits vor (settingspezifisches integriertes Öko- und Gesundheitsförderungsaudit, s. Schäfer & Lau 1998).

Anmerkung: Der Spielraum für „freiwillige" Investitionen in die Infrastruktur ist natürlich unbegrenzt: So erhielt die Gemeinde Gartow, auf deren Boden das Atommüll-Lager Gorleben steht, als „Geschenk" der Betreiber eine der schönsten Schwimmanlagen der Bundesrepublik.

4) Akteursspezifische Programme entwickeln und einrichten

Ausgangslage

Kapitel 3 bis 5 haben ergeben, daß auf internationaler, europäischer, Bundes-, Länder- und kommunaler Ebene eine Vielzahl von guten Programmen und Initiativen integrierter Gesundheitsförderung unkoordiniert nebeneinander besteht. Insbesondere die von der Zielsetzung fast identischen Programme zur Lokalen Agenda 21 und zur ökologischen Stadtentwicklung (s. 4.1.3 und 5.3.4), aber auch übergreifende Strategien wie die kommunale Verwaltungsreform weisen zahlreiche implizite Ansätze integrierter Gesundheitsförderung auf. Neben solchen entwicklungsfähigen komplexen Programmen gibt es Verbesserungsmöglichkeiten bei einzelnen Akteuren hinsichtlich spezifischer Aufgaben in der Gesundheitsförderung.

Zielsetzung

Vorrangig geht es um die Vernetzung und Koordination schon bestehender Programme. Zielsetzung der folgenden Vorschläge ist es, Anknüpfungspunkte für Programme unterschiedlicher Akteure zu benennen, die nach unserer Auffassung entsprechende Vernetzungsaufgaben übernehmen können. Daneben sollen einzelne Akteure zu stärkerem Engagement motiviert und befähigt werden.

Umsetzungsvorschläge

4a) Die Krankenkassen werden motiviert, sich an Maßnahmen der kommunalen und settingbezogenen Gesundheitsförderung zu beteiligen.

Hierzu müssen Anreizsysteme geschaffen werden, die den Kassen den Einstieg in integrierte Verhältnisprävention und Gesundheitsförderung erleichtern. Da Kassen im Wettbewerb miteinander stehen, müssen Möglichkeiten geschaffen werden, daß ihre Beteiligung an Gemeinschaftsaufgaben öffentlich sichtbar belohnt wird. Hierzu sollte ein *Preiswettbewerb* ausgeschrieben werden, der für Beteiligung der Kassen an Projekten der Verhältnisprävention a) im Arbeitsbereich und b) in der kommunalen Gesundheitsförderung vergeben wird. Außerdem könnte die Beteiligung an kommunalen Gemeinschaftsprojekten zu einem Kriterium in *Zertifizierungsverfahren* (Gesundheitsaudits) gemacht werden.

4b) Es wird ein Modellprogramm zur Bildung von Infrastrukturen intersektoraler Kooperation und zur Förderung von Querschnittsprojekten im ÖGD aufgelegt.

Der Bund und die Länder sollten in einem Modellprogramm öffentliche Gesundheitsdienste fördern, die federführend gemeinsame kommunale Programme zur Gesundheitsförderung, sozialen Stadt(teil)-Entwicklung und Lokalen Agenda 21 planen und koordinieren. Als ein Kriterium der Mittelzuweisung sollte die Selbst-Verpflichtung der Modell-Kommune zur ressortübergreifenden Gesundheitsförderungspolitik festgeschrieben werden.

In den Modell-Kommunen erhält der ÖGD die Aufgabe, Gesundheitsförderungskonferenzen einzurichten. An der Gesundheitsförderungskonferenz sind der bisher übliche Gesundheitsausschuß, die Verwaltungen für Umwelt, Soziales, Wirtschaft, Bauen, Verkehr und Finanzen angemessen zu beteiligen, ebenso Vertreter der örtlichen Wirtschaft (Industrie- und Handelskammer), Gesetzliche Krankenkassen, Naturschutzverbände, Selbsthilfekontaktstellen und Initiativgruppen. Die Gesundheitsförderungskonferenz bekommt die Aufgabe, Vorlagen zur Entscheidung für den Gemeinderat vorzubereiten.

4c) Es wird ein Modellprogramm aufgelegt, das die Beteiligung von Städten und Gemeinden an internationalen und nationalen Netzwerken der Gesundheitsförderung und Agenda 21-Projekten unterstützt.

Innovationsprozesse in der Gesundheitsförderung und nachhaltigen Entwicklung werden durch die Vernetzung von besonders engagierten Städten und Gemeinden beschleunigt und verbreitet. Ein Modellprogramm könnte mit geringen Mitteln solche Prozesse fördern. Vergabekriterien sollten Innovationscharakter und Bereitschaft zur Mobilisierung eigener Ressourcen sein.

4d) Im Bildungssystem wird eine Kampagne zur fächerübergreifenden Gesundheitsförderung gestartet. Dazu werden u.a. einschlägige Ausbildungsgänge überarbeitet.

Einzelvorschläge:

• Im Schul- und Hochschulbereich und in der beruflichen und allgemeinen Weiterbildung (Erwachsenenbildung) sollten die bestehenden Netzwerke zur Gesundheitsförderung fortgeführt, erweitert und durch zusätzliche Mittel für Organisationsentwicklung und Qualitätssicherung unterstützt werden. Theoretische Grundlagen liefern u.a. die Arbeiten des Bundesbildungsministeriums zu einem „Gesamtkonzept zur Gesundheitsbildung" mit den Broschüren „Gesundheit und Schule" (BMB 1994) und „Gesundheit und allgemeine Weiterbildung" (BMB 1997), deren Verbreitung in geeigneter Weise gefördert werden sollte. Wichtig ist weiterhin die Einführung von Lehr- und Lernformen, die an den eigenen Erfahrungen anknüpfen, fächerübergreifendes Denken, Kooperationsfähigkeit und Konfliktbewältigung in Lern- und Arbeitsgruppen vermitteln. Zur Umsetzung des letzten Punkts bedarf es eines verstärkten Weiterbildungsangebots für Lehrer und Dozenten in Moderationsverfahren für die Gruppenarbeit (s. 7.2).

* Durch geeignete Maßnahmen sollten die Konzepte integrierter Gesundheitsförderung in allen Studien- und Ausbildungsgängen des Gesundheits-, Sozial- und Umweltbereichs und des gesamten Verwaltungswesens verstärkt Berücksichtigung finden.
* Eine Qualifizierungsoffensive sollte für das Personal des ÖGD gestartet werden. Neben Inhalten der gesundheitsförderlichen Gestaltung von Lebens- und Umweltbedingungen sollen auch Organisationsentwicklung, fächerübergreifendes Denken und kooperative Kompetenzen im Vordergrund stehen.

5) Programm- und Akteurskoalitionen aufbauen

Ausgangslage

Vieles spricht dafür, daß Gesundheit einen niedrigen Rang auf der politischen Agenda einnimmt und daß integrierte Gesundheitsförderung vor allem dann eine Umsetzungschance hat, wenn sie mit anderen Zielen, z.B. Organsationsentwicklung und Qualitätsmanagement oder Programmen der Stadtentwicklung gekoppelt wird. Lokale Agenda 21-Prozesse sind das beste Beispiel für „implizite Gesundheitspolitik". Nach unserer Auffassung besteht in vielen Bereichen die Möglichkeit, Ziele der Gesundheitsförderung durch „Programmkoalitionen" zu fördern. Bei derartigen Koalitionen können die Koalitionspartner durch wechselseitige Ergänzung und Synergieeffekte profitieren.

Ausgangsfrage dabei sollte nicht sein, was andere Programme und Akteure für Gesundheit leisten können, sondern umgekehrt, was Gesundheit zum Erreichen anderer Ziele beitragen kann.

Zielsetzung

Ziele der vorgeschlagenen Programmkoalitionen sind verbesserte Chancen, Gesundheit implizit oder explizit auf die Tagesordnung zu bringen, verbesserte Chancen der Umsetzung integrierter Gesundheitsförderung, Bündelung von Wissen und Ressourcen, arbeitsteilige Bewältigung gesellschaftlicher Querschnittsprobleme sowie Vernetzung und Bewußtseinswandel bei den Beteiligten.

Umsetzungsvorschläge

5a) *Der in Arbeit befindliche „Aktionsplan Umwelt und Gesundheit" wird um die salutogenetische Perspektive ergänzt und im Rahmen eines intersektoralen Schwerpunktprogramms umgesetzt.*

Der „Aktionsplan Umwelt und Gesundheit" enthält wertvolle Vorschläge für eine systematische Verbesserung der bi-sektoralen Zusammenarbeit im Bereich Gesundheit und Umwelt, behandelt die Thematik allerdings schwerpunktmäßig aus pathogenetischer Perspektive: umweltbezogene Gesundheitsbeobachtung und -berichterstattung, Risikobewertung und Standardsetzung, Risikokommunikation und Bürgerbeteiligung, Rolle der Umweltmedizin und Forschung, Vorschläge für verbesserte Kooperationsstrukturen der zuständigen Bundesministerien und der ihnen nachgeordneten Bundesbehörden, sowie Qualitätsziele für einzelne Umweltprobleme.

Eine Erweiterung und Integration von Vorschlägen aus salutogenetischer Perspektive bietet sich als kurzfristiger Schritt an, um die beiden Sektoren auch unter Gesundheitsförderungsaspekten enger miteinander zu verknüpfen.

Da es in einem Schwerpunktprogramm zur Umsetzung auch verstärkt um Maßnahmen auf Landes- und Kommunal-Ebene gehen muß, sollten in der Umsetzung Gesundheitsförderungsgesichtspunkte und Anreize für lokale Maßnahmen und Strukturen ergänzend integriert werden.

Die Akteure, Instrumente und Prozesse der vorgeschlagenen Verbesserungen müssen konkretisiert werden.

5b) Für Kommunen mit Lokale Agenda 21-Prozessen werden Strukturen und Anreize geschaffen, Gesundheitsförderung in den Prozeß zu integrieren (und umgekehrt).

Gegenwärtig sind sehr viel mehr Kommunen Mitglieder des Agenda- als des Gesunde Städte-Netzwerks. In einem ersten Schritt sollten *Anreize (Information, organisatorische und materielle Unterstützung)* geschaffen werden, um die Agenda-Kommunen zur systematischen Integration von Aspekten der Gesundheitsförderung zu veranlassen.

Ein Schritt zu stärkerer Kooperation wäre die Bildung einer *Koordinationsstelle* auf der Ebene der entsprechenden nationalen Netzwerke. Der Stelle sollte ein *Beirat* aus relevanten Akteuren, insbesondere Kommunalen Spitzenverbänden und Wissenschaft, zugeordnet werden. Von dieser Stelle aus könnte eine intensivere Kommunikation und Kooperation auf dezentralen Ebenen stimuliert und vermittelt werden.

Die Forschungsliteratur und unsere Experteninterviews weisen darauf hin, daß zwar in beiden Programmen gemeinsame Ziele und Strategien bestehen, daß aber die Kooperation minimal ist. Teilweise war es von Zufällen abhängig, in welchem der beiden Programme sich eine Kommune engagiert. Ein Doppelengagement wird vielfach als zu aufwendig angesehen. Hier sind Aufklärung und Anreize erforderlich, die den Kommunen eine *doppelte Mitgliedschaft* attraktiv macht. Das Beispiel Heidelberg zeigt, wie eine Kommune mit großem Gewinn gleichzeitig Mitglied des Gesunde Städte- und des Agenda-Netzwerks und außerdem Modellstadt in mehreren auf diese Inhalte bezogenen Förderprogrammen sein kann.

5c) Gesundheitsförderung wird stärker in die Stadtplanung und -entwicklung integriert.

Sowohl die ökologische wie auch die soziale Stadtentwicklung bieten zahlreiche Anknüpfungsmöglichkeiten für die stärkere Berücksichtigung von Gesundheitsbelangen. Hierzu sollten spezifische Prüfungen von Alltagspraxis und Spezialprogramme des Politisch-Administrativen Systems erfolgen, inwieweit die Gesundheitsbelange (entsprechend dem Baugesetzbuch) tatsächlich zur Geltung kommen.

Hierzu gibt es in Hamburg erste Ansätze, Akteuren der Stadtentwicklung Kriterien für integrierte Gesundheits- und Sozialverträglichkeitsprüfungen von Routine-Planung und relevanten Einzelprojekten an die Hand zu geben. In Niedersachsen werden zur Zeit im Auftrag der Sozialministerin alle Landesministerien daraufhin durchforstet, welches Potential für Gesundheitsförderung sich in ihnen identifizieren läßt (mdl. Mitteilung, Workshop der niedersächsischen Landesvereinigung für Gesundheit, „Zur Gesundheitsförderung im zukünftigen § 20 SGB V", Hannover, 25./26.3.1999).

Als Instrumente könnten besonders geeignet sein gemeinsame Qualifizierungsmaßnahmen durch die Akteure Deutsches Gesunde Städte-Netzwerk, Städtetag und die entsprechenden Ministerkonferenzen der Länder. Weiterhin schlagen wir ein gemeinsames Modellprogramm der beiden zuständigen Bundesministerien vor.

Hier besteht akuter Handlungsbedarf für gesetzgeberische und politische Initiativen zur Unterstützung der Kommunen in der sozialen und gesundheitsförderlichen Stadtentwicklung bzw. im Quartiersmanagement für Stadtteile und Gebiete mit besonderen sozialen, wirtschaftlichen, ökologischen und städtebaulichen Problemen (s. 5.3.4 und 6.3.3).

5d) Es werden konzeptionelle und rechtliche Voraussetzungen für integrierte Umwelt-, Sozial- und Gesundheitsverträglichkeitsprüfungen und Technikfolgenabschätzungen entwickelt.

Die Ausführungen unter 5.3.3 haben gezeigt, daß die UVP ein schon recht weit entwickeltes und gesetzlich geregeltes Instrument darstellt, gesundheitliche und soziale Aspekte aber in der Praxis kaum berücksichtigt werden. Integrierte Verträglichkeitsprüfungen und Folgenabschätzungen würden eine Reihe von Vorteilen bieten: problemangemessene Breite der Fragestellungen schon bei Auftragsvergabe (Scoping), Anstoß zu ressortübergreifender Kooperation, Kosten- und Verfahrensökonomie im Vergleich zu getrennten Verträglichkeitsprüfungen.

Von Seiten der Forschung sollten praktikable integrierte Konzepte der Verträglichkeitsprüfung mit Vorrang entwickelt werden, gleichzeitig sollte der Gesetzgeber den Druck für ihre allgemeine Anwendung erhöhen.

In diesem Bereich sind modellhafte Erprobungen mit Begleitforschung zu empfehlen.

5e) Die bestehenden Konzepte und Normen zum Öko-Audit werden zu einem Öko- und Gesundheits-Audit erweitert, und es werden entsprechende ISO-Normen entwickelt.

Das Instrument des Audit und der Zertifizierung als freiwillige qualitätssichernde Maßnahme mit Wettbewerbsvorteilen stellt eine immer wichtiger werdende Ergänzung zu den gesetzlichen Verträglichkeitsprüfungen dar und sollte entsprechend zur Durchsetzung von Standards der Gesundheitsförderung genutzt werden. Durch den freiwilligen Charakter eignet sich das Instrument des Audit in besonderem Maße als Anreiz für Maßnahmen, die über einen Minimalstandard hinausgehen.

Die Anwendung integrierter Audit-Verfahren ist sowohl für den Markt- wie auch den Staatssektor geeignet.

5f) Im Öffentlichen Dienst – Verwaltung, Gesundheits-, Bildungs- und Sozialsystem – werden Programme zu Verwaltungsreform und Qualitätsverbesserung mit Maßnahmen zur Gesundheitsförderung verbunden.

Diese Programmkoalition hat sich bisher schon in der betrieblichen Gesundheitsförderung bewährt: Größtenteils sind Betriebe an Gesundheitsförderprogrammen deshalb interessiert, weil eine Mitfinanzierung durch die Kassen erfolgen kann und zugleich ein Beitrag zur Qualitätsverbesserung geleistet wird.

Ein besonderes Reformpotential sehen wir in der konsequenten Verknüpfung der Verwaltungsreform und dem Neuen Steuerungsmodell bzw. Methoden des New Public Management mit integrierter Gesundheitsförderung. Maßnahmen zur Gesundheitsförderung am Arbeitsplatz können im Öffentlichen Dienst sowohl die Akzeptanz von

Reformmaßnahmen erhöhen als auch den hohen Krankenstand vermindern helfen. In Schulen, Krankenhäusern und Pflegeeinrichtungen sind aufgrund strukturell gesundheitsschädlicher Arbeitsbedingungen und dadurch mitbedingter Burnout-Phänomene Krankenstand und Frühberentungen besonders hoch.

Bund und Länder sollten daher im eigenen Interesse Gesundheitsförderungsprogramme für den öffentlichen Dienst initiieren. Dies könnte in Form von Anreizen zur Integration von „Gesundheitsförderung am Arbeitsplatz" oder Gesundheitsverträglichkeitsprüfungen laufender Qualitätsmanagement- bzw. Verwaltungsreform-Projekte geschehen. Überdies sollten auch Qualifizierungsmaßnahmen zur Befähigung von Qualitätsmanagern zu Gesundheitsförderung aufgelegt werden.

Diese Vorschläge können sinngemäß auch auf institutionelle Settings, wie Schulen, Krankenhäuser, Hochschulen, Gefängnisse, Betriebe und andere mehr übertragen werden.

5g) In der Politik werden Qualitätsmanagement und Politik-Audits für politische Kultur und intersektorale Kooperation eingeführt.

Dieser Vorschlag enthält unserer Auffassung nach erhebliche Innovationspotentiale, dürfte aber gegenwärtig die größten Widerstände auslösen, – bezieht er sich doch auf politische Eliten und die politische Kultur der Bundesrepublik. Insbesondere professionelleres Konfliktmanagement könnte erheblich zu „mehr Gesundheit" am Arbeitsplatz „Chef-Etage", in politischen Strukturen und Parteien beitragen.

Die Arbeit von Parlament, Ausschüssen und Parteigremien würde durch Qualitätsmanagement (in Programmkoalition mit Gesundheitsförderung) einen enormen Gesundheitsverträglichkeits-Schub erleben. Es ist aus unserer Sicht nur eine Frage der Zeit, daß das hier bereitliegende Modernisierungspotential z.B. für die Neuorganisation von Fraktions-, Ausschuß- und Wahlkreisarbeit, aber auch für Koalitionsvereinbarungen aufgegriffen wird.

5h) Innovative Interventionsprogramme werden durch flankierende Forschungsprogramme begleitet und evaluiert.

Grundsätzlich ist hier die politische Steuerungsaufgabe zu erwähnen, Interventions- und Forschungsprogramme für Public Health und Gesundheitsförderung enger miteinander zu verkoppeln (s. 7.3 und Trojan & Legewie 2000).

Hierzu müßten auch die Möglichkeiten für Modellversuche nach § 63 ff. SGB V erweitert werden.

6) Innovationsimpulse stärken: Informationspools und Kompetenznetzwerke

Ausgangslage

Wir sind der Auffassung, daß die vorgenannten Vorschläge in ihrer Gesamtheit ein großes Innovations- und Wertschöpfungspotential für alle Ebenen des politischen Systems der Bundesrepublik darstellen. Die Unsicherheit über Qualität und Wirksamkeit von Gesundheitsförderung ist zwar derzeit noch groß. Es sind jedoch mehr Wissen und Erfahrungen vorhanden als leicht zugänglich und bekannt sind. Gleichzeitig ist mit einer raschen Zunahme des Wissens in Gesundheitsförderung und Prävention zu rechnen.

Das vorhandene Wissen und Erfahrungspotential läßt sich durch geeignete flankierende Maßnahmen im Sinne einer Kompetenzoffensive und Wissensvernetzung besser nutzen und vergrößern.

Zielsetzung

Ziel der folgenden Vorschläge ist die Ausschöpfung von Innovationspotentialen durch neue Informationstechnologie, Vernetzung und neue Kooperationsverfahren. Ein weiteres Ziel ist es, Gesundheitsförderung durch Forschung zu stärken.

Umsetzungsvorschläge

6a) Ein Referenz- und Transparenz-Zentrum für Gesundheitsförderung („Nationale Clearingstelle") wird als Bund-Länder-Einrichtung gegründet.
Aufgaben wären:

* die systematische Dokumentation, Aufbereitung und Bewertung von Gesundheitsförderungsaktivitäten,
* Beratung, z.B. bei Modellvorhaben,
* Stellungnahmen und Qualitätszertifikate für Maßnahmen verschiedener Träger, insbesondere der Krankenkassen,
* Organisation von Rahmenvereinbarungen für die Kooperation der Träger,
* Kriterien-Entwicklung und fachliche Empfehlungen zu Qualitätsmanagement und Evaluation in der Gesundheitsförderung,
* Qualifizierungsangebote für Praxis und Wissenschaft.

Eine solche Einrichtung könnte durch Aufgabenverlagerungen in einer bestehenden Institution, z.B. der Bundeszentrale für gesundheitliche Aufklärung, geschaffen werden. Sie hätte primär wissenschaftlichen Charakter und wäre eine Art Schiedsinstanz in Fachfragen. Für ihre Aufgaben wäre ein Beirat oder „Aufsichtsrat" sinnvoll, in dem alle relevanten Träger der Gesundheitsförderung und die relevanten Wissenschaftsdisziplinen vertreten sind.

6b) „Kompetenznetzwerke" ressortübergreifender Planung und Politik werden geschaffen und gefördert.
Zur Realisierung ist es wichtig, Anreize zur Vernetzung des Wissens und der Kompetenzen in den unterschiedlichen gesundheitsförderlichen Netzwerken zu schaffen: Gesunde Städte und Agenda-Kommunen, Schulen, Krankenhäuser, Betriebe.

Eine empirische Studie zu interdisziplinären Netzwerken für Settings der Gesundheitsförderung macht auf der Basis festgestellter Bedarfe gut begründete differenzierte Vorschläge für den Aufbau von Experten-Netzwerken mit Hilfe moderner Kommunikationsmedien (Droste 1999).

Wichtige Ansatzpunkte bieten auch die bestehenden problembezogenen News Groups und Mailing Lists, die gleichzeitig eine Art informationeller sozialer Unterstützung darstellen.

Die technischen Möglichkeiten von Multimedia, Computer und Internet können eine Hilfe sein, dürfen aber nicht zum Selbstzweck verkommen. Die benutzerfreundliche optimale Informationsaufbereitung und -vernetzung muß im Vordergrund stehen. Hierfür wird beispielsweise die im Bereich der Umweltmedizin schon erfolgreich eingesetzte Vernetzungssoftware „First Class Software" vorgeschlagen (Droste 1999).

Der Aufbau und die Nutzung solcher Kompetenznetzwerke sollten durch Forschungsprojekte begleitet werden.

6c) Die bestehenden Informationssysteme mit „Modellen guter Praxis" werden erweitert und allgemein zugänglich gemacht.

Die bestehenden Informationssysteme mit „Modellen guter Praxis" sind in verschiedener Hinsicht zu verbessern:

- Es muß gewährleistet werden, daß die Modelle potentielle Nutzer besser erreichen. Dazu müssen technische, aber vor allem psychologische Barrieren abgebaut werden.
- Die Evaluation, Aufbereitung und Darstellung der Fallbeispiele muß den Bedürfnissen unterschiedlicher Nutzergruppen (Bürger, Fachwelt, Verwaltung und Politik) angepaßt werden.
- Langfristig ist ein möglichst vollständiges System von aufeinander abgestimmten Planungshilfen und Beispielen „guter Praxis" für alle Arten von sozialen Settings aufzubauen. Ein Vorbild dazu liefert der (inhaltlich umstrittene) Versuch von Alexander (1995) eine „Mustersprache" für bauliche und städtische Planungen im Dienste gesundheitsförderlicher Lebensbedingungen zu formulieren, die – vom baulichen Detail bis zur Gestaltung ganzer Städte und Regionen – aufeinander bezogene und verbundene Muster umfaßt.

7.2 Beteiligungsstrategien

Dialoge zwischen Politik, Verwaltung, Experten auf der einen und Bürgern auf der anderen Seite lassen sich unterteilen in

- Methoden der Bürgerbefragung,
- Information und Meinungsbildung,
- Beteiligung und Kooperation.

Kapitel 6 hat eine Fülle von Dialogformen und Beteiligungsstrategien ergeben. Neben den klassischen Formen der Bürgerbefragung, Öffentlichkeitsarbeit und Informationsveranstaltung haben sich in Programmen der Gesundheitsförderung vor allem aktivierende Dialogformen herausgebildet. Zu nennen sind hier insbesondere

- Bürgerversammlungen mit Diskussionscharakter,
- Runde Tische, themen- und quartiersbezogene Foren und Konferenzen,
- Bürgerbeiräte und erweiterte Ausschüsse,
- Zukunftswerkstätten, Zukunftskonferenzen, Open Space-Konferenzen,
- Planungszellen und Bürgergutachten,
- Mediationsverfahren.

Die genannten Dialogformen sollen in den folgenden Empfehlungen nicht nochmals im einzelnen abgehandelt werden (s. dazu Kap. 6). Es geht uns vielmehr um Vorschläge für die *strukturelle Förderung* aktivierender und partizipativer Dialogformen.

Die folgenden Empfehlungen sind in drei *Programm-Optionen* gebündelt.

Strategische Programm-Optionen im Überblick:
1. Partizipative politische Planungssysteme fördern
2. Langfristige politische Verbindlichkeit und Legitimation durch mediations-gestützten Handlungsplan schaffen (Backcasting-Strategie)
3. Qualifikation und Qualitätsentwicklung für Dialoge fördern.

---

1) Partizipative politische Planungssysteme fördern

Ausgangslage

Auf kommunaler Ebene besteht ein großer Bedarf nach breit angelegten Mitwirkungs-möglichkeiten der Bürger an der Planung und Gestaltung gesundheitsfördernder Lebens-bedingungen. Aber auch regionale und nationale Planungen, Gesetzesreformen und grund-legende Weichenstellungen stoßen auf großes öffentliches Mitgestaltungsinteresse, wenn geeignete Dialogformen angeboten werden. Ein weiterer Gesichtspunkt ist der Beitrag, den partizipative Dialogformen zur Technikentwicklung und Risikokommunikation lei-sten können. Die Ausweitung partizipativer Bürgerdialoge auch jenseits gesetzlicher Re-gelungen würde die Legitimation politischer Entscheidungen (z.B. für Ökosteuern) er-höhen und zur Belebung der parlamentarischen Demokratie führen. Je nach Problem-stellung muß eine Abwägung erfolgen, wo die bestehenden gesetzlichen Regelungen zur Förderung partizipativer Planungen ausreichen, wenn die bestehenden gesetzlichen Mög-lichkeiten und Verwaltungsrichtlinien extensiver ausgeschöpft werden, und wo neue Re-gelungen zur Förderung von mehr Bürgerbeteiligung erforderlich sind.

Die im deutschen Bau- und Planungsrecht gesetzlich vorgeschriebene Bürger-beteiligung wird in der Praxis überwiegend restriktiv ausgelegt. Bedenklich an den ge-genwärtigen „großen Planungen" (Beispiel Transrapid) ist vor allem, daß demokratische Verfahren zum Herstellen des gesellschaftlichen Konsens proportional zur Größe des Pro-jektes zunehmend Gefahr laufen, zu versagen: Die Politik reagiert auf fehlenden gesell-schaftlichen Konsens und überlange Planungszeiten bei Großvorhaben mit „Beschleu-nigungsgesetzen", welche die Mitwirkungsmöglichkeiten der von Großprojekten betrof-fenen Bürger einschränken. Entsprechende Erfahrungen finden sich auch auf kommuna-ler Ebene (s. Legewie & Janßen 1997).

Zielsetzung

Ziel muß es sein, auf die Schwerfälligkeit von Planungsprozessen nicht mit dem rechtli-chen Abbau von Partizipationsmöglichkeiten zu antworten, sondern mit *qualitativ ver-besserten* Partizipationsmöglichkeiten, d.h. durch rechtliche Absicherungen und profes-sionelle Verfahrensmoderation einschließlich eines verfahrensbezogenen Qualitäts-managements. Die gesetzlichen und formalen Rahmenbedingungen müssen dahingehend verbessert werden, daß Bürgerbeteiligung nicht länger als reines Detailkorrektiv bei Pro-jekten wirksam wird, die vorab politisch entschieden wurden. Ein weiteres Ziel ist ei-nerseits die Förderung einer konsensuellen Entscheidungskultur und andererseits die Bereitstellung flexiblerer Regelungsinstrumente bei Planungs- und Nutzungskonflikten, wobei professionelle Verfahrensmoderation einschließlich eines verfahrensbezogenen Qualitätsmanagements auch hier einen wichtigen Stellenwert hat.

Umsetzungsvorschläge

1a) Im Planungs- und Umweltrecht werden die Möglichkeiten für Bürgerpartizipation und außergerichtliche Konfliktregelung erweitert bzw. geschaffen.

Einzelvorschläge:

- Rechtliche Regelung von Bürgerbeteiligung bei der politischen Weichenstellung für technische und planerische Großprojekte, z.b. durch „Bürgergutachten" (s.u.),
- Regelungen bzw. Auflagen für abgestufte Formen der Konfliktberatung und Konfliktmediation bei politischen Entscheidungen über konfliktträchtige Gesetzgebungen, Großplanungen und neue Technologien,
- stärkere Bürgerbeteiligung in Umweltverträglichkeitsprüfungen.

1b) Bund und Länder starten gemeinsam ein Programm von Diskussionsforen zur Gestaltung gesundheitsförderlicher Lebens- und Umweltbedingungen.

Eine konsensfähige sektorübergreifende Politik erfordert eine Diskussion der Leitbilder und Gestaltungsmöglichkeiten gesundheitsförderlicher Lebensbedingungen in den unterschiedlichen gesellschaftlichen Gruppen. Informationskampagnen sind für diese Zielsetzung nach unserer Auffassung nicht ausreichend. Erfolgversprechend erscheint demgegenüber ein von Bund und Ländern gemeinsam getragenes Programm zur Einrichtung geeigneter Dialogforen. Für die Durchführung sollten die vorhandenen Infrastrukturen, z.B. des Bildungssystems (Schulen, Erwachsenenbildung, Hochschulen) genutzt werden.

Als arbeitsteilige Träger des Programms schlagen wir Strukturen wie die Bundeszentrale für gesundheitliche Aufklärung, die Bundesvereinigung für Gesundheit e.V., die Gesundheitsakademie e.V. sowie entsprechende Einrichtungen auf Länder- und Kommunal-Ebene vor. Die Stiftung Mitbestimmung und das Wuppertaler Institut für Klima, Umwelt und Energie könnten ebenfalls zu diesem Prozeß beitragen. Die Ergebnisse sollten systematisch aufbereitet, dokumentiert und sowohl in die Entwicklung eines Gesamtkonzepts wie auch in die Entscheidungsfindung über Ziele und Prioritäten eingebracht werden (s. dazu auch 7.1.1).

1c) Bund und Länder legen ein Modellprogramm „Bürgerengagement bei der Gestaltung gesundheitsförderlicher Lebens- und Umweltbedingungen" auf.

Sachkenntnis, Engagement und Phantasie der Bürger in der Gestaltung ihrer Lebensbedingungen im unmittelbaren Wohnumfeld und Wohnviertel stellen eine kaum genutzte Kompetenzressource für die öffentliche Planung dar. Dialogmodelle wie Zukunftswerkstatt und Planungszelle haben sich vielfach bewährt. Viele Beispiele belegen, daß die erzielten Ergebnisse bei professioneller Vorbereitung und Durchführung auch unter wirtschaftlichen Gesichtspunkten außerordentlich erfolgreich sind. Die Teilnahme hat für sich genommen einen wichtigen gesundheitsförderlichen Effekt im Sinne des Empowerment. Außerdem können hier neue Formen gesellschaftlicher Arbeit und demokratischer Planung in der Zivilgesellschaft erprobt werden.

Eine Modellvariante könnten professionell moderierte „bürgerschaftliche Planungsagenturen" als Serviceeinrichtungen für Stadtplanungsämter sein. Auch das auf dem Gesundheitstag 2000 entstandene „Bürgerparlament" könnte sich zu einem innovativen Instrument der Bürgerbeteiligung in der Gesundheitspolitik entwickeln.

In einem Modellprogramm sollten folgende Aspekte im Vordergrund stehen:

* Entwicklung konkreter und übertragbarer Arbeitshilfen,
* Identifizierung und Beseitigung der bestehenden rechtlichen und verwaltungsmäßigen Hemmnisse für Bürgerengagement,
* Klärung von Wirtschaftlichkeit und geeigneten Qualitätssicherungsverfahren für Bürgerplanungen.

1d) Das Netz der bestehenden Selbsthilfekontaktstellen wird flächendeckend ausgebaut.

Ein künftiger Schwerpunkt der Aufgaben von Selbsthilfekontaktstellen ist die Kompetenzvermittlung in Sachen Bürgerarbeit an Selbsthilfegruppen, Bürgerinitiativen und selbstorganisierte Projekte. Die Finanzierung erfolgt aus Gesundheitsförderungsmitteln der Krankenkassen, aus Mitteln der Wirtschaftsförderung und des Sozialsponsoring. Ein weiterer Schwerpunkt ist die Förderung von Bürgerarbeit, u.a. durch die Einrichtung von Projektbörsen für Bürgerarbeit.

1e) Die Erstellung von Bürgergutachten wird zu einem regulären Planungsinstrument gemacht.

Es werden gesetzliche Regelungen und Finanzierungsmöglichkeiten zur Erarbeitung von Bürgergutachten durch Planungszellen geschaffen. Es ist zu prüfen, in welcher Weise das Instrument des Bürgergutachtens in das Planungs- und Baurecht integriert werden kann. Auch zur Vorbereitung der Gesetzgebung auf Landes- und Bundesebene sind – als Ergänzung zu den parlamentarischen Anhörungen – Bürgergutachten einzuführen (z.B. Rentenreform, Schulreform).

2) Langfristige politische Verbindlichkeit und Legitimation durch mediationsgestützten Handlungsplan schaffen

Ausgangslage

Weltweit wurden zwar in mühsamen Konsensprozessen Leitbilder wie Gesundheit 21 und Agenda 21 erarbeitet, ihre nationale und regionale Umsetzung ist aber schleppend und inkonsequent.

Trotz Einsicht in die Notwendigkeit langfristigen politischen Handelns zum Erreichen der Leitbilder gelingt es bisher kaum die globalen Ziele im politischen Alltag konsequent umzusetzen. Eine wichtige Ursache ist die an kurzfristigen Zielen und Wahlperioden orientierte Politik, wobei unpopuläre, die Konsummuster und Lebensstile der Bevölkerung betreffende Einschränkungen als demokratisch nicht durchsetzbar gelten.

Mit dem Abschlußbericht der um Konsens zwischen den Parteien bemühten Enquete-Kommission „Schutz des Menschen und der Umwelt" wurde ein erster Schritt in Richtung einer überparteilichen umweltpolitischen Zielsetzung getan. Eine weitere wichtige Grundlage bieten die Umweltgutachten 1996 und 1998 sowie Sondergutachten und Aktionsplan zu „Umwelt und Gesundheit".

Zielsetzung

Um die internationalen und nationalen Anstrengungen in eine von kurzfristigen politischen Konjunkturen unabhängige parteienübergreifende Zielsetzung und Planung zu überführen, bedarf es eines breit angelegten Konsensverfahrens, wie es in den Nachbarländern Holland und Schweden mit Hilfe sogenannter Backcasting-Strategien (mediationsgestützter „Rückwärtsplanung") durchgeführt wurde. Es geht darum, zunächst mittels Mediationsverfahren und Bürgergutachten einen breiten Konsens aller wichtigen gesellschaftlichen Gruppen und der Bevölkerung über das langfristige Globalziel – nachhaltige und gesundheitsfördernde Entwicklung – zu erarbeiten. Anschließend werden verschiedene Szenarien zum Erreichen dieser Ziele erarbeitet und in Schritten der „Rückwärtsplanung" durch Zwischenziele und Handlungsschritte konkretisiert. Das Endergebnis ist die konsensuelle Verabschiedung eines für wechselnde politische Mehrheiten verbindlichen und mit hoher demokratischer Legitimation ausgestatteten Handlungsplans für eine langfristig nachhaltige und gesundheitsfördernde Politik.

Umsetzungsvorschlag

2a) Zur Absicherung einer langfristig an nachhaltiger Entwicklung orientierten Politik wird ein mediationsgestützter Backcasting-Prozeß eingeleitet.

Die Umweltgutachten 1996 und 1998 des Sachverständigenrates für Umweltfragen und der Bericht der Enquete-Kommission „Schutz des Menschen und der Umwelt" bieten eine Grundlage für den Eintritt in eine breit angelegte Backcasting-Strategie, d. h. für die Erarbeitung langfristiger politischer Ziele nachhaltiger Entwicklung, für die Konsens zwischen den politischen Parteien und gesellschaftlichen Gruppen *und* ein Mandat der Bürger hergestellt wird. Als Dialogformen eignen sich Mediationsverfahren in Kombination mit Bürgergutachten, das Ergebnis könnte ein parteienübergreifender „Zukunftsvertrag" sein.

Es werden folgende Schritte zur Einleitung des Verfahrens vorgeschlagen:

- Bildung einer hochrangigen Experten- und Politikergruppe unter Beteiligung aller im Bundestag vertretenen Parteien für einen parteienübergreifenden Antrag im Deutschen Bundestag,
- Ausschreibung eines Wettbewerbs für ein Durchführungskonzept,
- Einsetzung einer „Findungskommission" für die Ermittlung der zu beteiligenden gesellschaftlichen Gruppen,
- Veranstaltung von vorbereitenden Zukunftswerkstätten und Planungszellen zur Ideengeneration für die Durchführung.

3) Qualifikation und Qualitätsentwicklung für neue Dialogformen

Ausgangslage und Zielsetzung

In den Programmen zur Gesundheitsförderung und Lokalen Agenda 21 konnte sich eine große Zahl von neuen Dialogformen entwickeln. Als erfolgreich erweisen sich diese Dialogformen, wenn sie klar umrissene Aufgaben haben, wenn sie sinnvoll an das formelle politische Entscheidungssystem angebunden und professionell moderiert sind. Bei den hier formulierten Handlungsempfehlungen geht es nicht darum, neue Dialogformen zu „erfinden". Ziel der Handlungsvorschläge ist es vielmehr, Anregungen zur Verbesserung der strukturellen Bedingungen zu formulieren, unter denen bestehende Dialogformen eine größere Verbreitung und Wirksamkeit erhalten.

Eine zentrale Frage bei der Ausweitung von Dialogformen bezieht sich auf die materiellen und immateriellen Kosten: finanzielle Aufwendungen, Zeit, bezahlte oder unbezahlte Bürgerarbeit. Mehr Mitbestimmung und sogenannte offene Planung hat in der Vergangenheit im öffentlichen Bereich, z. b. in der universitären Selbstverwaltung, bis zu annähernd 50-fach erhöhtem Zeit- und Kostenaufwand geführt (s. Dienel 1997, Seite 236). Neue Formen konsensorientierter Politik mit zusätzlich eingeführten Dialogformen müssen bezüglich des Kosten-Nutzen-Verhältnisses sorgfältig auf ihre kurz-, mittel- und langfristigen Wirkungen überprüft werden und mit realistischen Kosten-Nutzen-Schätzungen konventionellen Politik- und Verwaltungshandelns verglichen werden. Leitgesichtspunkt für unsere Vorschläge ist die Forderung, Qualitätsstandards zu entwickeln und einzuführen, anhand derer sich politische, administrative und partizipative Planungsprozesse evaluieren lassen.

Umsetzungsvorschläge

3a) Es werden Qualifikationsangebote und -anreize für Bürgerarbeit in Gruppen geschaffen.

Durch eine breite Qualifizierungskampagne wird insbesondere die Fähigkeit zur Moderation von Arbeitsgruppen verbreitet. Entsprechende Angebote sollten z. B. von den Selbsthilfekontaktstellen eingerichtet werden können. Zur massenhaften Verbreitung von Gruppenarbeitsmethoden ist an ein Schneeballsystem mit selbstorganisierten Qualifizierungsgruppen zu denken. Hierzu muß eine geeignete Finanzierung entwickelt werden.

3b) Der Beruf Konfliktmediator/Konfliktmediatorin wird gesetzlich geregelt.

Eine gesetzliche Regelung für den Beruf „Konfliktmediator/Konfliktmediatorin" sollte in Anlehnung an das Berufsrecht der Notare oder „vereidigten Sachverständigen" erfolgen. Die Position eines „vereidigten" Berufs ist erforderlich zur Durchsetzung der für diese Tätigkeit im politischen Raum gegebenen hohen Anforderungen an Verfahrensneutralität und Vertraulichkeit bei gleichzeitig hoher wirtschaftlicher Verantwortung. Hierzu wird im Gutachten von Schäfer und Lau eine abweichende Position eingenommen (s. Anhang 4.2/3b).

3c) Modellvorhaben zur Qualität unterschiedlicher Formen der Bürgerbeteiligung werden gefördert.

Dieser Vorschlag entspricht in der Zielsetzung dem Vorschlag 5g) (Qualitätsmanagement für politische Kultur). Gegenstände der Modellvorhaben sollten sowohl die Qualität der Kooperation und der Ergebnisse sein, als auch volkswirtschaftliche Kosten-Nutzen-Rechnungen.

7.3   Ansätze für die künftige Forschung

In der Entwicklung der Gesundheitsförderung war Forschung mit ihren Konzepten, Fragestellungen und Theoriebildungen immer wieder ein wesentlicher *Impulsgeber*. Gerade auf der Ebene der Entwicklung der internationalen Leitkonzepte *„nachhaltige Entwicklung"* und *„Gesundheitsförderung"* waren einerseits die wissenschaftliche Problemwahrnehmung, ihre öffentliche Resonanz und die Beraterrolle für Politikvorbereitung und -entwicklung von erheblicher Bedeutung. Obwohl diese positive Einschätzung wohl von niemandem bestritten wird, muß andererseits auch ein erhebliches Maß von *Defiziten der Gesundheitsförderungsforschung* festgestellt werden: Es mangelte und mangelt noch an klaren operationalisierbaren Konzepten, an übergreifenden Theorien, an empirisch gesichertem Wissen und an einer effektiven Vermittlung des vorhandenen Wissens in Praxis und Politik.

Die gesundheitsfördernde Gestaltung der Umwelt- und Lebensbedingungen bedarf also einer kontinuierlichen Absicherung und Unterstützung durch Forschung. Die wichtigsten *Ziele der Forschungsförderung* sollten dabei sein:

- Erschließung und Mobilisierung des vorhandenen Potentials innerhalb und außerhalb der Public Health-Forschung,
- Aufbau neuer, „nachhaltiger" wissenschaftlicher Bearbeitungs- und Beratungskapazitäten,
- Weiterentwicklung und Verbreiterung des vorhandenen Methodenarsenals insbesondere in Richtung der Politikwissenschaften,
- stärkere Verknüpfung und Integration der Sozial-, Umwelt- und Gesundheitswissenschaften unter inhaltlichen und methodischen Gesichtspunkten,
- interdisziplinäre Problembearbeitung bei möglichst effektiver disziplinärer Arbeitsteilung,
- Lebensnähe und Akteursbezug bei der Planung und Vermittlung von Forschung.

Auf der Basis eines kurzen Überblicks zum Stand der Gesundheitsförderungsforschung haben wir drei Programme vorgeschlagen, die an anderer Stelle ausführlicher präsentiert werden (Trojan & Legewie 2000). Sie werden daher hier nur zusammenfassend dargestellt, obwohl sie ursprünglich auch auf der Basis der in diesem Buch dargestellten Analysen entstanden sind. Die beiden ersten Programme möchten wir als *„anwendungsorientierte Grundlagenforschung"* kennzeichnen.

1) *Forschungsprogramm Gesundheitskonzepte in Bevölkerungsgruppen, Wissenschaft, Politik, Recht und Verwaltung*

- Themenblock 1: Entstehung von Gesundheitskonzepten,
- Themenblock 2: Anschlußfähigkeit von „Leitkonzepten" und „Konzeptkarrieren",
- Themenblock 3: Ideelle, normative und pragmatische Konzeptgehalte,
- Themenblock 4: Normative und empirische Aspekte der Operationalisierung.

2) *Salutogenese-Forschung*

- Themenblock 1: Alltagsweltliche Gesundheitsbeeinträchtigungen,
- Themenblock 2: Salutogene Ressourcen und Bewältigungsprozesse.

Die stärkste praktische und politische Bedeutung für Gesundheitsförderung hätte unseres Erachtens das dritte Programm.

3) *Handlungsorientierte Policy-Analyse komplexer Programme*

- Zugang „Akteure",
- Zugang „Instrumente und Steuerungsmechanismen",
- Zugang „Strukturen für Gesundheitsförderung",
- Zugang „Dialogstrukturen für Bürgerbeteiligung und partizipatives Planen".

4) *Wissenstransfer und Innovationsförderung*

Die vorgeschlagenen künftigen Forschungsansätze sind von ihrer Natur her praxis- und politiknah angelegt, sie zielen auf handlungs- und entscheidungsrelevantes Wissen ab. Die Verbreitung neuen Wissens und innovativer Ansätze in der Gesundheitsförderung ergibt sich jedoch nicht von selbst. Die Barrieren zwischen Wissenschaft und Praxis sind in aller Regel nicht unerheblich (vgl. z.b. Walt 1994). Daher müssen von vornherein bestimmte Vorkehrungen für die Übersetzung von innovativem Wissen in Handeln getroffen werden.

Dieser schwierige Bereich ist an anderer Stelle aufgearbeitet worden (vgl. Trojan 1996).

In einer Analyse verschiedener Konzepte, Theorien und Modelle des Zusammenwirkens von Praxis und Wissenschaft hat sich für die Sozial- und Public Health-Forschung das dialogische Modell bzw. *Diskursmodell* als erfolgversprechendstes Leitbild herausgestellt (s. 2.2.1).

Für die Umsetzung des Diskursmodells sollen im folgenden acht Aspekte kurz charakterisiert werden:

1. Responsive Projektentwicklung

Im Idealfall reagiert die Forschung auf Anfragen und Anforderungen der Praxis schon in der Entstehungsphase eines Projektes. Je größer die Beteiligung der Praxis an der Entstehung von Projekten, desto wahrscheinlicher werden Ergebnisse später auch in der Praxis rezipiert und angewendet.

2. Interaktive Projektdurchführung

Dieses Element ist charakteristisch für Aktionsforschung (s. 2.2): Ergebnisse der Forschung und ihrer Rückmeldung an die Praxis im Projektverlauf führen zur Kursänderung von innovativen oder sozialreformerischen Vorhaben. Ein Minimum an interaktiver Projektdurchführung besteht im kontinuierlichen Dialog mit Praxisinstitutionen bzw. den späteren Transfer-Öffentlichkeiten.

3. Diskursive Ergebniserarbeitung

In gut ausgestatteten Projekten und mit Hilfe zusätzlich eingeworbener Mittel werden Abschlußtagungen veranstaltet, auf denen die Forschungsergebnisse mit Betroffenen aus Praxis und Politik diskutiert werden (vgl. Döbler et al. 1985 und Enkerts & Schweigert 1988 als Dokumentationen der hier angesprochenen Veranstaltungen).

4. Aktive Ergebnisverbreitung

Diesem Thema war ein eigenes Projekt in Edinburgh gewidmet (vgl. Crosswaite & Curtice 1991 und 1994). Der Transfergedanke in den Public Health-Verbünden geht davon aus, daß am Ende eines Projektes die Ergebnisverbreitung, ihre Aufnahme in der Praxis und schließliche Umsetzung steht.

5. Wechselseitig Anschluß suchen

Anschluß suchen, „sich anschlußfähig machen", heißt neben der ganz praktischen Kontaktaufnahme auch Konzepte zu verwenden, die in Praxis und Politik gleichermaßen Gültigkeit haben. Teilweise sind die sehr spezifischen Terminologien sowohl in der Wissenschaft als auch in der Praxis ein klares Hindernis in der Kommunikation.

6. Kontinuität durch intermediäre Strukturen absichern

Die Kontinuität der Kommunikation ist deswegen so wichtig, weil ein Großteil von Veränderungen innovativer Art sich über lange Zeiträume vollzieht, auf jeden Fall längere

Zeiträume als es bei 2–3jährigen Forschungsprojekten der Fall ist. Die Notwendigkeit intermediärer Strukturen ergibt sich insbesondere, wenn wir davon ausgehen, daß in der Realität *rationale* Modelle des Transfers die Ausnahme, *Diffusionsmodelle* jedoch die Regel darstellen.

7. Eigene Identität in der Kooperation wahren

Zwischen Wissenschaft und Praxis sind verschieden intensive Kooperationsformen denkbar: weitgehend fehlende Kommunikation, Konkurrenz, Kooperation bis zu strukturell abgesicherter „komplementärer Vernetzung". Nicht sinnvoll erscheint eine Kooperationsform, die im Amerikanischen „cooptation" bezeichnet wird und mit Vereinnahmung übersetzt werden kann. Eine grenzenlosen Verschmelzung von Wissenschaft und Praxis ist nicht wünschenswert: Die unterschiedliche Distanz und der unterschiedliche Blick von Wissenschaft und Praxis auf die Realität erzeugen Synergieeffekte und Innovationen – nicht die Übernahme der Identität des anderen Bereiches.

8. Endnutzer (Bürger, Patienten, Betroffene) einbeziehen

Dies Prinzip spielt in der Gesundheitsförderung und Prävention eine zentrale Rolle, wie an vielen Stellen aufgezeigt wurde. Vernetzung zwischen politisch-administrativem System und Wissenschaft kann aber auch von den Bürgern als komplementäre Verschwörung wahrgenommen werden. Die Empfehlung, die letztendlichen Nutzer der gemeinsamen Arbeit von Wissenschaft und Praxis einzubeziehen, kann in keinem Fall schaden!

In der *Public Health-Forschung* hat sich für die Anwendung von Forschungsergebnissen in der Praxis der Ausdruck *Wissenstransfer* eingebürgert. Wir halten diesen Ausdruck für mißverständlich, weil er suggeriert, es ginge einseitig um Wissensübertragung aus der Forschung in die Praxis. Nach unserer Auffassung benötigt die Forschung zur Gesundheitsförderung viel mehr einen wechselseitigen Wissensaustausch zwischen Forschung und Praxis, der eine Kooperation zwischen *gleichberechtigten Partnern* mit unterschiedlichen Rollen, Aufgaben und Kompetenzen voraussetzt.

7.4 Schlußbemerkung

Die Fülle der Vorschläge könnte den Eindruck entstehen lassen, daß hier ein „Wir wollen alles und das sofort!"-Programm vorgelegt wird. Daher sei noch einmal hervorgehoben, daß es sich um Politik-Optionen handelt, die trotz ihrer teilweisen Abhängigkeit voneinander sicher nicht alle auf einmal und flächendeckend umgesetzt werden können.

In einem Punkt möchten wir jedoch unmißverständlich und scharf formulieren: Es besteht dringender Handlungsbedarf, Gesundheitsförderung im Sinne von Verhältnisprävention und Gestaltung gesundheitsförderlicher Lebens- und Umweltbedingungen aus dem „Niemandsland organisierter Nicht-Verantwortlichkeit" herauszuholen!

Dazu bedarf es eines Konzepts für die klar geregelte, arbeitsteilige Kooperation der verschiedenen Handlungsträger und Politik-Ebenen.

Als Prinzip sollte dabei gelten, so wenig wie möglich vorzuschreiben und soviel wie möglich der verbindlichen Selbstorganisation der Akteure zu überlassen. Diese verbindliche Selbstorganisation ist aber als Aufgabe gesetzlich vorzugeben.

Wichtige für jeden Akteur zu beantwortende Fragen sind:

• Welches sind die akteursspezifischen Aufgaben und welches die (Pflicht-)Beiträge zu Gemeinschaftsaufgaben?
• Welche ideellen, personellen und materiellen Ressourcen dürfen, können und müssen eingesetzt werden?
• Welche Anreize für Engagement, Kooperationsbereitschaft und Qualität gibt es?
• Welches sind die Möglichkeitsräume für eigene Initiativen und wo sind die Grenzen der Freiräume?

In Wissenschaft, Wirtschaft und Politik erleben wir gegenwärtig ein gigantisches Programm und gewaltige Investitionen in der Gentechnologie, die unter anderem auch prädiktive Medizin und daher Krankheitsvermeidung und Gesundheitsförderung zum Ziel hat. Dieses Programm verfolgt einen grundlegend anderen Ansatz als den hier vorgestellten. Gesundheit soll durch frühes Erkennen von Krankheitsanlagen oder Verhaltensdispositionen auf molekulargenetischer Ebene erreicht werden. „Mega-Check-up" und „genetische Reform der Menschheit" sind – plakativ gesagt – machbar geworden.

Angesichts dieser Entwicklung, schreibt der Philosoph Volker Gerhardt (2000) gehöre die „Zukunft den Humanwissenschaften, in denen die Natur-, Kultur- und Geisteswissenschaften kooperieren". Ein Kooperationverbund dieser verschiedenen Wissenschaften ist Grundlage des Erkenntnis- und Handlungsmodells „Public Health und Gesundheitsförderung". Als Gegenmodell zur „prädiktiven Medizin" beinhaltet es:

• Der Mensch ist handelndes Subjekt in seinen Lebensverhältnissen, nicht behandeltes Objekt der Gentechnik;
• Gesundheit wird als gestaltbares Umweltprodukt („Menschenwerk"), nicht Naturprodukt („Veranlagung") aufgefaßt:
• Handlungsprogramm ist die Politisierung der Prävention (im Sinne der Gestaltung der „polis"), nicht deren Medikalisierung;
• Eigenverantwortung wird verstanden als Beteiligung der Bürger am Projekt der Zivilgesellschaft, nicht als individuelle Pflicht zur Teilnahme an genetischem Screening und Selektion von „Mustermenschen".

Mit dieser zugegebenermaßen vereinfachten und überzogenen Gegenüberstellung möchten wir deutlich machen, daß es uns um die gesellschaftliche Option eines politisch-sozialen Paradigmas der Gesundheitsförderung geht. Dieses Paradigma, seine Erfolge, Chancen und Probleme wollen wir zur Diskussion stellen und stärken.

Der „Siegeszug" der Biotechnologie wird nicht aufzuhalten sein. Eine Verabsolutierung des bio-medizinischen Paradigmas lehnen wir aber wegen seiner Folgen für Menschenbild und Ethik ab. Daher ist unseres Erachtens ein ehrgeiziges Programm zur Gestaltung gesundheitsförderlicher Umwelt- und Lebensbedingungen mehr denn je erforderlich. Investitionen in das Human- und Sozialkapital, in die kommunikativen Kompetenzen und demokratischen Strukturen der Zivilgesellschaft, in nachhaltige Gesundheit und Politik sind unabdingbar, um das real-utopische Ziel der WHO-Politik zu erreichen, „allen Menschen ein höheres Maß an Selbstbestimmung über ihre Gesundheit zu ermöglichen und sie damit zur Stärkung ihrer Gesundheit zu befähigen".

Anhang zu Kapitel 7

Salutogenetische Perspektive und Gesundheitsförderung unter besonderer Berücksichtigung rechts- und verwaltungswissenschaftlicher Aspekte[1]

von Rudolf Schäfer und Petra Lau

1. Zielsetzung und Fragestellungen des Teilprojekts

Das Gutachten „Salutogenetische Perspektive und Gesundheitsförderung" im Rahmen des TA-Projektes 'Umwelt und Gesundheit'" verfolgte in zwei Teilstudien das Ziel, Stand und Entwicklungsmöglichkeiten der Förderung gesunder Lebensbedingungen zu untersuchen. Es sollte Ergebnisse und Vorschläge liefern, wie im Bereich Umwelt und Gesundheit wissenschaftliche Untersuchungen, öffentliche Diskussionen und politische Entscheidungen stärker auf gesundheitsfördernde Ansätze ausgerichtet werden können.

Unser Teilgutachten „Salutogenetische Perspektive und Gesundheitsförderung unter besonderer Berücksichtigung rechts- und verwaltungswissenschaftlicher Aspekte" steht in einem notwendigen und spezifischen Bezug zu dem von A. Trojan und H. Legewie (1999) erstellten Gutachten und den in diesem Buch in Kap. 7 wiedergegebenen Handlungsempfehlungen.

Die Ziele und Fragestellungen ihres ursprünglichen Gutachtens sind von Trojan/ Legewie wie folgt zusammengefaßt worden (s. auch Seite 17 dieses Buchs):

- Beschreibung und Erklärung der salutogenetischen Perspektive als Forschungs- und Handlungsprogramm in Ergänzung und Abgrenzung zur pathogenetischen Perspektive,
- zusammenfassende Darstellung des Forschungsstandes zur salutogenetischen Perspektive und Nachzeichnung der Entwicklung der damit zusammenhängenden Leitkonzepte,
- Darstellung der aktuellen Praxis und Politik der Gesundheitsförderung (und der Agenda 21) und Herausarbeitung der Möglichkeiten und Grenzen verschiedener Präventionsstrategien sowie möglicher Kombinationen und Anwendungsfelder,
- Systematisierung von Ansätzen der Prävention und Gesundheitsförderung,
- Vorschläge zur Stärkung gesundheitsfördernder Ansätze durch Forschung, öffentliche Diskurse und Politik.

Demgegenüber beschränkt sich die hier in ihren wesentlichen Ergebnissen dargestellte Studie auf die rechts- und verwaltungswissenschaftlichen Aspekte dieser Fragestellungen. Sie geht davon aus, daß Recht zwar nicht das entscheidende, aber doch ein wesentliches Medium der Steuerung gesellschaftlicher Prozesse ist und daß von daher eine

---

1 Auszug aus dem gleichnamigen Gutachten für das Büro für Technikfolgenabschätzung am Deutschen Bundestag im Projekt „Umwelt und Gesundheit" (Berlin, 1999). Interessenten können sich wenden an: Prof. Dr. Rudolf Schäfer / Ass. iur. Petra Lau, Forschungsgruppe Stadt + Dorf, Prof. Dr. Rudolf Schäfer GmbH, Lützowstr. 102–104, 10785 Berlin, Tel. 0 30/26 49 23-0, Fax: 0 30/2 62 89 36, e-mail: forschungsgruppe@stadt-und-dorf.de.

problemadäquate rechtliche Instrumentierung ein strategisches Element für die praktische Umsetzung von Konzepten der Gesundheitsförderung darstellt. Die Teilstudie hat
insoweit folgende Aufgaben:

- Konzeptionelle Überlegungen zur Verwendung des Begriffs Gesundheit im Recht,
- Analyse des rechts- und verwaltungswissenschaftlichen Bestandes, der Wirkungsmechanismen und Defizite der vorhandenen Regelungen in den von Trojan/Legewie
  behandelten Themenfeldern,
- Überprüfung und Darstellung der rechtlichen und administrativen Umsetzbarkeit der
  von Trojan/Legewie entwickelten Empfehlungen,
- Formulierung von Anregungen an Wissenschaft, Gesetzgebung und Verwaltungs-
  vollzug aus der rechtswissenschaftlichen Analyse.

Unser Teilgutachten setzt die konzeptionellen und theoretischen Erörterungen und Ergebnisse des Gutachtens Trojan/Legewie voraus. Die dort angesprochene Grundorientierung ist die Überwindung der bisherigen pathogenetischen Perspektive zugunsten einer salutogenetischen Perspektive, deren Zielvariablen „Gesundheit, Wohlbefinden und
Lebensqualität in einem weit verstandenen Sinne sind. Obwohl es dabei primär um die
Stärkung von Potentialen und Ressourcen für mehr Gesundheit geht, werden zumeist
implizit auch die Verringerung von Belastungen und Risiken, also Zielvariablen der
pathogenetischen Perspektive angesprochen." (Trojan & Legewie 1999, S. 53) Die beiden zentralen Leitkonzepte dieses Ansatzes sind „Gesundheitsförderung" und „nachhaltige Entwicklung", die sich beide nicht als Fachprogramme für Gesundheit bzw. Umwelt, sondern als gesellschaftspolitische Querschnittsprogramme verstehen.

Entscheidend ist damit schließlich, daß die lokale Ebene als Ort der Umsetzung dieser Konzepte einen besonderen Stellenwert erhält. Das politisch-administrative System
der Kommune wird als – potentieller – Hauptakteur der lokalen Gesundheitsförderungspolitik identifiziert (Trojan & Legewie 1999, S. 154). Dies wirft die Frage auf, über welche gesundheitsförderungsrelevanten rechtlichen Instrumente und Rahmenbedingungen
dieses System verfügt.

2.   Handlungsfelder und Rechtsbereiche

Die Analyse der für Gesundheitsförderung relevanten rechtlichen Regelungen, deren
Wirkungsmechanismen und Defizite orientiert sich an Themenbereichen und Handlungsfeldern, die insgesamt der vorstehend begründeten Fokussierung auf den kommunalen
Handlungskontext zugeordnet werden können. Stadtentwicklung im weitesten Sinne stellt
somit den Bezugsrahmen dar. Dabei ist wichtig zu betonen, daß nicht nur die formell in
der kommunalen Zuständigkeit liegenden Aufgabenfelder anzusprechen sind. Vielmehr
sind auch jene Handlungsbereiche einzubeziehen, in denen andere Zuständige – wie z.B.
Fachbehörden des Immissionsschutzes – agieren, die aber insgesamt die Qualität der Stadtentwicklung bestimmen. Dazu gehören insbesondere:

- Städtebau,
- Stadterneuerung,
- Stadtentwicklung,
- Erholung/Freizeit/Sport,
- Verkehr,

- Stoffliche Umwelt/Umweltmedien,
- Gesundheitswesen,
- Arbeitswelt,
- Bildung,
- Sozialwesen,
- Konsumentenschutz.

Die in der Fachdiskussion verbreitete Unterscheidung zwischen verhaltens- und verhältnis-
bezogenen Ansätzen der Gesundheitsförderung (Trojan & Legewie 1999, S. 12) läßt sich
für die hier zu untersuchenden Regelungsbereiche nicht in voller Intensität durchhalten,
nicht zuletzt, weil unmittelbar verhaltenssteuernde rechtliche Regelungen für den Bereich der Gesundheitsförderung nur vereinzelt vorhanden sind. Deshalb wird in der Strukturierung und Darstellung der einzelnen Regelungen eine andere Unterscheidung vorgenommen:

- Einerseits werden die diversen organisations- und verfahrensrechtlichen Regelungen
  zusammengefaßt, die unmittelbar oder mittelbar auf Gesundheitsförderung zielen oder
  doch in diesem Sinne genutzt werden können. Hierher gehören die organisations-
  rechtlichen Regelungen des Öffentlichen Gesundheitsdienstes, aber auch Vorschriften zur gesetzlichen Bürgerbeteiligung, zu Beratungsleistungen, Mediationsverfahren
  und Audit-Konzepten.
- Zum anderen werden die für konkrete Handlungsfelder verfügbaren materiell-rechtlichen Vorschriften zusammengefaßt. Dabei wird entsprechend dem kommunalen Fokus der Studie besonderes Gewicht auf diejenigen Felder und Rechtsinstrumente gelegt, die in den kommunalen Handlungsbereich gehören.[2]

3. Rechtliche und administrative Umsetzbarkeit von Handlungsempfehlungen

Das sozialwissenschaftliche Gutachten von Trojan/Legewie hat ein breites, die wesentlichen Aspekte abdeckendes Spektrum von Handlungsempfehlungen formuliert, die auf
eine intensive und komplex angelegte Weiterentwicklung von Konzepten, Strategien und
Maßnahmen der Gesundheitsförderung abzielen. Aufgabe des rechts- und verwaltungswissenschaftlichen Teilgutachtens ist es, diese Empfehlungen auf dem Hintergrund der
Analyse des rechtlichen Instrumentariums der Gesundheitsförderung einzuschätzen und
auf ihre rechtliche und administrative Umsetzbarkeit zu prüfen. Das Gutachten orientiert sich in diesem Arbeitsschritt bewußt an der Struktur und den Einzelheiten der Empfehlungen des Gutachtens von Trojan/Legewie (s. Kapitel 7), um die Kompatibilität der
Ergebnisse zu gewährleisten. Daneben werden auch darüber hinausgehende eigene Empfehlungen formuliert.

Kriterien für die Beurteilung der von Trojan/Legewie formulierten Empfehlungen sind:

- rechtliche Zulässigkeit,
- Erforderlichkeit neuer/ergänzender Rechtsgrundlagen,
- Zweckmäßigkeit neuer/ergänzender Regelungen,
- administrative Machbarkeit.

---

2   Auf die Darstellung der formell- und materiell-rechtlichen Regelungen der in diesem Abschnitt be-
    nannten Handlungsfelder wird verzichtet.

Darüber hinaus werden im einzelnen eigene Vorschläge und Handlungsempfehlungen für eine Gesundheitsförderung in salutogenetischer Perspektive entwickelt.

Insgesamt hat die Analyse ergeben, daß die Bedeutung einer Weiterentwicklung des rechtlichen Instrumentariums der Gesundheitsförderung eher beschränkt ist:

- Zum einen ist bereits ein breites Arsenal rechtlicher Regelungen vorhanden, das im Sinne von Gesundheitsförderung genutzt werden kann.
- Zum anderen ist das Konzept der salutogenetischen Gesundheitsförderung zu erheblichen Teilen nur beschränkt für eine rechtliche Instrumentierung geeignet, da bzw. solange vielfach die für rechtliche Eingriffe erforderlichen Wirkungszusammenhänge und Operationalisierungen fehlen.

Damit werden insgesamt zwei zentrale Stoßrichtungen der Empfehlungen von Trojan/ Legewie auch aus der Sicht des rechtlichen Instrumentariums strategisch bedeutsam:

- Empfehlungen zur Unterstützung der Umsetzung von Gesundheitsförderungskonzepten durch Thematisierung, Entwicklung effizienter Strukturen, Wissenstransfer und Innovationsförderung sowie
- Empfehlungen zur Forschung, insbesondere im Bereich der Wirkungszusammenhänge und der Operationalisierungen.

4. Die einzelnen Handlungsempfehlungen[3]

4.1 Handlungsstrategien

1) Politisches Gesamtkonzept und Rahmenplan entwickeln

1a) Auf Bundesebene wird eine hochrangige Kommission eingesetzt mit dem (Arbeits-)-Titel „Stärkung gesundheitsförderlicher Lebens- und Umweltbedingungen".

1b) Die Gesundheitsberichterstattung auf Bundesebene wird zu einem Instrument der informationsgestützten Gesundheitsförderungspolitik ausgebaut.

Beide Empfehlungen sind ohne zusätzliche Rechtsgrundlagen umsetzbar und im Sinne der Thematisierung auch sinnvoll.

1c) Auf Länder- und Gemeindeebene werden ebenfalls integrierte Gesundheitsförderungspläne auf der Basis von Informationssystemen, wie der Gesundheitsberichterstattung, erarbeitet.

Als Rechtsgrundlage sind für alle Länder im Rahmen der Gesetze über den ÖGD entsprechende Regelungen zu schaffen.

2) Geeignete Organisationsstrukturen für intersektorale Kooperation schaffen

Der Generalintention dieser Empfehlungsgruppe ist uneingeschränkt zuzustimmen. Rechtliche Probleme sind hinsichtlich der Vorschläge im einzelnen nicht erkennbar, da diese im Rahmen der ebenenspezifischen Organisationshoheit umsetzbar wären. Fraglich ist im einzelnen allerdings, ob im vorgesehenen Umfang die Schaffung neuer Organisations-

---

3 Die folgende Würdigung der rechts- und verwaltungswissenschaftlichen Aspekte bezieht sich auf die Abschnitte 7.1– 7.3 der vorliegenden Buchveröffentlichung (Seite 342 ff.).

einheiten erforderlich ist. Sinnvoll wird in einigen Bereichen die Mitnutzung bereits vorhandener Institutionen im Sinne einer gesundheitspolitischen bzw. salutogenetischen Orientierung sein. In diesem Sinne sind nicht nur aufbau-, sondern auch und gerade ablauforganisatorische Ansätze erforderlich.

2a) Auf Bundesebene wird eine Stabsstelle „Integrierte Berichterstattung und Gestaltung gesundheitsförderlicher Lebensbedingungen" eingerichtet.

Wie schon von Trojan/Legewie selbst ausgeführt, erscheint Variante 2b als pragmatische Lösung leichter realisierbar. Gerade deshalb dürfte sie aber auch von der Effizienz her der Variante 2a mindestens ebenbürtig sein.

2b) Nationales Steuerungsgremium (Beirat, Gesundheitsförderungskonferenz) für Gesundheitsförderung.

Der Stellenwert der Wissenschaft sollte in diesem Gremium stärker herausgestellt werden als bei Trojan/Legewie, da im gesamten Feld der Salutogenese nach wie vor erhebliche Forschungsdefizite bestehen, die auf dieser Ebene thematisiert werden müssen.

2c) Auf Landesebene werden eine ständige interministerielle Arbeitsgruppe, eine regierungsunmittelbare Stabsstelle als Infrastruktur und eine Landesgesundheitskonferenz oder ein ähnliches Kooperationsgremium eingerichtet.

Auf der Landesebene erscheint es ausreichend, eine interministerielle Arbeitsgruppe sowie eine Landesgesundheitskonferenz einzurichten. Die Geschäftsführungsaufgaben der Landesgesundheitskonferenz können vom federführenden Ministerium mit wahrgenommen werden. Regelungsgrundlage sollten die Gesetze über den ÖGD sein.

2d) Auf kommunaler Ebene werden Plan- und Leitstellen als Stabsstellen eingerichtet, die unmittelbar dem Bürgermeisteramt zugeordnet sind.

2e) Auf kommunaler Ebene werden gemeinsame Kooperationsgremien zu integrierter Gesundheitsförderung und zur gesundheitsförderlichen Umweltgestaltung gestärkt (ggf. neu gebildet).

Bei den konkreten Formen der organisatorischen Verankerung der Gesundheitsförderung auf der kommunalen Ebene ist zu unterscheiden zwischen Einrichtungen, die kontinuierlich und über einzelne konkrete Maßnahmen oder Projekte hinweg fungieren und solchen, die der konkreten Projektarbeit einen Rahmen geben.

Für die erstgenannte Fragestellung sollten die breiten Handlungsspielräume der Kommunen durch Empfehlungen nicht auf bestimmte Modelle eingeengt werden. Nach allen bisherigen Erfahrungen mit der Installierung von Querschnittsfunktionen im Kommunalbereich kann auch für den Bereich Gesundheitsförderung nur die Maxime gelten, den Kommunen individuelle Lösungen zu überlassen. Beispielhaft lassen sich die Diskussionen um die organisatorische Ausgestaltung und Verankerung der Stadtentwicklungsplanung in den 70er Jahren und des Umweltschutzes in den 80er Jahren nennen.

Im konkreten Fall ist die große Vielfalt der kommunalen Ausgangslagen zu berücksichtigen. Entscheidend bleibt, daß das Thema überhaupt eine institutionell-organisatorische Berücksichtigung findet. Zu differenzieren ist auch nach kreisfreien Städten und Landkreisen. Regelungsansatz sollte generell der jeweilige ÖGD sein. Das GDG Berlin regelt bereits die Bildung einer Plan- und Leitstelle in jedem Bezirk.

Die in Empfehlung 2e) formulierte Betonung der intersektoralen Projekte verdient Zustimmung. Im Einzelfall wird allerdings klarer als bisher in der Praxis üblich zwischen der Projektgruppe im engeren Sinne – mit weitgehenden Entscheidungs- und Umsetzungsbefugnissen für das Projekt – und der Arbeitsgruppe zu unterscheiden sein. In der Folge werden sich die Einsatzmöglichkeiten der Projektgruppe insbesondere dann begrenzter erweisen, wenn zugleich verwaltungsexterne Akteure zu beteiligen sind.

3) Rechtliche und finanzielle Basis für Gesundheitsförderung absichern

3a) Gesundheitsförderung wird in Gesetzen rechtlich stärker zur Geltung gebracht und abgesichert.

Wie bereits dargelegt verfügt das politisch-administrative System auf der lokalen bzw. kommunalen Ebene über ein erhebliches Spektrum an organisations- und verfahrensrechtlichen wie auch an materiellrechtlichen Regelungen. Insgesamt muß die Beseitigung der Anwendungsdefizite bezogen auf diese bereits vorhandenen Regelungen deutlichen Vorrang vor Änderungen oder Ergänzungen der Rechtslandschaft haben. Damit erhalten die implementationsorientierten Empfehlungen besondere Bedeutung auch aus rechtlicher Sicht.

Allerdings sind im einzelnen auch deutliche Defizite bzw. rechtliche Handlungsmöglichkeiten erkennbar.

• **Kodifikation der gesundheitsförderungsrelevanten Regelungen?**
Ein Bedarf an einer systematischen Kodifikation der gesundheitsförderungsrelevanten Regelungen – wie von Trojan/Legewie als Option empfohlen (Trojan & Legewie 1999, S. 310) – ist nicht erkennbar. Ein solcher Kodifikationsansatz würde im übrigen bereits an der unterschiedlichen Gesetzgebungszuständigkeit für die einzelnen Regelungsmaterien scheitern.

• **Rechtsbegriff Gesundheitsförderung**
Handlungsansätze nach unterschiedlichen Rechtsformen: Ordnungs-, Planungs-, Förderrecht und Prozeßrecht

Um die vorherrschende Orientierung am pathogenetischen Gesundheitsbegriff aufzubrechen, erscheint es erforderlich, den Begriff der Gesundheitsförderung als Rechtsbegriff zu etablieren. Dies wird aber nur in differenzierter Form möglich sein:
– das Ordnungsrecht im weitesten Sinne ist keine geeignete Materie für einen derartigen Ansatz.
– Strukturell geeignet sind planungsrechtliche, verfahrensrechtliche und förderrechtliche Regelungen.

Notwendig ist der Hinweis, daß auch derartige Verrechtlichungsstrategien wenig ertragreich sein werden, wenn nicht gleichzeitig im Bereich der Forschung entscheidende Fortschritte in Fragen der Wirkungsmechanismen und der Operationalisierungen erzielt werden.

• **Landesrechtliche Regelungen zum ÖGD**
Hier liegt ein deutlicher Schwerpunkt rechtlicher Empfehlungen und Handlungserfordernisse. Es ist zu empfehlen, daß die Länder sich bei ihrer weiteren Gesetzgebung zum ÖGD an den Landesgesetzen von Berlin und Nordrhein-Westfalen orientieren sowie im Einzelfall Elemente anderer Bundesländer aufgreifen. Danach sollten die Gesetze zum ÖGD künftig als Kernelemente Regelungen zur Gesundheitsberichterstattung, zur Gesundheitsverträglichkeitsprüfung, zur Konzeption der Gesundheitsförderung, zur Ko-

operation mit anderen kommunalen und lokal relevanten Akteuren, zu Gesundheitskonferenzen, zur Gesundheitsplanung und zur umfassenden Beratung der Bürger enthalten.

- **Sonstige organisations- und verfahrensrechtliche Regelungen**

Weitere organisations- und verfahrensrechtliche Regelungen sind nur in begrenztem Umfang erforderlich.

- Nicht erforderlich sind zusätzliche bzw. spezifizierende Regelungen zum Komplex Bürgerbeteiligung im Städtebau- oder Umweltrecht. Für die Bauleitplanung liegt mit § 3 BauGB ein differenziertes Beteiligungsreglement vor, im besonderen Städtebaurecht stehen darüber hinaus die Regelungen der §§ 137 ff. und § 180 BauGB zur Verfügung. Im Umweltrecht sind bei relevanten Anlagen in aller Regel die spezifischen Beteiligungsregelungen des Immissionsschutzrechts oder die entsprechenden Regelungen für Planfeststellungsverfahren einschlägig, so daß auch hier kein Regelungsbedarf besteht.
- Eine Regelung für eine eigenständige Gesundheitsverträglichkeitsprüfung erscheint nicht sinnvoll. Es sollte allerdings angestrebt werden, die derzeitigen Regelungen für Umweltverträglichkeitsprüfungen generell begrifflich auch als Gesundheitsverträglichkeitsprüfungen zu fassen. Dies könnte entweder durch entsprechende Bezeichnungen oder aber durch ausdrückliche Benennung der Gesundheit als Prüfkriterium geschehen.
- Die EU-UVP-Richtlinie und die EU-IVU-Richtlinie sind in nationales Recht umzusetzen.
- Die Arbeiten am Umweltgesetzbuch (UGB) sind fortzusetzen.
- Generell sind in förderrechtlichen Regelungen (z.B. Stadterneuerung) Anreize für die Praktizierung gesundheitsförderungsbezogener Verfahren wie Bürgerbeteiligung, GVP etc. zu schaffen.
- Mediation sollte als Möglichkeit der Konfliktlösung und Problemlösungsvorbereitung in das Verwaltungsverfahrensrecht aufgenommen werden.
- Die Schulgesetze sollten entsprechend dem Hamburgischen Vorbild Gesundheitsförderung ausdrücklich als Bildungsziel aufnehmen.
- **Materiellrechtliche Regelungen zu kommunalen Handlungsfeldern**
- Die Erweiterung der Lärmschutz-Verordnung auf bestehende bauliche Anlagen ist zu prüfen.
- Die Elektrosmog-Verordnung ist auszuweiten. Vorab ist jedoch weitere Grundlagenforschung im Bereich der biologischen Wirkungsmechanismen elektromagnetischer Felder zu erbringen.
- Die für die Umsetzung des Kreislaufwirtschafts- und Abfallgesetzes erforderlichen Rechtsverordnungen sind zu erlassen.
- Im BauGB ist in § 35 Abs. 3 Gesundheit analog der Regelung in § 34 Abs. 1 BauGB als Belang einzuführen.
- Es ist zu prüfen, wie die Regelungen der BauNVO für Strategien und Maßnahmen der sozialen Stadterneuerung bzw. -entwicklung geöffnet werden können.

3b) Es werden Fonds zur integrierten Gesundheitsförderung eingerichtet.

Diese Forderung ist für querschnittsorientierte Handlungsstrategien von zentraler Bedeutung. Haushalts- und förderrechtliche Regelungen (z.B. über Verwendungsnachweise) erschweren bzw. verunmöglichen derartige Ansätze in der Praxis.

3c) Im Sozialgesetzbuch V wird die Beteiligung der Krankenversicherung an Gemein-
schaftsaufgaben der Gesundheitsförderung und Prävention geregelt
Empfehlung wird unterstützt.

3d) Durch Reform des Berufsrechts und des Laufbahn- und Besoldungsrechts von Be-
amten und Angestellten im öffentlichen Dienst werden Qualifikationsanreize und
leistungsgerechte Bezahlung bei Übernahme von Querschnittsaufgaben ermöglicht.
Empfehlung wird unterstützt.

3f) Die rechtliche Basis vertraglich geregelter Mitfinanzierung integrierter Gesund-
heitsfördermaßnahmen durch Investoren wird im Sinne eines Stadtvertrages ver-
bessert.

Das in diesem Kontext von Trojan/Legewie zitierte vertragsrechtlich orientierte Instrumentarium des Städtebaurechts (städtebaulicher Vertrag nach § 11 BauGB) bietet Möglichkeiten der Mitfinanzierung gesundheitsfördernder Infrastruktur, die aktiv zu nutzen
sind. Dieser Ansatz ist allerdings durch das Kausalitätsprinzip, den Verhältnismäßigkeits-
grundsatz und das sog. Koppelungsverbot deutlich begrenzt. Das gleiche gilt für den öf-
fentlich-rechtlichen Vertrag nach §§ 54ff. VwVfG. Es ist nicht zu erwarten, daß diese
Regelungen gesetzgeberisch so verändert werden, daß das von Trojan/Legewie angesprochene weit umfassendere Konzept des „Stadtvertrages" auch öffentlich-rechtlich abgesichert werden könnte. Entsprechende Bemühungen erscheinen somit unrealistisch. Damit wird dieses Konzept selbst als spezifische Form einer informellen politischen Vereinbarung mit möglicherweise hohem legitimatorischen Wert nicht in Frage gestellt.

4) Akteursspezifische Programme entwickeln und einrichten
Die Zielstellung dieses Empfehlungsfeldes, die vorhandene Vielfalt einschlägiger Aktivitäten weitest möglich zu verknüpfen, ist von zentraler Bedeutung. Rechtliche Regelungen sind dafür nicht erforderlich.

4a) Die Krankenkassen werden motiviert, sich an Maßnahmen der kommunalen und
settingbezogenen Gesundheitsförderung zu beteiligen.
Empfehlung wird befürwortet.

4b) Es wird ein Modellprogramm zur Bildung von Infrastruktur für intersektorale Ko-
operation und zur Förderung von Querschnittsprojekten im ÖGD aufgelegt.

4c) Es wird ein Modellprogramm aufgelegt, das die Beteiligung von Städten und Ge-
meinden an internationalen und nationalen Netzwerken der Gesundheitsförderung
und Agenda 21 unterstützt.

Die beiden Vorschläge sollten unter den gemeinsamen Zielpunkten Vernetzung und
Intersektoralität zusammengefaßt werden. Konkrete Ansätze für Modellvorhaben von
Netzwerken der Gesundheitsförderung sind bereits auf der Ebene der Länder erkennbar.
Das Land Nordrhein-Westfalen sieht dazu bereits eine Regelung vor. Nach § 2 Abs. 4
ÖGDG NW können „neue Formen der Aufgabenwahrnehmung sowie neue Organisati-
onsformen ... in Modellen erprobt werden."

Die Modellvorhaben bedürfen einer Intensivierung und Systematisierung. Eine Orientierung an der Modellvorhaben-Praxis des Experimentellen Wohnungs- und Städtebaus
(ExWoSt) mit seinen intensiven Bemühungen um Vernetzung und Erfahrungsaustausch
während und nach der Modellvorhabenphase ist empfehlenswert.

Bei künftigen Modellvorhaben sollte die bislang erkennbare Fixierung auf großstädtische Problemlagen durch Einbeziehung der ländlichen Räume ergänzt werden. Diese bieten nicht zuletzt in organisatorischer Hinsicht spezifische Problemlagen für Gesundheitsförderung.

4d) Im Bildungssystem wird eine Kampagne zur fächerübergreifenden Gesundheitsförderung gestartet. Dazu werden u.a. einschlägige Ausbildungsgänge überarbeitet.

Die Empfehlung wird unterstützt. Im Bildungsrecht der Länder finden sich sowohl im Bereich des Schulrechts als auch in den Hochschulgesetzen entsprechende einzelne Anknüpfungspunkte für Gesundheitsförderung als allgemeine Bildungsziele und -inhalte, die intensiver als bisher eingefordert werden müssen. Im Hochschulbereich sind konkrete Ansatzpunkte die bereits existierenden Public Health-Studiengänge. Sie müssen künftig stärker mit den Angeboten der klassischen Studiengänge verknüpft werden bzw. auf diese ausstrahlen.

5) Programm- und Akteurskoalitionen aufbauen

Die nachfolgenden Empfehlungen können weitgehend auf der Basis des geltenden Rechts umgesetzt werden.

5a) Der in Arbeit befindliche „Aktionsplan Umwelt und Gesundheit" wird um die salutogenetische Perspektive ergänzt und im Rahmen eines intersektoralen Schwerpunktprogramms umgesetzt.

Empfehlung wird befürwortet.

5b) Für Kommunen mit Lokalen Agenda 21 Prozessen werden Strukturen und Anreize geschaffen, Gesundheitsförderung in den Prozeß zu integrieren (und umgekehrt).

Die Forderung einer systematischen Verknüpfung von Umwelt- und Agenda-Aktivitäten mit Initiativen der Gesundheitsförderung ist angesichts der erkennbaren Verzettelung der knappen Kräfte und Ressourcen dringlich. Damit kann zugleich ein Beitrag zur Lösung oder doch Reduzierung eines immer häufiger erkennbar werdenden Problems von Agenda-Prozessen geleistet werden: Die Agenda-Initiativen leiden häufig nicht nur unter demokratischen Legitimationsdefiziten, sondern auch unter einem Mangel an fachlicher Kompetenz und Professionalität.

5c) Gesundheitsförderung wird stärker in die Stadtplanung und -entwicklung integriert.

Stadtplanung und Stadtentwicklung sind zentrale Handlungsfelder für Gesundheitsförderung auf der kommunalen Ebene. Die rechtlichen Grundlagen sind weitestgehend vorhanden. Defizitär ist der Bereich der Implementierung, nicht zuletzt auch bei den Akteuren, die als Träger öffentlicher Belange oder sonst Beteiligungsberechtigte gesundheitsspezifisches Wissen und Argumentationen einbringen könnten. Primärer Bedarf besteht an entsprechenden Arbeitshilfen, dem Nachweis von good bzw. best practices sowie einem kontinuierlichen Erfahrungsaustausch der Akteure. Die bereits formulierte Empfehlung zur Einrichtung eines Modellvorhabenprogramms kann wesentlich zum Abbau des beschriebenen Anwendungsdefizits beitragen.

5d) Es werden konzeptionelle und rechtliche Voraussetzungen für integrierte Umwelt-, Sozial- und Gesundheitsverträglichkeitsprüfungen und Technikfolgenabschätzung entwickelt.

Rechtsgrundlagen für UVP und GVP sind in zentralen Bereichen bereits vorhanden und könnten genutzt werden.

Ansätze für eine Sozialverträglichkeitsprüfung sind im Städtebaurecht entwickelt: Die Abwägungspflicht des § 1 Abs. 5 BauGB kann generell in der Bauleitplanung als Grundlage genutzt werden; im besonderen Städtebaurecht finden sich in §§ 141, 166 und 180 BauGB detaillierte Regelungen für sozialrelevante Vorbereitende Untersuchungen für städtebauliche Sanierungs- und Entwicklungsmaßnahmen sowie für eine Sozialplanung bei städtebaulichen Maßnahmen.

Vorrangig anzustreben ist die Integration von GVP in UVP. Die UVP ist rechtlich die am weitesten entwickelte Variante formalisierter Verträglichkeitsprüfungen, die auch die größte gesellschaftliche Akzeptanz und Professionalität aufweist. Ansätze zur GVP sollten dieses Potential nutzen und als integraler Bestandteil umfassender UVP konzipiert werden. Dies ist in den Prüfkriterien der vorhandenen UVP-Ansätze bereits mehr oder weniger deutlich angelegt, müßte aber systematisch verstärkt werden. Letztlich sollte auch eine entsprechende Umbenennung von UVP in UVP/GVP angestrebt werden.

Demgegenüber erscheint es fraglich, ob in gleicher Weise auch Sozialverträglichkeitsprüfungen in UVP/GVP integriert sein sollen. Die Existenz großer Schnittmengen zwischen diesen Bereichen ist nicht zu bestreiten.

Richtig erkannt ist in den Empfehlungen von Trojan/Legewie die Notwendigkeit der Entwicklung praktikabler Prüfsysteme unter bewußtem Verzicht auf das letzte technisch Machbare.

5e) Die bestehenden Konzepte und Normen zum Öko-Audit werden zu einem Öko- und Gesundheits-Audit erweitert und es werden entsprechende ISO-Normen entwickelt.

Für den Bereich der Audits gelten die Überlegungen bezüglich der Integration von UVP und GVP entsprechend.

5f) Im öffentlichen Dienst – Verwaltung, Gesundheits-, Bildungs- und Sozialsystem – werden Programme zu Verwaltungsreform und Qualitätsverbesserung mit Maßnahmen zur Gesundheitsförderung verbunden.

Empfehlung wird befürwortet.

5g) In der Politik werden Qualitätsmanagement und Politik-Audits für politische Kultur und intersektorale Kooperation eingeführt.

Diese Überlegung dürfte zumindest mittelfristig nicht einer rechtlichen Regelung zuzuführen sein. Im Bereich des ÖGD gibt es dazu erste Regelungen für Maßnahmen zur Qualitätssicherung in den Ländern Bremen (§ 8) und Mecklenburg-Vorpommern (§ 26).

5h) Innovative Integrationsprogramme werden durch flankierende Forschungsprogramme begleitet und evaluiert.

Nähere Ausführungen dazu unter „Ansätze für zukünftige Forschung".

6) Innovationsimpulse stärken: Informationspools und Kompetenznetzwerke

6a) Ein Referenz- und Transparenz-Zentrum für Gesundheitsförderung („Nationale Clearingstelle„) wird als Bund-Länder-Einrichtung gegründet.

6b)„Kompetenznetzwerke" ressortübergreifender Planung und Politik werden geschaffen und gefördert.

6c) Die bestehenden Informationssysteme mit „Modellen guter Praxis" werden erweitert und allgemein zugänglich gemacht.

Diese Empfehlungen sind generell zu befürworten insbesondere auch im Hinblick auf die intensive Nutzung der neuen Informations- und Kommunikationstechnologien. Rechtliche Regelungen sind hierfür nicht erforderlich.

4.2   Beteiligungsstrategien

1) Partizipative politische Planungssysteme fördern

Die Analyse der Rechtslage hat im Themenfeld Partizipation ergeben, daß für die wichtigsten Bereiche der kommunalen Gesundheitsförderung durchaus befriedigende Regelungen vorhanden sind. Dies betrifft insbesondere die zentralen Bereiche des Städtebaurechts sowie des Immissionsschutzrechts. Die Hauptaufgabenstellung liegt somit nicht in der Verbesserung und Detaillierung der gesetzlichen Regelungen selbst, sondern in ihrer Implementierung.

1a) Im Planungs- und Umweltrecht werden die Möglichkeiten für Bürgerpartizipation und außergerichtliche Konfliktregelung erweitert bzw. geschaffen.

Wie dargestellt ist in diesem Feld die Rechtslage als solche weitgehend befriedigend, es kann nur darum gehen, die gesundheitsbezogene Anwendung zu verbessern.

Sinnvoll erscheint die Einführung der Mediation als mögliche Methode der Problem- bzw. Konfliktlösung im Verwaltungsverfahrensrecht.

1b) Bund und Länder starten gemeinsam ein Programm geeigneter Diskussionsforen zur Gestaltung gesundheitsförderlicher Lebens- und Umweltbedingungen.

Empfehlung wird befürwortet.

1c) Bund und Länder legen ein Modellprogramm „Bürgerengagement in der Gestaltung gesundheitsförderlicher Lebens- und Umweltbedingungen" auf.

Empfehlung wird befürwortet. Sie ist mit den entsprechenden akteursspezifischen Empfehlungen zu verknüpfen.

1d) Das Netz der bestehenden Selbsthilfekontaktstellen wird flächendeckend ausgebaut.

Empfehlung wird befürwortet.

1e) Die Erstellung von Bürgergutachten wird zu einem regulären Planungsinstrument.

Bürgergutachten sind eine spezifische Variante besonders intensiver und nach bisheriger Erfahrung auch ertragreicher Partizipationstechniken. Im Bereich der Stadtplanung ist sie implizit in den von § 3 Abs. 1 BauGB angesprochenen Verfahren der frühzeitigen Bürgerbeteiligung enthalten. Sie wird allerdings in der Praxis der Stadtplanung und Stadtentwicklung nur wenig genutzt. Maßgebend hierfür sind zum einen Informationsdefizite über dieses Instrument und zum anderen seine spezifischen Kosten bzw. deren Einschätzung durch die Verwaltungen.

Die Empfehlung ist richtig, soweit sie darauf abzielt, die Anwendung des Verfahrens Bürgergutachten entscheidend zu erhöhen und sie damit zu einem regulären Instrument

zu machen. Hierzu gehört neben einer qualifizierten Information in Form von Arbeitshilfen und „good practice„-Nachweisen auch die Verbesserung der Akzeptanz dieses Verfahrens durch geeignete Finanzierungsregelungen z.b. im Rahmen des Förderrechts. Nicht
sinnvoll erscheint dagegen eine weitere rechtliche Fixierung dieser Partizipationsform,
verbunden mit einer obligatorischen Einführung für bestimmte Themenbereiche.

2) Langfristige politische Verbindlichkeit und Legitimation durch mediationsgestützten Handlungsplan schaffen

Für diesen Komplex von Empfehlungen ergeben sich keine rechtlichen Folgerungen oder
Anforderungen: Teils lassen sich die Empfehlungen bereits auf der derzeitigen Rechtsgrundlage realisieren, teils würde eine Verregelung ihrem Grundansatz und auch gelten-
dem Recht widersprechen.

2a) Zur Absicherung einer langfristig an nachhaltiger Entwicklung orientierten Politik wird ein mediationsgestützter Backcasting-Prozeß eingeleitet.

Diese in der Sache wichtige Empfehlung kann ohne neue rechtliche Regelungen umgesetzt werden, sie kann allerdings auch ohne rechtliche Verbindlichkeit bleiben. Die angestrebte langfristige politische Verbindlichkeit ist ebenso wie die intendierte Legitimation durch mediationsgestützte Handlungspläne ein aliud im Verhältnis zu den rechtlich
geregelten Strukturen des demokratischen Entscheidungssystems. Dort gelten z.b. der
Grundsatz der Diskontinuität sowie die verfassungsrechtlich fixierten Zuständigkeiten
und Verfahren für die Entscheidungsfindung.

3) Qualifikation und Qualitätsentwicklung für neue Dialogformen

3a) Es werden Qualifikationsangebote und -anreize für Bürgerarbeit geschaffen.

Ohne rechtliche Regelungen möglich. Eine Unterstützung durch entsprechende förderrechtliche Konditionierungen wird empfohlen.

3b) Der Beruf Konfliktmediator/Konfliktmediatorin wird gesetzlich geregelt.

Die Empfehlung wird nicht befürwortet, da es derzeit und mittelfristig noch zu früh ist,
um das Berufsbild der Mediation gesetzlich zu fixieren. Mediation befindet sich in
Deutschland noch in einer Entwicklungsphase, in der ganz unterschiedliche Ansätze in
sehr verschiedenen Handlungsbereichen zur Anwendung kommen und in ihrer Detail-
struktur erprobt werden müssen. Eine gesetzliche Fixierung wird in dieser Phase not-
wendigerweise zu einer Einengung dieses Spektrums mit den ihm immanenten Innova-
tionschancen führen.

Befürwortet wird dagegen in jedem Fall die schlichte Nennung der Mediation in
Rechts- oder Verwaltungsvorschriften als eine neue nicht hoheitliche Methode der Problemlösung, Konsens- und Entscheidungsfindung. Zu denken ist z.b. an die Einführung
der Mediation als optionale Konfliktlösungsmethode in das Verwaltungsverfahrensrecht.
Ebenfalls befürwortet wird die entsprechende Interpretation einschlägiger Regelungen,
die explizit den Begriff Mediation noch nicht verwenden, aber offen für ihn sind. Als
Beispiel kann § 4b BauGB genannt werden.

Schließlich sind insbesondere in förderrechtlichen Regelungen vermehrt Anreize zur
Nutzung der Mediation zu setzen.

3c) Modellvorhaben zur Qualität unterschiedlicher Formen der Bürgerbeteiligung werden gefördert.

Diese Empfehlung ist als integraler Bestand der bereits formulierten Empfehlung zur Einrichtung von Modellvorhaben zu begrüßen.

4.3   Ansätze für die künftige Forschung

Zur Entwicklung und zum Stand der Gesundheitsförderungsforschung

Auch aus der Sicht der rechtlichen Instrumente und in verwaltungswissenschaftlicher Perspektive ist ein erhebliches Maß an Forschungsdefiziten zur Gesundheitsförderung erkennbar. Mit Trojan/Legewie ist zu konstatieren: „Es mangelt an klaren operationalisierbaren Konzepten, an übergreifenden Theorien, an empirisch gesichertem Wissen und an einer effektiven Vermittlung des vorhandenen Wissens in Praxis und Politik." (Trojan & Legewie 1999, S. 323)

Die von Trojan/Legewie vorgeschlagene Strukturierung des Gesamtfeldes von Forschungsüberlegungen ist auch aus rechts- und verwaltungswissenschaftlicher Sicht überzeugend. Das Spektrum gesundheitsförderungsrelevanter Forschungsfelder und -fragen wird umfassend und überzeugend ausgebreitet und wird deshalb im folgenden als Bezugsrahmen zugrunde gelegt. Dabei wird auf die aus rechts- und verwaltungswissenschaftlicher Sicht prioritären Bereiche fokussiert. Zum Teil werden auch zusätzliche Fragestellungen eingebracht. Wenn unter diesem Aspekt Vor- und Nachrangigkeiten zu den einzelnen Forschungsfragen formuliert werden, so ist damit keine generelle Einschätzung verbunden. Zumindest mittelbar können so gut wie alle formulierten Forschungsfragen auch zu einer Weiterentwicklung des rechtlichen und administrativen Instrumentariums bzw. seiner effizienteren Nutzung beitragen.

In methodischer Hinsicht sind die von Trojan/Legewie genannten genuin sozialwissenschaftlichen Zugänge themenspezifisch um rechtswissenschaftliche Methoden zu ergänzen.

1) Gesundheitskonzepte in Wissenschaft, Politik, Recht und Verwaltung

Die hier von Trojan/Legewie formulierten Forschungsfragen sind nur teilweise für die rechtliche Instrumentierung der Gesundheitsförderung bzw. die Implementierung dieses Instrumentariums von Bedeutung.

Themenblock 1: Entstehung von Gesundheitskonzepten

Aus rechts- und verwaltungswissenschaftlicher Sicht sind die hier formulierten Forschungsfragen nicht von erstrangiger Bedeutung.

Themenblock 2: Anschlußfähigkeit der Leit-Konzepte und Konzept-Karrieren

In diesem Themenblock sind Grundsatzprobleme der Implementierung und theoretische Grundlagen für Policy-Analysen angesprochen. Aus Rechts- und Verwaltungssicht sind hier besonders bedeutsam die folgenden eng mit einander verknüpften Forschungsfra-gen:

- Welche Barrieren und Filter gibt es für das Eindringen und die Wirksamkeit von Konzepten und Leitbildern in Politik, Recht und Verwaltung?
- Welche sektoralen Verdünnungen und Verformungen erfahren sektorübergreifende Leitkonzepte in verschiedenen Politik- und Verwaltungsbereichen, z.B. in der Stadtplanung, der Umweltpolitik oder der Sozialpolitik?

- Warum findet Gesundheit nur mit großen Schwierigkeiten Eingang in andere Politikbereiche wie vor allem Umwelt, Soziales und Stadtentwicklung?

Themenblock 3: Ideelle, normative und pragmatische Konzept-Gehalte

Hier sind vor allem folgende Fragen zu klären:

- Welche Wechselwirkungen gibt es zwischen dem medizinischen Krankheitsbegriff und einem „positiven" Gesundheitsbegriff?
- Welche Überformungen, Verformungen und Verdünnungen lassen sich in der Rezeptionsgeschichte der Leitkonzepte in Politik, Recht und verschiedenen Verwaltungssektoren feststellen und wie lassen sie sich erklären?

Zusätzlich zu den von Trojan/Legewie formulierten Fragestellungen sind zu fordern:

- Durchführung von Rechtsprechungsanalysen, um bislang noch nicht bekannte Ansätze für die rechtliche Berücksichtigung des „Schutzgutes Gesundheitsförderung" zu sondieren;
- Initiierung entsprechender rechtswissenschaftlicher Thematisierung in strategischen Rechtsbereichen.

Themenblock 4: Operationalisierungen

Forschungsarbeiten in diesem Feld sind aus rechtswissenschaftlicher Sicht generell von entscheidender strategischer Bedeutung. Besondere Aufmerksamkeit verdienen die Fragestellungen:

- Wie werden die Ergebnisvariablen, insbesondere Gesundheit, Gesundheitsgewinn, Wohlbefinden, gesundheitsbezogene Lebensqualität operationalisiert?
- Welche Abgrenzungsprobleme treten dabei auf?
- Welche Beziehungen, Überlappungen und Widersprüche gibt es dabei zu den klassischen, auf dem pathogenetischen Modell basierenden Indikatoren?

2) Salutogenese-Forschung

Aus rechtswissenschaftlicher Sicht ist mit den beiden Themenblöcken zur Salutogenese-Forschung der entscheidende Grundlagenbereich angesprochen. Solange hier nicht erhebliche Fortschritte gemacht werden, greifen auch die oben unter dem Stichwort Gesundheitskonzepte, Themenblock Operationalisierungen genannten und aus rechtswissenschaftlicher Sicht wichtigen Fragestellungen weithin ins Leere.

Angesichts der Bedeutung, die sämtlichen hier genannten Fragestellungen zukommt, muß es aus der rechtlichen Sicht vor allem darum gehen, Prioritäten zugunsten solcher Felder zu setzen, in denen auch von der bestehenden Rechtslage her eine Verbesserung der Umsetzungschancen für Gesundheitsförderung durch entsprechende Forschungsergebnisse zu erwarten ist. Stadtentwicklung, Stadtplanung, Städtebau und Stadterneuerung erscheinen hierfür besonders geeignet.

3) Handlungsorientierte Policy-Analyse komplexer Programme und Prozesse der Gesundheitsförderung

Die von Trojan/Legewie formulierte Bedeutung policy-analytischer Fragestellungen (Trojan & Legewie 1999, S. 328) kann für den Bereich der rechtlichen Instrumente nur nachdrücklich unterstrichen werden. Obwohl ein relativ breites rechtliches Instrumentarium vorliegt, bleibt die Implementation unter dem Aspekt Gesundheitsförderung vielfach defizitär. Daraus leitet sich die Notwendigkeit intensiver Implementationsforschung kombiniert mit Ansätzen der Rechtstatsachenforschung ab.

Im einzelnen ergeben sich für die einzelnen von Trojan/Legewie genannten Themen-
felder und Zugänge folgende Schwerpunkte:

- **Zugang „Akteure"**
Vorrangig sind aus rechtlicher und verwaltungswissenschaftlicher Sicht die ÖGD-bezo-
genen Forschungsfragen, da in den letzten Jahren hier auch weitgehend neue Rechtsgrundlagen geschaffen wurden. Deren praktische Handhabung bedarf vor allem auch der
vergleichenden Analyse mit den folgenden Fragestellungen:

- Welche Chancen und Barrieren bieten Ländergesetze zur Gesundheitsförderung, insbesondere die Gesetze zum ÖGD?
- Warum ist die Position des Themas Gesundheit bzw. des ÖGD im politisch-administrativen System der Kommunen so schwach ausgeprägt und welche förderlichen und
hinderlichen Faktoren gibt es dafür?
- Wie lassen sich die Reformprogramme des ÖGD und der Aufgabenbereich Gesundheitsförderung zu einem „Tandem-Projekt" verknüpfen und welche Vor- und Nachteile sind damit verbunden?

- **Zugang „Instrumente und Steuerungsmechanismen"**
Hier handelt es sich aus rechtlicher und verwaltungswissenschaftlicher Sicht durchgängig um Forschungsfragen von hoher Priorität. Implementations- und Rechtstatsachenforschung können in den angesprochenen Fragestellungen nicht nur Einschätzungen der
Tragweite der zu untersuchenden Instrumente liefern, sondern auch fundierte Perspektiven für die Weiterentwicklung eröffnen.

Zusätzlich zu den bei Trojan/Legewie genannten Forschungsfragen sollte in diesem
Kontext die Klärung der haushalts- und förderrechtlichen Rahmenbedingungen bzw. Barrieren für „Töpfe" erfolgen, in denen sektorale Haushaltsansätze bzw. Programme gebündelt und integriert verwendet werden.

- **Zugang „Strukturen für Gesundheitsförderung"**
Die für diesen Bereich formulierten Forschungsfragen können aus rechtlicher und
verwaltungswissenschaftlicher Sicht überwiegend nicht erste Priorität beanspruchen. Eine
Ausnahme stellt die Frage nach den geeigneten Organisationsformen für intersektorale
Zusammenarbeit und den dabei einzusetzenden Instrumenten und Anreizen dar.

- **Zugang „Dialogstrukturen für Bürgerbeteiligung und partizipatives Planen"**
Auch dieser Forschungsbereich ist aus der hier relevanten fachlichen Sicht nicht prioritär,
da Rechtsgrundlagen weitgehend vorhanden sind und nach der hier vertretenen Meinung
rechtlich auch nicht mehr wesentlich weiterentwickelt werden müssen. Auf diesem Hintergrund ist aus verwaltungswissenschaftlicher Sicht bedeutsam die Frage, welche Qualitätsstandards sich für unterschiedliche Formen von Bürgerarbeit und unterschiedliche
Dialogformen aufstellen und wie sich solche Qualitätsstandards umsetzen lassen.

4) Wissenstransfer und Innovationsförderung

Es kann vermutet werden, daß das mehrfach angesprochene Implementationsdefizit im
Bereich der rechtlichen Regelungen wesentlich auf entsprechende Informationsdefizite
der Akteure zurückzuführen ist. Von daher kommt der Bereitstellung geeigneter Infor-
mations-, Aus- und Fortbildungsmaterialien und -programme erstrangige Bedeutung zu.
Dies gilt zunächst unabhängig von der weiteren Notwendigkeit, im Zusammenhang mit
künftigen Forschungen aus diesen heraus auch für die Weiterentwicklung bzw. Imple-

mentierung des rechtlichen Instrumentariums Wissenstransfer und Innovationsförderung
zu organisieren.

Zwei Stoßrichtungen sind für eine derartige Informationsvermittlung zentral:

*   Zum einen die Information der Mitarbeiter der örtlich aktiven Dienststellen und In-
    stitutionen des Gesundheitsbereichs über Ansatzpunkte für Gesundheitsförderung in
    ihrem eigenen und in den Zuständigkeitsbereichen strategisch bedeutsamer Partner
    wie Sozialwesen, Jugendhilfe, Umweltschutz, Bauwesen und Stadtentwicklung.
*   Zum anderen müssen diese nicht unmittelbar gesundheitsbezogenen Akteure ihrer-
    seits über Konzepte der Gesundheitsförderung und die in ihrem Handlungsbereich
    liegenden einschlägigen Möglichkeiten und Notwendigkeiten informiert werden.

Als besonders geeignete Arbeitsformen sind neben klassischen Fortbildungsveranstal-
tungen ins Auge zu fassen:

*   Erstellung von Arbeitshilfen insbesondere zu den rechtlichen Grundlagen der Gesund-
    heitsförderung (angesichts der Bedeutung des Landesrechts länderspezifisch angelegt)
    sowie zu zentralen Ergebnissen der Salutogeneseforschung im Sinne der Opera-
    tionalisierung von Faktoren und Indikatoren;
*   Durchführung von interaktiven Veranstaltungen, insbesondere in Form von Planspie-
    len, in denen zum einen neue rechtliche Rahmenbedingungen und Handlungs-
    grundlagen wie einzelne ÖGDG und zum anderen insbesondere intersektorale
    Kooperationsformen erprobt werden sollten.[3] Derartige Planspiele können auch der
    unmittelbaren Vorbereitung realer Projekte dienen;
*   Etablierung von Netzen für einen kontinuierlichen Erfahrungsaustausch zwischen Pro-
    motoren und Protagonisten der Gesundheitsförderung auf regionaler oder Landesebene.

Im Sinne der Ausführungen von Trojan/Legewie[31] müssen Überlegungen zum Wissenstransfer auch bei Forschungen zum rechtlichen Instrumentarium bereits in das Forschungs-
design integriert werden. Ergänzend sei hier darauf hingewiesen, daß hierzu für den Bereich des Städtebaurechts umfangreiche Erfahrungen aus dem Programm zum Experimentellen Wohnungs- und Städtebau (ExWoSt) des BMBau bzw. BMVBW genutzt werden können. Aus diesem erfolgreichen Programm erscheint für den Bereich der Gesundheitsförderung besonders relevant die Praxis der Etablierung von „Projektfamilien" durch
Vernetzung über die Forschungsbegleitung und die damit verbundene Entstehung langfristiger Foren für Erfahrungsaustausch auch über die Ländergrenzen hinweg.

Abstimmung und Verortung des Forschungsprogramms

Generell ist die dringende Empfehlung zu formulieren, künftige Forschungen grundsätzlich unter Einbeziehung rechts- und verwaltungswissenschaftlicher Fragestellungen und
dafür kompetenter Bearbeiter zu konzipieren, um die mit den Instrumentierungen dieser
Bereiche erschließbaren Handlungs- und Steuerungspotentiale von Anfang an in die Bearbeitung einzubeziehen.

---

3   Vgl. dazu aus dem Berliner Public-Health-Verbund den Ansatz in Lau/Schäfer/Siegfried (1996):
    Rechtliche und administrative Rahmenbedingungen als restriktive und fördernde Faktoren der
    Gesundheitsförderung. Fallstudien in Berliner Stadtteilen unter besonderer Berücksichtigung des
    Bau- und Planungsrechts sowie benachbarter Rechtsbereiche und der zuständigen Verwaltungen.
    Projekt A5 – Gesundheitsförderung im Städtebau, Seite 329 ff. Im Bereich städtebaulicher Frage-
    stellungen (Städtebauliche Entwicklungsmaßnahmen, Flächenmanagement) wurden mit diesem An-
    satz in verschiedenen Bundesländern landesweit beachtete Impulse ausgelöst (Bayern, Niedersach-
    sen, Brandenburg).

Literaturverzeichnis

A Canadian Health Impact Assessment Guide (1997) Vol 1: The Beginner's Guide. (Task Force for the Federal, Provincial and Territorial Committee on Environmental and Occupational Health) Ottawa, Kanada

Abel, T (1992) Konzept und Messung gesundheitsrelevanter Lebensstile. In: Prävention 15: 123–128

Abele, A, Brehm, W & Gall, T (1991) Sportliche Aktivität und Wohlbefinden. In: Abele, A & Becker, P (Hg.), Wohlbefinden. Theorie – Empirie – Diagnostik, S. 279–296. Juventa, Weinheim

Agren, G u.a. (1997) Project Megapoles – A Public Health Network for Capital Cities/ Regions. E.C. Ref. no.: 97/PRO/2–018. Final Report 1997. County Council Unit of Social Medicine, Stockholm

Alemann, U V (Hg.) (1995) Politikwissenschaftliche Methoden. Westdeutscher Verlag, Opladen

Alexander, Chr, Ishikawa, S & Silverstein, M (1995) Eine Muster-Sprache. Städte – Gebäude – Konstruktion. Löcker Verlag, Wien

Alisch, M (1994) Sozialverträglichkeit in der Stadtentwicklungsplanung. Strategien und Hemmnisse bei der Umsetzung. Vortrag auf der Herbstsitzung der Sektion Stadt- und Regionalsoziologie. Dessau, 24.–26.11.1994

Alisch, M (1995) Gesundheitsförderung als Bestandteil der sozialen Stadtentwicklung? In: Trojan, A u.a. (Hg.), Gesundheitsfördernde Stadtentwicklung: Transferansätze und Probleme, 90–100. Institut für Medizinsoziologie, Hamburg

Alisch, M (Hg.) (1998) Stadtteilmanagement. Voraussetzungen und Chancen für die soziale Stadt. Leske + Budrich, Opladen

Alisch, M (Hg.) (2000) Sozial – gesund – nachhaltig. Vom Leitbild zu verträglichen Entscheidungen in der Stadt des 21. Jahrhunderts. Leske + Budrich, Opladen

Alisch, M & Dangschat, J S (1993) Die solidarische Stadt – Ursachen von Armut und Strategien für einen sozialen Ausgleich. Verlag für wissenschaftliche Publikationen, Frankfurt/M.

Allebeck, P (1998) Public Health reporting: For what and in what form? European Journal of Public Health 8: 272–273 (editorial)

Altgeld, T & Blättner, B (Red.) (1999) Gesundheitsförderung, Prävention und Selbsthilfe als Zukunftsaufgabe der gesetzlichen Krankenversicherung. Gesundheitspolitische Perspektiven. Landesvereinigung für Gesundheit Niedersachsen e. V., Hannover

Altgeld, T u.a. (Hg.) (1997) Wie kann Gesundheit verwirklicht werden? Gesundheitsfördernde Handlungskonzepte und gesellschaftliche Hemmnisse. Juventa, Weinheim

Andersen, U (1995) Gemeinden / kommunale Selbstverwaltung. In: Andersen U & Woyke W (Hg.), Handwörterbuch des politischen Systems der BRD: 178–187. Leske + Budrich, Opladen

Anderson, R (1984) Gesundheitsförderung: Ein Überblick. Europäische Monographien zur Forschung in Gesundheitserziehung 6: 1–140

Anheier, H K u.a. (Hg.) (1998) Der Dritte Sektor in Deutschland. Organisationen zwischen Staat und Markt im gesellschaftlichen Wandel. edition sigma, Berlin

Antonovsky, A (1990) Personality and Health: Testing the Sense of Coherence Model. In: Friedmann H S (Ed.), Personality and Disease: 155–177. Wiley, New York

Antonovsky, A (1993) The Structure and Properties of the Sense of Coherence Scale. Social Science & Medicine 36 (6): 725–733

Antonovsky, A (1997) Salutogenese. Zur Entmystifizierung der Gesundheit. (Deutsche Herausgabe von Alexa Franke). DGVT-Verlag, Tübingen

Antons, K (1996) Praxis der Gruppendynamik. Hogrefe, Göttingen

Arbeitsgruppe Bestandsverbesserung (1996) Bestand verbessern: Forschungen zur sozial und ökologisch orientierten Erneuerung der Stadt (Werkstattbericht Nr. 40). Eigenverlag, Dortmund

Arbeitsgruppe „Public Health" (1997) Bericht 1996 – 1997. Jahresbericht des Wissenschaftszentrums Berlin für Sozialforschung (1996–1997). Eigendruck, Berlin

Argyle, M (1991) Cooperation. The basis of sociability. Routledge, London, New York

Armutsbekämpfungsprogramm (1994) Armutsbekämpfung in Hamburg. Zusätzliche Maßnahmen gegen Armut als Bestandteil sozialer Stadtentwicklung. Stadtentwicklungsbehörde, Hamburg

Articus, S (1999) Gesundheit als integratives Merkmal der Kommunalpolitik. In: Landeshauptstadt München (Hg.), Für immer gesund?! Dokumentation des Internationalen Symposiums 1998 des Gesunde- Städte- Netzwerks Deutschland: 13–15. Eigenverlag, München

Ashton, J & Seymour, H (1988) The New Public Health: The Liverpool Experience. Open University Press, Milton Keynes, Philadelphia, Penn. USA

Auer-Hunzinger, V & Sievers, B (1991) Organisatorische Rollenanalyse und -beratung. Ein Beitrag zur Aktionsforschung. Gruppendynamik, 22. Jg., Heft 1, S. 33–46

Aurand, K u.a. (Hg.) (1993) Umweltbelastungen und Ängste. Westdeutscher Verlag, Opladen

Badke-Schaub, P (1993) Gruppen und komplexe Probleme. Strategien von Kleingruppen bei der Bearbeitung einer simulierten AIDS-Ausbreitung. Europäische Hochschulschriften, Reihe VI, Psychologie, Bd./Vol. 438, Lang, Frankfurt/M.

Badura, B (1981) Zur sozialepidemiologischen Bedeutung sozialer Bindung und Unterstützung. In: Badura, B. (Hg.), Soziale Unterstützung und chronische Krankheit. Zum Stand sozialepidemiologischer Forschung: 13–39. Suhrkamp, Frankfurt

Badura, B (1983) Sozialepidemiologie in Theorie und Praxis. Köln: Europäische Monografien zur Gesundheitserziehung 5: 43–52

Badura, B u.a. (1999) Betriebliches Gesundheitsmanagement. Ein Leitfaden für die Praxis. Edition sigma, Berlin

Badura, B u.a. (1999) Bürgerorientierung des Gesundheitswesens. Nomos, Baden-Baden

Badura, B & Lenk, K (1986) Der öffentliche Gesundheitsdienst: Begräbnis oder Neubeginn? In: Blanke B u.a. (Hg.), Die zweite Stadt: 37–49. Westdeutscher Verlag, Opladen

Badura, B & Siegrist, J (Hg.) (1999) Evaluation im Gesundheitswesen: Ansätze und Ergebnisse. Juventa, Weinheim

BAG/BUWAL (Bundesamt für Gesundheit/Bundesamt für Umwelt, Wald und Landschaft) (1997) Nachhaltige Entwicklung. Aktionsplan Umwelt und Gesundheit. Ohne Ort

BAGS (Behörde für Arbeit, Gesundheit und Soziales und Stadtentwicklungsbehörde) (2000) Gesunde, soziale Stadt. Arbeitshilfen für Planungs- und Entscheidungsprozesse. Eigenverlag, Hamburg

BAGS & StEB (Behörde für Arbeit, Gesundheit und Soziales und Stadtentwicklungsbehörde) (1998) Integrierte Gesundheits- und Sozialverträglichkeit als Kriterium der (Stadt)planung. Dokumentation eines Werkstatt-Gesprächs vom 11.9.1997. Broschüre im Eigendruck, Hamburg

Baltes, B B u.a. (1995) People Nominated as Wise: A Comparative Study of Wisdom-Related Knowledge. Psychology and Aging 10: 155–166

Bandura, A (1977) Self-Efficacy: Towards a Unifying Theory of Behavioral Change. In: Psychological Review, 4: 191–215

Banken, R (1998) Public Health in Environmental Assessments. In: Porter, A L & Fittipaldi, J J, Environmental Methods Review: Retooling Impact Assessment for the New Century: 247–253. The Press Club, Fargo, North Dakota

Bär, G et al. (2000) Qualitätskriterien und Strategien der Qualitätssicherung nicht-numerischer Informationen. Nexus Institut für Kooperationsmanagement und interdisziplinäre Forschung (unveröffentlichtes Manuskript), Berlin

Baric, L & Conrad, G (2000) Gesundheitsförderung in Settings. Konzept, Methodik und Rechenschaftspflichtigkeit. Verlag für Gesundheitsförderung, Werbach-Gamburg

Barker, R G (1968) Ecological Psychology. Stanford Univ. Press, Stanford CA

Barkholz, U & Paulus, P (1998) Gesundheitsfördernde Schulen. Konzept, Projektergebnisse, Möglichkeiten der Beteiligung. Verlag für Gesundheitsförderung, Gamburg

Barlösius, E & Köhler, B M (1999) Öffentlich Bericht erstatten – Repräsentationen gesellschaftlich umkämpfter Sachverhalte. Berliner Journal für Soziologie 9: 549–565

Bartelheimer, P & Freyberg, T v (1997) Neue Bündnisse in der Krise der sozialen Stadt. Das Beispiel der sozialpolitischen Offensive Frankfurt. In: Hanisch, W (Hg.), Überlebt die soziale Stadt?: 173–212. Leske + Budrich, Opladen

Barton, H & Tsourou, C (1999) The healthy urban planning manual (draft unpublished document). Kopenhagen: WHO Euro, Center for urban Health (erscheint ca. Oktober 2000 als: Healthy Urban Planning, WHO Guide to Planning for People (published by WHO and E & FN Spon)

Bastian, T (1998 a) Gesundheit und Umwelt in Europa: Pläne der Regierung und Bemerkungen kritischer Ärzte. Arzt und Umwelt 11: 183–199

Bastian, T (1998 b) im Auftrag der Interdisziplinären Gesellschaft für Umwelt-Medizin: Aktionsplan Umwelt und Gesundheit in Europa. Ein Diskussionsbeitrag zur „Europäischen Charta" und zum „Helsinki-Plan" der WHO sowie zu den Umsetzungsvorschlägen der Bundesregierung. 79713 Bad Säckingen, Bergseestr. 57

Bättig, K & Ermertz, E (Hg.) (1976) Lebensqualität. Ein Gespräch zwischen den Wissenschaften. Birkhäuser, Basel

Bauch, J (1995) Gesundheitsmanagement und Gesundheitsförderung. Kriterien zur Organisation, Durchführung und Evaluation von Präventionsmaßnahmen und Programmen zur Gesundheitsförderung. Prävention 18 (3): 67–70

Bauer, R (1991) Lokale Politikforschung und Korporatismus-Ansatz. Kritik und Plädoyer für das Konzept der Intermediarität. In: Heinelt, H & Wollmann, H (Hg.), Brennpunkt Stadt: Stadtpolitik und lokale Politikforschung in den 80er und 90er Jahren: 207–220. Birkhäuser, Basel

BBR (Bundesamt für Bauwesen und Raumordnung) (Hg.) (1998) Beilage zu Informationen aus der Forschung des BBR, Nr. 4/Sept. 1998

Beck, D (1992) Kooperation und Abgrenzung. Zur Dynamik von Intergruppenbeziehungen in Kooperationssituationen. Deutscher Universitäts Verlag, Wiesbaden

Beck, R & Schwarz, G (1995) Konfliktmanagement. Sandmann, Alling

Beck, U (1986) Risikogesellschaft. Auf dem Weg in eine andere Moderne. Suhrkamp, Frankfurt/M.

Beck, U (1997) Die Seele der Demokratie. Wie wir Bürgerarbeit statt Arbeitslosigkeit finanzieren können. In: Die Zeit Nr. 49 vom 28. November 1997, 7 f.

Becker, H & Löhr, R P (2000) „Soziale Stadt" – Ein Programm gegen die sozialräumliche Spaltung in den Städten. Das Parlament (Beilage Aus Politik und Zeitgeschichte) 10–11: 22–29

Becker, P (1982) Psychologie der seelischen Gesundheit. Band 1: Theorien, Modelle, Diagnostik. Hogrefe, Göttingen

Becker, P (1991) Theoretische Grundlagen. In: Abele, A & Becker, P (Hg.), Wohlbefinden. Theorie – Empirie – Diagnostik, S. 13–50. Juventa, Weinheim

Becker, P (1992) Die Bedeutung integrativer Modelle von Gesundheit und Krankheit für die Prävention und Gesundheitsförderung. In: Paulus, P (Hg.), Prävention und Gesundheitsförderung: 91–108. GwG-Verlag, Köln

Becker, P & Minsel, B (1986) Psychologie der seelischen Gesundheit. Band 2: Persönlichkeitspsychologische Grundlagen, Bedingungsanalysen und Förderungsmöglichkeiten. Hogrefe, Göttingen

Beckmann, D (1976) Arzt-Patient-Beziehung. In Kerekjarto, M v (Hg.), Medizinische Psychologie. Springer, Berlin

Behörde für Schule, Jugend und Berufsbildung Hamburg (1998) Gesundheitsförderung und Schulprogramm. Dokumentation der Auftaktveranstaltung vom 8.9.1997. Broschüre im Selbstverlag, Hamburg

Behr, A (1998) Neue Formen des „Städte-Managements" auf Wegen zur Lokalen Agenda 21. In: Kühn, M & Moss, T (Hg.), Planungskultur und Nachhaltigkeit. Neue Steuerungs- und Planungsmodelle für eine nachhaltige Stadt- und Regionalentwicklung, S. 153–158. Verlag für Wissenschaft und Forschung, Berlin

Bellach, B M & Stein, H (Hg.) (1999) Die neue Gesundheitspolitik der Europäischen Union. Tagungsbericht. Urban und Vogel Medien und Medizinverlagsgesellschaft, München

Bellwinkel, M u.a. (1999) Erkennen und Verhüten arbeitsbedingter Gesundheitsgefahren. Ergebnisse aus dem Kooperationsprogramm Arbeit und Gesundheit (KOPAG); herausg. vom BKK Bundesverband und Hauptverband der gewerblichen Berufsgenossenschaften. Wirtschaftsverlag NW, Bremerhaven

Belter, C, Höhne, U & Schütze, W (1997) Im Krankenhaus bewegt sich was. Die Initiative Pro Urban. Berliner Ärzte 6.

Bengel, J u.a. (1998) Was erhält Menschen gesund? Antonovskys Modell der Salutogenese. Diskussionsstand und Stellenwert. BzgA, Eigenverlag, Köln

Beratungs- und Informationsstelle Arbeit und Gesundheit (1997) Gesundheitsschutz am Arbeitsplatz. Pfade im Vorschriftenlabyrinth. Broschüre im Eigendruck, Hamburg

Berger, H u.a. (Hg.) (1999) Health Promoting Hospitals in Practice: Developing Projects and Networks. Verlag für Gesundheitsförderung, Gamburg

Bergmann, K E u.a.(1996) Gesundheitsziele für Berlin. Wissenschaftliche Grundlagen und epidemiologisch begründete Vorschläge. De Gruyter, Berlin

Bergold, J B & Filsinger, D (1998) Die Vernetzung psychosozialer Dienste. Theoretische und empirische Studien über stadtteilbezogene Kriseninterventionen und ambulante Psychiatrie. Juventa, Weinheim

Berkeley, D & Humphreys, P (1998) Evaluation of integrated Health Promotion and Innovation in a Network of European Cities. Compendium of LSE's Researchwork on the Project. Eigendruck, London: London School of Economics and Political Science

Berkman, L F & Syme, S L (1979) Social Networks, Host Resistance, and Mortality: A Nine-Year Follow-Up Study of Alameda County Residents. American Journal of Epidemiology 109: 186–204

Berliner Forschungsverbund Public Health (1994) Workshop: Netzwerk-Analyse in der Public Health Forschung. Eigendruck, Berlin

Betzelt, S & Bauer, R (2000) Erwerbsarbeit im „Dritten Sektor". Bestandsaufnahme, Perspektiven und Empfehlungen. Kleine Schriften des ils, Heft 8, Universität Bremen; Fachbereich 11, Bremen

Beutel, M (1989) Was schützt Gesundheit? Zum Forschungsstand und der Bedeutung von personalen Ressourcen in der Bewältigung von Alltagsbelastungen und Lebensereignissen. Psychotherapie, Psychosomatik, Medizinische Psychologie 39 (9/10): 452–462

Bezirksamt Hohenschönhausen von Berlin (Hrsg.) (1997) Gesundheit und soziale Lage. Gesundheitsbericht '97. Plan- und Leitstelle Gesundheit, Berlin-Hohenschönhausen

Bindzius, F u.a. (1997) Zusammenarbeit von Unfall- und Krankenversicherung bei der Verhütung arbeitsbedingter Gesundheitsgefahren am Beispiel des „Kooperationsprogramms Arbeit und Gesundheit" (KOPAG). Die Berufsgenossenschaft Nr. 5: 232–238

Bischoff, A, Selle, K & Sinnig, H (1995) Informieren, Beteiligen, Kooperieren – Kommunikation in Planungsprozessen. Dortmunder Vertrieb für Bau- und Planungsliteratur, Dortmund

BKK Bundesverband (Hg.) (1999) Nutzung und Fortentwicklung der KOPAG-Ergebnisse

Black, D (1996) The Development of the Glasgow City Health Plan. In: Price, C & Tsouros, A (Eds.), Our Cities, our Future: Policies and Action Plans for Health and Sustainable Development: 89–97. WHO-Healthy Cities Project Office, Kopenhagen

Blair, T (2000) „Die neuen Gebenden" – Unterstützung für freiwillige Arbeit und Gemeinsinn der Bürger. Deutsche Übersetzung eines Artikels in „The Guardian" vom 1.3.2000

Blanke, B., Evers, A. & Wollmann, H (Hg.) (1986) Die zweite Stadt. Westdeutscher Verlag, Opladen

Blättner, B., Borkel, A. & Venth, A (Hg.) (1996) Anders leben lernen. Beiträge der Erwachsenenbildung zur Gesundheitsförderung. Deutsches Institut für Erwachsenenbildung, Frankfurt (Holzhausenstr. 21, 60322 Frankfurt)

Bloomfield, K (1996) Ein Wegweiser zur Anwendung ausgewählter Meßinstrumente zur gesundheitsbezogenen Lebensqualität. Berliner Forschungsverbund Public Health (96–3), Berlin

BMBF (Bundesministerium für Bildung und Forschung) (Hrsg.) (1997). Gesundheit und allgemeine Weiterbildung, Bonn

BMBF (Bundesministerium für Bildung, Wissenschaft, Forschung und Technologie) (1997) Gesundheit und allgemeine Weiterbildung – Beitrag zu einer neuen Perspektive der Gesundheitsförderung. Bundesministerium für Bildung und Wissenschaft, Bonn

BMFSFJ (Bundesministerium für Familie Senioren Frauen und Jugend) (Hrsg.) (1995) Seniorenfreundliche Gemeinde 1993. BMFSFJ, Bonn

BMG & BMU (Bundesministerium für Gesundheit und Bundesministerium für Umwelt) (1999) Aktionsprogramm Umwelt und Gesundheit. Eigenverlag Referat für Öffentlichkeitsarbeit, Bonn

BMU (Bundesministerium für Umwelt, Naturschutz und Reaktorsicherheit) (o.J.) Konferenz der Vereinten Nationen für Umwelt und Entwicklung im Juni 1992 in Rio de Janeiro. Dokumente – Agenda 21. BMU, Reihe Umweltpolitik, Bonn

BMU (Bundesministerium für Umwelt, Naturschutz und Reaktorsicherheit) (1997) Informationen zu Zielen und Aufgaben des gemeinsamen Aktionsprogramms „Umwelt und Gesundheit" des Bundesumweltministeriums und des Bundesgesundheitsministeriums. In: Umwelt. Eine Information des Bundesumweltministeriums Nr. 7–8/1997

BMU (Bundesministerium für Umwelt, Naturschutz und Reaktorsicherheit) (Hrsg.) (1999) Lokale Agenda 21 im europäischen Vergleich. Bonn

BMU & UBA (Bundesumweltministerium & Umweltbundesamt) (1998) Handbuch Lokale Agenda 21. Wege zur nachhaltigen Entwicklung in den Kommunen. Bonn/ Berlin: Reihe „Halt' die Welt im Gleichgewicht"

Bobzien, M (1998) „Nichts ist mehr, wie es einmal war!" Qualitätsmanagement im Gesundheits- und Sozialbereich. Impulse. Newsletter zur Gesundheitsförderung. Landesvereinigung für Gesundheit Niedersachsen e. V., Nr. 18: 6–7

Bobzien, M., Stark, W. & Straus, F (1996) Qualitätsmanagement. Sandmann, Alling

Boer, J. & Utermann, K (1970) Gemeinwesenarbeit. Einführung in Theorie und Praxis. Enke, Stuttgart

Böhm, B., Janßen, M. & Legewie, H (1999a) Kooperative Projektentwicklung zur kommunalen Gesundheitsförderung. Teilprojekt A-8. Schlußbericht. Berliner Zentrum Public Health

Böhm, B., Janßen, M. & Legewie, H (1999b) Zusammenarbeit professionell gestalten. Praxisleitfaden für Gesundheitsförderung, Sozialarbeit und Umweltschutz. Lambertus, Freiburg

Böhme, G (1980) Alternativen der Wissenschaft. Suhrkamp, Frankfurt

Böhme, G (1985) Anthropologie in pragmatischer Hinsicht. Darmstädter Vorlesungen. Suhrkamp, Frankfurt/M.

Böhme, G (1993) Natur – ein Thema für die Psychologie? In: Seel, H J, Sichler, R & Fischerlehner, A (Hg.), Mensch – Natur. Zur Psychologie einer problematischen Beziehung, S. 27–39. Westdeutscher Verlag, Opladen

Böhme, G (1994) Weltweisheit Lebensform Wissenschaft. Eine Einführung in die Philosophie. Suhrkamp, Frankfurt/M.

Boonekamp, G.M.M. et al. (1999) Healthy Cities Evaluation: The Co-ordinator's Perspective. Health Promotion International 14: 103–110

Borkel, A (2000) Gesundheitsförderung in der Erwachsenenbildung. In: Gesundheitsakademie e. V. (Hg.), Salutive. Beiträge zur Gesundheitsförderung und zum Gesundheitstag 2000: 175–177. Mabuse Verlag, Frankfurt/M.

Bort, G (1996) Umwelt und Gesundheit. Gutachten für das Büro für Technikfolgen-Abschätzung beim Deutschen Bundestag. Unveröffentlichtes Manuskript der interdisziplinären Gesellschaft für Umweltmedizin

Bortz, J & Döring, N (1995) Forschungsmethoden und Evaluation für Sozialwissenschaftler. Springer, Berlin

Bourdieu, P (1982) Die feinen Unterschiede. Frankfurt/M. (Suhrkamp)

Bourdieu, P (1997) Die verborgenen Mechanismen der Macht. VSA-Verlag, Hamburg

Bowlby, J (1969) Attachment and Loss. Basic Books, New York

Boyce, W T (1985) Social Support, Family Relations, and Children. In: S. Cohen & S.L. Syme (Eds.), Social Support and Health. Academic Press, Orlando

Bracht, N (Ed.) (1990) Health promotion at the community level. Newbury Park, London

Brand, H & Schmacke, N (1998) Soziale Ungleichheit und Gesundheit: Die Rolle kommunaler Gesundheitsdienste in Deutschland. In: Gesundheitswesen 60: 626–631

Brand, K W & Viehöver, W (1997) Gesellschaftliche Prozesse und Konflikte bei der Bewertung von gesundheitlichen Risiken durch Umweltbelastungen: Gutachten für die TAB

Brandenburg, A & Ferber, C v (1998) Thesen zum Verhältnis der gesetzlichen Krankenversicherung zur neuen Gesundheitspolitik der Städte: Was tragen die Kommunen zur Verwirklichung des Rechts auf Gesundheit bei? In: Sozialer Fortschritt: 47: 14–18

Brandenburg, A. & Nowak, M (1997) Gesundheitskonferenzen als Instrumente der Gesundheitsförderung. In: Jahrbuch für kritische Medizin 26: 91–108. Argument, Hamburg

Brandenburg, A u.a. (1992) Gesundheit und Bürgerbeteiligung. Leitideen und Praxis in Herne. In: Gesundheitswesen 54: 271–276

Brandenburg, A u.a. (1998) Kommunale Gesundheitskonferenzen. Eine innovative Strategie der Gesundheitspolitik? In: Soziale Sicherheit 47: 191–195

Braun, D (1991) Chancen und Probleme der Gesundheitswissenschaften in der Bundesrepublik. MMG 16: 114–122. Enke, Stuttgart

Braun, J (1991) Selbsthilfeförderung in Städten, Kreisen und Gemeinden. ISAB-Verlag, Köln,

Brenner, H M (1995) Political Economy and Health. In: B C I Amick u.a., Society and Health: 211–246. Oxford University Press: New York

Breucker, G (o.J.) Success Factors and Quality of Workplace Health Promotion. Dissemination of Models of Good Practice. Manuskript: Essen

Breucker, G (o.J.) Success Factors and Quality of Workplace Health Promotion. Review and Evaluation of Success Factors in Workplace Health Promotion. Manuskript: Essen

Breucker, G u.a. (1997) Qualitätsmanagement in der betrieblichen Gesundheitsförderung. Konferenzbericht, herausgegeben vom Bundesverband der Betriebskrankenkassen, Essen

Bröchler, S, Simonis, G, Sundermann, K (Hrsg.) (1999) Handbuch Technikfolgenabschätzung. Edition Sigma, Berlin

Brößkamp, U (1994) Gesundheit und Schule – Beitrag zu einer neuen Perspektive der Gesundheitsförderung. Bundesministerium für Bildung und Wissenschaft, Bonn

Brückel, S (1998) AOK-Ansätze zur Sekundär-/Tertiär-Prävention. DOK 80: 269–274

Brückner, G (1997) Gesundheitsberichterstattung des Bundes. In: Noll, H (Hg.), Sozialberichterstattung in Deutschland: Konzepte, Methoden und Ergebnisse für Lebensbereiche und Bevölkerungsgruppen: 47–71. Juventa, Weinheim

Brundtland, G H (1987) Unsere gemeinsame Zukunft. Der Brundtland-Bericht der Weltkommission für Umwelt und Entwicklung. Herausgegeben von Hauff, V. Eggenkamp Verlag, Greven

Bücker-Gärtner, H (1998) Qualitätsmanagement. In: Heinrich, P & Schulz zur Wiesch, J (Hg.), Wörterbuch zur Mikropolitik. Leske + Budrich, Opladen

Bullinger, M (1995) International Validation and Testing of Quality of Life Scales. In: Guggenmoos-Holzmann, I u.a. (Hg.), Quality of Life and Health. Blackwell, Wien. S. 27–38

BUND, Misereor (Hg.) (1997) Zukunftsfähiges Deutschland. Ein Beitrag zu einer global nachhaltigen Entwicklung. Studie des Wuppertal Instituts für Klima, Umwelt, Energie. Birkhäuser, Basel. Lang- und Kurzfassung

Bundeskanzleramt, Sektion Volksgesundheit (Hg.) (1988) Dokumentation zur Enquete Gesundheitsförderung in Österreich vom 19.10.1988. Bundeskanzleramt Sektion Volksgesundheit, Wien

Bundesministerium für Gesundheit (Hg.) (1993) Zukunftsaufgabe Gesundheitsvorsorge. Informationsschrift des Bundesministeriums für Gesundheit. Verlag für Gesundheitsförderung, Gamburg

Bundesregierung (1997) Zwischenbericht der Enquete-Kommission „Schutz des Menschen und der Umwelt – Ziele und Rahmenbedingungen einer nachhaltig zukunftsverträglichen Entwicklung". Konzept Nachhaltigkeit, Fundamente für die Gesellschaft von morgen. Deutscher Bundestag, Drucksache 13/7400, Bonn

Bundesregierung (1998) Abschlußbericht der Enquete-Kommission „Schutz des Menschen und der Umwelt – Ziele und Rahmenbedingungen einer nachhaltig zukunftsverträglichen Entwicklung". Konzept Nachhaltigkeit, vom Leitbild zur Umsetzung. Deutscher Bundestag, Drucksache 13/11200, Bonn

Bundesvereinigung für Gesundheit e.V. (Hg.) (1996) Qualitätsstrategien in Prävention und Gesundheitsförderung – Leitlinien, Praxisbeispiele, Potentiale. Eigenverlag, Köln

Bundesvereinigung Gesundheit e.V. (Hg.) (1999) Gesundheit: Strukturen und Handlungsfelder. Luchterhand (Loseblattwerk), Neuwied

Bundeszentrale für gesundheitliche Aufklärung (Hg.) (1996) Leitbegriffe der Gesundheitsförderung. Reihe „Blickpunkt Gesundheit". Verlag Peter Sabo, Schwabenheim a.d. Selz

Bunge, M (2000) Gesundheitsförderung als Gestaltungsaufgabe der Länder. In: Gesundheitsakademie e.V. (Hg.), Salutive. Beiträge zur Gesundheitsförderung und zum Gesundheitstag 2000: 28–33. Mabuse Verlag, Frankfurt/M.

Busse, R & Wismar, M (1997) Funktionen prioritärer Gesundheitsziele für Gesundheitssysteme. Arbeit und Sozialpolitik 51: 27–35

Camagni, R & Capello, R (1997) Evaluation of Integrated Health Promotion and Innovation in a Network of European Cities. Berichtskopie, Mailand

Capelle, W (1959) Hippokrates. Fünf auserlesene Schriften. Fischer, Frankfurt/M.

Caplan, G & Grunebaum, H (1977) Perspektiven Primärer Prävention. In: Sommer, G & Ernst, H (Hrsg.) Gemeindepsychologie. Urban & Schwarzenberg: München

Carley, M (1983) Social Measurement and Social Indicators. Issues of Policy and Theory. Allen & Unwin, London

Catford, J (1993) Auditing Health Promotion: What are the vital Signs of Quality? Health Promotion International 8 (2): 7–68

Chanan, G (1992) Aus dem Schatten treten. Aktionen auf örtlicher Gemeinschaftsebene und die Europäische Gemeinschaft. Abschließender Bericht des Forschungsprojekts „Bewältigung des sozialen und wirtschaftlichen Wandels auf Nachbarschaftsebene". Europäische Stiftung zur Verbesserung der Lebens- und Arbeitsbedingungen. Dublin, Irland

Chanan, G (1997) Active Citizenship and Community Involvement: Getting to the Roots. A Discussion Paper. European Foundation, Dublin

Chanan, G (1999) Local Community Involvement: A Handbook for Good Practice. European Foundation, Dublin

Claus, F & Wiedemann, P (1994) Umweltkonflikte – Vermittlungsverfahren zu ihrer Lösung. Blattner, Taunusstein

Cohn, R C & Klein, I (1993) Großgruppen gestalten mit Themenzentrierter Interaktion. Grünewald, Mainz

Cohn, R C (1976) Von der Psychoanalyse zur Themenzentrierten Interaktion. Klett, Stuttgart

Coleman, J S (1991) Grundlagen der Sozialtheorie. Band 1 (Band 2: = 1992). Oldenbourg Verlag, München

Commission of the European Communities (1994) Communicaton from the Commission and Proposal for a European Parliament and Council Decision adopting a Programme of Community Action on Health Promotion, Information, Education and Training within the Framework for Action in the Field of Public Health. COM (94) 202–final

Corbin, J & Strauss, A (1993) Weiterleben lernen. Chronisch Kranke in der Familie. Piper, München

Couto, R A (1996) Mediating Structures, Democratic Theory, and Social Capital. Paper at the 2nd International Conference of The International Society for Third-Sector Research. Mexico July, 18–21, 1996

Crosswaite, C & Curtice, L (1991) Dissemination of Research for Health Promotion: A Literature Review. Research Unit in Health and Behavioural Change, University of Edinburgh

Crosswaite, C & Curtice, L (1994) Disseminating research results – the challenge of bridging the gap between health research and health action. Health Promotion International 9 (4): 289–296

Daele, W, v.d. (1993) Sozialverträglichkeit und Umweltverträglichkeit. Inhaltliche Mindeststandards und Verfahren bei der Beurteilung neuer Technik. Politische Jahreszeitschrift 34: 219–248

DAG SHG (Deutsche Arbeitsgemeinschaft Selbsthilfegruppen e.V.) (1999) Selbsthilfegruppenjahrbuch 1999. Selbstverlag, Gießen

Dally, A, Weidner, H & Fietkau, H-J (1994) Mediation als politischer und sozialer Prozeß. Loccumer Protokolle 73/93. Evangelische Akademie, Loccum

Dangschat, J (1993) Konzeption, Realität und Funktion „neuer Standortpolitik" – am Beispiel des Unternehmens Hamburg. In: Heinelt, H & Mayer, M (Hg.), Politik in europäischen Städten. Fallstudien zur Bedeutung lokaler Politik: 29–48. Birkhäuser, Basel

Dann, H-D (1991) Subjektive Theorien zum Wohlbefinden. In: Abele, A & Becker, P (Hg.), Wohlbefinden. Theorie – Empirie – Diagnostik. Juventa, Weinheim. S. 97–118.

Däumling, A M u.a. (1974) Angewandte Gruppendynamik. Klett, Stuttgart

Davies, J K & McDonald, G (1998) Health Promotion, Evaluation and Quality Assurance: Looking for Certainties. Department of Health, London

De Leeuw, E (1998) Healthy Cities Second Phase Policy Evaluation. A Decade of Achievement. Final Report. Berichtskopie, Maastricht

De Leeuw, E (1998) Research Issues in the Healthy Cities Project. Recommendation for Practice. In: Book of Abstracts, Internationaler Kongreß 8./9.10.1998 Wien: Gesundheit planen für die Stadt. Strategien, Konzepte und Erfahrungen

Declaration of the Third Ministerial Conference on Environment and Health. London, 16.–18. Juni 1999. Kopenhagen: WHO (European Environment and Health Committee Secretariat)

Der Spiegel (1997) Aufräumen wie in New York? Von New York lernen – die Großstädte im Kampf gegen Kriminalität. Nr. 28, 07.07.1997

Der Spiegel (1999) Online-Hilfe. Aufstand der E-Patienten. Nr. 11, 15.03.1999: 178–186

Dettling, W (Hg.) (2000) Denken, Handel, Gestalten. Neue Perspektiven für Wirtschaft und Gesellschaft. Edition Politeia, Frankfurt/M.

Deutsche Gesellschaft für gesundheitsfördernde Schulen e. V. (Hg.) (1998) Schule und (lokale) Agenda 21. Gesundheitsfördernde und ökologische Schulprofile = Modelle nachhaltiger Entwicklung? Eigenverlag, Mainz

Deutsche Gesellschaft für Technische Zusammenarbeit (GTZ) (1991) Methoden und Instrumente der Projektplanung und -durchführung (Kurzdarstellungen). Eschborn

Deutsche Koordinierungsstelle für Gesundheitswissenschaften (1998) Netzwerke der Gesundheitsförderung. Informationsbroschüre zum Welt-Gesundheitstag 1998. Verlag für Gesundheitsförderung G. Conrad, Werbach-Gamburg

Deutscher Bundestag (1985) Leistungsfähigkeit des Gesundheitswesens und Qualität der gesundheitlichen Versorgung der Bevölkerung. Drucksache 10/3374 vom 22.5.85, Bonn

Deutscher Bundestag (1992) Kindergesundheit und Umweltbelastungen. Drucksache 12/4626, Bonn

Deutscher Bundestag (1993) Ökologischer Gesundheitsschutz. Drucksache 12/6128 vom 11.11.93, Bonn

Deutscher Bundestag (1994) Prävention in der Gesundheitspolitik. Drucksache 12/8238 vom 5.7.94, Bonn

Deutscher Bundestag (1994) Umwelt 1994. Politik für eine nachhaltige, umweltgerechte Entwicklung. Drucksache 12/8451, Bonn

Deutscher Bundestag (1995) Freiwilliges soziales Engagement fördern und zur Selbständigkeit ermutigen! Drucksache 13/3232 vom 5.12.1995, Bonn

Deutscher Bundestag (1996) Entwurf eines Gesetzes zur Änderung des Baugesetzbuchs und zur Neuregelung des Rechts der Raumordnung. Drucksache 13/6392 vom 04.12.1996, Bonn

Deutscher Bundestag (1996) Nachhaltige Stadtentwicklung: Ökologischer Kern und sozio-ökonomische Einbindung. Drucksache 13/5490 vom 04.09.1996, Bonn

Deutscher Bundestag (1997) Maßnahmen für ein soziales und ökologisches Städtebau- und Raumordnungsrecht. Drucksache 13/7589 vom 6.5.97, Bonn

Deutscher Bundestag (1997) Prävention und Gesundheitsförderung in der gesetzlichen Krankenversicherung. Drucksache 13/8090 vom 26.6.97, Bonn

Deutscher Bundestag (1998) Für eine ökologische und soziale Stadtentwicklungspolitik. Drucksache 13/11088 vom 18.06.1998, Bonn

Deutscher Bundestag (1998) Konzept Nachhaltigkeit. Vom Leitbild zur Umsetzung. (Abschlußbericht der Enquetekommission „Schutz des Menschen und der Umwelt". Drucksache 13/11200 vom 26.06.1998 (auch zitiert als „Enquetekommission 1998"), Bonn

Deutscher Bundestag (1998) Umwelt, Schadstoffe und Gesundheit. Drucksache 13/10592 vom 5.5.98, Bonn

Deutscher Bundestag (1998) Unfallverhütungsbericht Arbeit 1997. Drucksache 14/156 vom 8.12.98, Bonn

Deutscher Bundestag (1999) Sondergutachten des Rates von Sachverständigen für Umweltfragen: Umwelt und Gesundheit. Risiken richtig einschätzen. Drucksache 14/2300 vom 15.12.1999, Berlin

Deutscher Bundestag (2000) Antrag der Fraktionen SPD und Bündnis 90/Die Grünen: Umwelt und Gesundheit. Drucksache 14/2767 vom 22.02.2000, Berlin

Deutscher Bundestag (2000) Entschließungsantrag zum Sondergutachten des Rats von Sachverständigen für Umweltfragen „Umwelt und Gesundheit. Risiken richtig einschätzen". Drucksache 14/2771 vom 22.02.2000, Berlin

Deutscher Bundestag (2000) Umwelt und Gesundheit (Endbericht des TAB-Projekts). Drucksache 14/2848 vom 2.3.2000, Berlin

Deutsches Hygiene-Museum Dresden (1999) Fachtagung „Migration und Gesundheit. Perspektiven der Gesundheitsförderung in einer multikulturellen Gesellschaft". (URL: www.dhmd.de/Pages/a33archiv.htm)

Dezernat für Gesundheitsplanung (Hg.) (2000) Das Wiener Gesundheitsförderungsprogramm 2000. Eigenverlag, Wien

Die Gesundheitsverhältnisse Hamburgs im 19. Jahrhundert (den ärztlichen Teilnehmern der 73. Versammlung deutscher Naturforscher und Ärzte gewidmet von dem Medicinalcollegium) (1901). Verlag von Leopold Voss, Hamburg

Diebschlag, U (1991) Ernährung und Wohlbefinden. In: Abele, A & Becker, P (Hg:), Wohlbefinden. Theorie – Empirie – Diagnostik, S. 267–277. Juventa, Weinheim

Dienel, H L, Foerster, C, Hentschel, B, Zorn, C & Blanckenburg, Ch v (Hg.) (1999) Technik – Freundin des Alters. Vergangenheit und Zukunft später Freiheiten. Franz Steiner Verlag, Stuttgart

Dienel, P C (1997) Die Planungszelle. Der Bürger plant seine Umwelt. Eine Alternative zur Establishment-Demokratie. Westdeutscher Verlag, Opladen

Dierkes, M (1989) Was ist und wozu betreibt man Technikfolgenabschätzung? Wissenschaftszentrum Berlin für Sozialforschung. Forschungsschwerpunkt Technik, Arbeit, Umwelt. FS II, 89–103

Dierks, M L u.a. (Hrsg.) (2000) Qualitätsmanagement in der Gesundheitsförderung und Prävention. Bundeszentrale für gesundheitliche Aufklärung (BzgA), Köln

Dixon, J & Sindall, C (1994) Applying Logics of Change to the Evaluation of Community Development in Health Promotion. In: Health Promotion International 9: 297–309

Dlugosch, G E & Schmidt, L R (1992) Gesundheitspsychologie. In: Bastine, R (Hg.), Lehrbuch der Klinischen Psychologie, Bd. 2: 123–177. Kohlhammer, Stuttgart

Döhler, M (1990) Gesundheitspolitik nach der Wende: Policy-Netzwerke und ordnungspolitischer Strategiewechsel in Großbritannien, den USA und der BRD. Edition sigma, Berlin

Dohrenwend, B P et al. (1980) Mental Illness in the United States. Epidemiological Estimates. Praeger, New York

Doorduijn, A u.a. (1996) Gesundheitsförderung. Vom alltäglichen Umgang mit der Utopie. Das Arbeitsbuch zum Handbuch. Verlag für akademische Schriften (VAS), Frankfurt/M.

Dörner, D (1989) Die Logik des Mißlingens. Strategisches Denken in komplexen Situationen. Rowohlt, Reinbek

Dörner, D u.a. (Hg.) (1983) Lohhausen. Vom Umgang mit der Unbestimmtheit und Komplexität. Huber, Bern

Dreyfus, H L & Dreyfus, S E (1987) Künstliche Intelligenz – Von den Grenzen der Denkmaschine und dem Wert der Intuition. Rowohlt, Reinbek

Droste, S (1999) Bestandsaufnahme interdisziplinärer Netzwerke im Bereich der Prävention und Gesundheitsförderung bezüglich Kindergarten, Schule, Betrieb, Krankenhaus, Stadt, Region („Settings"), – unter besonderer Berücksichtigung der modernen Informations- und Kommunikationstechnologien. Bundesvereinigung für Gesundheit e.V.; Manuskript; Abschlußbericht der ersten Projektphase, Bonn

Drupp, M & Osterholz, U (1997) Prospektiver Beitragsbonus. Ein Innovationsinstrument der AOK zur Förderung von Gesundheitsmaßnahmen in der Arbeitswelt. DOK 79: 186–191

Dublin Healthy Cities Project (1998) Dublin Healthy Cities Plan, Phase 1, 1998–2000. Eigenverlag, Dublin

Eberle, G (1997) AOK-Gesundheitsprogramm nach der 3. Reformstufe. DOK 79: 703–705

Eells, K & Davis, A u.a. (1951) Intelligence and cultural differences. Univ. Chicago Press, Chicago

Egsgaard, J (1996) Copenhagen City Health Plan. In: Price, C & Tsouros, A (Eds.), Our Cities, our Future: Policies and Action Plans for Health and Sustainable Development: 131–134. WHO-Healthy Cities Project Office: Kopenhagen

Egsgaard, J (1998) The Copenhagen Healthy City Plan. In: Book of Abstracts, Internationaler Kongreß 8./9.10.1998 Wien: Gesundheit planen für die Stadt. Strategien, Konzepte und Erfahrungen

Eis, D (1997) Kontroversen zwischen präventiver Umweltmedizin, klinischer Umweltmedizin und klinischer Ökologie. Gutachten für das TAB. Berlin

Enkerts, V & Schweigert, I (Hg.) (1988) Gesundheit ist mehr! Soziale Netzwerke für eine lebenswerte Zukunft. Ergebnisse-Verlag, Hamburg

Enquete-Kommission (1998) Schutz des Menschen und der Umwelt – Ziele und Rahmenbedingungen einer nachhaltig zukunftsverträglichen Entwicklung. Bundestagsdrucksache 13/11200, Bonn

Enquete zur Lage der Psychiatrie (1975) Bericht über die Lage der Psychiatrie in der Bundesrepublik Deutschland. Bundestags-Drucksache 7/4200. Verlag Dr. Hans Heger, Bonn – Bad Godesberg

Eppler, E (1972) Die Qualität des Lebens. In: Aufgabe Zukunft – Qualität des Lebens, Bd. 1: 86–101. Suhrkamp, Frankfurt/M.

Erben, R u.a. (1999) People Empowerment vs Social Capital. From Health Promotion to Social Marketing. Paper presented to the 11th National Health Promotion Conference „Building Social Capital in the 21st Century", 23–26 May, Perth, WA, Australia

Erikson, E H (1966) Identität und Lebenszyklus. Drei Aufsätze. Suhrkamp, Frankfurt/M.

Etzioni, A (1995) Die Entdeckung des Gemeinwesens. Ansprüche und Verantwortlichkeiten des Kommunitarismus. Schäfer/Poischel, Stuttgart

EU (1998) Schlußfolgerungen des Rates vom 26.11.1998 über den künftigen gemeinschaftlichen Aktionsrahmen im Bereich der öffentlichen Gesundheit. Amtsblatt der europäischen Gemeinschaft C 390 vom 15.12.1998, 1–2

Evers, A (1990) Pluralismus, Fragmentierung und Vermittlungsfähigkeit. Zur Aktualität intermediärer Instanzen im Bereich der Sozial- und Gesundheitspolitik. In: Trojan, A. & Hildebrandt, H. (Hg.), Brücken zwischen Bürgern und Behörden. Innovative Strukturen für Gesundheitsförderung: 27–40. Asgard, St. Augustin

Evers, A (2000) Bürgerschaftliches Engagement. Thesen zur zukünftigen Arbeit der Enquete- Kommission. Forschungsjournal NSB 13: 93–96

Evers, A u.a. (2000) Soziales Kapital mobilisieren. Gemeinwesenorientierung als Defizit und Chance lokaler Beschäftigungspolitik. Institut für Landes- und Stadtentwicklungsforschung: Dortmund

Evers, A u.a. (Hg.) (1989) Healthy Public Policy at the Local Level. Campus, Frankfurt/M.

Faltermaier, T (1994a) Gesundheitsbewußtsein und Gesundheitshandeln. Über den Umgang mit Gesundheit im Alltag. Beltz, PsychologieVerlagsUnion, Weinheim

Faltermaier, T (1994b) Subjektive Konzepte von Gesundheit in einer salutogenetischen Perspektive. In: Kolip, P (Hg.), Lebenslust und Wohlbefinden. Beiträge zur geschlechtsspezifischen Jugendgesundheitsforschung: 103–119. Juventa, Weinheim

Federal Advisory Committee on Population Health (1994) Strategies for Population Health: Investing in the Health of Canadians. For the Meeting of the Ministers of Health. Minister of Supply and Services Canada, Halifax, Nova Scotia, Sept. 1994: 14–15

Fehr, R (1996) Health Promotion: The Challenges for the 21st Century. Manuskript, Bielefeld

Fehr, R (1997) Ökologische Gesundheitsförderung. Habilitationsschrift. Universität Bielefeld: Fakultät für Gesundheitswissenschaften

Fehr, R (1998) Agenda 21 und Gesundheit. In: Landesinstitut für den öffentlichen Gesundheitsdienst (Hg.), Neue Anforderungen für den ÖGD: 35–78. Selbstverlag, Bielefeld

Fehr, R (2000) Elemente ökologischer Gesundheitsförderung. Ecomed, Landsberg (erscheint 2000)

Fengler, J (1981) Der sog. „Außenseiter": Drei theoretische Positionen. In: Gruppendynamik 12

Fengler, J (1995) Feedback als Interventionsmethode. In: König, O (Hg.), Gruppendynamik: Geschichte, Theorien, Methoden: 179–201. Profil, München, Wien

Fengler, J (1996) Konkurrenz und Kooperation in Gruppe, Team und Partnerschaft. Pfeiffer, München

Fengler, J (1997) Prinzipien und Methoden der Teamarbeit und Teamsupervision. Organisationsberatung. Supervision. In: Clinical Management 2

Ferber, C v & Badura, B (Hg.) (1983) Laienpotential, Patientenaktivierung und Gesundheitsselbsthilfe. Oldenbourg, München

Ferber, C v u.a. (Hg.) (1987) Gesundheitsselbsthilfe und professionelle Dienstleistungen. Springer, Berlin

Fetterman, D M (1998) Empowerment, Evaluation, Knowledge and Tools for Self-assessment and Accountability, Sage,Thousand Oaks, California

Fichter, M et al. (o.J.) Projekt D2 – Psychische Erkrankungen alleinstehender Wohnungsloser (Nichtseßhafter) (URL: http://www.med.uni-muenchen.de/mfv/projektd2.html)

Fichter, M et al. (1997) Psychische Erkrankungen bei alleinstehenden Wohnungslosen. In: Public Health Forum 15: 16–17

Fietkau, H J & Weidner, H (1998) Umweltverhandeln. Konzepte, Praxis und Analysen alternativer Konfliktregelungsverfahren. Edition sigma, Berlin

Fischer, A (1999) Vorstellung des vorläufigen Arbeitsprogramms der deutschen Ratspräsidentschaft für den Gesundheitsministerrat am 08.06.1999 (Rede der Bundesgesundheitsministerin am 20.01.1999 vor dem Ausschuß des europäischen Parlaments für Umwelt, öffentliche Gesundheit und Verbraucherschutz). www.bmgesundheit.de/aktuell/eu/rede.htm (vom 04.05.1999)

Fischer, A (1999a) Die neue Gesundheitspolitik der Europäischen Union. Grundsatzrede von Frau Ministerin Fischer zur Tagungseröffnung am 27.1.1999 in Potsdam. Manuskript

Fischer, M (1995) Stadtplanung aus der Sicht der Ökologischen Psychologie. Beltz, PsychologieVerlagsUnion, Weinheim

Fisher, R & Brown, S (1996) Gute Beziehungen. Die Kunst der Konfliktvermeidung, Konfliktlösung und Kooperation. Heyne, München

Fisher, R, Ury, W & Patton, B (1997) Das Havard-Konzept. Sachgerecht verhandeln – erfolgreich verhandeln (16. Aufl.). Campus, Frankfurt/M.

fjs (Förderverein für Jugend- und Sozialarbeit) (Hrsg.) (1996) Planning for Real. fjs-Arbeitshefte. Förderverein für Jugend- und Sozialarbeit (fjs), Berlin

Flick, U (Hg.) (1991) Alltagswissen über Gesundheit und Krankheit. Asanger, Heidelberg

Flick, U (Hg.) (1998a) Wann fühlen wir uns gesund? Subjektive Vorstellungen über Gesundheit und Krankheit. Juventa, Weinheim

Flick, U (Hg.) (1998b) The social construction of individual and public health: contributions of social representations theory to a social science of health. Social Science Information 37: 639–662

Flicke, D (1998) Sozialorientierte Stadtentwicklung in Berlin - Ansätze des Quartiersmanagement. Vortrag. 73. Sitzung des Stadtforums Berlin: Soziale Stadt. Quartiersmanagement im internationalen Vergleich.

Flora, P, & Noll, H H (Hg.) (1998) Sozialberichterstattung und Sozialstaatsbeobachtung. Campus, Frankfurt/M

Forum für sozialökologische Gesundheitspolitik und Lebenskultur e.V. (1990) Bürger aller Städte beteiligt Euch ... Selbstverlag der Gesundheitsakademie e.V., Bremen

Fraaz, K (1998) Stadterneuerungspolitik in Europa. Neue programmatische Ansätze in europäischen Nachbarstaaten. BBauBl 4, 11–17

Frank, R (1991) Körperliches Wohlbefinden. In: Abele, A & Becker, P (Hg:), Wohlbefinden. Theorie – Empirie – Diagnostik. Juventa, Weinheim. Seite 71–96

Franke, A (1997) Zum Stand der konzeptionellen und empirischen Entwicklung des Salutogenesekonzeptes. In: Antonovsky, A. (Hg.), Salutogenese. Zur Entmystifizierung der Gesundheit: 169–190. Dt. Heraugabe von Alexa Franke. Dgvt-Verlag, Tübingen

Franke, M, Geene, R, Luber, E (1999) (Hrsg.) Armut und Gesundheit. Materialien zur Gesundheitsförderung, Band 1. Verlag b_books, Berlin

Franzkowiak, P & Sabo, P (Hg.) (1993) Dokumente der Gesundheitsförderung. Verlag Peter Sabo: Mainz

Franzkowiak, P (1998) Gesundheit am Arbeitsplatz Hochschule. In: Prävention 21 (3): 72–74

Franzkowiak, P u.a. (Red.) (1996) Gesundheitsförderung in Leitbegriffen. Manual über Konzepte, Strategien und Methoden der Gesundheitsförderung. BzgA, Köln

Freie Universität Berlin (Hg.) (1999) Vernetzung als Strategie der Gesundheitsförderung. Regionale Netzwerke Arbeit und Gesundheit. Bilanz und Perspektiven. FU, Referat Weiterbildung, Kooperationsstelle FU-DGB, Berlin

Freire, P (1973) Pägagogik der Unterdrückten. Bildung als Praxis der Freiheit. Rowohlt, Reinbek

Freud, S (1974) Das Unbehagen in der Kultur. Studienausgabe, Bd. IX. Fischer, Frankfurt/M.

Frick, D (Ed.) (1986) The Quality of Urban Life. Social, Psychological, and Physical Conditions. De Gruyter, Berlin, New York

Froessler, R (1994) Stadtviertel in der Krise: Innovative Ansätze zu einer integrierten Quartiersentwicklung in Europa. ILS-Schriften, Dortmund

Froessler, R u.a. (Hg.) (1994) Lokale Partnerschaften. Die Erneuerung benachteiligter Quartiere in europäischen Städten. Arbeitsgruppe Bestandsverbesserung, Dortmund

Fulop, N et al. (2000) Lessons for Health Strategies in Europe. The Evaluation of a National Health Strategy in England. In: European Journal of Public Health 10: 11–17

Fuß, R u.a. (1984) Gesundsein 2000: Wege und Vorschläge. Im Auftrag der Grünen im Bundestag. Verlagsgesellschaft Gesundheit, Berlin

Galbally, R & Scovell, H (1998) Participative Development of Sustainable Organizations and Structure of Health Promotion. In: Book of Abstracts, Internationaler Kongress 8./9.10.1998, Gesundheit planen für die Stadt. Strategien, Konzepte und Erfahrungen, Wien

Gamber, P (1996) Ideen finden, Probleme lösen. Methoden, Tips und Übungen für einzelne und Gruppen. Beltz, Weinheim

Garberino, J (1995) Raising Children in a Socially Toxic Environment. Jossey-Bass, San Francisco

Garms-Homolová V & Schaeffer, D (1998) Ältere und Alte. In: Schwartz, F W et al. (Hrsg.) Das Public Health Buch – Gesundheit und Gesundheitswesen. Urban & Schwarzenberg, München

Gasiet, S (1981) Menschliche Bedürfnisse. Eine theoretische Synthese. Campus, Frankfurt/M.

Geddes, M (1998) Local Partnership: A Successful Strategy for Social Cohesion? European Research Report. European Foundation for the Improvement of Living and Working Conditions, Dublin

Geene, R (1997) Braucht Berlin eine Landesgesundheitskonferenz? In: Geene, R, Denzin, C, Berlin – Gesunde Stadt? Die Diskussion um das Healthy-City-Programm: Neuorientierung für die Berliner Gesundheitspolitik: 207–277. Schmengler-Verlag, Berlin

Geene, R & Denzin, C (Hg.) (1997) Berlin – Gesunde Stadt? Die Diskussion um das Healthy-City-Programm: Neuorientierung für die Berliner Gesundheitspolitik. Schmengler-Verlag, Berlin

Geene, R & Gold, C (Hrsg.) (2000) Gesundheit für Alle! Wie können arme Menschen von präventiver und kurativer Gesundheitsversorgung erreicht werden? Materialien zur Gesundheitsförderung Bd. 4, Verlag b_books, Berlin

Geene, R & Luber, E (Hg.) (2000) Gesundheitsziele. Planung in der Gesundheitspolitik. Mabuse, Frankfurt/M.

Gehrmann, G & Müller K D (1993) Management in sozialen Organisationen: Handbuch für die Praxis Sozialer Arbeit. Walhalla, Berlin, Bonn, Regensburg

Geiger, H & Kreuter, H (Hg.) (1997) Handlungsfeld Gesundheitsförderung. 10 Jahre nach Ottawa. Verlag für Gesundheitsförderung, Gamburg

Gelfort, P u.a. (Hg.) (1993) Ökologie in den Städten. Birkhäuser, Basel

Gemünden, H G (1997) Neuere Forschungsergebnisse zur Zusammenarbeit der Schlüsselpersonen im Innovationsprozeß. Unveröff. Vortragsmanuskript

Gepkens, A & Gunning-Schepers, L J (1996) Interventions to reduce economic Health differences: A Review of the Literature. In: European Journal of Public Health 6: 218–226

Gerhardt, V (2000) Selbstachtung. Zur Entschlüsselung des menschlichen Genoms. Merkur, 54: 641–645

Gesunde Städte Netzwerk Österreich (Hg.) (1997) Fünf Jahre Netzwerk Gesunde Städte Österreichs. Selbstverlag, Wien

Gesunde Städte Sekretariat (1995) Leitbild Gesunde Stadt. Von der Vision zur Wirklichkeit. Behörde für Arbeit, Gesundheit und Soziales, Hamburg

Gesunde Städte-Netzwerk (Hg.) (1993) Gesundheit fördern, Zusammenarbeit entwickeln, Finanzierung sichern. Organisation und Finanzierung kommunaler Gesundheitsförderung. Dokumentation. Eigenverlag, Hamburg

GesundheitsAkademie/Landesinstitut für Schule und Weiterbildung NRW (Hg.) (1996) Macht – Vernetzung – gesund? Strategien und Erfahrungen regionaler Vernetzungen im Gesundheitsbereich: 178–184. Mabuse, Frankfurt/M.

Gesundheitsministerkonferenz (1989) Gesundheitsberichterstattung der Länder. Konzept, Themen, Pilotbericht. Broschüre im Eigenverlag, Hamburg

Gesundheitswesen der Stadt Wien (Hg.) (1998) Bedeutung sozialer Netzwerke und sozialer Unterstützung für die die Gesundheit (Statistische Mitteilung zur Gesundheit in Wien 1998/2). Eigenverlag, Wien

Gibson, T (1996) The Power in Our Hands. Jon Carpenter Publishing, Oxfordshire

Gilgen-Henning, D (1998) Die Plan- und Leitstelle als Motor im „Gesunde Städte-Netzwerk" – ein Erfahrungsbericht aus Berlin-Marzahn. Referat bei der Jahrestagung der DGSMP am 01.10.1998 in Marburg

Gillies, P (1998) Effectiveness of Alliances and Partnerships for Health Promotion. In: Health Promotion International 13: 99–120

Glasl, F (1997) Konfliktmanagement. Ein Handbuch für Führungskräfte, Beraterinnen und Berater (5. Aufl.). Haupt, Bern

Glatzer, W & Zapf, W (1984) Lebensqualität in der Bundesrepublik Deutschland. Campus, Frankfurt/M.

Glynn, T J (1981) Psychological sense of community: Measurement and application. In: Human Relations 34: 780–818

Göckenjan, G (1992) Gesundheitsbegriff – warum Gesundheit definieren? In: Trojan, A & Stumm, B (Hg.), Gesundheit fördern statt kontrollieren. Eine Absage an den Mustermenschen: 40–49. Fischer, Frankfurt/M.

Goffman, E (1973) Asyle. Über die soziale Situation psychiatrischer Patienten und anderer Insassen. Suhrkamp, Frankfurt/M.

Goldstein, A P (1978) Strukturierte Lerntherapie. Urban & Schwarzenberg, München

Goldstein, G (1996) WHO Healthy Cities. Towards an Interregional Programme Framework. In: Price, C & Tsouros, A (Eds.), Our Cities, our Future. Policies and Action Plans for Health and Sustainable Development: 193–201. Kopenhagen, WHO Healthy Cities Project Office

Göllnitz, S (1997) Bewertung der Wirksamkeit präventiver Kurse. DOK 79: 706–707

Göpel, E & Hölling, G (2000) Die Salutive. Bausteine für eine Salutogenese-Initiative. In: Gesundheitsakademie e.V. (Hg.), Salutive. Beiträge zur Gesundheitsförderung und zum Gesundheitstag 2000: 178–188. Mabuse Verlag: Frankfurt/M.

Gottwald, S, Voigt, T & Luber, E (1999) Lebensqualität und Wohlbefinden in einer Berliner Großsiedlung. Erfahrungen aus der Kooperation zwischen einer kommunalen Gesundheitsförderungsbehörde und einem Public Health-Projekt. In: Gesundheitswesen 61: 234–240

Goumans, M & Springett, J (1997) From Projects to Policy: Healthy Cities as a Mechanism for Policy-Change for Health? In: Health Promotion International 12: 311–322

Green, G (1998) Democratic City Structures and Healthy Public Policy. Paper für den Wiener Kongreß „Planning Health for Cities", Oktober 1998

Green, G (1998) Health and Governance in European Cities. A Compendium of Trends and Responsibilities for Public Health in 46 Member States of the WHO European Region. WHO Euro, Kopenhagen

Green, L W et al. (1980) Health education planning – a diagnostic approach. Mayfield, Palo Alto

Greif, S, Finger, A & Jerusel, S (1993) Praxis des selbstorganisierten Lernens. Bund-Verlag, Köln

Grießler, E, Krajic, K & Pelikan, J N (1997) Grundlagen für einen Gesundheits-förderungsplan in Wien. Nationale und internationale Erfahrungen. Wien: MA 15, Dezernat für Gesundheitsplanung, Dokumentation 11

Grossman, R (1993) Gesundheitsförderung durch Organisationsentwicklung – Organisationsentwicklung durch Projektmanagement. In: Pelikan, J M, Demmer, H & Hurrelmann, K, Gesundheitsförderung durch Organisationsentwicklung. Konzepte, Strategien und Projekte für Betriebe, Krankenhäuser und Schulen: 43–61. Juventa, Weinheim

Grossmann, R & Scala, K (1996) Gesundheit durch Projekte fördern. Ein Konzept zur Gesundheitsförderung durch Organisationsentwicklung und Projektmanagement. Juventa, Weinheim

Gruhl, M (1996) Kriterien des Sparens im ÖGD. In: Gesundheitswesen 58: 485–489

Grunow, D (1989) Kommunale Gesundheitspolitik. SVP-Schriften, Forschungsgruppe Systemanalyse, Duisburg

Grunow, D (1999) Kommunale Gesundheitspolitik: Die neue kommunale Rolle im Gesundheitswesen. In: B. Dietz u. a. (Hg.), Handbuch der kommunalen Sozialpolitik: 373–386. Leske + Budrich, Opladen

Grunow, D (2000) Public Health Action Cycle: Stand der Diskussion und Umsetzung: Manuskript für den Workshop „Politik-Strategien für kommunale Gesundheitsförderung" am 28.01.1999 in Hamburg. Erscheint in: Trojan, A u. a. (Hg.), Lokale Gesundheitsförderungspolitik. Asgard, St. Augustin

Grunow, D & Grunow-Lutter, V (2000) Der öffentliche Gesundheitsdienst im Modernisierungsprozess. Eine Untersuchung über Handlungsspielräume und Restriktionen im Rahmen kommunaler Gesundheitspolitik. Juventa, Weinheim

Grunow, D u.a. (Hg.) (1993) Reform durch Modellerprobung? Zur Verbesserung wohnortnaher Versorgung chronisch (Rheuma-)Kranker. Asgard, St. Augustin

Grunow-Lutter, V (1998) Neue Leitbilder in den Gesundheitsämtern der Bundesrepublik. In: lögd (Hg.), Neue Anforderungen an den ÖGD, Bd. 2: 87–95. lögd Eigenverlag, Bielefeld

Grunow-Lutter, V, Grunow, D & Mausberg, U (1998) Verwaltungsmodernisierung im öffentlichen Gesundheitsdienst. In: Ferber, C v & Wolters, P (Hg.), Kommunale Gesundheitspolitik als Gegenstand der Public Health Forschung: 51–69. (Ohne Verlag), Bielefeld

Grunow-Lutter, V & Plümer, K D (1997) Neue Leitbilder in den Gesundheitsämtern der Bundesrepublik Deutschland. Vortrag auf der Jahrestagung der Deutschen Gesellschaft für Sozialmedizin in Schwerin

Grunow-Lutter, V & Plümer, K D, (1998a) Neue Steuerungsmodelle und ÖGD. In: Blickpunkt öffentliche Gesundheit 14 (2): 3

Grunow-Lutter, V & Plümer, K D, (1998b) Weitere Ergebnisse aus der AmtsleiterInnenbefragung 1997: Imagebeschreibungen. In: Blickpunkt Öffentliche Gesundheit 14 (4): 3

Grunwald, W (1998) Führung In: Heinrich, P & Schulz zur Wiesch, J (Hrsg.), Wörterbuch zur Mikropolitik: 85–88. Leske + Budrich, Opladen

Guba, G E & Lincoln, Y S (1989) Forth Generation Evaluation. Sage, Newbury Park

Günther, R (1997) Psychische Ursachen oder psychische Auswirkungen umweltbedingter Erkrankungen. Einzelgutachten zum TAB-Projekt „Umwelt und Gesundheit". Reutlingen

Habermas, J (1981) Theorie des kommunikativen Handelns, 2 Bde. Suhrkamp, Frankfurt/M.

Habermas, J (1984) Vorstudien und Ergänzungen zur Theorie des kommunikativen Handelns. Suhrkamp, Frankfurt/M.

Hackauf, H & Winzen, G (1999) On the state of Young People's Health in the European Union. Deutsches Jugendinstitut e.V, München

HAG (Hamburgische Arbeitsgemeinschaft für Gesundheitsförderung e.V.) (o.J.) Gesunde Beschäftigte – Gesundes Unternehmen. Dokumentation der HAG-Veranstaltungsreihe 1998. Eigenverlag, Hamburg

Haglund, B J A u.a. (1992) The Sundsvall Handbook. „We can do it!" Conference Edition, Stockholm

Haglund, B J A u.a. (Hg.) (1996) Creating Supportive Environments for Health. WHO, Genf

Hahn, E. & LaFond, M (1997) Lokale Agenda 21 und ökologischer Stadtumbau. Ein europäisches Modellprojekt in Leipzig. WZB-Papers FS II 97–406, Berlin

Hahn, E (1991) Ökologischer Stadtumbau. Theorie und Konzept. WZB-Papers FS II 91–405, Berlin

Hahn, E u.a. (Hg.) (1986) Ökologische Stadtplanung, Konzeptionen und Modelle. Haag und Härchen, Frankfurt/M.

Hall, P & Pfeiffer, U (2000a) Weltbericht zur Zukunft der Stadt – Kurzfassung. (URL: www.urban21.de)

Hall, P & Pfeiffer, U (2000b) Urban Future 21. A Global Agenda for 21st Century Cities. Prepared for the World Commission on 21st Century Urbanization Conference Berlin July 2000. McCormack & Spon, London

Hallbert, M (1998) The Public Health Policy of Gothenburg. In: Book of Abstracts, Internationaler Kongress 8./9.10.1998 Wien: Gesundheit planen für die Stadt. Strategien, Konzepte und Erfahrungen

Hamburger Stiftung für Sozialgeschichte (1990) Arbeitsschutz und Umweltgeschichte. Volksblattverlag; Kleine historische Bibliothek, Bd. 4, Köln

Hamburgische Landesvereinigung für Gesundheitsförderung e.V. (Hg.) (1996) Hamburger Konferenz Schule und Gesundheitsförderung. Dokumentation der Tagung vom 28.03.1996. Eigenverlag, Hamburg

Hans-Böckler-Stiftung (Hg.) (1994) Die soziale und ökologische Stadt – Utopie oder greifbare Wirklichkeit? Eigenverlag, Düsseldorf

Harborth, H J (1989) Dauerhafte Entwicklung. Sustainable Development. WZB-Papers, Schwerpunkt Technik, Arbeit, Umwelt, FS II 98 403, Berlin

Harborth, H J (1993) Dauerhafte Entwicklung statt globaler Selbstzerstörung. Eine Einführung in das Konzept des „Sustainable Development". Edition sigma, Berlin

Harris, E u.a. (1995) Working together: Intersectoral Action for Health. Australian Government Publishing Service (GPO Box 84, Canberra ACT 2601), Canberra/Australia

Haug, S (1997) Soziales Kapital. Ein kritischer Überblick über den aktuellen Forschungsstand. Mannheim: Arbeitspapiere des Mannheimer Zentrums für europäische Sozialforschung. Arbeitsbereich II/15

Hayes, C (1998) Development of Health Indicators in Cities. Wien: Abstractband „Gesundheit planen für die Stadt". International Congress 8./9. Oktober 1998

Hedges, A & Kelly, J (1992). Identification with local areas: Report on a qualitative study. H.M. Government, London

Heeg, F J & Meyer-Dohm, P (Hg.) (1994) Methoden der Organisationsgestaltung und Personalentwicklung. Qualitätsmanagement. REFA-Fachbuchreihe Betriebsorganisation. Carl Hanser, München

Heinelt, H (1997) Neuere Debatten zur Modernisierung der Kommunalpolitik. Ein Überblick. In: Heinelt, H & Mayer, M (Hg.), Modernisierung der Kommunalpolitik. Neue Wege der Ressourcenmobilisierung: 12–28. Leske + Budrich, Opladen

Heinrich, J u.a. (1998) Soziale Ungleichheit und umweltbedingte Erkrankungen in Deutschland. Ecomed (Reihe „Fortschritte in der Umweltmedizin"), Landsberg

Heinrich, P & Schulz zur Wiesch, J (Hrsg.) (1998) Wörterbuch zur Mikropolitik. Leske + Budrich, Opladen

Heinzelmann, W (1998) Ärztliche Gesundheitsförderung und Primärprävention im Reformzeitalter. Jacobs, Lage

Helmert, U, Mielck, A, Shea, S (1997) Poverty and Health in West Germany. In: Social and Preventive Medicine 42: 276–285

Heritier, A (Hg.) (1993) Policy-Analyse. Kritik und Neuorientierung. Westdeutscher Verlag, Opladen

Herriger, N (1997) Empowerment in der Sozialen Arbeit. Eine Einführung. Kohlhammer, Stuttgart

Herzlich, C (1973) Health and Illness: A Social Psychological Analysis. Academie Press, London

Hessel, A, Geyer, M, Brähler, E (Hrsg.) (1999) Gewinne und Verluste Sozialen Wandels. Globalisierung und deutsche Wiedervereinigung aus psychosozialer Sicht. Westdeutscher Verlag: Opladen

Hildebrandt, H (1992) Gesundheitsbewegungen in USA. Leske + Budrich, Opladen

Hildebrandt, H & Trojan, A (Hg.) (1987) Gesündere Städte – kommunale Gesundheitsförderung. Materialien und Ideen zum „Healthy Cities"-Projekt der Weltgesundheitsorganisation, Eigenverlag, Hamburg

Hildebrandt, H & Trojan, A (1992) Auf dem Weg zu gesünderen Städten – Vom Programm zur Praxis vor Ort. In: Trojan, A & Stumm, B (Hg.), Gesundheit fördern statt kontrollieren. Eine Absage an den Mustermenschen: 117–140. Fischer, Frankfurt/M.

Hindringer, B, Rothballer, W & Thomann, H J (1996) Qualitätsmanagement im Gesundheitswesen. Aktueller Ratgeber für alle Bereiche des Qualitätsmanagements im Gesundheitswesen. Verlag des TÜV-Rheinland

Hinte, W (1992) Von der Stadtteilarbeit zum Stadtteilmanagement. Sozialraum-Orientierung als methodisches Prinzip sozialer Arbeit. In: Blätter der Wohlfahrtspflege 139, Nr. 5

Hinze, L & Küchler, K (2000) Netzwerke Frauengesundheit. In: Gesundheitsakademie e. V. (Hg.), Salutive. Beiträge zur Gesundheitsförderung und zum Gesundheitstag 2000: 144–156. Mabuse Verlag, Frankfurt/M.

Hochschild, A R (1990) Das gekaufte Herz. Zur Kommerzialisierung der Gefühle. Campus, Frankfurt/M.

Hoefert, H W (1989) Der Mensch in der Organisation. Verlag Dr. Götz Schmidt, Gießen

Hoeth, U & Schwarz, W (1997) Qualitätstechniken für die Dienstleistung: die D7. Hanser (Reihe Pocket Power), München

Homfeldt, H G (2000) Gesundheitsvorstellungen in benachteiligten Wohngebieten. In: Sting, S & Zurhorst, G (Hrsg.) Gesundheit und Soziale Arbeit. Juventa Verlag, Weinheim

Hornung, R & Gutscher, H (1994) Gesundheitspsychologie: Die sozialpsychologische Perspektive. In: Schwenkmezger, P & Schmidt, L R (Hg.), Lehrbuch der Gesundheitspsychologie: 65–87. Enke, Stuttgart

House, J S (1981) Work, stress and social support. Addison-Wesley, Reading

Huber, G (1976) Lebensqualität: Modisches Schlagwort oder epochale Wende? In: Bättig, K & Ermertz, E (Hg.), Lebensqualität: Ein Gespräch zwischen den Wissenschaften: 15–26. Birkhäuser, Basel

Hubig, Ch (1991) Verantwortung für die Technik – Ein Institutionenproblem. Forschung aktuell TU Berlin, Sonderheft Technik & Gesellschaft, S. 22–25, Berlin

Hübler, K H & Weiland, U (Hg.) (1996) Nachhaltige Entwicklung. Eine Herausforderung für die Forschung? Verlag für Wissenschaft und Forschung, Berlin

Hugo-Becker, A & Becker, H (1996) Psychologisches Konfliktmanagement. Menschenkenntnis, Konfliktfähigkeit, Kooperation (2. Aufl.). Beck, München

Humphreys, P & Berkeley, D (1998) Experiences made so far with Evaluation and its Significance for further Development of complex Health Projects. In: Book of Abstracts, Internationaler Kongress 8./9.10.1998 Wien: Gesundheit planen für die Stadt. Strategien, Konzepte und Erfahrungen

Hurrelmann, K (1990) Familienstreß, Schulstreß, Freizeitstreß. Gesundheitsförderung für Kinder und Jugendliche. Beltz, Weinheim

Hurrelmann, K & Laaser, U (Hg.) (1998) Handbuch der Gesundheitswissenschaften. Neuausgabe. Juventa, Weinheim

ICLEI (Internationer Rat für Kommunale Umweltinitiativen, Europasekretariat Freiburg) (1996) Lokale Agenda 21. A: Stand und Perspektiven der Umsetzung von Kapitel 28 in Deutschland, B: Übersicht über internationale Programme und Strategien. Bundesministerium für Raumverordnung, Bauwesen und Städtebau, Bonn

ICLEI (International Council for Local Environmental Initiatives) (1997) Local Agenda 21 Survey (URL: www.iclei.org/la21/la21rep.htm)

Illich, I (1995) Die Nemesis der Medizin. (4. Aufl.) Beck: München

IUHPE (International Union for Health Promotion and Education) (Ed.) (1999) The Evidence of Health Promotion Effectiveness. Shaping Public Health In A New Europe. A Report For The European Commission (Part 1 and 2). ECSE-EC-EAEC, Brüssel

Jaeschke, B (1994) Gesundes Wohnen und Arbeiten in der Stadt. Öffentliche Gesundheit und Umweltverträglichkeit. In: Stumm, B & Trojan, A (Hg.), Gesundheit in der Stadt: 100–118. Fischer, Frankfurt/M.

Jahoda, M u.a. (1978) Die Arbeitslosen von Marienthal. Suhrkamp, Frankfurt/M.

Jänicke, M (1997) Werkzeug für Nachhaltigkeit. Die nationale Umweltplanung zur Umsetzung der Agenda 21. In: Politische Ökologie 15 (52): 30–33

Janßen, M & Legewie, H (1998) Kooperation und Konflikt in der gesundheitsorientierten Stadtentwicklung. In: Heinemann, H. (Hg.), Stadtentwicklung und Gesundheit, S. 83–112. Verlag für Akademische Schriften, Frankfurt/M.

Jöhr, W A (1974) Lebensqualität und Werturteilstreit. Ohne Verlag, Zürich

Joint Committee On Standards For Educational Evaluation, Sanders, J R (Hg.) (2000) Handbuch der Evaluationsstandards. Die Standards des „Joint Committee on Standards for Educational Evaluation" 2000. 2. Aufl. Leske + Budrich, Opladen

Jonas, H (1979) Das Prinzip Verantwortung. Insel, Frankfurt

Jungk, R & Müllert, N R (1981) Zukunftswerkstätten. Wege zur Wiederbelebung der Demokratie. Hoffmann & Campe, Hamburg (Neuauflage: Heyne Sachbuch 1989)

Kaiser, U (2000) Das Aktionsprogramm Umwelt und Gesundheit. In: Gesundheitsakademie e.V. (Hg.), Salutive. Beiträge zur Gesundheitsförderung und zum Gesundheitstag 2000: 137–143. Mabuse Verlag, Frankfurt/M.

Kals, E (Hg.) (1998) Umwelt und Gesundheit. Die Verbindung ökologischer und gesundheitlicher Ansätze. Beltz, Weinheim

Kaminski, G (Hg.) (1986) Ordnung und Variabilität im Alltagsgeschehen. Hogrefe, Göttingen

Kamiske, G F & Brauer, J P (1995) Qualitätsmanagement von A bis Z. Erläuterungen moderner Begriffe des Qualitätsmanagements. Hanser, München

Kamiske G F. u.a. (1997) Bausteine des innovativen Qualitätsmanagements. Erfolgreiche Praxis in deutschen Unternehmen. Hanser, München

Kappos, A D (1990) Die Leistungen der Umwelthygiene für eine gesundheitsfördernde Stadterneuerung. Vortragsmanuskript, Hamburg

Karas, F & Hinte, W (1978) Grundprogramm Gemeinwesenarbeit. Jugenddienst-Verlag, Wuppertal

Kardorff, v, E (1996) Lebensstil/Lebensweise. In: Bundeszentrale für gesundheitliche Aufklärung (Hg.), Leitbegriffe der Gesundheitsförderung. Reihe „Blickpunkt Gesundheit". Verlag Peter Sabo, Schwabenheim a. d. Selz

Karmaus, W (1989) Das Zusammenspiel von Wissenschaft, Behörden und Industrie dargestellt am Fall der Risiko-Beurteilung und Risiko-Bewältigung von Dioxinen. WZP-Papers P 89–205

Kasl, S V & Cobb, S (1966) Health Behavior, Illness Behavior, and Sick-Roll Behavior. In: Archives of Environmental Psychology 12: 246–266: 531–541

Kaufmann, F X (Hg.) (1987) Staat, intermediäre Instanzen und Selbsthilfe. Bedingungsanalysen sozialpolitischer Intervention. R. Oldenbourg Verlag, München

Kaupen-Haas, H & Rothmaler, Ch (Hg.) (1995) Sozialhygiene und Public Health (Bd. 3). Doppelcharakter der Prävention. Mabuse, Frankfurt/M.

Kellner, H (1996) Projekte konfliktfrei führen. Wie sie ein erfolgreiches Team aufbauen. Hanser, München

Keul, A G (Hg.) (1995) Wohlbefinden in der Stadt. Umwelt- und gesundheitspsychologische Perspektiven. Beltz, PsychologieVerlagsUnion, Weinheim

Keupp, H (1982) Sozialepidemiologie. In: Keupp, H & Rerrich, D (Hg.), Psychosoziale Praxis- und gemeindepsychologische Perspektiven: 23–32. Urban & Schwarzenberg, München

Keupp, H (1996) Prioritäten künftiger Sozialpolitik kommunitaristisch inspirierter Anregungen. In: Gemeindepsychologie-Rundbrief 2 (2): 70–74

Keupp, H (2000) Eine Gesellschaft der Ichlinge? Zum bürgerschaftlichen Engagement von Heranwachsenden. Sozialpädagogisches Institut im SOS-Kinderdorf e.V.; Autorenband 3, München

Keupp, H & Röhrle, B (Hg.) (1987) Soziale Netzwerke. Campus, Frankfurt/M.

KGSt (Kommunale Gemeinschaftsstelle für Verwaltungsvereinfachung) (1993) Das neue Steuerungsmodell. Begründung, Konturen, Umsetzung. Bericht Nr. 3. Selbstverlag (Lindenallee 13–17, 50968 Köln), Köln

KGSt (Kommunale Gemeinschaftsstelle für Verwaltungsvereinfachung) (1998) Ziele, Leistungen und Steuerung des kommunalen Gesundheitsdienstes. Bericht Nr. 11. Selbstverlag (Lindenallee 13–17, 50968 Köln), Köln

Kickbusch, I (1981) Von der Zerbrechlichkeit der Sonne. Einige Gedanken zu Selbsthilfegruppen. In: Kickbusch, I & Trojan, A (Hg.), Gemeinsam sind wir stärker: 11–24. Fischer, Frankfurt/M.

Kickbusch, I (1989) Approaches to an Ecological Base for Public Health. In: Health Promotion 4: 265–268

Kickbusch, I (1991) Action for an Ecological Public Health. Eröffnungsrede der 3. Weltkonferenz zu Gesundheitsförderung in Sundsvall, Schweden

Kickbusch, I (1997) Think health: what makes the difference? In: Health Promotion International 12 (4): 265–272

Kickbusch, I (1998) Healthy Cities – Planning for Health in a Global Environment. Vortragsmanuskript. Internationaler Kongress 8./9.10.1998 Wien: Gesundheit planen für die Stadt. Strategien, Konzepte und Erfahrungen

Kickbusch, I & Anderson, R (1984) Report of a Study on Health Promotion to Canada and the United States of America. March 27 to April 17, 1982. In: Anderson, R (Ed.), Healthy Promotion. Scottish Health Education Group. (European Monographs in Health Education Research No. 6), Edinburgh

Kickbusch, I & Trojan, A (Hg.) (1981) Gemeinsam sind wir stärker. Selbsthilfegruppen und Gesundheit. Selbstdarstellungen, Analysen und Forschungsergebnisse. Fischer, Frankfurt/M.

Kieffer, C (1984) Citizen empowerment: a developmental perspective. In: Rappaport, J, Swift, C & Hess, R (Eds.), Studies in empowerment: steps toward understanding and action Haworth Press, New York. Seite 9–36.

Klebert, K, Schrader, E & Straub, W G (1987) Kurzmoderation. Anwendung der Moderationsmethode in Betrieb, Schule und Hochschule, Kirche und Politik, Sozialbereich und Familie bei Besprechungen und Präsentationen. Windmühle Verlag, Hamburg

Klebert, K, Schrader, E & Straub, W G (1998) Moderationsmethode. Gestaltung der Meinungs- und Willensbildung in Gruppen, die miteinander lernen und leben, arbeiten und spielen. Windmühle Verlag, Hamburg

Klefbeck, J (1998) Netzwerktherapie- eine Behandlungsmethode in Krisen. In: Röhrle, B, Sommer, G & Nestmann, F (Hg.), Netzwerkintervention. Tübingen: Deutsche Gesellschaft für Verhaltenstherapie. Seite 139–152.

Klein, H (2000) Enquete-Kommission „Zukunft des bürgerschaftlichen Engagements". Forschungsjournal NSB 13: 97–100

Klocke, A & Hurrelmann, K (1997) Kinder und Jugendliche in Armut. Umfang, Auswirkungen und Konsequenzen. Westdeutscher Verlag, Opladen

Klose, B (1996) Projektabwicklung. Wirtschaftsverlag Ueberreuter, Wien

Kobasa, S C (1979) Stressful Life Events and Health: An Inquiry into Hardiness. In: Journal of Personality and Social Psychology 37: 1–11

Kobusch, A B & Fehr, R (1994) Frühwarnsystem: Gesundheitsverträglichkeitsprüfungen. In: Forum Public Health 2 (4): 11–12

Kobusch, A B u.a. (1995) Gesundheitsverträglichkeitsprüfung – eine Schwerpunktaufgabe des öffentlichen Gesundheitsdienstes. In: Gesundheitswesen 57: 207–213

Kobusch, A B, Fehr, R & Serwe, H J (Hg.) (1997) Gesundheitsverträglichkeitsprüfung. Grundlagen – Konzepte – Praxiserfahrungen. Nomos, Baden-Baden

Koch, U & Wittmann, W W (Hg.) (1991) Evaluationsforschung. Bewertungsgrundlage von Sozial- und Gesundheitsprogrammen. Springer, Berlin

Köhler, B M u.a. (Hg.) (2000) Ernährungsberichterstattung in der Bundesrepublik Deutschland. Edition sigma, Berlin

Kohn, A (1986) Konkurrenz kostet den Erfolg. In: Psychologie heute 13 (12): 25–27

Kölb-Keer, R & Werse W (1996) Ortnahe Koordinierung der gesundheitlichen und sozialen Versorgung NRW. In: GesundheitsAkademie/Landesinstitut für Schule und Weiterbildung in NRW (Hg.), Macht – Vernetzung – gesund? Strategien und Erfahrungen regionaler Vernetzungen im Gesundheitsbereich: 178–184. Mabuse, Frankfurt/M.

Kolip, P (1998) Frauen und Männer. In: Schwartz, F W (Hg.), Das Public Health Buch: Gesundheit und Gesundheitswesen: 506–515. Urban & Schwarzenberg, München

Kommission der Europäischen Gemeinschaften (1998) Mitteilung der Kommission über die Entwicklung der Gemeinschaftspolitik im Bereich der öffentlichen Gesundheit. Brüssel: KOM, 230 endg., vom 15.4.1998

König, O (1996) Macht in Gruppen. Gruppendynamische Prozesse und Interventionen. Pfeiffer, München

Korczak, D (1995) Lebensqualität-Atlas. Umwelt, Kultur, Wohlstand, Versorgung, Sicherheit und Gesundheit in Deutschland. Westdeutscher Verlag, Opladen

Korzilius, H (1998) Europäische Gesundheitspolitik: Es ist immer der kleinste gemeinsame Nenner. Deutsches Ärzteblatt 95, B-2304

Kösters, W (1999) Selbsthilfegruppen und Kommunalpolitik. Wenn das Handlungswissen fehlt. In: Deutsche Arbeitsgemeinschaft Selbsthilfegruppen e.V. (Hg.), Selbsthilfegruppenjahrbuch 1999: 74–81. Eigenverlag, Gießen

Kowalski, H (2000) Das gesunde Rathaus. Zufriedenheit und Wohlbefinden senken die Fehlzeiten. Faktor Arbeitsschutz 2: 12–13

Kralovsky, T (1993) Gesundheit und Bürgerbeteiligung im Wohngebiet. Eine laienorientierte Gesundheitsberichterstattung. Diplomarbeit am Institut für Psychologie der TU Berlin

Kramer, C (1996) Lebensqualität in den 90er Jahren. Neue Wohlfahrtskonzepte und Wohlfahrtsmaße. Workshop-Bericht. ISI, Nr. 16: 13–15

Kranich, Ch. & Hauch, Ch (Hg.) (1990) Bürger aller Städte beteiligt Euch ... Gesundheitsakademie, Bremen

Kranich, Ch (1990) Bürgerbeteiligung durch Selbstorganisation. In: Gesundheitsakademie (Hg.), Bürger aller Städte beteiligt Euch. Selbstverlag, Bremen

Kraus, M, Legewie, H, Taglinger, A (1999) Der Zug in die Peripherie. Fotoausstellung. Akademie der Künste, Berlin

Krauß, B & Wöhler, U (1998) Neue Steuerungsmodelle in den Gesundheitsämtern. In: Impulse, Nr. 18

Krebs, W (1997) Zur Wiedergeburt einer Totgesagten – Neue Ansätze in der Gemeinwesenarbeit. In: Ries, H A u.a. (Hg.), Hoffnung Gemeinwesen. Luchterhand, Berlin. Seite 267–279

Kuby, B (1996) Stand der Umsetzung der Lokalen Agenda 21. Erste Auswertung einer Umfrage. In: Rösler, C (Hrsg.) Lokale Agenda 21. Dokumentation eines Erfahrungsaustauschs. (Reihe Umweltberatung für Kommunen) Deutsches Institut für Urbanistik, Berlin

Kuhn, S (1998) Handbuch Lokale Agenda 21. Wege zur nachhaltigen Entwicklung in Kommunen. The International Council for Local Environmental Initiatives. Bundesumweltministerium, Bonn

Kühn, H (1993) Healthismus. Eine Analyse der Präventionspolitik und Gesundheitsförderung in den USA, Edition Sigma, Berlin

Laaser, U, Wolters, P & Kaufmann, F X (Hg.) (1990) Gesundheitswissenschaften und öffentliche Gesundheitförderung. Aktuelle Modelle für eine Public Health-Ausbildung in der Bundesrepublik Deutschland. Springer, Berlin

Labonte, R (1997) Power, Participation and Partnerships for Health Promotion. Victorian Health Promotion Foundation, Victoria/Australia

Lalonde, M (1974) A new Perspective on the Health of Canadians. Government of Canada; Health and Welfare Canada, Ottawa

Landesgesundheitsamt Brandenburg (2000) Soziale Ungleichheit und Gesundheit bei Kindern. Info-Dienst Sozialberichterstattung 2: 1–6

Landeshauptstadt München (Hg.) (1999) Dokumentation: Für immer gesund?! Internationales Symposium 1998 des Gesunde Städte-Netzwerks Deutschland. München: Referat für Gesundheit und Umwelt

Landesverein für Gesundheitspflege in Niedersachsen e.V. (Hg.) (o.J.) Projektarbeitskreise Gesundheit. Dokumentation. Eigenverlag, Hannover

Landeszentrale für Gesundheitsförderung in Rheinland-Pfalz e.V. (LZG) (1997) Rund um die regionale Gesundheitskonferenz. Ein Leitfaden zur Handhabung regionaler Gesundheitskonferenzen. Eigenverlag, Mainz

Langmaack, B & Braune-Krickau, M (1989) Wie die Gruppe laufen lernt. Anregungen zum Planen und Leiten von Gruppen. Ein praktisches Lehrbuch. Psychologie-VerlagsUnion, München

Lau, P, Schäfer, R, & Siegfried, Ch (1996) Rechtliche und administrative Rahmenbedingungen als restriktive und fördernde Faktoren der Gesundheitsförderung. Schlußbericht des Projektes A 5 – Gesundheitsförderung im Städtebau. Berliner Forschungsverbund Public Health, Berlin

Lazarus, R S (1966) Psychological Stress and the Coping Process. McGraw-Hill, New York

Lazarus, R S (1991) Stress und Stressbewältigung – ein Paradigma. In: Filipp, S H (Hrsg.) Kritische Lebensereignisse. Urban & Schwarzenberg, München. Seite 198–232

Legewie, H (1979) Theoretische Grundlagen psychologischer Forschungsmethoden. In: Kisker, K P et al. (Hrsg.) Psychiatrie der Gegenwart – Grundlagen und Methoden der Psychiatrie Teil 1. Springer Verlag (S. 451–491), Berlin

Legewie, H (1987) Alltag und seelische Gesundheit. Gespräche mit Menschen aus dem Berliner Stephanviertel. Psychiatrie-Verlag, Bonn

Legewie, H (1993) Zur Gestaltbarkeit von Lebenswelten. Diskursanalyse in Technik, Stadtentwicklung und Gesundheitsförderung. In: Hohl, J & Reisbeck, G (Hg.), Individuum Lebenswelt Gesellschaft: 271– 295. Profil, München

Legewie, H (1999) Sozialer Wandel, Gesundheit und die Zukunft der Couch. In: Hessel, A, Geyer, M & Brähler, E (Hg.), Gewinne und Verluste sozialen Wandels. Globalisierung und deutsche Wiedervereinigung aus psychosozialer Sicht. Westdeutscher Verlag, Opladen. Seite 10–40

Legewie, H (2000) Goldstandard für die Psychotherapieforschung: Kontrollierte oder ökologisch valide Studien? Gesprächspsychotherapie und Personzentrierte Beratung, 2: 125–128

Legewie, H & Ehlers, W (1994) Knaurs moderne Psychologie. Knaur, München (Lizenzausgabe 2000: Handbuch moderne Psychologie. Weltbild, Augsburg)

Legewie, H & Janßen, M (1997a) Bürgerinitiativen als Tätigkeitsfeld ehrenamtlicher Arbeit. In: Organisaionsberatung, Supervision, Clinical Management 2: S. 151–163

Legewie, H & Janßen, M (1997b) Bürgerinitiativen fördern Gesundheit in der Stadt. In: Klotter, Ch (Hg.), Prävention im Gesundheitswesen: 326–356. Verlag für Angewandte Psychologie, Göttingen

Legewie, H & Schervier-Legewie, B (1998) Public Health: Die Kunst des Brückenschlagens – Georges Fülgraff im Gespräch. Veröffentlichungsreihe des Berliner Zentrums Public Health, Berlin

Legewie, H & Seel, H J (1993) Im Gespräch mit Gernot Böhme. In: Journal für Psychologie 1, (4): S. 34–43

Legewie, H & Taglinger, A (1998) Ausstellung „Baustellenmenschen am Potsdamer Platz". Ergebnisse des Studienprojektes der TU Berlin in Zusammenarbeit mit der Hochschule für Künste Berlin. Juni: HdK, Oktober: Info-Box am Potsdamer Platz in Berlin

Legewie, H & Wiedemann, P (1986) Mental Health. In: Frick, D (Ed.) The Quality of Urban Life. Social, Psychological, and Physical Conditions. De Gruyter, Berlin, New York

Lehmann, F & Engelbrecht, J (1997) Gesundheitsförderung – eine permanente Aufgabe. Deutsches Ärzteblatt 94, A 1556–1557

Leisenheimer, C (1996) Kooperationsbeziehungen zwischen Selbsthilfe und professionellem System. In: Forum Public Health 13 (4): 9

Lemke-Goliasch, P, Troschke, v J & Geiger, A (Hg.) (1992) Gesund leben in der Gemeinde. Erfahrungen aus der Deutschen Herz-Kreislauf-Präventionsstudie (DHP). Asgard, St. Augustin

Lenhardt, U (1997) „10 Jahre betriebliche Gesundheitsförderung". Eine Bilanz. Veröffentlichungsreihe der AG Public Health im Wissenschaftszentrum Berlin, Berlin

Lenhardt, U, Rosenbrock, R & Elkeles, T (1996) Bedingungs- und Akteurs-Konstellationen für Gesundheitsförderung im Betrieb. Ergebnisse aus 4 Fallstudien. Veröffentlichungsreihe der AG Public Health im Wissenschaftszentrum Berlin, Berlin

Lewis, O (1982) Die Kinder von Sánchez. Selbstporträt einer mexikanischen Familie. Lamuv, Bornheim

Liftenegger, P (1998) Netzwerk-Partnerschaften. In: Book of Abstracts, Internationaler Kongress 8./9.10.1998 Wien: Gesundheit planen für die Stadt. Strategien, Konzepte und Erfahrungen

Lobnig, H & Pelikan, J M (Hg.) (1996) Gesundheitsförderung in Settings: Gemeinde, Betrieb, Schule und Krankenhaus. Eine österreichische Forschungsbilanz. Facultas-Universitätsverlag, Wien

lögd (Landesinstitut für den öffentlichen Gesundheitsdienst des Landes Nordrhein-Westfalen (Hg.) (1999) Neue Anforderungen an den ÖGD. Dokumentation zur Tagung in Bielefeld 26./27.03.1998. lögd, Wissenschaftliche Reihe, Bd. 2, Bielefeld

Loo, H van der & Reijen, W van (1992) Modernisierung. Projekt und Paradox. DTV, München

Lomitz, G (1989) Projektkrisen – Wie erkennen und was tun? In: Gesellschaft für Projekt-Management. INTERNET Deutschland e.V. Projektmanagement: Beiträge zum Projektmanagement-Forum 89. GPM, München

Lück, B (1997) Betriebliche Gesundheitsförderung. In: Klotter, Ch (Hg.), Prävention im Gesundheitswesen: 281–294. Verlag für Angewandte Psychologie, Göttingen

Lück, H (1987) Psychologie sozialer Prozesse. Eine Einführung in das Selbststudium der Sozialpsychologie. Leske + Budrich, Opladen

Luhmann, N (1984) Soziale Systeme. Grundriss einer allgemeinen Theorie. Suhrkamp, Frankfurt

Lümkemann, D (1998) Betriebswirtschaftliche Evaluation von STEP, der betrieblichen Gesundheitsförderung von SPAR. In: Book of Abstracts, Internationaler Kongress 8./9.10.1998 Wien: Gesundheit planen für die Stadt. Strategien, Konzepte und Erfahrungen

Lundberg, O & Nyström Peck, M (1994) Sense of coherence, social structure and health. Evidence from a population survey in Sweden. In: European Journal of Public Health 4: 252–257

Macaskill, L et al. (2000) An Evaluability Assessment to Develop a Restaurant Health Promotion Programme in Canada. In: Health Promotion International 15: 57– 69

Machule, D, Mischer, O & Sywottek, A (Hg.) (1996) Macht Stadt krank? Döllinger u. Galitz, Hamburg

Mackenbach, J P (1994) Social-economic Inequality in Health in The Netherlands: Impact of a 5–year-research programme. In: British Medical Journal 309: 1487–1491

Maderthaner, R (1995) Soziale Faktoren urbaner Lebensqualität. In: Keul, A G (Hg.), Wohlbefinden in der Stadt. Umwelt- und gesundheitspsychologische Perspektiven: 172–197. Beltz, PsychologieVerlagsUnion, Weinheim

Maier, J (1998) Armutsbekämpfung in benachteiligten Stadtteilen. Ansatzpunkte stadtteilbezogener Sozialpolitik und Sozialarbeit. Forum Sozialpolitik 74/75: 47–49

Martin, C J & McQueen, D V (Eds.) (1989) Readings for a New Public Health. University Press, Edinburgh

Maslow, A H (1981) Motivation und Persönlichkeit. Rowohlt, Reinbek

Mathiszig, S u.a. (1998) Analyse der Prävention nach Novellierung des Paragraph 20 SGB V. Erster Zwischenbericht. Manuskript, Hamburg

Mayer-Ries, J F (1998) Projekt „Regionale Agenda 21". Evangelische Akademie, Loccum

Mayntz, R (Hg.) (1980) Implementation politischer Programme: Empirische Forschungsberichte. Verlagsgruppe Athenäum, Hain, Königstein/Taunus

Mayring, P (1991) Die Erfassung des subjektiven Wohlbefindens. In: Abele, A & Becker, P (Hg.), Wohlbefinden. Theorie – Empirie – Diagnostik. Juventa, Weinheim. Seite 51–70

McKeown, Th (1982) Die Bedeutung der Medizin. Traum, Trugbild oder Nemesis? Suhrkamp, Frankfurt

McMillan, D W & Chavis, D M (1986) Sense of community: A definition and a theory. In: Journal of Community Psychology, 14: 6–23

McQueen, D V (1991) The Contribution of Health Promotion Research to Public Health. In: European Journal of Public Health 1: 22–28

Meadows, D u.a. (1972) Die Grenzen des Wachstums. Bericht des Club of Rome zur Lage der Menschheit. DVA, Stuttgart

Mehrmann, E & Wirtz, T (1996) Effizientes Projektmanagement. Erfolgreich Konzepte entwickeln und realisieren. Econ, Düsseldorf

Meier, B (1995) Gesundheitskonferenzen. Instrumente der Kooperation zwischen Anspruch und Wirklichkeit. In: Gesundheitswesen 57: 645–651

Meier, B & Streich, W (1994) Modernisierung der Gesundheitsämter. In: Forum Public Health 5: 13

Meier, C (1997) Leitfaden für die Selbstevaluation in der Projektarbeit mit einem Beispiel aus der Suchtprävention. Schweizerische Fachstelle für Alkohol- und andere Drogenprobleme (SFA), Postfach 870, 1001 Lausanne

Meinlschmidt, G (1996) Sozialstruktur-Atlas Berlin 1995 – ein Planungsinstrument für die Gesundheits- und Sozialplanung. In: Gesundheitswesen 58: 72–81

Merleau-Ponty, M (1974) Phänomenologie der Wahrnehmung. De Gruyter, Berlin

Meyer, R & Sauter, A (1998) TA-Projekt „Umwelt und Gesundheit". Stand der Projektbearbeitung und Vorschlag zur Fortführung des Projektes. Manuskript, Karlsruhe

Meyer, R & Sauter, A (1999) TA-Projekt „Umwelt und Gesundheit". Endbericht. TAB-Arbeitsbericht Nr. 63. Eigenverlag (auch erschienen als Bundestagsdrucksache 14/2848 vom 02.03.2000), Berlin

Meyer, R & Sauter, A (2000) Gesundheitsförderung statt Risikoprävention? Umweltbeeinflußte Erkrankungen als politische Herausforderung. Edition sigma, Berlin

Meyer, R u.a. (1997) TA-Projekt „Umwelt und Gesundheit". Vorstudie. Arbeitsbericht Nr. 47. Eigenverlag, Bonn

Mielck, A (2000) Soziale Ungleichheit und Gesundheit: Empirische Ergebnisse, Erklärungsansätze und Interventionsmöglichkeiten. Huber, Bern

Milz, H (1992) Der wiederentdeckte Körper. Vom schöpferischen Umgang mit sich selbst. Artemis & Winkler, München

Ministerium für Arbeit, Gesundheit und Soziales des Landes Nordrhein-Westfalen (MAGS) (1995) 10 vorrangige Gesundheitsziele für NRW. Bielefeld

Minkler, M (1997) Community Organizing & Community Building for Health. Rutgers, State University

Miringoff M & Miringoff, M L (1999) The Social health of the nation. Oxford University Press, Oxford and New York

Mirow, T (1997) ... der sozialräumlichen Spaltung entgegenwirken. Zur künftigen Stadterneuerungspolitik in Hamburg. In: Dohrendorf, R & Nähr, N (Red.), Forum Stadterneuerung. Quartiere entwickeln statt erneuern: 159–162. STEG (Stadtentwicklungsgesellschaft GmbH), Hamburg

Morten, A (1988) Vom heimatlosen Seelenleben. Verwurzelung, Entfremdung und Identität. Psychiatrie-Verlag, Bonn

Moskovici, S (1998) The History and Actuality of Social Representations. In: Flick, U (ed.) Psychology of the Social, Cambridge University Press, Cambridge, Seite 209–248

Mosse, M & Tugendreich, G (Hg.) (1913) Krankheit und Soziale Lage. F.J. Lehmann, München

Muhr, T (1991) ATLAS/ti – A prototype for the support of text-interpretation. In: Qualitative Sociology 14 (4): 349–371

Muhr, T (1994) ATLAS/ti - Ein Werkzeug für die Textinterpretation. In: Böhm, A, Mengel, A & Muhr, T (Hg.) (1994) Texte verstehen – Konzepte, Methoden, Werkzeuge. Universitätsverlag, Konstanz

Müller, H (1997) Planung der gesunden Stadt – Illusion oder Realität. Magisterarbeit (M. san.) Düsseldorf

Müller, P (1994) Gesundheitsförderung und Prävention durch den öffentlichen Gesundheitsdient. Konzepte, Strategien und Perspektiven in Berlin. Berlinforschung der FU, Berlin

Müller, P (1997) Gesundheitsförderung. Ansatz für eine Neuorientierung des Öffentlichen Gesundheitsdienstes? Ergebnisse einer empirischen Untersuchung in Berlin. Jahrbuch für kritische Medizin 26: 88–98

Müller, P (1999) Neue Organisationsformen für neue Aufgaben im öffentlichen Gesundheitsdienst? In: lögd (Hg.), Neue Anforderungen an den ÖGD, Bd. 2: 97–116. lögd Eigenverlag: Bielefeld

Müller, R & Rosenbrock, R (Hg.) (1998) Betriebliches Gesundheitsmanagement, Arbeitsschutz und Gesundheitsförderung. Bilanz und Perspektiven. Asgard, St. Augustin

Müller, T, Münch, E & Badura, B (Hg.) (1997) Gesundheitsförderliche Organisationsgestaltung im Krankenhaus. Juventa, Weinheim

Müller, W (1999) Entwicklung der Gesundheitsdienst-Gesetze in den Ländern der Bundesrepublik Deutschland. In: lögd (Hg.), Neue Anforderungen an den ÖGD, Bd. 2: 13–24. lögd Eigenverlag, Bielefeld

Müller-Christ, G (1997) Lachse als Meßinstrument. Bildlich-subjektive Indikatoren machen Nachhaltige Entwicklung erfahrbar. In: Politische Ökologie 15 (52): 58–61

Nahr, H (1999) Das Programm der sozialen Stadtenwicklung. Sozialhilfereport Nr. 16 (Oktober 1999): 18–21

NAKOS (1998) NAKOS Jahresbericht 1998. Eigenverlag, Berlin

National Intelligence Council (2000) The Global Infectious Disease Threat and Its Implications for the United States

Netzwerk "Gesunde Städte Österreichs" (Hg.) (o.J.) Fünf Jahre Netzwerk Gesunde Städte Österreichs. Broschüre im Eigenverlag, Wien

Neuberger, O (1996) Führen und geführt werden (6. Aufl.). Enke, Stuttgart

Neuberger, O, Conradie, W & Maier, W (1985) Individuelles Handeln und sozialer Einfluß: Einführung in die Sozialpsychologie. Westdeutscher Verlag, Opladen

Niemann, J (1996) Wettbewerb der Krankenkassen: Bremse oder Motor für die Gesundheitsförderung? Manuskript zum Kongress „Gesundheitsförderung zwischen Utopie und Realität". Celle, 20./21.6.1996

Noack, H R (1990) Gesundheitsinformationen für Gesunde Städte: Voraussetzungen lokaler Gesundheitsberichterstattung. In: Thiele, W & Trojan, A (Hg.), Lokale Gesundheitsberichterstattung: 27–36. St. Asgard, Augustin

Noack, H R (1996) Salutogenese und Systemintervention als Schlüsselkonzepte von Gesundheitsförderung und Public Health. In: Prävention 19: 37–39

Noll, H (Hg.) (1997) Sozialberichterstattung in Deutschland: Konzepte, Methoden und Ergebnisse für Lebensbereiche und Bevölkerungsgruppen. Juventa, Weinheim

Nowotny, H (1989) Eigenzeit. Entstehung und Strukturierung eines Zeitgefühls. Suhrkamp, Frankfurt/M.

Nübling, R & Schmidt, J (1998) Qualitätssicherung in der Psychotherapie: Grundlagen, Realisierungsansätze, künftige Aufgaben. In: Laireiter, A R & Vogel, H (Hg.), Qualitätssicherung in der Psychotherapie und psychosozialen Versorgung, S. 49–74. Ein Werkstattbuch. Dgvt-Verlag, Tübingen

Nutbeam, D (1998) Glossar Gesundheitsförderung. Verlag für Gesundheitsförderung, Gamburg (englische Version des Glossars unter www.who.ch/hpr/hep/doc)

O'Neill, M u.a. (1997) Coalition Theory as a Framework for Understanding and Implementing Intersectoral Health-Related Interventions. In: Health Promotion International 12: 79–87

OECD (Organisation for Economic Co-Operation and Development) (1996) Innovative Policies for Sustainable Urban Development. The Ecological City. Head of Publications Service, OECD, Paris

OECD (1999) Stadtentwicklungspolitik in Deutschland. Auf dem Weg zur nachhaltigen städtischen Entwicklung. OECD, Paris

Oels, A (1997) Wege zum Konsens. Erfolge und Mißerfolge bei der Umsetzung der Agenda 21 in Großbritannien. In: Politische Ökologie 15 (52): 51–54

Oerter, R (1995) Kultur, Ökologie und Entwicklung. In: Oerter, R & Montada, L (Hg.), Entwicklungspsychologie. Ein Lehrbuch: 84–127. 3. Aufl., PsychologieVerlags-Union, Weinheim

Oerter, R & Montada, L (1995) Entwicklungspsychologie. 3. Aufl., PsychologieVerlags-Union, Weinheim

Ohlemacher, T (1992) Soziale Relais und Protest. Wie entstehen „Netzwerke von Netzwerken"? WZB-Mitteilungen 58: 9–11

Opielka, M (1990) Gesundheitsförderung aus ökologischer Perspektive. In: Die GRÜNEN im Bayrischen Landtag: Gesundheit ist mehr. Anhörung zur Gesundheitsförderung. Dokumentation. Eigenverlag, München

Oppen, M (1996) Der öffentliche Gesundheitsdienst zwischen „New Public Health" und „New Public Management". In: Gesundheitswesen 58: 185–192

Oppolzer, A (1998) Gesundheitsförderung durch Organisationsentwicklung im Krankenhaus. Zum Zusammenhang von New Public Health und New Public Management. In: Mattfeldt, H u.a. (Hg.), Ökonomie und Sozialstaat: 91–112. Leske + Budrich, Opladen

Oppolzer, A (1999) Betriebliche Gesundheitsförderung im Krankenhaus. In: Die Berufsgenossenschaft, Nr. 1: 28–36

Owen, H (1995) Open Space Technology. A Users Guide. Potomac

Paulus, P (1999) Die gesundheitsfördernde Schule. Impulse 22: 2–3

Pelikan, J (2000) Gesundheitsförderung durch Organisations- und Stadtentwicklung. In: Landeshauptstadt München (Hg.), Für immer gesund?! Dokumentation des Internationalen Symposiums 1998 des Gesunde- Städte- Netzwerks Deutschland: 38–48. Eigenverlag, München

Pelikan, J M, Demmer, H & Hurrelmann, K (1993) Gesundheitsförderung durch Organisationsentwicklung. Konzepte, Strategien und Projekte für Betriebe, Krankenhäuser und Schulen. Juventa, Weinheim

Pelikan, J M, Krajic, K & Lobnig, H (Hg.) (1998) Viability, Effectiveness, Quality and Sustainability of Health Promoting Hospital Projects. Verlag für Gesundheitsförderung, Gamburg

Pelikan, J N et al. (ed.) (1998) Pathways to a Health Promoting Hospital. Experiences from the European Pilot Project 1993–1997. Verlag für Gesundheitsförderung, Gamburg

Pfadt, A (1994) Die Folgen räumlicher Konzentration von Armut für die Stadtplanung. Arbeitsgruppe für Stadtplanung und Kommunalbau; Vortragsmanuskript, Hamburg

Pfeifer, T, Theis, Ch & Prefi, Th (1997) Zwischenbetriebliche Kooperationen. In: Kamiske, G F v u.a., Bausteine des innovativen Qualitätsmanagements. Erfolgreiche Praxis in deutschen Unternehmen, S. 917–994. Hanser, München

Pfeiffer, W (Hg.) (1993) Etymologisches Wörterbuch des Deutschen (2. Aufl., S. 743). Akademie Verlag, Berlin

Pieters, J J L (1998) Sick Cities? Local Health Policy scrutinized. In: Book of Abstracts, Internationaler Kongress 8./9.10.1998 Wien: Gesundheit planen für die Stadt. Strategien, Konzepte und Erfahrungen

Pinder, L (1994/95) Twenty Years after Lalonde. Health Promotion in Perspective. Health Promotion in Canada 33: 1–2

Pitcher, P (1997) Das Führungsdrama. Künstler, Handwerker und Technokraten im Management. Klett Cotta, Stuttgart

Plümer, K D (2000) Der neue Paragraph 20 SGB V: Hohe Erwartung – Große Enttäuschung?! In: Blickpunkt Öffentliche Gesundheit 16 (1): 1

Postman, N (1985) Wir amüsieren uns zu Tode. Urteilsbildung im Zeitalter der Unterhaltungsindustrie. Fischer, Frankfurt

Preuss, S (1997) Psychische Störungen und umweltbezogene Erkrankungen. Bremen: Gutachten für das Büro für Technikfolgenabschätzung TAB

Price, C & Tsouros, A (Eds.) (1996) Our Cities, our Future: Policies and Action Plans for Health and Sustainable Development. WHO Healthy Cities Project Office, Kopenhagen

Priester, K (1998) Betriebliche Gesundheitsförderung. Voraussetzungen – Konzepte – Erfahrungen. Verlag für akademische Schriften (VAS), Frankfurt/M.

Priller, E (1999) Der dritte Sektor in Deutschland. Rahmen und Wirkungsfeld der Selbsthilfe und der Selbsthilfekontaktstellen. In: Deutsche Arbeitsgemeinschaft Selbsthilfegruppen e.V. (Hg.), Selbsthilfegruppenjahrbuch 1999: 160–169. Eigenverlag, Gießen

Proshansky, H M & Fabian, A K (1986) Psychological Aspects of the Quality of Urban Life. In: Frick, D (Ed.), The Quality of Urban Life. Social, Psychological and Physical Conditions. De Gruyter, Berlin. Seite 13–47

Pudel, V & Maus, N (1990) Ernährung. In: Schwarzer, R (Hrsg.) Gesundheitspsychologie. Hogrefe, Göttingen

Puddifoot, J E (1996) Some Initial Considerations in the Measurement of Community Identity. In: Journal of Community Psychology 24 (4): 327–336

Putnam, R D (1993) Making Democracy Work. Civic Traditions in Modern Italy. Princeton University Press, New Jersey

Putnam, R D (2000) Niedergang des sozialen Kapitals. Warum kleine Netzwerke wichtig sind für Staat, Wirtschaft und Gesellschaft. In: Dettling, W (Hg.), Denken, Handeln, Gestalten. Neue Perspektiven für Wirtschaft und Gesellschaft: 77–97. Edition Politeia, Frankfurt/M.

Quentin, G & Kobusch, A.-B (1997) Wege zur gesundheitsfördernden Schule. Ein lokales Netzwerkprojekt setzt Impulse. Eigenverlag, Bielefeld

Rapoport, A (1986) The Use and Design of Open Spaces in Urban Neighbourhoods. In: Frick, D (Ed.) The Quality of Urban Life. Social, Psychological and Physical Conditions. De Gruyter, Berlin, New York

Rappaport, J (1982/1985). Ein Plädoyer für die Widersprüchlichkeit: Ein sozialpolitsches Konzept des „empowerment" anstelle präventiver Ansätze. In: Verhaltenstherapie und psychosoziale Praxis 2 (85): 257–278

Renn, O & Zwick, M M (1997). Risiko- und Technikakzeptanz. Springer, Berlin

Renner, A u.a. (1998) Chancen und Risiken von Gesundheitskonferenzen. Eine empirische Analyse kommunaler Gesundheitspolitik. In: Soziale Sicherheit 47: 326–336

Rennert, H G (1998) in: Klöck, T (Hg.) Solidarische Ökonomie und Empowerment, Jahrbuch Gemeinwesenarbeit 6: 223–251

Research Unit in Health and Behaviour Change (1989) Changing the Public Health. John Wiley, Chichester

Riedel, U (2000) Rahmenziele des BMG für die Gesundheitsförderung in Deutschland. In: Gesundheitsakademie e.V. (Hg.), Salutive. Beiträge zur Gesundheitsförderung und zum Gessundheitstag 2000: 34–40. Mabuse Verlag, Frankfurt/M.

Riemann, K u.a. (1994) Offene Befragungen zu Gesundheit und Wohlbefinden in Stadtteilen – eine Hilfe für die Stadtentwicklung? In: B. Stumm & A. Trojan (Hg.), Gesundheit in der Stadt, 151–163. Fischer, Frankfurt/M.

Ries, H A et al. (Hrsg.) (1997) Hoffnung Gemeinwesenarbeit. Innovative Gemeinwesenarbeit und Problemlösungen in den Bereichen lokale Ökonomie, Arbeitslosigkeit, Gesundheit, Benachteiligung. Luchterhand, Neuwied

Ritchie, M A. u.a. (1995) Roles and Approaches of Non-Governmental Organizations in Health Development. World Health Forum 16: 36–41

Robertson, A (1998) Shifting Discourses on Health in Canada: From Health Promotion to Population Health. Health Promotion International 13: 155–166

Rodenstein, M (1988) „Mehr Licht, mehr Luft". Gesundheitskonzepte im Städtebau seit 1750. Campus, Frankfurt/M.

Rodenstein, M (1994) Wird das Leben in unseren Städten gesünder? In: Stumm, B & Trojan, A (Hg.), Gesundheit in der Stadt: 39–55. Fischer, Frankfurt/M.

Rogers, E (1983) Diffusion of Innovations. Ohne Verlag, New York

Röhrle, B (1994) Soziale Netzwerke. München: Beltz, PsychologieVerlagsUnion

Röhrle, B & Sommer, G (Hg.) (1995) Gemeindepsychologie: Bestandsaufnahmen und Perspektiven. Fortschritte der Gemeindepsychologie und Gesundheitsförderung. Bd. 1. Deutsche Gesellschaft für Verhaltenstherapie, Tübingen

Röhrle, B, Sommer, G & Nestmann, F (Hg.) (1998) Netzwerkintervention. Deutsche Gesellschaft für Verhaltenstherapie, Tübingen

Rosemann, J.(1998) „Stedelijk Beheer" - ein Konzept zur integralen Quartiersentwicklung in den Niederlanden. Vortrag. 73. Sitzung des Stadtforums Berlin: Soziale Stadt. Quartiersmanagement im internationalen Vergleich

Rosenbladt, B v & Picot, S (1999) Freiwilligenarbeit, ehrenamtliche Tätigkeit und bürgerschaftliches Engagement. Repräsentative Erhebung 1999. Überblick über die Ergebnisse. Unveröffentlichter Bericht des „Projektverbunds Ehrenamt" für die Enquete-Kommission „Bürgerschaftliches Engagement", München

Rosenbrock, R (1995) Public Health als soziale Innovation. In: Gesundheitswesen 57: 140–144

Rosenbrock, R (1996) Arbeit und Gesundheit. Elemente und Perspektiven betrieblicher Gesundheitsförderung. Veröffentlichungsreihe der AG Public Health im Wissenschaftszentrum Berlin, Berlin

Rosenbrock, R (1997) Arbeitslosigkeit und Krankheit – Gesundheitswissenschaftliche Befunde. AK-Beiträge 10(2): 24–30 (Arbeitskammer des Saarlandes)

Rosenbrock, R (2000) Prävention durch Krankenkassen: Der neue § 20 SGB V als Gestaltungsherausforderung für die Selbstverwaltung der GKV. Manuskript, Berlin

Rosenbrock, R (1998) Die vernachlässigte Gesundheit – Healthy Public Policy in Deutschland. Public Health Forum 6: 6–7

Rosenbrock, R & Maschewsky, W (1997) Präventionspolitische Bewertungskontroversen im Bereich „Umwelt und Gesundheit". Gutachten für die TAB, Berlin

Rösler, C (Hg.) (1996) Lokale Agenda 21. Dokumentation eines Erfahrungsaustauschs beim Deutschen Städtetag am 29. April 1996 in Köln. Deutsches Institut für Urbanistik, Berlin

Rösler, C (1998) Deutsche Städte auf dem Weg zur Lokalen Agenda 21. In: Rösler, C (Hrsg.). Städte auf dem Weg zur Lokalen Agenda 21. Dokumentation des 2. Erfahrungsaustauschs beim Deutschen Städtetag. (Reihe Umweltberatung für Kommunen) Deutsches Institut für Urbanistik, Berlin

Rossini, F A & Portar, A L (Eds.) (1983) Integrated Impact Assessment. Westview Press, Boulder, Co.

Roth, R (1994) Lokale Bewegungsnetzwerke und Institutionalisierung von neuen sozialen Bewegungen. In: Neidhardt, F (Hg.), Öffentlichkeit, öffentliche Meinung, soziale Bewegungen: 411–439. Westdeutscher Verlag, Opladen

Rotter, (1966) Generalized expectancies for internal versus external control of reinforcement. Psychological Monographs 80 (1, gesamte Nr. 609)

Rucht, D (1991) Parteien, Verbände und Bewegungen als Systeme politischer Interessenvermittlung. WZB Papers FS III 1–107, Berlin

Rucht, D (1996) Wirkungen von Umweltbewegungen: Von den Schwierigkeiten einer Bilanz. Forschungsjournal NSB 9: 15–27

Ruckstuhl, B u.a. (1998) Eine Qualitätskultur für die Gesundheitsförderung! In: Sozial- und Präventionsmedizin 43: 221–228

Rütten, A & Rausch, L (Hg.) (1996) Gesunde Regionen in internationaler Partnerschaft. Konzepte und Perspektiven. Verlag für Gesundheitsförderung, Gamburg

Saaman, W (1984). Alternativ führen. Mitarbeiter qualifizieren. Gabler, Wiesbaden

Saaman, W (1990). Effizient führen. Mitarbeiter erfolgreich machen. Gabler, Wiesbaden

Sachs-Pfeiffer, T (1989). Partizipation: Teilhaben statt Teilnehmen. In: Stark, W (Hg.), Lebensweltbezogene Prävention und Gesundheitsförderung – Konzepte und Strategien für die psychosoziale Praxis: 191–223. Lambertus, Freiburg

Sachverständigenrat für die konzertierte Aktion im Gesundheitswesen (1995) Gesundheitsversorgung und Krankenversicherung 2000: Mehr Ergebnisorientierung, mehr Qualität und mehr Wirtschaftlichkeit; Sondergutachten. NOMOS, Baden-Baden

Sanson-Fisher, R u.a. (1996) Developing Methodologies for evaluating community-wide Health Promotion. In: Health Promotion International 11: 227–236

Sarason, S B (1974) The Psychological Sense of community: Prospects for a Community Psychology. Jossey-Bass, San Francisco

Sauer, P (1992) Zielorientierte Projektplanung (ZOPP) als Planungsverfahren für den sozialen Bereich. In: Verein zur Förderung kultureller und beruflicher Bildung von Jugendlichen und jungen Erwachsenen e.V., BBJ Consult Info Ausgabe I, 7. Jg

Schäfer, M & Schön, S (2000) Nachhaltigkeit als Projekt der Moderne. Skizzen und Widersprüche eines zukunftsfähigen Gesellschaftsmodells. Edition sigma, Berlin

Schäfer, R & Lau, P (1998) Deregulierung des Baurechts. Forschungsbericht 211 09 002, UBA-FB 98–019, Berlin

Schäfer, R. & Lau, P (1999) Salutogenetische Perspektive und Gesundheitsförderung unter besonderer Berücksichtigung rechts- und verwaltungswissenschaftlicher Aspekte. Gutachten für das TAB. Berlin: Manuskript

Schäfer, R & Siegfried, Ch (1996) Gesundheitsförderung in Stadtplanung und Städtebau aus Sicht der Verwaltung. Schlußbericht. TU Berlin, Fachbereich Architektur, Straße des 17. Juni 135, 10623 Berlin

Schäfer, R (1997) Chancen und Grenzen des Stadtforums. Diskussion im Forum 1: Bürgerbeteiligung – Öffentlichkeit – Politik. In: Geene, R & Denzin, C (Hg.), Berlin – Gesunde Stadt? Die Diskussion um das Healthy-City-Programm: Neuorientierung für die Berliner Gesundheitspolitik: 42–46. Schmengler-Verlag, Berlin

Schattenhofer, K (1992) Selbstorganisation und Gruppe. Entwicklungs- und Steuerungsprozesse in Gruppen. Westdeutscher Verlag, Opladen

Scheele, B & Groeben, N (1984) Die Heidelberger Struktur-Lege-Technik (SLT). Beltz, Weinheim

Scheff, T J (1994) Bloody Revenge. Emotions, Nationalism, and War. Westview Press, Boulder, Co.

Scheff, T J (1997) Honor and Shame: Local Peace-making through Community Conferences. Internet-Veröffentlichung: http://sscf.ucsb.edu/~scheff/6.html

Scheier, M F. & Carver, C S (1985). Optimism, Coping, and Health: Assessment and Implications of Generalized Outcome Expectancies. In: Health Psychology 4: 219–247

Schindler, R (1957/58). Grundprinzipien der Psychodynamik in der Gruppe. In: Psyche 9: 308–314

Schlömer, H (2000) Neue Möglichkeiten für schulische Gesundheitsförderung in Hamburg. Stadtpunkte (Aktuelle Informationen der HAG zur Gesundheitsförderung in Hamburg) Nr. 2: 2–3

Schmacke, N (1993) Schritte in die Öffentlichkeit. Die Wiederentdeckung der kommunalen Gesundheitsämter. Schriftenreihe der Akademie für öffentliches Gesundheitswesen Bd. 17, Eigenverlag, Düsseldorf

Schmacke, N (1995) Öffentlicher Gesundheitsdienst, Sozialstaat und kommunale Selbstverwaltung. Perspektiven der Gesundheitsämter auf dem Weg ins 21. Jahrhundert. Akademie für öffentliches Gesundheitswesen, Berichte und Materialien, Bd. 11, Düsseldorf

Schmidt-Eichstaedt, G (1993) Städtebaurecht. Kohlhammer, Stuttgart

Schmiedhofer, M (1998) Grüne Gesundheitspolitik auf kommunaler Ebene. In: Hungeling, G & Knoche, M (Hg.), Soziale und ökologische Gesundheitspolitik: 50–61. Mabuse, Frankfurt/M.

Schmitz, C (1999) Gesundheitsfördernde Krankenkassenpolitik. Theoretische Analyse und empirische Untersuchung zu Möglichkeiten und Hindernissen der Integration der Gesundheitsförderung in den Handlungsbereich der gesetzlichen Krankenversicherung. Dissertation im Fachbereich Gesellschaftswissenschaften, Gießen

Schnappauf, W (1998) Die Organisation der Kreisverwaltung und deren Reform/Modernisierung. In: Wollmann, H & Roth, R (Hg.), Kommunalpolitik. Politisches Handeln in den Gemeinden: 430–436. Leske + Budrich, Opladen

Schneider, H (1997) Stadtentwicklung als politischer Prozeß. Stadtentwicklungsstrategien in Heidelberg, Wuppertal, Dresden und Trier. Leske + Budrich, Opladen

Schön, D A & Rein, M (1994). Frame reflection. Towards the Resolution of Intractable Policy Controversies. Basic Books, New York

Schräder, W u.a. (1986) Kommunale Gesundheitsplanung. Birkhäuser, Basel

Schräder, W (1990) Gesundheitsplanung und Berichterstattung bei geringen Ressourcen. In: Thiele, W & Trojan, A, Lokale Gesundheitsberichterstattung. Hilfen auf dem Weg zu einer neuen Gesundheitspolitik: 133–134. Asgard, St. Augustin

Schreyögg, A (1991) Supervision. Ein integratives Modell. Lehrbuch zu Theorie und Praxis. Junfermann, Paderborn

Schröder, G (2000) Die zivile Bürgergesellschaft. Zur Neubestimmung der Aufgaben von Gesellschaft und Staat. In: Neue Gesellschaft/Frankfurter Hefte 47: 200–207

Schröder, H (1999) Riskante Chancen – vom Standardlebenslauf zum Selbst-Gestaltungsprojekt „Persönlichkeit". In: Hessel, A, Geyer, M & Brähler, E (Hg.), Gewinne und Verluste sozialen Wandels. Globalisierung und deutsche Wiedervereinigung aus psychosozialer Sicht. Westdeutscher Verlag, Opladen. Seite 41–51

Schröder, R (1995) Kinder reden mit! Beteiligung an Politik, Stadtplanung und -gestaltung. Herausgegeben von der LBS-Initiative Junge Familie. Beltz, Weinheim

Schröder, R (1996) Freiräume für Kinder(t)räume! Kinderbeteiligung in der Stadtplanung. Beltz, Weinheim

Schroer, A (1995) Prävention und Gesundheitsförderung als Aufgabe der Krankenkassen. In: Die Betriebskrankenkasse 6: 331–37

Schubert, D (1993) Von der Katastrophe zur Gesundung – Stadthygiene, Städtebau und Sanierung nach der Cholera 1892 in Hamburg. In: Hapke, T., Stadthygiene und Abwasserreinigung nach der Hamburger Cholera-Epidemie, Herzberg-Bautz

Schulz von Thun, F (1997) Miteinander reden. Störungen und Klärungen, Bd. 1 u. 2. Rowohlt, Reinbek

Schulze, G (1993) Die Erlebnis-Gesellschaft. Kultursoziologie der Gegenwart. Campus, Frankfurt/M.

Schwabe, U (1997) Gesundheit gemeinsam gestalten. Das Modellprojekt „Gesundheitsförderndes Krankenhaus Städtisches Klinikum Magdeburg". In: Prävention 20: 121–124

Schwartz, F W (1998) Konsumentenrolle und Konsumenteninformation aus Sicht von Public Health. Vortrag zur Tagung „Theorie und Praxis von Public Health" zu Ehren von Georges Fülgraff. Institut für Gesundheitswissenschaften – Technische Universität, Berlin

Schwartz, F W (2000) Prävention in der Gesundheitspolitik. Referat beim paritätischen Wohlfahrtsverband vom 15.5.2000 in Berlin (www.epi.mh-hannover.de/index.htm)

Schwartz, F W, Kickbusch, I & Wismar, N (1998) Ziele und Strategien der Gesundheitspolitik. In: Schwartz, F W u.a. (Hg.), Das Public Health Buch: 172–188. München: Urban & Schwarzenberg

Schwartz, F W & Walter, U (1996) Public Health in Deutschland. In: Walter, U & Paris, W (Hg.), Public Health. Gesundheit im Mittelpunkt: 3–12. Alfred und Söhne, Meran

Schwartz, F W et al. (Hrsg.) (1998) Das Public Health Buch – Gesundheit und Gesundheitswesen. Urban & Schwarzenberg, München

Schwarzer, R (Hg.) (1990) Gesundheitspsychologie. Ein Lehrbuch. Hogrefe, Göttingen

Schwarzer, R (1992) Psychologie des Gesundheitsverhaltens. Hogrefe, Göttingen

Schweizerische Stiftung für Gesundheitsförderung (1998) Tätigkeitsprogramm der Schweizerischen Stiftung für Gesundheitsförderung 1998–2002. In: Sozial- und Präventiv-Medizin 43: 207–209

Schwenkmezger, P & Schmidt, L R (1994) Lehrbuch der Gesundheitspsychologie. Enke, Stuttgart

Seel, H J, Sichler, R & Fischerlehner, B (1993). Mensch – Natur. Zur Psychologie einer problematischen Beziehung. Westdeutscher Verlag, Opladen

Seibt, A C (1996) Medienanwaltschaft „Media Advocacy". In: Bundeszentrale für gesundheitliche Aufklärung (Hg.) Leitbegriffe der Gesundheitsförderung. Verlag Peter Sabo, Schwabenheim a.d. Selz

Seiffke-Krenke, I (1994) Gesundheitspsychologie: Die entwicklungspsychologische Perspektive. In: Schwenkmezger, P & Schmidt, L R (Hg.), Lehrbuch der Gesundheitspsychologie, Seite 29–45. Enke, Stuttgart

Seligman, M E P (1979) Erlernte Hilflosigkeit. Urban & Schwarzenberg, München

Senatsverwaltung für Stadtentwicklung, Umweltschutz und Technologie (1999) Quartiersmanagement Berlin – Bürgergutachten: Zukunft Wrangelkiez. Senatsverwaltung, Berlin

Serwe, H J u.a. (1993) Berücksichtigung gesundheitlicher Aspekte in Verkehrs-UVPs. In: UVP-Report 7: 306–308

Settertobulte, W u.a. (Hg.) (1995) Gesundheitsversorgung für Kinder und Jugendliche. Asanger, Heidelberg

Sichler, R (1996) Gesundheit und Lebensführung in der Postmoderne. Vortrag 17. Deutscher Kongreß für Philosophie, 23.-27.9.1996 in Leipzig

Siegfried, Ch u. Projekt A5 (1994) Ergebnisse der Umfrage unter Stadtplanungs-, Gesundheits- und Umweltämtern. Vortragsmanuskript, Berlin

Slesina, W, Beuels, F R & Sochert, R (1998) Betriebliche Gesundheitsförderung. Beltz, Weinheim

Solera, G & Lorenzen, H (1996) Nachhaltige Entwicklung und EU-Positionen. In: Hübler, K H & Weiland, U (Hg.), Nachhaltige Entwicklung. Eine Herausforderung für die Forschung? Verlag für Wissenschaft und Forschung, Berlin. Seite 23–36

Sonntag, U (1999) Gender Mainstreaming – der Weg in die Zukunft? In: Impulse 22: 3–4

Sozial- und Präventiv-Medizin (1998) Schwerpunktheft „Gesundheitsförderung und Public Health" (Nr. 5). Birkhäuser: Basel

Sozialministerium Baden-Württemberg (Hg.) (1996) Soziale Ungleichheit als Herausforderung für Gesundheitsförderung. Dokumentation des gesundheitspolitischen Symposiums vom 28.11.1995. Eigenverlag, Stuttgart

Speck, R & Attneave, C (1983) Die Familie im Netz sozialer Beziehungen. Lambertus, Freiburg

Sprenger, R K (1998) Motivation. In: Heinrich, P & Schulz zur Wiesch, J (Hg.), Wörterbuch zur Mikropolitik. Leske + Budrich, Opladen

SRU (Rat von Sachverständigen für Umweltfragen) (1987) Umweltgutachten 1987. Deutscher Bundestag Drucksache 11/1569, Bonn

SRU (Rat von Sachverständigen für Umweltfragen) (1996) Umweltgutachten 1996. Zur Umsetzung einer dauerhaft-umweltgerechten Entwicklung. Metzler-Poeschel. (auch: Bundestagsdrucksache 13/4108, Bonn), Stuttgart

SRU (Rat von Sachverständigen für Umweltfragen) (1998) Umweltgutachten 1998. Umweltschutz: Erreichtes sichern – neue Wege gehen. Metzler-Poeschel. (auch: Bundestagsdrucksache 13/10195, Bonn), Stuttgart

Stachtchenko, S & Jenicek, M (1990) Differences between Prevention and Health Promotion. In: Canadian Journal of Public Health 81: 53–59

Stadt Heidelberg (1997) Gesundheitsbericht 1997 und Aktivitäten im Rahmen des Projekts „Gesunde Stadt Heidelberg". Heidelberg: Amt für Umweltschutz und Gesundheitsförderung

Stadt Heidelberg (1998). Umweltbericht 1995–1997. Heidelberg: Amt für Umweltschutz und Gesundheitsförderung

Stadt Köln (1994) Gesundheitsförderung auf dem Prüfstand: Was kann sie für gesundheitlich und sozial Benachteiligte leisten? (Dokumentation des Gesunde Städte Symposiums 1993). Eigenverlag, Gesundheitsamt Köln

Stadt Nürnberg (1986) Arbeitshilfe zur ökologischen Erneuerung der Stadt. Gutachten. Beiträge zum Nürnberg-Plan, Reihe E, Heft 22, Nürnberg

Stadtentwicklungsbehörde Hamburg (1996) Solidarische Stadt. Strategien für benachteiligte Gebiete. Hamburg: Dokumentation der StEB-Fachtagung 26./27.09.1996

Stadtentwicklungsbehörde Hamburg (1999) Soziale Stadtentwicklung. Das Programm. Eine Initiative der Stadtentwicklungsbehörde. Eigenverlag, Hamburg

Stadtforum-Koordinationsbüro (1998) Soziale Stadt. Quartiersmanagement im internationalen Vergleich (73. Sitzung des Stadtforums). Dokumentation, Berlin

Stark, W (1996) Empowerment. Neue Handlungskompetenzen in der psychosozialen Praxis. Lambertus, Freiburg

Statistisches Bundesamt (Hg.) (1998) Gesundheitsbericht für Deutschland. Metzler-Poeschel, Stuttgart

Stein, H (1996) Gesundheitsförderung und Public Health im Rahmen der Europäischen Union. In: Troschke, J v u.a. (Hg.), Die Bedeutung der Ottawa-Charta für die Entwicklung einer New Public Health in Deutschland: 21–27. Koordinierungsstelle Gesundheitswissenschaften/Public Health; Bd. 6 der Schriftenreihe, Freiburg

Stein, H (1998) EURO Health 2000. A Missed Opportunity? Comments on the „Commission Communication on the Development of Public Health Policy in the European Community". In: eurohealth 4: 5–8

Stein, H & Gersching, C (1999) Gesundheit in der Europäischen Union. In: Bundesvereinigung für Gesundheit e.V. (Hg.), Gesundheit: Strukturen und Handlungsfelder, S. X2, 1–25. Luchterhand, Neuwied

Steinke, I (1999) Kriterien qualitativer Forschung. Juventa, Weinheim und München

Stemmle, D (Hg.) (1992) Marketing im Gesundheits- und Sozialbereich: Einführung und Grundlagen für die Praxis. Haupt, Bern

Stender, K P (1995) Städte wollen gesund werden. Eine Einführung in das Gesunde Städte Netzwerk der BRD. In: Gesunde Städte-Sekretariat: Leitbild Gesunde Stadt. Von der Vision zur Wirklichkeit: 1–8. Behörde für Arbeit, Gesundheit und Soziales, Hamburg

Stender, K P (1998) Gesundheits- und sozialverträgliche Stadtpolitik – vom Versuch, einen Anspruch politikfähig zu machen. In: Alisch, M (Hg.), Stadtteilmanagement. Voraussetzungen und Chancen für die soziale Stadt: 69–88. Leske + Budrich, Opladen

Stender, K P (1998) Wann ist eine Stadt gesund? In: Heinemann, H (Hg.), Stadtentwicklung und Gesundheit: 201–212. Verlag für akademische Schriften (VAS), Frankfurt/M.

Stiehler, M (1999) Grundlagen eines gesundheitsfördernden Gefängnisses. Folgerungen aus einer Untersuchung der sächsischen Situation. In: Prävention 22: 6–9

Stier-Jarmer, M (1997) Erste Ergebnisse aus den Befragungen zur gesundheitsbezogenen Lebensqualität von Mamma-Karzinom-Patientinnen. Magister-Arbeit Public Health, München

Storch, M & Rösner, D (1995) Soziodrama und Moderation als Methoden der Organisationsentwicklung. Psychodrama. In: Zeitschrift für Theorie und Praxis von Psychodrama, Soziometrie und Rollenspiel 8 (1): 77–94

Strauss, A, & Corbin, J (1988) Shaping a New Health Care System. The Explosion of Chronic Illness as a Catalyst for Change. Jossey-Bass Publisher, San Fancisco

Strauss, A, & Corbin, J (1996) Grounded Theory: Grundlagen Qualitativer Sozialforschung. Beltz, Weinheim

Streich, W (1997) Gesundheitsberichterstattung und Gesundheitskonferenz. Chancen einer staatlichen Regiefunktion im lokalen Gesundheitswesen: 109–120. In: Jahrbuch für kritische Medizin 26, Argument, Hamburg

Streich, W, Wolters, P & Brand, H (Hg.) (1998) Berichterstattung im Gesundheitswesen: Analysen zur Entwicklung und Perspektiven für einen Neubeginn. Juventa, Weinheim

Stroebe, R & Stroebe, G (1984) Motivation. Sauer, Heidelberg

Stuppardt, R (1996) Qualitätsstrategien in Prävention und Gesundheitsförderung. Leitlinien, Praxisbeispiele, Potentiale. Einführung zur Jahrestagung der Bundesvereinigung für Gesundheit am 3.9.1996 in Berlin. Broschüre im Selbstverlag

Süß, W & Trojan, A (Hg.) (1992) Armut in Hamburg. Soziale und gesundheitliche Risiken. VSA-Verlag, Hamburg

Süß, W (1995) Gesundheitsberichterstattung im Stadtteil. In: Prävention 18: 56–58

Süß, W (1998) Policy-Analyse „Armut und Gesundheit": Berichterstattung und intersektorale Kooperation im Politik-Prozeß des Public Health Action Cycle. In: Alisch, M (Hg.), Stadtteilmanagement. Voraussetzungen und Chancen für die soziale Stadt: 111–130. Leske + Budrich, Opladen

Süß, W u.a. (1995) Kleinräumige Gesundheitsberichterstattung aus Bürgersicht. In: Zeitschrift für Gesundheitswissenschaften/Journal of Public Health, 2. Beiheft 1995, Schwerpunkt: Armut und Gesundheit: 96–112

Susskind, L E & Cruikshank, J u.a. (1987) Breaking the Impasse: Consensual Approaches to Resolving Public Disputes. New York

Szabados, E (1998) Soziales, Gesundheit, Umwelt, Arbeit, Wohnungen – vernetzt – : Zur nachhaltigen Entwicklung für eine gesunde Stadt Halle. Referat auf dem Jahrestreffen des Gesunde Städte-Netzwerkes. Manuskript, München

TAB-Tätigkeitsbericht (1998) Tätigkeitsbericht für die Zeit vom 1.9.96–31.8.97. Arbeitsbericht Nr. 57 des Büros für Technikfolgen-Abschätzung beim Deutschen Bundestag, Bonn

Tailor, C N u.a. (1995) Social Assessment: Theory, Process and Technics. Tailor Baines and Associates, Christchurch/New Zealand

Tansey, G & Worsley, T (1995) The Food System. Earthscan Publications, London

Teichert, V u.a. (1997) Quadratur des Kreises. Ökologische, ökonomische und soziale Indikatoren für Nachhaltiges Wirtschaften. In: Politische Ökologie 15 (52): 55–57

Thiele, W & Trojan, A (1990) Lokale Gesundheitsberichterstattung. Hilfen auf dem Weg zu einer neuen Gesundheitspolitik? Asgard, St. Augustin

Thomann, C & Schulz von Thun, F (1997) Klärungshilfe. Handbuch für Therapeuten, Gesprächshelfer und Moderatoren in schwierigen Situationen. Rowohlt, Reinbek

Trabert, G (1997) Gesundheitsstatus und medizinische Versorgungssituation von alleinstehenden wohnungslosen Menschen. Das Gesundheitswesen 59: 378–386

TransFair-Stelle im Kneipp Landesverband Niedersachsen (Hg.) (1993) Handbuch Gesundheitsförderung in der Gemeinde. Leitfaden für die praktische Arbeit. Eigenverlag, Hannover

Trojan, A (Hg.) (1986) Wissen ist Macht. Eigenständig durch Selbsthilfe in Gruppen. Fischer, Frankfurt/M.

Trojan, A (1995) Zukunftsmodelle der Prävention: „Prädiktive Medizin" versus „Gesundheitsförderung". In: Kaupen-Haas, H & Rothmaler, C (Hg.), Sozialhygiene und Public Health (Bd. 3), Doppelcharakter der Prävention: 115–134. Mabuse-Verlag, Frankfurt/M.

Trojan, A (1996a) Public Health in Wissenschaft und Praxis: Strategien für eine fruchtbare Zusammenarbeit. In: Gesundheitswesen 58: 257–265

Trojan, A (1996b) Prävention und Gesundheitsförderung im Laiensystem. In: Troschke, J v u.a. (Hg.), Die Bedeutung der Ottawa-Charta für die Entwicklung einer New Public Health in Deutschland: 61–72. Schriftenreihe der Koordinationsstelle Gesundheitswissenschaften/Public Health, Bd. 6, Freiburg

Trojan, A (1996c) Perspektiven der Gesundheitsförderung auf örtlicher Ebene. In: Prävention 19: 49–51 (Schwerpunktheft „10 Jahre Ottawa-Charta")

Trojan, A (1997) Gesundheitsförderung in Gemeinde und Stadt. In: Klotter, Ch. (Hg.), Prävention im Gesundheitswesen: 311–325. Verlag für Angewandte Psychologie, Göttingen

Trojan, A (1998) Kommunale Gesundheitspolitik. In: Roth, R & H Wollmann (Hg.), Kommunalpolitik: 780–800. Leske + Budrich, Opladen

Trojan, A (2000) Qualitätsentwicklung in der Gesundheitsförderung. In: Dierks, M L u.a. (Hg.), Qualitätsmanagement in Gesundheitsförderung und Prävention. Bundeszentrale für gesundheitliche Aufklärung (BzgA), Köln

Trojan, A, Deneke, C & Hildebrandt, H (1991) Community Groups and Voluntary Organizations as a Setting for Health Promotion. In: Badura, B & Kickbusch, I

(Eds.), Health Promotion Research. Towards a new Social Epiodemiology: 441–464. WHO Regional Publications, Euro Series Nr. 37, Kopenhagen

Trojan, A & Hildebrand, H (1989) Konzeptionelle Überlegungen zu gesundheitsbezogener Netzwerkförderung auf lokaler Ebene. In W. Stark (Hrsg.), Lebensweltbezogene Prävention und Gesundheitsförderung (S. 97–116). Freiburg: Lambertus

Trojan, A & Hildebrand, H (1990) Brücken zwischen Bürgern und Behörden: Innovative Strukturen für Gesundheitsförderung. Asgard, St. Augustin

Trojan, A & Hildebrandt, H (1991). Kommunale Politik und öffentliche Gesundheit: Programm und Probleme des „Gesündere-Städte-Projekts" der Weltgesundheitsorganisation. In: Blanke, B & Benzler, S, Staat und Stadt: Systematische, vergleichende und problemorientierte Analysen „dezentraler" Politik: 500–515. Sonderheft 1991 der Politischen Vierteljahreszeitschrift. Westdeutscher Verlag, Opladen

Trojan, A & Legewie, H (1999) Stärkung gesundheitsförderlicher Lebensbedingungen. Die salutogenetische Perspektive im Politikfeld Gesundheit und Umwelt. Gutachten für das Büro für Technikfolgenabschätzung (TAB) am Deutschen Bundestag

Trojan, A & Legewie, H (2000) Stärkung der Gesundheitsförderung durch Forschung. Vorschlag für ein Programm, das grundlagen- und handlungsorientierte Fragestellungen verknüpft. In: Rundbrief Gemeindepsychologie 6: 53–74

Trojan, A & Stumm, B (1992) Gesundheit fördern statt kontrollieren. Eine Absage an den Mustermenschen. Fischer, Frankfurt/M.

Trojan, A, Stumm, B & Süß, W (1994) Zur Rolle des Gesundheits- (und Umwelt-)Amtes in der Stadtentwicklung. Situation und Perspektiven. In: Gesundheitswesen 56: 498–504

Trojan, A, Stumm, B & Süß, W (1995) Gesundheitsförderung und Prävention durch Stadtteilsanierung? In: Gesundheitswesen 57: 165–170

Trojan, A, Stumm, B & Süß, W (1996) „Gesundheit" als Handlungsmotiv der Stadtteilsanierung? Ergebnisse einer Dokumenten-Analyse zur ökologischen Sanierung des Osterkirchenviertels im Hamburger Stadtbezirk Altona. In: Machule, D, Mischer, O & Sywottek, A (Hg.), Macht Stadt krank?: 32–46. Dölling und Galitz, Hamburg

Trojan, A & Waller, H (Hg.) (1980) Gemeindebezogene Gesundheitssicherung. Urban & Schwarzenberg, München

Trojan, A u.a. (1997) Qualitätsbeurteilung aus Patientensicht. Expemplarische Ergebnisse aus dem europäischen WHO-Projekt „Gesundheitsfördernde Krankenhäuser". In: Gesundheitswesen 59: 720–725

Trojan, A u.a. (Hg.) (2000) Lokale Gesundheitsförderungspolitik. Die Bedeutung von Berichterstattung und intersektoraler Zusammenarbeit. Asgard (in Vorbereitung), St. Augustin

Troschke, J v (1983) Präventive Gemeindestudien in der Bundesrepublik Deutschland. Deutsches Ärzteblatt, 80, Nr. 42: 65–70

Troschke, J v (1993) Plädoyer für die eindeutige Abgrenzung von Gegenstandsbereichen der Gesundheitsförderung und Prävention. In: Prävention 16: 83–86

Troschke, J v (1995) Gibt es einen Paradigmenwechsel in der Prävention? In: Prävention 18: 3–6

Troschke, J v u.a. (Hg.) (1996) Die Bedeutung der Ottawa-Charta für die Entwicklung einer New Public Health in Deutschland. Koordinierungsstelle Gesundheitswissenschaften/Public Health; Bd. 6 der Schriftenreihe, Freiburg

Troschke, J, v, Klaes, L & Maschewsky-Schneider, U (Hg.) (1991) Erfolge gemeinde-bezogener Prävention. Asgard, St. Augustin

Tsouros, A D (1995) The WHO Healthy Cities Project; State of the Art and Future Plans. In: Health Promotion International 10: 133–42

Tsouros, A D u.a. (Eds.) (1998) Health Promoting University. Concept, Experience and Framework for Action. WHO, EUR/ICP/CHVD 03 09 01, Kopenhagen

Tudiver, F u.a. (Eds.) (1992) Assessing Interventions. Traditional and Innovative Methods. Sage, Newbury Park

Ueberhorst, R (1986) Methodische Reflexionen zu Beratungsprozessen in Interaktions-feld „Wissenschaft-Politik-Gruppen". WZB-Papers P, 6–15, Berlin

Ullerich, B u.a. (1998) Initiative Zukunftsfond Gesundheit. Dr. med. Mabuse. In: Zeit-schrift im Gesundheitswesen 115 (23): 32–33

Ullrich de Muynck, R & Ullrich, R (1976) Assertiveness-Training-Programm ATP: Ein-übung von Selbstvertrauen und sozialer Kompetenz. Pfeiffer, München

Ullrich de Muynck, R & Ullrich, R (Hrsg.) (1978) Soziale Kompetenz, Bd. 1. Pfeiffer, München

Ulmer, S & Bruckmeyer, K (1999) Gutachten: Operationalisierung von Umweltwissen im Bereich „Umwelt und Gesundheit". KATALYSE e.V., Institut für angewand-te Umweltforschung, Köln

Umweltbundesamt (1997) Nachhaltiges Deutschland: Wege zu einer dauerhaft umwelt-gerechten Entwicklung. Berlin

UPI (Umwelt und Prognose- Institut) (1998) Kostenumschichtung im Gesundheitswe-sen durch Anwendung des Verursacherprinzips. Vorschläge für eine Finanzreform im Gesundheitswesen. UPI-Bericht Nr. 46, Heidelberg

UPI (Umwelt- und Prognose-Institut) (1997) Möglichkeiten der Einsparung volkswirt-schaftlicher Kosten durch Tempolimits, im Auftrag der IGUMED. UPI-Bericht Nr. 42, Heidelberg

Van de Water, H & Van Herten, L M (1996) Bull's Eye or Achilles Heel. WHO's Health for All Targets evaluated in the Netherlands. TNO Prevention and Health, Lei-den

Van Westering, Y (1998) Local Health Policy: Collaboration between national and local Level. In: Book of Abstracts, Internationaler Kongreß 8./9.10.1998 Wien: Ge-sundheit planen für die Stadt. Strategien, Konzepte und Erfahrungen

Wackernagel, M & Rees, W (1997) Unser ökologischer Fußabdruck – Wie der Mensch Einfluß auf die Umwelt nimmt. Birkhäuser Verlag, Basel

Wagner, W (1999) Gesellschaftlicher Wandel und Körperideal. In: Hessel, A, Geyer, M & Brähler, E (Hg.), Gewinne und Verluste sozialen Wandels. Globalisierung und deutsche Wiedervereinigung aus psychosozialer Sicht. Westdeutscher Verlag, Opladen. Seite 101–123

Walk, H & Brunnengräber, A (1996) „Ad-hoc Alliancen" – eine neue gesellschaftspoli-tische Perspektive? Forschungsjournal NSB 9 (2): 70–82

Waller, H (1996) Gesundheitswissenschaft. Eine Einführung in Grundlagen und Praxis. Kohlhammer, Stuttgart

Waller, H u.a. (1989) Gesundheitsförderung durch Gemeinwesenarbeit. In: Neue Praxis 19: 205–225

Walt, G (1994a) Healthy Policy. An introduction to Process and Power. Zed Books, Lon-don

Walt, G (1994b) How far does Research influence Policy? In: European Journal of Pu-blic Health 4: 233–235

Walter, U. & Schwartz, F W (1996) Forschungsförderung zu Prävention und Gesundheitsförderung in Public Health. In: Troschke, J v, Reschauer, G & Hoffmann-Markwald, A. (Hg.), Die Bedeutung der Ottawa-Charta für die Entwicklung einer New Public Health in Deutschland: 120–128. Koordinierungsstelle Gesundheitswissenschaften/Public Health, Bd. 6, Freiburg

Walter, U & Schwartz, F W (1997) Evaluation und Präventionsmaßnahmen. In: Klotter, Ch (Hg.), Prävention im Gesundheitswesen,: 115–136. Verlag für Angewandte Psychologie, Göttingen

Walter, U & Schwartz, F W (1998) Prävention: Institutionen und Strukturen. In: Schwartz, F W u.a. (Hg.), Das Public Health Buch: 200–212. Urban & Schwarzenberg, München

Walther, U J (1994) Städtebau und Gesundheitsförderung. Aspekte der Bundespolitik. In: Stumm, B & Trojan, A (Hg.), Gesundheit in der Stadt: 80–86. Fischer: Frankfurt/M.

Waltz, E M (1981). Soziale Faktoren bei der Entstehung und Bewältigung von Krankheit – ein Überblick über die empirische Literatur. In: Badura, B (Hg.), Soziale Unterstützung und chronische Krankheit. Zum Stand sozialepidemiologischer Forschung: 40–119. Suhrkamp, Frankfurt/M.

Warford, J J (1995) Environment, Health and Sustainable Development: The Role of Economic Instruments and Policies. In: Bullentin of the World Health Organization 73: 387–395

Wasem, J (1998) Der Risiko-Strukturausgleich als zentraler Baustein einer solidarischen Gesundheitspolitik muß ausgebaut werden. In: Hungeling, G & Knoche, M (Hg.), Soziale und ökologische Gesundheitspolitik: 243–249. Mabuse-Verlag, Frankfurt/M.

Weber, B (1997) Agenda 21 im Spannungsfeld zwischen kommunaler Gesamtverantwortung und Ressortpartikularismus. Herausforderungen für eine nachhaltige Verwaltungsreform. Manuskript, Heidelberg

Weckel, E (1999) Formen der Hilfe und Selbsthilfe in der Erwerbslosenarbeit. In: Dietz, B u.a. (Hg.), Handbuch der kommunalen Sozialpolitik: 345–358. Leske + Budrich: Opladen

Weese-Schäfer, W (1999) Neuere Entwicklungen kommunitaristischer Politik. In: Forschungsjournal NSB 12 (2): 65–76

Weil, O u.a. (1999) Priorities for Public Health Action in the European Union. Ohne Verlag, ohne Ort (ISBN: 2–911489–06–3; erhältlich bei der Société Francaise de Santé Publique)

Weiland, U (1996) Nachhaltige Entwicklung – Diskussionslinien und Implikationen für Umweltforschung und Umweltplanung. In: Hübler, K H & Weiland, U (Hg.) Nachhaltige Entwicklung. Eine Herausforderung für die Forschung? Verlag für Wissenschaft und Forschung, Berlin. Seite 1–22

Weisbach, C R (1997) Professionelle Gesprächsführung. Ein praxisnahes Lese- und Übungsbuch. Beck, München

Weiss, C H (1974) Evaluierungsforschung. Methoden zur Einschätzung von sozialen Reformprogrammen. Westdeutscher Verlag, Opladen

Weiss, W u.a. (1998) Gesundheit für alle – die letzte Fortschrittsmessung vor dem Jahr 2000. In: Sozial- und Präventivmedizin 43: 269–281

Weizsäcker, C F v (1986) Die Zeit drängt. Eine Weltversammlung der Christen für Gerechtigkeit, Frieden und die Bewahrung der Schöpfung. Hanser, München

Weltkommission für Umwelt und Entwicklung (1987) Unsere gemeinsame Zukunft. Eggenkamp, Greven

Wenzel, E (1983) Die Auswirkungen von Lebensbedingungen und Lebensweisen auf die Gesundheit. In: Bundeszentrale für gesundheitliche Aufklärung (Hrsg.) Europäische Monographien zur Forschung in Gesundheitserziehung 5. Köln: BzgA (S. 1–18)

Werna, E et al. (1998) Healthy City Projects in Developing Countries. Earthscan Publications, London

Weston, R & Scott, D (1998) Evaluating Health Promotion. Stanley & Thurnes, Cheltenham

WHO (1947) Constitution of the world health organization. (URL: http://who-hq-policy.who.ch)

WHO (1990) Gesunde Städte – Ein Projekt wird zur Bewegung. Zwischenbericht. Verlag für Gesundheit, Gamburg

WHO (1990) Unser Planet – Unsere Gesundheit. WHO Broschüre, Genf

WHO (1997) Health and Environment in Sustainable Development. Five Years after the Earth Summit. WHO Office of Global and Integrated Environmental Health (EHG); WHO/EHG/97.8, Genf

WHO Euro (1985) Einzelziele für "Gesundheit 2000". Eigenverlag, Kopenhagen

WHO Euro (1989) Europäische Charta Umwelt und Gesundheit (Ergebnis der ersten europäischen Konferenz Umwelt und Gesundheit im Dezember 1989 in Frankfurt). Eigenverlag, Kopenhagen

WHO Euro (1991) Neue Brückeninstanzen für Gesundheitsförderung. Aktivieren – vermitteln – beteiligen. EUR/ICP/HSR 6603733 B, Kopenhagen

WHO Euro (1992) Gesunde Städte. Leitfaden zur Entwicklung eines Gesunde-Städte-Projekts. Deutsche Ausgabe: Verlag für Gesundheitsförderung, Gamburg

WHO Euro (1992) Ziele zur „Gesundheit für Alle". Aktualisierte Zusammenfassung. EUR/ICP/HSC 013, Kopenhagen

WHO Euro (1995) Gesundheit in Europa: „Gesundheit für Alle": Sachstandsbericht 1993/94. Europäische Schriftenreihe Nr. 56, Kopenhagen

WHO Euro (1996) Gesundheitsreformen in Europa. Strategieanalysen (Zusammenfassung). ICP/CARE 9401/CN01, Kopenhagen

WHO Euro (1996a) Healthy Cities Indicators. Analysis of data from across Europe. Eigenverlag, Kopenhagen

WHO Euro (1996b) Internationaler Kongreß Gesunde und ökologische Städte, Madrid 22.-25.3.1995. EUR/ICP/HCIT 94 01/MT 04, Kopenhagen

WHO Euro (1997) National Healthy Cities Networks in Europe. WHO, Kopenhagen

WHO Euro (1997a) Sustainable Development and Health: Concepts and Principles and Framework for Action for European Cities and Towns (European sustainable Development and Health Series No. 1). EUR/ICP/POLC 06 03 05 A, Kopenhagen

WHO Euro (1997b) City Planning for Health and Sustainable Development (European sustainable Development and Health Series No. 2). EUR/ICP/POLC 06 03 05 B, Kopenhagen

WHO Euro (1998) Equity in Health – Closing the Gaps. Report. EUR/ICP/POLC 05 01 02, Kopenhagen

WHO Euro (1999a) Towards A New Planning Process. A Guide to Reorienting Urban Planning towards a Local Agenda 21. European Sustainable Development and Health Series: 3, Kopenhagen

WHO Euro (1999b) Community participation in local health and sustainable development: A working documentary on approaches and techniques. European Sustainable Development and Health Series: 4, Kopenhagen

WHO Euro (March 1998) WHO Healthy Cities. Revised Baseline Healthy Cities Indicators. Urban Health Center, Eigenverlag, Kopenhagen

WHO Euro u.a. (Hg.) (1991) Gesundheitsförderung: Eine Investition für die Zukunft. Konferenzbericht. Wissenschaftliches Institut der Ärzte Deutschlands (WIAD) e.V, Bonn

Wiedemann, P M (1995) Kommunikation, Öffentlichkeitsbeteiligung und Konsensfindung bei entsorgungswirtschaftlichen Vorhaben. Handbuch. Arbeiten zur Risiko-Kommunikation, Heft 52, Forschungszentrum Jülich GmbH

Wiener, D (1999) Gesunde Stadt- ein Leitbild profiliert sich. In: Landeshauptstadt München (Hg.), Für immer gesund?! Dokumentation des Internationalen Symposiums 1998 des Gesunde-Städte-Netzwerks Deutschland: 29–36. Eigenverlag, München

Wilhelmi, K (1995) Psychologische Kriterien für die Gestaltung demokratischer Formen am Beispiel der Berliner Verfassungsüberarbeitung. Diplomarbeit. Technische Universität, Berlin

Wilkinson, R G (1996) Unhealthy Societies: The Afflictions of Inequality. Routledge, London

Wilkinson, R & Marmot, M (Eds.) (1998) Social Determinants of Health. The solid facts. WHO Euro, Kopenhagen

Willke, H (1998) Systemisches Wissensmanagement. UTB, Stuttgart

Windel, I (1998) „Gesundheitsbündnis Bahn". Ein Modell für betriebliche Gesundheitsförderung 2000? Hannover: Magister-Arbeit Public Health an der Medizinischen Hochschule Hannover

Windhoff-Heritier, A (1987) Policy-Analyse – eine Einführung. Campus, Frankfurt/M.

Winslow, C E A (1920) The untilled fields of Public Health. In: Science 51: 23–33

Wismar, M u.a. (1998) Konzeptionelle, methodische und politische Überlegungen zu ergebnisorientierten Gesundheitszielen. In: Sozialer Fortschritt 47: 272–279

Wismar, M, Busse, R & Risberg, A (1999) Können Modellvorhaben und Strukturverträge zur Weiterentwicklung der Versorgung beitragen? In: Gesundheitswesen 61: A215

Wismar, N & Busse, R (1998) Ergebnisorientierte Gesundheitsziele für das Gesundheitswesen. (Abstract). In: Gesundheitswesen 60: A96

Wohlfahrt, N & Zühlke, W (1998) Neue Paradigmen der Stadtentwicklung. In: H. Heinemann (Hg.), Stadtentwicklung und Gesundheit: 213–234. Verlag für akademische Schriften (VAS), Frankfurt/M.

Wohlfart, N u.a. (1994) Stadtentwicklung unter dem Leitbild Gesunde Stadt. ILS-Schriften 82, Dortmund

Wollmann, H & Roth, R (Hg.) (1998) Kommunalpolitik. Politisches Handeln in den Gemeinden. Bonn: Bundeszentrale für politische Bildung. Leske + Budrich (2. völlig überarb. und aktual. Aufl.), Opladen

Wollsching-Strobel, P & Frings, L (1995) Erfahrungen in der Psychodramaarbeit mit Führungskräften. In: Psychodrama 8: 5–16

World Bank Participation Sourcebook (1992) Grundlagen für die Praxis. http://www.worldbank.org/wbi/sourcebook/sb0100.htm

Wynne, R & Clarkin, N (1992) Under Construction. Building for Health in the EC Workplace. European Foundation for the Improvement of Living and Working Conditions, Luxembourg

Zamora, P (1998) Ortsnahe Koordinierung der gesundheitlichen und sozialen Versorgung – gesundheitspolitische Standortbestimmung eines Modellprojektes. In: Hungeling, G & Knoche, M (Hg.), Soziale und ökologische Gesundheitspolitik: 153–163. Mabuse-Verlag, Frankfurt/M.

Zapf, W u.a. (1995) Lebenslagen im Wandel: Sozialberichterstattung im Längsschnitt. Campus, Frankfurt/M.

Zeisel, J (1981) Inquiry by design. Tools for environment-behavior research. Brooks/ Cole, Monterey, Ca

Zilleßen, H (1993) Die Modernisierung der Demokratie im Zeichen der Umweltproblematik. In: Zilleßen, H, Dienel, P C & Strubelt, W (Hg.), Die Modernisierung der Demokratie: 17–40. Westdeutscher Verlag, Opladen

Zilleßen, H, Dienel, P C & Strubelt, W (Hg.) (1993) Die Modernisierung der Demokratie. Internationale Aufsätze. Westdeutscher Verlag, Opladen

Zimmermann, B (1998) Strategien zum Wiederaufbau des New Yorker Stadtteils Bronx. Vortrag. 73. Sitzung des Stadtforums Berlin. Soziale Stadt. Quartiersmanagement im internationalen Vergleich

Zimmermann, I & Trojan, A (2000) Handlungsleitende Informationen für Entscheiden und Planen: Berichterstattung. In: Alisch, M (Hg.), Sozial – gesund – nachhaltig. Vom Leitbild zu verträglichen Entscheidungen in der Stadt des 21. Jahrhunderts. Leske + Budrich, Opladen

Zimmermann, M (1997) Lokale Agenda 21. Ein kommunaler Aktionsplan für die zukunftsbeständige Entwicklung der Kommune im 21. Jahrhundert. In Bundeszentrale für politische Bildung. Aus Politik und Zeitgeschichte. Beilage zur Wochenzeitung Das Parlament: B 21/97

Zipperer, N (1996) Stellenwert von Erprobungsregelungen in der 3. Stufe der Gesundheitsreform. In: Die Ersatzkasse 76: 125–130

Zoll, R (1988) Zerstörung und Wiederaneignung von Zeit. Suhrkamp, Frankfurt/M.

Zurhorst, G (1998). QUEM – Gutachten zum Thema: Methoden zur qualitativen Erfassung von Kompetenzentwicklungsprozessen im außerbetrieblichen Umfeld – ein Transferangebot für betriebliche Weiterbildung

Verzeichnis der Internet-Adressen (URLs)*

Arbeitsstelle für Evaluation pädagogischer Dienstleistungen an der Universität Köln	**www.uni-koeln.de/ew-fak/Wiso/skassel.htm**
Bayerischer Forschungsverbund Public Health	**www.med.uni-muenchen.de/mfv**
Bundesamt für Bauwesen und Raumordnung – Programm des Experimentellen Wohnungs- und Städtebaus – Städte der Zukunft	**www.bbr.bund.de/staedte/staedte.htm**
Bundesamt für Bauwesen und Raumordnung	**www.bbr.bund.de**
Bundesamt für Bauwesen und Raumordnung: Das Programm	**www.bbr.bund.de/exwost/programm.htm**
Bundesarbeitsgemeinschaft Hospiz in Deutschland	**www.hospiz.net**
Bundesministerium für Bildung und Forschung	**www.bmbf.de**
Bundesministerium für Gesundheit	**www.bmgesundheit.de**
Bundesministerium für Umwelt, Naturschutz und Reaktorsicherheit	**www.bmu.de**
Bundesregierung Deutschland	**www.bundesregierung.de**
Bundesverband der Betriebskrankenkassen	**www.bkk.de**
Bundeszentrale für gesundheitliche Aufklärung	**www.bzga.de**
Cochrane Collaboration – Evaluierte Studien zur Gesundheitsförderung	**www.cochrane.de**
Community Research and Development Information Service – Quality of Life Programme – call of 6 March 1999	**www.cordis.lu/life/calls/199901.htm**
Datenbank des Umweltbundesamtes	**www.uminfo.de**
Datenbank zum Thema Ehrenamt	**www.ehrenamt.de**
Deutsches Institut für Urbanistik	**www.difu.de**
DIFU – Links Stadtökologie – Projekte	**www.difu.de/stadtoekologie/projekte/**
DIFU-Internet-Forum zum Bund-Länder-Programm „die soziale Stadt"	**www.sozialestadt.de**

---

*   Aus eigener leidvoller Erfahrung haben wir lernen müssen, daß Internet-Adressen und einzelne Elemente von Web-Sites einem ständigen Wandel unterworfen sind. Trotz dieses Problems hoffen wir, daß die Quellenhinweise auf URLs auch unseren Lesern von Nutzen sind.

DIFU-Internet-Forum zum Bund-Länder-Programm „die soziale Stadt"; Presse	**www.sozialestadt.de/aktuell/presse/presse.shtml**
DIFU-Links Stadtökologie-Praxis	**www.difu.de/stadtoekologie/praxis/**
Erfahrungen EU-Initiative URBAN	**www.sozialestadt.de/archiv/dokumente**
European Centre for Environment and Health	**www.who.dk/tech/eh/eh03.htm**
European Foundation for the Improvement of Living and Working Conditions – Datenbank mit Projektbeschreibungen	**www.eurofound.ie/html/themes.html**
European Foundation for the Improvement of Living and Working Conditions – Netzwerke nachhaltiger Entwicklung	**www.eurofound.ie/sustainability/**
Fachbereich Sozial- und Gesundheitswesen	**www.sozialwesen.fh-magdeburg.de**
Fonds Gesundes Österreich	**www.fgoe.org**
Gesunde Städte Netzwerke Deutschland	**www.gesunde-staedte-netzwerk.de**
Grand Place Europe: u.a. Forum europäischer Bürgerinitiativen	**www.eurplace.org**
Informationsvermittlungsstelle Gesundheit an der Fachhochschule Magdeburg	**www.sozialwesen.fh-magdeburg.de/ ivs-gesundheit/**
International Council of Local Environmental Initiatives (ICLEI), Gesamtübersicht	**www.iclei.org**
International Council of Local Environmental Initiatives – Europäische Beispiele „guter Praxis"	**www.iclei.org/europractice**
International Network of Health Promoting Hospitals	**www.univie.ac.at/hph**
International Union for Health Promotion and Education	**www.iuhpe.org**
Landesinstitut für den Öffentlichen Gesundheitsdienst in NRW	**www.loegd.nrw.de**
Megapoles-Projekt: A Public Health Network of Capital Cities/ Regions in European Union Member States	**www.megapoles.com**
Metropolregion Hamburg – Region der Zukunft	**www.hamburg.de/MR**
Ministerium für Landwirtschaft, Umweltschutz und Raumordnung, Brandenburg – Partizipative Ansätze in der Dorfentwicklungsplanung	**www.brandenburg.de/landesjugendamt/ partizipation/mlur/dorfw2.htm**
Münchener Forschungsverbund – Projekt Psychische Erkrankungen alleinstehender Wohnungsloser	**www.med.uni-muenchen.de/mfv/projektd2.html**

Netzwerk gesundheitsfördernder Schulen	www.hag-opus.de
Oneworldweb – Forum Umwelt und Entwicklung	www.oneworldweb.de/forum
Projekt ZukunftsFonds Gesundheit	www.sozialwesen.fh-magdeburg.de/zukunft/ fonds.htm
Projektträger „DLR" des BMBF und BMG	www.dlr.de/PT/Gesundheitsforschung/ gf_home.htm
Researcher´s Guide to the Choice of Instruments for Quality of Life Assessment in Medicine	www.qlmed.org
Robert-Koch-Institut	www.rki.de
Senatsverwaltung für Stadtentwicklung – Öffentliche Ausschreibung Quartiersmanagement	www.sensut.berlin.de/SenSUT/entwicklung/ quartier/right1.htm
Social-Sponsoring-Projekt „Vernetzte Welt für Kinder"	www.kinderstern.de
TU Berlin – Forschungsprojekt sentha: Seniorengerechte Technik im häuslichen Alltag	www.sentha.tu-berlin.de
Umweltbundesamt für Mensch und Umwelt	www.umweltbundesamt.de
UNCHS (Habitat) – Database on solutions from over 120 countries to common social, economic and environmental problems	www.bestpractices.org
URBAN 21-Konferenz	www.urban21.de
URBAN 21-Konferenz / Deklaration	www.urban21.de/german/03-homepage/ declaration.html
Victorian Health Promotion Foundation	www.vichealth.vic.gov.au
Website Eberhard Wenzel: umfangreiche Infos zu Gesundheitsförderung	www.ldb.org/iuhpe/prth99.htm
Weltbank	www.worldbank.org/html/edi/sourcebook/ sb001.htm
Weltbank – Datenbank mit Falldokumentationen zu partizipativen Projekten der Stadtteilentwicklung	www.worldbank.org/wbi/sourcebook/ sbhome.htm
Weltbank: Texte zu social capital	www.worldbank.org/poverty/captial/library/ ppers.htm
Weltbank – Participation Sourcebook	www.worldbank.org/wbi/sourcebook/ sb0100.htm
WHO – Healthy Cities Project – download of publications	www.who.dk/healthy-cities/docu.htm

WHO – Healthy Cities Project – list of project coordinators	**www.who.dk/healthy-cities/hcpc.htm**
WHO – Healthy Cities Project – Multi-City Action Plan on Health and Local Agenda 21	**www.who.dk/healthy-cities/sustmcap.htm**
WHO – Kopenhagen, Gesundheitsfördernde Krankenhäuser	**www.who.dk/hospitals/promot.htm**
WHO – Newsletter des Healthy Cities-Projektes	**www.who.dk/healthy-cities/welcome.htm**
WHO – Quality of Life Instruments	**www.who.int/msa/mnh/mhp/ql.htm**
WHO – Regional Office for Europe	**www.who.dk**
WHO – Regions for Health Network RHN	**www.who.dk/reghlth/welcome.html**
WHO Hauptquartier, Genf	**www.who.ch/hpr/hep/doc**
WiNShuttle – Der Einwahldienst ins Deutsche Forschungsnetz	**www.shuttle.de**
World Health Organization – WHO	**www.who.ch/**

Abkürzungsverzeichnis

AGLMB	Arbeitsgemeinschaft der leitenden Medizinalbeamten der Länder
AOLG	Arbeitsgemeinschaft der obersten Landesgesundheitsbehörden
BauGB	Baugesetzbuch
BauNVO	Baunutzungsverordnung
BLK	Bund-Länder-Kommission
BMA	Bundesministerium für Arbeit und Sozialordnung
BMBF	Bundesministerium für Bildung und Forschung
BMG	Bundesministerium für Gesundheit
BMU	Bundesministerium für Umwelt, Naturschutz und Reaktorsicherheit
B.U.N.D.	Bund für Umwelt- und Naturschutz
BzgA	Bundeszentrale für gesundheitliche Aufklärung
CSD	Commission for Sustainable Development
DAG SHG	Deutsche Arbeitsgemeinschaft Selbsthilfegruppen
DGGS	Deutsche Gesellschaft für gesundheitsfördernde Schulen
DIFU	Deutsches Institut für Urbanistik
DIMDI	Deutsches Institut für medizinische Dokumentation und Information
DSB	Deutscher Sport Bund
DRK	Deutsches Rotes Kreuz
EG	Europäische Gemeinschaft
EU	Europäische Union
EUPHA	European Public Health Association
ExWoSt	Experimentelles Wohnen und Städtebau
GIS	Geographische Informationssysteme
GMK	Gesundheitsministerkonferenz der Länder
GDG	Gesundheitsdienstgesetz
GVP	Gesundheitsverträglichkeitsprüfung
GMK	Konferenz der für das Gesundheitswesen zuständigen Minister und Senatoren
GWA	Gemeinwesenarbeit
ICLEI	Internationaler Rat für Kommunale Umweltinitiativen
ISO	International Organization for Standardization
IVU-Richtlinie	Richtlinie für integrierten Umweltschutz
KGSt	Kommunale Gemeinschaftsstelle für Verwaltungsvereinfachung
KMK	Kultusministerkonferenz
LAUG	Länderausschuß für umweltbezogenen Gesundheitsschutz
MWS	Modellprojekt Weiterbildungsnetzwerk Eurosozial

NAKOS	Nationale Kontakt- und Informationsstelle zur Unterstützung von Selbsthilfegruppen
NGOs	Nicht-Regierungsorganisationen
OECD	Organization for Economic Co-operation and Development
ÖGD	Öffentlicher Gesundheitsdienst
ÖGDG	Gesetz über den öffentlichen Gesundheitsdienst
PAS	Politisch-Administratives System
RGRE	Rat der Gemeinden und Regionen Europas
SGB	Sozialgesetzbuch
SRU	Sachverständigenrat für Umweltfragen
SVP	Sozialverträglichkeitsprüfung
TAB	Büro für Technikfolgenabschätzung
TQM	Total Quality Management
UBA	Umweltbundesamt
UGB	Umweltgesetzbuch
UN	Vereinte Nationen
UNEP	United Nations Environmental Programme
UVP	Umweltverträglichkeitsprüfung
VDI	Verein deutscher Ingenieure
VwVfG	Verwaltungsverfahrensgesetz
WHO	Weltgesundheitsorganisation

Stichwortverzeichnis

Psychosomatik/Sozialmedizin/Psychologie

Kongreß- und Jubiläumsbände

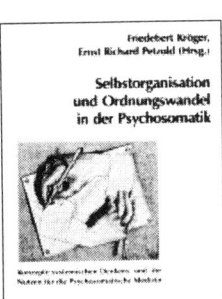

Friedebert Kröger, Ernst Richard Petzold (Hrsg.)
**Selbstorganisation und Ordnungswandel
in der Psychosomatik**
Konzepte systemischen Denkens und ihr Nutzen
für die Psychosomatische Medizin
ISBN 3-88864-286-8 • 1999 • 660 Seiten • DM 78,80

**49. Jahrestagung des DKPM – Deutsches Kollegium für
Psychosomatische Medizin**

Die Dynamik der Ordnungsbildung und des Ordnungswandels ist eines der großen Themen, die heute im Zentrum interdisziplinärer Forschung stehen. Die innerlich verwandten Konzepte der Selbstorganisation und der nicht-linearen Dynamik komplexer Systeme tragen auch zu einem vertieften Verständnis psychischer und sozialer Prozesse bei. Dieses Wissenschaftsprogramm reicht von der Quantenphysik über die Forschung zur Gestaltbildung im menschlichen Denken hin zum individuellen und kollektiven Handeln in Zeitrhythmen. Das vorliegende Buch enthält ausgewählte Vorträge der 49. Arbeitstagung des Deutschen Kollegiums für Psychosomatische Medizin. Die Beiträge von H.P. Dürr, L. Nefiodow, F. Mentzos und G. Schiepek spannen den Boden der Thematik auf, deren Differenzierung und Vertiefung in den Kapiteln zur Synergetik und zur kognitiven Selbstregulation geleistet wird. Darüber hinaus geben die Beiträge einen Einblick in die aktuelle wissenschaftliche Diskussion der psychosomatischen Medizin, so reflektieren sie u.a. den Stand der Forschung in der Psychotraumatologie, die Entwicklung kooperativer Versorgungsstrukturen und nehmen Stellung zu Fragen der Ethik in der Medizin.

F. Lamprecht, R. Johnen (Hrsg.)
**Salutogenese
Ein neues Konzept in der Psychosomatik?**
3., überarbeitete Auflage
ISBN 3-88864-064-4 • 1997 • 266 S. • 40 DM

W. Senf, G. Heuft (Hrsg.)
**Gesellschaftliche Umbrüche
– individuelle Antworten**
ISBN 3-88864-074-1 • 1995 • 355 S. • 40 DM

Hans Willenberg (Hrsg.)
Handeln – Ausdrucksform psychosomatischer Krankheit und Faktor der Therapie
ISBN 3-88864-200-0 • 1997 • 215 S. • 39 DM

M. Franz, W. Tress (Hrsg.)
**Psychosomatische Medizin –
Ankunft in der Praxis**
ISBN 3-88864-230-2 • 1997 • 240 S. • 35 DM

H.-Ch. Deter, H.H. Studt (Hrsg.)
**Psychotherapeutische Medizin und ihr Kontext
Gesundheitspolitische, historische und fachübergreifende Aspekte eines neuen ärztlichen Gebietes**
ISBN 3-88864-244-2 • 1997 • 140 S. • 35 DM

Norbert Schmacke (Hrsg.)
**Gesundheit und Demokratie
Von der Utopie der sozialen Medizin**
ISBN 3-88864-273-6 • 1999 • 360 S. • 45 DM

Friedhelm Lamprecht, Gerhard Schmitt-Ott (Hrsg.)
**Neue Betätigungsfelder der
Psychosomatik und Psychotherapie**
ISBN 3-88864-300-7 • 2000 • 204 S. • 32 DM

Verlag für Akademische Schriften
Kurfürstenstraße 18 • 60486 Frankfurt a.M.
Telefon (069) 77 93 66 • Fax (069) 7 07 39 67
e-mail: info@vas-verlag.de • Internet: www.vas-verlag.de

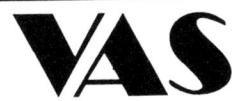

Reihe Psychosoziale Aspekte in der Medizin

Hrsg.: PD Dr. Jochen Jordan und Prof. Dr. Hans-Ulrich Deppe

– Psychosomatik

Wilfried Laubach
Intensivmedizinisches Handeln aus institutioneller
und individueller Sicht
ISBN 3-88864-256-6 • 1998 • 295 Seiten • 39 DM

Wolfgang Zander
Zerrissene Jugend
Ein Psychoanalytiker erzählt von seinen Erlebnissen in der Nazizeit 1933–1945
ISBN 3-88864-282-5 • 1999 • 154 Seiten • 26 DM

Jörn von Wietersheim
Die Wirksamkeit von Psychotherapie aus der Sicht von
Morbus Crohn-Patienten
Ergebnisse einer multizentrischen Studie
ISBN 3-88864-283-3 • 1999 • 140 Seiten • 28 DM

Henning Schauenburg
Bindungstheoretische und interpersonelle Aspekte kurzer
psychotherapeutischer Intenventionen
Eine empirische Untersuchung an Studierenden
ISBN 3-88864-291-4 • 2000 • 240 Seiten • 36 DM

Peter Scheib
Wechselspiel körperlicher, psychologischer, sozialer Variablen im Verlauf
psychotherapeutischer Behandlung bei Morbus Crohn
Eine empirische Untersuchung zur Komplexität des
psychosomatischen Krankheitsprozesses
ISBN 3-88864-292-2 • 2000 • ca. 400 Seiten • ca. 49 DM

Björn Schilter
Therapie des chronischen subjektiven Tinnitus
Metaanalyse zu medikamentösen und psychologischen Therapien
ISBN 3-88864-293-0 • 2000
Forma DIN A 4 • 305 Seiten • 49,80 DM

Norbert Hartkamp
Qualitätssicherung in der stationären Suchtbehandlung
ISBN 3-88864-305-8 • 2000 • 185 Seiten • 34,80 DM

Verlag für Akademische Schriften
Kurfürstenstraße 18 • 60486 Frankfurt a.M.
Telefon (069) 77 93 66 • Fax (069) 7 07 39 67
e-mail: info@vas-verlag.de • Internet: www.vas-verlag.de

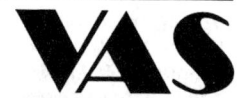

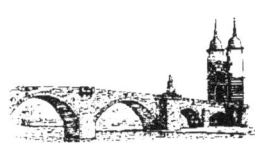
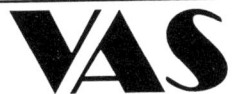

Veröffentlichungen zur Psycholinguistik bei VAS

Reihe Klinische Psycholinguistik

Herausgeber: Prof. Dr. Gerd Overbeck

Amelie Jüttemann-Lembke
**Subjektive Krankheitsvorstellungen neurotisch Depressiver
in psychotherapeutischen Erstinterviews**
Vorwort: Prof. Dr. Jörg Frommer
ISBN 3-88864-235-3 • 1997 • 160 Seiten • 35 DM

Erhard Mergenthaler
Emotions/Abstraktions-Muster in Verbatimprotokollen
Ein Beitrag zur computergestützten lexikalischen Beschreibung d.
psychotherapeutischen Prozesses
Vorwort: Prof. Dr. Horst Kächele
ISBN 3-88864-237-X • 1997 • 75 Seiten • 25 DM

Britta Stitz, Christian Walter
Zur formalen Textanalyse von Verbatimprotokollen eßgestörter Patientinnen
Eine vergleichende Untersuchung
Vorwort: Prof. Dr. Gerd Overbeck
ISBN 3-88864-260-4 • 1998 • 235 Seiten • 38 DM

Res Wepfer
Schweigen in der Psychotherapie
Zum Umgang der Psychoanalyse mit d. Widerspenstigen
Vorwort: Prof. Dr. Brigitte Boothe
ISBN 3-88864-262-0 • 1998 • 190 Seiten • 36 DM

Matthias Michal
**Zur Validierung der Formalen
Textanalyse als Instrument der Psychotherapieprozeßforschung**
Eine vergleichende Studie anhand der Gottschalk-Gleser-Sprachinhaltsanalyse,
der ZBKT-Methode und des Affektiven Diktionärs Ulm
Vorwort: Prof. Dr. Gerd Overbeck
ISBN 3-88864-263-9 • 1998 • 180 Seiten •
36 DM

Hanna Kaerger
**Ein multiaxiales Kategoriensystem (MAK) zur Evaluation einer Balint-
Gruppe** – Eine kommunikationsanalytische Studie ärztlichen Gesprächsverhaltens
Vorwort: K. Köhle
ISBN 3-88864-272-8 • 1999 • 246 Seiten • 40 DM

Verlag für Akademische Schriften
Kurfürstenstraße 18 • 60486 Frankfurt a.M.
Telefon (069) 77 93 66 • Fax (069) 7 07 39 67
e-mail: info@vas-verlag.de • Internet: www.vas-verlag.de

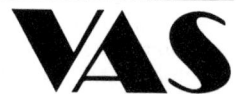

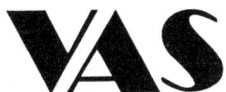

Veröffentlichungen zu Public Health bei VAS

Aad Doorduijn, Ingrid Geiger, Horst Heinemann
Gesundheitsförderung – vom alltäglichen Umgang mit der Utopie
Das **Handbuch** zum Arbeitsbuch
ISBN 3-88864-087-3 • 1995 • 170 Seiten • 28.80 DM
Das **Arbeitsbuch** zum Handbuch
ISBN 3-88864-094-6 • 1996 • 108 Seiten • DIN-A-4-Format • 28.80 DM

Andrea Jahnen
Ernährungsberatung zwischen Gesundheit & Gesellschaft
Vorschläge für eine neue Standortbestimmung
ISBN 3-88864-250-7 • 1998 • 315 Seiten • 39 DM

Horst Heinemann (Hrsg.)
Die Ottawa-Frage
Was wird in zehn Jahren von den Ideen der Ottawa-Charta zur
Gesundheitsförderung übrig sein?
Vorwort: Lotte Kaba-Schönstein
ISBN 3-88864-240-X • 1997 • 170 Seiten • 30 DM

Verein demokratischer Ärztinnen und Ärzte (vdää)
und Verein Demokratischer Pharmazeutinnen und Pharmazeuten (VDPP)
Perspektive Gesundheit
Thesen und Vorschläge zur aktuellen Gesundheitspolitik
ISBN 3-88864-251-5 • 1998 • 70 Seiten • 15 DM

Horst Heinemann (Hrsg.)
Stadtentwicklung und Gesundheit
ISBN 3-888864-257-4 • 1998 • 280 Seiten • 36 DM

Helga Exner-Freisfeld
Soziale Absicherung bei HIV und AIDS
Sozialmedizinische und -rechtliche Aspekte der Versorgung
2., ergänzte Auflage • 2001
Vorworte von Prof. Dr. W. Stille und Dr. U. Heide
ISBN 3-88864-255-8 • ca. 250 Seiten • ca. 39 DM

Haidi Streletz
Bio- und Gentechnologie
– Ein Kompendium für Interessierte
ISBN 3-88864-277-9 • 1999 • 100 Seiten • 20 DM

Wilfried Deiß
Noch mehr Demokratie wagen
Beiträge zur Beziehung von Geld, Demokratie und Frieden
Vorworte von Till Bastian und Helmut Creutz
ISBN 3-88864-297-3 • 2000 • 132 Seiten • 25 DM

Verlag für Akademische Schriften
Kurfürstenstraße 18 • 60486 Frankfurt a.M.
Telefon (069) 779366 • Fax (069) 7073967
e-mail: info@vas-verlag.de • Internet: www.vas-verlag.de

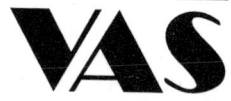